기본응급처치학

개정판

기본응급처치학

First Aid, CPR, and AED ADVANCED

Meets CPR and ECC Guidelines

저자 Alton L. Thygerson, Steven M. Thygerson, Justin S. Thygerson
역자 전국응급구조학과교수협의회

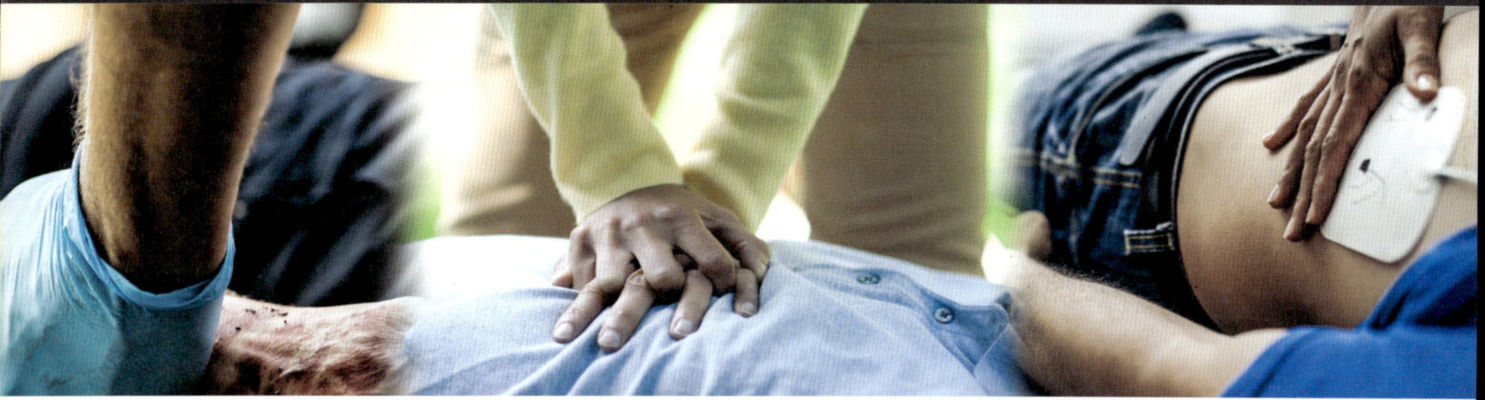

AAOS
American Academy of Orthopaedic Surgeons

ECSI
EMERGENCY CARE & SAFETY INSTITUTE

American College of Emergency Physicians®
ADVANCING EMERGENCY CARE

도서출판 한미의학

ORIGINAL ENGLISH LANGUAGE EDITION PUBLISHED BY
Jones & Bartlett Learning, LLC.
5 Wall Street
Burlington, MA 01803

First Aid, CPR, and AED,
American Academy of Orthopaedic Surgeons (AAOS),
American College of Emergency Physicians (ACEP),
Alton L. Thygerson, Steven M. Thygerson, Justin S. Thygerson.

기본응급처치학

개정판 1쇄 발행 2024년 7월 30일

지은이 Alton L. Thygerson, Steven M. Thygerson, Justin S. Thygerson
옮긴이 전국응급구조학과교수협의회
펴낸이 이광재
펴낸곳 도서출판 한미의학(2024 Printed in Korea)

책임편집 서영주
본문편집 오인택
책임교정 이순례
마 케 팅 이종희
경영지원 이종희, 박희숙

출판등록 1999년 7월 13일 제22-1586호
주소 서울시 마포구 동교로23길36 리앤리빌딩
전화 02-336-3477
팩스 02-336-6762
메일 k_medical@hanmail.net
www.hanmibook.co.kr

ISBN 979-11-90322-67-6 93510
정가 32,000원

역자 서문

응급환자 발생 현장에서 최초반응자 역할과 초기 응급처치는 환자의 생명을 구하고 불구를 예방하는 데 매우 중요하다.

본 교재는 Jones and Bartlett Publishers에서 출판한 "First Aid, CPR, and AED" 개정판이다. "First Aid, CPR, and AED"는 미국에서 일반인부터 전문인까지 심폐소생술을 비롯하여 자동심장충격기 사용 등 보건분야 인력의 응급처치 교육을 책임지고 있는 교육기관인 ECSI(Emergency Care and Safety Institute)가 AAOS(American Academy of Orthopaedic Surgeons)와 ACEP(American College of Emergency Physician) 두 단체로부터 내용을 검증받아 사용하고 있는 교재이다.

최초반응자뿐만 아니라 응급의료인력의 교육에 활용할 수 있는 교재로 활용하기 위하여 전국응급구조학과교수협의회 소속 교수들이 응급구조학과 교재에서 사용된 용어를 사용하여 일반인들도 이해하기 쉽게 번역하였다. 일반인부터 간호 보건계 학생들, 현장에서 응급처치 업무를 담당하는 응급구조사, 간호사, 의사 그리고 양호교사나 산업장 의무실 근무자 등 일차적으로 현장 응급처치 담당자들이 반드시 습득해야 할 응급처치에 대한 기초의학 지식에서부터 각 응급상황별 처치에 이르기까지 기본인명소생술과 응급처치에 관한 포괄적인 내용을 담고 있다.

총 26개의 장과 부록으로 구성되어 있는 본 교재는 각 장마다 내용에 대한 배경 정보와 중요 주제, 수행절차, 강조해야 할 내용과 주의해야 할 내용, 내용 요약과 복습, 실습평가, 지식평가가 수록되어 있어 교육생은 물론 이 책을 교재로 교육하는 교육자들이 교육에 활용할 수 있도록 구성한 것이 돋보인다.

1995년 우리나라의 응급의료시스템이 가동된 후 응급의료시스템의 발전과 함께 응급처치교육 분야에서도 많은 노력이 이루어져 왔으나 선진국에 비해 아직도 심폐소생술 시행률이나 심정지 환자 소생률이 낮은 편이다. 특히 응급환자 발생 현장에서 최초반응자 역할에 대한 교육이 체계적으로 이루어지지 않고 있는 우리나라 상황에서 본 교재를 활용하여 대학의 교양과정에서 기본인명소생술 및 응급처치 교육이 활발히 이루어지기를 기대한다.

짧은 기간에 꼼꼼하게 번역해 주신 교수님들께 감사의 말씀을 드립니다. 또한 본 교재가 출판되기까지 성심성의껏 번역 준비에서부터 발간까지 일일이 점검하시고 세심한 주의를 아끼지 않으신 도서출판 한미의학 이광재 사장님을 비롯한 편집부 직원 여러분께도 감사의 말씀을 전합니다.

역자 대표 **최혜경**

개정판 역자

전국응급구조학과교수협의회

편집위원장

최혜경 을지대학교 응급구조학과

공역자(가나다순)

강광순 대전보건대학교 응급구조학과
곽은주 대원대학교 응급구조과
기은영 안산대학교 응급구조학과
김경용 한국교통대학교 응급구조학과
김동훈 경북도립대학교 응급구조과
김미숙 춘해보건대학교 응급구조과
김병준 구미대학교 응급구조학과
김성주 동명대학교 응급구조학과
김세훈 동신대학교 응급구조학과
김숙영 김해대학교 응급구조과
김순심 선린대학교 응급구조과
김윤정 창신대학교 응급구조학과
김익성 동아보건대학교 응급구조과
김진욱 서원대학교 응급구조학과
김진화 대원대학교 응급구조과
김철태 건양대학교 응급구조학과
박대성 광주보건대학교 응급구조학과
박상섭 충청대학교 응급구조과
박영수 동의과학대학교 응급구조과
박유진 경일대학교 응급구조학과
박재성 부산보건대학교 응급구조과
박재희 계명문화대학교 응급구조과
방성환 부천대학교 응급구조학과
배성주 마산대학교 응급구조과
서혜진 대구보건대학교 응급구조학과
신소연 선문대학교 응급구조학과
신요한 서영대학교 응급구조과
심규식 나사렛대학교 응급구조학과
안희정 연성대학교 응급구조과
양승범 원광보건대학교 응급구조과
유민정 대동대학교 응급구조과
윤형완 전주비전대학교 응급구조학과
이귀자 경동대학교 응급구조학과
이남종 전주기전대학 응급구조과
이양선 영진전문대학교 응급구조과
이영아 제주한라대학교 응급구조과
이재혁 남부대학교 응급구조학과
이정은 동남보건대학교 응급구조학과
이진화 우송대학교 응급구조학과
이창훈 대전보건대학교 의무부사관과 응급구조학전공
이창희 남서울대학교 응급구조학과
이현지 강원대학교 응급구조학과
정지연 호원대학교 응급구조학과
최성수 광주대학교 응급구조학과
최욱진 서정대학교 응급구조과
최은숙 국립공주대학교 응급구조학과
최혜경 을지대학교 응급구조학과
한붕기 충북보건과학대학교 응급구조과
한성민 서영대학교 응급구조학과
한송이 백석대학교 응급구조학과
홍선우 대전대학교 응급구조학과

7판 역자

전국응급구조학과교수협의회

편집위원장

유순규 을지대학교 응급구조학과

편집위원

권혜란 광주보건대학교 응급구조과
김지희 강원대학교 응급구조학과
신동민 한국교통대학교 응급구조학과
최혜경 을지대학교 응급구조학과

공역자(가나다순)

강경희 가천대학교 응급구조학과
고재문 제주한라대학교 응급구조과
곽은주 대원대학교 응급구조과
권혜란 광주보건대학교 응급구조과
기은영 서정대학교 응급구조과
김미선 광주보건대학교 응급구조과
김미숙 춘해보건대학교 응급구조과
김순심 선린대학교 응급구조과
김지희 강원대학교 응급구조학과
김진우 대전보건대학교 응급구조과
김진회 대한응급구조사협회
김철태 건양대학교 응급구조학과
김효식 제주한라대학교 응급구조과
노상균 선문대학교 응급구조학과
민경훈 우송대학교 응급구조학과
박상규 가천대학교 응급구조학과
박상섭 충청대학교 응급구조과
박영석 선문대학교 응급구조학과
박영수 동의과학대학교 응급구조과
박재성 동주대학교 응급구조과
서혜진 1급응급구조사
신동민 한국교통대학교 응급구조학과
심규식 나사렛대학교 응급구조학과
양현모 동주대학교 응급구조과
엄동춘 대전대학교 응급구조학과
유민정 김해대학교 응급구조과
유순규 을지대학교 응급구조학과
윤성우 남서울대학교 응급구조학과
이경열 국립공주대학교 응급구조학과
이경희 대원대학교 간호학과
이슬기 동의과학대학교 응급구조과
이영아 제주한라대학교 응급구조과
이인모 동남보건대학교 응급구조과
이인수 한국교통대학교 응급구조학과
이정상 서영대학교 임상병리과
이정은 동남보건대학교 응급구조과
전소연 대전보건대학교 응급구조과
조병준 강원대학교 응급구조학과
조진만 대전보건대학교 응급구조과
주정미 김해대학교 응급구조과
최길순 동강대학교 응급구조과
최은숙 국립공주대학교 응급구조학과
최혜경 을지대학교 응급구조학과
탁양주 한국교통대학교 응급구조학과
함순예 백석대학교 응급구조학과
현진숙 선린대학교 응급구조과
홍석환 을지대학교 응급구조학과
홍선우 대전대학교 응급구조학과

목차

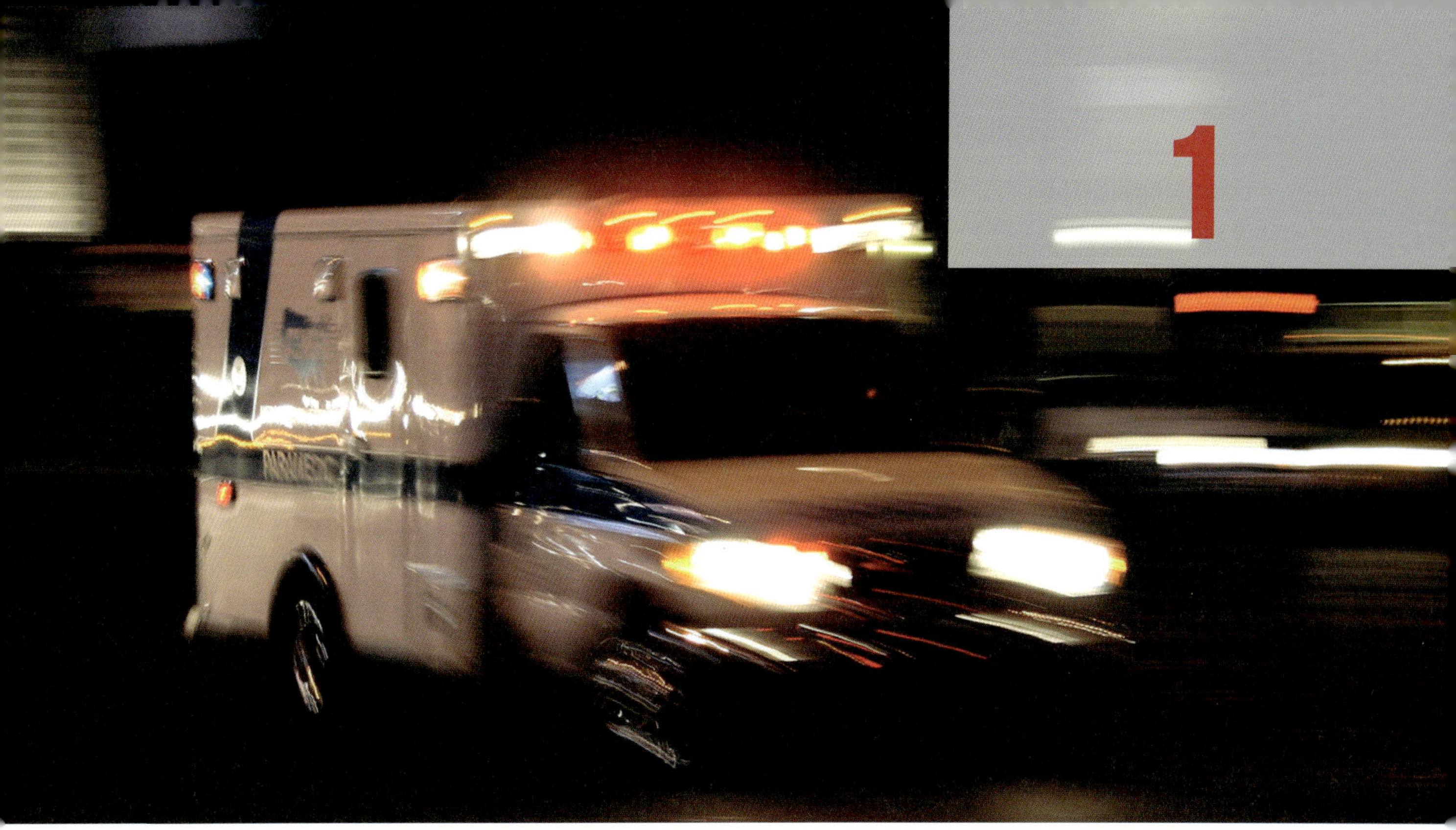

© B747/Shutterstock.

1

개요
Introduction

CHAPTER AT A GLANCE

- 응급처치가 중요한 이유
- 응급처치는 어떤 사람에게 필요한가?
- 응급처치란 무엇인가?
- 응급처치의 법적측면
- 손상 예방

응급처치가 중요한 이유

대형 트럭이 코너에서 커브를 돌면서 자동차를 들이받은 후 제방으로 떨어졌다. 주변에 있던 사람들이 구조하기 위해 몰려들었다. 사람들은 자동차 운전자를 차에서 꺼내어 두 발을 땅에 딛도록 들어올린 후 지나가는 차량을 멈춰 세워 부상당한 운전자를 태우고 가까운 병원으로 이송했다. 부족한 지식과 미숙한 처치로 그 부상자는 골절된 척추뼈의 날카로운 모서리에 척추신경 손상을 입어 남은 일생을 온몸이 마비된 채 보내게 될 것이다. 만약 구조하던 사람들 중 누군가가 이러한 상황에 대한 응급처치 지식이 있었다면, 이런 비극적인 결과가 발생하는 것을 막을 수 있었을 것이다.

시골을 여행하던 도보여행자가 방울뱀에게 물렸다. 극도로 놀라 당황한 그녀의 동반자는 물린 부위를 '절개하고 입으로 빨아내는' 응급처치를 했지만 이것이 더 이상 쓰이지 않는 위험한 응급처치라는 사실을 알지 못했다. 그렇기 때문에 그녀가 이후에 적절한 의료적 처치를 받을 때까지 뱀에 물린 조직의 손상이 더 심해질 수 있다. 훈련된 응급처치제공자라면 이런 상황에서 환자를 보살피는 적절한 응급처치 절차를 알고 있었을 것이다.

수영하던 사람이 갑자기 반응이 없자 물 밖으로 구조되었다. 아무도 심폐소생술을 할 줄 몰랐기 때문에 도움을 줄 수가 없었다. 응급구조사가 도착했지만, 다시 살리기에는 너무 늦어버렸다. 심폐소생술은 구급차가 도착할 때까지 목숨을 유지할 중간조치가 될 수 있으며 응급의료서비스(EMS)로 익수자를 소생시킬 수 있다.

자동차 문에 손가락을 찧었던 한 남자가 늦은 밤, 피가 손톱 밑으로 몰리자 극심한 고통을 참을 수 없어, 스스로 차를 몰아서 혈전을 제거할 수 있는 의사가 있는 병원 응급실로 향한다. 잠시 후, 이 남자는 매우 비싼 병원 청구서를 받는다. 만약 이 남자가 적절한 응급처치 절차를 알고 있었다면, 상처로 인한 고통도 일찍 덜고, 비용 부담도 덜 수 있었을 것이다.

위와 같은 상황들은 응급처치 훈련의 필요성을 명확하게 보여주고 있다. '당장 필요하지 않은 것을 숙지하고 있는 편이 당장 필요한 것을 모르고 있는 것보다 낫다.' 다른 사람이나 자신에게 응급처치가 필요한 상황은 누구에게나 일어날 수 있기 때문에 모든 사람들은 응급처치를 시행할 수 있어야 한다. 응급처치제공자는 진단을 하는 것은 아니지만(이는 의사들이 하는 것이다), 문제가 무엇인지를 알아야 제대로 응급처치를 시행할 수 있다.

응급처치는 어떤 사람에게 필요한가?

심장 질환과 암이 한국의 중대한 보건문제라는 사실은 여전하지만, 의도적이든 의도적이지 않든 손상들 또한 공중보건에 큰 위협이 되고 있다는 것을 반드시 인식해야 한다. 이러한 위협은 간과된 유행병이라고 불려 왔다. **표 1-1**은 사망의 원인으로 손상의 종류들을 다른 사망의 원인들과 비교하여 연령대와 순위별로 보여주고 있다.

사망 통계가 늘 손상의 정도와 심각성을 반영하지는 않는다. 세계보건기구에 따르면 고소득 국가들에서 손상에 의해 사망하는 사람에 대해 30명 정도가 입원하고 300명 정도가 응급실에서 치료받으며 더 많은 사람들이 다른 의료시설과 응급처치제공자에 의해 치료받고 있다고 한다.

표 1-1 연령별 5대 사망원인 사망률 및 구성비, 2022

(단위 : 인구 10만 명당 명, %)

	0세	1-9세	10-19세	20-29세	30-39세	40-49세	50-59세	60-69세	70-79세	80세 이상
1위	출생전후기에 기원한 특정 병태 107.6 (47.4%)	악성신생물 2.1 (18.8%)	고의적 자해(자살) 7.2 (42.3%)	고의적 자해(자살) 21.4 (50.6%)	고의적 자해(자살) 25.3 (37.9%)	악성신생물 37.0 (25.8%)	악성신생물 100.6 (32.7%)	악성신생물 257.4 (38.0%)	악성신생물 632.6 (31.0%)	악성신생물 1303.1 (14.1%)
2위	선천 기형, 변형 및 염색체 이상 38.9 (17.2%)	선천 기형, 변형 및 염색체 이상 1.0 (9.1%)	악성신생물 2.0 (12.1%)	악성신생물 3.9 (9.1%)	악성신생물 11.1 (16.7%)	고의적 자해(자살) 28.9 (20.2%)	고의적 자해(자살) 29.0 (9.4%)	심장 질환 52.7 (7.8%)	코로나19 172.1 (8.4%)	코로나19 946.0 (10.2%)
3위	영아 돌연사 증후군 15.7 (6.9%)	코로나19 0.8 (6.8%)	운수사고 1.5 (8.9%)	운수사고 3.5 (8.4%)	심장 질환 3.8 (5.7%)	간 질환 12.4 (8.7%)	심장 질환 24.2 (7.9%)	뇌혈관 질환 42.2 (6.2%)	심장 질환 172.0 (8.4%)	심장 질환 929.5 (10.1%)
4위	가해(타살) 4.0 (1.8%)	가해(타살) 0.6 (5.2%)	코로나19 0.5 (2.8%)	심장 질환 1.2 (2.8%)	간 질환 3.2 (4.8%)	심장 질환 10.3 (7.2%)	간 질환 23.4 (7.6%)	코로나19 39.6 (5.8%)	뇌혈관 질환 146.2 (7.2%)	폐렴 885.3 (9.6%)
5위	심장 질환 2.4 (1.1%)	심장 질환 0.4 (3.9%)	선천 기형, 변형 및 염색체 이상 0.4 (2.6%)	코로나19 0.8 (2.0%)	운수사고 2.8 (4.2%)	뇌혈관 질환 8.7 (6.1%)	뇌혈관 질환 18.4 (6.0%)	고의적 자해(자살) 27.0 (4.0%)	폐렴 130.3 (6.4%)	뇌혈관 질환 661.8 (7.2%)

* 연령별 사망원인 구성비 = (해당 연령의 사망원인별 사망자 수 / 해당 연령의 총 사망자 수) × 100

출처: 통계청. 2022년 사망원인통계 결과. 2023. 9.

참고

미국산업안전보건청
(Occupational Safety and Health Administration; OSHA)

(Standards-29 CFR 1910.151) 일반 산업장에서 의료서비스 및 응급처치: 산업장 인근에 손상을 입은 직원들을 치료할 진료소, 의원, 병원이 없는 경우, 응급처치를 할 수 있도록 직원 중 한 사람 또는 여러 사람을 적절하게 훈련시켜 간단한 응급처치가 편리하게 제공될 수 있도록 해야 한다.

그림 1-1은 손상 피라미드이고, 손상의 중증도 분류를 보여주고 있다. 손상 피라미드의 가장 윗부분은 사망에 이르는 손상들이다. 손상에 의한 사망은 다른 원인들보다 적은 수이지만, 신문이나 텔레비전의 관심 뉴스가 되기 때문에 더 많은 관심을 끈다. 피라미드의 두 번째 분류는 심각한 손상들로 병원에 입원이 필요하고 장애를 갖게 되는 손상이다. 대부분의 손상들과 갑작스러운 질병들이 사망으로 이어지는 것은 아니고 최초반응자 또는 전문가로부터 처치받거나 응급실에서 치료받거나 입원하는 일이 더 빈번하다. 피라미드의 세 번째 분류로 조금 덜 심각한 손상들은 응급실 처치가 필요하고 기본적인 처치기관의 치료가 필요한 손상이다. 피라미드의 맨 아래쪽 바닥 부분을 차치하는 손상들은 의료적 처치보다는 최초반응자들의 응급처치가 필요한 손상이다.

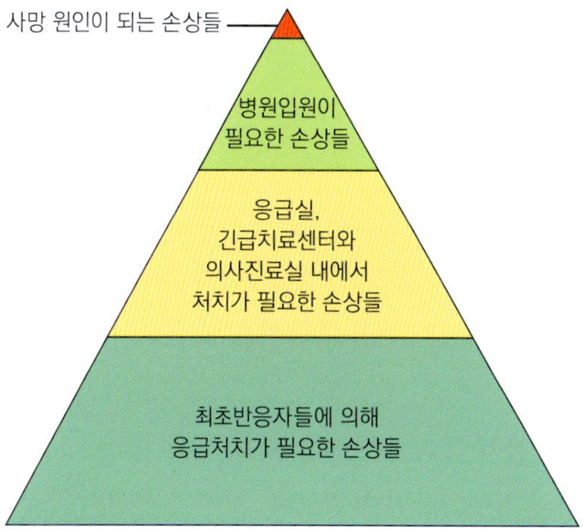

그림 1-1 손상 피라미드
© Jones & Bartlett Learning.

응급실에서 치료받은 환자 4명 중 1명은 비치명적이지만, 병원치료가 필요하거나 하루 이상의 활동제한이 필요한 손상을 입고 있다. 병원 응급실에는 기타 비의도적인 손상 환자보다 더 많은 스포츠와 관련된 비치명적인 손상 환자가 내원하고 있다.

심장이 정지된 상태는 곧 사망을 의미한다. 따라서 목격자의 초기 조치는 삶과 죽음의 갈림길을 판가름할 수 있다. 다행히도 대부분의 손상은 생명소생 노력이 필요하지 않다. 많은 사람들은 일생 동안 생명을 위협하는 응급상황에 한두 번 처하게 될 것이다. 생명을 구하는 일은 중요한 일이지만 응급처치제공자는 덜 심각한 상태의 초기 치료를 제공하기 위한 요청을 더 자주 받게 된다. 만약 이러한 심각하지 않은 손상이 적절하게 치료되지 않는다면 생명을 위협하는 매우 심각한 상황으로 악화될 수 있다. 따라서 이러한 처치술기들은 응급처치술을 훈련할 때 심도 있게 교육되어야 한다.

매년 손상을 입은 수백만 명의 사람들에 대한 보고가 누락되고 있다. 그들 중 대부분은 손상으로 인한 일시적인 고통과 불편함을 겪는다. 그러나 나머지는 장애, 만성통증, 생활습관에 큰 변화를 가져오는 손상을 입는다. 모든 사람들은 손상을 입거나 갑작스러운 질병으로 인한 응급상황 시 처치할 준비가 되어 있어야 한다.

자신에 대한 응급처치의 가치

많은 사람들이 남을 돕기 위해 응급처치를 배우고 있기는 하지만, 훈련은 우선적으로 자기 자신에 대한 처치를 가능하게 해준다. 응급처치 훈련은 자기 자신의 손상과 갑작스러운 질병에 대해 적합하고 즉각적인 처치를 할 수 있도록 해준다. 만일 환자가 너무 심각한 손상을 입어서 스스로 처치를 할 수 없는 경우, 그 사람은 다른 사람에게 올바른 처치를 하도록 알려줄 수도 있다. 응급처치 훈련은 또한 안전의식을 높이는데 도움이 된다. 손상에 관한 논의는 어떻게 손상이 발생하는지를 보여주기 때문에 사전예방을 촉진시킨다.

타인에 대한 응급처치의 가치

응급처치 훈련을 받은 사람은 자신의 가족이 손상을 입은 경우에 적절한 도움을 줄 가능성이 더 크다. 비록 주된 수혜자는 바로 훈련을 받은 당사자와 그 가족이지만, 적절한 응급처치 술기에 대한 지식의 이점은 보통 직장 동료, 지인 및 낯선 사람에게까지로 더 확대된다.

외딴 지역에서의 응급처치의 가치

손상 또는 갑작스러운 질병에 전문적인 치료가 필요한 경우 시간, 거리 및 가용성이 주요한 고려사항이 된다. 응급의료시스템상 구급차는 심각한 손상 또는 갑작스러운 질병이 발생한 사람에게 대부분 10~20분 이내에 도착할 수 있다. 그러나 의료시설에서 멀리 떨어진 지역에 있는 사람들도 있다. 비록 많은 사람들이 먼 거리와 전문적인 의료서비스의 부족을 야외레크리에이션 활동(예: 하이킹, 캠핑, 사냥 및 스노우모빌링)을 포함하는 오지 환경과 연관시키지만 어떤 환경들은 더 오랜 시간 응급처치를 할 수 있도록 준비가 되어 있어야 한다고 요구한다.

다음은 그 예이다.

- 재해가 발생하여 응급의료시스템이 붕괴된 도시
- 멀리 떨어져서 일하는 업무(예: 농업, 목축업, 상업용 어업, 임업)
- 외딴 지역
- 개발 지역

외딴 지역에서 필요한 응급처치는 도시 지역과 유사하지만, 때때로 추가적인 기술이 필요하다. 외딴 지역에서 시행하는 응급처치에 대한 정보는 제24장을 참고한다.

응급처치란 무엇인가?

최근 세계소생지침(ILCOR)에서 발표한 응급처치(first aid)의 정의는 손상을 입거나 갑작스럽게 아픈 사람에게 행하는 즉각적인 조치이다. 그 소생지침에 따르면 응급처치제공자의 목표는 생명을 보호하고 손상 정도를 완화시키며 치명적인 질병이나 손상으로 악화되는 것을 예방하며 회복을 증진시키는 것이다. 자체적인 처치를 포함하여 응급처치(first aid)는 어떤 상황에서도 누구에 의해서라도 처치될 수 있지만 반드시 의학적이고 과학적인 근거를 기반으로 실시되어야 하거나 전문가 동의하에 실시되어야 한다.

응급처치(first aid)의 범위는 다음과 같다.

- 응급처치가 필요하다는 것을 인식하고 평가하고 우선순위를 매기는 일이다.
- 적절한 지식과 술기와 행동을 활용하여 처치를 제공하는 일이다.
- 필요시에 한계점을 인식하여 추가적인 처치를 위한 도움을 요청하는 일이다.

응급처치는 전문적인 의료처치를 대신하지는 않는다. 대부분의 경우에 전문병원처치가 필요하지 않으며 손상을 입어서 아픈 사람들이라도 응급처치만으로도 안전하게 회복할 수 있다.

Q & A

응급처치자의 처치수준은 어느 정도인가?

응급처치자의 처치수준은 일반적으로 표준적인 처치(standard of care)를 실시하는 수준이다. 응급처치자는 의사나 응급의학전문의와 같은 수준의 처치를 제공할 수 없다. 응급처치를 제공할 경우 다음과 같은 표준처치지침에 따라야 한다. (1) 비슷한 작업장에서 일한 경험이 있는 사람이 훈련받은 대로 응급처치를 실시한다. (2) 최선을 다하여 환자를 처치한다. 만약 제공한 응급처치 수준이 표준지침 정도에도 미치지 못한다면 그 행위에 대하여 책임을 질 수도 있다.

응급처치의 법적 측면

법적, 윤리적 문제는 모든 응급처치제공자와 관련이 있다. 예를 들어, 차량운행 중에 교통사고 현장에서 응급처치를 해달라는 요청을 받는다면? 팔이 부러진 어린아이를 발견했는데 부모 동의를 받고자 부모와 연락을 시도했지만 연락이 되지 않은 경우에도 응급처치를 할 수 있을까? 이와 같은 경우 외에도 다른 법적, 윤리적 문제는 응급처치제공자에게 일어날 수 있다.

응급처치제공자도 소송을 당할 수 있다. 그러나 소송당하게 될까 지나치게 걱정하지 않아도 된다. 좀처럼 일어나지 않는 일이기 때문이다. 소송의 위험을 최소화하는 방법은 다음과 같다.

- 환자의 몸에 접촉하기 전 동의를 구한다.
- 본 책의 가이드라인을 따르며, 자신이 훈련받은 수준을 넘어서지 않는다.
- 표준적인 응급처치를 검토하고 모범사례에 대한 최신 정보를 확인한다.
- 자신이 취하려는 응급처치에 대해 설명한다.
- 모든 사람을 존중한다.
- 환자에 대한 응급처치가 시작되면 계속 옆에서 머물러

있는다. 자신과 동등하거나 더 훈련된 구급대원이 도착하기 전까지 환자 옆에 있어야 할 법적 의무가 있다.

동의

응급처치제공자는 응급처치를 행하기 전에 환자의 동의(허락, consent)를 반드시 구해야 한다. 허락이나 동의 없이 환자의 몸에 손을 대는 것은 위법(폭행, battery)에 속한다. 소송에는 폭행(assault) 혐의, 협박 또는 남에게 손을 대는 것도 포함될 수 있다. 따라서 환자 동의 없이 응급처치를 행하는 것도 불법에 속하며 소송을 당할 수 있다.

명시적(표현적) 동의

동의는 모든 의식이 명료하고 정신적으로 문제가 없는(이성적 의사결정이 가능한) 법적인 성인으로부터 받아야 한다. 처치자는 자신의 이름을 말하고 응급처치 교육을 받았다는 사실을 얘기하고 앞으로 취할 응급처치에 대해 설명한다. 환자는 말이나 고개를 끄덕이는 것으로 동의를 표할 수 있으며, 이는 명시적 동의(expressed consent)라고 한다.

묵시적 동의

묵시적 동의(implied consent)는 생명이 위험한 상태에 있는 무의식 환자에게 적용된다. 이는 무의식 환자가 생명을 구하는 도움에 동의할 것으로 가정하거나 암시하는 것이다. 의식이 있는 환자가 말로 표현하지 못하더라도 응급처치제공자의 조치에 저항하지 않는다면 역시 동의하는 것으로 받아들여진다.

아동 및 정신적으로 무능력한 성인

몇 개의 주에서는 연령이나 성숙 정도에 따라 미성년자도 의료적 처치를 받기 위하여 동의를 할 수 있다. 많은 주에서 결혼했거나, 군대 요원이거나, 부모가 된 미성년자인 경우는 법적으로 성인으로 간주한다. 정신적으로 무능력한 성인(합리적 의사결정을 할 수 없는 자)은 부모나 후견인으로부터 반드시 동의를 받아야만 한다. 보건관리제공자 또는 보건관리대리인은 치매가 있고 스스로 동의할 수 없는 성인의 처치에 대한 동의를 할 수 있나.

생명을 위협하는 상황이 발생했는데 부모 또는 법적 보호자의 동의를 구하기 어려운 경우에 응급처치제공자는 묵시적 동의를 전제로 조치를 취해야 한다. 부모나 보호자의 동의를 구하는 것 때문에 응급처치를 미루면 안 된다.

정신과적 응급상황은 동의에 대한 또 다른 문제를 의미한다. 대부분의 경우, 경찰관은 환자의 의지에 반하여 환자를 제지하고 이송시킬 권한이 있는 유일한 사람이다. 경찰관의 지시가 없는 경우나 환자가 자신이나 타인에게 생명에 위협이 되는 행위를 하려는 경우를 제외하고, 응급처치제공자는 중간에 개입해서는 안 된다.

> **Q & A**
>
> **시행한 응급처치에 의해 발생하는 소송은 어떻게 피할 수 있는가?**
>
> 응급처치를 하기 이전에 환자의 동의를 얻는다. 그러고 나서 당신의 응급처치 교육수준에 알맞은 응급처치를 친절하게 시행하며, 또한 목격자를 확보한다. 이후 시행한 처치를 기록하고, 누가 목격하였는지(목격자의 이름)와 환자를 인계한 사람을 기록한다.

응급처치 거부

비록 드물긴 하지만 동반될 수 있는 고통을 회피, 또는 현장 응급처치제공자보다는 의사의 진료를 원하거나, 종교적 사유로 환자가 도움을 거부할 수도 있다. 응급처치를 거부하는 이유가 무엇이든지 간에, 또는 아무런 이유를 밝히지 않든 간에 의식이 있고 정신적 분별력이 있는 성인은 도움을 거부할 권리가 있다.

일반적으로 가장 현명한 접근법은 환자의 의학적 상황을 설명하여 자신이 행하려는 처치의 목적이 무엇이고, 왜 도움이 필요한지를 알려주는 것이다. 만일 환자가 이를 이해하고도 여전히 처치를 거부한다면, 응급처치제공자가 할 수 있는 것은 거의 없다. 다만 구급차를 부르고, 도착할 때까지 다음 항목을 시행하면서 기다린다.

- 환자가 처치를 받아들이도록 다시 한 번 설득해 보고, 현장에 있는 다른 사람들이 환자를 설득하도록 분위기를 만든다. 잠시 후 환자가 마음을 바꿀 수도 있을 것이다.
- 증인을 확보한다. 환자가 동의에 거절했으면서도 나중에 자신이 거절했넌 것을 부인힐 수도 있다.
- 법 집행 지원단체에 연락하는 것을 고려한다. 대부분 지역에서 경찰은 보호 구금(protective custody)을 할 수 있으며 환자에게 병원에 가도록 할 수도 있다.

누군가 동의를 거부했다는 것을 부인해도 법적 문제에 대해 걱정할 필요는 없다. 행동할 의무가 없는 한(아래 "행동할 의무" 단원 참조) 당신은 응급처치를 제공하도록 요구받지 않는다.

유기

유기(abandonment)란 도움을 주기 시작한 후 자기와 같은 수준의 처치나 그 이상 단계의 처치가 계속되는 것을 끝까지 확인하지 않고 환자 곁을 떠나는 것을 의미한다. 일단 응급상황에 응했다면, 119구급대가 현장에 도착해 환자를 인계할 때까지 환자 곁을 떠나서는 안 된다. 간혹 위급한 상황에서도 심각한 손상을 입은 환자를 방치하고 떠나서 결국 사망에 이르도록 한 여러 사례가 나타난다.

과실

과실(negligence)이란 법적으로 인정된 표준적인 처치(standards of care)를 벗어난 응급처치를 해서 환자의 상태를 악화시킨 경우를 말한다. 다음과 같은 경우가 과실에 포함된다.

1. 이행 의무를 갖는 것(응급처치를 행할 의무)
2. 그 의무를 위반하는 것(아무런 처치도 하지 않거나 표준 이하의 처치를 하는 것)
3. 상해 및 손상을 야기하는 것
4. 자신이 받은 훈련의 수준을 넘어서는 처치를 행하는 것

행위 의무

법적 행위 의무(duty to act)가 없는 한, 그 누구도 응급처치를 요구받지 않는다. 그러나 다음과 같은 상황에서는 행위 의무가 적용된다.

- 직업상 요구되는 경우: 고용주가 미국산업안전보건청(OSHA)의 요구사항을 준수하기 위해 응급처치를 행할 개인적 책임자로 지정되었고, 사고 현장에 호출되었다면 누구에게나 행위 의무가 있다. 응급처치를 취해야 할 법적 책임과 관련된 직업에는 법 집행관, 공원 관리인, 운동 트레이너, 인명구조 요원, 비행기 승무원 및 소방관이 포함된다.

  사고 현장 근무자의 응급처치 책임은 근무 중이 아닌 경우에도 적용될 수 있다. 특정 개인이 근무 중이거나, 또는 근무 중이 아닌 경우에도 상관없이 응급처치를 제공해야 할 것을 요구한다. 달리 말하면, 이런 개인은 항시 근무 중이라고 간주된다. 근무 중일 때는 응급상황에 응급처치를 시행하는 것을 요구하지만 일반적으로 근무 중이 아니라면, 즉 유니폼을 입지 않았거나 눈에 보이는 휘장을 착용하지 않았다면 행위를 할 의무는 없다. 다만 근무 중일 때는 응급상황에 대응해야 한다.
- 기존의 책임이 있는 경우: 응급처치제공자는 자신이 책임을 져야 할 사람들과 기존 관계가 유지되고 있을 수 있다. 이는 그들이 필요로 한다면 당신이 그들에게 응급처치를 해야 한다는 것을 뜻한다. 예를 들어, 부모는 자녀에 대하여 기존의 책임이 있고, 선생님들은 학생들에 대해 기존의 책임이 있다.
- 환자의 손상과 관련된 사건에 관여된 경우: 과실의 책임과는 관계없이 당신이 응급처치 교육을 받았다면 관계된 사건에 의하여 손상을 받았거나 질병이 발생한 환자에게 응급처치를 제공해야만 한다. 예를 들어, 모든 운전자는 전문적인 의료처치가 필요한 경우 119에 전화하는 것을 포함하여 합리적인 지원을 제공해야 한다.

'행위 의무'란 다음의 표준적인 처치에 대한 지침을 따르는 것을 의미한다. '표준적인 처치'는 부상이나 갑자기 아픈 환자를 위해 양질의 진료와 보호를 받도록 한다. 표준적인 처치를 구성하는 요소는 다음과 같다.

- 구조자의 유형: 응급처치제공자는 유사한 상황에서 동등한 정도의 훈련을 받은 이성적인 사람에게 기대되는 수준에 상응하는 응급처치를 취해야 한다. 의사, 간호사, 응급구조사 및 응급처치제공자에게 서로 다른 처치기준이 적용된다.
- 지침서 발행: 응급처치와 관련된 기관 및 협회는 권장되는 응급처치 절차를 발행하고 있다. 예를 들어, 미국심장협회는 심폐소생술에 대한 지침서를 발행하고 있으며, 무의촌 지역 의료협회에서는 야외 활동 환자를 돕기 위한 지침서를 발행하고 있다. 교육을 받은 후에는 최신응급처치 방법에 대해 숙지해야 한다.

의무 불이행

의무 불이행(breach of duty)은 응급처치제공자가 자신과 동일하거나 유사한 훈련을 받은 사람들이 제공할 수 있는 유형의 처치를 제공하는 데 실패하는 경우이다. 의무 불이행에는

다음과 같은 두 경우가 있다. 부작위(태만행위, act of omission)는 동일하거나 유사한 훈련을 받은 이성적으로 분별력 있는 사람이 유사하거나 동일한 환경에서 할 수 있는 행위를 이행하지 않는 것이다. 작위(부당행위, act of commission)란 이성적으로 분별력이 있는 사람이 동일하거나 유사한 환경에서 하지 말아야 할 행위를 하는 것을 말한다. 붕대 감는 것을 잊은 것은 부작위이며, 뱀에게 물린 부위를 째는 것은 작위의 행동이다.

상해 및 손상유발

의무 불이행의 결과는 응급처치가 필요한 사람에게 상해를 입히는 것이다. 가장 분명한 형태의 상해는 환자에게 신체적 손상을 입히는 경우이다. 그러나 상해나 손상은 신체적 손상뿐 아니라 신체적 고통 및 괴롭힘, 정신적 고통, 의료비용, 때로는 수입 손실과 수입 능력의 손실을 포함할 수 있다. 응급처치제공자는 적절한 표준적인 처치를 준수하여 이러한 부정적 결과를 예방해야 하며, 책임이 발생하는 것을 피할 수 있다.

훈련단계에 의한 제약

행위 의무에서 언급했듯이, 응급처치제공자에게 요구되는 표준적인 처치는 응급처치제공자의 교육 정도와 각 기관의 권장기준에 따라 달라진다. 규정된 표준적인 처치에 맞추는 응급처치는 최소한의 처치이며 이 기준 이상의 응급처치가 환자에게 더 이로울 수도 있다. 그러나 표준적인 처치를 지켜 최소한의 응급처치를 하는 것만으로도 충분하다. 응급처치제공자는 자신의 처치 능력 이상으로 응급처치를 행해서는 안 된다. 표준적인 처치에 의해 정의된 것 이상을 시행하는 것은 손상을 입었거나 질병에 걸린 환자에게 위해를 줄 수 있으며, 응급처치제공자 본인에게도 위험을 수반한다. 응급처치제공자가 표준적인 처치를 초과하는 경우는 처치 과정에서 발생한 모든 손상에 대한 책임을 져야 한다. 예를 들어, 메디컬 드라마나 TV에서 보는 전문적인 의료 절차 또는 인터넷이나 소셜미디어에서 보여지는 실제 절차는 일반인들이 수행할 자격이 없다.

비밀보장

응급처치제공자는 환자의 비밀을 알 수 있다. 응급처치 대상자를 도와주다 알게 된 정보를 누설하는 것에 대해 극도로 조심하는 것이 매우 중요하다. 법률은 사람들에게 사생활을 보호받을 권리를 인정한다. 당신이 알고 있는 것을 의료를 목적으로 하는 사람 이외의 다른 사람들에게 말해서는 안 된다. 어떤 주에서는 강간, 폭행, 총상과 같은 특정 사고에 대해 보고할 것을 법으로 규정하고 있다.

선한 사마리아인 법

1950년대 말에 시행되었으며, 미국의 여러 주(1959년 캘리포니아주에서 처음 시행됨)에서 직무 시간 외에 행한 응급처치로 야기될 수 있는 사법조치로부터 의사와 기타 의료 관련자를 보호하기 위해 시행되었다. 이 법은 선한 사마리아인 법(Good Samaritan laws)으로 알려졌으며, 타인을 돕고자 하는 사람들을 소송으로부터 보호하여 이에 대한 두려움에서 벗어나 응급처치를 하도록 도와주고자 하는 것이다. 각 주마다 법이 다르지만, 선한 사마리아인 법은 일반적으로 다음과 같은 응급처치제공자에게만 적용된다. (1) 응급상황에서 조치를 취한 경우 (2) 선의, 즉 선한 의도로 행동한 경우 (3) 보상을 바라지 않고 조치를 취한 경우 (4) 환자에 대해 고의적 불법행위나 중대한 과실(응급처치지침을 지키지 않았을 때)이 없는 경우.

비록 선한 사마리아인 법은 우선적으로 의료진에게 적용되지만, 많은 주에서는 보건의료제공자인 일반인까지 범위를 확대시켰다. 사실상 일부 주에서는 다양한 상황에 처한 각 유형의 사람들에게 적용되는 다양한 선한 사마리아인 법이 시행되고 있다. 많은 법률 전문가들은 선한 사마리아인 법이 응급처치자들에게 잘못된 안전의식을 주고 있다고 본다. 법은 환자에게 더 큰 손상을 입힌 응급처치자를 보호해 주지는 않는다. 선한 사마리아인 법은 서툰 응급처치나 훈련받은 범위를 넘어선 조치에 대한 보호책이 아니다. 소송에 대한 두려움 때문에 일부 사람들은 응급상황에 연루되는 것을 주저하기도 한다. 하지만 응급처치제공자가 소송당하는 경우는 드물다.

일부 선한 사마리아인 법은 불법 활동과 관련된 질병이나 부상을 신고하기 위해 119로 전화하는 부상자나 환자 및 목격자를 보호하도록 확대되었다. 예를 들어 특정 면책권이 아편류 과다복용을 신고하는 사람들에게 주어진다. 신고자들은 체포, 기소, 처벌로부터 보호될 수 있다. 이러한 생명을 구하는 법은 아편류 과다복용으로 인한 의도치 않은 사망자 수를 줄이기 위함이다.

Q & A

구조선언이란 무엇인가?

구조선언이란 현장의 일반인 응급구조자나 응급처치인력에게는 생소한 개념이지만, 구조 활동 중에 손상을 입은 사람은 경솔하고 무모한 행동을 하지 않았다면 현장에서 응급하게 구조가 필요한 재난을 일으킨 과실이 있는 사람으로부터 손실을 보상받을 수 있다고 규정한 선언이다. 다시 말해, 어떤 경우에서는 현장의 위험한 상황에서 타인을 구조하려고 시도하는 구조 활동으로 손상을 받은 사람은 그 손상을 초래한 사람으로부터 손상의 회복을 보상받을 수 있다는 것을 의미한다. 다음 사례가 구조선언에 해당되는 사례이다.

- 개에게 공격받는 사람을 구하기 위해 개입했다가 손상을 입었다면, 그 개의 주인이 손상에 대한 책임이 있다.
- 부주의한 운전자가 정지신호를 보지 못한 경우에, 근처 교차로 모서리에 있던 목격자가 보행자가 차에 부딪힐 위험이 있다는 사실을 깨닫고 도로로 뛰어 들어가 보행자를 밀쳐서 보행자는 구했지만 응급구조자가 차에 부딪힌 경우, 차량의 운전자는 보행자의 모든 손상은 물론 구조자의 손상도 배상할 책임이 있다.

손상예방

"예방이 치료보다 훨씬 가치가 있다"라는 말은 손상이나 질병을 예방하는 것이 치료하는 것보다 훨씬 쉽다는 사실을 의미한다. 효율적인 예방은 3Es로 불리는 교육, 시행, 책략의 적절한 혼합 중재를 필요로 한다.

교육중재는 가장 적용하기 쉽기 때문에 잘 알려져 있다. 교육은 대상이 되는 사람들에게 잠재적인 위험요소, 위험도의 설명, 안전한 행동을 하도록 설득시키는 정보를 제공함으로써 대상자의 행동양태를 변화시킨다.

시행은 법이나 규칙의 적용을 엄격히 하여 위험한 행동을 줄이려 노력하는 것이다. 법이 효율적으로 집행되기 위해서는 아래의 요인들이 충족되어야 한다.

- 이해하기 쉽다.
- 처벌이 빠르다.
- 처벌은 항상 극단적이거나 가혹하지 않아야 한다.

책략은 환경이나 제품의 디자인이 자동적으로 사람들을 보호하도록 변경되게 한다. 이것은 사람이 중재할 필요가 없기 때문에 수동적이고 자동적인 중재라 불린다. 중재의 사례는 표 1-2에 나와 있다.

표 1-2 중재 사례

교육/설득	집행/법	책략/기술
▪ 수영 교육 ▪ 총기 안전 과정 ▪ 안전절차나 메시지를 보여주는 소셜 미디어 영상 ▪ 운전자에게 날씨나 도로상황 알림	▪ 안전벨트나 헬멧 사용 규정 ▪ 불꽃놀이 금지 규정 ▪ 보트에서 개인부력 장치 사용법 ▪ 신호나 규정 수립	▪ 차량의 에어백 ▪ 헬멧 ▪ 의약품이나 화학물질에 대한 어린이 안전용기 ▪ 연기나 일산화탄소 감지기

해던 매트릭스

해던 매트릭스(Haddon Matrix)는 모든 형태의 질병이나 손상에 적용되는 중재 전략이다. 표 1-3에 나와 있는 것처럼 3단계가 수평적으로 왼쪽에서 오른쪽으로 시간 순서로 배열되어 있다.

- 사건 전: 이 단계에서 중재는 발생하는 사고를 막거나 방해하는 것을 의미하며(예: 익수), 예방적인 노력을 말한다.
- 사건 중: 이 단계는 손상의 중증도를 감소시키거나 손상을 막기 위한 시도를 말한다(예: 충돌에서 에어백 팽창)
- 사건 후: 이 단계는 손상이나 질병 이후 적절히 기능할 수 있는 상태로 사회로 복귀시키는 것에 중점을 두는 단계이다. 이 단계에는 구조, 현장 응급처치, 의학적인 처치, 재활이 포함된다.

표 1-3은 차량충돌, 중독, 익사에 대한 중재 사례를 보여준다.

표 1-3 해던 매트릭스 사례

손상 형태	사건 전	사건 중	사건 후
차량충돌 사고	음주운전 금지 법 재정과 집행	안전벨트 착용	빠른 119구급대 출동
중독	중독성 물질 위험표시	비치명적인 양으로 작은 포장의 독극물	국립중독센터에 전화
익사	정원 수영장에 담장 설치	개인부력장치 착용	심폐소생술 실시

PREP KIT

복습

- 대부분의 사람들에게 타인 또는 자신에 대한 응급처치가 필요한 상황이 발생할 수 있기 때문에 모든 사람들은 응급처치를 할 수 있어야 한다.
- 응급처치는 손상을 입은 사람이나 갑작스럽게 아픈 사람에게 즉각적인 도움을 줄 수 있다.
- 응급처치는 적절한 병원치료를 대신하지는 않으므로 필요시 전문적인 의료처치를 받아야 한다.
- 법적, 윤리적 사안은 모든 응급처치제공자와 관련된다.
- 응급처치제공자는 응급처치를 취하기 전에 환자의 동의(허가)를 구해야만 한다.
- 응급처치제공자는 비밀정보를 알 수도 있다. 타인을 도와주는 동안 알게 된 정보의 누설에 극도로 조심하는 것이 매우 중요하다.
- 각 주에 따라서 다양성을 갖는 선한 사마리아인 법은 타인을 돕고자 하는 사람들이 소송당하는 것을 면제해 주어 이에 대한 두려움에서 벗어나 응급처치를 취하도록 도와주고자 하는 것이다.

핵심용어

3Es 세 가지 중재를 혼합하여 가장 효율적인 예방을 하는 전략: 교육, 시행 그리고 책략이다.

과실(negligence) 일반적으로 허용된 표준적인 처치를 벗어나 환자에게 더 큰 손상을 초래하는 것이다.

동의(consent) 환자가 의료인 또는 응급처치제공자가 설명한 처치를 제공받을 것을 수락하는 것이다.

명시적 동의(expressed consent) 사람이 구두로 또는 고개를 끄덕이면서 제공하는 진료에 대한 동의

묵시적 동의(implied consent) 의식 불명의 성인에게 생명을 구하기 위한 응급이다.

부작위(태만행위, act of omission) 동일하거나 유사한 훈련을 받은 이성적으로 분별력이 있는 사람이 동일하거나 유사한 환경에서 할 법한 행위를 이행하지 않는 것이다. 처치가 필요할 때 동의를 받은 것으로 간주한다.

선한 사마리아인 법(Good Samaritan laws) 선의로 응급처치를 하다가 발생한 과실에 대한 책임을 최소화하여 손상을 입거나 갑자기 아픈 사람을 자발적으로 돕고자 하는 개인을 장려하기 위한 법이다.

위법(폭행, battery) 동의 없이 사람을 만지거나 응급처치를 하는 행위

유기(abandonment) 동일한 수준이나 그 이상의 훈련을 받은 사람에게 인계하기 전까지 응급처치를 지속하지 못하는 것이다.

응급처치(first aid) 손상을 입거나 갑자기 아픈 사람에게 취하는 즉각적인 처치이다.

의무 불이행(breach of duty) 응급처치제공자가 동등하거나 유사한 훈련을 이수한 사람이 제공할 수 있는 유형의 조치를 취하지 않는 것이다.

작위(부당행위, act of commission) 이성적으로 분별력이 있고 같거나 유사한 교육을 받은 사람이 동일하거나 유사한 환경에서 하지 않을 법한 행위를 하는 것이다.

폭행(assault) 동의 없이 다른 사람을 위협하거나 접촉하려는 시도

표준적인 처치(Standard of Care) 응급구조자에게 법적, 윤리적으로 필요한 처치의 단계. 응급처치를 제공할 때 응급처치제공자는 표준적인 처치를 충족시키기 위하여 다음과 같이 한다. (1) 비슷한 상황에서 응급처치 교육을 받고 경험이 있는 사람의 기대되는 수준의 처치이다. (2) 응급처치제공자는 능력을 최대한 발휘하여 환자를 처치한다.

해던 매트릭스(Haddon Matrix) 모든 질병이나 손상에 적용할 수 있는 중재 전략으로 중재 과정은 3단계이다: 사건 전, 중, 후

행위 의무(duty to act) 환자를 돌봐야 하는 개인의 책임을 말한다.

PREP KIT

실습평가

스키시즌 막바지에 당신은 인접 주에 위치한 스키 리조트에 스키어가 거의 없어 리조트에서 주중 스키장 사용료를 할인해 준다는 말을 들었다. 당신은 스키장 사용료를 절약할 목적으로 며칠 휴가를 내고 스키장으로 가기로 결심했다. 스키를 타고 산에서 양쪽의 나무로 구획된 스키코스를 내려오면서 나무 근처 눈 속에 나무에 충돌한 것으로 보이는 사람이 움직임 없이 누워 있는 것을 발견했다. 다른 스키어는 보이지 않았고 당신은 혼자이다. 누워 있는 사람에게 다가가 보니 뚜렷한 외상은 보이지 않았다. 당신은 지금 응급처치 도구를 가지고 있지 않으며, 당신의 응급처치자격증은 유효하다.

지시: 설명에 동의하면 "예"에 ○표하고, 동의하지 않으면 "아니요"에 ○표 하시오.

1. 그 사람을 돕기 위해 정지해야만 한다.
   예 아니요
2. 그 사람을 돕기 위한 묵시적 동의가 있다.
   예 아니요
3. 그가 괜찮은지 어깨를 두드려 보니 숨은 쉬고 있으나 반응이 없다. 스키패트롤이 곧 올 것으로 가정하고 현장을 떠나도 좋다.
   예 아니요
4. 당신은 근무가 아닌 응급구조사이고, 환자를 돕기로 결심한다. 당신은 스키어를 도와준 시간에 대해 보수를 기대할 수 있는가?
   예 아니요

지식확인

지시: 설명에 동의하면 "예"에 ○표하고, 동의하지 않으면 "아니요"에 ○표 하시오.

1. 거의 모든 지역에 구급차가 몇 분 안에 도착하기 때문에 대부분의 사람들은 응급처치를 배울 필요가 없다.
   예 아니요
2. 응급처치가 삶과 죽음을 가를 수 있다.
   예 아니요
3. 평생 동안 생명을 위협하는 많은 응급상황을 겪을 수 있다.
   예 아니요
4. 손상을 입은 환자 모두에게는 병원치료가 필요하다.
   예 아니요
5. 의식이 명료하고 치료가 필요한 성인에게 응급처치를 하기 전에 그 사람으로부터 동의를 반드시 얻어야 한다.
   예 아니요
6. 당신은 손상을 입은 성인에게 도와주겠다고 말했는데 싫다는 대답을 듣는다면 이러한 대답을 무시하고 처치를 할 수 있다.
   예 아니요
7. 고용주가 지정한 응급처치제공자는 근무 중에 손상을 입은 직원이 생긴 경우 반드시 응급처치를 해야 한다.
   예 아니요
8. 손상을 입은 환자를 도와준 응급처치제공자가 고소당하는 경우는 드물다.
   예 아니요
9. 선한 사마리아인 법은 무상으로 선의의 응급처치를 한 응급처치제공자를 보호하기 위한 것이다.
   예 아니요
10. 손상을 입거나 갑자기 아픈 사람을 마주치는 경우 당신은 반드시 응급처치를 해야 한다.
   예 아니요

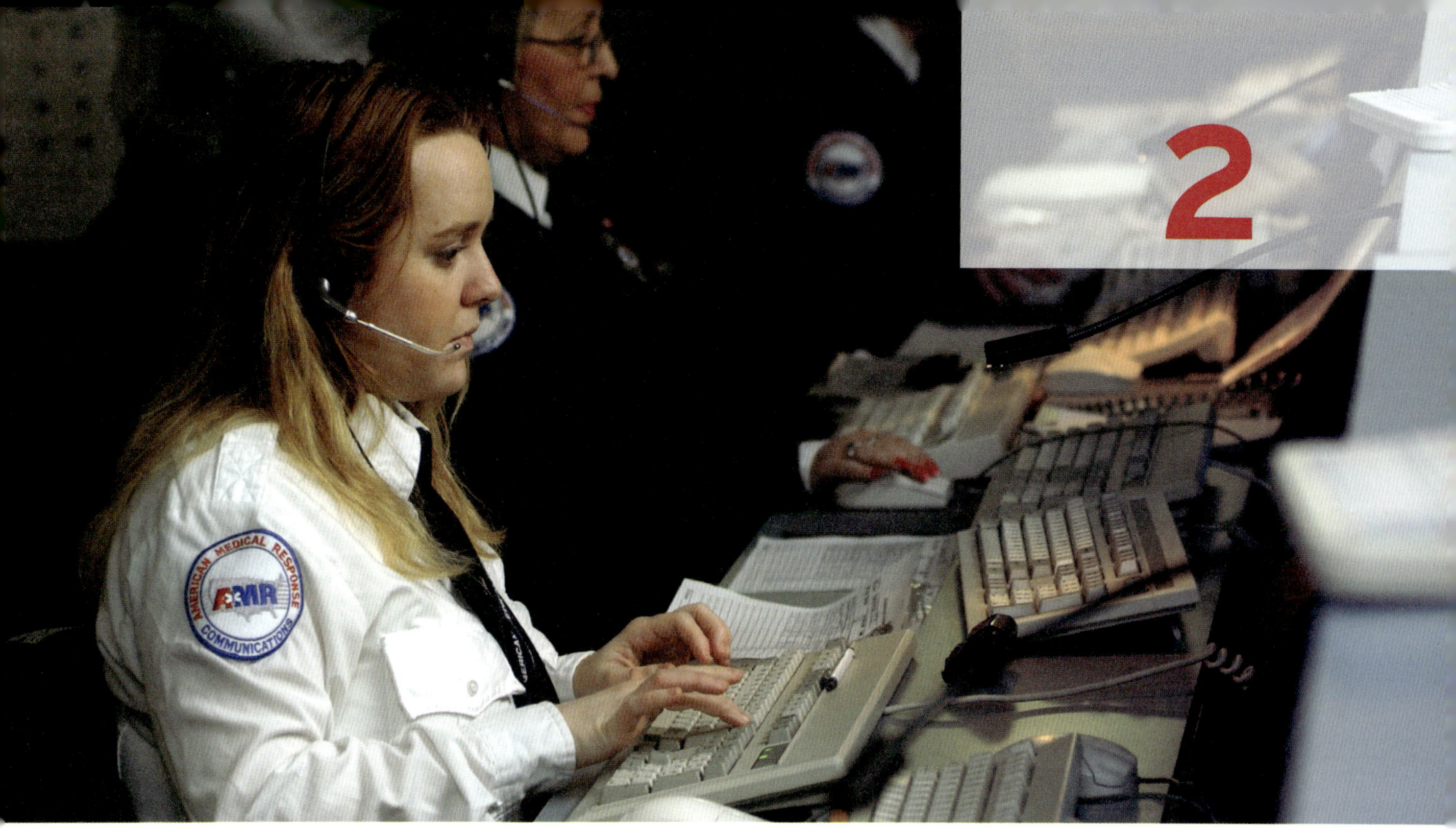

© Peter Casolino/Alamy.

2

응급상황에서의 행동

Action at an Emergency

CHAPTER AT A GLANCE

응급상황

응급상황은 다음과 같은 뚜렷한 특징이 있다.

- 위험하다: 사람의 삶, 행복과 재산이 위협받는다.
- 보통과 다른 드문 사건이다: 보통의 사람들은 평생 동안 심각한 응급상황을 흔하게 접하지는 않을 것이다.
- 서로 다른 상황이다: 각각의 문제들은 다르게 나타난다.
- 예측하지 못한 일이다: 사건들이 갑작스럽게 예고 없이 일어난다.
- 위급한 상황이다: 만약 응급상황 발생 시 즉시 해결되지 않는다면, 상황은 점차 더 악화될 것이다.

목격자가 해야 할 일

사고현장을 목격한 사람은 응급의료서비스(Emergency Medical Service; EMS)와 환자를 신속하게 연결해 주는 아주 중요한 가교역할을 한다. 대체적으로 목격자는 응급상황이 발생하면 환자를 도우려고 한다. 목격자가 응급상황에 개입하면, 행동 하나만을 취하는 것이 아니라 빠르고 신뢰성 있게 일련의 결정을 내리고, 다음과 같은 조치들을 해야 한다.

1. 응급상황을 파악한다.
2. 도와주어야 할지 결정한다.
3. 응급의료서비스가 필요할 때 119구급대에 전화한다.
4. 환자의 상태를 점검한다.
5. 응급처치를 한다.

보건의료제공자와 비교할 때, 보통의 목격자는 공공장소에서 일어난 응급상황에 의미 있는 도움을 제공하지 못할 수도 있다. 여기에는 다음과 같이 몇 가지 이유가 있다.

- 지식과 훈련의 부족
- 어떤 것이 응급상황인지 혼동
- 응급상황의 특징(예: 환자의 끔찍한 신체적 모습, 다른 목격자의 존재)
- 질병에 감염되는 것에 대한 두려움
- 도움을 주는 것에 대한 법적 결과에 대한 우려(1장 응급처치의 법적 측면 참조)

지식과 도움의 부족

일반인은 응급처치의 다양한 면을 알지 못하고, 흔한 의학적 응급상황을 인식하고 119구급대에 도움 요청을 결정하는 데 어려움이 있다. 응급상황을 다루는 데 익숙하지 않다고 생각하는 사람들은 최소한의 도움도 주려고 하지 않는다. 응급상황을 다루는 데 익숙하지 않다고 생각하는 사람들은 이런 상황을 응급상황이라고 인정하지 않아 불유쾌한 느낌에서 벗어난다. 즉, 심하게 다친 환자를 처치할 수 있는지 자신의 능력에 대해 확신이 없는 목격자는 환자가 심하게 다치지 않았다고 생각할 가능성이 크다.

응급상황에 대한 혼란

가끔 일반인들도 응급상황이 있을 때 그것이 응급상황인지 결정을 내리는 데 상당한 어려움을 갖는다(그림 2-1). 예를 들면, 자동차 충돌 사고는 심장발작보다 응급상황으로 더 쉽게 인식할 수 있다. 이 때문에 심장발작과 같은 생명을 위협하는 상황에서 119구급대를 부르는 시간이 지연되기도 하고, 생명이 위급한 환자를 응급의료서비스에 연락해서 이송하기보다는 개인 차량으로 이송하는 부적절한 결정을 내리기도 한다.

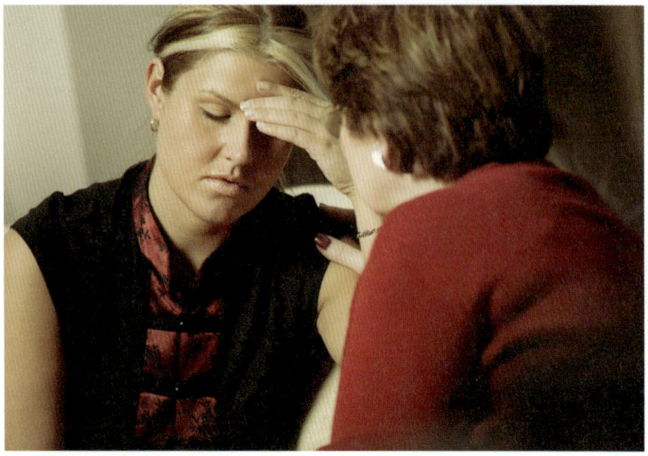

그림 2-1 처음 보고는 응급상황인지 알 수 없을 때도 있다.

목격자의 도움 여부에 영향을 주는 기타 요인들

지식 부족과 혼란 외에도 목격자는 응급상황에서 행동을 느리게 하거나 방해하는 기타 장벽을 만난다. 많은 사람들은 혈액, 구토물, 숨 쉴 때 나는 알코올 냄새와 같은 불쾌한 신체적 특징 때문에 도움을 미룬다. 도움을 꺼리는 이유가 피를 흘리는 환자에게 다가가거나 만지고 싶지 않아서일 수도 있다. 후천성면역결핍증후군(AIDS)을 유발할 수 있는 바이러스인 사람면역결핍바이러스(Human Immunodeficiency Virus), 코로나19(COVID-19)와 결핵(TB)과 같은 질병에 대한 감염 우려가 이 문제를 악화시킬 수 있다.

도움과 관련된 다른 요인은 목격자의 도착시간이다. 응급상황이 발생한 것을 본 목격자가 사건이 일어난 후에 도착한 목격자보다 도움을 줄 가능성이 크다.

고소당하는 것에 대한 두려움은 일부 사람들이 응급상황에서 도움을 주지 못하게 할 수도 있다. 선한 사마리아인 법은 응급처치제공자가 악의적인 위법행위와 중대한 과실로 유죄판결을 받지 않는 한 응급처치제공자를 소송으로부터 보호할 수 있도록 한다. 또한 응급처치는 응급상황에서 선의로 보상 없이 제공되어야 한다.

목격자가 제공하는 도움의 질

목격자가 제공하는 응급처치와 다른 도움은 불충분하거나 잠재적으로 위험할 수 있다. 기도개방 확보 실패와 환자를 응급의료서비스 차량보다 개인 차량으로 이송하는 결정이 그 두 가지 예이다. 일반적으로 개인 차량으로 환자를 이송하는 것은 위험할 수 있다. 그러나 라스베이거스 총격사건과 같은 대량 사상자 발생 사고에서는 시스템이 과부하 되었을 때 개인 차량을 사용하는 결정이 옳다고 여겨졌다. 10년 전에 훈련을 받았거나 민간요법을 떠올리는 많은 사람들은 여러 가지 손상과 갑작스러운 질병에 대한 오래되고 검증되지 않은 응급처치를 할 수 있다. 다음과 같은 몇 가지 예가 있다.

- 화상에 버터 바르기
- 코피가 날 때 머리를 뒤로 젖혀 처치하기
- 상처를 닦는 데 과산화수소 사용하기
- 발작 환자가 혀를 깨물지 않도록 치아 사이에 재갈 물리기
- 독극물 섭취자에게 토근시럽 먹이기
- 독사에 물린 곳에 흡입기 사용하기

무엇을 해야 하나?

이 장의 첫 부분에서 언급했듯이, 목격자가 다음과 같이 빠르고 신뢰할 만한 조치를 취한다면 환자에게 도움이 될 것이다(**순서도 2-1**).

1. 응급상황을 인식한다.
2. 도움을 주어야 하는지 결정한다.
3. 응급의료서비스가 필요할 때 119구급대에 연락한다.
4. 환자상태를 점검한다.
5. 응급처치를 한다.

응급상황 확인

응급상황을 도우려면 목격자는 우선 무엇이 잘못되었는지를 알아야 한다. 응급처치제공자가 무엇이 잘못되었는지를 인식하는 데 도움이 되는 요소는 아래와 같다.

- 심한 정도: 전복된 차나 몇 대의 차량에 연계된 교통사고와 같은 심각한 재난적 응급상황은 주의를 끈다.
- 물리적 거리: 응급상황에 가까이 있을수록 목격자는 더 자세히 그 상황을 알게 될 것이다.
- 관계: 환자에 대해 알고 있다면 응급상황을 인식할 가능성이 높아진다. 예를 들면, 내 아이의 손상을 알아차리고 나서 다른 낯선 사람에서 같은 손상을 알게 될 것이다.
- 노출된 시간: 목격자가 상황을 발견한 시간이 오래될수록 응급상황임을 더 자세히 알게 될 것이다.
- 현장 상황: 피투성이가 된 광경, 끔찍한 냄새, 소름 끼치는 소리는 많은 사람들의 접근을 막는다.
- 사람들의 모습: 목격자들은 고통스러워하거나 극심한 공포에 시달리는 행동을 보이는 사람들을 더 잘 알아차린다.

도움을 주어야 할지 결정

누구나 한 번쯤은 어떤 사람이 응급상황에 빠져 있을 때 도움을 주어야 할지, 말아야 할지 결정해야 하는 상황에 놓이게 될 수 있다. 응급상황에서 할 결정이 실제 응급상황이 있기 전에 잘 고려되지 않는다면, 낯선 사람을 도와주는 일을 어렵게 하거나 불쾌하게 하는 많은 장벽들로 인해 목격자들이 취해야 할 조치들을 지연시키는 것이 거의 확실하다. 목격자가 행동을 회피하는 가장 큰 가능성은 응급상황을 알려고 하지 않는 것이다(의식적이든 무의식적이든). 많은 응급상황은 텔레비전에서 보는 상황과 다르며, 실제 상황에 대한 불확실성 때문에 목격자는 응급상황을 알려고 하지 않는다.

목격자가 이전에 다른 사람을 도울 가능성이 있다고 생각했다면, 응급상황 시에 빠른 결정을 내리기가 쉽다. 도우려고 결정을 내리는 가장 중요한 시점은 응급상황을 만나기 전이다. 응급상황에 대한 태도에는 응급상황을 다룰 수 있는 자신의 능력에 대한 태도가 도움을 주어야 하는지를 결정한다. 태도를 갖추는 데는 많은 시간이 걸리고 여러 요인들에 의해 영향을 받는다. 도우려는 자세는 다음과 같은 것을 전제로 한다.

- 부상자나 갑자기 아픈 사람을 돕는 목격자의 중요성을 인식해야 한다.
- 주변에 다른 사람이 있어도 심하게 다쳤거나 갑자기 아픈 사람을 충분히 도울 수 있는 자신감을 가져야 한다.
- 도울 시간을 기꺼이 할애해야 한다.
- 긴 안목에서 도움 중 잠재적인 위험성을 인식할 수 있어야 한다.
- 응급현장에서 책임을 지는 일을 편하게 생각해야 한다. 이는 실제 또는 시뮬레이션을 통해 술기능력을 유지하고 경험을 쌓음으로써 이루어진다.
- 피를 흘리거나 구토를 하거나 사망한 것처럼 보이는 사람을 보고 접근하는 일을 편하게 생각해야 한다.

돕지 않기로 결정할 때

목격자는 항상 응급상황에서 돕지 않는 것에 대한 변명을 할 수 있다. 다음은 돕지 않는 이유이다.

순서도 2-1 응급처치제공자의 역할

응급상황에 대한 도움은 결정과 행동의 연속이다. 도움에 대한 결정을 하는 가장 좋은 시간은 응급상황을 목격하기 전이다.

1. 응급상황의 인식

응급처치제공자가 응급상황을 인식하는 데 도움을 주는 요소는 다음과 같다.
- 손상이나 질병의 중증도
- 응급현장에 얼마나 가까이 있는가 하는 거리와 얼마나 오래 있는가 하는 시간
- 환자의 고통스러운 모습과 극심한 공포(panic)에 시달리는 행동
- 다치거나 아픈 사람에 대한 이전부터 미리 알고 있는 지식이나 인식
- 현장 조건들(광경, 냄새, 소리)

2. 도움의 결정

도움을 줄 수 없는 일부 사람은 도와주지 못하는 데 대해 양해를 구한다.
- "나도 다쳤습니다, 전염병에 감염되었습니다, 소송을 당했습니다, 내가 다른 사람을 상하게 할 수 있습니다" 등으로 해로운 경우
- 도와주는 과정에 장애가 있는 경우, "도와줄 방법을 모릅니다, 현장이 안전하지 않습니다, 나는 혈액이나 토한 물질, 화상을 입은 피부를 보거나 냄새가 싫습니다."

3. 도와주기 전에 적절한 행동을 한다.

- 현장을 평가한다.
- 도와줄지 물어본다.
- 필요하면 119구급대에 전화한다.
- 감염병 예방조치를 한다.

4. 환자가 무엇이 잘못되었는지 알아낸다.

최초 도움을 주기 전에 환자가 무엇이 잘못되었는지 알아내야 한다. 그것을 찾아내어 처치한다. 대부분의 경우 환자의 주호소(증상)만을 검사한다.

5. 최초 도움을 준다.

당신이 찾아낸 것을 근거로 해서 다음 사항 중 하나라도 생길 때까지 응급처치를 한다.
- 응급의료서비스(EMS)에 인계할 때까지
- 의료기관까지 환자를 데리고 갈 때
- 환자에게 최초 도움이나 가정에서 돌봄만 필요하다고 판단될 때

- 해가 될 수 있다: 목격자가 다른 사람을 구하려다가 자신의 생명을 잃거나 심하게 다칠 수 있다. 구조 시도는 주변의 위험요소와 응급처치제공자의 교육을 기반으로 가능한 한 안전하게 이루어져야 한다. 고소당하거나 HIV, 결핵(tuberculosis)과 같은 질병에 걸릴 두려움 또한 방해요인이다. 구조하려는 사람이 다친 주인을 보호하려는 개에게 공격당할 수 있다.
- 도움은 중요하지 않다: 일부 목격자들은 그 사람이 당연한 대가를 받고 있다고 생각할 수 있다. 보상은 있다고 해도 구조자에게 대단한 것도 아니다.
- 도움을 주기 위해 더 전문적인 훈련과 기술이 필요하다: 많은 목격자들은 어떻게 도와야 할지 모른다. 그들은 수영할 수 없고, 지혈 방법도 모르고, 심폐소생술(CPR) 방법을 모르거나, 다른 필요한 구조 및 응급처치술도 모른다.

역설적이지만, 목격자가 많을수록 그들 중 한 명이라도 반응할 가능성이 적어진다. 구조를 하려는 사람들 중 일부는 오히려 혈액, 구토물, 응급현장의 불쾌한 상황에 영향을 받는다.

- 불쾌한 상황: 응급현장에서 종종 볼 수 있는 혈액, 구토 및 기타 불쾌한 상황들은 일부 응급처치제공자들이 개입하지 않는 것을 정당화하는 이유가 될 수 있다.
- 도와주는 목격자가 아무도 없다: 목격자의 숫자가 증가할수록 응급현장에서 도움을 주려는 사람은 적어진다. 목격자들은 다른 사람들이 행동을 취하지 않으면, 상황이 심각하지 않다고 단정할 수 있다. 다른 목격자들이 있으니 다른 사람에게 상황을 미루고 현장을 떠나도록 부추길 수도 있다.

응급의료서비스 필요시 119구급대에 연락

119구급대 호출에 대한 잘못된 결정이 있을 수 있다. 호출자가 응급상황이 확실해질 때까지 119구급대에 전화하는 것을 미루거나 응급의료서비스를 부르지 않고 개인 차량으로 환자를 이송하기로 결정하는 것이 그 예이다. 그런 행동은 환자를 위험에 빠뜨릴 수 있다. 다행히도, 대부분의 부상과 응급상황은 병원치료를 필요로 하지 않으며 단지 응급처치만 필요하다. 현장을 평가하여 응급의료서비스 또는 응급처치가 필요한지 판단해야 한다. 부상자를 도울 때 항상 동의를 구하는 것을 기억해야 한다. 감염을 예방하기 위해 적절한 개인보호장비(PPE)를 사용해야 한다.

환자평가

생명을 위협하는 상황이 있는지, 환자가 어떤 도움을 필요로 하는지 응급처치제공자는 결정해야 한다. 대부분의 경우, 이는 사람의 주호소의 증상과 징후를 확인하는 것을 포함한다. 자세한 것은 제4장 “문제점 찾아내기”를 참고한다.

참고

실제인 응급의료서비스 대응 시간과 가상 응급의료서비스 대응 시간

구급차의 대응 시간에 대한 환자의 인식은 정확하지 않다. 환자들은 대응 시간을 과대평가하는 반면 현징 시간과 환자를 병원으로 이송하는 시간은 과소평가하는 경향이 있다.

출처: Harvey AH, Gerard WC, Rice GF, Finch H. Actual vs. perceived EMS response time. Prehosp Emerg Care 1999;3(1):11-14.

응급처치

가장 중요한 인명구조 방법은 가장 가까이 있는 사람이 즉각적으로 시작하는 것이 효과적이다. 그 사람은 보통 일반인, 즉 목격자이다. 응급의료서비스가 인계받거나 그 사람이 응급처치와 가정 내 처치만 필요하다고 판단될 때까지는 계속 응급처치를 제공해야 한다.

전문 병원 이송

언제 119구급대에 전화해서 응급의료서비스의 도움을 받아야 하는지 아는 것이 중요하다. 언제 전화할지 알려면 작은 손상이나 질병과 생명을 위협하는 상황의 차이를 구별할 수 있어야 한다. 예를 들면, 상복부 통증은 소화불량, 궤양, 심장발작의 초기 징후가 될 수 있다. 쌕쌕거림은 천식과 관련될 수 있는데, 이 경우는 환자가 빠른 회복을 위해 처방받은 흡입기를 사용할 수 있고, 벌에 쏘여 나타나는 심한 알레르기 반응처럼 심각할 수도 있다. 모든 베인 상처에 봉합이 필요한 것은 아니며, 모든 화상에 병원치료가 필요한 것도 아니다. 미국응급의학회(American College of Emergency Physicians; ACEP)에 따르면, 다음 질문에 “예”라고 대답할 수 있거나, 불확실하면 119구급대에 도움을 요청할 것을 권장한다.

- 환자의 상황이 생명을 위협하는가?
- 상황이 더 나빠지고 병원으로 가는 도중 생명을 위협받을 수 있는가?
- 환자를 옮긴다면, 그것이 추가 손상을 생기게 할 수 있는가?
- 환자가 응급의료서비스의 처치와 장비를 필요로 하는가?
- 거리와 교통상황이 환자가 병원으로 가는 것을 지연시킬 수 있는가?

미국응급의학회는 또한 다음과 같은 심각한 징후일 때 응급의료서비스 또는 개인 차량에 의해 환자를 병원 응급실로 즉각 이송하도록 권고한다.

- 호흡곤란, 특히 휴식을 취해도 좋아지지 않는 경우
- 2분 이상의 가슴통증 또는 상복부의 통증이나 압박감
- 쉴 때 빠른 심장박동(1분에 120번 이상 150번까지), 특히 짧은 숨쉬기나 기절과 관련된 경우
- 어지럼증(졸도) 또는 무반응
- 말하기 어려움, 신체의 어느 부분이라도 저리거나 허약한 느낌

- 어지럼증
- 혼동 또는 의식상태의 변화, 특이한 행동, 또는 걷기 어려움
- 실명 또는 시력 변화
- 부러진 다리나 개방성 상처를 통하여 보이는 부러진 뼈
- 익사(물에 잠김)
- 질식
- 심한 화상
- 알레르기 반응, 특히 숨쉬기 어려울 때
- 극단적으로 뜨겁거나 차가운 몸의 체온
- 음독 또는 약물의 과용
- 갑작스러운 심한 두통
- 어떤 갑작스럽거나 심한 통증
- 지속되는 심한 구토 또는 설사
- 기침 또는 토혈
- 행동 응급상황들(자신이나 다른 사람을 다치게 하거나 죽인다고 위협하는 것)

즉각적인 병원치료가 필요한 상처(제9장 병원치료가 필요한 기타 상처 참조)는 다음과 같다.

- 베인 상처의 출혈이 직접 압박 15분 동안에도 멈추지 않을 때
- 쇼크의 징후가 일어날 때
- 목이나 가슴의 베인 상처로 숨쉬기가 어려울 때
- 모든 관통상, 특히 총상이나 날카로운 흉기에 의한 가슴이나 배의 관통상이 있을 때
- 안구의 베인 상처
- 베여서 절단되거나 팔다리 일부가 절단된 경우

심각한 상황이 일어날 때 119구급대에 먼저 전화한다. 119구급대에 전화하기 전에 의사, 병원, 친구, 친척, 이웃 사람에게 먼저 연락하지 않는다. 다른 사람에게 먼저 연락하는 것은 시간 낭비이다. 119구급대 연락은 개인 차량으로 병원응급실에 가는 것보다 몇 가지 이점이 있다.

- 많은 손상을 입은 환자나 갑자기 아픈 환자들은 훈련된 요원이 아닌 사람에게 이송되어서는 안 된다.
- 구급차에 탄 응급구조사는 무엇을 할지 알고 있다. 응급구조사는 병원 의사에게 무선 통신으로 연락한다.
- 현장과 병원으로 가는 도중 응급구조사에 의한 처치는 환자의 생존과 회복기회를 높여준다. 병원으로 가는 도중에 상태가 악화되어 생명을 위협할 수 있다.
- 구급차는 환자를 더 빨리 병원으로 이송할 수 있다.

만약 응급상황이 아닌 경우는 담당 의사에게 문의한다. 하지만 응급상황인지 아닌지 의심스럽다면 119구급대를 부른다. 특별한 상황이 발생했을 때 119구급대를 언제 불러야 하는지는 뒷부분에서 확인한다.

Q & A

소생술 동안 가족이 있어야 하나?

이 질문에 대해서는 논쟁이 있다(의견이 일치되지 않는다). 조사에 따르면, 대부분의 가족 구성원은 같이 있기를 원한다. 선택된 가족 구성원에게 같이 있을 기회를 주는 것이 합리적이다. 가족들이 소생술 동안 같이 있다면, 그들의 질문에 대답하는 데 민감하게 대처하고, 정보를 명확하게 말하고, 그들을 편안히 대한다.

Kleinman ME, et al. 2015 American Heart Association guidelines for cardiopulmonary resuscitation and emergency cardiovascular care science. Circulation. 2015:132:S424.

응급의료서비스에 연락하는 방법

전 국민 90% 이상이 119 서비스를 이용할 수 있다. 많은 지역에서 고도화된 119 서비스를 제공하며, 이 서비스는 유선전화로 걸 때 발신자 전화번호와 주소를 119구급상황관리센터에서 볼 수 있게 한다. 하지만 휴대전화로 119에 전화할 때는 고도화된 119서비스가 정확한 주소를 식별할 수 없으므로, 휴대전화 신호는 일반적인 위치정보만 제공한다(**그림 2-2**). 이러한 중요한 차이로 인해 119구급상황관리센터에 정확한 위치나 주소를 알려주는 것이 중요하다.

응급의료서비스를 부를 때 천천히 분명하게 말한다. 119구급상황관리사에게 다음과 같은 정보를 알려 준다.

1. 환자의 위치: 가능하면 주소, 교차로 이름, 건물을 알려준다. 이런 정보가 호출자가 줄 수 있는 가장 중요한 정보이다. 환자가 있는 특정 장소를 알려준다. 예를 들면, "지하실" 또는 "뒷마당"
2. 전화 건 번호와 연락자 이름: 이것은 통신원이 거짓 보고를 알아내고, 그런 장난 전화를 최소화하며, 전화가 끊어졌거나 추가의 정보가 필요할 때 119구급대를 거치지 않고 통신센터와 연락이 가능하게 한다.
3. 발생한 사건: 응급상황의 특성을 설명한다. 예를 들면,

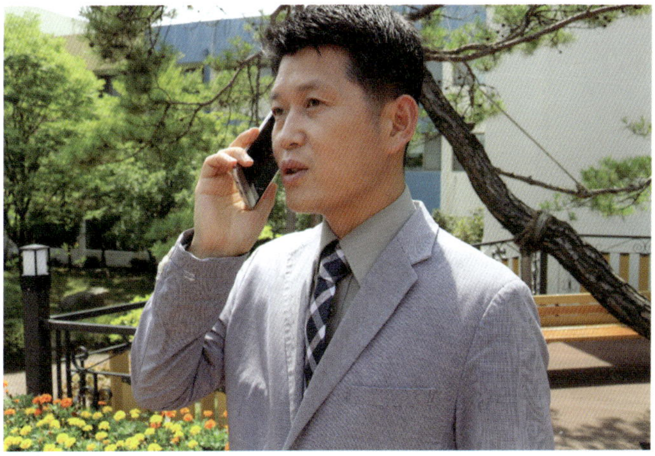

그림 2-2 도움을 받기 위해 119구급대 또는 지역 응급의료서비스에 연락한다.

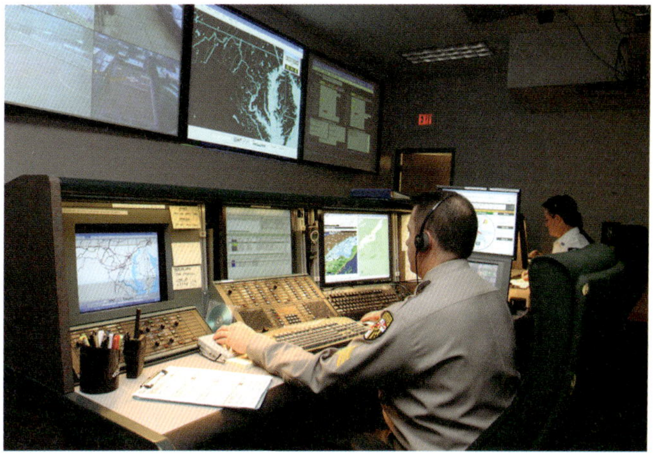

그림 2-3 9-1-1 구급상황관리센터(dispatch center)

"제 남편이 사다리에서 넘어져 움직이지 못합니다."

4. 도움을 필요로 하는 사람과 특별한 질환이 있는 사람의 숫자: 예를 들면, "두 대의 차량이 충돌했습니다. 3명이 차 안에 갇혀 있습니다."
5. 환자 상황: 예를 들면, "제 남편 머리에서 피가 납니다." 취해야 할 응급처치(출혈 부위를 누르라는 지시).

구급상황관리사가 무엇을 하라고 지시할 때까지 전화를 끊지 않는다(그림 2-3). 119구급상황관리사는 환자에게 최고의 응급처치를 할 수 있도록 말할 수 있다. 만약 누군가 다른 사람에게 전화하도록 한다면 그 사람이 전화를 했는지 당신에게 보고하도록 한다. 다른 정보는 다음과 같다.

- 아이들에게 1-1-9가 무엇을 위한 것이고, 어떻게, 언제 호출하는지 가르친다. "11-9"라고 하지 말고"1-1-9"라고 말해 준다. 아이들은 숫자판(keypad)에서 "11"을 찾아야 한다고 생각할 수도 있다.
- 실수로 119를 누를 때 설명 없이 전화를 끊지 않는다. 전화를 끊는다면, 통신원은 당신이 도움을 필요로 하는지 확인하려고 당신에게 전화를 할 것이다.

구조자의 반응

사고 현장에서 출혈과 환자의 신음소리는 부상자를 구조하고 도우려는 사람들을 불안하게 할 수 있다. 끔찍한 절단, 사방으로 흩어진 피와 구토물, 소변과 대변 냄새도 끔찍할 수 있다. 부상자를 도우려고 할 때 구조자가 한 명 이상은 구역질이나 허약감, 구토 증세를 느끼거나 쓰러졌다. 특정 상황에 노출될 때 강인한 의사와 응급구조사도 어려움을 겪는다.

응급구조사들은 사고현장에서 항상 긴장하며 일하는 것이 필수적이다. 부상자를 돕다가 쓰러진 응급구조사들은 원래 있었던 환자들의 주의를 산만하게 한다. 구조자의 모든 지식과 기술은 구조자가 쓰러지거나 힘이 없거나 기절을 해서 현장을 떠나야 한다면 아무런 소용이 없다.

탈감작

일부 응급의료제공자는 냉정해 보인다. 그들은 심각한 손상에도 항상 차분하고 영향을 받지 않는다. 이런 사람들을 냉담해 보이는 적절한 심리적 용어로 '탈감작'되었다고 한다. 심리학의 특수분야는 탈감작(desensitization)을 다루며 불쾌한 장면이나 소리로 인한 과도한 불안을 극복하는 방법을 제안한다. 탈감작은 조건반사를 제거하거나(deconditioning) 반대 조건을 부여하는(counterconditioning) 과정으로 두려움과 불안감을 제거하는 데 효과적일 수 있다.

이 개념은 상반되는 반응을 강화시켜 바람직하지 않은 반응을 약화시키는 것이다. 반응들이 상반될 때(예: 침착함, 초조함), 둘 중 어느 하나의 발생은 다른 하나의 발생을 막는다. 탈감작으로 '불안'을 유발하는 상황을 '평안'에 연관시키는 법을 배우면 결국 불안감을 경험하지 않게 된다. 그러나 피를 볼 때와 같은 '불안'이 양산되는 상황에 스스로를 점차 노출시키기 전에 먼저 '평안'을 연상시키는 법을 배울 필요가 있다.

다른 사람을 돕는 동안 자신을 조용하게 탈감작시키는 단순한 방법은 좋아하는 노래를 불러서 불쾌한 생각에서 기분 좋은 생각으로 사고방식을 바꾸는 것이다(물론, 환자나 목격자에게 이상하게 보일 수 있으니 크게 부르지는 않는다). 텔레비전 프로그램, 비디오, DVD, 의학저널의 부상자 사진을 보면서 불쾌한 장면에 점진적으로 노출시키는 과정을 시작할 수 있다. 자신이 부상을 볼 수 있는 병원 응급실에 자원봉사자로 갈 수도 있다.

신체적-감정적 교차

응급처치제공자가 감정적인 압박감을 견디는 능력은 그의 신체상태와 직접적인 연관이 있다. 수많은 경우에서 기절한 응급처치제공자는 아침 식사를 하지 않았다. 아침 식사를 하는 적절한 식습관을 통해 혈중 포도당을 유지하는 것이 강력히 권장된다. 아침 식사를 하는 것이 특별히 중요하다.

처치 후 반응

몇몇 부상에 대한 응급처치 후 구조자는 흔히 간과하기 쉬운 감정적인 허탈감을 느낄 수 있다. 스트레스 상황은 심리적으로 압도될 수 있으며 외상후스트레스 장애로 나타날 수 있다. 그 증상은 우울증과 사건에 대한 환각이 보이는 것이다.

응급현장에서 구조 작업 후 24~72시간 이내에 감정, 두려움, 반응을 논의한다면 정서적 문제를 막는 데 도움이 될 수 있다. 자신의 감정을 친한 친구, 정신건강 전문가, 성직자와 논의할 수 있다. 자신의 감정을 빨리 드러내면 개인적 불안감과 스트레스가 완화될 수 있다.

현장평가

응급현장에 있다면, 10초간 현장평가(scene size-up)를 한다(순서도 2-2). 다음 질문에 대답하도록 시도한다.

- 당신이나 다친 사람, 갑자기 아픈 사람, 목격자나 다른 사람들을 위협하는 위험이 있는가?
- 얼마나 많은 사람들이 다쳤는가?
- 무엇이 문제인가?
- 무슨 일이 일어났는가?
- 목격자들이 도와줄 수 있는가?

위험요소가 있는가?

응급현장에 다가가면서 당신이나 사람들에게 즉각적인 위험이 있는지 구역을 살핀다(그림 2-4). 예를 들면, 자동차 충돌이 교통을 혼잡하게 한다면 응급구조사는 부상자를 돕기 위해 차량으로 안전하게 갈 수 있는지를 고려해야만 한다. 아니면 가솔린이 가스탱크에서 흘러나오고 배터리가 방전되어 스파크가 튀는 것을 확인할 수도 있다. 기타 상황으로 화학물질, 독가스, 폭발물, 가스누출, 전선이 있다. 눈사태, 산사태, 화재, 갑자기 불어난 물, 개의 공격 등이 있을 수 있다. 현장이 위험하다면 멀리 떨어져서 119구급대에 연락한다. 응급구조사는 겁쟁이가 아니며 단지 현실적인 사람이다. 특별히 훈련받지 않았다면 결코 구조하려고 하지 않는다. 응급구조사가 부상자가 되면 다른 사람을 도울 수 없다.

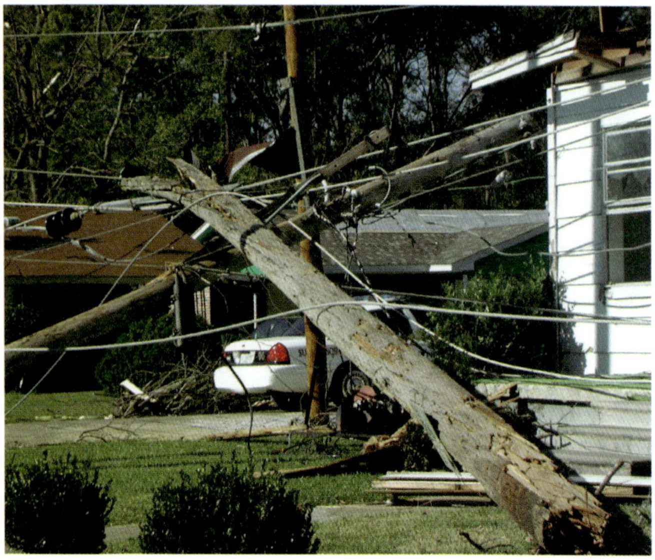

그림 2-4 현장평가는 현장의 위험상황을 평가하는 것을 포함한다.
Courtesy of Lara Shane/FEMA.

몇 명이 관련되었는가?

두 번째 단계는 몇 명이 관련되었는지를 파악하는 것이다. 도움이 필요한 사람이 한 명 이상일 수 있으므로 주위를 둘러보고 다른 관련자가 있는지 물어본다.

무엇이 잘못되었는가? 무슨 일이 일어났는가?

다음으로 무엇이 잘못되었고 무슨 일이 일어났는지를 파악하려고 노력한다. 예를 들어 응급실 의사는 복부의 통증을 호소하는 사람이 핸들에 부딪혔다는 것을 안다면 간, 비장, 심장 손상을 확인할 것이다. 응급의료서비스 요원에게 발견사항을 알려서 그들이 부상의 정도를 확인할 수 있도록 한다.

순서도 2-2 현장평가

위험 요소가 있는가?
그렇다면 떨어져서 되도록 빨리 119구급대에 전화한다.

↓

얼마나 많은 사람이 다쳤는가?
대부분의 응급현장에는 단지 한 사람만 다쳤다. 만약 두 명이나 그 이상의 사람이 포함된다면 25장을 참고한다. 여러 사람일 경우 우선순위에 대한 지침을 적용하여 분류한다.

↓

무엇이 잘못되었나?
그 사람에 대한 첫인상을 살핀다.
1. 다쳤는가? 아픈가?
2. 반응이 있는가? 없는가?
3. 정상적으로 숨을 쉬는가? 말하는가?
4. 심하게 피를 흘리는가?

↓

무슨 일이 있는가?
다치게 만든 원인이나 질병의 특성을 알 수 있는 단서를 찾아낸다.

↓

목격자는 도와줄 수 있는가?
목격자는 다음과 같이 도움이 될 수 있다.
- 무슨 일이 있었는지 말해줄 수 있다.
- 당신이 사람들을 도울 때 119구급대에 전화한다.

환자와 그들의 관계에 따라서 목격자는 (1) 환자의 의학적인 병력을 알려줄 수 있고, (2) 환자에게 있던 질병에 대한 정보를 알려줄 수 있고, (3) 환자를 안심시킬 수 있다.

도움을 줄 수 있는 사람들이 있는가?

마지막으로, 다른 사람들이 도움을 줄 수 있는지 확인한다. 그들은 무슨 일이 일어났는지 알려주거나 119에 전화하거나 부상자를 진정시키는 데 도움을 줄 수 있다.

Q & A

현장에서 자동차 전조등을 켜두어야 하나?

현장에서는 항상 자동차경고 표시등을 켜놔야 한다. 자동차의 전조등이 현장을 비추는 것이 아니라면 주차할 때 전조등을 꺼야 한다. 당신의 머리에 쓰는 헤드라이트로는 다가오는 차량을 보지 못할 수도 있고, 운전자가 현장 주위를 걷는 구조인력을 보기 어렵게 만들 수 있다.

질병 예방조치

응급구조사는 가벼운 손상부터 생명을 위협할 수 있는 심각성이 다양한 감염질환의 위험성을 이해해야 한다. 또한 자신과 타인을 위해 오염 위험을 줄이는 방법을 알아야 한다. 예방조치는 바이러스와 세균으로부터 감염되는 것을 막는 데 도움이 된다.

감염성 질환(infectious disease)은 작고 해로운 병원체가 신체 내에서 자라고 퍼져서 생기는 의학적인 상태이다. 전염성 질환(communicable disease)은 사람 대 사람으로 감염될 수 있다. 면역력과 예방, 그리고 손 씻기가 감염의 위험을 줄일 수 있다. 너무 많은 다양한 감염병이 관련되어 있기 때문에 "미국질병통제예방센터(CDC)" 표준예방지침(standard precautions) 모음집을 발간하였는데, 지침에서는 모든 사람이 감염되어 있다고 가정하라고 조언하고, 감염병을 전파할 위험이 있는 병원체를 퍼뜨릴 수 있다고 추정하도록 권장하고 있다. 이런 보호 방법은 응급구조사들이 감염원과 직접 접촉하는 것을 예방하게 하였다.

손 씻기

손 씻기는 가장 단순하면서도 질병 전파를 막는 가장 효과적인 방법이다(그림 2-5). 가능하면 장갑을 끼기 전에 손을 씻고, 모든 부상자를 접촉한 후에도 손을 씻는다. 세균이 손에 남아 있는 시간이 길수록 감염의 가능성도 높아진다.

다음과 같이 적절하게 손 씻기를 한다.

1. 가능하면, 비누와 따뜻한 물을 사용한다.
2. 비누거품을 만들어 20초간 두 손을 문지른다. 손목, 손바닥, 손등, 손가락 표면을 모두 씻는다. 손톱 아래의 때를 씻는다.
3. 손의 비누를 닦아낸다.
4. 가능하면, 깨끗한 수건으로 완전하게 손을 닦아낸다(수건으로 닦으면 세균을 제거하는 데 도움이 된다). 수건이 없다면 손을 공기 중에 말린다.

비누와 물이 없다면, 최소 60% 알코올이 포함된 손소독제로 손을 씻는다(그림 2-6). 젤을 손에 묻혀 비비고 손이 마를 때까지 손과 손가락 표면을 닦는다. 점막(예: 눈, 코, 입)에 혈액이 튀면, 즉시 깨끗한 물로 씻어낸다.

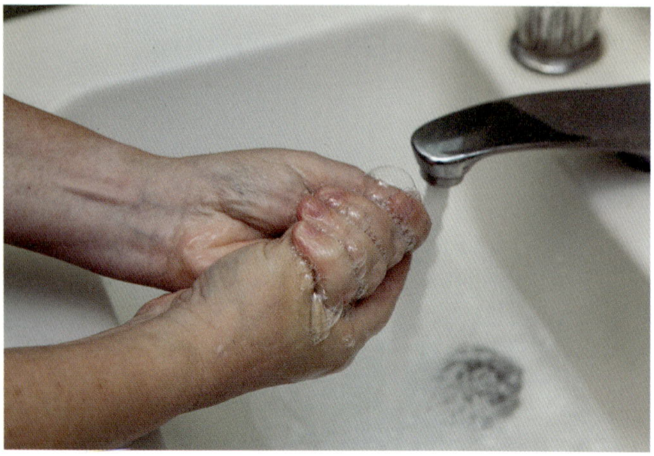

그림 2-5 손 씻기

개인보호장비

개인보호장비(Personal Protection Equipment; PPE) 응급처치제공자를 위한 개인보호장비는 의료검사용 장갑, 입보호기구, 안면마스크와 눈보호장비를 포함한다. 개인보호장비는 응급구조사와 감염질환 사이에 장벽을 제공한다.

의학 검사용 장갑

혈액이나 체액에 노출될 가능성이 있을 때 의학 검사용 장갑(medical exam glove)을 항상 착용해야 한다. 모든 구급함에는 몇 벌의 장갑이 들어 있다(그림 2-7). 라텍스에 알레르기 반응을 보이는 사람이 있기 때문에 응급처치 시 라텍스 프리 글러브를 사용한다. "혈액이나 다른 잠재적 감염성 체액을 다루거나 할 경우 라텍스 프리인 나이트릴 글로브를 사용한다.

비닐 글로브는 라텍스 프리일지라도 응급처치(first aid)에는 권장되지 않는다. 의학검사용 장갑은 직사광선이나 직접적인 열에 노출되지 않도록 포장된 채로 보관하며, 찢어지거나 파손, 또는 색이 변색되었거나 유효기간이 지난 글로브는 사용되어서는 안 된다.

자신을 오염시키지 않으려면 사용한 장갑을 벗을 때 적절한 기술을 사용하는 것이 중요하다. 장갑을 벗을 때 밖의 표면을 만지지 않는다(수행절차 2-1). 장갑이 찢어졌다면 장갑을 바꾼다. 만약 심각한 외부출혈이나 다량의 체액이 있는 상황이라면 첫 번째 장갑 위에 두 번째 장갑을 착용하는 것도 고려해 볼 수 있다.

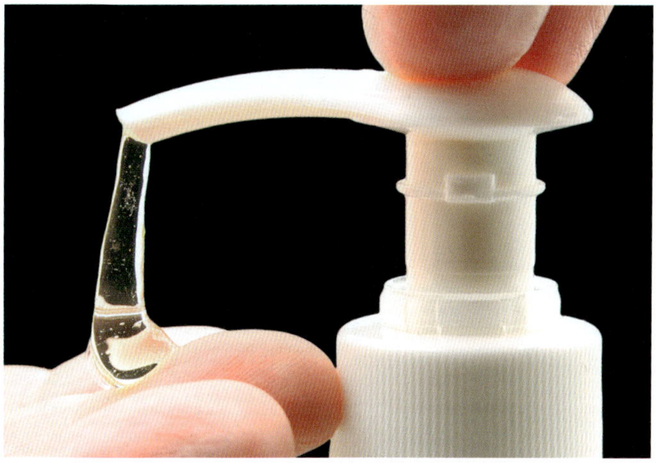

그림 2-6 흐르는 물이 없는 경우 60%의 알코올 손 소독제를 사용한다.
© Svanblar/Shutterstock.

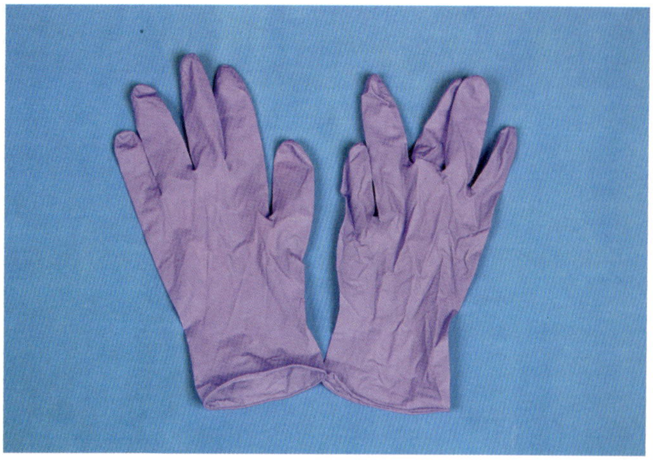

그림 2-7 일회용 장갑
© Jones & Bartlett Learning. Photographed by Kimberly Potvin.

Q & A

라텍스 장갑 사용에 대한 우려

라텍스 장갑을 만드는 천연 라텍스는 천연 단백질이 포함되어 있어서 오랜 시간 동안 반복적으로 사용하는 일부 사람에게는 감작되어 알레르기 반응을 일으키기도 한다. 라텍스에 예민하거나 알레르기가 있는 사람은 발진, 천식, 중등도 정도 또는 생명을 위협하는 음식 알레르기, 아나필락시스, 사망 등 매우 다양한 증상들을 경험할 수도 있다. 라텍스 장갑을 사용하는데 따른 우려에 관한 많은 수의 문헌이 있다. 장갑을 만드는 데 사용되는 대체 물질은 나이트릴, 네오프렌, 비닐 등이 사용된다.

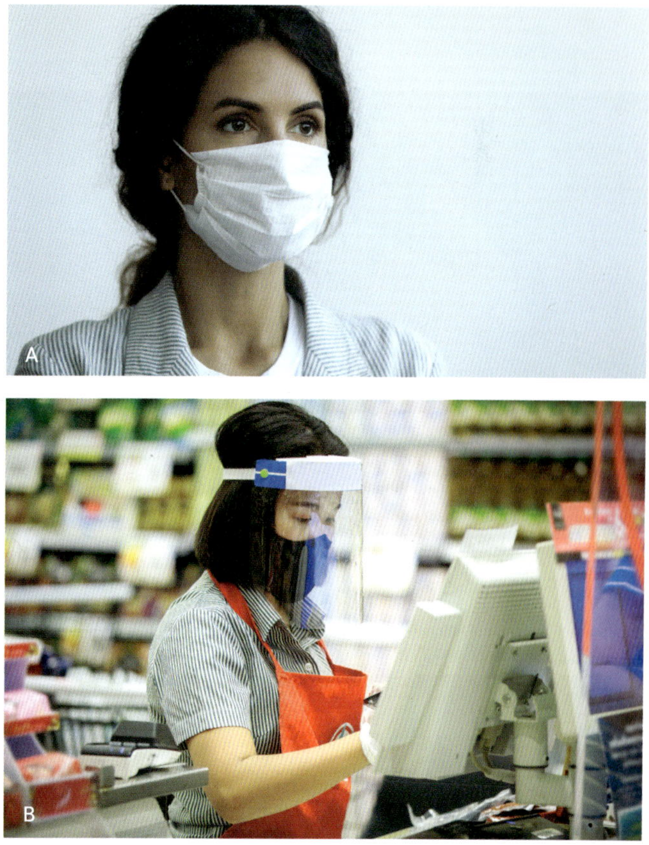

그림 2-8 (A) 공중 보건용 안면 마스크 (B) 공중 보건용 안면 실드
A: © Fizkes/Shutterstock. B: © Pixfly/Shutterstock.

마스크

오랫동안 "안면 마스크"와 "안면 실드"라는 용어는 CPR 동안 구조 호흡을 할 때 사용하는 입 보호 기구를 지칭하는데 사용되었다. 현재는 "안면 마스크"가 더 자주 공공장소에서 질병 예방을 위해 착용하는 장비를 지칭하는데 사용되며, 이는 COVID-19 팬데믹 동안 사용된 것과 동일하다. "안면 실드"는 눈, 코, 입을 덮는 투명한 플라스틱 마스크를 지칭한다(그림 2-8).

응급처치제공자가 마스크를 착용하는 것은 과거 몇 년 동안 보건의료제공자만 착용했었기 때문에 새로운 것이다. 코와 입을 덮는 마스크를 착용하여 다른 사람들로부터 감염되는 것을 방지할 수 있다. 마스크 착용은 또한 다른 사람에게 감염을 전파하지 않도록 한다. 지역 또는 보건 당국의 지시에 따라 증상이 없더라도 마스크를 착용하는 것이 중요하다. 특히 가족이 아닌 타인을 도울 때 중요하다. 마스크를 착용할 때는 귀걸이 부분이나, 머리끈 부분만 잡고 얼굴을 덮는 부분은 만지지 말아야 한다. 끈 이외의 부분을 만졌다면 손을 씻거나 알코올 60% 이상의 손 소독제를 사용한다.

수행절차 2-1 장갑 벗는 방법

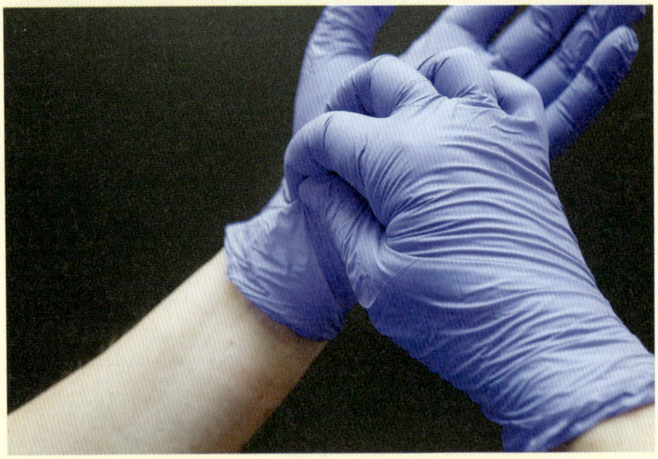

1 장갑을 낀 손으로 다른 팔목 바깥쪽을 집어 장갑을 벗기기 시작한다.

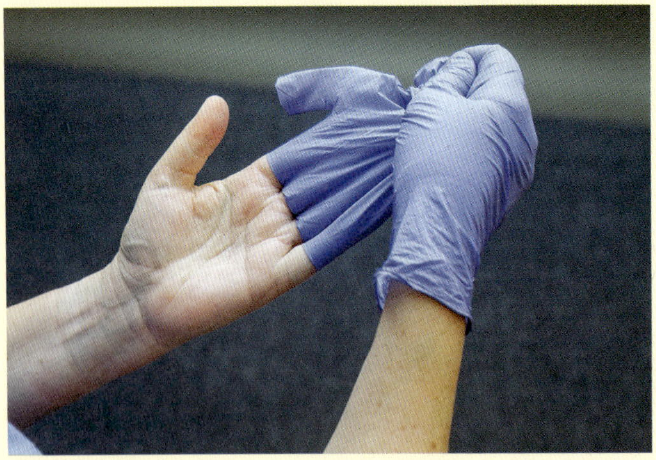

2 장갑을 부드럽게 벗기면서 뒤집고, 장갑을 완전히 벗지 않은 손으로 벗긴다.

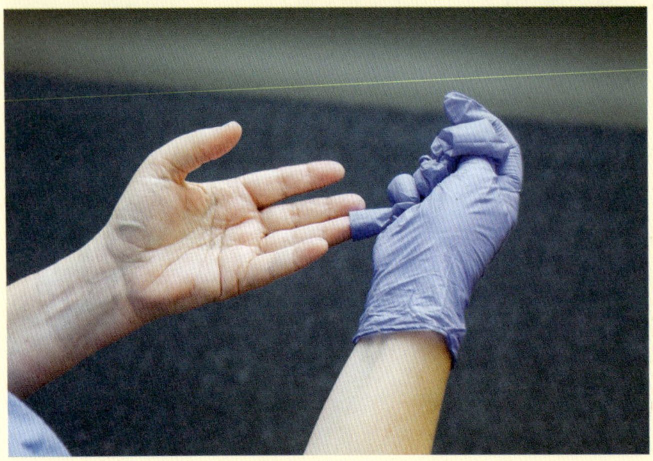

3 벗길 때는 장갑을 낀 손으로 잡는다.

수행절차 2-1 장갑 벗는 방법(계속)

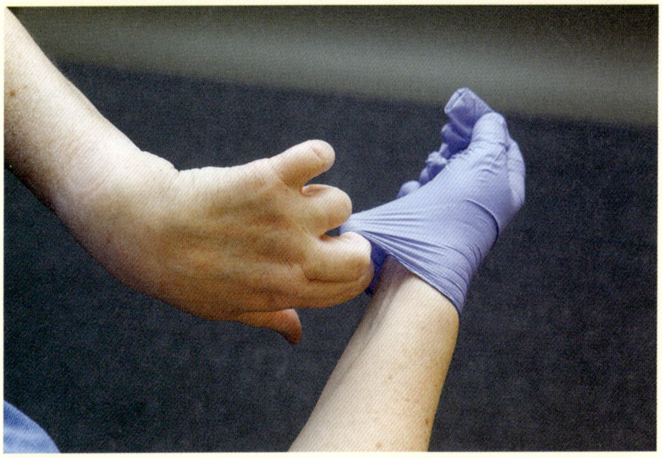

© Jones & Bartlett Learning.

4 두 번째 장갑을 제거하려면 맨손의 두 손가락으로 끼고 있는 장갑 손목 안쪽으로 집어넣고 민다.

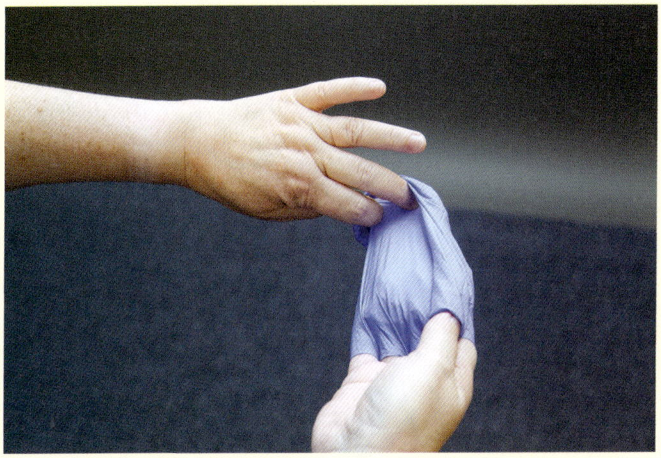

© Jones & Bartlett Learning.

5 손에서 장갑을 부드럽게 쭉 펴고 장갑을 조심스럽게 당겨서 안에서 밖으로 벗긴다. 첫 번째 장갑은 두 번째 장갑 안에 남아 있게 한다.

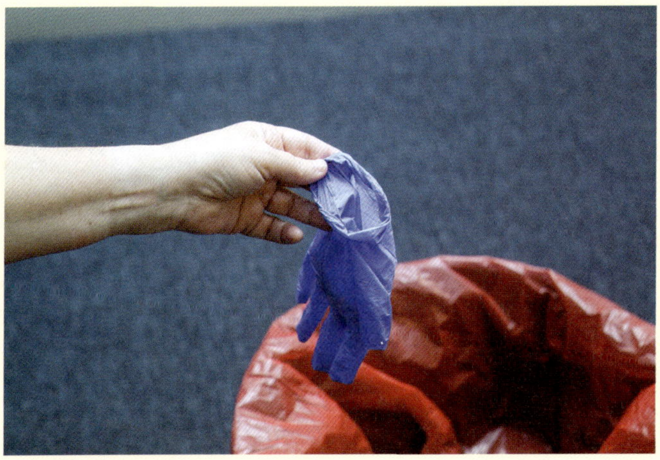

© Jones & Bartlett Learning.

6 가능하다면, 생물 유해 용기 또는 밀폐된 비닐봉지에 장갑을 폐기한다. 만약 없으면, 쓰레기통에 버린다. 비누와 흐르는 물로 손을 씻는다. 사용할 수 없는 경우 알코올 기반의 손 소독제를 사용한다.

응급처치 시에는 올바른 안면 마스크 착용이 강력히 권장된다. 마스크를 코 아래로, 목 주위로, 또는 이마 위로 올려쓰지 말아야 한다. 안면 마스크를 착용하려면 다음의 단계를 따르도록 한다(그림 2-9). 가능하고 적절하다면 응급처치를 받는 사람도 입과 코를 덮는 안면 마스크나 덮개를 착용해야 한다.

1. 손을 씻는다.
2. 귀걸이 부분이나 머리끈 부분만 잡고 마스크의 앞부분은 만지지 않는다.
3. 귀걸이 부분이나 끈을 사용하여 마스크를 얼굴로 당겨 코와 입을 덮는다.
4. 마스크를 얼굴 옆면과 턱 아래에 꼭 맞게 조정하고, 귀걸이 부분이나 머리끈을 고정한다.

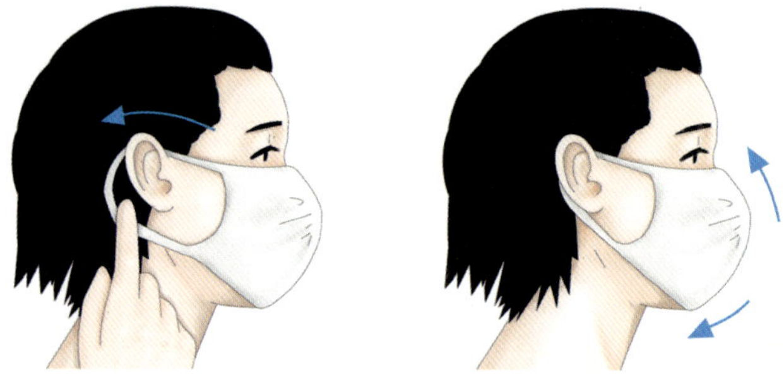

그림 2-9 올바르게 맞는 마스크 착용은 코와 입을 덮고 귀나 머리 주위에 고정되어야 한다.

심폐소생술을 위한 입-보호기구

입-보호기구는 심폐소생술 시 구조 및 인공호흡을 할 때 권장된다(그림 2-10). 감염이 있는 부상자에게 보호장비 없이 입-입 인공호흡 심폐소생술을 시행했을 때 구조자에게 질병이 전파되었다는 기록은 없지만 구조호흡을 불어넣을 때 포켓마스크와 같은 보호장비를 사용해야 한다.

기타 개인보호장비

기타 개인보호장비는 눈보호안경, 가운, 앞치마가 있다. 산업안전보건청(OSHA)은 이러한 개인보호장비를 일부 작업장, 특히 의료종사자가 사용하도록 요구한다. 이런 장비는 응급처치제공자에게는 필요하지 않고 일반적으로 사용할 수도 없다.

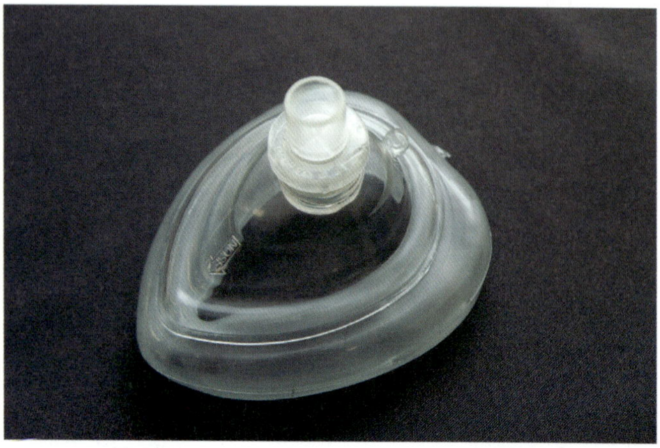

그림 2-10 CPR에 사용되는 일방향 밸브가 있는 포켓마스크

응급상황 후 세척

혈액과 다른 체액을 세척할 때는 다음과 같은 순서에 따라 자신과 타인에게 질병이 전파되지 않도록 막는다.

1. 일회용 의료용 장갑 위에 두꺼운 장갑을 착용한다.
2. 올바른 절차에 대한 훈련을 받았다면 혈액이나 기타 감염성 물질을 흡수하도록 흡수성 장비를 사용한다.
3. 비누와 물을 사용하여 오염 부위를 세척한다. 세척 후, 표백제 1: 물 10으로 만든 용액으로 소독한다. 이소프로필 알코올도 소독하는 데 사용될 수 있다. 더 강력한 농도의 용액은 직물, 가죽, 플렉시글라스(plexiglass), 비닐, 기타 합성물질을 부식시키거나 변색시킬 수 있다.
4. 적절한 폐기물 용기에 오염된 물질을 처리한다.

혈액이나 체액에 노출되었다면 다음과 같은 절차를 따라야 한다.

1. 신체에 오염된 부위를 비누와 물로 씻는다.
2. 근무 중에 노출이 있었다면 상급자에게 보고한다. 그렇지 않다면 개인 의사에게 연락하고 노출이 심각하다면 전문의의 치료를 받아야 한다. 초기 조치로 특정 감염 발생을 예방할 수 있다.

질병에 대한 가장 좋은 방어는 여기에 기술된 안전수칙을 따르는 것이다. 이런 지침을 준수하면 응급처치제공자는 혈액매개 질환에 걸릴 위험을 줄일 수 있다.

> **참고**
>
> **근무 중 보호조치(On-the-Job Protection)**
>
> HBV와 HIV에 감염된 사람은 증상이 나타나지 않을 수도 있고 감염된 것을 모를 수도 있다. 이런 이유로 모든 사람의 혈액과 체액은 잠재적으로 감염성이 있다고 간주해야 하고, 접촉을 피하기 위해 예방조치를 취해야 한다. 표준예방 절차는 모든 체액이 잠재적인 위험이 있다고 가정하도록 권고한다. 119구급대원은 혈액과 체액이 보이지 않더라도 정기적으로 표준예방 절차를 준수한다.
>
> 산업안전보건청(OSHA)은 응급상황에서 응급처치를 할 요원들을 고용한 회사에 보편적인 표준예방 절차를 따르도록 요구한다. OSHA는 코피, 베인 상처를 처치하는 직원들에게 '선한 사마리아인 법'을 적용하고 있다. 그런 법률은 도움을 제공하는 직원이 응급처치팀의 일원이거나 직업의 일부로 응급처치제공자로 지정되지 않는 한, 직업적 노출로 간주하지 않는다. 본질적으로 OSHA의 요구조건은 예측하지 못한 응급처치를 수행한 지정하지 않은 직원들은 제외시킨다.
>
> 응급구조사가 혈액매개질환에 노출될 수 있는 기회가 있을 때마다 고용주는 장갑, 가운, 마스크와 같은 적절한 개인보호장비(PPE)를 제공해야 한다. PPE는 쉽게 구할 수 있어야 하고 고용주는 근무 동안 올바른 PPE를 선택하도록 훈련을 제공해야 한다.
>
> 응급구조사는 표준예방 절차를 준수하고 OSHA는 보편적 지정 사업장의 응급처치제공자에게 예방조치를 지키도록 요구한다. 그렇다면 전형적인 응급처치제공자는 어떤 절차를 따라야 하는가? 응급처치제공자가 표준예방 절차를 따르고 모든 혈액과 체액이 감염성이 있다고 가정하고 적절한 보호조치를 지켜야 한다.

주의해야 할 질병

혈액매개질환

감염자의 혈액에 의해 전파되는 질병이 있다[혈액매개질환(bloodborne diseases)]. 사람면역결핍바이러스(human immunodeficiency virus; HIV)는 후천성면역결핍증후군(acquired immunodeficiency syndrome; AIDS)을 일으키는 바이러스이다. 감염 혈액, 정액, 질 분비물과 직접 접촉하면 바이러스가 전파된다. 그러나 땀, 침, 눈물, 가래, 소변, 대변, 구토물, 코 분비물에 피가 섞이지 않는 한 바이러스가 전파되었다는 보고는 없다. 현재 HIV 감염을 예방하는 백신은 없지만, 노출 후 감염 예방 조치는 최근에 HIV에 노출된 사람에게 바이러스 전파를 예방하는 한 방법이다.

B형 간염(hepatitis B virus; HBV)도 감염혈액과 직접 접촉하면서 전파된다. 간염이라는 용어는 간의 염증과 감염을 의미한다. HBV의 백신은 모든 영아와 질병 보균자, 혈액과 접촉한 사람들에게 권장된다. C형 간염(hepatitis C virus, HCV)은 간의 질병이나 암을 일으킬 수 있다. 이 질병은 완치될 수 없으며 현재까지 백신이 없다.

> **참고**
>
> **응급의료서비스(Emergency Medical Service; EMS)**
>
> 당신이나 당신이 알고 있는 누군가가 아프거나 부상을 당해 응급처치가 필요하다면, 당신을 도와줄 수 있는 특수하게 훈련된 사람이 많다는 것을 기억한다.
>
> - 응급구조사(Emergency Medical Technicians): EMT라고 불리며, 업무에 따라 많은 여러 가지 훈련을 받는다. 때때로 EMT는 도움을 요청하는 전화에 답하고 응급현장에 구급차와 구조차량을 보낸다. 다른 EMT는 구급차를 운전하고, 구조를 보조하며, 기본적인 응급병원치료를 수행한다. EMT 과정은 약 150시간의 교육이 필요하다.
> - 전문응급구조사(Paramedics): 전문응급구조사는 고도의 훈련을 받은 EMT이다. 전문응급구조사는 응급현장과 병원으로 가는 구급차 내에서 여러 가지 의학적 절차를 수행할 수 있다. 무선통신을 하고, 전문응급구조사의 본부가 되는 거점지역(base station) 또는 응급실 의사로부터 명령을 받아 수행하기도 한다.
> - 전문응급간호사(Emergency nurses): 전문응급간호사는 환자가 제일 먼저 보게 되는 의료인이 될 것이다. 간호사 업무 중 하나는 환자에게 증상을 물어보고 의사를 언제 만날 수 있는지 결정하도록 도와준다. 응급간호사는 응급실 환자를 치료하는 데 도움이 되도록 전문적으로 훈련받았다.
> - 응급의학의사(Emergency physicians): 응급의사는 응급환자를 진료하도록 훈련받은 전문의다. 응급의학전문의는 부상당한 환자, 심장발작, 고열 등 갑자기 아픈 환자를 진료하는 데 전문성을 갖는다.
> - 응급의료반응자(Emergency medical responders): 경찰관, 소방관은 구조 현장에서 도움을 줄 수 있는 사람들이다.

출처: American College of Emergency Physicians.

공기매개질병

공기매개질병(airborne diseases)은 기침이나 재채기에 의해 공기 중으로 전파된다. 결핵(tuberculosis; TB)은 폐를 침범하는 만성적인 세균 질환으로 다른 질병과 구별하기 어렵다. 고위험을 보이는 환자는 기침을 한다. 결핵은 노숙자 쉼터에서 사는 사람들과 개발도상국에서 흔하다.

중증급성호흡기증후군 코로나바이러스(SARS-CoV-2)와 같은 신종 및 재출현 질병은 코로나바이러스감염증(COVID-19)이라는 감염을 일으키며, 잠재적으로 생명을 위협할 수 있다. 현재 코로나바이러스 감염증은 응급처치제공자와 그들이 돕고 있는 사람들에게 주요 우려사항이다. 이 바이러스는 주로 감염된 사람이 기침, 재채기, 말할 때 생성되는 호흡기 비말을 통해 사람 간에 전파되는 것으로 생각된다. 이러한 비말은 가까이 있는 사람들의 입이나 코에 닿거나 폐로 흡입될 수 있다. 증상을 보이지 않는 사람들도 COVID-19를 전파할 수 있다. 현재 여러 백신이 제공되고 있다. COVID-19 팬데믹에 대한 최신 정보는 해당 지역이나 보건부서 또는 CDC 웹사이트에서 확인할 수 있다.

죽음과 임종

삶과 죽음의 상황만큼 정서적인 스트레스를 주는 사건들은 거의 없다. 현장에서 죽음과 임종을 보는 것은 응급처치의 일부분이기는 하나 매우 불행한 일이기도 하다.

임종 환자

죽어가는 사람은 힘든 상황을 보여준다. 그런 사람을 돕기 위해서는 다음과 같이 한다.

- 환자 상황에 대해 부정적인 언급을 피한다. 반응이 없는 사람일지라도 말하는 것을 들을 수 있다.
- 환자의 위치를 확인시켜 주고 가족들에게 무슨 일이 일어났는지 정보를 준다. 가족이 같이 있도록 한다. 가족은 환자에게 큰 위로를 줄 수 있다.
- 희망을 준다. 환자가 죽어가고 있다는 것을 말하지 않는다. "나는 너를 포기할 수 없어. 그러니까 너도 너 자신을 포기하지 마라"고 말한다.
- 부상당한 환자나 다른 사람에 대한 정보를 자진해서 알리지 않는다. 그러나 환자가 가족에 대해 물어보면 사실을 말해준다. 간단하고 정직하고 분명하게 정보를 알려주고 필요하다면 반복한다.
- 부드러운 목소리 톤으로 말한다.
- 적절한 말과 행동으로 위로하듯 어루만진다.
- 환자에게 할 수 있는 한 모든 것을 다해 도와주겠다고 알려준다.
- 질문에 대한 현실적인 답변을 주되, 긍정적이도록 노력한다. 지킬 수 없는 약속은 하지 않는다.

슬픔의 단계

사랑하는 사람을 잃은 사람은 슬픔의 단계(grieving process)를 거친다. 이 단계는 보통 5단계이지만 모든 사람이 같은 단계를 거치는 것은 아니다.

1. 부정[Denial("내가 아니야": "Not me")]: 이런 사람들에게는 일어난 일이 믿어지지 않는다. 이 단계는 그런 상황을 경험하는 사람들에게는 방어로 작용한다. 이 과정은 정상이다.
2. 노여움[Anger("왜 나야?: "Why me"?)]: 응급처치자와 목격자는 노여움의 대상이 될 수 있다. 개인적으로 노여움이나 모욕감을 주지 않는다. 잘 참아주고 잘 들어 주고 공감을 해준다.
3. 타협[bargaining("괜찮아, 그러나 먼저 …해야겠어": "OK, but first let me…")]: 사람의 마음속에서 타협은 불쾌한 사건(죽음과 같은)을 지연시킬 것이다.
4. 우울[Depression("괜찮아, 그러나 아직 나는 …못했어": "OK, but I haven't…")]: 이 시기는 슬픔과 절망으로 나타난다. 환자는 말이 없고 자신의 세계에 빠진다.
5. 수용[acceptance("괜찮아, 두렵지 않아": "OK, I am not afraid…")]: 수용한다고 해서 그 상황에 대해 만족스러워한다는 것을 의미하지는 않는다. 이 단계 동안 가족은 환자보다 더 많은 지지를 필요로 한다.

이런 5가지 단계를 이해한다면 응급구조사는 슬픔에 잠긴 사람들의 반응과 스트레스 상황에 대한 자신의 반응을 더 잘 이해할 수 있다.

유족 대하기

사망 환자나 임종 환자의 가족을 대할 때는 다음과 같이 한다.

- 죽음을 말하지 않는다. 의사에게 죽음을 확인시킨다.
- 유족들이 어떤 방식(화, 분노, 울부짖음)으로든 슬퍼하도록 내버려둔다. 유족들이 물어본 것을 간단하고 정직하고 분명하게 대답해 주고 필요하면 반복한다.
- 유족들이 모든 것을 갑자기 듣게 해서는 안 된다. 응급구조사는 가능한 한 많은 지지와 위로를 자신의 언어로 전달한다. 유족이 한 명이라면 혼자 남겨두지 말며 사생활 권리를 존중한다.
- 부드러운 목소리 톤으로 말한다.
- 적절한 말과 행동으로 위로하듯이 어루만진다.

PREP KIT

복습

- 응급상황은 위험하고 흔하지 않고 보기 어려운 일이어서 상황이 더 악화되기 전에 처치해야 한다.
- 목격자는 119구급대와 환자를 연결해 주는 데 중요한 역할을 한다.
- 목격자가 다음과 같이 빠르고 신뢰성 있게 처치를 한다면 환자에게 도움이 될 것이다.
  - 응급상황을 인식한다.
  - 도움을 줄지 결정한다.
  - EMS 필요시 119구급대에 연락한다.
  - 환자의 상태를 점검한다.
  - 응급처치를 한다.
- 언제 119구급대에 연락해야 하는지 아는 것이 중요하다. 그러기 위해서 응급구조사는 작은 부상과 생명을 위협하는 부상의 차이를 알 수 있어야 한다.
- 대부분의 나라에서는 응급구조를 요청하려면 119구급대에 연락한다.
- 피나는 장면이나 부상자의 신음소리는 당황스럽게 하지만, 응급처치제공자는 항상 긴장하고 부상자가 있는 현장에 남아 있으면서 주의 집중을 하여야 한다.
- 응급현장에 있다면 위험물, 손상과 질병의 원인, 부상자의 수에 대해 10초간 현장평가를 한다.
- 응급처치제공자는 감염질환 예방을 위해 BSI 예방조치를 지켜야 한다.
- 응급구조사가 만나게 되는 삶과 죽음 상황과 같이 정서적 스트레스를 주는 사건이 종종 있다는 것을 알아야 한다.

핵심용어

B형 간염(hepatitis B virus; HBV) 백신으로 예방 가능한 간의 감염

C형 간염(hepatitis C virus; HCV) 백신이 현재 없는 간의 감염

감염성 질환(infectious diseases) 감염에 의해 유발되는 질병

개인보호장비(personal protection equipment; PPE) 몸으로 병원체가 들어오는 것을 막아주는 의학 검사용 장갑과 같은 장비

결핵(tuberculosis; TB) 폐를 침범하는 세균 질환

공기매개질병(airborne diseases) 결핵(TB)처럼 공기를 통해 전파되는 감염

사람면역결핍바이러스(human immunodeficiency virus; HIV) 후천성면역결핍증을 일으키는 바이러스

슬픔의 단계(grieving process) 개인적 고통을 일으키는 스트레스 상황 후의 감정이다. 사람은 몇 가지 슬픔의 단계를 거친다.

외상후스트레스장애(posttraumatic stress disorder; PTSD) 응급상황 사건 후에 나타나는 스트레스 반응

응급의료시비스(emergency medical service; EMS) 응급의료처치를 제공하는 전문가와 기관의 연합된 노력을 보여주는 시스템

전염성 질환(communicable diseases) 사람에서 사람으로, 동물에서 사람으로 전파될 수 있는 질병

중증급성호흡기증후군 코로나바이러스2(SARS-CoV-2) 코로나바이러스 2019(COVID-19) 감염을 일으키는 바이러스로 주로 사람의 폐에 영향을 미쳐 호흡 부전과 사망에 이를 수 있다.

탈감작(desensitization) 과잉반응을 경감, 조절하기 위한 절차. 탈 조건부 또는 역 탈조건부의 과정은 사람의 두려움과 불안을 감소시킨다. 이 아이디어는 호환되지 않는 반응을 강화함으로써 실신과 같은 바람직하지 않은 대응을 약화시키는 것이다.

표준예방지침(standard precautions) 물체, 혈액, 체액 또는 기타 잠재적 감염병에 노출 위험을 다루는 데 사용하기 위해 질병통제예방센터(CDC)에서 개발한 전통적 보호 예방 조치.

현장평가(scene size-up) 응급현장에 도착할 때 이루어지는 단계. 위험물, 손상과 질병의 원인, 부상자의 수를 확인한다.

혈액매개질환(bloodborne diseases) HIV와 HBV처럼 혈액을 통해 전파되는 감염

PREP KIT

실습평가

당신은 지역 자선 단체의 기증을 위해서 생소한 이웃을 집집마다 다니면서 의복을 모으려고 방문하고 있다. 아무도 없는 이웃 특정 집 차고에서 큰 폭발음을 들었다. 당신은 무슨 일이 일어났는지 보려고 한다. 차고에 들어가자마자 십대 소년이 바닥에 누워 있는 것을 알게 되었다. 강한 휘발유 냄새가 난다. 당신은 휴대폰을 소지하고 있다.

지시: 설명에 동의하면 “예”에 ○표하고, 동의하지 않으면 “아니요”에 ○표 하시오.

1. 이 장면은 위험할 수 있다.
   예 아니요
2. 다른 사람들은 걱정하지 않아도 된다.
   예 아니요
3. 대부분의 지역에서는 EMS에 연락하여 119구급대를 이용할 수 있다.
   예 아니요
4. 비상사태 시 정확한 주소를 모르는 경우라면 가능한 한 현장 근처의 위치를 정확하게 설명하고 주위에 무엇이 있는지의 정보를 제공할 수 있도록 준비한다.
   예 아니요

지식확인

지시: 설명에 동의하면 “예”에 ○표하고, 동의하지 않으면 “아니요”에 ○표 하시오.

1. 빠른 현장조사는 부상자에게 응급처치하기 전에 해야 한다.
   예 아니요
2. 심하게 부상당한 환자라면 구급차 호출 전에 의사에게 전화한다.
   예 아니요
3. 니트릴은 응급처치제공자에게 권장되는 장갑이다.
   예 아니요
4. 응급처치제공자는 혈액과 모든 체액이 감염성이 있다고 가정해야 한다.
   예 아니요
5. 업무 도중 혈액에 노출되었다면, 상급자에게 보고하고 일이 끝난 후 의사에게 보고한다.
   예 아니요
6. 구급함에는 의료용 장갑이 들어 있어야 한다.
   예 아니요
7. 응급처치 후 손을 비누와 물로 씻는다.
   예 아니요
8. 보안경, 의료용 장갑, 그리고 안면 실드는 개인보호장비의 예시이다.
   예 아니요
9. 의료용 장갑은 손에 잘 맞는다면 어떤 재료로 만들어도 상관없다.
   예 아니요
10. 결핵은 혈액성 질병이다.
    예 아니요

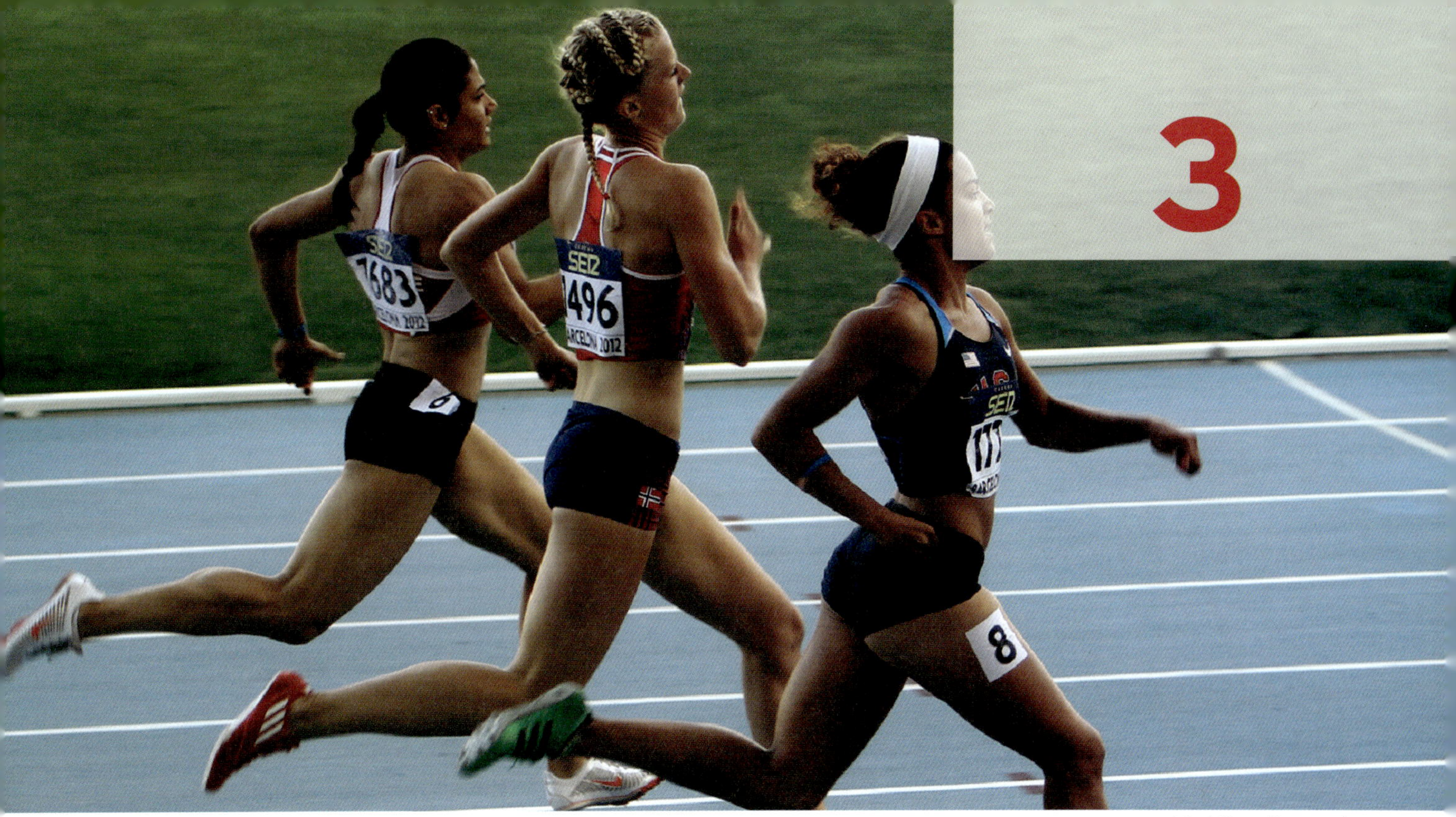

© Denis Kuvaev/Shutterstock.

3

인체
The Human Body

CHAPTER AT A GLANCE

- 인체
- 신체 방향에 관한 용어
- 신체 계통
- 호흡계
- 심혈관계
- 신경계
- 골격계
- 근육계
- 피부

인체

사람의 상태를 적절하게 평가하고 효과적인 응급처치를 제공하기 위해 응급처치제공자는 인체의 기본 구조와 기능을 잘 알고 있어야 한다. 이러한 지식은 양질의 평가와 응급처치의 요점을 파악하기 위한 견고한 토대를 제공한다. 적절한 의학 용어를 사용하여 의료종사자들과 더 효과적으로 의사소통을 할 수 있다.

신체 방향에 관한 용어

부상 부위가 어디인지, 또는 신체에서 통증이 어떻게 이동하는지에 대해 논의할 때에는 정확한 신체 방향 용어를 알아야 한다(그림 3-1). 좌우(left and right)라는 용어는 본인의 좌우측이 아니라 당사자의 좌우측을 말한다. 앞쪽(anterior)이란 신체의 앞을 말하고 뒤쪽(posterior)이란 신체의 뒤를 말한다. 신체의 위쪽(superior) 부분은 머리에 더 가깝고, 발에 더 가까운 부분은 아래쪽(inferior)이라 한다. 신체의 가쪽(외측, lateral) 부위는 신체의 중앙에서 더 멀고, 신체의 중앙에 더 가까운 부위는 안쪽(내측, medial)이라 한다.

몸쪽과 먼쪽이라는 용어는 팔이나 다리에 대해 논의할 때 사용된다. 몸쪽(근위, proximal)은 몸의 중간선 또는 팔이나 다리가 신체에 부착된 지점에 가까운 부위를 가리킨다.

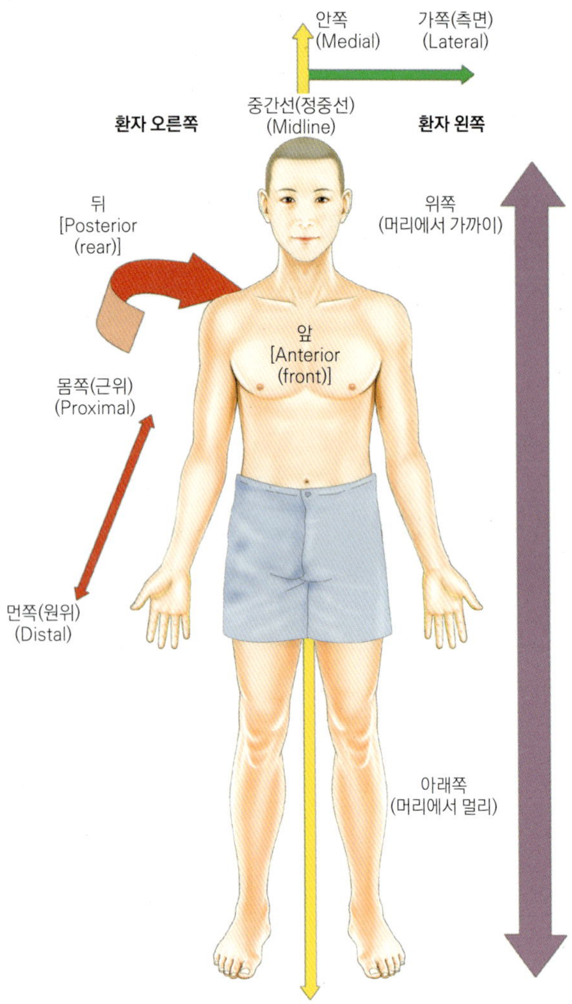

그림 3-1 방향 용어는 신체 중앙으로부터의 거리와 방향을 알려 준다.

먼쪽(원위, distal)은 부착 지점에서 먼 부위를 가리킨다.

얕은층(표면, superficial)이란 피부에 더 가깝거나 피부 위에 있는 것을 의미한다. 깊은층(심층, deep)이란 신체 내부 깊숙이 피부에서 먼 것을 의미한다.

사분면(quadrant)이라는 용어는 복강(abdominal cavity)의 부분을 가리킨다. 수평선과 수직선이 배꼽에서 교차하여 배(복부, abdomen)를 동일한 네 부분으로 나누는 것을 상상하면 된다. 이 부위들을 오른위배부위(우상복부, right upper quadrant; RUQ), 왼위배부위(좌상복부, left upper quadrant; LUQ), 오른아래배부위(우하복부, right lower quadrant; RLQ), 왼아래배부위(좌하복부, left lower quadrant; LLQ)라 한다(그림 3-2).

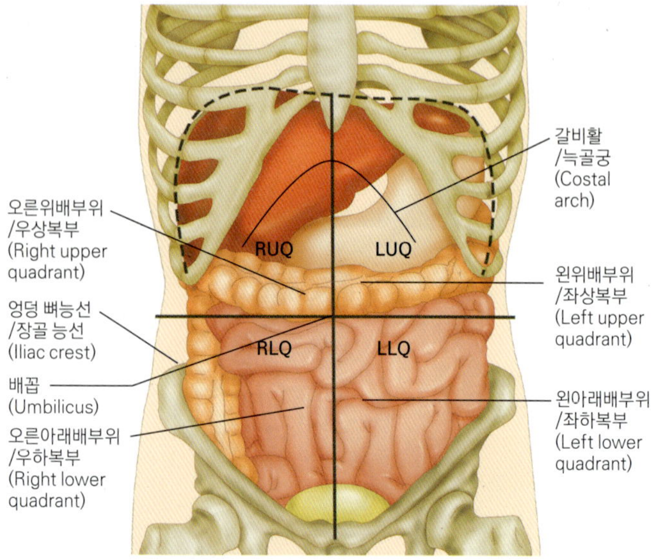

그림 3-2 복부는 4개의 사분면으로 나뉜다.

신체 계통(Body Systems)

부상과 질병에서 생명을 위협하는 상태는 대부분 호흡계, 순환계, 신경계에 영향을 준다. 이 세 개의 신체 계통에는 폐, 심장, 뇌, 척수 등 가장 중요하고 민감한 기관들이 들어 있다. 기타 신체 계통들도 중요하며, 사람을 철저하게 검사하면 영향을 주는 부상 및 갑작스러운 질병도 찾아낼 수 있다. 본 장에서 서술하는 주요 신체 계통은 호흡계, 순환계, 신경계, 골격계, 근육계이다. 피부에 대해서도 서술한다. 내분비계, 소화계, 비뇨생식계를 비롯한 기타 신체 계통들은 표 3-1에 요약되어 있다.

호흡계(Respiratory System)

신체는 음식을 저장하여 몇 주 동안 버틸 수 있고, 물을 저장하여 며칠을 버틸 수 있지만, 산소는 몇 분 동안 버틸 수 있는 양만 저장할 수 있다. 일반적으로, 제한된 산소 예비량(oxygen reserve)은 문제가 되지 않는다. 왜냐하면, 필요로 하는 산소를 얻기 위해서 공기를 들이마시기 때문이다. 그러나 익사나 질식과 같이 산소 공급이 차단될 경우, 산소 흡입이 재개되지 않으면 약 4~6분 후 사망에 이를 수 있다. 공기 중 산소는 호흡계(respiratory system) 그림 3-3을 통해서 혈액으로 공급된 후 순환계에 의해 체세포로 공급된다.

표 3-1 인체 계통

계통	기능	주요 구성요소	다른 계통들과의 상호작용
소화	▪ 음식 섭취 ▪ 음식을 보다 작은 분자로 소화시켜 영양소 흡수함. ▪ 소화가 안 되는 음식을 신체에서 제거함(배설물).	▪ 입 ▪ 식도 ▪ 위 ▪ 소장(작은창자) ▪ 대장(큰창자) ▪ 직장(곧창자) ▪ 항문 ▪ 침샘 ▪ 췌장(이자) ▪ 간 ▪ 담낭(쓸개)	▪ 순환계: 소화된 영양소를 흡수하여 세포로 전달함. ▪ 근육계: 여러 소화기관들의 수축을 통제하여 음식을 전달함. ▪ 신경계: 시상하부가 식욕을 유발하여 생체 항상성(homeostasis)을 유지함(위에서 나는 꼬르륵 소리).
심혈관	▪ 세포 안팎으로 물질(산소, 영양분, 호르몬, 세포 노폐물) 운반	▪ 심장 ▪ 정맥 ▪ 동맥 ▪ 모세혈관 ▪ 혈액	▪ 호흡계: 폐에서 세포로 O_2를 전달하고 세포에서 폐로 CO_2를 떨어뜨림. ▪ 소화계: 소화된 영양분을 흡수하여 세포로 전달함. ▪ 배설계: 콩팥에서 혈액 내 노폐물을 여과해 내어 제거함. ▪ 림프계: 조직액을 다시 순환계로 운반함. ▪ 면역계: 질병과 싸우기 위해 신체 전반에 걸쳐 백혈구를 운반함. ▪ 신경계: 뇌가 심장박동을 통제함. ▪ 내분비계: 호르몬을 운반함.
신경	▪ 정보를 수집하고 해석함. ▪ 정보에 반응함. ▪ 생체 항상성 유지를 도움.	▪ 뇌 ▪ 척수 ▪ 신경 ▪ 뉴런	▪ 기타 모든 계통을 통제함. ▪ 모든 계통들과 협력하여 생체 항상성을 유지함.
배설	▪ 세포 대사에서 노폐물을 제거함. ▪ 혈액을 여과함.	▪ 콩팥 ▪ 요관 ▪ 방광 ▪ 요도 ▪ 폐 ▪ 피부 ▪ 간	▪ 순환계: 혈액에서 노폐물을 여과함. ▪ 폐: 배설 노폐물을 제거함. ▪ 외피계: 배설작용으로 노폐물을 제거함.
호흡	▪ O_2를 받아들이고 CO_2와 노폐물을 제거함.	▪ 코 ▪ 기관 ▪ 기관지 ▪ 세기관지 ▪ 폐포(허파꽈리) ▪ 폐	▪ 순환계: O_2를 받아들여 세포로 전달하고 세포에서 나온 CO_2를 제거함. ▪ 배설계: 배설작용으로 노폐물을 제거함. ▪ 신경계: 호흡을 제어함. ▪ 근육계: 가로막이 호흡을 제어함.
골격	▪ 기관을 보호함. ▪ 형태와 지지를 제공함. ▪ 물질을 저장함(지방, 무기질). ▪ 혈구를 생성함. ▪ 움직임을 허용함.	▪ 뼈 ▪ 연골 ▪ 인대	▪ 근육계: 움직임을 허용함. ▪ 순환계: 혈구를 생성함. ▪ 면역계: 백혈구를 생성함. ▪ 순환계와 호흡계: 해당 기관을 보호함.
근육	▪ 수축을 통해 움직임을 허용함.	▪ 골격근 ▪ 힘줄	▪ 골격계: 움직임을 허용함. ▪ 소화계: 기관들이 수축하여 음식을 통과시킴. ▪ 호흡계: 가로막이 호흡을 제어함. ▪ 순환계: 혈액 펌프작용을 제어함. ▪ 신경계: 모든 근육 수축을 제어함.
내분비	▪ 호르몬을 이용하여 신체활동을 조절함(느린 반응, 오래 지속됨).	▪ 샘(선) • 시상하부 • 뇌하수체 • 갑상샘(갑상선) • 가슴샘(흉선) • 부신 • 췌장 • 난소 • 고환	▪ 순환계: 표적 기관으로 호르몬을 운반함. ▪ 신경계: 호르몬 방출, 생체 항상성 유지함. ▪ 생식계: 호르몬에 의한 통제. ▪ 골격계: 뼈의 성장을 통제함.

(계속)

계통	기능	주요 구성요소	다른 계통들과의 상호작용
면역	■ 신체에서 외부 침입자를 막음.	■ 백혈구 ■ T 세포 ■ B 세포 ■ 대식세포 ■ 피부	■ 순환계: 침입자와 싸우기 위해 백혈구를 운반함. ■ 림프계: 침입자와 싸울 백혈구가 많이 있음. 지라가 혈액에서 세균/바이러스를 여과함. ■ 골격계: 골수에서 백혈구 생성함. ■ 외피계: 침입자의 진입을 막음.
외피	■ 감염 차단 역할을 함. ■ 체온 조절을 도움. ■ 배설 노폐물 제거함. ■ 태양의 자외선으로부터 보호함. ■ 비타민 D 생성함.	■ 피부 ■ 표피 ■ 진피	■ 배설계: 세포 폐기물을 제거함. ■ 신경계: 체온을 조절함. ■ 면역계: 병원균의 진입을 막음.
림프	■ 질병과 싸우는 백혈구를 저장하고 운반함. ■ 과다 체액을 수집하여 혈액으로 돌려보냄(이차 순환계 역할을 하고, 다른 순환계가 이르지 못하는 곳에 도달함).	■ 림프(혈액의 액체 부분) ■ 림프관 ■ 림프절 ■ 백혈구	■ 면역계: 병원균과 싸울 백혈구를 많이 보유함. ■ 순환계: 세포에서 물질을 운반함.
생식	■ 기관들의 생식을 허용하여 해당 종의 멸종을 막음.	■ 난소 ■ 고환	■ 내분비계: 성세포 생성을 통제함. ■ 근육계: 자궁이 수축하여 출산함. 호르몬에 의해 통제됨.

약어: CO_2 = 이산화탄소, O_2 = 산소, WBCs = 백혈구

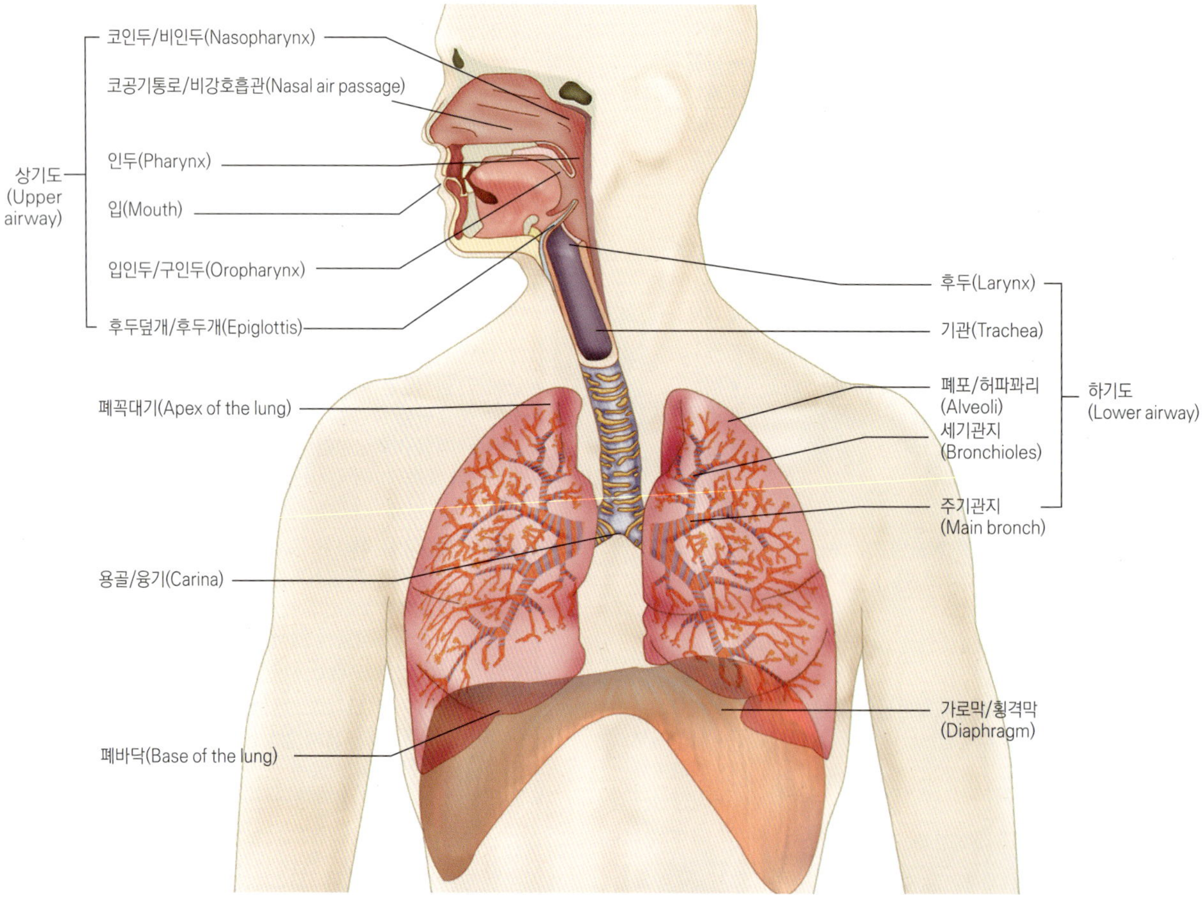

그림 3-3 호흡계

코(Nose)

공기는 콧구멍을 통해 흡입하면서 정상적으로 신체에 들어온다. 공기는 코의 축축한 점막 위를 흐르는 동안 따뜻해지고, 축축해지고, 여과된다. 사람이 코 대신 입을 통해 숨을 쉴 때는 덜 여과되고 덜 따뜻하다. 공기는 콧길(비강 통로, nasal passage)을 통과한 후 인두(pharynx)로 들어간다.

인두와 기관(Pharynx and Trachea)

공기는 코나 입의 뒤쪽 인두로 들어간다. 인두는 음식과 공기의 일반적인 통로이다. 인두 하단부는 2개의 경로로 나뉘는데, 하나는 음식이 통과하고, 다른 하나는 공기가 통과한다. 목 뒤쪽의 근육 제어를 통해 음식은 식도(esophagus)로 전달되고, 식도는 위로 이어진다. 공기는 인두에서 기관(trachea)으로 전달되고, 기관은 폐로 이어진다. 기관과 인두는 후두덮개(epiglottis)라는 작은 펄럭거리는 조직에 의해 분리되며, 이것은 음식이 기관으로 들어가는 것을 방지한다. 일반적으로 이러한 것은 자동적으로 이루어져서 음식이 기관에 들어가지 못하게 하고, 공기가 식도에 들어가는 것을 막는다. 인두와 후두의 근육이 협력하지 않으면 음식이나 기타 액체가 식도 대신 기관으로 들어갈 수 있다.

사람이 무반응일 경우에는 정상적인 삼킴 조절(연하 조절, 구역 반사)을 할 수 없다. 바로 이러한 이유로 응급구조사가 의식이 없는 사람을 소생시키고자 입안에 액체를 넣어서는 안 된다. 액체가 기관으로 흘러 들어가서 환자를 질식시킬 수 있다. 틀니와 음식물 같은 이물질이 목구멍이나 기관에 끼어서 공기 흐름이 차단될 수 있다. 기관의 상부 5cm 윗부분, 후두덮개 바로 아래에 후두(larynx, voice box)가 있으며, 여기에는 성대(voice cords)가 들어 있다. 후두는 목 앞쪽에서 만져진다.

폐(Lungs)

기관은 양쪽 폐로 하나씩 2개의 관[기관지(bronchial tubes)]으로 가지를 뻗는다. 각각의 기관지는 나뭇가지처럼 나뉘고 세분화된다. 나뭇가지 끝에 나뭇잎들이 있는 것과 마찬가지로, 가장 작은 세기관지(bronchiole)의 끝에는 수천 개의 작은 주머니들[폐포(허파꽈리, alveoli)]이 있다. 각각의 폐포는 모세혈관으로 뒤덮여 있다. 폐포와 모세혈관 사이는 아주 얇은 벽으로 구분된다. 그 벽을 통해 산소가 적혈구 내 헤모글로빈과 결합해 옥시헤모글로빈(oxy-hemoglobin)을 형성하고, 이것은 신체의 모든 부위로 운반된다. 체내 이산화탄소 및 기타 특정 가스들은 모세혈관벽을 통해 폐포로 다시 전달되고, 날숨을 통해 신체 밖으로 배출된다. 폐는 가슴공간(흉강)의 대부분을 차지한다.

호흡 기전(Mechanics of Breathing)

폐 내/외부로의 공기의 이동 흐름을 호흡이라 한다. 들이마시는 호흡을 들숨(흡기, inhalation)이라 하고, 내쉬는 호흡을 날숨(호기, exhalation)라 한다. 환기(ventilation)는 가슴공간 크기를 늘리고 줄이는 일을 교대로 하여 발생하는 기계적 과정이다. 가로막(횡격막, diaphragm)(흉부와 복부를 구분하는 돔 모양의 근육)이 수축하면 흉부가 확장하여 공기가 폐로 들어온다(들숨). 폐에서 산소와 이산화탄소의 교환이 이루어진다. 가로막이 이완하면, 폐에 압력을 가하여 공기를 내보낸다(날숨).

영아와 소아는 성인과 다르다. 그들의 호흡 구조는 성인보다 작고 더 쉽게 막힐 수 있다. 영아와 소아의 혀는 성인보다 입안에서 더 많은 공간을 차지한다. 기관은 영아와 소아가 더 유연하다. 영아와 소아의 경우, 심장마비의 주요 원인은 호흡 상태의 이상이다.

휴식 시 성인의 평균 호흡수는 분당 12~20회이다(표 3-2). 소아의 정상 호흡수는 분당 18~40회이고, 영아는 분당 30~60회이다. 일반적으로 사람이 누워 있을 때에는 호흡수의 비율이 감소하고 격렬한 운동 시에는 증가한다. 호흡수는 뇌의 신경 중추에 의해 통제된다. 특히 소아의 경우, 부적절한 호흡 징후는 호흡수 외의 호흡, 창백하거나 청색을 띠는 차고 축축한 피부, 코의 벌렁거림 등이다.

표 3-2 연령별 정상 활력징후 값

연령	맥박(분당 심박수)	호흡(분당 호흡수)
영아(신생아~1세 미만)	90-180	30-60
소아(1~12세)	70-150	18-40
성인	60-100	12-20

사람이 격렬한 근육작업을 수행할 때 폐는 정상적인 호흡수에서 이산화탄소를 배출할 수 없거나 산소를 충분히 빠르게 공급받을 수 없다. 혈액과 조직 내 이산화탄소가 증가함에 따라 뇌는 더 깊고 빠른 호흡을 할 수 있도록 신경에 자극을 준다.

이와 동시에 심박수가 증가한다. 이처럼 심장박동이 빨라지면 심장이 폐를 통해 더 많은 혈액을 펌프질하여 체내 산소 공급을 증가시킨다.

심혈관계(Cardiovascular System)

심혈관계(cardiovascular system)는 혈액, 심장, 혈관으로 이루어져 있다(그림 3-4). 혈액은 신체 전반에 걸친 세포들을 위한 운송체계이다. 혈액은 소화관에서 나온 영양소 및 기타 산물을 운반하고, 헤모글로빈은 폐로부터 산소를 운반한다. 또한, 세포에 의해 생성된 노폐물을 폐, 콩팥 및 기타 배설기관으로 운반하여 몸에서 배출한다.

심장(Heart)

인체의 순환계는 혈액이 흐르는 관 같은 혈관의 완전폐쇄 회로이다. 심장(heart)은 수축과 이완을 하여 혈관을 통해 혈액을 내보낸다(그림 3-5). 심장은 강력하고 속이 빈 근육 기관으로 사람의 주먹 크기만 하고, 배처럼 생겼으며, 복장뼈(흉골) 뒤, 가슴의 좌측 중심부에 위치해 있다. 심장은 중앙에서 벽에 의해 나뉜다. 좌우 부분은 두 개의 방으로 나뉘는데, 위쪽이 심방(atrium)이고 아래쪽이 심실(ventricle)이다. 각 심방과 심실 사이에, 그리고 각 심실에서 이어지는 주요 동맥의 출구에 역류방지 판막(check valve)이 있다. 심장박동 시 적시에 판막들이 개폐되어 혈액이 정체되지 않게 한다.

심장은 수축기에 이산화탄소가 많고 산소가 적은 혈액을 우심실로부터 폐로 보내고, 산소가 풍부한 혈액을 폐로부터 좌심방으로 보낸다. 좌심실은 산소가 풍부한 혈액을 온몸으로 공급하고 산소가 적은 혈액은 다시 우심방으로 보낸다. 이완기에는 혈액은 폐로부터 좌심방으로 유입되고, 온몸으로부터 우심방으로 들어간다.

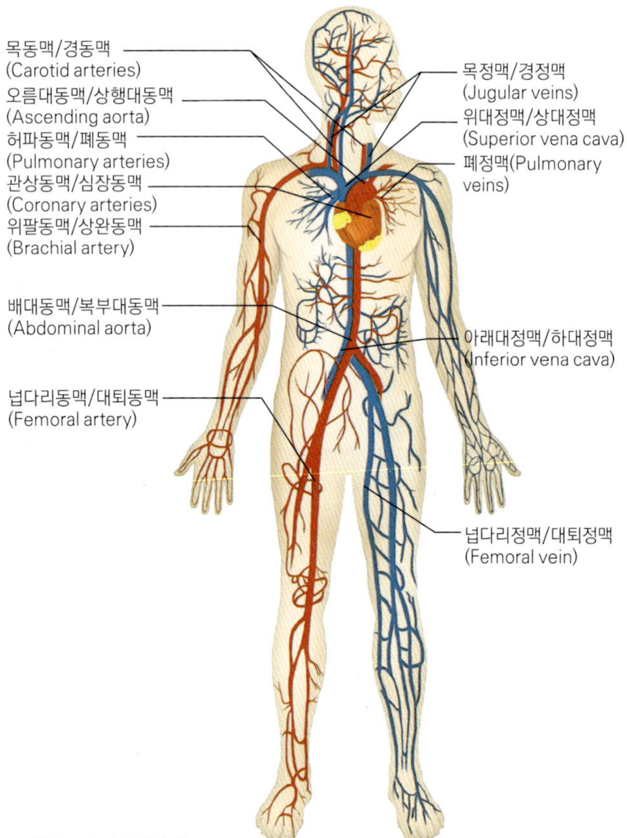

그림 3-4 심혈관계

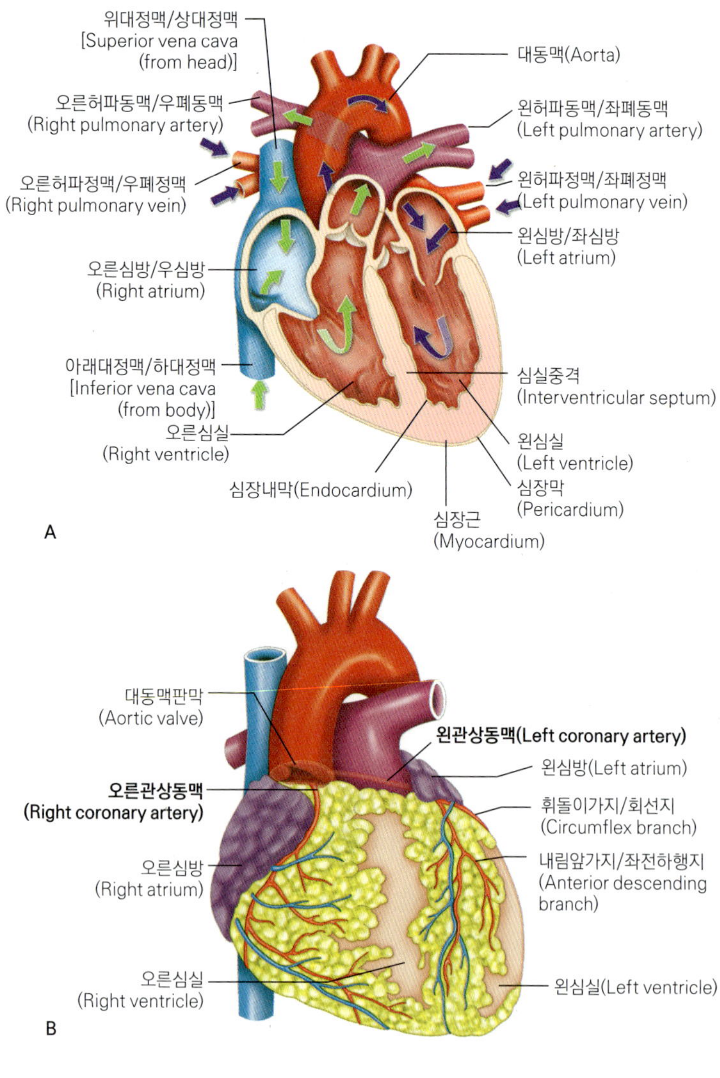

그림 3-5 심장. (A) 순환(내부). (B) 두 개의 주요 심장동맥이 심장에 혈액을 공급한다.

참고

알아두기

목을 따라 위치한 목동맥(carotid artery)은 머리로 혈액을 전달하며, 목동맥에 압력을 가하면 그 사람은 혼미해지거나 가수면 상태에 빠진 것 처럼 보인다. 따라서 그리스인들은 "멍하게 하는, 마비시키다"라는 의미의 그리스어 'karoun'에서 나온 'karotides'를 써서 이 동맥을 명명했다.

Skinner HA. The Origin of Medical Terms. 2nd ed. Baltimore, MD: Williams & Wilkins; 1961.

혈관(Blood Vessels)

동맥(arteries)은 심장으로부터 멀리까지 혈액을 운반할 수 있는 탄력 있는 근육의 관이다(그림 3-6). 두 개의 큰 혈관이 심장에서 시작된다. 즉, 이산화탄소-산소의 가스 교환을 위해 폐로 혈액을 운반하는 폐동맥과 신체의 다른 모든 부분으로 혈액을 운반하는 대동맥(aorta)이다. 대동맥은 머리카락보다 더 가는 매우 미세한 혈관[모세혈관(capillaries)]이 될 때까지 세분화된다. 모세혈관의 얇은 벽을 통해 혈류 밖으로 산소와 영양분이 몸에 있는 움직일 수 없는 세포로 전달된다.

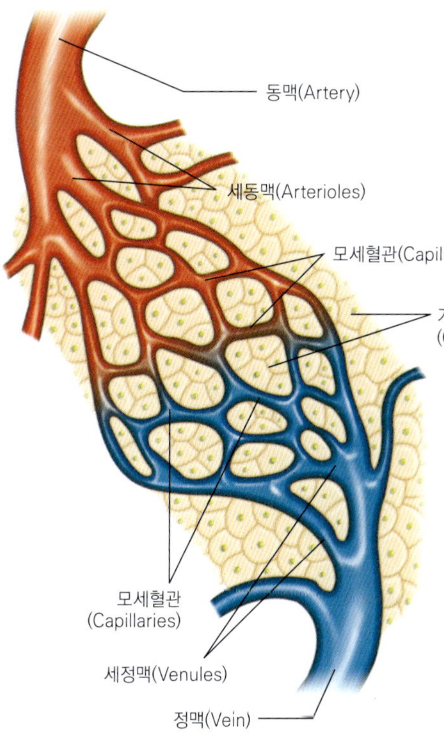

그림 3-6 혈액은 동맥을 통해 기관이나 조직에 들어가고 정맥을 통해 나온다. 이 과정은 세포의 요구에 부응하기 위해 조직에 적절한 혈류를 제공한다.

반면, 체세포는 노폐물을 혈류 안으로 배출한다. 폐의 모세혈관에서는 이산화탄소가 배출되고 산소가 흡수된다. 모세혈관이 세분되는 것이 한계에 이르면 다시 정맥으로 합쳐진다. 정맥(vein)은 점점 커져서 큰 줄기를 형성하는데, 몸으로부터 우심방으로 돌아오는 혈액과 폐로부터 좌심방으로 들어오는 혈액으로 이루어진다.

참고

어원

그리스인 의사 프락사고라스는 동맥은 공기를 운반한다고 생각하였는데, 숨통(windpipe)이라는 의미의 그리스어로부터 유래되었다. 시체에서는 일반적으로 동맥이 비어 있는데, 아마도 그는 거기서 관찰했을 것이다.

Skinner HA. The Origin of Medical Terms. 2nd ed. Baltimore, MD: Williams & Wilkins; 1961.

모세혈관에 구멍이 나지 않는 한 어디 부위에서든 정상적인 피부가 뚫리는 일은 불가능하다. 모세혈관을 통한 혈액의 흐름은 비교적 느리고 압력을 거의 받지 않기에 혈액은 구멍 난 모세혈관으로부터 새어 나오지 않는다. 그리고 혈액이 새어 나오면 일반적으로 응고되어 즉시 새는 곳을 막을 시간이 있다.

심장이 수축할 때 동맥이 신체 표면 가까이, 피부 표면 가까이, 뼈 위에 있는 지점에서 파동이 맥박(pulse)으로 느껴진다. 동맥이 끊어지면 혈액이 분출한다. 혈액이 모세혈관을 지나갈 때 맥박을 잃어 정맥에는 맥박이 없다. 따라서 끊어진 정맥에서 나오는 혈액은 일정하게 흘러나온다. 끊어진 동맥에서 나오는 혈액보다 압력은 훨씬 낮다. 정맥 내 혈액은 한방향 판막을 통해 심장으로 되돌아간다.

맥박이 느껴지는 주요 부위는 다음과 같다(그림 3-7).

- 목동맥(경동맥, Carotid artery): 머리에 혈액을 공급하는 목의 주요 동맥. 목의 어느 쪽에서든 맥박을 느낄 수 있다(양쪽을 동시에 만져보지 않도록 한다). 의료진은 목동맥을 이용하여 반응이 없는 사람의 맥박을 잰다.
- 넙다리동맥(대퇴동맥, Femoral artery): 허벅지와 다리에 혈액을 공급하는 주요 동맥이다. 넙다리동맥은 각 다리마다 하나씩 2개가 있다. 샅고랑부위[서혜부(groin area), 복부와 넙다리 사이의 접힌 부위]에서 맥박이 만져질 수 있다.
- 노동맥(요골동맥, Radial artery): 아래 팔의 자동맥(척골동맥)과 함께 주요 동맥 중 하나이다. 손목의 엄지손가락 방향

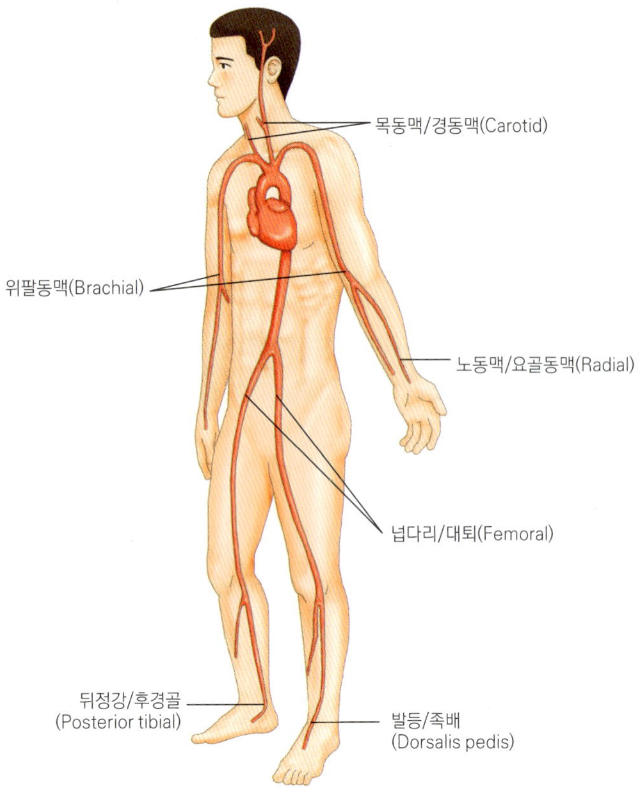

그림 3-7 맥박을 느낄 수 있는 위치

측면에서 만져질 수 있다. 노동맥 부위(radial location)에서 의식 있는 환자의 맥박을 확인할 수 있다.

- 위팔동맥(상완동맥, Brachial artery): 위팔(upper arm)의 동맥. 겨드랑이와 팔꿈치 사이 팔의 안쪽에서 맥박이 만져질 수 있다. 의료진은 영아의 경우 위팔동맥 부위(brachial location)에서 맥박을 측정한다.
- 뒤정강동맥(후경골동맥, Posterior tibial artery): 안쪽발목마디(안쪽복사뼈) 뒤에 위치. 안쪽 복사뼈의 뒤쪽 표면 뒤편에서 맥박이 만져질 수 있다.
- 발등동맥(족배동맥, Dorsalis pedis artery): 발의 상단 표면에서 맥박이 만져질 수 있다(많은 사람들이 여기에 맥박이 없다).

혈압

혈압(blood pressure)은 유연한 동맥의 벽에 혈액이 가하는 압력을 측정한 것이다. 혈압은 혈액이 지나갈 때 벽에 의한 저항에 따라 높을 수도 있고, 낮을 수도 있다. 이러한 저항 차이에는 몇 가지 원인이 있을 수 있다. 예를 들어, 출혈로 혈액이 가득 차 있지 않을 때 압력은 낮을 것이다(저혈압). 고혈압은 동맥벽이 단단해져서 즉시 팽창되지 못할 때 존재할 수 있다. 염분, 지방 및 콜레스테롤이 많이 함유된 식단은 동맥경화 또는 죽상동맥경화와 고혈압을 유발할 수 있다.

혈액

혈액(blood)에는 액체상과 고체상이 있다. 액체상은 혈장(plasma)이라 한다. 혈장에 의해 운반되는 고체상은 원반 모양의 적혈구, 약간 더 크고 모양이 불규칙한 백혈구, 더 작은 형태의 혈소판(platelets)을 포함한다.

혈액의 액체 부분인 혈장(plasma)은 약 90%가 물이고, 여기에 무기질, 당분, 및 기타 물질들이 용해되어 있다. 혈장은 소화관에서 가져온 음식물을 운반하여 체세포로 전달한다. 또한 체세포로부터 생성된 노폐물을 콩팥, 소화관, 땀샘, 폐로 운반하여 소변, 대변, 땀, 날숨으로 배출한다.

적혈구(red blood cells)는 혈액에 붉은색을 나타내며, 기관들로 산소를 운반한다. 백혈구(white blood cells)는 감염에 대한 신체 방어의 일환이다. 이 혈구들은 피부의 상처, 질병 그리고 부상을 입은 다른 조직과 같이 감염과 싸우기 위해 신체에서 필요로 하는 곳이면 어디든 갈 수 있다. 상처 감염 징후인 고름(pus)은 침입 세균과 싸우고 있는 수많은 백혈구에서 유백색을 얻는다.

혈소판은 혈전(blood clot) 형성에 필수적이다. 상처 부위에서 혈장이 응고되지 않는다면 가벼운 찰과상에도 출혈로 인해 사망할 수 있다. 혈전은 구멍 난 혈관에서 혈액이 빠져나가는 입구를 막는다. 큰 혈관에서 생기는 출혈은 너무 빨라서 혈전 형성이 불가능할 수 있다. 출혈(hemorrhage)은 많은 양의 혈액이 흐른다.

관류(perfusion)는 세포, 기관, 기관계를 통한 혈액의 순환을 말한다. 관류저하(hypoperfusion)는 기관이나 계통에 혈액이 부적절하게 순환하는 것이다. 평균 체중이 70~80kg인 사람은 약 4.2~5.6L의 혈액을 가지고 있다(혈액은 체중의 약 7%).

부적절한 순환은 쇼크(관류저하)라 불린다. 쇼크는 신체의 생명활동 기능이 현저히 저하된 상태이며, 다음과 같은 징후와 증상이 특징이다. 창백하거나 청색증의 피부, 서늘하고 차가운 피부, 빠른 맥박, 빠른 호흡, 안절부절못하는 불안감, 정신적 무기력, 오심과 구토, 총 혈액량 감소, 혈압 감소, 저체온 등의 증상과 징후가 보인다.

신경계(Nervous System)

신경계(nervous system)는 외부 자극으로부터 개체를 유지하고 체내의 모든 부분에서 작용하는 신경세포(뉴런)의 복잡한 집합체이다. 뉴런은 환경으로부터 자극을 받아 뇌와 척수의 신경 중추로 자극을 전달한다. 반사와 자동 반응 외 복잡한 과정을 통해 모든 신체 움직임과 기능을 조절하고 행동과 의식을 통제하고 조정하는 신경 자극(nerve impulse)을 생성한다.

뉴런이 파괴되면 신체는 뉴런을 재생시킬 수 없다. 하지만 필수 세포체가 온전하다면 제한된 신경 복구가 어느 정도 가능하다. 신경섬유가 끊어지거나 손상되면 세포체에 붙어 있는 단면은 살아 있지만 손상된 부분 이상의 부위는 아무런 느낌이나 감각이 없고 기능을 할 수 없다.

신경계는 두 가지로 분류될 수 있다. 구조적 관점에서 중추신경계(Central Nervous System; CNS)와 말초신경계(Peripheral Nervous System; PNS)로 나뉠 수 있다. 중추신경계는 뇌와 척수를 포함한다. 말초신경계는 뇌와 척수에서 시작된 근육, 피부 표면, 특수 감각기관(예: 눈과 귀) 등 모든 신체 부위로 확대되는 신경세포망이다. 말초신경계는 수의신경계와 자율(불수의)신경계로 더 세분된다.

중추신경계(CNS)

중추신경계는 머리뼈(두개골) 안에 들어 있는 뇌와 다소 유연한 척추뼈 기둥에 위치한 척수로 구성된다. 중추신경계는 신체의 통제기관 역할을 한다. 뇌는 우리가 생각하고, 판단하고, 행동할 수 있게 한다. 척수는 뇌와 신체의 나머지 부분들의 주요 소통 경로이다.

뇌

뇌(brain)는 우리 몸의 신경계통의 조절중추로 신체에서 가장 고도로 전문화된 기관이다(그림 3-8). 평균 성인의 경우, 뇌의 무게는 약 3파운드(1.4kg) 정도이고, 혈관이 풍부하게 공급되며, 효과적으로 수행하기 위해 많은 산소를 요구한다.

뇌는 크게 세 부분으로 세분되는데, 두개강의 대부분(75%)을 차지하는 대뇌(cerebrum), 소뇌(cerebellum), 뇌줄기(뇌간, brainstem)이다. 대뇌는 깊이 갈라진 틈에 의해 두 개의 반구로 나뉜다. 대뇌의 외부 표면인 대뇌겉질(cerebral cortex)은 약 3.2mm(약 1/8인치) 두께이고, 주로 신경세포의 세포체로 되어 있으며, 회백질로 불린다.

대뇌의 특정 부분들은 감각, 사고, 과거의 기억을 저장하고, 회상하고, 활용하도록 하는 연상 기억 같은 특정 신체기능들을 통제한다. 뇌의 시각 중추는 대뇌 뒤쪽에 위치해 있고,

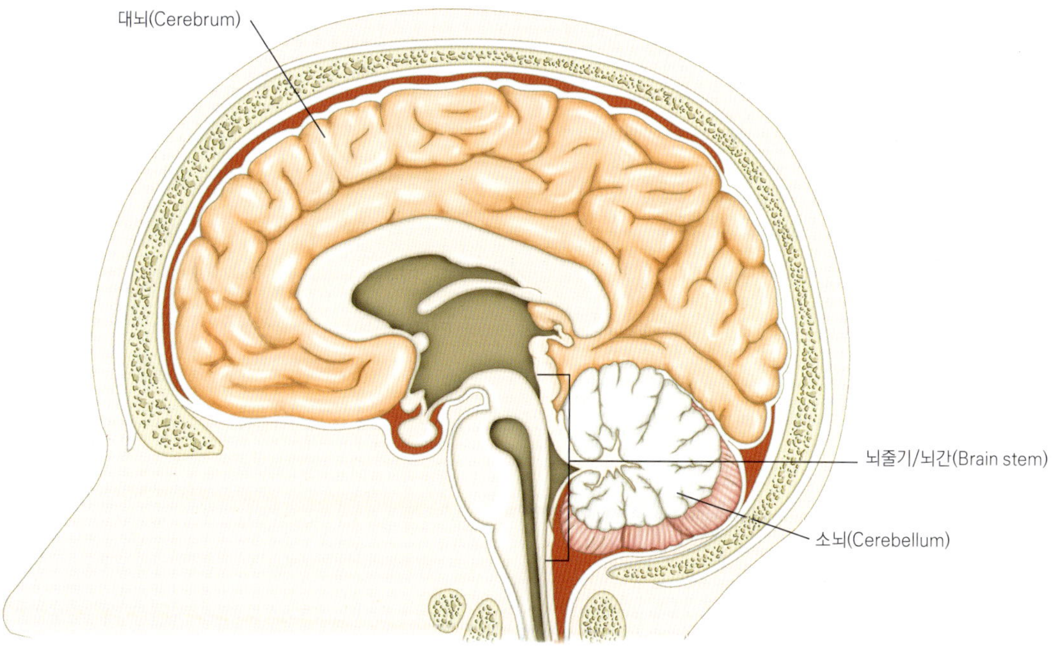

그림 3-8 뇌는 머리뼈 안에서 적절하게 보호된다. 주로 대뇌, 소뇌, 뇌줄기로 세분된다.

뒤통수엽(후두엽, occipital lobe)이라 한다. 머리의 측면에 있는 관자엽(측두엽, temporal lobe)은 후각과 청각을 관장한다. 소뇌는 머리뼈(두개골, cranium) 뒤쪽의 대뇌 아래에 위치해 있다. 주요 기능은 근육의 활동과 균형을 조절하는 것이다.

뇌의 세 번째 주요 영역은 뇌줄기(뇌간, brainstem)이다. 이것은 대뇌의 바닥면(기저)에서 큰구멍[대(후두)공, foramen magnum: 머리뼈 바닥의 커다란 구멍]으로 이어진다. 뇌줄기는 호흡과 심장박동 같은 자율기능(불수의적)을 통제한다.

뇌의 작은 공간(cavity)은 혈장과 유사한 맑고 묽은 액체인 뇌척수액(CSF, cerebrospinal fluid)이 들어 있다. 뇌척수액은 뇌와 척수를 싸고 있으며, 보호 쿠션 역할을 하고, 음식의 영양분과 노폐물을 교환한다. 뇌-척수계통에서 뇌척수액이 매일 몇 리터 이상 생성될 수 있지만, 뇌-척수계통에서 뇌척수액의 총량은 100~150mL이며 끊임없이 생성되고 재흡수된다.

신경 구조와 기능을 알면 의사는 뇌에서 아픈 부분을 찾아낼 수 있다. 신체의 한쪽에서 나오는 신경은 결국 뇌의 반대쪽과 연결되었기에 뇌졸중 후 왼쪽 팔이 마비된 사람은 뇌의 우측에 손상을 입었을 것이다.

척수

척수(spinal cord)는 척추뼈 기둥 안에 들어 있으면서 뇌의 하부와 이어지는 부드러운 신경조직이다(그림 3-9). 척수는 머리뼈의 바닥에 있는 큰구멍[대(후두)공]을 통해 뇌에서 빠져나간다. 척수신경 31쌍이 척수에서 가지를 뻗는다. 이런 신경은 많은 신경섬유를 담고 있으므로 전화선과 유사한 큰 회로라 할 수 있다. 어떤 섬유는 척수 안으로 자극을 전달하고, 어떤 섬유는 척수에서 자극을 운반해 나간다. 척수의 다양한 수준에서 척수신경은 다양한 신체 부위들의 활동을 조절한다.

척수는 척추뼈 벽 내에, 특히 목(경부)과 가슴(흉부)에 있기에 부상에 취약하다. 척수 손상은 거의 항상 비가역적이다. 허리뼈(요추) 손상은 다리 마비와 감각 상실을 초래하고, 목뼈(경부, cervical cord) 손상은 팔과 다리 마비와 감각 상실을 초래한다.

말초신경계(PNS)

척수신경은 각각 척추와 척수의 옆부분에서 뼈관 내 열린 공간을 통해 척수에서 나온다. 이 신경들은 말초신경계를 구성한다. 말초신경계는 감각 및 운동 신경들로 이루어져 있다.

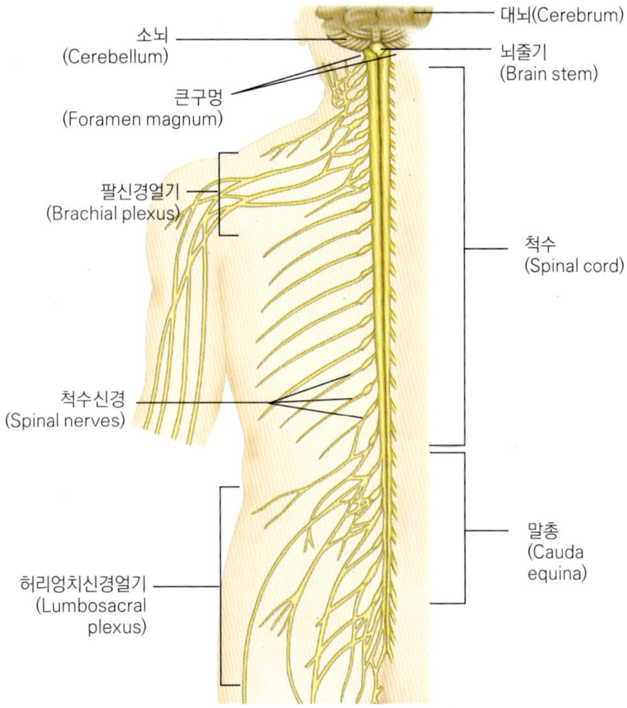

그림 3-9 척수는 뇌줄기의 연장이다.

감각 신경은 후각, 촉각, 열, 소리 같은 감각들을 몸에서 뇌와 척수로 전달한다. 운동 신경은 뇌와 척수에서 신체의 근육들로 신호를 전달한다.

신경이 끊기거나 심각하게 손상되어 뇌와 신체 간의 신호전달이 안 된다면 신체 각 부위는 움직일 수 없다. 예를 들어, 우측 다리로 가는 운동 신경이 끊기면 그 다리는 움직이지 못한다. 이러한 기능 손실은 영구적이다. 척수의 신경 손상은 매우 심각할 수 있다.

다행히, 중추신경계는 손상되지 않도록 잘 보호된다. 뇌는 머리뼈의 머리 안(두개강)에 싸여 있다. 척수는 척추의 빈 공간 안에 있다. 뇌와 척수는 뇌척수막(meninges)이라고 알려진 조직의 3개 층에 의해서도 보호된다. 뇌척수막 층간은 뇌와 척수가 손상되지 않고 보호될 수 있도록 뇌척수액으로 채워져 있다.

자율신경계(ANS)

자율신경계(autonomic nervous system)는 심장박동, 소화, 발한 및 기타 자율적인 신체반응들을 조절하는 신경들로 이루어져 있다. 이러한 과정은 의식적으로 조절되지 않지만 중추신경계에 다소 영향을 받을 수 있다.

골격계(Skeletal System)

인체는 골격에 의해 그 형태가 만들어진다. 뼈가 없으면 우리 몸은 주저앉을 것이다. 성인의 골격계(skeleton)는 206개의 뼈로 이루어진다(그림 3-10). 뼈(bone)는 칼슘의 단단한 퇴적물로 둘러싸인 살아 있는 세포들로 이루어진다. 골세포에는 혈관과 신경이 잘 분포되어 있다. 칼슘 침전물이 뼈의 강도와 견고함을 이룬다. 부러진 뼈는 뼈와 뼈의 표면인 골막에 있는 뼈 재생세포에 의해 재생된다. 새로운 뼈는 두 쪽의 강철을 용접하여 이어 붙이듯이 부러진 부분에서 새로 형성된다.

머리뼈(두개골)(Skull)

머리뼈는 척추의 제일 위에 놓여 있다. 머리뼈는 뇌, 특별한 목적의 샘(예를 들면, 뇌하수체나 솔방울샘과 같은), 시각, 청각, 미각, 후각과 같은 감각 중추를 담고 있다. 머리뼈는 두 부분으로 나뉘는데 머리(두개)와 얼굴이다(그림 3-11). 혈관과 신경다발이 대부분 머리뼈 아래에 있는 구멍을 통해 뇌로 들어가고 나간다. 가장 큰 구멍은 큰구멍(대후두공)인데 이곳을 통해 척수가 뇌로부터 빠져나가고 연결된다. 뇌는 머리뼈와 꼭 맞는 형태인데 뇌척수막들로 싸여 있다. 뇌척수막 사이의 좁은 공간은 뇌척수액으로 채워져 있다.

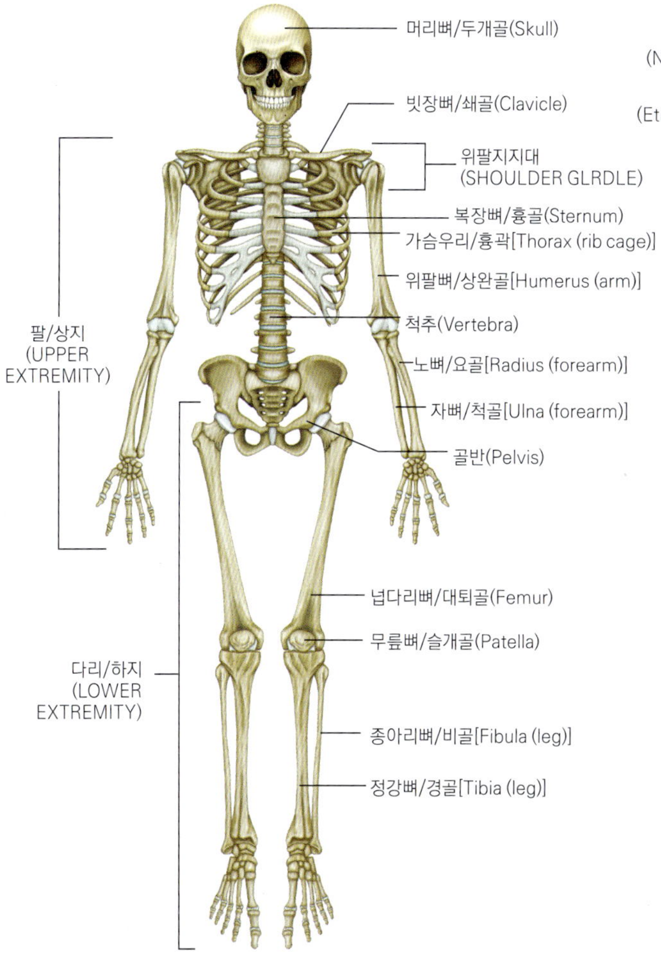

그림 3-10 골격의 뼈들은 인체의 형상을 이루고, 주요 장기를 보호하며, 운동을 할 수 있게 한다.

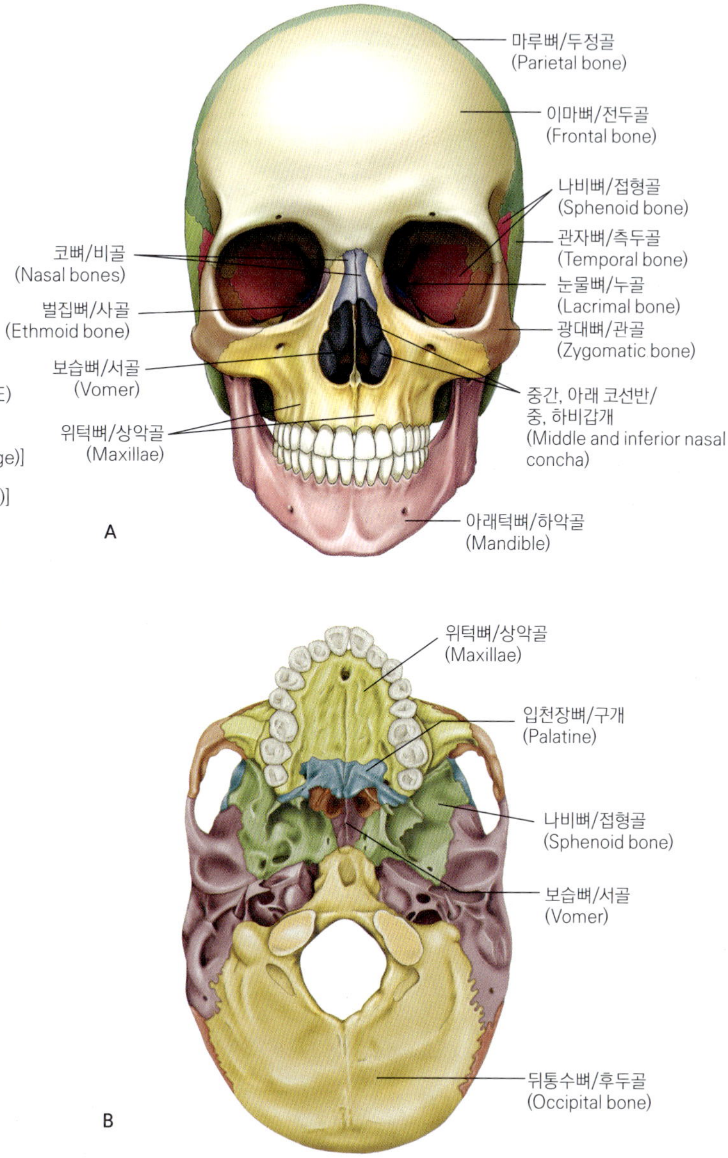

그림 3-11 머리뼈. (A) 전면, (B) 하면

머리뼈는 매우 강하지만 심하게 가격을 하면 골절될 수 있다. 골절이 없는 경우라 할지라도 갑작스러운 충격은 뇌를 찢거나 타박상을 입혀 다른 부드러운 근육조직이 손상이나 타박상에 의해 부어오르듯이 뇌를 부어오르게 할 수 있다. 머리뼈는 유연성이 없기 때문에 뇌에 대한 손상은 머리뼈 내의 압력에 의해 증폭될 수 있다. 부종, 열상, 출혈, 혹은 기타 뇌손상으로 인해 무반응이나 사망까지도 초래될 수 있다. 얼굴은 눈썹부터 턱까지이며, 눈, 코, 뺨, 입, 그리고 턱으로 구성된다.

척주(Spinal column)

척주는 척추뼈(vertebrae)라 불리는 불규칙한 형태의 뼈들로 이루어진다(그림 3-12). 한 개의 뼈 위에 다른 뼈가 놓여서 강하고 유연한 기둥을 이루는 척추는 강한 인대(ligament)로 서로 연결되어 있다. 두 척추뼈 사이에는 강하고 탄력이 있는 연골조직인 추간판이 있는데 이는 충격 흡수장치 역할을 한다.

척주는 질병이나 상해로 손상될 수 있다. 손상을 입거나 이탈된 척추뼈는 척수를 압박하거나, 찢거나, 절단할 수 있다. 상해를 입은 사람 본인이나 환자에 대한 정보를 갖고 있지 않은 사람이 비록 선의로라도 부주의하게 이상이 발생한 부위를 움직일 경우 척추이탈이 더 심해져 척추에 추가적인 상해를 가하고 영구적인 마비가 될 가능성도 있다.

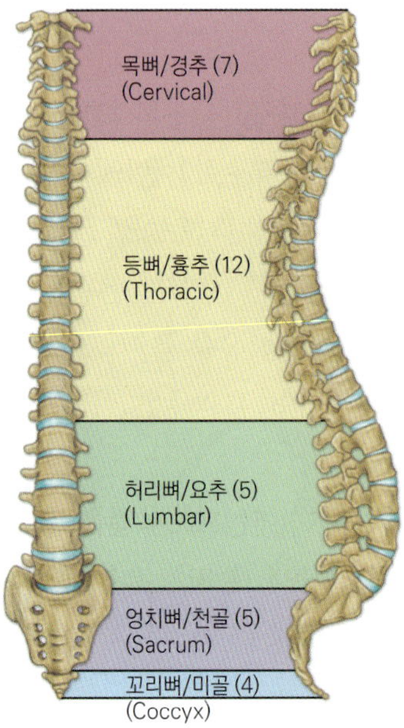

그림 3-12 척주(척추)는 33개의 뼈로 구성된다.

그런 이유로 등이나 목에 손상을 입은 사람은 최대한의 주의를 기울여야 한다.

가슴(Thorax)

가슴(흉곽, thorax)은 갈비뼈(늑골)와 복장뼈(흉골)로 이루어진다. 복장뼈(sternum)는 가슴 앞쪽 중간에 있는 납작하고, 얇은 뼈이다. 복장뼈의 가장 아랫부분은 칼돌기(검상돌기, xiphoid process)이다. 빗장뼈(쇄골)와 몇 개의 갈비뼈가 복장뼈에 붙어 있다. 24개의 갈비뼈는 어느 정도 유연성이 있고 아치 모양의 뼈이다. 가슴의 양쪽에 12개씩의 갈비뼈가 있다. 12쌍의 갈비뼈의 뒤쪽은 12개의 등척추뼈와 연결되어 있다. 강한 인대가 갈비뼈의 끝을 등뼈와 연결시키고 있으나 약간의 미끄러짐이나 휨 운동은 가능하다. 위쪽 갈비뼈 10쌍의 앞쪽 끝은 연골로 복장뼈에 연결되어 있다. 마지막 2쌍(11, 12번)의 갈비뼈 앞쪽 끝은 복장뼈에 연결되어 있지 않아 뜬갈비뼈(부유늑골, floating rib)라 부른다.

복장뼈나 갈비뼈의 골절은 보통 가슴을 압박하거나 조이다가 발생한다. 어떤 물체를 가슴벽에 떨어트리거나, 치거나 또는 관통시킬 경우에도 같은 결과를 나타낼 수 있다. 이러한 손상의 가장 위험한 요인은 부러진 뼈의 날카로운 끝이 폐나 심장을 찌를 수 있다는 것이다.

골반(Pelvis)

2개의 볼기뼈(관골)와 엉치뼈가 골반대를 형성한다. 근육의 도움으로 골반뼈, 몸통, 넙다리, 다리들이 서로 연결되며, 골반은 복강(celiac)의 바닥이 된다. 종종 골반안(골반강, pelvic cavity)이라 불리는 복강의 아랫부분은 방광, 직장, 내부 생식기가 위치한다. 골반안의 아랫면은 장을 지지하는 데 도움을 준다.

다리뼈(Leg Bones)

넙다리[허벅지, Upper Leg (Thigh)]

볼기뼈(관골)의 바깥부분은 깊은 구멍이 있어 그 속으로 넙다리뼈(대퇴골, femur) 둥근 머리 부위가 고정되어 절구공이(ball-and-socket) 관절을 이룬다. 넙다리뼈의 아랫부분은 넓적하고 두 개의 둥근 부분이 있다. 이 둥근 부분은 무릎관절에서 정강뼈와 연결된다. 넙다리뼈는 골격계에서 가장 크고 강한 뼈이지만 골절이 자주 일어나는 곳이기도 하다.

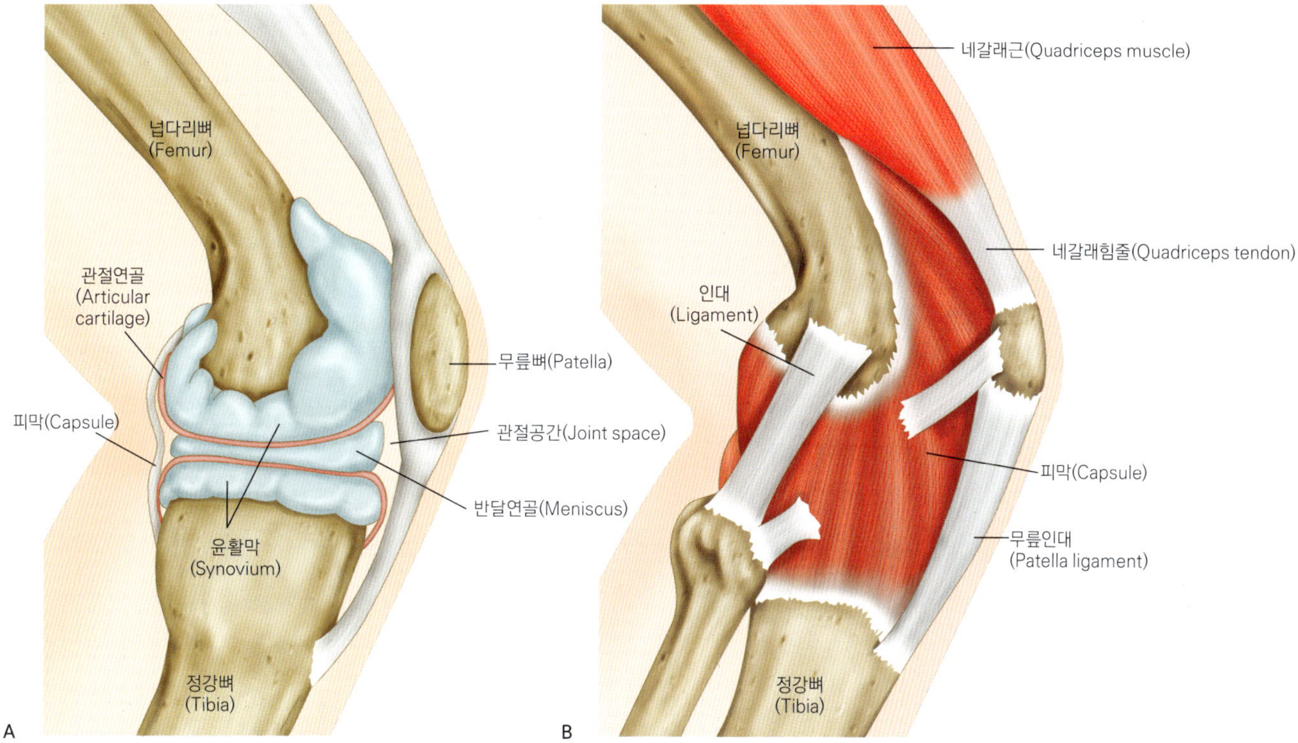

그림 3-13 무릎관절. 이 관절은 두 뼈의 끝(A)과 섬유성 관절주머니, 인대(B)로 이루어진다.

넙다리부가 골절되면 항상 문제가 심각한데 부러지거나 부서진 넙다리뼈를 강하게 결합되도록 일렬로 정렬시키기가 어렵기 때문이다. 넙다리부를 골절시킨 힘으로 인해 주변 근육의 찢어짐, 통증, 실혈 등이 심각할 수 있다.

무릎(Knee)

무릎관절은 우리 몸에서 가장 크고 강한 경첩관절이다(그림 3-13). 이 관절은 무릎뼈(슬개골)에 의해 앞쪽이 보호되고 균형을 잡는다. 무릎뼈(patella)는 작고, 삼각형 모양의 뼈로서 넙다리부와 정강뼈 사이 앞쪽에 위치하며, 넙다리의 앞쪽 큰 근육의 힘줄 안에 위치한다. 무릎뼈는 항상 무릎에 가해지는 무게나 가격을 받기 때문에 자주 타박상을 입거나 탈구되며 때때로 골절되기도 한다.

아래다리(Lower leg)

아래다리(lower leg)는 무릎과 발목 사이의 다리 부분을 의미한다. 정상이에 있는 두 개의 뼈는 정강뼈(경골)와 종아리뼈(비골)이다(그림 3-14). 정강뼈(tibia)는 다리의 앞면 안쪽에 있다. 이 뼈는 전체 길이를 다 촉진할 수 있다. 이 뼈의 넓은

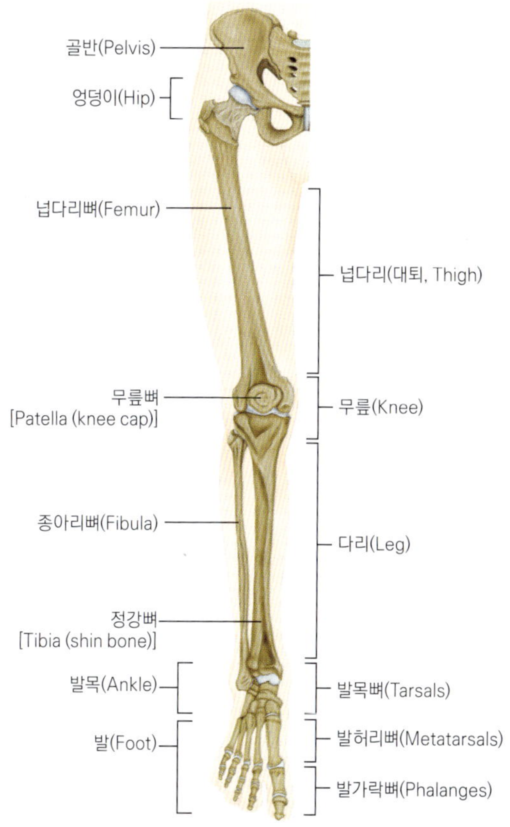

그림 3-14 하지의 주요 부분은 넙다리, 다리, 발이다. 다리의 주요 부분은 정강뼈와 종아리뼈이다.

위쪽 표면은 넙다리뼈의 아래 끝과 연결되어 무릎관절을 이룬다. 아래쪽 끝은 위쪽 끝보다 많이 작은데 안쪽이 둥그런 복사뼈가 된다. 종아리뼈(fibula)는 무릎관절을 이루는 실질적인 구조물은 아니고 정강뼈의 윗부분에 연결되어 있다. 이 뼈의 아래쪽 끝은 바깥쪽 복사뼈가 된다. 종아리뼈는 정강뼈보다 더 자주 골절된다.

발목, 발, 발가락(Ankles, Feet, and Toes)

정강뼈와 종아리뼈의 끝은 발목 관절이 된다. 두 발목뼈는 쉽게 촉진된다. 7개의 발목뼈(족근골)는 강한 인대로 서로 묶여 있다. 발꿈치뼈(종골)는 체중을 지면으로 전달하고, 보행 중 장딴지근육의 아랫부분이 된다(그림 3-15). 발바닥과 발등은 5개의 긴 발허리뼈(중족골)로 이루어진다. 이들은 발목뼈와 발가락뼈들과 연결되어 있다.

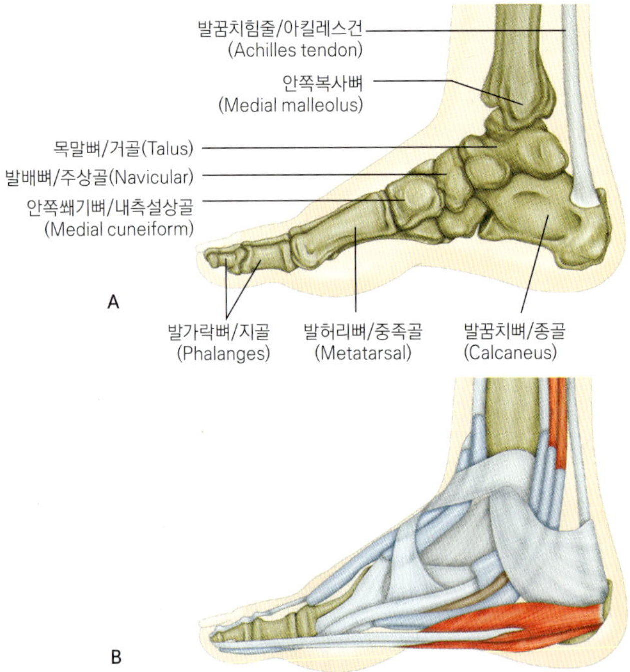

그림 3-15 (A) 발과 발목의 주요 부분은 복사뼈와 발꿈치뼈, 발가락뼈이다. (B) 발목의 물렁조직

어깨(Shoulder)

빗장뼈(쇄골)와 어깨뼈(견갑골)가 합쳐져 어깨를 이룬다. 각각의 빗장뼈(clavicle, 길고 두 번 휘어진 모습의 뼈)는 안쪽에서는 복장뼈와 연결되고 바깥쪽에서는 어깨뼈와 연결된다. 각각의 빗장뼈는 전체를 촉진할 수 있다. 빗장뼈는 골절당하기 쉬운데 외부에 가까이 있어 충격을 흡수해야 하기 때문이다. 각각의 어깨뼈(크고, 넓적하고, 삼각형인 뼈)는 가슴 뒤쪽 갈비뼈 위쪽에 위치한다.

팔뼈(Arm Bones)

위팔(Upper Arm)

팔 윗부분의 뼈는 위팔뼈(humerus)이며, 팔에 있는 가장 큰 뼈이다. 이 뼈의 위쪽 끝(머리)은 둥글고, 아래쪽 끝은 납작하다. 위쪽의 둥근 부분은 어깨뼈의 얕은 구멍에 들어맞으며, 관절을 이룬다. 이 부분은 우리 몸에서 가장 자유롭게 움직일 수 있는 관절이며 쉽게 탈골된다. 탈골에 의해 관절 주위(윤활막)가 찢어져서 손상을 입을 수 있다. 탈골을 바로 잡거나 그 상태를 줄이려고 하는 동안 관절을 부적절하게 다루면 손상을 더 악화시킬 수 있다. 그러므로 어깨뼈 탈골 시 뼈를 부드럽게 다루는 것이 매우 중요하다.

아래팔(forearm)

아래팔에는 두 개의 뼈(노뼈와 자뼈)가 나란히 놓여 있다. 둘 중 더 큰 뼈인 자뼈(ulna)는 새끼손가락 쪽에 있으며 이 뼈의 한쪽이 팔꿈치를 형성한다. 납작하고 굽은 위팔뼈의 아래쪽은 자뼈의 위쪽 관절과 만나 팔꿈치 관절을 이룬다. 이 관절은 한쪽으로만 움직인다. 자뼈보다 더 작고 짧은 뼈인 노뼈(radius)는 아래팔의 엄지손가락 쪽에 위치한다(그림 3-16).

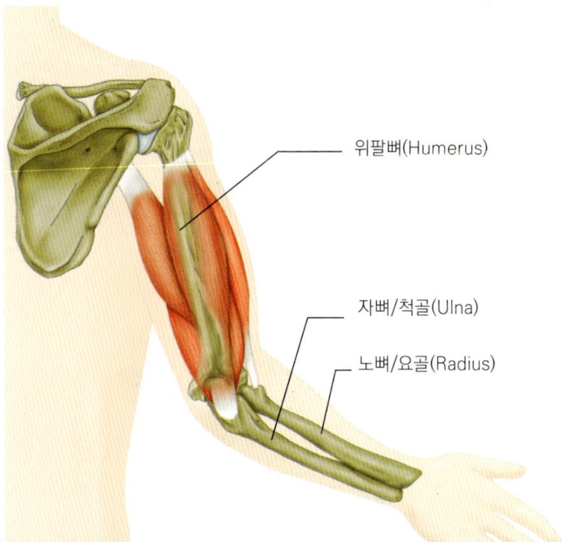

그림 3-16 팔과 아래팔 골격의 주요 뼈는 위팔뼈와 노뼈, 자뼈이다.

손목, 손, 손가락(Wrist, Hand, and Fingers)

손목에는 8개의 작고, 불규칙한 모양의 손목뼈(수근골)들이 인대로 서로 연결되어 있다. 아래팔의 근육에서 시작되어 손과 손가락으로 이어지는 힘줄이 피부 표면에서 손목의 앞과 뒤로 지나고 있다. 손목의 열상은 이들 힘줄을 절단하여 손가락을 움직일 수 없게 할 수도 있다.

손바닥에는 5개의 긴 손허리뼈(중수골)가 있다. 14개의 손가락뼈(지골)에 의해 손이 유연하게 움직일 수 있다. 엄지손가락은 가장 중요한 손가락이다. 기능이 양호한 엄지손가락에 한두 개의 다른 손가락이 더해진 손이 엄지손가락이 없이 나머지 4개의 손가락으로 이루어진 손보다 훨씬 유용하다(그림 3-17).

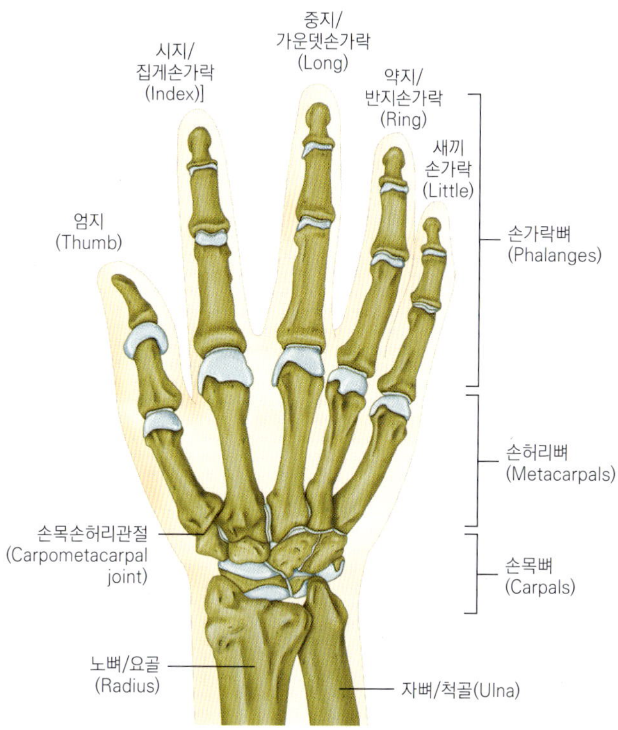

그림 3-17 손목과 손을 이루는 주요 뼈는 손목뼈, 손허리뼈, 손가락뼈이다.

관절

관절(joint)은 2개 이상의 뼈가 서로 만나거나 연결되는 곳이다. 어떤 관절은 예를 들어, 머리뼈는 뼈의 움직임을 거의 허용하지 않는다. 다른 관절들은 예를 들어, 엉덩이나 어깨관절 등은 관절가동범위가 넓다. 보통의 관절에는 연골층이 있는데, 이는 뼈보다 부드러우며, 패드 혹은 완충기 역할을 한다. 그런 관절의 뼈들은 인대에 의해 고정되는데 인대는 매우 조밀하고 강하지만 유연성이 있는 결합조직으로 이루어진 밴드이다. 관절들은 피막에 둘러싸여 있는데, 이 피막은 인대에 의해 힘을 받는 얇고 질긴 막이다. 피막의 내부(윤활막)에는 액체(윤활액)가 채워져 있는데 이 액체가 관절의 윤활작용과 보호기능을 수행한다.

근육계(Muscular System)

몸의 움직임은 근육작용에 의한 것이다. 예를 들면, 걷기, 호흡, 심장박동, 위와 장의 움직임 등이다. 근육조직이 일을 할 수 있는 것은 신경신호를 받았을 때, 근육이 스스로를 수축–즉, 더 짧고 두꺼워지는 것–시키는 능력 때문이다. 길고 실 같은 형태의 근육세포를 통상 섬유(fibers)라 부른다. 각각의 근육은 수많은 근섬유가 결합조직에 의해서 서로 겹치고 묶여서 이루어진다. 근육은 골격근(맘대로근육), 민무늬근육(제대로근육), 심장근의 세 종류로 나뉜다. 이들은 모양과 하는 역할이 서로 다르다(그림 3-18).

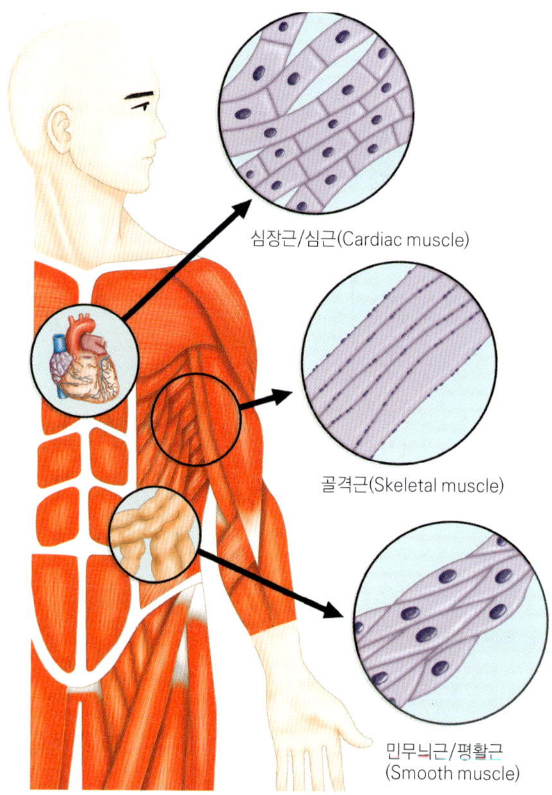

그림 3-18 근육의 세 가지 종류는 골격근, 민무늬근육, 심장근이다.

맘대로근육(수의근, voluntary muscle), 자신이 조절할 수 있고 자의적인 움직임이 가능하며, 이 근육에 의해 계획적인 행동, 예를 들면, 걷기, 씹기, 삼키기, 웃기, 찌푸리기, 말하기, 눈알 움직이기 등의 활동이 가능하다. 골격근(skeletal muscle)이라고도 불리는 대부분의 맘대로근육은 한쪽이나 양쪽이 힘줄에 의해 골격에 연결되어 있다. 하지만 어떤 근육은 피부나 연골, 안구와 같은 특별한 기관, 혀와 같은 또 다른 근육에 연결되기도 한다.

근육들은 몸의 형태를 갖게 하고 방어벽을 구축한다. 대부분의 골격근은 끝부분에 강한 힘줄(건, tendon)과 연결되는데, 이 힘줄은 골격근이 움직이야 할 뼈와 근육을 연결해 준다. 근막은 소시지 껍질과 비슷한데 그 안에 근육조직을 감싸고 있다. 근육의 양쪽 끝에서 근막은 근육 끝으로 연장되어 뼈에 고정된다. 힘줄은 윤활막으로 싸여 있는데, 윤활막 안에는 윤활작용을 하는 윤활액이 들어 있다. 윤활액은 근육이 수축하거나 이완할 때 힘줄의 움직임을 더 쉽게 해준다. 근육의 수축은 관절에 의해 허용되는 방향으로 뼈를 당긴다.

이들이 역할을 하지 않으면 근육은 상대적으로 늘어진다. 정상적인 경우, 근육은 완전히 이완되지 않는다. 어떤 근섬유는 항상 수축되어 있다. 근육은 항상 어느 정도의 긴장을 유지하고 있다. 근 긴장도의 상실은 신경 손상의 징후가 될 수 있다. 근육은 여러 방법으로 손상을 입을 수 있다. 근육을 지나치게 사용하면 근섬유가 망가질 수 있다. 근육은 피부 손상과 함께 혹은 피부가 손상되지 않은 상태로도 타박상을 입거나, 으깨지거나, 베고, 찢어지고, 여타의 형태로 손상될 수 있다. 위의 어떤 방법으로든 근육이 손상되면 부어오르거나, 누르면 아프거나, 통증이 있거나, 약해질 수 있다.

사람은 민무늬근육(평활근, smooth muscle)에 대해서는 통제가 거의 불가능하고 통상 의식하지도 못한다. 민무늬근육은 관 모양의 구조물들의 벽을 이루는데 예를 들면, 위장관 통로, 비뇨기계, 혈관, 폐의 기관지 등이다. 심장근(cardiac muscle)은 심장에서만 볼 수 있는 특수한 형태의 근육이다. 심장근육이 적절하게 작동하기 위해서는 계속적인 산소와 포도당 공급이 필요하다.

피부

피부(skin)는 온몸을 덮고 있으며, 손상, 건조, 세균이나 다른 이물질의 침입으로부터 깊은조직을 보호한다. 피부는 물과 소금성분을 배출하도록 하여 체온조절을 돕는다. 피부는 열, 냉기, 촉감, 압력, 통증을 느끼며 그 정보를 뇌와 척수에 전달한다.

피부는 2개의 층으로 이루어지는데 바깥층[표피(epidermis)]과 내부층[진피(dermis)]이다(그림 3-19). 표피는 몸의 각 부분에

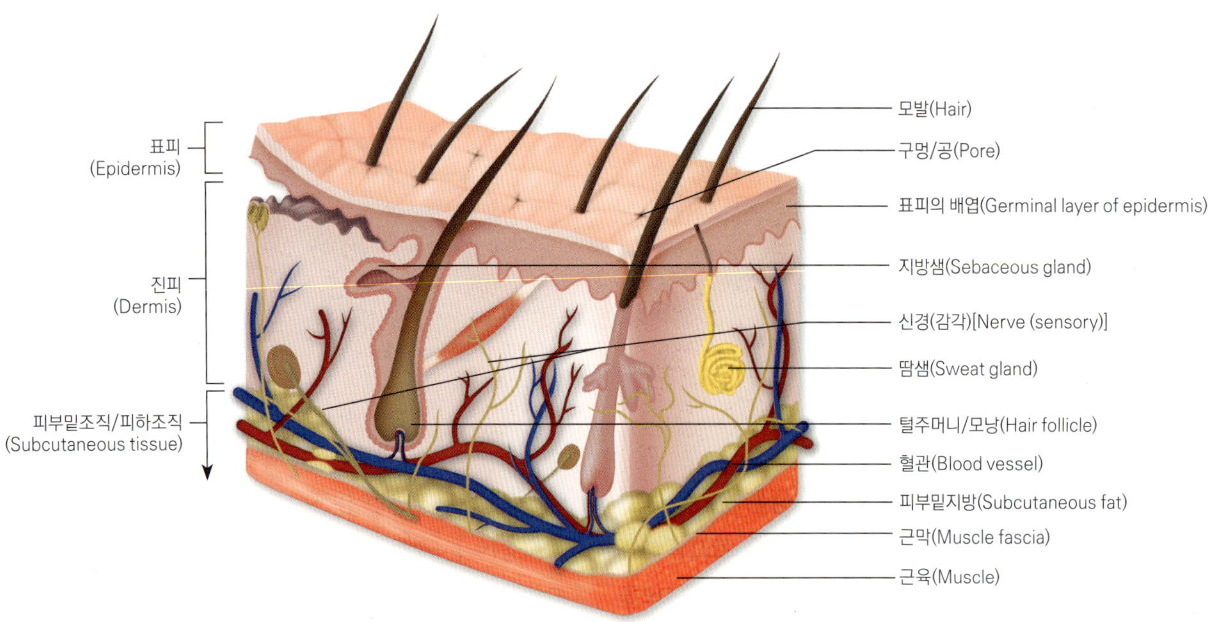

그림 3-19 피부는 2개의 층으로 이루어진다. 표피와 진피. 피부 아래층이 피부밑조직층이다.

따라 두께가 다르다(손바닥과 발바닥 표피가 가장 두껍다). 또한 죽은 세포는 계속하여 떨어져 나간다. 진피층에는 혈관과 신경 말단이 풍부히 분포되어 있다. 머리카락은 진피층에 있는 모낭이라 불리는 곳에서부터 자라난다. 진피에 있는 땀샘과 지방샘은 피부에 있는 구멍(공)을 통해 표피로 땀과 지방을 발산한다. 진피 아래쪽에는 피부밑층(피하층)이 있는데, 이곳에는 지방세포와 혈관이 잘 분포되어 있다.

발한작용은 거의 모든 피부에서 이루어진다. 땀에는 필수적으로 혈장이나 소변에 포함된 것과 같은 무기물이 포함되어 있으나 그 농도가 더 묽다. 보통, 소변으로 배출되는 노폐물의 일부 흔적 정도만이 땀에 포함되어 있다. 그러나 땀을 과도하게 흘리거나 콩팥에 질환이 있는 경우, 땀으로 배출되는 노폐물의 양은 상당히 많을 수도 있다. 여러 종류의 무기질 염분이 땀을 통해 몸 밖으로 배출된다. 그 중 가장 많은 것이 염화나트륨이다(보통 식염과 같은 무기질이다).

PREP KIT

복습

- 응급처치제공자는 인체의 기본적 구조와 기능에 대해 알고 있어야 한다.
- 순환계는 혈액, 심장, 혈관으로 이루어진다.
- 신경계는 복잡한 신경세포들의 집합인데 이 신경세포는 인체의 모든 활동을 조정한다.
- 골격계는 우리 몸의 형태를 구성하는 뼈대이다.
- 근육계는 우리 몸을 움직이게 한다.
- 피부는 온몸을 감싸고 있으며 깊은조직을 보호한다.

핵심용어

가로막(횡격막, diaphragm) 흉부의 아랫부분을 형성하는 반원 형태의 근육. 가로막이 수축하면 폐로 공기가 들어온다. 가로막이 이완하면 폐로부터 공기를 배출한다.

가슴(흉곽, thorax) 심장, 폐, 식도 및 대혈관들을 담고 있는 가슴공간

가쪽(외측, lateral) 신체 중심으로부터 멀어지는

골격(skeleton) 우리 몸의 형태를 이루게 하는 골조. 우리 몸이 움직일 수 있고, 필수 장기를 보호할 수 있도록 되어 있다.

골격근(skeletal muscle) 뼈에 연결되어 있는 근육이며 통상 1개 이상의 관절을 통과한다. 가로무늬근 또는 맘대로근육이라 한다.

관류(perfusion) 장기나 조직 내에서 산소화된 혈액이 세포가 현재 요구하는 양만큼 산소를 공급하는 순환작용

관절(joint) 2개의 뼈가 맞닿는 곳

기관[trachea (windpipe)] 폐로 공기가 드나드는 주관

기관지(bronchial tubes) 기관부터 허파까지 이르는 통로

깊은-(심부, deep) 표면으로부터 가장 아래에 위치한-,

넙다리동맥(대퇴동맥, femoral artery) 넙다리의 주요 동맥. 하복부, 외부 생식기와 발에 혈액을 공급한다. 샅고랑 부분에서 이 혈관을 촉진할 수 있다.

넙다리뼈(대퇴골, femur) 넙다리에 있는 뼈. 우리 몸에서 가장 길고 강한 뼈

노동맥(radial artery) 아래팔에 있는 주동맥. 엄지 쪽 손목에서 촉진할 수 있다.

노뼈(radius) 아래팔의 엄지 쪽에 있는 뼈

뇌(brain) 머리뼈 속에 담겨 있는 부드럽고 큰 부피의 신경조직

뇌줄기(뇌간, brainstem) 척수와 대뇌 사이의 영역으로서 소뇌로 둘러싸여 있다. 호흡과 같이 생존을 위해 필수적인 기능들을 통제한다.

뇌척수액(cerebrospinal fluid; CSF) 혈장과 비슷한 맑은 수용액

대뇌(cerebrum) 뇌의 주요 세 부분 중 가장 큰 부분. 움직임, 청각, 균형, 말하기, 시각 인식, 감성, 인성 등을 통제하는 여러 개의 엽으로 이루어져 있다.

대동맥(aorta) 심장의 왼쪽 편에서 출발하여 신선한 산소가 실린 혈액을 온몸에 공급하는 주요 동맥

동맥(arteries) 3층의 조직과 민무늬근육으로 이루어진 혈관으로서 심장으로부터 혈액을 운반한다.

뒤-(posterior) 신체의 뒤쪽

뒤정강동맥(후경골동맥, posterior tibial artery) 안쪽복사뼈 바로 뒤에 있는 동맥으로 발에 혈액을 공급한다.

뜬갈비뼈(부유늑골, floating ribs) 복장뼈와 연결되어 있지 않은 11, 12번 갈비뼈

말초신경계(peripheral nervous system) 뇌와 척수의 두 중추에서 나와 몸의 각 부분에 분포하면서 외부 자극을 중추로 전하고 중추의 명령을 근육이나 각 기관에 전달하는 신경계

맘대로근육(수의근, voluntary muscle) 뇌의 직접적 및 자발적인 통제하에 있는 근육으로서 의지대로 수축과 이완을 할 수 있다. 골격근육 또는 가로무늬근

맥박(pulse) 심장이 수축하여 혈액이 좌심실을 떠나 대동맥으로 들어가게 할 때 생기는 압력파형

머리뼈(두개골, cranium) 눈과 귀 위의 머리 부분. skull이라고도 하며 뇌를 포함하고 있다.

먼쪽(원위, distal) 몸통에 붙는 부위로부터 멀어지는 쪽

모세혈관(capillaries) 작은 혈관으로서 그 벽을 통해 여러 가지 물질이 조직과 세포로 들어가고 나간다.

목동맥(경동맥, carotid artery) 머리와 뇌에 혈액을 공급하는 주동맥

몸쪽(근위, proximal) 신체 중심에서 가까운

PREP KIT

무릎뼈(슬개골, patella) 종자뼈; 넙다리네갈래근의 힘줄 안에 있는 특화된 뼈

민무늬근육(평활근, smooth muscle) 무늬가 없고, 불수의적인 근육. 위장관의 대부분을 구성하는 근육이며, 자율활동을 조절하는 거의 모든 장기에 존재한다.

발등동맥(족배동맥, dorsalis pedis artery) 발등에 있는 동맥으로 첫 번째와 두 번째 발허리 뼈 사이에 있다.

배(복부, abdomen) 주요 소화기관과 배설기관을 포함하는 신체 공간. 가로막 아래에서 골반 윗부분에 위치한다.

백혈구(white blood cells) 우리 몸에서 감염에 대비한 면역 방어 기전을 담당하는 혈액 세포

복장뼈(흉골, sternum) 가슴뼈

빗장뼈(clavicle) 목 앞의 뼈

뼈(bones) 우리 몸의 대부분의 골격을 구성하는 단단한 형태의 결합조직

사분의-(quadrant) 복강의 부분. 배꼽을 중심으로 수평, 수직으로 선을 상상하여 나눈 부분

소뇌(cerebellum) 뇌의 3대 주요 부분 중 한 부분. 뇌의 여러 가지 활동을 조정하는데, 특히 몸의 미세한 움직임을 조정한다.

식도(esophagus) 인두로부터 위로 이어지는 수축과 이완을 하는 튜브. 식도벽 근육의 수축은 음식과 음료를 위로 밀어 넣는다.

신경계(nervous system) 맘대로근육과 제대로근육을 포함한 온몸의 활동을 실질적으로 통제하는 계통

심장(heart) 속이 빈 근육성 장기로 정맥으로부터 혈액을 받고 동맥으로 밀어낸다.

심장근(cardiar muscle) 심장의 근육

심혈관계(cardiovascular system) 동맥, 세동맥, 모세혈관, 세정맥, 정맥 등으로 이루어지는 상호 연결된 관으로 온몸에서 혈액, 산소, 영양분, 이산화탄소, 세포 노폐물 등을 운반한다.

아래쪽(하, inferior) 발 쪽에 가까운

안쪽(내측, medial) 신체 중심에 가까운

앞쪽(anterior) 신체의 앞쪽 면

얕은층(표면, superficial) 피부 쪽에 가까운

위쪽(상, superior) 머리 쪽에 가까운

위팔동맥(상완동맥, brachial artery) 위팔에 있는 동맥으로 팔꿈치 부분에서 갈라져 노동맥과 자동맥으로 갈라진다. 영아의 맥박을 측정하기 위해 사용한다.

위팔뼈(humerus) 위팔을 지지하는 뼈

인대(ligament) 뼈와 뼈를 연결하는 섬유조직의 끈. 관절을 지지하고 강화한다.

인두(pharynx) 혀 뒷부분부터 후두와 식도 앞가지 부분

자뼈(ulna) 아래 팔의 안쪽 뼈, 엄지의 반대쪽에 위치

적혈구(red blood cells) 신체조직에 산소를 운반하는 세포로 erythrocytes라고도 함

정강뼈[tibia (shinbone)] 아래 다리의 2개의 뼈 중 큰 뼈

정맥(vein) 조직으로부터 심장으로 혈액을 운반하는 모든 혈관

종아리뼈(비골, fibular) 하지의 2개의 뼈 중 바깥쪽 작은 뼈

중추신경계(central nervous system; CNS) 뇌와 척수

진피(dermis) 피부의 안쪽 층으로 모공, 땀샘, 신경말단, 혈관이 포함되어 있다.

척수(spinal cord) 뇌의 연장으로 실질적으로 우리 몸과 뇌 중간에서 자극을 전달하는 모든 신경들로 구성된다. 척수는 척추뼈 내에 위치하고 척추뼈에 의해 보호를 받는다.

척추뼈(vertebrae) 척추를 구성하는 33개의 뼈

칼돌기(검상돌기, xiphoid process) 복장뼈의 가장 아랫부분

큰구멍(대공, foramen magnum) 뇌와 척추가 연결되는 머리뼈 아래쪽 큰 구멍

폐포(허파꽈리, alveoli) 폐속에 있는 공기 주머니로 여기에서 산소와 이산화탄소 교환이 이루어진다.

표피(epidermis) 피부의 바깥층, 조밀한 방수세포로 이루어져 온몸을 덮고 있다.

혈소판(platelets) 세포보다 훨씬 작은 원반 모양의 혈액 구성물로 지혈 기전에서 혈액 응괴 형성에 필수 요소이다.

혈액(blood) 심장에서 동맥, 모세혈관, 정맥 순으로 순환하며, 체세포에 영양분과 산소를 공급하고 이산화탄소와 여러 가지 노폐물을 배출하기 위하여 운반하는 용액

혈장(plasma) 끈적하고 노란색 액체로 혈구와 영양분을 운반하고, 세포노폐물을 배설기관으로 운반한다.

호흡계(respiratory system) 호흡 과정에 기여하는 우리 몸의 모든 구조들로 상기도 및 하기도와 그 구성요소로 이루어진다.

후두(larynx) 성대

후두덮개(epiglottis) 기관으로 공기는 통하지만 음식은 들어가지 못하도록 하는 작은 덮개 조직

힘줄(건, tendon) 근육을 뼈에 연결시켜 주는 섬유성 결합조직

PREP KIT

실습평가

친절하고 매력 있는 응급처치 및 심폐소생술 강사 덕에 인체가 어떻게 작동하는지 확실히 알게 되었다. 이제 당신은 의학드라마를 보고 그들의 대화를 해석할 수 있다. 당신이 룸메이트 옆 소파에 앉아 좋아하는 의학 드라마를 볼 때 새로 배운 지식을 써먹을 기회가 올지 궁금할 것이다. 광고가 나오는 동안 룸메이트가 기침을 하며 앞으로 기울어진다면 그런 기회가 온 것이다.

지시: 설명에 동의하면 "예"에 ○표하고, 동의하지 않으면 "아니요"에 ○표 하시오.

1. 당신은 당황해서는 안 된다. 당신의 친구는 젊고 핫도그가 식도를 통과하는 시간이 조금 더 필요하다.
   예 아니요
2. 친구가 의식이 명료하고 반응이 있기 때문에 10분 이상 호흡이 없어도 생존할 수 있다.
   예 아니요
3. 그녀의 얼굴이 파래지면서 바닥에 쓰러졌다. 가슴이 움직이지 않으면 숨을 쉬지 않는 징후이다.
   예 아니요
4. 당신 친구가 숨을 쉬지 않는다면, 그 친구의 조직과 기관은 이산화탄소가 충분하지 않다.
   예 아니요

지식확인

지시: 설명에 동의하면 "예"에 ○표하고, 동의하지 않으면 "아니요"에 ○표 하시오.

1. 응급처치제공자는 효과적인 치료를 위해 인체가 어떻게 작동하는지 이해할 필요가 없다.
   예 아니요
2. 인체는 수 시간 동안 산소를 저장할 수 있다.
   예 아니요
3. 혈액은 온몸의 세포에 대한 운반시스템이다.
   예 아니요
4. 심장은 배 모양(pear-shaped)으로 생긴 근육으로 이루어진 기관이다.
   예 아니요
5. 일단 신경세포가 망가지면 우리 몸이 재생시킬 수 있다.
   예 아니요
6. 자율신경계는 심장박동, 소화, 발한, 기타 다른 자율적인 신체 과정을 통제하는 일련의 신경들로 이루어진다.
   예 아니요
7. 어른의 뼈는 모두 228개이다.
   예 아니요
8. 관절은 2개 이상의 뼈가 서로 만나거나, 결합되는 곳이다.
   예 아니요
9. 우리 몸에는 세 종류의 근육이 있다: 골격근, 민무늬근육, 심장근
   예 아니요
10. 피부는 뇌에 정보를 전달하고 체온조절을 돕는다.
   예 아니요

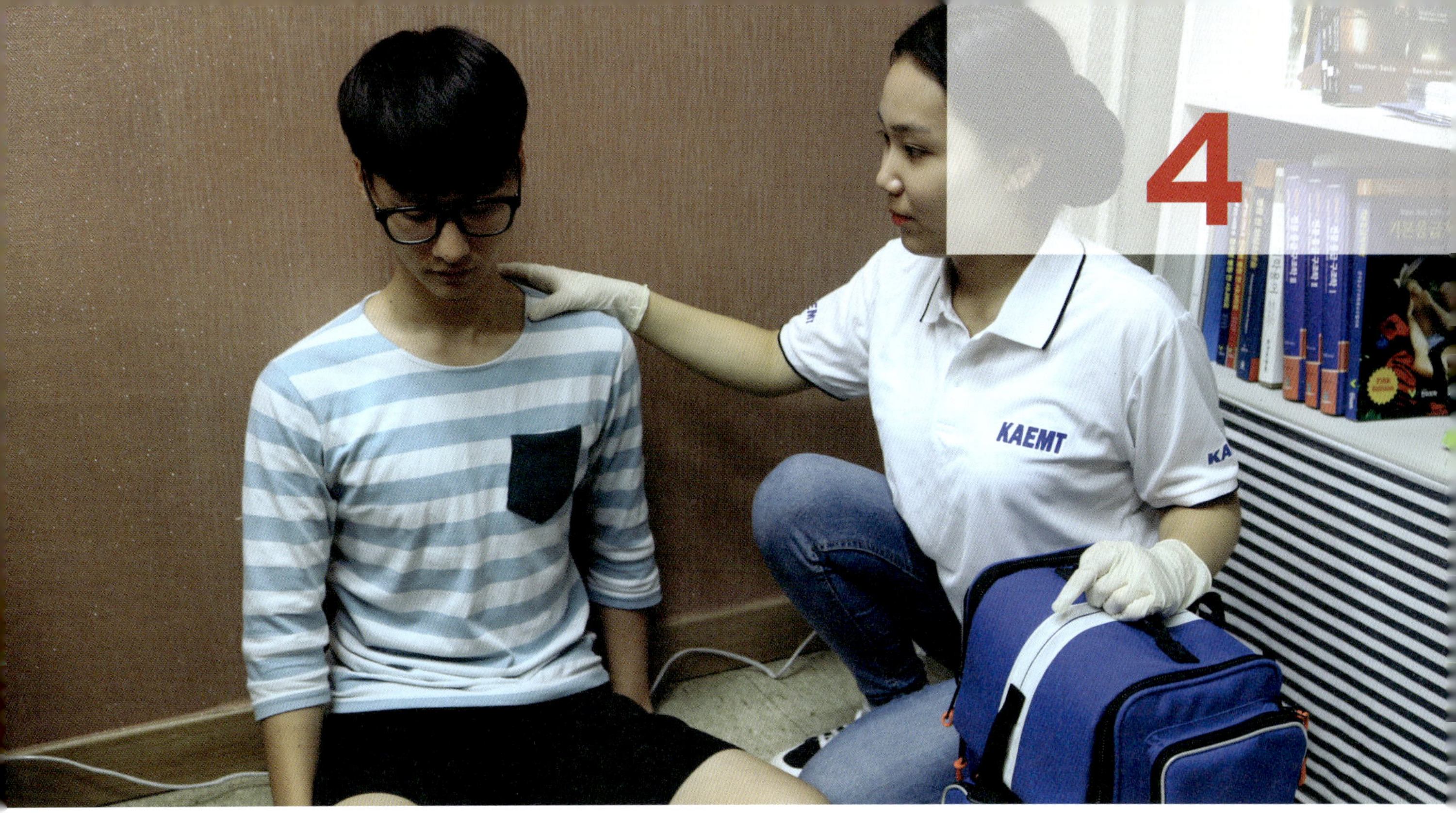

4

문제점 찾아내기
Finding Out What is Wrong

CHAPTER AT A GLANCE

- 환자평가
- 현장평가
- 일차평가
- 병력 청취(SAMPLE)
- 이차평가(신체검진)
- 재평가
- 특별 고려사항
- 선택적 평가

환자평가

응급상황에서 공포에 휩싸일 때 무엇을 해야 하고 무엇을 하지 말아야 하는지 아는 것이 필요하다. 환자평가는 무엇이 문제인지 확인하는 데 도움을 주는 행동절차이므로 안전과 적절한 응급처치를 보장한다. 환자평가 과정에 익숙해지면, 초를 다투는 응급상황에서 빠르고 결정적인 조치를 할 수 있다. 환자평가는 중요한 응급처치 기술이다. 환자를 평가하기 위해서는 결정하는 기술뿐만 아니라 각 평가 단계에 대한 이해가 필요하다.

환자의 무엇이 잘못되었는지 찾아내는 것은 그 사람이 질병이나 상해로 고통받고 있는지, 환자의 의식상태(정신상태)가 바뀌었는지, 생명을 위협하는 상태가 존재하는지에 따라 영향을 받는다.

다른 다양한 상황들은 무엇이 문제인지 결정하기 위해 서로 다른 접근법이 필요하다. 모든 평가 분야가 모든 환자에게 적용되는 것은 아니고 환자의 문제점에 따라 평가순서는 매우 다양할 수 있다. 대부분의 사람들은 완벽한 평가를 필요로 하지 않는다. 예를 들어, 나무토막을 깎다가 손가락이 절단된 환자는 모든 평가를 하지 않아도 되지만, 높은 곳에서 미끄러져 손가락이 절단된 사람은 다른 손상이 있을지도 모르기 때문에 모든 평가를 해야 한다.

환자평가는 문제점에 대한 중요한 정보를 제공할 수 있고, 어떻게 그것을 처치하고 의료적 치료가 필요한지 여부를 결정하는 데 도움을 줄 수 있다(순서도 4-1). 만약 전문적인 의료처치가 필요하다면 환자평가에서 확보한 정보를 응급의료전문가와 보건의료제공자에게 제공한다. 명백한 손상의 원인(cause of injury)[때로는 손상의 기전이라고도 함(MOI)]이나 질병(nature of illness; NOI)이 있거나, 반응이 없는 환자는 즉시 119구급대에 전화한다.

평가절차

환자를 체계적으로 평가하기 위해 다음 단계를 수행한다.

1. 현장평가 실시
2. 일차평가 실시
3. 환자의 샘플병력(SAMPLE history) 청취
4. 이차평가 실시
5. 재평가 실시

순서도 4-1 문제점 찾기

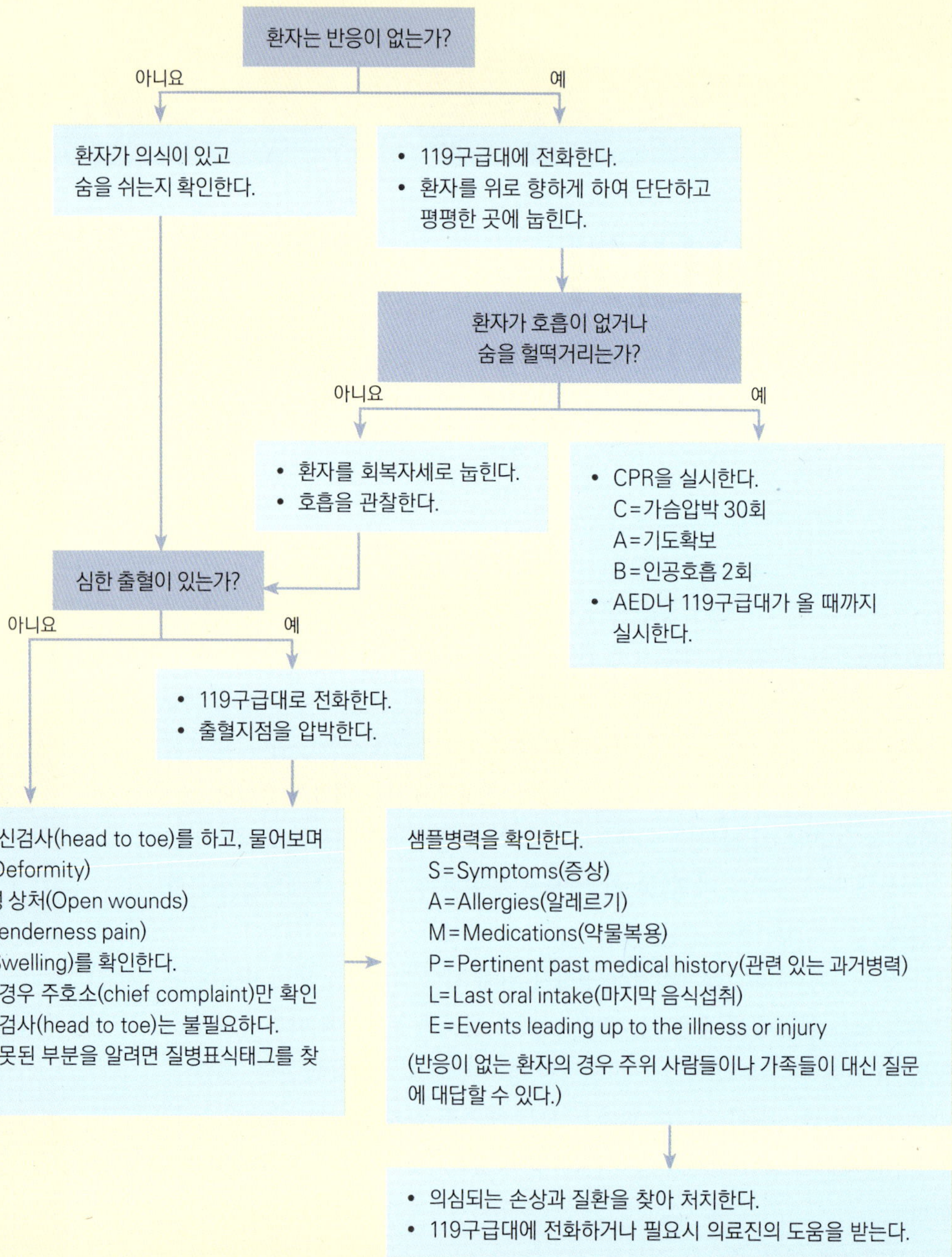

현장평가(scene size-up)는 현장이 안전한지 확인하는 중요한 첫 번째 단계이다. 주변에 위험한 사람은 물론 위험한 상황까지 포함하여 잠재적인 위험이 있는지 신속하게 평가해야 한다.

일차평가(primary assessment)는 환자의 생명을 위협하는 기도, 호흡장애 및 순환(예: 심한 출혈, 맥박)장애가 있는지 즉시 확인하고 처치하는 것으로 빠르게 발견 및 치료되지 않을 경우 몇 분 내에 사망할 수 있다. 샘플병력(SAMPLE history)을 통해 환자의 손상(예: 발목 통증 또는 코피)이나 주호소(chief complaint)(예: 가슴통증이나 피부 가려움증)에 대한 자세한 정보를 얻을 수 있다. 환자를 평가할 때 환자의 SAMPLE병력을 청취하면서 신체검진을 시행한다면 환자의 불안감을 완화시킬 수 있다. 또한 질병을 가지고 있는 경우 신체검진 전에 SAMPLE병력을 수집하면 신체검진의 어느 부분을 먼저 시작할지 정할 수 있다.

신체검진으로 구성된 이차평가는 일반적으로 일차(초기) 평가와 SAMPLE병력에 따라 실시한다(중증 손상을 입은 환자의 경우 일차평가에서 이차평가로 넘어가지 못할 수도 있다). 이러한 절차를 통해 손상 또는 질병을 식별하고, 심각성과 중증도를 판단하여 필요한 응급처치를 결정하는 데 도움이 되는 정보를 얻을 수 있다.

가장 중한(심각한) 질병이나 부상에 대한 치료가 이루어진 후에는 재평가를 실시한다.

현장평가

구조자는 환자를 마주칠 때마다 가장 먼저 현장을 확인한다. 현장평가(scene size-up)는 현장의 안전성, 손상의 원인이나 질병의 특성, 환자 수를 결정한다. 현장평가가 없다면 잠재적으로 위험한 상황이 환자나 구조자를 비롯해 주변 사람들에게 더 많은 손상을 줄 수 있으며, 위험 상황이 올 수 있다(추가정보는 제2장 응급상황에서의 행동 참고).

자동차 충돌사고 현장은 많은 다른 형태들(예: 화학, 전기, 물, 화재, 폭발, 일산화탄소)로 대부분 위험한 환경에 노출되어 있다. 또한, 어느 현장에서 폭력적인 사람들, 불화가 있는 가정, 화난 구경꾼(방관자), 무질서한 관중들로 잠재된 폭력성을 갖고 있을 수 있다. 현장이 위험해 보이면 그 구역에 들어가지 않는다. 구조자 자신이 환자가 된다면 환자를 도울 수 없다.

잠재된 질병을 옮길 수 있는 물질에 대해 신체 노출을 줄여야 한다. 질병 감염은 매우 드물지만 모든 사람이 감염되었다고 생각하고 글러브를 착용해야 한다.

환자가 손상을 입었는지 질병이 있는지 결정하는 것은 중요한 단계이다. 이 구별이 출발점이 되어 평가 순서가 결정된다. 만약 현장평가나 일차평가에 심각한 질병이나 손상이 있다면 119구급대에 전화한다.

일차평가

일차평가의 목적은 생명을 위급하게 하는 상황을 찾아내는 것으로 구조자는 즉시 상황을 대처하기 위한 행동을 취할 수 있다. 일차평가는 환자의 반응, 순환검사, 호흡 확인, 심각한 출혈 확인을 포함한다.

전반적인 인상

환자에게 다가갈 때 환자의 첫인상(first impression), 또는 전반적인 인상(general impression)을 확인한다. 전반적인 인상은 때때로 표정검사(look test), 본능적인 반응(gut reaction)으로 불려왔다. 현장평가와 환자의 전반적인 인상은 다음을 결정한다.

1. 환자의 혈액이나 체액에 노출되어 감염의 가능성이 있는가?
2. 현장에서 구조자, 환자 또는 주위 사람들에게 위험이 있는지?
3. 손상을 입었거나 질병이 있는가? 만약 환자가 손상을 입었거나 질병이 있는지 결정을 못한다면, 환자가 손상을 입었다고 가정하고 진행한다.
4. 환자가 반응이 있는가? 또는 없는가?
5. 환자가 적절하게 또는 정상적으로 호흡하는가? 만약 환자가 말을 할 수 있다면 충분히 호흡하고 있다는 가능성이 크다.
6. 분명한 출혈의 징후, 혈액 분출, 혈액이 묻어 있는 의복 또는 혈액이 바닥에 고여 있는가?

반응평가

현장 도착 즉시, 환자의 의식상태나 반응을 확인한다. 환자의 반응 수준은 완전한 반응(의식)부터 무반응(무의식)까지 다양하게 나타날 수 있다. 모든 환자의 의식이 명료한 것은 아니며, 다양한 수준의 자극에 반응할 수도 있다.

반응이 있는 환자평가

의식이 있는 환자에게 자신을 소개하는 것부터 시작한다. 환자에게 자신이 응급구조 교육을 받았음을 알리고 도움을 주어도 되는지 물어본다. 의식이 있거나 반응이 있는 환자에게는 다음과 같은 질문을 하면 그 사람의 기억력을 평가할 수 있다.

- 환자: 성함이 어떻게 되나요?
- 장소: 지금 어디인지 아시나요?
- 시간: 몇 년, 몇 월인지 아시나요?
- 사건: 무슨 일인가요?

움직임이 없는 환자라면 조심스럽게 어깨를 두드리면서 큰 소리로 "괜찮아요?"라고 묻는다. 이 시점으로 무엇을 어떻게 해야 할지는 이 질문에 대한 대답에 달려 있다. 만약 환자가 대답하거나 신음하고 움직이면 그 사람은 반응을 보이는 것이다.

반응이 있는 환자라도 기도 폐쇄가 발생하거나, 심각한 출혈이 있거나, 심정지가 발생하거나, 쇼크 또는 기타 심각한 상태의 초기 단계에 놓여 있을 수 있으므로 모든 손상 환자에게는 일차평가가 필요하다. 이러한 각각의 상태는 의학적인 응급상황으로 간주되어야 하며, 이 중 어느 하나라도 위와 같은 상태가 의심되는 경우 즉각적인 치료가 제공되어야 한다.

반응이 없는 환자평가

반응이 없는 환자에게 CPR을 실시할 때의 단계와 유사하다. 연상기호 RAB-CAB로 기억된다. 대부분의 반응이 없는 환자는 CPR을 필요로 하지 않는다(5장 참고).

- R=Responsive? 반응이 있는지? 움직임이 없는 환자라면 조심스럽게 어깨를 두드리면서 큰 소리로 "괜찮아요?"라고 묻는다.
- A=Activate EMS. 만약 답변이 없다면 EMS를 활성화하기 위해 119구급대에 전화한다.
- B= Breathing? 호흡하는가? EMS를 활성화한 후 환자의 등을 평평하고 단단한 곳에 위치하게 한다. 숨을 쉬는지 헐떡거리기만 하는지 확인한다. 만약 환자가 숨을 쉰다면 심한 출혈이 있는지 확인한다. 만약 환자가 숨을 쉬지 않는다면 심폐소생술을 시행한다.

호흡을 하는 반응이 없는 환자는 심한 출혈 처치와 같은 응급처치를 받을 수 있다. 돌봄(care)을 제공하는 것은 묵시적 동의이다(1장 참조).

Q & A

일차평가를 언제 중단하여야 하나?

생명을 위협하는 상황이 일차평가에서 확인이 된다면 즉시 응급처치를 시작한다. 예를 들어, 사람의 기도가 막힌 경우 다른 평가 단계를 거치기 전에 이를 먼저 해결한다. 생명을 위협하는 상황(예: 질식)이 처치 및 완료된 후 일차평가를 다시 진행한다.

호흡평가

가슴(목부터 허리까지)의 오르내림이 있는지 보고 호흡소리가 정상인지 비정상인지 확인한다. 청색증(입술과 입 주위 푸르게 변함)과 잿빛 피부는 부적절한 산소공급의 원인이다. 부적절한 호흡을 나타내는 호흡소리는 표 4-1을 참조한다.

표 4-1 비정상적인 호흡소리

호흡소리	가능한 원인
코고는 소리(Snoring)	기도가 막혀 있을 때(보통 혀로 막힘)
액체가 흐르는 소리(Gurgling) (액체 속 숨소리)	목구멍에 액체가 있을 경우
꺽꺽거리는 소리(Crowing) (시끄럽고 삐걱거리는 소리)	후두경련; 이물질
쌕쌕거리는 소리(Wheezing)	경련 또는 기관지의 부분 폐쇄(천식, 폐기종)

심한 출혈 확인

심한 출혈을 평가할 때, 지혈이 필요할 정도로 생명을 위협하는 외부 출혈이 있는지 확인한다. 심한 출혈이 있는지 확인하기 위해서는 환자의 몸을 빠르게 훑어본다(예: 혈액이 젖은 옷 또는 바닥에 피가 고여 있는지). 이는 환자나 환자의 옷에 많은 양의 피가 있는지(출혈의 양을 추정하기 위하여)를 찾기 위함이다. 대부분의 경우, 상처에 멸균 드레싱을 올려두고 손이나 압력 붕대로 직접적인 압박으로 출혈을 조절한다. 생명을 위협하는 외부 출혈은 극히 드물다. 그러나 만약 발견이 된다면 즉시 처치해야 한다. 그러지 않을 경우 사망에 이를 수도 있다. 가능하다면 의료용 장갑을 착용해야 하며 장갑이 없는 경우 비닐봉지를 활용하여 혈액과의 접촉을 최대한 피하는 것이 좋다. 드레싱을 하거나, 천을 여러겹 덧대는 등 처치를 할 때 혈액과의 접촉이 발생하면 혈액 매개성 병원체에 의한 감염에 유의해야 한다.

Q & A

부상자는 어떤 자세를 해야 하나?

대부분의 환자들은 움직임을 제한하고 특히 척추 손상이 의심되는 경우 반드시 고정이 필요하다. 일차평가가 필요한 환자나 다른 자세로 경과가 좋아질 환자들은 조심히 자세를 바꿔준다. 이 상황들은 다음에 포함된다.

- 만약 환자와 구조자가 안전하지 않은 곳에 있다면 필요한 상황에만 안전한 장소로 이동한다.
- CPR(심폐소생술)이 필요한 경우 환자를 단단하고 평평한 곳에 바로 누운 자세(앙와위)로 눕혀서 심폐소생술을 받게 한다.
- 환자가 구토나 분비물로 인해 호흡곤란을 겪고 있거나 구조자가 혼자여서 도움을 요청하러 떠날 때에 환자를 회복 자세로 눕혀 두어야 한다(그림 4-1). 환자를 옆으로 눕힐 때 척추가 뒤틀리지 않도록 코와 배꼽이 같은 방향을 향하도록 한다. 쇼크의 증상이 보이면 바르게 눕힌다(앙와위, 배위 자세). 다리골절이나 머리 또는 척추 손상이 의심되는 환자는 움직이지 않는다.

척추 손상이 의심되지 않는 환자는 가장 편안한 자세로 있을 수 있다. 가슴 통증, 메스꺼움 또는 호흡곤란이 있는 환자는 반쯤 앉아 있는(semi-sitting) 자세로 상체가 약 45도 정도 기울어진 자세가 좋다. 천식발작이 있는 환자는 삼각 자세로 앉아서 손을 무릎에 놓고 팔꿈치를 바깥으로 뺀 자세가 좋다.

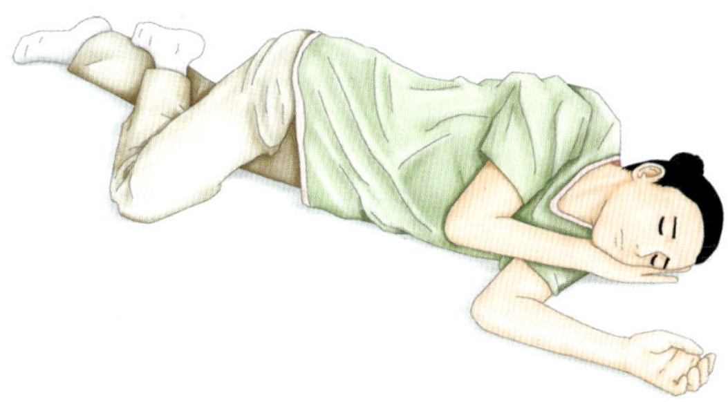

그림 4-1 회복 자세

병력 청취(SAMPLE)

SAMPLE병력을 이용해 정보를 수집한다. 샘플병력(SAMPLE history) 정보는 환자에게 무엇이 잘못되었는지 어떤 응급처치가 필요한지를 알려주는데 도움이 된다(표 4-2).

환자 자신에게 주호소와 병력에 대한 모든 질문에 대해 답을 들을 수 있으면 최상의 상황이다. 그렇지 않다면 가족, 친구, 목격자, 질병표식태그 또는 다른 질병관련 출처로부터 이런 정보들을 얻어야 한다.

표 4-2 SAMPLE병력

설명	질문
S = Sympthoms(증상)	무엇이 잘못되었나요? 어디가 아픈가요?
A = Allergies(알레르기)	어떤 것에 알레르기가 있나요?
M = Medications (약물복용)	어떤 처방되거나 처방되지 않은 약물을 복용하고 있나요? 무엇 때문에 복용하고 있나요? 마지막으로 언제 복용했나요?
P = Pertinent past medical history (관련된 과거병력)	전에도 이런 적이 있었나요? 최근에 질병을 앓았던 적이 있나요? 의사의 진료를 받고 있나요?
L = Last food or drink (마지막 식사와 음료)	마지막으로 먹었거나 마셨던 것은 언제 무엇이었나요? 얼마나 많이 먹었나요?
E = Events leading up to the illness or injury (질병이나 손상을 일으킨 사건)	손상: 어떻게 상처를 입게 되었나요? 질병: 무엇이 이 상태로 만들었나요?

질병표식태그 검사

질병표식태그(medical identification tag)나 환자의 지갑이나 소지품 중 의료정보가 기록된 카드를 관찰한다(이것은 종종 어떤 지역에서는 불법일 수 있다). 그러한 정보는 환자의 알레르기, 약물복용, 병력 등을 확인하는 데 도움이 될 수 있다(그림 4-2). 목걸이나 팔찌로 착용하고 있는 질병표식태그는 그것을 지니고 있는 사람의 질병 상태와 응급상황에서 24시간 연락할 수 있는 전화번호가 적혀 있어, 환자의 현병력을 알 수 있고 담당의사나 가까운 친척에게 쉽게 연락할 수 있게 한다.

이런 정보의 출처는 특히 환자가 의식이 없거나 질문에 대답하기에 너무 나이가 든 경우에 유용할 수 있다. 목걸이나 팔찌는 내구성이 있고, 즉각 인지가 가능하며, 카드보다 응급상황에서 환자로부터 분리될 가능성이 적다. 환자의 지갑이나 가방을 찾아야 한다면 그 장소에 다른 누군가가 같이 있을 때 시행하여 나중에 돈이나 카드의 분실로 고소에 휘말리지 않도록 한다.

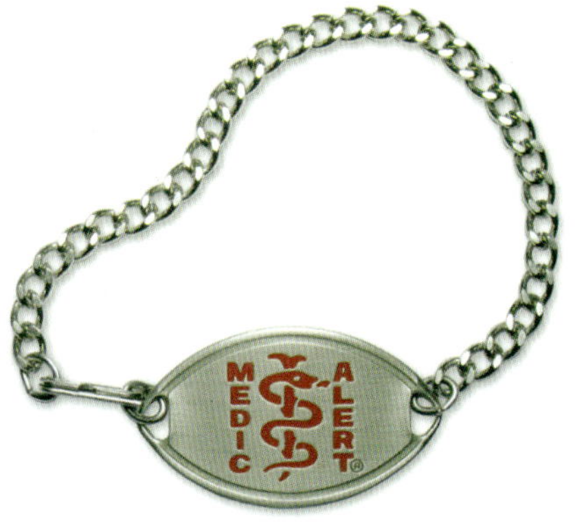

그림 4-2 질병표식태그(Medical identification tag). 앞면

참고

단서 확인하기(Check for Clues)

질병표식태그 외에도 환자의 손상이나 질병의 원인을 파악할 수 있는 다른 단서들을 찾을 수 있다. 라벨이 부착된 약병은 약물의 이름을 알 수 있지만, 왜 약물을 처방받았는지는 알지 못할 수도 있다. 환자에게 글루코스 알약이나 젤 또는 인슐린이 발견되었다면 당뇨성 응급상황을 예측할 수 있다. 호흡 분무제는 천식을 의미할 수 있다. 자동주입기(auto-injector)는 환자가 심각하고 생명을 위협하는 알레르기 반응에 민감하다는 것을 알려준다.

손상의 직접 기전(날카로운 물체, 깨진 유리, 구부러진 핸들 등)은 손상에 대해 결정적 세부정보를 제공한다. 또한 손상의 원인이 아닌 물건이 현장에서 발견되면 이는 환자의 틀린 정보를 알려주는 단서로 보일 수도 있다. 예를 들어, 떨어져 있는 사다리나 뚜껑이 열린 약병 등이다.

이차평가(신체검진)

SAMPLE병력 확인 후 신체검진(physical exam)을 시행한다. 이차평가는 주호소에 초점을 맞추고 생명을 위협하는 상태를 즉시 처치한다. 신체검진을 실시하는 목적은 잠재적으로 생명을 위협할 수 있는 갑작스러운 질병이나 응급처치가 필요한 손상을 확인하는 것이다. 좋은 신체검진은 무엇이 잘못되었는지를 찾아내는 것이다. "찾고, 고친다"라는 격언은 무엇이 잘못되었는지 알지 못하면 응급처치를 할 수 없다는 사실을 강조한다. 평가를 하기 전에는 무엇이 잘못되었는지도 알 수 없다.

응급처치제공자가 만나는 대부분의 환자들은 주호소에 대한 신체검진을 요구하며 전체 신체검진은 필요하지 않다. 그럼에도 불구하고 응급처치제공자들은 신체검진을 완전하게 수행하는 방법을 알아야 한다. 추가적인 질문으로 "무엇이 잘못되었나요?" 또는 "무슨 일이 있나요?" 다른 중요한 질문으로 부상을 당한 환자에게는 "아픈 곳이 있나요?"라고 묻는다. 많은 사람들이 걱정과 불안한 상태로 신체검진을 받는다. 그들은 연약하고 노출된 느낌을 받으므로 평가 시 존엄성(dignity)을 지키며 환자와 가족들에게 연민(compassion)을 보여준다. 가능하다면 환자는 앉거나 누워 있어야 한다.

신체검진 실시

현장평가에서 확인한 부상의 원인을 재검토하는 것으로 시작한다. 환자에게 상황에 대해 자세하게 설명하도록 한다면 손상 가능 부위를 예측할 수 있다. 특히 머리, 목, 척추 및 내부 손상(2장 참조). 손상의 원인을 확실히 하면 응급처치 절차를 결정하는 데 도움이 된다.

손상의 원인이 중요한지의 여부를 확인한다(표 4-3). 머리 손상환자는 다른 환자와 다르게 척추 손상이 없다고 확인이 될 때까지는 척추 손상을 가정한다.

반응이 있는 환자의 경우 다음 질문으로 척추 손상 여부를 확인한다(12장, 머리와 척추 손상 참고).

움직이는 환자를 안정시키고 움직이지 말라고 말한다.

척추 손상이 의심되는 경우, 환자의 머리나 목을 움직이지 않는다.

Q & A

손상과 질환이 있는 모든 환자에게 전체 평가를 실시하여야 하나?

아니다. 모든 환자들에게 일차평가를 실시하고 샘플병력을 확인한다. 의식이 변화되었거나 중요한 손상기전이(MOI) 있는 환자에게는 머리부터 발끝까지 완전한 신체검진을 실시하는 것이 중요하다. 그러나 질환이나 큰 손상을 입지 않은 반응이 있는 환자에게는 신체검진 시 주호소(chief complaint)에 중점을 둔다.

표 4-3 심각한 부상의 원인

- 성인의 경우 15ft (4.6m) 어린이의 경우 10ft (3m) 또는 사람 키의 세 배 높이에서 떨어진 경우
- 사람 키의 높이 또는 더 높은 곳에서 머리가 먼저 떨어진 경우
- 튕겨져 나감, 전복, 빠른 속도, 보행자, 오토바이, 자전거가 속한 차량 충돌
- 머리 외상과 의식상태 변화
- 머리, 가슴 또는 복부의 침투 (예: 찔리거나 총상)
- 심한 화상
- 동일한 차량에서 탑승자 사망과 관련된 차량충돌
- 차량에 치인 보행자

신체검진은 머리부터 발끝까지 환자의 몸 전체를 확인하는 것이다. 이 방법을 시행하면 환자의 징후와 증상에 주목하게 된다.

- 징후(signs)는 응급처치제공자가 볼 수 있는 환자의 상태이다.
- 증상(symptoms)은 환자가 느끼고 설명할 수 있는 것, 주 호소로 알려져 있다.

신체 일부분을 검진하려면 변형, 개방성 상처, 압통, 부기 등 손상 징후와 증상을 살펴보고 만져본다. DOTS 기억법은 손상의 징후를 기억하는 데 도움이 된다(그림 4-3).

- D = 변형(Deformity): 손상받지 않은 부분과 비교해서 신체의 일부분이 비정상적인 모양. 뼈가 부러졌거나 관절이 탈구되었을 때 변형이 발생한다.
- O = 개방성 상처(Open wounds): 피부가 찢어졌거나 출혈이 있는 경우
- T = 압통(Tenderness): 환자가 호소하는 민감성, 불편함 또는 통증. 특정 부위를 누르거나 직접 눌러보게 하여 압통이 있는지 확인
- S = 부기(Swelling): 평상시보다 커 보이는 부위. 조직의 과도한 체액이 원인이 됨

Q & A

언제 평가를 신뢰할 수 없는가?

의식상태의 변화가 있거나 다른 손상이나 질환에서 벗어날 수 있는 고통스러운 부상(예: 대퇴골 골절) 또는 알코올이나 약물을 섭취한 사람을 평가할 때에 주의한다.

손상의 원인이 명확한 환자

손상의 원인과 기전이 명확한 환자에게는 머리부터 발끝까지 신체검진을 해야 한다. 환자는 반응이 있을 수도 없을 수도 있을 것이다. 반응이 없으면서 손상기전이 있는 환자는 척수 손상이 있다고 가정하여 머리와 목을 움직이지 못하도록 고정한다. 남성이 여성을 검진할 때 가능한 한 여성이 같이 참석하도록 하는 것이 현명하다.

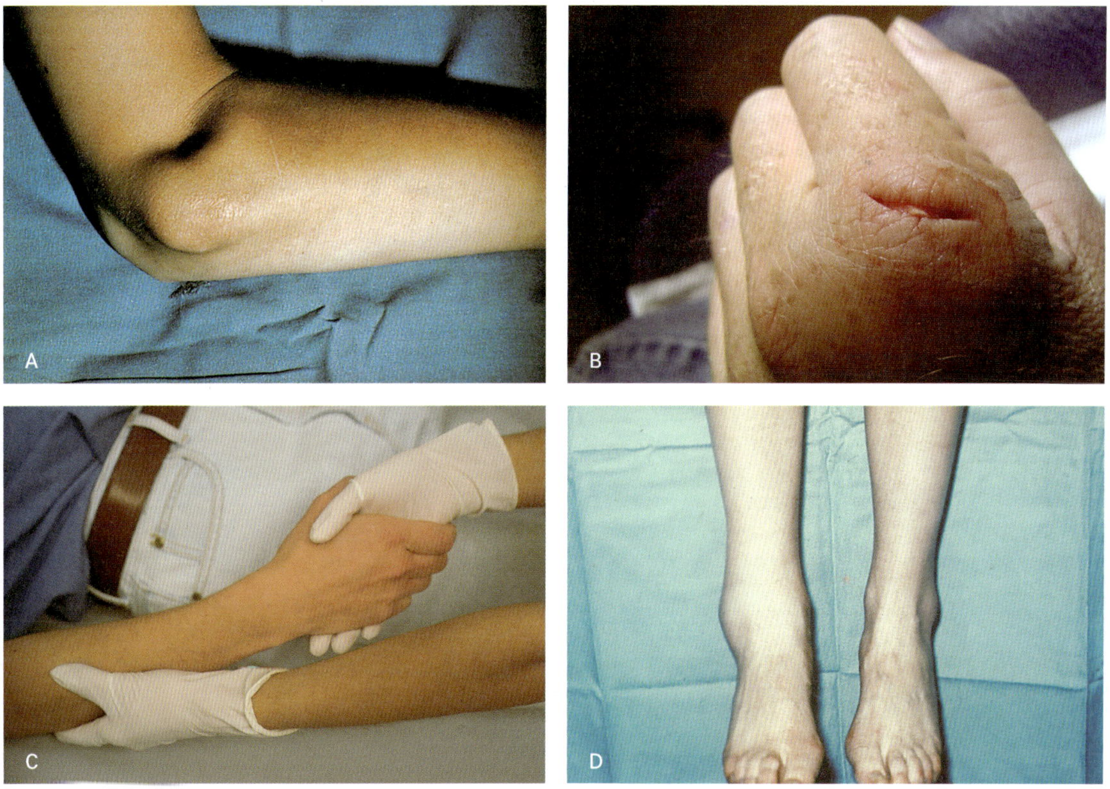

그림 4-3 DOTS를 보거나 느낄 수 있는지 검진한다.
(A) D=Deformity(변형), (B) O=Open wound(개방성 상처), (C) T=Tenderness(압통), (D) S=Swelling(부기)

손상의 명확한 원인이 없는 환자(경미한 환자)

손상의 명확한 원인이 없는 환자는 머리부터 발끝까지 신체검진을 할 필요가 없다. 대신에 주호소(신체의 나머지 부분과 달리 절단된 오른쪽 손가락)가 있는 부위를 중심으로 평가한다. 대부분의 응급처치제공자는 대개 이러한 환자평가를 더 자주 한다.

환자 평가

환자에게 도움을 주기 전에 13~14쪽에 설명된 적절한 절차를 따른다. 응급처치가 필요한 환자는 손상 또는 갑작스러운 질병이라는 두 가지 유형 중 하나에 해당할 수 있다. 환자를 평가 절차대로 진행하는 동안 생명을 위협하는 상태를 발견했다면 평가를 중단하고 즉시 처치해야 한다.

만약, 그 사람이...	그러면...
움직임이 없는	1. 어깨를 두드리며 "괜찮으세요?"라고 크게 물어본다. 2. 만약 환자가 반응하지 않으면 큰 소리로 주변에 도움을 요청한다. ▪ 주변에 도와줄 사람이 있다면 119에 전화하도록 하고, 구급상자와 자동심장충격기(AED)를 가져오도록 한다. ▪ 주변에 도와줄 사람이 없고 휴대폰을 가지고 있는 상태라면 스피커폰으로 119에 전화한다. 119구급상황관리사의 지시를 따른다. 구급상자와 자동심장충격기를 직접 가져온다. ▪ 주변에 도와줄 사람이 없고 휴대폰도 없다면 전화를 찾아 직접 119에 전화한다. 3. 의식이 없는 환자의 경우 호흡을 하고 있는지 확인한다 ▪ 환자가 정상적으로 호흡을 하고 있다면 환자를 옆으로 눕혀서 회복 자세(53쪽 참조)를 취하게 하고, 119에 전화한 후, 119가 도착할 때까지 환자와 함께 있는다. ▪ 환자가 정상적으로 호흡하지 않거나 헐떡이는 호흡을 보이는 경우 119에 전화하거나 주변 다른 사람에게 119에 전화하도록 도움을 요청한다. 심폐소생술을 시작하고 자동심장충격기를 사용한다(제5장, 심폐소생술 및 제6장, 자동심장충격기 참조). 4. 외부출혈이 있는지 환자의 신체를 확인한다. 출혈이 발견되면 즉시 지혈한다. 환자에게 질병표식태그가 있는지 확인한다.
명료하고 깨어 있음 응급처치제공자들은 이러한 유형의 손상을 입은 환자나 갑작스러운 질환을 가진 환자를 볼 가능성이 높다.	1. 자신을 소개하고 상대방의 이름을 물어보며 대화할 때 그 이름을 사용한다. 자신이 응급처치 교육을 받았다고 알린다. 상대방에게 도와줄 수 있음을 알리며, 응급처치제공의 동의를 얻는다. 환자에게 지금 여기가 어딘지, 그리고 날짜나 요일을 물어본다. 이에 대한 환자의 대답은 의식상태를 반영할 수 있다. 2. 호흡곤란 여부를 빠르게 확인한다. 3. 외부출혈을 찾아본다. 출혈이 발견되면 즉시 지혈한다(52쪽 참조). 4. 생명을 위협하는 상태가 발견되거나 의심된다면, 즉시 처치한다. ▪ 주변에 도와줄 사람이 있다면 119에 전화하여 구급상자를 가져오도록 요청한다. ▪ 주변에 도움을 청할 사람이 없고 휴대폰을 가지고 있다면 생명을 위협하는 상태를 먼저 치료한 후 119에 전화한다. 주변에 도와줄 사람이 없고 휴대폰도 없다면 전화를 찾아서 119에 전화한다. 5. 질병표식태그를 찾거나 환자에게 물어본다. 이러한 인식표는 환자에게 심각한 질병이 있는지를 보여준다.
의식이 명료한 환자에게 병력 청취하기	1. SAMPLE 기억법을 사용하여 환자의 과거병력과 주증상에 대해 파악한다. SAMPLE은 환자의 문제점을 판단하는데 도움이 될 수 있다. 일반적으로 환자는 SAMPLE 질문에 스스로 대답할 수 있지만 그렇지 못한 환자의 경우 가족, 친구, 주변 사람 또는 질병표식태그를 통해 정보를 얻는다. ▪ **S**= 증상은? ▪ **A**= 알레르기는? ▪ **M**=복용 중인 약은? ▪ **P**=관련된 과거병력은? ▪ **L**= 마지막으로 섭취한 음식이나 음료는? ▪ **E**=질병이나 손상에 이르게 된 사건은? 2. 질병과 관련된 주증상만으로는 현재 환자가 가진 문제의 정확한 원인을 파악하지 못할 수도 있다. 그 대신 전문적인 의료치료가 필요한 정도인지를 결정할 수 있다. 3. 응급의료서비스(EMS)가 도착하면 SAMPLE 정보를 꼭 전달한다. 찾아낸 정보는 문제가 무엇인지와 어떤 전문적인 의료처치가 필요한지를 결정하는 데 도움이 될 수 있다.

만약, 그 사람이...	그러면...
신체검진 실시 : 머리부터 발끝까지 확인	1. 대부분의 환자에게는 특정 신체에 대한 신체검진만 필요로 하며, 전신 신체검진은 일반적으로 필요하지 않다. 2. 생명을 위협하는 상태가 발견되면 즉시 처치해야 한다. 3. DOTS를 찾아보고 물어보면서 신체 부위를 확인한다. ▪ D= 변형 ▪ O= 개방성 상처 ▪ T= 압통 ▪ S= 부기 4. 검사를 시작하기 전에 해당 방법을 알리고 동의를 얻는다. 머리부터 시작하여 DOTS에 대해 물어보고 찾아보면서 각 신체 부위를 검사한다. 다음 순서대로 신체 부위를 확인한다 - 머리부터 시작하여 마지막으로 팔과 손까지의 순서로 신체 부위를 검진한다. ▪ 머리와 목 ▪ 어깨 ▪ 가슴과 복부 ▪ 엉덩이 ▪ 다리와 발 ▪ 팔과 손

Q & A

무엇이 잘못되었는지 진단할 수 있는가?

안 된다. 의학적 상태를 진단하는 것은 의사에게 맡기는 것이 가장 좋다. 비전문가가 의학적 상태를 진단할 경우 자격증 없이 의학 연습을 했다고 간주하여 법적으로 문제가 될 수 있다. 그렇지만 응급처치제공자는 발견된 징후와 증상을 근거로 무엇이 잘못되었을지 의심할 수 있다. 또한 응급의료서비스(EMS) 제공자는 감별진단(환자가 경험할 수 있는 잠재적인 문제들에 대한 간단한 목록)을 얻을 수 있다. 그러나 공식적인 진단은 환자가 병원에서 평가를 받은 후 이루어져야 한다.

참고

언어적 응급처치(Verbal First Aid): 손상이나 질환이 있는 환자에게 어떻게 말해야 하는가?

의식과 반응이 있으면서 손상이나 질환이 있는 환자에게 신뢰감을 얻고 진정시키기 위해 다음 지침을 따른다.

- 환자에게 고통과 불안을 주는 부정적인 말은 피한다.
- 응급처치제공자의 처음 내뱉는 단어는 상호 간의 분위기를 설정하기 때문에 매우 중요하다.
- 처치에 도움이 되지 않거나 환자의 대화 필요성을 충족시키지 않는다면 불필요한 질문은 하지 않는다.
- 울거나 웃는 것은 정상일 수 있다. 그런 반응이 환자를 당황스럽게 만든다면 그 사람에게 상황을 알린다.
- 긍정적으로 말한다. 예를 들어, "아무 고통을 느끼지 못할 겁니다." 보다는 "당신은 잘하고 있습니다."라고 말한다.
- 명백한 사실을 부정하지 않는다. 예를 들어, "아무것도 잘못된 것은 없습니다." 보다는 "추락하여 몸이 좋지 않을 수 있지만, 저희가 한번 확인해 보겠습니다."라고 말한다.
- 응급처치를 하는 동안 환자의 이름을 사용한다.

재평가

일차평가, SAMPLE병력, 그리고 이차평가 또는 신체검진은 부상과 질병을 빠르게 식별하여 응급처치를 제공하기 위해 신속하게 진행한다. 심각한 손상이나 질병이 있거나, 심각한 손상의 원인이 있었던 환자라면 주기적으로 재평가한다. 의심스러운 경우, 가능한 한 자주 재평가한다. 차분하게 침착함을 유지하고 구급대원이 곧 올 것이라 환자를 안심시키는 것도 환자에게 제공할 수 있는 최선의 처치일 수 있다.

EMS가 빠르게 도착한다면 재평가는 필요하지 않을 수도 있다. 응급처치제공자는 환자에게 알게 된 내용과 수행된 응급처치를 EMS에 보고해야 한다.

특별 고려사항

손상의 노출

손상을 검사하기 위해서 의복들을 제거하고 적절한 응급처치를 제공해야 한다. 의복 제거가 필요하다면 환자와 그 가족 또는 목격자에게 왜 의복제거가 필요한지를 설명해 줘야 한다. 옷을 벗기기 전에 환자에게 동의를 구해야 한다. 동의를 받은 후에는 필요한 만큼만 옷을 벗겨 노출시킨다. 환자의 개인정보를 보호하고 추위에 노출되지 않도록 노력한다. 가능하다면 따뜻한 담요로 환자를 덮어준다. 꼭 필요할 때만 옷에 손상을 가하고, 솔기를 따라 자르도록 한다(그림 4-4).

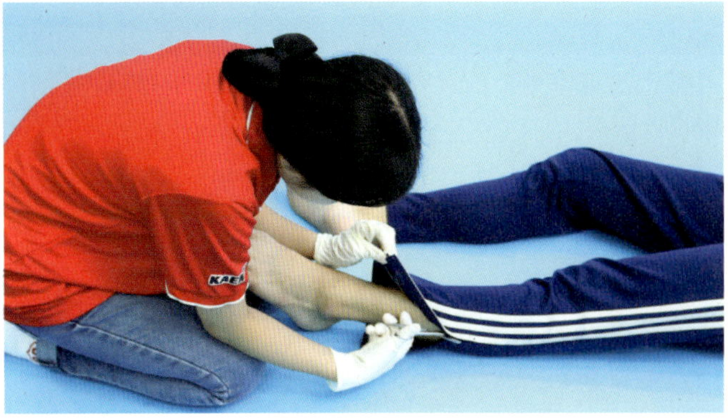

그림 4-4 손상 부위를 노출한다. 필요하다면 환자를 감싸고 있는 많은 옷들을 제거하되, 환자의 사생활보호에 신경을 써야 한다.

신체검진 중 접촉 피하기

응급처치제공자는 검사 시 부득이하게 부상자나 기타 질병의 환자와 접촉해야 한다. 그러나 신체검진 중에 응급처치제공자는 가능한 한 환자와 접촉을 피해야 한다. 신체검진 중에 환자와 접촉하지 않는다는 점은 다음 두 가지 상황에 대한 결과로 발생한 주요 변화이다.

- 코로나19(COVID-19) 시 6피트(183cm, 대략 두 팔 길이)의 거리를 유지해야 한다고 강조한다. 생명을 위협할 가능성이 있는 신규 및 재출현하는 질병들은 예상되어야 한다. 응급처치제공자가 심정지 환자에게 처치할 때 발생할 수 있는 COVID-19 감염 위험에 대한 정보는 21쪽을 참조한다.
- 신체검진 중 직접적 또는 잠재적인 신체적, 성적 학대 또는 성추행 혐의는 환자에게 접촉하는 방법을 가르치거나 실습할 때 많이 발생한다.

구조자와 환자의 접촉을 줄이기 위해 신체검진은 다음 지침에 따른다: DOTS를 이용하여 환자에게 질문한다. 이 네 가지 조건 중 세 가지(D, O, S)는 눈으로 평가할 수 있지만, 압통(T)은 환자가 통증이나 압통이 있는지 구조자가 신체 부위를 누르거나 만져볼 수 있게 요청해야 한다. 검사를 진행하는 동안에는 한 번에 하나씩 신체 부위를 확인하도록 한다.

물론, 접촉하지 않는 경우에는 예외가 존재한다. 이 중 몇 가지는 최소한의 접촉을 위한 몇 가지 예외가 있다.

- 움직이지 않는 사람의 어깨를 두드려 반응 여부 확인
- 회복 자세로 환자를 옆으로 눕힐 때
- 출혈을 멈추기 위해 직접 압박을 가할 때
- 심폐소생술을 위해 환자를 바로 누운 자세로 눕힐 때
- 구조 호흡 시 기도를 열기 위해 머리 기울이기-턱 들어올리기 동작을 할 때
- 심폐소생술 중 가슴 압박을 실시할 때
- 의식이 없고 호흡이 없는 환자에게 AED 패드를 부착할 때
- 척추 손상을 확인할 때
- 환자를 구출하거나 이동을 할 때
- 등 두드리기 및 복부 밀어올리기를 할 때

선택적 평가

응급처치제공자는 활력징후(예: 심박수, 호흡수, 혈압 등)를 측정할 것으로 예상되지 않는다. 일부 응급처치 교육에서 다른 방법으로 가르칠 수도 있지만 일반적으로 활력징후는 응급의료종사자, 전문가들이 배운다. 다음 섹션에서는 고려할 수 있는 선택적 평가에 대해 설명한다.

심박수

심박수는 분당 심장박동수이다. 안정된 성인의 정상 심박수는 분당 60~100회이다. 건강한 운동선수의 경우, 안정된 상태에서 정상 심박수는 분당 40~50회이다. 심박수가 분당 100회 이상 또는 60회 미만인 성인은 주의해야 한다. 심박수를 여러 번 측정하고 분당 120회 이상 또는 50회 미만으로 계속된다면 심각한 문제가 있을 수 있으며 전문적인 의료처치가 필요하다. 손목 안쪽(노동맥 부위)에 검지와 중지 끝의 평평한 부분을 엄지손가락 밑부분에서 약 5cm(2인치) 위에 위치시켜 맥박수를 측정한다. 엄지손가락은 자신의 맥박을 오인할 수 있기에 사용하지 않는다. 30초 동안 맥박수를 세고 2를 곱하여 분당 심박수를 구한다. 손목에서 느껴지는 심장박동은 모든 신체조직으로 산소를 전달할 수 있을 정도로 충분한 혈압이 있음을 의미한다.

호흡수

한 번의 호흡은 한 번의 들숨과 날숨으로 구성된다. 호흡수(또는 respiration rate)는 1분 동안 호흡한 횟수이다. 안정 상태의 성인의 정상적인 호흡수는 분당 12~20회이다. 호흡수가 분당 8회 미만 또는 24회보다 빠를 경우 비정상이며 산소가 필요한 상태일 수도 있다.

호흡수는 환자의 가슴이 오르락내리락하는 것을 30초 동안 관찰하고, 숨을 들이마실 때마다 그 횟수를 측정하여 2를 곱하여 계산한다. 일부 환자들은 검사자가 호흡수를 세고 있다는 것을 알면 의도적으로 호흡수를 조절할 수도 있다. 그렇기 때문에 심박수를 측정하는 척하며 환자도 모르게 호흡수를 측정해야 한다. 비정상적인 호흡소리는 의학적 문제가 있음을 의미한다.

피부 상태

환자의 피부를 빠르게 검사하는 것은 환자상태에 대한 정보를 제공할 수 있다. 머리를 평가할 때 피부온도, 색, 습윤상태를 검사한다. 피부색의 경우 밝은색 피부를 가진 환자는 피부 아래쪽의 순환과 산소포화상태를 반영한다. 검은 피부를 가진 환자는 피부변화를 분명하게 읽어낼 수는 없지만 손톱 밑이나 구강 안쪽, 눈꺼풀 안쪽을 평가할 수 있다. 환자 체온이 올라갔는지 내려갔는지를 알고자 할 때 환자 이마에 손등이나 손목을 대면 대략적으로 알 수 있다. 건조한 피부가 정상이다. 피부가 축축하거나 땀이 있거나 또는 지나치게 건조하거나 뜨거우면 질병상태를 의심한다.

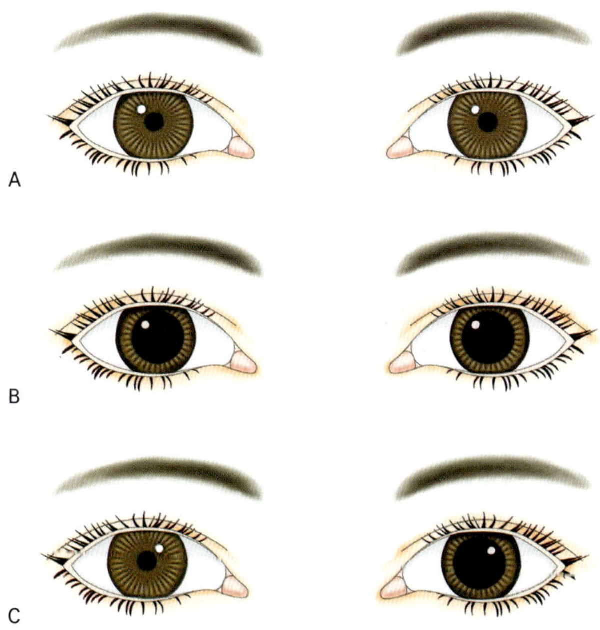

그림 4-5 (A) 축소된 동공, (B) 확대된 동공, (C) 비대칭 동공

눈 검사

눈의 검은 눈동자 중심에 있는 동공을 비교한다. 동공은 같은 크기이고 빛에 반응해야 한다(그림 4-5). 플래시라이트(펜라이트)를 이용하여 동공이 반응하는지 확인한다. 플래시라이트(펜라이트)가 없으면 손으로 환자의 한쪽 눈을 가렸다가 뗐을 때 동공의 반응을 관찰한다. 일반적으로 동공은 1초 내에 수축(작아짐)한다. 빛에 반응이 없는 동공은 사망, 혼수, 녹내장(노인의 경우) 또는 인공눈을 의미한다.

양쪽 동공의 크기가 다른지 확인한다. 두 동공의 크기가 다르다는 것은 거의 대부분 뇌졸중이나 뇌손상과 같은 임상적 응급상황의 징후이다. 그러나 비대칭 상태는 인구의 2~4%에서 정상적으로 나타나기도 한다. 또한 인공눈을 소지하고 있는 경우에도 동공이 비대칭으로 보인다.

모세혈관 재충혈 검사

어떤 응급처치제공자는 팔다리의 혈액순환이 적절한지 확인하기 위하여 모세혈관 재충혈 검사법을 이용한다. 이 검사법 수행은 손톱이나 발톱을 몇 초간 눌렀다가 떼는 것이다(그림 4-6). 뗄 때 눌렀던 창백한 피부는 2초 내에 정상의 색깔로 돌아온다. 재충혈 시간이 2초보다 더 걸리면 비정상 순환을 의미하고, 이것은 전문적인 의료처치가 필요하다.

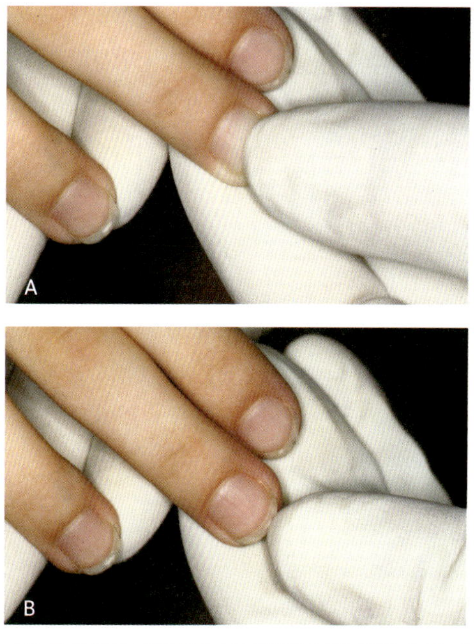

그림 4-6 (A) 모세혈관 재충혈을 평가하기 위해 하얗게 될 때까지 손톱 부분을 부드럽게 누른나. (B) 누른 손톱을 떼고 정상의 분홍색으로 돌아올 때까지 시간을 측정한다.

PREP KIT

복습

- 평가란 무엇이 잘못되었는지를 판단하고 적절한 응급처치와 안정을 보장하는 데 도움을 주는 일련의 행동이다.
- 환자와 만날 때마다 가장 먼저 현장평가를 수행한다.
- 평가는 환자가 질병 또는 손상 발생이 있는지 여부, 환자가 반응이 있는지 없는지, 그리고 생명을 위협하는 상황이 있는지 여부에 따라 달라질 수 있다.
- 일차평가는 신속한 처치가 필요한 생명을 위협하는 상황이 있는지 여부를 결정한다.
- SAMPLE병력 정보는 환자에게 무엇이 문제인지 파악하는 데 도움이 될 수 있으며 필요한 응급처치를 알려 줄 수 있다.
- 환자에게 질병표식태그가 있는지 관찰한다.
- 이차평가의 목표는 잠재적으로 생명을 위협할 수 있는 질병이나 손상을 식별하고 병력을 파악하기 위해 적절한 신체검진을 수행하고 활력징후를 얻는 데 있다.
- 재평가로 심각한 손상이나 질병이 있는 환자에게 주기적으로 추가 문제를 확인해야 한다.

핵심용어

DOTS 평가의 약자, 변형(deformities), 개방성 상처(open wounds), 압통(tenderness), 부기(swelling)

샘플병력(SAMPLE history) 증상과 징후, 알레르기 여부, 약물 복용, 관련된 과거병력, 마지막 음식섭취, 손상이나 질병을 유발한 사건을 파악하기 위한 환자상태의 간단한 병력

손상의 원인(cause of injury) 손상을 초래하는 힘. 때때로 손상기전(mechanism of injury; MOI)이라고 한다.

신체검진(physical exam) 평가 과정의 한 분야로 상세하게 평가하는 것으로, 주증상을 기반으로 환자의 상태를 즉시 확인할 수 없거나 상태를 파악하는데 더 많은 정보가 필요할 때 수행

일차평가(primary assessment) 응급처치제공자가 생명을 위협하는 손상을 파악하고 파악된 것에 부합하는 처치를 제공하기 위한 평가 과정

전반적인 인상(general impression) 즉시 또는 잠재적으로 생명을 위협하는 상황을 식별하는 데 도움이 되는 평가 부분

주호소(chief complaint) 환자가 호소하는 주증상. '무엇이 잘못되었나요?' 혹은 '무슨 일이 있었나요'와 같은 질문에 환자가 반응하는 것. 가능하다면 환자 본인이 직접 EMS나 전문가를 요청한 이유를 말하는 것이 좋다.

증상(symptom) 환자가 자신이 느끼는 것을 응급처치제공자에게 말한 것들. 주관적인 결과

질병의 본질(nature of illness; NOI) 환자가 경험하고 있는 일반적인 질병의 유형

징후(sign) 보거나 듣거나 느낄 수 있는 손상이나 질병의 증거

현장평가(scene size-up) 현장을 빨리 평가하고 주변의 안전 여부, 손상이나 질병의 원인, 환자 수 파악을 응급처치 시작 전에 완료

PREP KIT

실습평가

당신은 막바지 세일 기간에 혼잡한 백화점에 갔다. 근처 매장에서 누군가 큰소리로 도움을 요청하는 것을 들었다. 당신이 현장에 가장 먼저 도착했고, 목격자들이 다가가서 무슨 일인지를 물었고, 도움을 요청한 사람은 남성이 쓰러지는 것을 목격했다고 했다.

지시: 설명에 동의하면 "예"에 ○표하고, 동의하지 않으면 "아니요"에 ○표 하시오.

1. 당신이 첫 번째로 해야 할 일은 신체검진을 유도하는 것이다.
   예 아니요
2. 남성에게 시행할 일차평가에는 호흡 및 심한 출혈과 같은 즉각적인 생명을 위협하는 상태를 확인하고 처치하는 것이 포함된다.
   예 아니요
3. 남성이 반응이 있고 의식이 명료하다면 응급처치를 시행하기 전에 그에게 허락을 구해야 한다.
   예 아니요
4. 남성은 의료종사자가 도착할 때까지 함께 있어 주기를 요청한다. 당신은 의료종사자가 도착할 때까지 규칙적인 환자 평가를 계속해야만 한다.
   예 아니요

지식확인

지시: 설명에 동의하면 "예"에 ○표하고, 동의하지 않으면 "아니요"에 ○표 하시오.

1. 일차평가의 목적은 생명을 위협하는 상태를 파악하기 위함이다.
   예 아니요
2. 대부분 손상 입은 환자는 완벽한 신체검진을 필요로 한다.
   예 아니요
3. 신체검진은 머리에서부터 시작하여 몸의 아래쪽으로 이동하며 수행한다.
   예 아니요
4. 약자로 쓰는 DOTS는 환자의 병력에 대한 정보를 어떻게 모으는 것이 유용한지를 기억하는 데 도움이 된다.
   예 아니요
5. 손상이 있는 모든 환자와 갑작스럽게 아픈 환자에 대해서 신체검진 동안 질병표식태그를 찾아봐야 한다.
   예 아니요
6. SAMPLE 약자는 손상의 징후가 있는 부위를 어떻게 검진할 것인지 상기시켜 준다.
   예 아니요
7. 호흡을 평가하는 동안 가글링 소리(목구멍에 물이 흐르는 듯한 소리)가 들리면 인후두에 액체가 있을 가능성을 나타내는 것이다.
   예 아니요
8. SAMPLE의 M은 사람의 움직임을 의미한다.
   예 아니요
9. DOTS의 S는 부목을 의미한다.
   예 아니요
10. 질병표식태그는 목걸이로만 제공된다.
    예 아니요

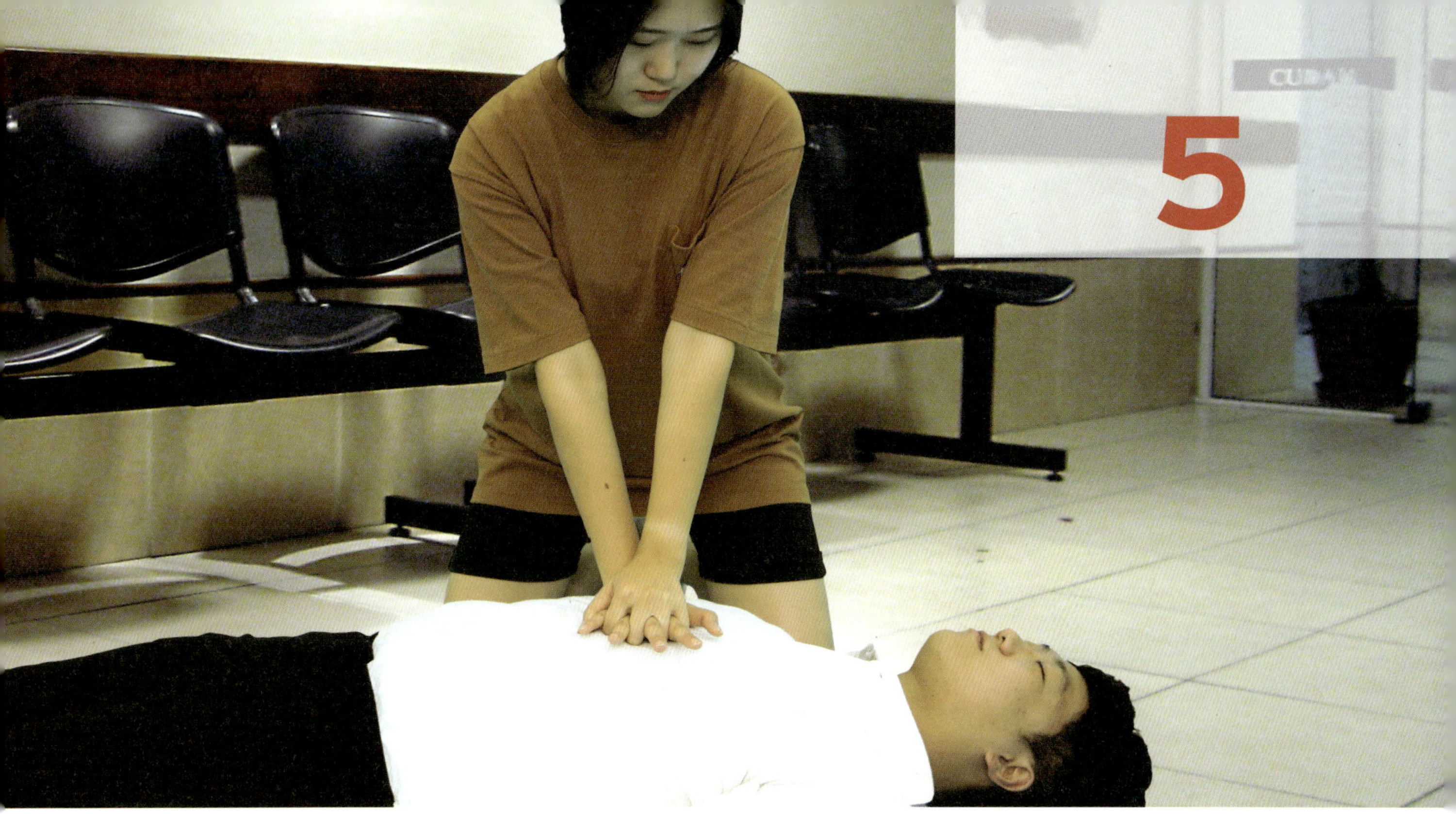

5

심폐소생술

CPR

CHAPTER AT A GLANCE

- 심정지란 무엇인가?
- 심정지 처치
- 성인 및 소아 심폐소생술
- 영아 심폐소생술
- 회복 자세
- 기도폐쇄

심정지란 무엇인가?

많은 사람이 '심장발작'과 '심정지', 이 두 단어의 의미를 혼동한다.

심장발작(heart attack)은 심장 근육에 공급되는 혈류가 급격히 줄어들거나 멈추었을 때 발생한다. 만일 막힌 동맥을 신속하게 재관류시키지 않는다면 영향을 받은 심장 근육은 괴사가 진행될 것이다. 적절한 치료 없이 시간이 지날수록 손상이 심해지며, 심각한 손상으로 인해 심장이 멈추는 심정지(cardiac arrest)가 발생할 수 있다. 심장발작 환자를 위한 응급처치는 제17장 급성질환에 나와 있다.

심장근육 조직에 적절한 산소가 제공되지 않으면 근육은 과민해지고 생명을 위협하는 불규칙한 "박동"이 생길 수 있다. 이것은 심실세동(VF) 또는 심실빈맥(VT)으로 이어질 수 있으며 급성심정지(SCA)를 일으킬 수 있다. 심정지 환자 치료의 초점은 병원 밖 생존사슬의 연결 고리를 강화하는 것이다(추후 논의). 이 장에서는 심폐소생술(CPR)의 술기에 중점을 둔다.

심폐소생술은 EMS(응급의료서비스)가 도착할 때까지 심정지 환자를 도울 수 있는 필요한 기술이다. 일부 사람들은 갈비뼈가 부러지는 등의 손상을 걱정하는데 그럴 가능성은 거의 없으며, 어떠한 위험도 심장이 뛰지 않는 것보다 문제가 될 수는 없다.

소아를 위한 심폐소생술은 몇 가지 차이점을 제외하면 성인에게 실시하는 것과 거의

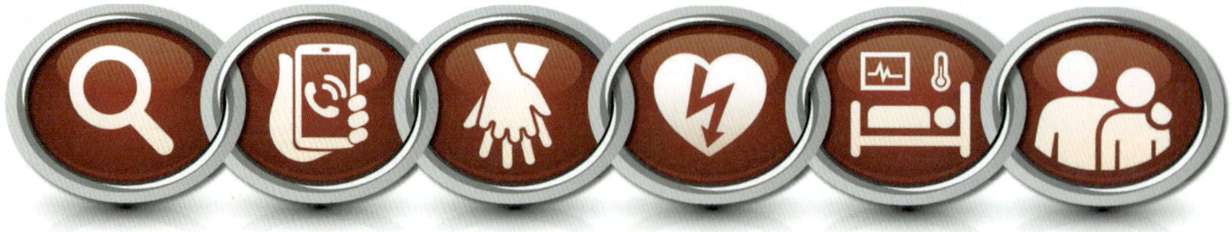

그림 5-1 생존사슬

동일하다(68쪽, 성인과 소아 심폐소생술 차이점 참고).

심정지와 같이 생명을 위협하는 경우 아무것도 하지 않는 것보다 무언가를 하는 것이 더 낫다. 심폐소생술을 수행하는 또 다른 이유는 응급처치제공자의 이익을 위한 것일 수 있다. 비록 실패하더라도 한 사람의 생명을 구하려고 노력했다는 사실을 알게 될 것이다.

심정지 처치

병원 밖에서 발생한 급성심정지(sudden cardiac arrest; SCA) 환자의 경우 심정지가 발생한 현장에서 빠른 일련의 단계가 이루어지지 않는다면 생존을 기대하기 어렵다. 생존사슬(chain of survival)은 심정지가 발생했을 때 현장에서 즉시 이루어져야 하는 이상적인 처치 단계를 나타내는 용어이다.

병원 밖에서 발생하는 심정지에 대해 행해져야 하는 여섯 가지의 생존사슬은 다음과 같다(그림 5-1).

1. 인지와 반응확인: 응급처치제공자는 심정지의 초기 징후를 인지하고 빠르게 119구급대에 전화하여 응급의료서비스(EMS)를 활성화해야 한다.
2. 심폐소생술: 심폐소생술(cardiopulmonary resuscitation; CPR) 중 가슴압박은 뇌와 심장에 혈액을 공급한다. 효과적인 가슴압박은 응급처치제공자와 자동심장충격기(AED)가 도착할 때까지 뇌가 손상되는 시간을 최소화하기 위해 중요하다.
3. 심장전기충격: 자동심장충격기를 사용하면 환자의 심장 박동을 회복시킬 수 있다. 시간은 아주 중요한 요소이다. 심장전기충격기의 사용이 빠를수록 성공할 확률이 높아진다. 자동심장충격기(AED)는 다양한 관공서, 운동시설, 공항, 지하철, 주거단지 등에서 찾아볼 수 있다.
4. 전문처치: 응급구조사는 급성심정지를 경험한 환자들에게 전문적인 처치를 제공해야 한다. 전문적인 처치는 정맥로확보, 수액처치, 약물투여, 전문기도유지술, 빠른 병원 이송을 포함한다.
5. 심정지 후 치료: 심혈관센터는 약물투여, 수술, 전문적인 의료처치를 제공하여 심정지 환자를 살리고 회복시킬 수 있다.
6. 회복: 심정지 환자가 퇴원하고 일상 활동으로 돌아갈 때까지 회복과 치료, 재활을 계획하는 치료 체계를 포함한다.

성인 및 소아 심폐소생술

심정지 환자는 빠른 심폐소생술, 자동심장충격기, 그리고 응급의료서비스의 도움을 필요로 한다. 심폐소생술은 가슴압박(chest compression)과 인공호흡을 통해 심장과 뇌로 혈액을 공급한다. 심폐소생술은 환자 나이에 따라 구분하지만 [영아(1세 미만), 소아(1세~사춘기), 성인(사춘기~노인)] 심폐소생술의 방법은 유사하다.

성인 심폐소생술과 소아 심폐소생술을 시행할 때는 RAB-CAB 기억법으로 순서를 기억하면 좋다. RAB-CAB 기억법:

- R = Responsive: 반응 확인
- A = Activate EMS, AED: 응급의료서비스 및 자동심장충격기 요청
- B = Breathing: 호흡 확인
- C = Compressions: 가슴압박
- A = Airway: 기도개방
- B = Breaths: 인공호흡

Q & A

심폐소생술 시 성인, 소아, 영아의 기준

- 영아는 태어난 지 1년 미만
- 소아의 나이가 1세 이상에서 사춘기까지(사춘기는 남자의 경우 겨드랑이에 털이 나는 것, 여자의 경우에는 가슴 발육의 시점)
- 성인의 경우 사춘기 시점 이후부터 노인까지 모두 포함한다.

R = 반응 확인

움직이지 않는 사람의 어깨를 가볍게 두드리며 큰 목소리로 괜찮은지 반응을 확인한다. 환자가 응답하지 않는 경우(즉, 반응이 없거나, 움직임이 없거나, 비정상적인 호흡을 하는 경우) 무반응으로 간주한다.

환자의 반응을 확인하기 위해 환자의 어깨를 살짝 두드리며 "괜찮으세요?"라고 큰 소리로 물어본다.

만일...	그러면...
반응이 있다(예: 말을 하거나 움직임).	▪ 먼저 도움이 필요한지 물어본다. ▪ 도움이 필요하다면, 과거 병력을 얻기 위해 SAMPLE 기억법[Symptoms(증상), Allergies(알레르기), Medications(약물), Pertinent past medical history(관련된 과거 병력), Last oral intake(마지막으로 먹은 음식과 시간), Events leading up to the injury or illness(질병이나 손상을 유발한 상황)]을 사용한다(53쪽 참조). ▪ 만일 부상을 당했다면 DOTS[Deformities(변형), Open wounds(개방성 상처), Tenderness(압통), Swelling(부종)]에 대해 묻거나 살핀다(55쪽 참조). ▪ 발견한 부상을 처치하고 필요한 경우 119에 전화한다.
반응이 없다(예: 대답도 움직임도 신음도 없음).	▪ 다음 단계(A = Activate)로 넘어간다.

A = 응급의료서비스 및 자동심장충격기 요청

환자가 반응이 없는 것을 확인한 후 주위에 도움을 요청한다. 직접 119구급대에 전화를 하거나 목격자에게 전화해 달라고 부탁한다. 핸드폰을 사용할 수 있다면 환자 곁을 떠나지 않고 119구급대에 전화할 수 있다. 가능하다면 핸드폰을 사용하여 전화하고 환자의 옆에 있는다. 만약 핸드폰을 사용할 수 없다면 통화가 가능한 곳으로 이동하여 119구급대에 전화한 다음 자동심장충격기를 가지고 온다. 만약 구조자가 한 명이고 소아나 영아의 심정지가 발생했다면 먼저 5주기의 심폐소생술(30회의 가슴압박과 2회의 인공호흡 5주기, 약 2분)을 한 뒤 119구급대에 전화한다.

만일...	그러면...
도와줄 사람이 오고 있거나 근처에 있다.	▪ 구조자가 처치를 하는 동안 조력자에게 119에 전화하여 응급의료서비스(EMS)를 활성화하고 자동심장충격기를 가져오도록 요청한다. ▪ 휴대폰으로 전화한다면, 스피커 모드로 전환해 환자 옆에 놓고 119구급상황관리사의 지시를 따른다.
성인 환자이고 주변에 도와줄 사람이 없다.	▪ 119에 전화하고 자동심장충격기를 가져온다. ▪ 도움을 요청한 후에도 계속 처치한다. ▪ 휴대폰이 없을 때는 환자 곁을 잠시 비우더라도 119에 먼저 전화하고 자동심장충격기를 가져온 후 처치한다.
소아 환자(1세~사춘기)	▪ 구조자 혼자뿐이라면 119에 전화하기 전 30회의 가슴압박과 2회의 인공호흡을 5주기(2분 동안) 실시한다.

B = 호흡 확인

5~10초 이내 가슴의 오르내림을 확인하며 호흡을 확인한다. 무호흡이나 간헐적인 헐떡거림(신음 소리 또는 코 고는 소리)은 심폐소생술이 필요함을 나타낸다.

호흡을 확인하기 위해서는 5~10초 동안 얼굴에서 복부까지 움직임(상승과 하강)을 관찰한다.

만일...	그러면...
환자는 호흡이 정상적이다.	▪ 기도를 개방하기 위해 환자를 옆으로 눕혀 회복 자세를 취해준다. 만일 목 또는 등의 손상이 의심된다면 움직이지 않도록 한다. ▪ 응급의료서비스(EMS)가 도착할 때까지 환자와 같이 있으면서 호흡을 확인한다.
환자는 반응이 없고 무호흡이거나 헐떡거린다(급히 들이마심, 신음, 또는 코 고는 소리처럼 들린다).	▪ 환자를 평평하고 단단한 바닥에 등이 닿게 눕힌다. ▪ 다음 단계(C=가슴압박)로 진행한다.

C = 가슴압박

환자를 단단하고 평평한 곳에 눕힌다. 옷을 벗겨 가슴을 노출시킨다. 이것은 가슴압박을 위한 올바른 손 위치를 찾을 수 있으며 자동심장충격기(AED)가 현장에 도착하면 즉시 사용할 수 있다. 다음 단계에 따라 가슴압박을 시행한다.

1. 압박에 적합한 손 위치를 찾고 자동심장충격기가 현장에 도착했을 때 사용할 수 있도록 환자의 의복을 제거한다.
2. 성인의 경우, 한 손의 뒤꿈치를 가슴 한가운데(복장뼈 아래 1/2 부위)에 위치시킨다.
3. 다른 한 손은 처음 놓았던 손등 위로 겹쳐 손가락을 맞잡는다. 손가락들이 환자의 가슴에 닿지 않게 하고 첫 번째 손을 펼친다. 절대 양손을 십자가(+) 형태로 교차하지 않는다(그림 5-2). 소아의 경우, 한 손을 사용한다. 하지만, 소아의 신체 크기와 구조자의 손 크기에 따라 두 손을 사용해야 할 수도 있다.
4. 어깨는 손과 일직선이 되도록 팔을 곧게 펴고 팔꿈치는 구부리지 않는다.
5. 강하게 압박한다: 성인의 경우 약 5cm, 소아의 경우 4~5cm 또는 가슴 앞뒤 두께의 최소 1/3만큼 눌리도록 복장뼈를 일직선으로 강하게 압박한다. 상체 체중을 이용하여 가슴을 압박한다. 단순히 상체를 앞뒤로 흔들지 않는다.
6. 빠르게 압박한다: 분당 100~120회의 속도로 30회 압박한다. 스마트폰 앱의 박자, 또는 휴대폰을 통해 들리는 119구급상황관리사의 지시를 따른다.
7. 부드럽게 압박한다: 반동을 주거나 찌르는 듯이 누르지 않는다. 압박 중 특정 위치에서 멈추지 않는다.
8. 압박 후 가슴을 완전히 이완시킨다. 가슴에 기대지 않는다.

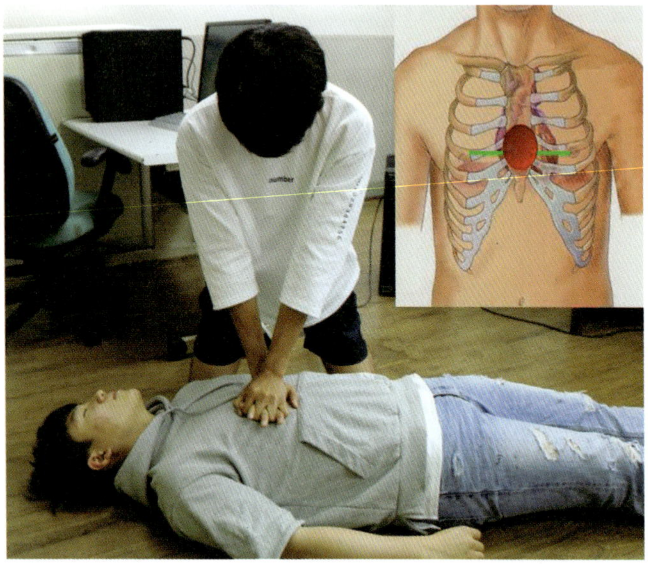

그림 5-2 가슴압박 시 손의 위치는 복장뼈 아래 1/2 지점이다.

A = 기도개방

심폐소생술을 하는 동안 인공호흡을 하기 전에, 머리기울임-턱들어올리기 방법을 사용하여 기도를 개방한다. 목이나 허리 부상이 의심되는 경우 이 방법을 사용하지 않는다.

머리기울임-턱들어올리기 방법(head tilt-chin lift maneuver)을 시행하기 위해 다음과 같은 단계를 따라야 한다.

1. 한 손은 환자의 이마에 놓고, 다른 한 손의 손가락 끝은 턱 끝부분에 놓는다.
2. 이마에 얹은 손을 뒤로 누르면서 턱을 위쪽으로 들어올리면 환자의 머리를 뒤로 기울일 수 있다.

참고

응급처치에서 산소 공급

산소를 공급하는 것은 다양한 의학적 상태에 유용하다. 그러나 산소 사용은 응급처치 기술로 간주되지 않으며 특별한 훈련이 필요하다. 만약 산소를 공급할 상황일 경우 화재발생원(예를 들면, 타고 있는 담배, 불꽃)을 해당 지역에서 멀리해야 한다.

B = 인공호흡

호흡하지 못하는 환자를 위해 호흡을 도와주는 것을 구조호흡이라 한다. 머리기울임-턱들어올리기 방법으로 환자의 기도를 확보한다(그림 5-3).

다음 단계에 따라 인공호흡을 시행한다.

1. 엄지와 검지로 코를 움켜쥐어 막고 당신의 입으로 입-보호기구(mouth-to-barrier device) 또는 환자의 입을 완전히 밀폐한다. 감염성 질환의 감염을 막기 위해 가능하면 입-보호기구를 사용한다. 만일 인공호흡이 꺼려지거나 할 수 없는 경우(즉, 심각한 구강 손상, 비효율적인 밀폐, 입을 벌릴 수 없는 경우)에는 가슴압박소생술(compression-only CPR)을 시행한다(73~74쪽 참고).
2. 1초에 1회씩, 2회 인공호흡을 시행한다(각 인공호흡 후에 정상적인 1회 호흡량을 마신다). 너무 강하거나 너무 오랫동안 숨을 불어넣지 않는다.
3. 호흡이 들어가는지 확인하기 위해 환자의 가슴이 올라가는지 관찰한다.
4. 각 인공호흡 후 가슴이 내려가는 것을 확인한다.
5. 다음 표의 작업들을 수행한다.

만일...	그러면...
첫 번째 인공호흡으로 가슴이 상승하지 않는다.	환자의 머리를 다시 기울이고, 두 번째 인공호흡을 시행한다.
환자의 기도를 재개방하고 두 번째 인공호흡을 시행함에도 가슴이 상승하지 않는다.	▪ 이물질이 환자의 기도를 막고 있을 수 있다. ▪ 심폐소생술(CPR)에서 한 가지 변화를 준다. 가슴압박 후 인공호흡을 시행하기 전, 입을 벌리고 목구멍 뒤쪽에 이물질이 있는지 찾는다. 육안으로 보인다면 제거한다. 이물질에 의한 기도폐쇄 환자에게 맹목적 손가락 훑기는 사용하지 않는다.
2회 인공호흡 후 가슴이 올라온다.	30회 가슴압박 후 2회 인공호흡을 시행한다.
환자의 입을 사용할 수 없다(예: 심각한 구강 손상, 비효율적인 밀폐, 입을 벌릴 수 없음, 물속에 있음).	▪ 머리기울임-턱들어올리기 방법을 사용한다. ▪ 환자의 코를 입으로 막고 인공호흡을 시행한다. 가능하면 보호기구를 사용한다. ▪ 또는 가슴압박소생술(Compression-only CPR)을 시행한다.
환자가 구토를 하거나 입안에 액체가 있다.	환자를 옆으로 돌려 눕히고, 장갑을 낀 손가락 또는 거즈 조각을 사용하여 입안을 깨끗하게 한다. 그다음 환자를 다시 등 쪽으로 돌려 눕힌 후 처치를 계속한다.

6. 다음 상황이 나타날 때까지 30회의 가슴압박과 2회의 호흡을 지속한다.
   - 자동심장충격기가 도착하고 필요한 경우 분석하고 충격을 줄 수 있도록 정지하라는 음성 안내가 나오는 경우
   - 환자가 숨을 쉬기 시작한 경우
   - 동등하거나 전문구조자가 도착하면 인계한다.
   - 현장이 안전하지 않은 경우: 심폐소생술을 지속하기 전 가까운 안전지대로 환자를 이동시킨다.
   - 구조자가 혼자고, 육체적으로 지쳐서 지속할 수 없는 경우
7. 만일 다른 구조자가 있다면 당신이 인공호흡을 하는 동안 가슴압박을 함으로써(또는 그 반대의 경우도 가능) 도울 수 있다. 만일 다른 구조자가 심폐소생술(CPR) 훈련을 받지 않았다면, 당신이 가슴압박과 인공호흡법을 가르칠 수 있다. 매 5주기(약 2분)마다 역할을 바꾸는 것은 구조자의 피로를 줄이는 데 도움이 된다.

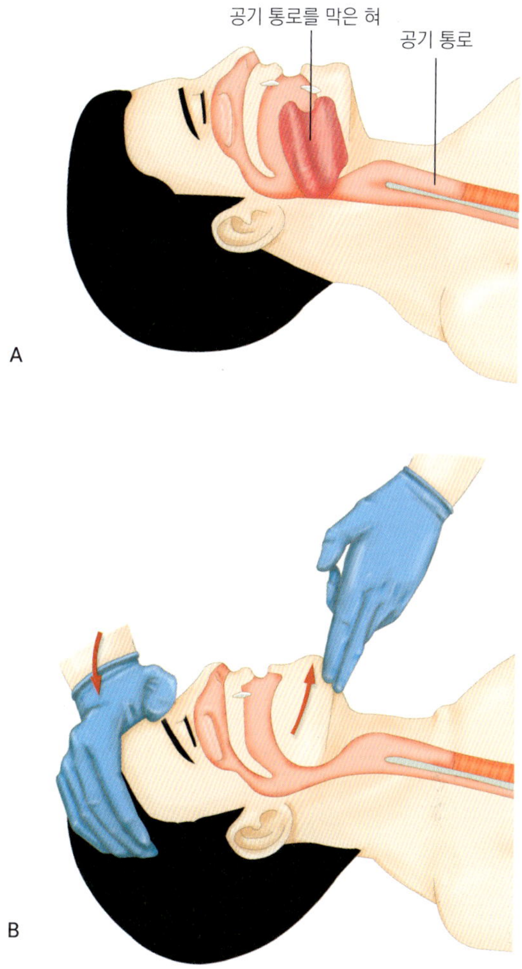

그림 5-3 (A) 혀가 이완되며 목 뒤로 넘어가 기도 폐쇄를 일으킨다. (B) 머리기울임-턱들어올리기 방법을 하기 위해 한 손을 환자의 이마에 올려놓고 손바닥으로 압력을 가해 머리가 뒤로 젖혀질 수 있도록 한다. 그다음, 아래턱 뼈 근처의 턱 아래에 집게손가락과 가운뎃손가락의 끝부분을 놓는다. 머리가 뒤로 젖혀지면, 턱을 위로 들어올려 아래턱 전체를 들어올린다.

인공호흡에 의한 감염 우려는 가슴압박소생술(compression-only CPR)과 입-보호기구(mouth-to-barrier device)를 사용하여 해결할 수 있다.

성인 또는 소아 심폐소생술에 대한 단계 및 기술에 대해서는 **수행절차 5-1**과 **순서도 5-1**을 참조한다.

수행절차 5-1 성인 및 소아 심폐소생술

노트: 가능하다면, 질병 감염을 예방하기 위해 보호기구를 사용한다. 무엇을 해야 할지 기억하기 위해 RAB-CAB를 사용한다.

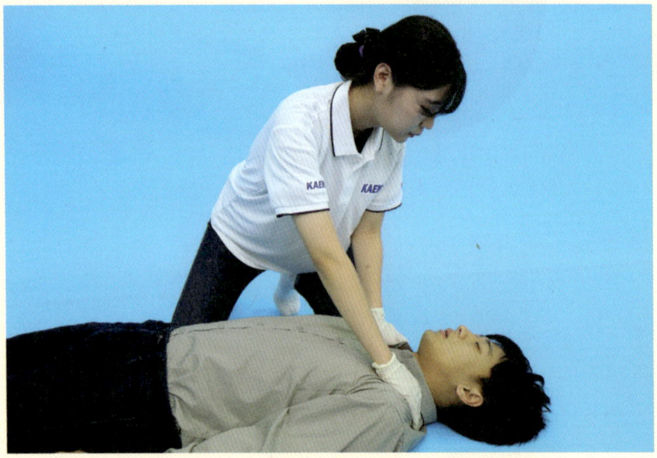

1 R = Responsive(반응)

환자의 어깨를 두드리며 "괜찮으세요?"라고 큰 소리로 반응을 확인한다.

a. 환자의 반응이 있다면, SAMPLE을 적용해 병력을 물어보고 DOTS(변형-개방성 상처-압통-부종)에 대해 묻고 검사한다.

b. 환자의 반응이 없다면, 다음 단계(A = Activate)를 시행한다.

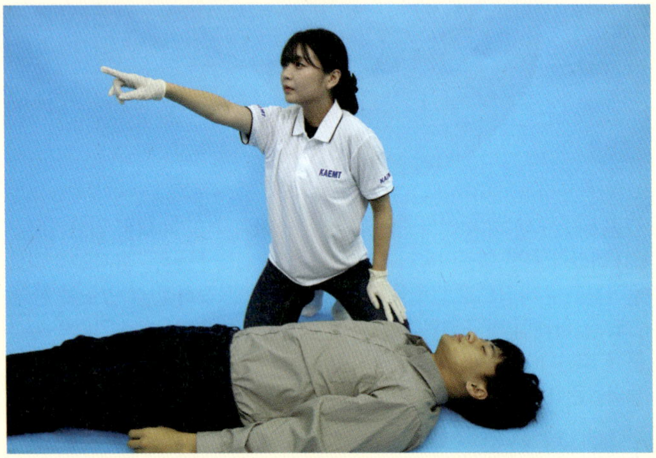

2 A = Activate EMS and get an AED
(응급의료서비스 및 자동심장충격기 요청하기)

a. 가까운 곳에 도움을 요청한다.

b. 주변에 도와줄 사람이 있으면, 당신이 처치하는 동안 119에 전화하고 자동심장충격기를 요청한다.

c. 혼자 성인 환자를 처치할 경우, 119에 전화한다. 만일 휴대폰이 없다면, 도움을 요청할 수 있는 휴대폰을 찾고 자동심장충격기를 가져온다.

d. 혼자 소아 환자를 처치할 경우, 119에 전화하기 전 30회 가슴압박과 2회 인공호흡, 5주기를 시행한다.

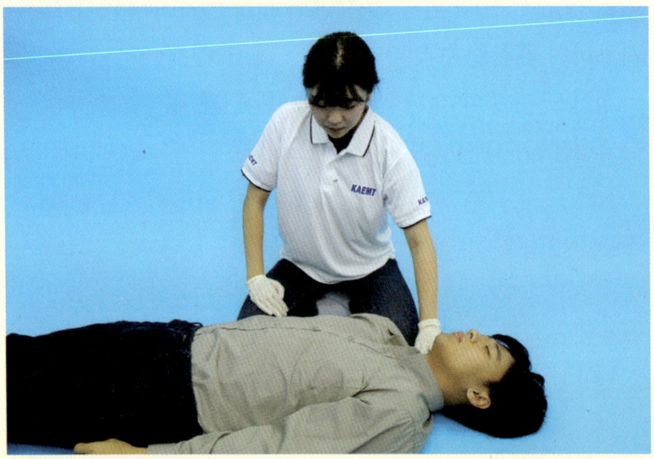

3 B = Breathing(호흡)

a. 환자를 평평하고 단단한 곳에 눕힌다.

b. 5~10초 동안 환자의 얼굴에서 복부까지 움직임(상승과 하강)을 관찰한다.

c. 만일 환자가 숨을 쉬지 않거나 헐떡거리는 경우, 다음 단계인 가슴압박을 진행한다.

수행절차 5-1 성인 및 소아 심폐소생술(계속)

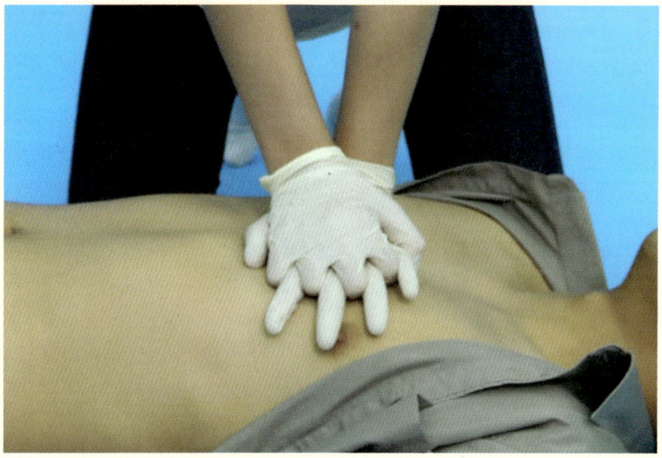

4 C = Chest compressions(가슴압박)

가슴압박을 시행한다.

a. 자동심장충격기가 있다면 환자의 의복을 벗겨 가슴을 노출시키고 정확한 가슴압박 위치를 찾는다.

b. 성인의 경우:

- 한 손의 손꿈치를 환자의 가슴 중앙, 복장뼈 아래 1/2 지점에 위치시킨다.
- 손가락이 서로 맞물릴 수 있도록 다른 한 손을 처음 위치시킨 손 위에 올려놓는다. 손가락이 환자의 가슴에 닿지 않도록 한다. 손바닥이 X자 모양으로 교차하지 않도록 한다.

c. 소아의 경우:

- 한 손을 사용한다. 가끔 소아의 신체와 구조자의 손 크기에 따라 두 손을 사용하는 것이 필요할 수 있다.

d. 팔꿈치를 뻗은 상태를 유지하며 팔과 손이 수직이 되게 위치시킨다.

e. 강하게 압박: 복장뼈 아래 1/2을 압박한다. 성인 약 5cm, 소아 4~5cm 또는 가슴 앞뒤 두께의 최소 1/3만큼 눌리도록 가슴압박을 시행한다. 구조자의 상체 체중이 실리도록 압박하되 단순히 상체만 앞뒤로 흔들리지 않도록 주의한다.

f. 빠르게 압박: 1분에 100~120회의 속도로 압박한다. 스마트폰에 설치된 심폐소생술 앱의 박자에 맞춰 가슴압박을 시행하면 쉽다.

g. 부드럽게 압박한다. 찌르듯이 누르거나 반동을 이용하여 압박하지 않는다. 누르고 있거나 이완상태에서 멈추지 않는다.

h. 가슴압박 후에는 충분한 이완이 될 수 있도록 시행한다. 가슴을 누르지 않도록 한다.

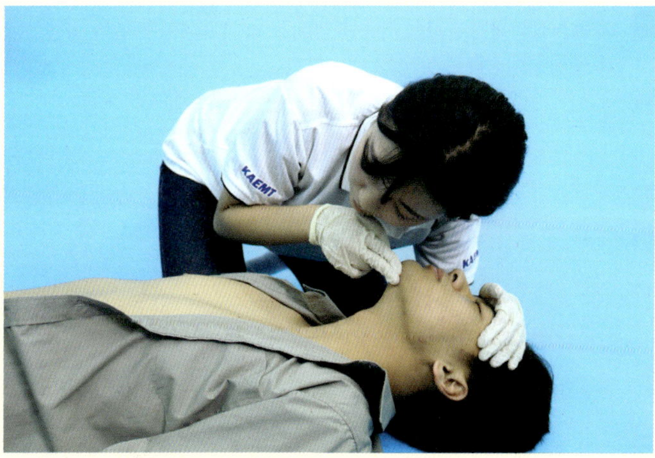

5 A = Airway open(기도개방)

기도를 개방한다.

a. 손을 환자의 머리에 가까이 놓는다. 한 손을 환자의 이마에 대고 부드럽게 고개를 뒤로 젖힌다.

b. 반대편 손으로 손가락 2개를 이용하여 환자의 아래턱뼈를 지지한다. 이때 환자의 턱 부분의 물렁조직을 압박하지 않도록 주의한다.

c. 머리를 뒤로 젖힌다.

(계속)

수행절차 5-1 성인 및 소아 심폐소생술(계속)

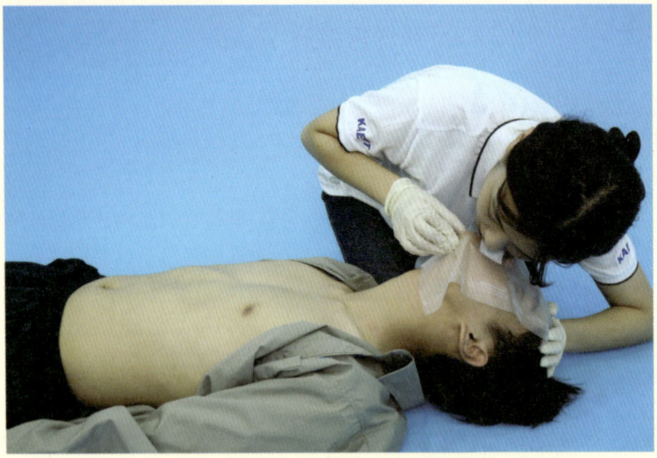

6 B = Breaths(인공호흡)

인공호흡을 2회 시행한다.

a. 환자의 코를 막고, 구조자의 입을 입-보호기구(mouth-to-barrier device) 또는 환자의 입에 밀착시킨다. 만일 인공호흡에 대한 거부감이 들거나 불가능하다면 가슴압박소생술(compression-only CPR)을 시행한다.

b. 1초에 한 번씩 2회 인공호흡을 시행한다. 이때 숨을 너무 강하게 불어넣거나 너무 오래 시행하지 않는다(평소에 호흡하는 양만큼 호흡을 불어넣는다).

c. 인공호흡을 하는 동안 가슴이 올라오는 것을 눈으로 확인한다.

d. 각각의 인공호흡 시에 가슴이 올라오는지 확인한다.

e. 2회의 호흡을 하면서 가슴이 올라오는 것을 확인했다면 30회의 가슴압박을 다시 시행한다.

f. 만약 첫 번째 인공호흡 시 가슴이 올라오는 것을 확인하지 못했다면 기도를 재개방 후 다시 인공호흡을 시행한다. 두 번째 인공호흡 후에도 가슴이 올라오지 않는다면 다시 심폐소생술을 시행한다(30회의 가슴압박과 2회의 인공호흡).

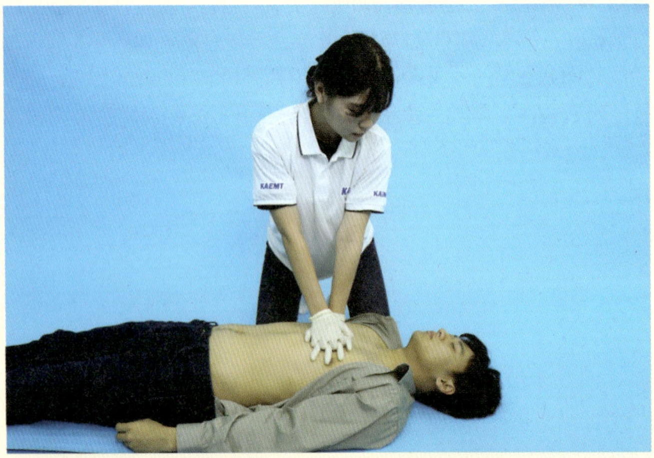

7 자동심장충격기가 도착하기 전까지 가슴압박과 인공호흡을 30:2의 비율로 유지한다. 자동심장충격기가 도착한 경우, 심정지 리듬 분석을 통해 필요시 전기충격이 제공될 수 있도록 가슴압박을 중단한다. (만약 다른 사람이 있을 경우, 한 명은 인공호흡을 시행하는 동안 다른 구조자는 가슴압박을 시행하거나 그 반대의 경우도 가능하다.)

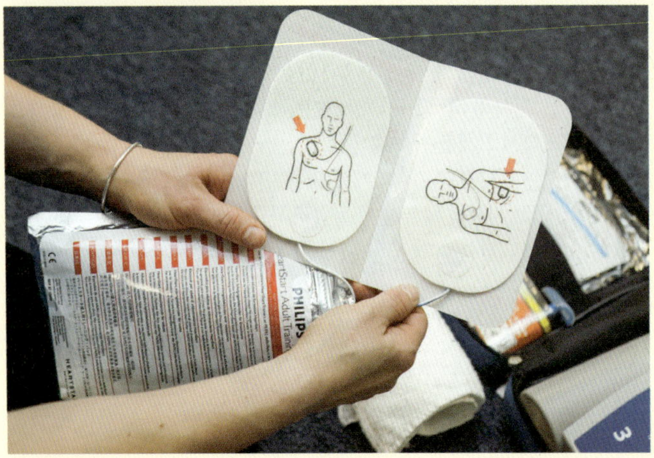

8 자동심장충격기가 사용 가능한 상태가 되면 가능한 한 빨리 적용한다(6장 자동심장충격기 참조).

순서도 5-1 성인 및 소아 심폐소생술

무엇을 해야 할지 기억하기 위해 RAB-CAB 연상기호를 사용한다.

Response = 환자가 반응이 있는가? (대답, 움직임, 신음 등)

아니요 →

Activate = 119구급대에 전화하여 EMS를 활성화한다.

환자를 단단하고 평평한 곳에 눕힌다.

Breath = 무호흡 또는 심정지 호흡상태인지 확인하면서 동시에 맥박 확인, 맥박이 10초 안에 명확히 촉진되는가?

아니요 →

심폐소생술 세트를 시행한다.
Compression = 30회의 가슴압박을 한다.
Airway =머리기울임-턱들어올리기 방법을 이용하여 기도를 개방한다.
Breath = 각각 1초씩 2회 인공호흡을 한다.

예 (Response 또는 Breath) →

- 환자의 호흡을 감시한다.
- 외상이나 질병이 있는지 확인한다.
- 확인 시 외상 및 다른 질병 유무에 대해 확인한다.
- 중상 및 갑작스러운 질병이 의심되거나 악화되는 경우 즉시 119구급대에 전화한다.

자동심장충격기(AED)는 충격가능 리듬을 나타내는가?

아니요 →

- 즉시 5주기(1주기=30회의 가슴압박과 2회의 인공호흡)의 심폐소생술을 다시 시행한다.
- 5주기의 심폐소생술이 끝나거나 자동심장충격기가 분석을 지시할 때 자동심장충격기를 이용하여 환자의 심장 리듬을 분석한다.

예 →

- 1번의 심장전기충격을 시행한다.
- 만약 환자가 여전히 무반응이라면 즉시 5주기(1주기=30회의 가슴압박과 2회의 인공호흡)의 심폐소생술을 다시 시행한다(또는 자동심장충격기 리듬 분석을 지시하기 전까지 심폐소생술을 시행한다).
- 5주기의 심폐소생술이 끝나거나 자동심장충격기가 분석을 지시할 때 자동심장충격기를 이용하여 환자의 심장 리듬을 분석한다.

응급의료서비스가 도착하거나, 환자가 호흡을 하거나, 움직이기 시작할 때까지 계속해서 심폐소생술을 시행한다.

보호기구

보호기구(예: 안면 마스크 또는 안면 쉴드)는 인공호흡 중에 사용되는 보호장비이다. 이것은 분비물, 구토 및 가스와의 접촉을 방지하기 위해 환자의 얼굴에 보호기구를 이용하는 것이다. 이 장비는 질병 전파를 예방하기 위한 조치이다. 구조자는 보호기구를 사용할 수 없는 경우에만 보호기구 없이 구강 대 구강 호흡을 시행한다.

구강 대 구강 인공호흡

구강 대 구강 인공호흡을 시행하기 위해서 다음과 같은 단계를 따른다.

1. 구조자는 환자의 머리맡에 위치한다.
2. 엄지와 검지로 환자의 코를 막는다.
3. 머리기울임-턱들어올리기 방법을 시행하여 기도를 개방한다. 머리가 뒤로 젖혀지도록 이마를 누른다.
4. 구조자의 입을 환자의 입에 대고 가볍게 1초간 호흡을 불어넣는다. 환자의 가슴이 올라오도록 한다.

구강 대 마스크 인공호흡

구강 대 마스크 인공호흡을 시행하기 위해서 다음과 같은 단계를 따른다.

1. 구조자는 환자의 머리 옆에 위치한다.
2. 마스크를 환자의 코와 입 위에 올린다. 마스크의 코 패임은 턱이 아닌 코 위에 있어야 한다.
3. 머리기울임-턱들어올리기 방법을 시행하여 기도를 개방한다. 머리가 뒤로 젖혀지도록 이마를 누른다.
4. 구조자의 입을 마우스피스 위에 올려놓고 가볍게 1초간 호흡을 불어넣는다. 환자의 가슴이 올라오도록 한다.

구강 대 안면 쉴드 인공호흡

구강 대 안면 쉴드 인공호흡을 시행하기 위해서 다음과 같은 단계를 따른다.

1. 구조자는 환자의 머리 옆에 위치한다.
2. 안면 쉴드를 환자의 입 위에 올려놓는다.
3. 환자의 코를 엄지와 검지로 잡는다.
4. 머리기울임-턱들어올리기 방법을 통해 기도를 개방한다. 머리가 뒤로 젖힌 채 유지될 수 있도록 이마를 누른다.
5. 입으로 쉴드를 부드럽게 누르고 환자의 입에 가볍게 1초간 호흡을 불어넣는다. 환자의 가슴이 올라오도록 한다.

참고

구강을 통한 호흡 장비

감염 예방을 위해 호흡 장비를 환자의 입에 놓거나 환자의 입과 코에 걸쳐 놓는다. 여러 가지 종류의 보호기구가 있다(그림 5-4).

구강-비강 인공호흡

환자의 입을 열 수 없거나, 환자의 입에 심한 상처가 있거나, 또는 환자의 입에 제대로 밀착시킬 수 없을 때(예를 들어, 치아가 없을 때), 구강-비강 인공호흡을 시행한다. 머리를 뒤로 젖히고, 입이 닫힐 수 있도록 턱을 누른다. 환자의 코에 입을 밀착시켜, 호흡을 불어넣는다. 가능하면 보호기구를 사용한다.

구강-창 인공호흡

성대 질환으로 인해 수술적으로 후두를 제거했을 수도 있다. 이런 수술을 받은 환자에게 목에 있는 창(stoma)을 통해 인공호흡을 한다. 구강-창 인공호흡을 시행하기 위해서 환자의 입과 코를 막고 목에 있는 창(stoma)에 호흡을 불어넣는다. 가능하면 작은 원형 마스크를 사용한다.

참고

성인과 소아 심폐소생술 차이점

- 소아란 1세부터 사춘기까지를 말한다. 사춘기 징후로는 남성은 가슴 및 겨드랑이 털, 여성은 유방 발달이 있다. 확실하지 않은 경우 성인과 동일하게 처치한다.
- 혼자 있고 전화기가 없다면 가슴압박 30회, 인공호흡 2회를 반복해서 5주기를 실시한다. 5주기의 심폐소생술 후에 전화기를 찾아 119에 전화하고 자동심장충격기를 찾아 돌아온 후 가능한 한 빨리 소아 환자에게 자동심장충격기를 사용한다.
- 가슴을 약 5cm 또는 가슴 앞뒤 두께의 최소 1/3만큼 눌리도록 압박한다. 강하게 누르는 것이 얕게 누르는 것보다 나을 수 있다.
- 작은 소아는 한 손으로 가슴을 압박한다. 큰 소아의 경우이거나 충분히 깊게 압박할 수 없는 경우에는 두 손을 사용하여 가슴을 압박한다.

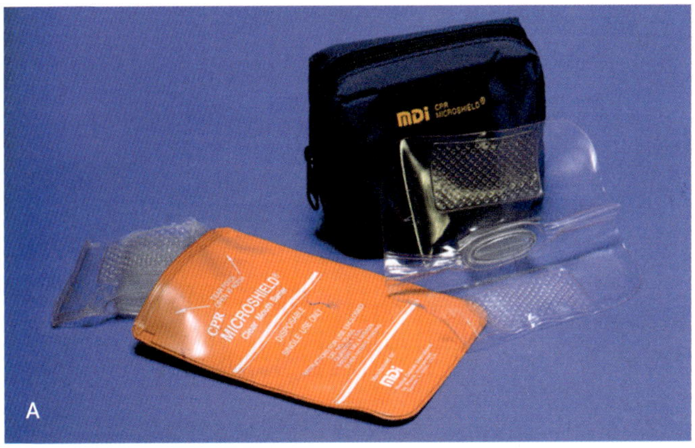

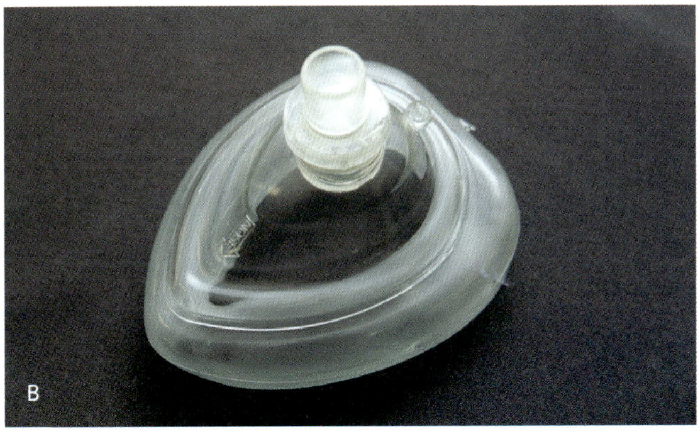

그림 5-4 보호기구, (A) 안면 쉴드, (B) 포켓 안면 마스크

가슴압박소생술

가슴압박소생술(Compression-only CPR 또는 hand-only CPR)은 인공호흡이 없는 심폐소생술이다. 심정지 환자에게 심폐소생술이 필요할 때 환자를 발견한 일반인들이 쉽게 할 수 있도록 만들어졌다. 가슴압박소생술은 기존의 심폐소생술에 비해 교육하기 편하고, 기억하고 수행하기에도 쉽다. 성인 또는 소아에게는 사용되지만, 영아에게는 사용되지 않는다(인공호흡은 영아 심폐소생술에서 중요한 부분이다. 영아에게 가슴압박 심폐소생술을 사용하지 않는 것은 인공호흡을 통한 심폐소생술보다 효율적이지 않을 뿐만 아니라 영아에게 해로울 수 있기 때문이다. 따라서 가슴압박 심폐소생술은 성인과 소아에게만 시행해야 한다).

갑자기 쓰러져 숨을 쉬지 못하는 환자를 목격했지만 입-입 인공호흡이 불가능할(또는 꺼려함) 때나 심폐소생술을 할 수 없는 일반인이 시행할 수 있다.

1. 다른 사람에게 119 또는 비상 대응 번호로 전화하도록 요청한다.
2. 환자를 평평하고 단단한 바닥에 등이 닿도록 눕힌다.
3. 가슴의 중앙을 강하고 빠르게 압박한다(1초에 1회보다 빠르게). 스마트폰의 앱이나 휴대폰 스피커를 통해 나오는 119구급상황관리사의 지시를 따른다.
4. 응급의료서비스가 도착할 때까지 가능한 한 오랫동안 멈추지 않고 가슴압박을 시행한다. 다른 구조자가 있다면 약 2분마다 교대하여 구조 활동이 중단되지 않도록 한다.

만일...	그러면...
응급처치제공자는 가슴압박소생술을 시행하거나 휴대폰의 스피커를 통해 119구급상황관리사의 지시를 따를 수 있다.	1. 가능하면 보호기구를 사용한다. 2. 보호기구를 사용할 수 없는 경우 마스크나 천으로 본인과 환자의 코와 입을 가린다. 3. 가슴압박을 지속적으로 실시한다(가슴압박소생술). 강하고 빠르게 압박한다(70쪽 참조). 4. 다음 상황이 발생할 때까지 가슴압박을 계속한다. ▪ 자동심장충격기를 적용하면 심정지 리듬 분석 및 전기충격을 가할 수 있도록 음성으로 가슴압박 중단 여부를 알려준다. 자동심장충격기의 안내에 따라 심폐소생술을 수행한다. ▪ 환자가 정상적으로 숨을 쉬기 시작한 경우 ▪ 동등하거나 그 이상으로 훈련된 사람이 심폐소생술을 대신하는 경우 ▪ 현장이 안전하지 않은 경우: 심폐소생술을 지속하기 전 가까운 안전지대로 환자를 이동시킨다. ▪ 혼자이고 육체적으로 지쳐서 지속적으로 심폐소생술을 할 수 없는 경우 5. 현장에 다른 사람이 있다면 가슴압박 도움을 요청한다. 심폐소생술 교육을 받지 않은 경우 가슴압박 방법을 알려주고 2분마다 역할을 교대하면 피로를 줄이는 데 도움이 된다.

COVID-19와 CPR

COVID-19는 비말 감염으로 전파되는 바이러스성 질병이다. 감염된 사람의 기침(cough), 재채기(sneeze) 또는 말할 때 발생하는 비말로 감염될 수 있다. 심지어 바이러스가 묻은 표면이나 물체를 만지고 입, 코, 눈 또는 얼굴을 만져도 전파될 수 있다. 지금 모든 사람은 COVID-19에 감염될 위험에 처했다. COVID-19 팬데믹 외에도 다른 호흡기 관련 감염은 과거에도 발생하였고 앞으로도 계속 발생할 것이다.

이러한 상황은 응급처치제공자에게는 딜레마이다. 자신의 건강과 생명이 위태로워질 수 있는 상황에서 심정지 상태인 COVID-19 환자의 생명을 구하기 위해 심폐소생술을 시행해야 하는 순간과 맞닥뜨릴 수 있기 때문이다. 그런 순간에는 천이나 안면 마스크로 환자의 코와 입을 가리고, 구조자 본인도 보호기구를 착용한 후 위에서 설명한 가슴압박소생술을 시행할 수 있다. 만약 사용할 수 있는 안면 마스크가 천 등이 하나뿐인 경우 환자에게 적용한다.

영아 심폐소생술

영아에게 심폐소생술을 시행하기 위해 **수행절차 5-2**와 **순서도 5-2**를 따라 시행한다.

수행절차 5-2 영아 CPR

노트: RAB-CAB 연상기호를 사용한다.

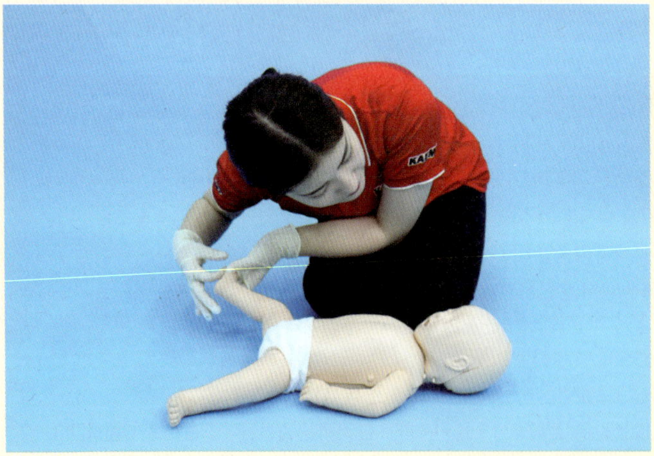

1 R = Responsive(반응)

영아의 발바닥을 가볍게 자극하며 이름을 큰 소리로 부른다. 5~10초 동안 숨을 쉬지 않거나 헐떡거리는(gasping) 등의 비정상 호흡만 지속되는지 확인한다.

수행절차 5-2 영아 CPR(계속)

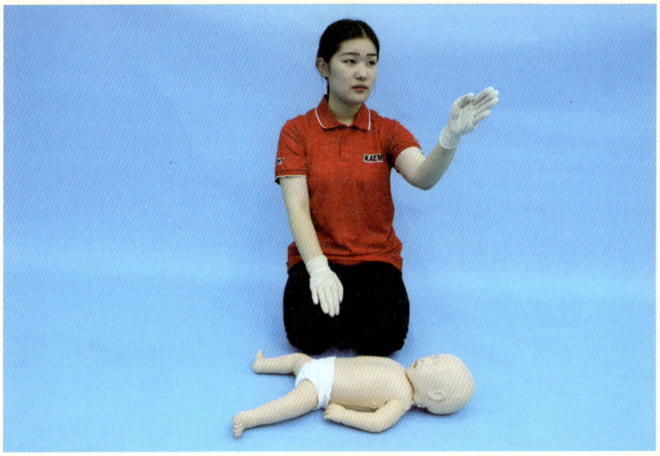

2 A = Activate and get an AED
(응급의료서비스 및 자동심장충격기 요청하기)

a. 가까운 곳에 큰 소리로 도움을 요청한다.

b. 주변에 도와줄 사람이 있으면, 당신이 처치하는 동안 119에 전화하고 자동심장충격기를 요청한다.

c. 구조자가 혼자라면, 심폐소생술(30회 가슴압박과 2회 인공호흡 5주기)을 시행하고, 119에 전화하고 그 후 자동심장충격기를 가져와 사용한다. 심폐소생술 5주기를 실시할 때까지는 119로 전화하지 않는다. 휴대폰이 없는 경우 먼저 심폐소생술을 실시하고 자동심장충격기를 가져온다.

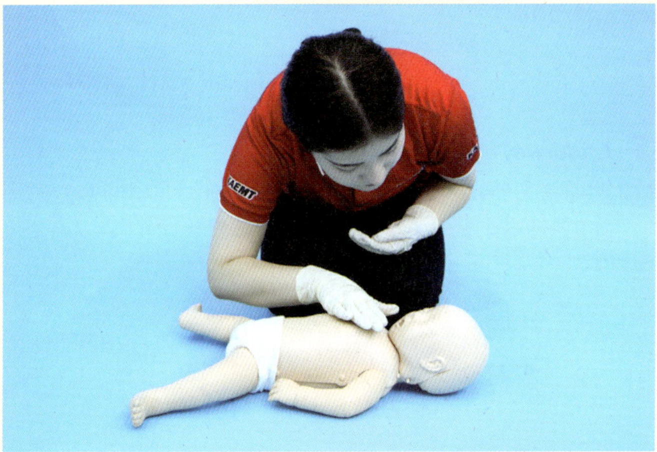

3 B = Breathing(**호흡확인**)

5~10초간 영아의 얼굴 및 가슴 움직임을 관찰하여 호흡 또는 헐떡거림이 있는지 확인한다. 만일 영아가 호흡이 없거나 오직 헐떡거리는 호흡만 하는 경우, 다음 단계인 가슴압박으로 넘어간다.

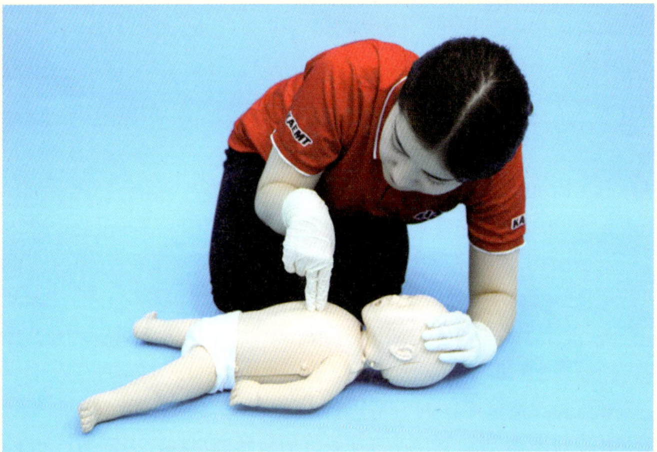

4 C = Chest Compressions(**가슴압박**)

영아를 평평하고 단단한 바닥에 등이 닿도록 눕힌다. 가능하다면 높은 표면(예: 책상, 캐비닛 상단)을 사용한다. 1인 구조자는 두 손가락을 사용(두 손가락 기법)하여 30회 가슴을 압박한다. 구조자가 2명 이상일 경우에는 양 엄지손가락으로 영아의 가슴을 감싸고 두 손가락을 사용하여 15회 가슴을 압박한다.

4a. 두 손가락 기법(Two-finger technique):

a. 젖꼭지선 아래를 1~2회 만져서 영아의 가슴뼈에 두 손가락 끝의 두툼한 부분(pads)을 올려놓는다.

b. 30회 가슴압박을 실시한다.

- 4cm 또는 가슴 두께의 최소 1/3 정도를 아래쪽으로 정확하게 압박한다. 만일 적절한 깊이로 압박할 수 없다면, 두 손가락 대신에 한 손의 손바닥 아랫부분을 이용한다.
- 빠르게 누른다. 스마트폰 앱의 박자 또는 휴대폰 스피커를 통해 들리는 119구급상황관리사의 지시에 따라 분당 100~120회의 속도로 심폐소생술을 실시한다.
- 매번 압박 마지막에는 영아의 가슴이 원래의 위치로 돌아오도록 한다.

수행절차 5-2 영아 CPR(계속)

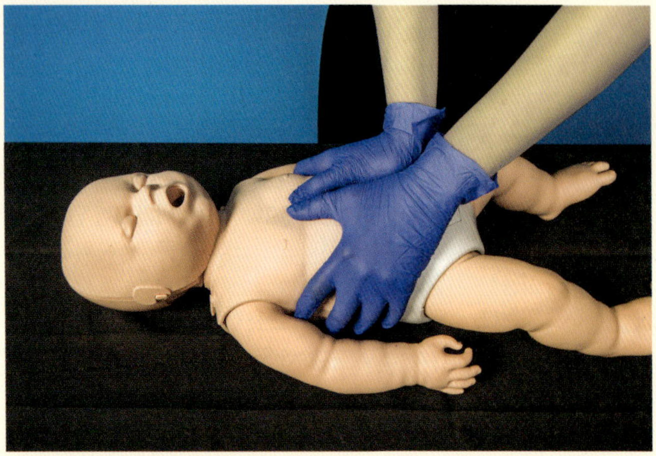

4b. 두 엄지로 가슴을 감싸는 경우:

a. 두 개의 엄지손가락을 유두 가상선 바로 아래에 올려놓고 나머지 손가락들로 영아의 가슴과 등을 감싼다.

b. 15회 가슴압박:

- 강하게 압박: 4cm(약 1.5인치) 또는 가슴 앞뒤 두께의 최소 1/3 만큼 눌리도록 압박한다.
- 빠르게 압박: 스마트폰 앱의 박자 또는 휴대폰 스피커를 통해 나오는 119구급상황관리사의 지시에 따라 분당 100~120회의 속도로 심폐소생술을 실시한다.
- 각 가슴압박 적용 후, 영아의 가슴이 정상 위치로 올라오도록 완전히 이완시킨다.

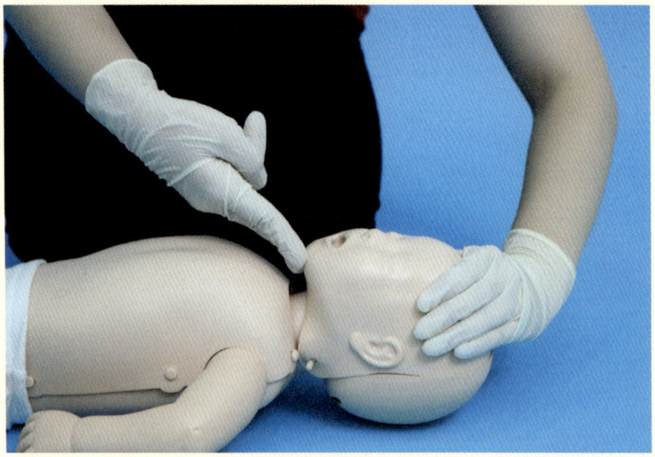

5 A = Airway open(기도개방)

머리기울임-턱들어올리기 방법(head tilt-chin lift maneuver)을 사용해서 영아의 기도를 개방한다. 머리를 너무 많이 뒤로 기울이지 않는다(성인이나 소아보다 덜 해야 한다).

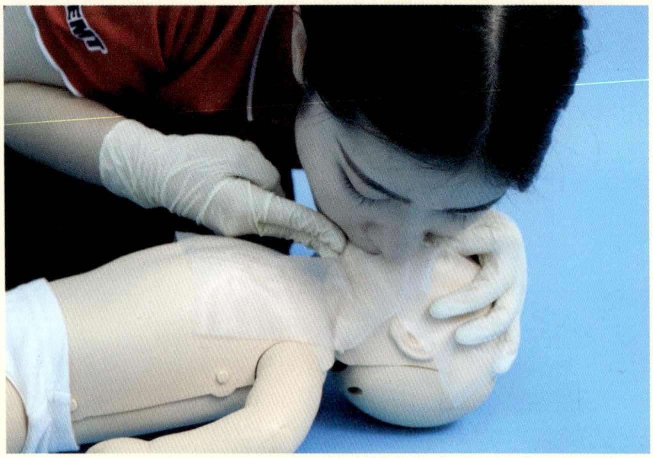

6 B = Breaths(인공호흡)

a. 영아의 입과 코를 당신의 입으로 덮어서 공기가 새지 않도록 한다. 이것이 잘 안된다면 mouth to mouth(입에서 입으로) 호흡법 또는 mouth to nose(입에서 코로) 호흡법을 시도한다.

b. 영아의 가슴이 상승되도록 하되 각각 1초 동안 지속되는 호흡을 2회 한다.

c. 2회 호흡을 주는 사이에 숨을 쉰다.

d. 2회 호흡 제공 중 아래의 상황이 발생할 때까지 CPR을 계속한다.

- 영아가 숨을 쉬는 경우
- 같은 수준이거나 그 이상으로 훈련된 사람이 심폐소생술을 대신하는 경우
- 육체적으로 지쳐서 심폐소생술을 더 이상 지속할 수 없는 경우

e. 또는 다른 사람과 함께 할 수 있다면 5주기의 CPR(약 2분)마다 교대한다.

순서도 5-2 영아 CPR

무엇을 해야 할지 기억하기 위해 RAB-CAB 연상기호를 사용한다.

R = 영아가 반응하는가? (울음, 움직임)

아니요 / 예

A = 119구급대에 전화해서 EMS가 활성화되게 한다.
- 혼자라면 CPR 5주기 후 전화한다.
- 다른 사람이 더 도착한다면, 그 사람에게 즉시 전화하도록 요청한다.

단단하고 평평한 표면에 영아 얼굴이 위로 향하게 눕힌다. 가능하다면 높은 표면을 사용한다(예: 테이블).

B = 영아가 호흡을 하며 헐떡이지는 않는가?

아니요 / 예

CPR 세트를 시작한다.
C = 30회의 가슴압박을 한다.
A = 머리기울임-턱들어올리기 방법을 사용해서 기도를 개방한다.
B = 각각 1초씩 2회 인공호흡을 한다.

5주기 CPR을 실시한 후 효과가 없다면 119구급대로 전화한다.

응급의료서비스가 도착하거나, 영아가 호흡을 할 때까지 계속해서 심폐소생술을 한다.

(예)
- 영아의 호흡을 관찰한다.
- 영아가 부상이나 갑작스러운 질병이 있는지 확인한다.
- 부상이나 갑작스러운 질병이 발견되거나 의심되는 경우에는 처치한다.
- 심각한 부상이나 갑작스러운 질병이 발견되거나 의심되는 경우에는 119구급대로 전화한다.

회복 자세

환자가 반응이 없고 숨을 쉬지 않으면 옆으로 누운 회복 자세로 환자의 자세를 변경한다(그림 5-5). 회복 자세는 다음과 같은 장점이 있다.

- 기도를 개방하는 데 도움이 된다.
- 체액(혈액, 구토물, 점액 등)이 목구멍이 아닌 코와 입 밖으로 배출되도록 한다.
- 응급처치제공자가 혼자 있을 때 도움 요청을 위해 현장을 떠날 수 있다.

아래의 방법에 따라 환자를 옆으로 눕힌다(보통 굴린다).

- 아래쪽 팔: 바깥쪽으로 뻗는다.
- 위쪽 팔: 아래 팔의 위팔두갈래근(상완이두근)에 위쪽 팔을 올린다.
- 위쪽 손: 환자의 뺨 아래에 놓아 쿠션 역할을 하게 하며, 기도를 확보하여 체액이 배출되도록 한다.
- 위쪽 다리 무릎과 엉덩이가 직각으로 구부러지게 하여 지지대 역할을 한다.
- 머리: 입을 아래로 향하게 하면서 턱을 신장시킨다.

목, 등, 엉덩이, 골반 손상이 의심되는 경우

- 환자를 움직이면 안 된다. 환자를 발견 당시의 자세로 그대로 둔다.
- 기도가 막혀 있거나 현장이 불안전한 경우 안전한 장소로 이동한다. 환자를 이동해야 하는 경우에는 머리와 목을 지지하면서 환자의 코와 배꼽이 같은 방향을 향하도록 한다. 한 손 또는 양손으로 목을 움켜쥔다.

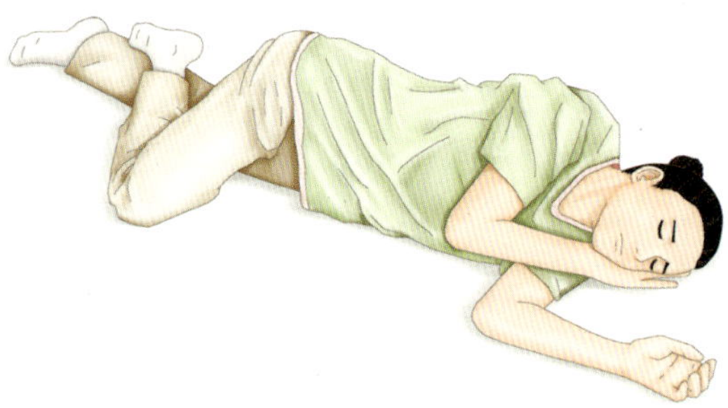

그림 5-5 회복 자세

기도폐쇄

사람들은 모든 종류의 물체로 인하여 기도폐쇄(airway obstruction)가 될 수 있다. 사탕, 땅콩, 포도와 같은 음식들은 그 모양이나 밀도로 인해 주요한 기도폐쇄 유발요인들이다. 음식 이외의 기도폐쇄로 인한 사망은 종종 소아들이나 영아들이 삼킨 풍선, 공, 구슬, 장난감, 동전 등에 의한 것이다.

기도폐쇄 인지

기도에 박힌 물체는 경미한 또는 심각한 기도폐쇄를 야기할 수 있다. 경미한 기도폐쇄(airway obstruction)의 경우, 양호한 호흡이 있는 상태이다. 기도 내 이물질을 제거하기 위한 시도로 환자에게 강제 기침을 하게 할 수 있다. 이런 환자에게는 기침을 유도하도록 한다. 심한 기도폐쇄를 가진 환자는 호흡하기가 어려울 것이다. 심한 기도폐쇄의 징후들은 다음과 같다.

- 호흡이 점점 힘들어진다.
- 약하고 도움이 되지 않는 기침을 한다.
- 말을 하거나 숨을 쉴 수 없다.
- 피부와 손톱, 입안, 입술이 청회색으로 변한다. [청색증(cyanosis) 징후]

숨이 막히고 있는 사람들은 그들이 질식하고 있다는 것을 전달하기 위하여 그들의 목을 꽉 움켜잡을 수 있다(그림 5-6). 이런 동작은 숨막힘에 대한 일반적인 고통 표시로 알려져 있다. 그 사람은 패닉상태가 되고 매우 위험하다.

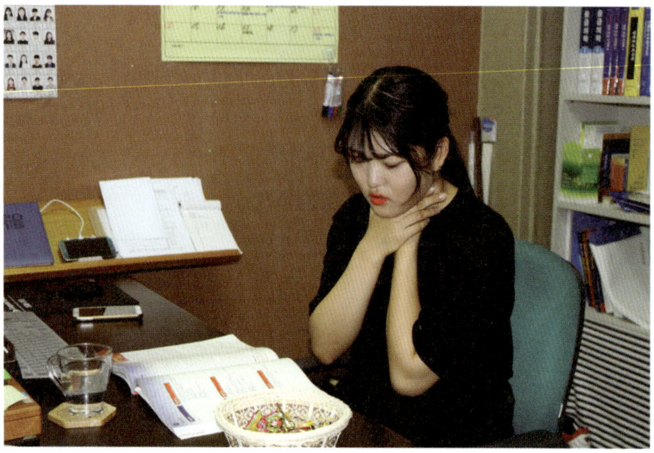

그림 5-6 기도폐쇄의 일반적인 징후: 목을 한 손 또는 두 손으로 움켜잡고 있음

기도폐쇄 응급처치

성인과 소아의 기도폐쇄

미국심장협회(AHA)는 반응이 있는 성인 또는 1세 이상 소아의 기도폐쇄(질식)를 치료하기 위해 '복부 밀어올리기법'을 권고하고 있다. 국제소생술교류위원회(ILCOR)는 기도폐쇄에 '등 두드리기'와 '복부 밀어올리기'를 병행(five-and-five 접근법으로 알려진 5회 등 두드리기 후 5회 복부 밀어올리기를 시행)할 것을 권고한다.

이 책의 과거 판본에서는 미국심장협회가 등 두드리기법에 대한 입장을 표명하지 않아 이 방법이 기도폐쇄 처치에 포함되지 않았다. 하지만, 소생술, 심정지 그리고 응급처치가 필요한 상황에 관한 논문을 엄격하고 지속적으로 검토하는 국제소생술교류위원회(ILCOR)는 '등 두드리기법'을 권고하고 있다. 이 위원회는 2020 가이드라인을 통해 질식 상황에서 등 두드리기법 또는 등 두드리기-복부 밀어올리기법을 병행하는 것이 효과적일 수 있다고 밝혔다.

일부 훈련 기관들은 등 두드리기법을 가르치지 않고 오직 복부 밀어올리기법(하임리히법)만 가르친다. 하지만 두 접근법은 모두 효과적일 수 있다. 기도폐쇄는 생명을 위협하는 사고이므로 처치에 실패할 경우를 대비하여 취할 수 있는 여러 가지 술기를 알고 있는 것이 좋다.

만일...	그러면...
환자의 반응이 있고 경미한 기도폐쇄(질식) 징후를 보인다. ▪ 공기 교환이 원활한 상태 ▪ 폐쇄를 완화시키기 위한 강한 기침	▪ 계속 기침을 하도록 격려하고, 다른 것은 하지 않는다. 적극적인 처치(예: 등 두드리기, 복부 밀어올리기, 가슴압박)는 합병증을 유발하고 기도폐쇄를 악화시킬 수 있다. ▪ 심각한 기도폐쇄는 언제든지 일어날 수 있으므로 환자가 호전될 때까지 감시한다.
환자의 반응이 없고 완전기도폐쇄 징후를 보인다. ▪ 호흡곤란 ▪ 기침 불가능 ▪ 대화 불가능 ▪ 피부, 손톱, 입술이 파란색 또는 회색으로 변함 ▪ 공황상태이거나 절망적으로 보임 ▪ 환자가 자신의 입을 가리키거나 목을 움켜쥠 메모: 실신(fainting), 심장발작(heart attack), 발작(seizure), 아나필락시스(anaphylaxis) 등 그 외 갑작스럽게 호흡곤란이나 의식 소실을 유발하는 질환과 질식(choking)을 구별하는 것이 중요하다.	1. 환자에게 괜찮은지 물어보지 않는다. 대신에 현재 숨이 막히는지, 도움이 필요한지 물어본다. 만일 그들이 "네"라는 의미로 고개를 끄덕이면 환자에게 도움을 주겠다고 말한다. 2. 119에 전화한다. 3. 질식 환자의 옆에서 살짝 뒤에 선다. 4. 한 손을 환자의 가슴이나 배꼽 위에 올려 지탱하고, 환자의 허리를 90도 각도로 구부리게 한다(환자의 상체가 지면 또는 바닥에 평행이 되도록 한다). 똑바로 세워놓지 않는다. 이물질을 밀어내기 위해 등 두드리기를 할 때 환자가 몸을 구부리지 않으면 물체가 더 깊이 기도로 들어갈 수 있다. 5. 환자를 지지하지 않는 손바닥 아랫부분으로 5회 등 두드리기를 시행한다. 환자의 양쪽 어깨뼈 사이를 두드리되(수행절차 5-3) 토닥거리지 않고 세게 두드린다(예: 단단한 판자에 망치로 못을 박는 것처럼). 각각의 등 두드리기는 이물질을 제거하기 위한 노력이 필요하다. 6. 각각 등 두드리기를 시행한 후 기도폐쇄가 완화되었는지 확인한다. 이물질을 밀어내는 데 성공했다면, 등 두드리기를 멈춘다.
5회 등 두드리기를 실패했다면	1. 환자의 뒤에 서거나 소아의 뒤에 무릎을 꿇어앉는다. 만일 환자가 구조자보다 크다면 환자의 무릎을 꿇게 하거나 앉힌다. 2. 한쪽 발을 다른 쪽 발 앞에 놓는다. 이는 복부 밀어올리기를 하는 동안 환자를 안정적으로 지탱하고, 환자가 무반응이거나 의식을 잃었을 때 구조자의 다리를 타고 지면이나 바닥으로 안전하게 미끄러져 내려갈 수 있도록 한다. 3. 양팔로 환자의 허리를 감싼다. 두 손가락(오른손잡이는 보통 왼손을 사용한다)을 사용해서 환자의 배꼽을 찾는다. 만일 환자의 허리를 두 팔로 감쌀 수 없다면(예: 임신부, 비만, 구조자가 환자보다 몸집이 작은 경우), 가슴 밀어올리기를 시행한다. 가슴 밀어올리기는 아래를 참조한다. 4. 다른 손으로 주먹을 쥔다(오른손잡이는 보통 오른손으로 주먹을 쥔다). 주먹 쥔 손의 엄지 관절 부위를 환자의 배꼽과 복장뼈 칼돌기(검상돌기)의 중간 지점에 둔다. 다른 손으로 주먹을 쥔 손을 감싼다. 5. 주먹을 환자의 복부 안쪽, 위 방향(45도 후상방)으로 빠르게 밀듯이 당겨 올리는 동작을 5회 시행한다(수행절차 5-4). 이때 복부 밀어올리기 동작들이 이물질을 제거하는 데 도움이 되도록 직접적이고 적극적인 자극이 되도록 한다. 이물질이 제거되면 멈춘다.
폐쇄가 완화되지 않고 이물질이 여전히 제자리에 있다면	다음과 같은 상황이 될 때까지 등 두드리기와 복부 밀어올리기를 병행해서 반복한다. ▪ 강하게 기침하거나 숨을 쉬고 말할 수 있는 상태 ▪ 무반응 상태 ▪ 응급의료서비스(EMS) 또는 자신보다 더 전문교육을 받은 사람에게 인계할 수 있는 상황

(계속)

만일...	그러면...
환자가 무반응이거나 무반응 상태로 발견되었다면	▪ 환자를 바닥으로 조심스럽게 눕힌다. ▪ 만일 응급의료서비스(EMS)가 도착하지 않았거나 전화하지 않았다면, 즉시 전화한다. ▪ 가슴압박을 시행하여 심폐소생술(CPR)을 시작한다.
고체 또는 이물질이 기도에서 보인다면	육안으로 보일 경우에만 제거한다. 함부로 손가락을 기도에 넣지 않는다.
임신부, 비만 환자이거나 구조자의 몸집이 작다면	가슴 밀어올리기를 시행한다(그림 5-7). 1. 환자의 뒤에 선다. 2. 양팔을 환자의 겨드랑이 밑으로 집어넣고 손을 복장뼈 아래 1/2 부위에 둔다. 3. 양손을 환자의 가슴 안쪽으로 곧게 당긴다.
물체가 제거된 후에도 환자가 계속 기침을 하거나 무언가 목에 걸린 듯한 느낌을 받는다면	상처가 생겼을 수 있으므로 전문적인 진료를 받는다.

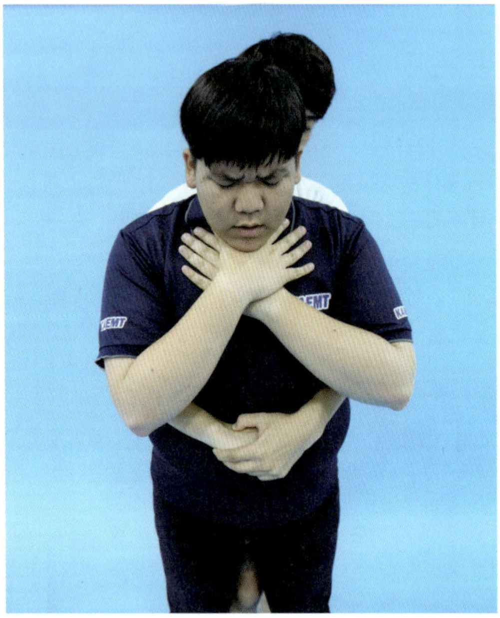

그림 5-7 가슴 밀어올리기는 심폐소생술의 가슴압박과 유사하지만 더 날카롭고 느린 속도로 시행해야 한다. 손은 가슴뼈(흉골)의 아래쪽 절반에 위치한다.

영아 기도폐쇄

기도폐쇄를 겪고 있지만 반응을 보이는 영아의 경우 폐쇄를 완화시키기 위해 등 두드리기와 가슴 밀어올리기(복부 밀어올리기 대신)를 사용한다(수행절차 5-5).

수행절차 5-3 성인과 소아 기도폐쇄: 등 두드리기

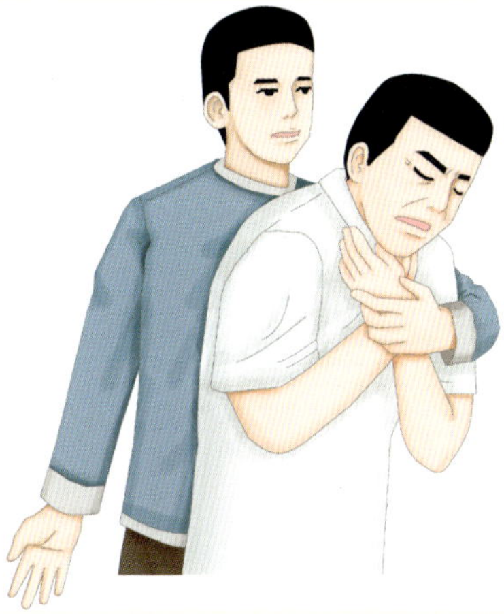

1 환자의 옆에서 살짝 뒤에 선다. 환자의 팔 위나 겨드랑이 아래로 손을 뻗어 환자의 가슴을 감싸고 손바닥을 환자의 가슴이나 어깨 위에 두고 받친다. 또 다른 방법은 환자의 배꼽 위에 손을 올려놓고 시행한다. 한 손은 등을 두드려야 하므로 자유롭게 남겨둔다.

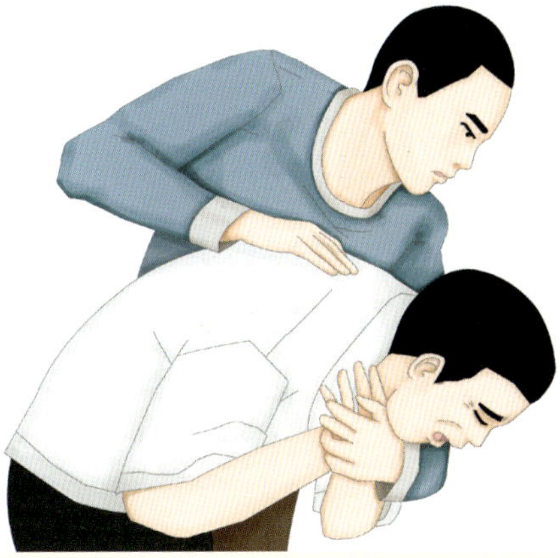

2 환자의 허리를 숙여 90도 각도로 구부린다(환자의 상체는 지면이나 바닥과 평행해야 한다). 똑바로 세워 수직상태를 유지하지 않도록 한다. 등 두드리기로 이물질을 제거할 때 몸을 숙이지 않는다면 제거된 이물질이 기도 더 깊숙한 곳에 박힐 수 있다.

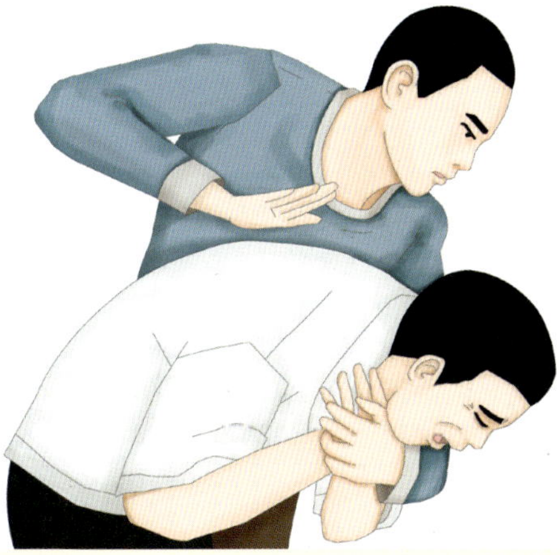

3 손가락을 모두 펴고 손바닥의 아랫부분을 이용해서 환자의 양쪽 어깨뼈 사이를 두드린다.

4 만일 5회 등 두드리기로 이물질을 제거하지 못했다면, 5회 복부 밀어올리기를 시행한다(**수행절차 5-4**를 참조).

수행절차 5-4 성인과 소아 기도폐쇄: 복부 밀어올리기

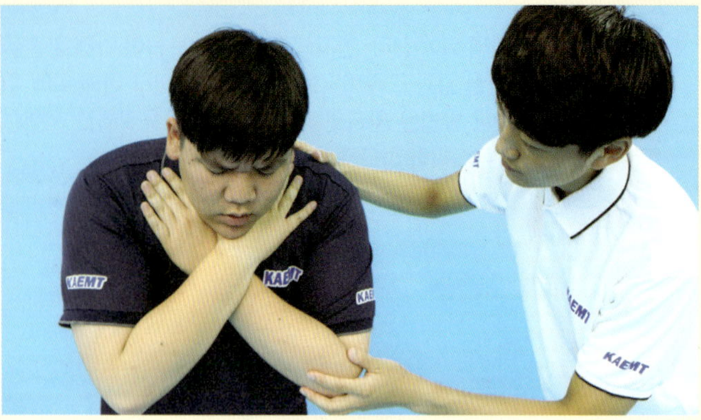

1 5회 등 두드리기로 이물질을 제거하지 못하거나 환자가 여전히 말할 수 없다면, 5회 복부 밀어올리기를 시행한다. 다음 단계에 따라 복부 밀어올리기를 수행한다.

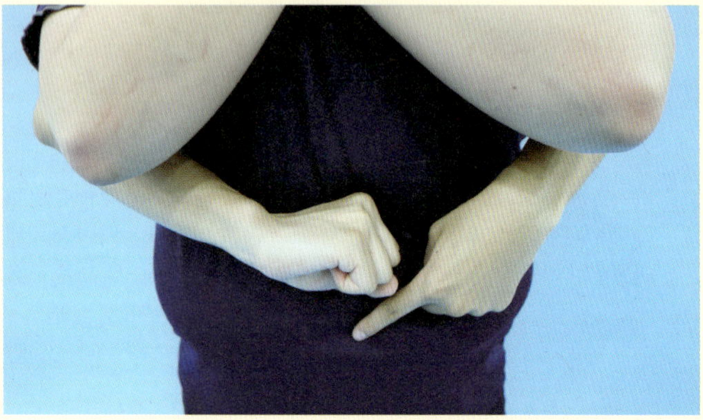

2 환자의 뒤에 가서 선다. 소아의 경우는 뒤에 서거나 무릎을 꿇는다. 만약에 환자의 키가 상당히 크다면 구조자의 앞에 무릎을 꿇게 하거나 앉게 한다. 환자의 허리 주변을 구조자의 팔로 감싸 안는다. 손가락으로 환자의 배꼽을 찾는다. 오른손잡이라면 보통 왼손을 사용하게 될 것이다.

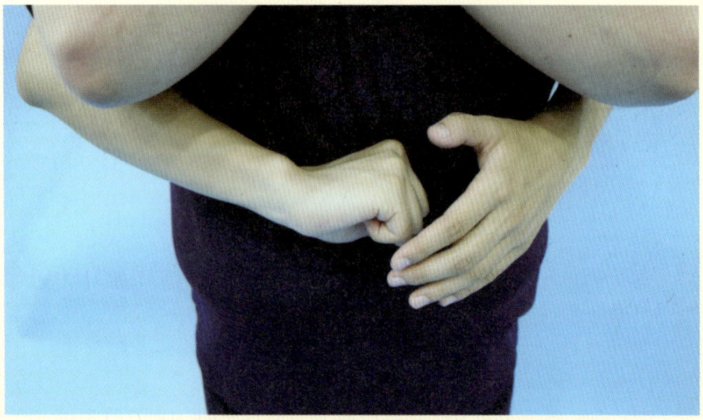

3 다른 손으로 주먹을(오른손잡이라면 오른손을 사용하게 될 것이다) 쥐어서 환자의 바로 배꼽 위와 가슴뼈 끝 바로 아래에 엄지손가락을 놓는다.

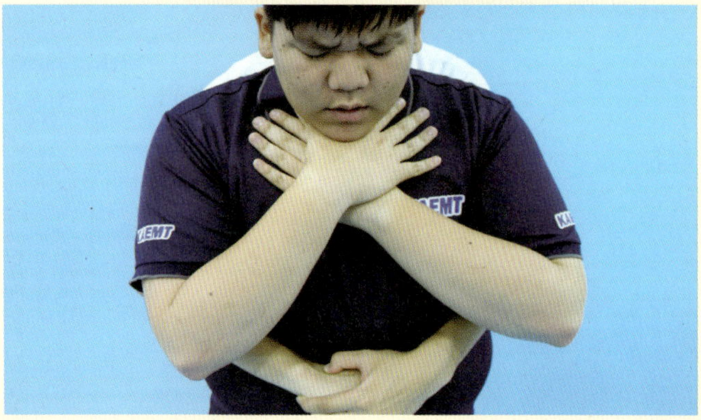

4 다른 손으로 주먹을 잡는다. 주먹을 빠르게 복부 안쪽 위방향으로 밀어올린다[뚱뚱하거나 임신 중인 기도폐쇄자라면 흉부 밀어올리기(chest thrusts)를 사용한다]. 각각의 밀어올리기는 기도를 막은 물체가 나올 수 있도록 하나의 분리된 분명한 시도여야 한다. 각각의 밀어올리기 후 복부 밀어올리기로 이물질이 제거되었는지 빠르게 판단해야 한다. 이물질이 제거되었으면 5회의 복부 밀어올리기를 모두 시행할 필요는 없다(이물질 제거 시 중단).

수행절차 5-4 성인과 소아 기도폐쇄: 복부 밀어올리기(계속)

5 만일 5회의 복부 밀어올리기로 이물질을 제거하지 못했다면 다시 5회의 등 두드리기를 시행한다. 다음과 같은 상황이 될 때까지 5회 등 두드리기, 5회 복부 밀어올리기를 병행해서 반복한다.

- 이물질이 제거되고 환자가 숨을 쉬기 시작함
- 응급의료서비스가 도착해서 인계함
- 다른 사람이 도착하여 등 두드리기와 복부 밀어올리기를 교대함
- 환자가 무반응이 되거나 지면이나 바닥에 쓰러짐

6 환자가 의식이 없어지거나 의식이 없는 채로 발견된다면 CPR에 아래의 추가 단계를 실시한다.

a. 30회 가슴압박을 실시한다.

b. 입안을 살펴봐서 이물질 여부를 확인하고 보이면 제거한다.

c. 2회 호흡을 준다. 첫 번째 호흡으로 가슴이 상승하지 않는다면 머리를 다시 기울이고 두 번째 호흡을 시도한다.

d. 30회 가슴압박과 2회 호흡 세트를 계속한다. 2회 호흡을 불어넣기 전에 매번 입안에 이물질이 있는지 확인한다. 있다면 제거한다.

참고

혀와 기도폐쇄

등을 대고 누워 있는 의식 없는 기도폐쇄 환자의 경우 대개 이완된 혀가 입의 뒤쪽을 막아 숨을 잘 못 쉬게 되어 발생한다. 머리기울임-턱들어올리기 방법(head tilt-chin lift method)으로 기도를 열어주는 것이 이 상황을 해결하는 데 필요한 모든 것일 수 있다.

Q & A

상부기도폐쇄의 유형은 무엇인가?

- 혀(Tongue): 의식이 없어지면 유연한 조직세포의 이완이 일어난다. 이때 혀의 경우 기도 안쪽으로 이동할 수 있다. 자신의 혀를 삼키는 것은 불가능하지만 의식 없는 환자의 이완된 혀가 기도 안쪽으로 미끄러져 이동하는 경우 이러한 상황이 발생할 수 있다. 혀는 의식 없는 환자에게 발생하는 기도폐쇄의 가장 흔한 원인이다.
- 이물질(Foreign body): 아이들은 모든 물체를 삼킨다. 핫도그, 사탕, 땅콩, 포도 같은 음식물들은 모양과 밀도 때문에 기도폐쇄의 주요 물질들이다. Forensic Science의 학술지에 따르면 고기는 성인 기도폐쇄의 주요 원인이다. American Academy of Pediatrics의 보고에 따르면 어린이들의 기도폐쇄 사망에 있어서 동전과 장난감은 비음식 분야의 가장 높은 원인이다. 또한 무반응 환자의 기도는 구토나 치아 같은 이물질로 인해 막힐 수 있다.
- 부종(Swelling): 심각한 알레르기 반응들(anaphylaxis 과민증)과 자극물질들(예: 연기, 화확물질들)은 붓는 것을 유발할 수 있다. 알레르기가 없는 사람일지라도 목 안쪽을 벌, 갈전이나 다른 날아다니는 곤충에 쏘인다면 기도가 붓는 것을 경험할 수 있다.
- 경련(Spasm): 갑자기 흡입한 물은 목구멍에 경련을 일으키는 원인이 될 수 있다.
- 구토(Vomit): 많은 사람들은 죽음이 임박할 때 구토를 한다. CPR을 시행할 때마다 CPR 중이거나 CPR 전에 구토를 예상하고 있어야 한다.

수행절차 5-5 영아 기도폐쇄

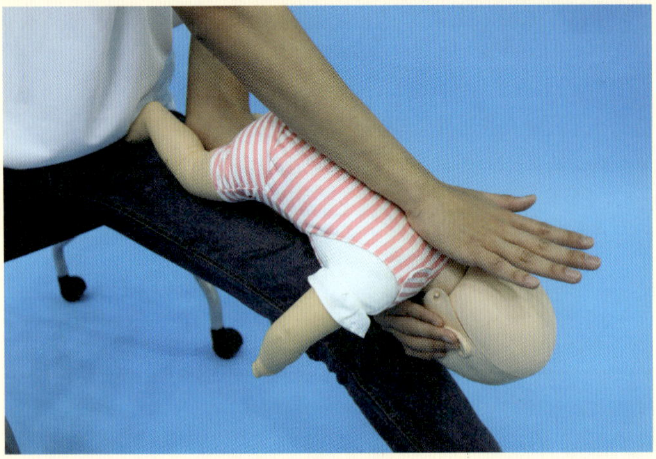

1 강하게 등 두드리기를 5회 실시한다.

a. 구조자의 손으로 영아의 머리를 받친다.

b. 구조자의 팔에 걸쳐서 영아의 얼굴이 아래로 향하도록 한다. 이때 가슴보다 머리가 좀 더 아래로 내려오도록 한다.

c. 구조자의 팔로 영아를 감싸 구조자의 허벅지 위에 떠받친다.

d. 손 뒷꿈치로 영아의 어깨뼈 사이의 등 부분을 타격한다.

e. 이물질이 나오지 않는다면 영아의 머리를 지지하면서 영아를 등 쪽으로 뒤집는다.

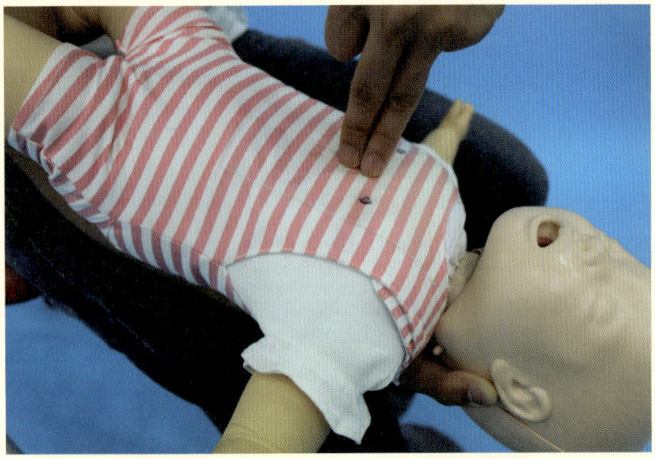

2 강하게 가슴 밀어올리기(chest thrusts)를 5회까지 실시한다.

a. 구조자의 손으로 영아의 머리를 받친다.

b. 구조자의 팔에 걸치게 해서 영아의 얼굴이 아래로 향하도록 한다. 이때 가슴보다 머리가 좀 더 아래로 오도록 한다.

c. 구조자의 팔로 영아를 감싸 구조자의 허벅지 위에 지지한다.

d. CPR 압박 때와 같은 위치에 구조자의 다른 두 손가락을 놓는다.

e. 1초 간격으로 밀어올리기를 한다. 이것은 CPR 압박만큼 빠르지 않다.

3 중단없이 5회 등 타격과 5회 가슴 밀어올리기를 번갈아 가며 계속한다. 영아가 의식이 없거나 숨쉬고 기침하고 울 때까지 또는 동등하거나 전문구조자가 도착할 때까지 계속 실시한다.

4 영아가 의식이 없는 채로 발견되거나 의식이 없어졌다면

a. 30회 가슴압박을 실시한다.

b. 입안에 이물질이 있는지 찾아본다. 보인다면 제거한다.

c. 2회 인공호흡을 한다.

PREP KIT

복습

- 심장발작은 혈액 공급이 심각하게 감소하거나 정지되어 심장 근육 조직이 괴사될 때 발생한다.
- 소생의 6개 생존사슬은 인지와 EMS 활성화, CPR, 제세동(defibrillation), 전문소생술(advanced care), 소생 후 처치(post-arrest care), 회복(recovery)이다.
- 심폐소생술은 환자의 폐에 산소를 공급하고 가슴압박을 해서 심장과 뇌로 혈액을 보내는 것이다.
- 심한 기도폐쇄의 징후들은 호흡곤란, 약하고 비효과적인 기침, 호흡 또는 말의 불가능, 청색증을 포함한다.

핵심용어

가슴압박(chest compressions) 심폐소생술의 일부분으로 가슴을 압박하고 심장이 정상 상태로 돌아가도록 하는 행위

기도폐쇄(airway obstruction) 막힘, 종종 이물질에 의해 발생, 기도가 막히면 폐로의 공기 흐름이 감소되거나 완전히 차단된다.

머리기울임-턱들어올리기 방법(head tilt-chin lift maneuver) 이마를 뒤로 기울이고 턱을 들어올려서 기도를 개방하는 두 동작의 조합

생존사슬(chain of survival) 심정지로부터 소생을 돕기 위하여 행하는 6개의 중요한 고리[인지와 EMS 활성화, CPR, 제세동(defibrillation), 전문처치(advanced care), 이후 집중처치(post-arrest care), 회복(recovery)]를 포함하는 개념

심장발작(heart attack) 심장근육 일부의 죽음

심정지(cardiac arrest) 심장박동의 중단

심폐소생술(cardiopulmonary resuscitation: CPR) 심정지 환자에게 가슴압박과 구조호흡을 제공하는 행위

청색증(cyanosis) 혈액 내 산소 수치의 감소로 인해 발생하는 청회색 피부 색깔

실습평가

당신은 새해 저녁에 가족과 함께 아주 붐비는 레스토랑에서 저녁을 먹고 있다. 이때 한 노인이 연주를 하기 위해 피아노를 레스토랑 안으로 밀어 넣고 있다. 그 사람이 당신 테이블 옆을 지나가다가 가슴을 움켜잡고 바닥에 쓰러져 움직이지 않는다.

지시: 설명에 동의하면 "예"에 ○표하고, 동의하지 않으면 "아니요"에 ○표 하시오.

1. 호흡 유무(숨을 쉬지 않거나 정상적으로 숨을 쉬는 경우)에 관계없이 119구급대로 전화해야 한다.
   예 아니요
2. 그가 레스토랑 안에 있었기 때문에 기도 폐쇄가 발생하였을 것이다.
   예 아니요
3. 기도폐쇄의 징후를 보인다면 가장 먼저 복부 밀어올리기를 시행해야 한다.
   예 아니요
4. 기도폐쇄의 징후를 보인다면 당신은 30회 가슴압박과 2회 인공호흡을 시행해야 한다.
   예 아니요
5. 그 사람에게 심폐소생술을 하기 전에 의식, 호흡, 맥박을 확인한다(응급의료종사자의 경우).
   예 아니요
6. 자동심장충격기에서 심정지 리듬분석 및 전기충격을 위해 심폐소생술을 중단하라는 음성 안내가 있을 때까지 또는 구급대원이 도착할 때까지 심폐소생술을 계속 시행한다.
   예 아니요

PREP KIT

지식확인

지시: 설명에 동의하면 “예”에 ○표하고, 동의하지 않으면 “아니요”에 ○표 하시오.

1. 의식없는 사람의 헐떡거림은 그 사람이 숨을 쉬지 않고 있다는 징후일 수 있다.
   예 아니요
2. 한 성인이 의식이 없는 것을 확인했다면 그 다음 조치는 누군가에게 119구급대로 전화하도록 요청하는 것이다.
   예 아니요
3. 머리를 뒤로 젖히고 턱을 들어올리는 행위는 혀를 움직이게 해 기도를 개방하도록 도와준다.
   예 아니요
4. 호흡이 없는 것을 확인한다면 가슴압박을 시작한다(응급의료종사자의 경우).
   예 아니요
5. 맥박을 확인하기 전에 가슴압박을 시작하지 않는다(응급의료종사자의 경우).
   예 아니요
6. 구조자가 혼자인 경우 CPR이 필요한 모든 사람(성인, 소아, 영아)에게 30회 가슴압박 후 2회 인공호흡을 한다.
   예 아니요
7. 영아에게 CPR을 실시할 때는 두 손가락을 사용한다.
   예 아니요
8. 기도폐쇄 신호의 하나는 그 사람이 말이나 기침을 못하는 것이다.
   예 아니요
9. 의식이 있는 기도폐쇄 환자에게 복부 밀어올리기를 시행하기 위해 그 사람의 배꼽 아래에 주먹을 위치시킨다.
   예 아니요
10. 의식이 있는 기도폐쇄 환자에게 복부 밀어올리기를 시행할 때는 이물질이 제거되거나 그 사람의 의식이 없어질 때까지 밀어올리기를 반복한다.
    예 아니요

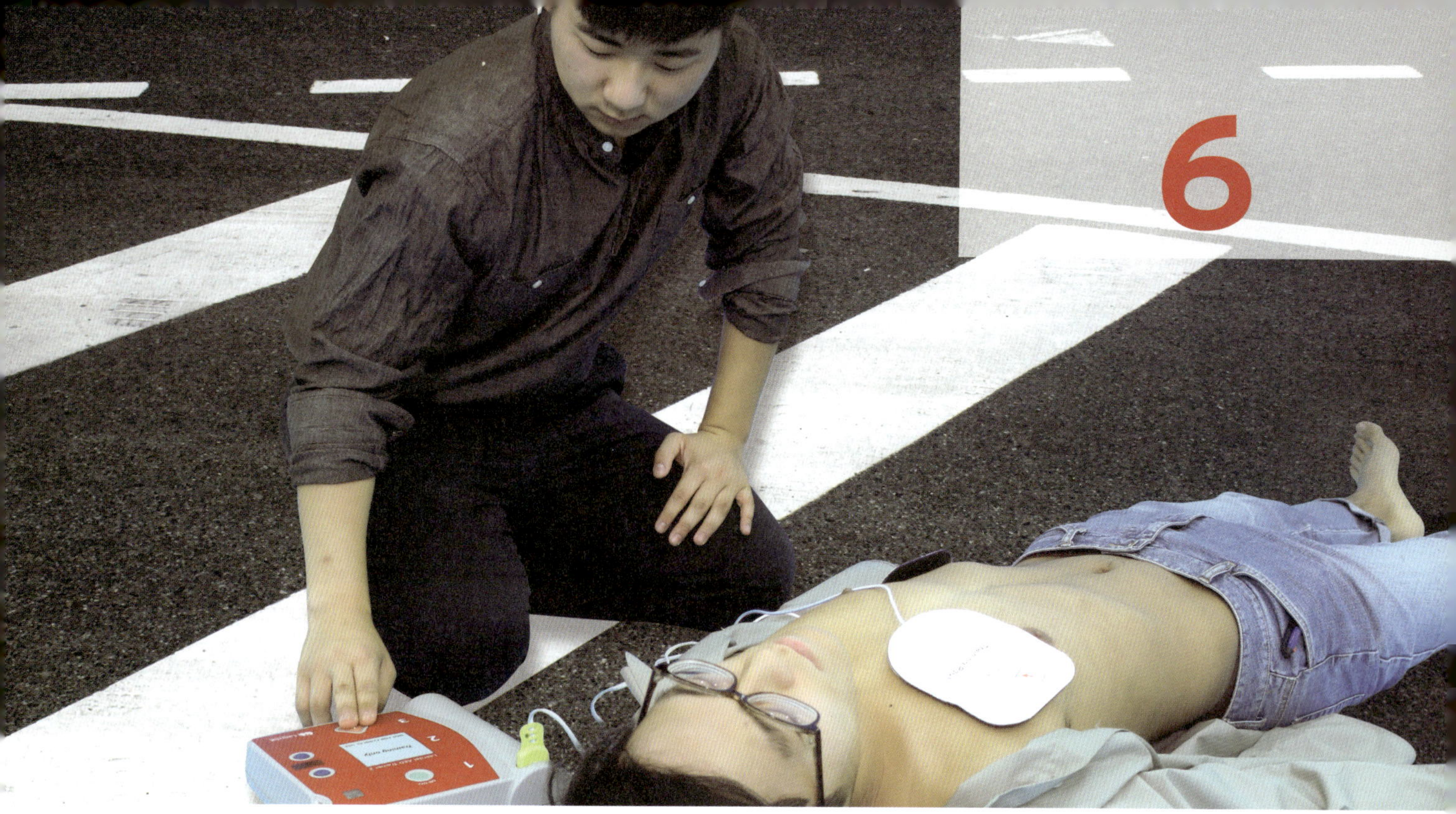

6

자동심장충격기

Automated External Defibrillation

CHAPTER AT A GLANCE

- 일반인에 의한 심장전기충격
- 심장의 기능
- 심정지 처치
- 자동심장충격기
- 자동심장충격기 사용
- 특수 고려사항
- 자동심장충격기 관리
- CPR과 AED 복습

일반인에 의한 심장전기충격

심정지 후 환자의 생명은 초기의 빠른 심폐소생술(CPR)과 자동심장충격기(automated external defibrillator; AED)로 빠른 전기충격(defibrillation)을 실행하여 극적으로 회생시킬 수 있다. 전기충격이 효과적이려면, 심정지 이후 최초 몇분 이내에 시행되어야 한다. 주에서 일반인에 의한 심장전기충격(public access defibrillation)의 시행법을 허용하고 미국 식품의약국(Food and Drug Administration)이 가정에서 자동심장충격기의 사용을 승인하여 응급처치제공자(first aid provider)들이 아래의 장소를 포함한 많은 곳에서 중요한 응급처치 단계를 수행할 수 있게 되었다(그림 6-1).

- 공항과 비행기
- 경기장
- 헬스클럽
- 골프장
- 학교
- 공공기관 건물
- 사무실
- 가정
- 쇼핑센터/몰

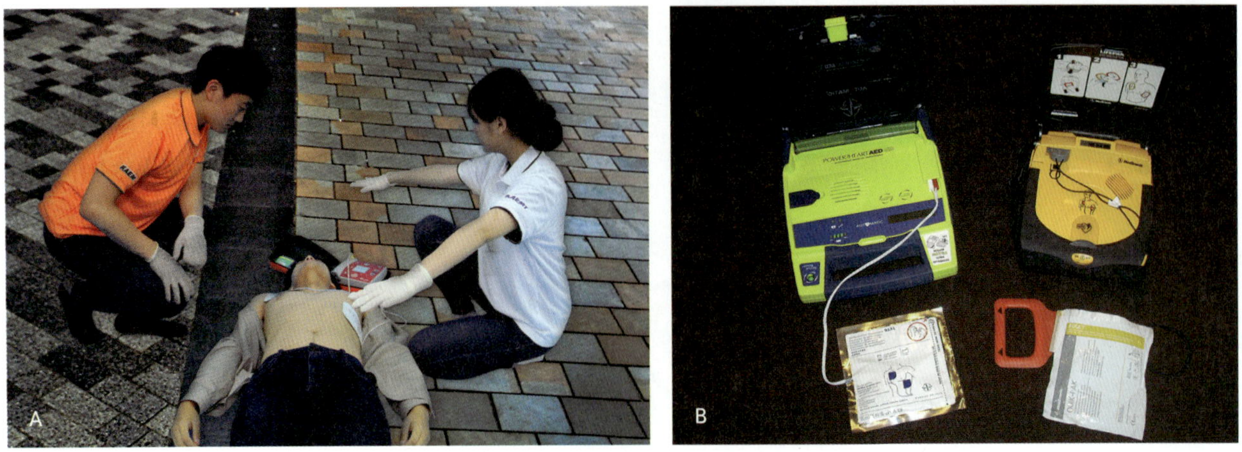

그림 6-1 (A) 자동심장충격기는 훈련된 응급처치제공자들이 다양한 장소에서 사용할 수 있다. (B) 다양한 자동심장충격기 장비들

B: © American Academy of Orthopaedic Surgeons.

심장의 기능

심장은 4개의 빈방으로 이루어진 기관이다. 심장 오른쪽 2개의 방은 신체로부터 혈액을 받아서 산소를 받기 위해 폐로 내보낸다. 왼쪽 2개의 방은 폐로부터 산소화된 신선한 혈액을 받아서 신체로 되돌려 보낸다.

심장은 독특한 전기적 체계를 가지고 있어서 심장이 수행해야 할 일과 심장박동수를 조절한다. 오른심방에는 특수한 심박조율세포가 모여 있다.

이 세포는 분당 60~100회의 속도로 전기적 충격을 내보내 다른 심근세포가 일제히 수축하도록 한다. 심장은 거의 매 초마다 수축하기 때문에 심장동맥(관상동맥, coronary artery)을 통해 풍부한 산소를 공급받아야 한다.

이러한 동맥은 심근의 외부에 둘러져 있고 작은 혈관으로 나뉜다. 때때로 이러한 동맥들은 질병(죽상경화증)이 생기면 심박조율세포에 산소가 부족하게 되어 심장의 비정상적인 전기적 활동이 발생한다.

정상적인 전기적 활동의 장애 시

심실세동(ventricular fibrillation; VF)은 성인에게 갑작스러운 심정지(급사)를 일으키는 가장 흔한 비정상적인 심장리듬이다(**그림 6-2**).

심장근육을 주기적으로 수축시키고 이완시키는 조직적인 전기적 충동파가 사라질 때 심실세동이 발생한다. 결과적으로 심실은 떨리고 혈액을 박출하지 못하게 되어 순환이 상실된다(맥박이 없다).

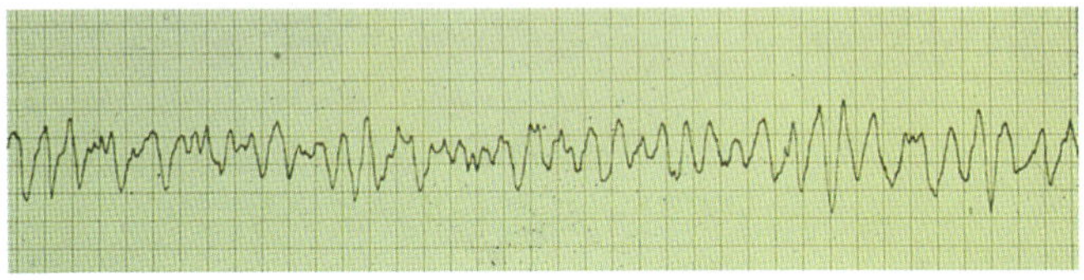

그림 6-2 심실세동(VF)은 무질서한 전기적 활동이다.

From Arrhythmia Recognition: The Art of Interpretation, Courtesy of Tomas B. Garcia, MD.

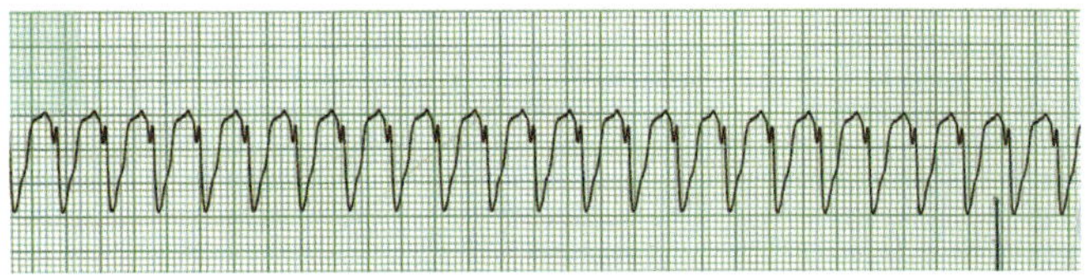

그림 6-3 심실빈맥(VT)은 매우 빠른 전기적 활동이다.

From Arrhythmia Recognition: The Art of Interpretation, Courtesy of Tomas B. Garcia, MD.

잠재적인 생명을 위협하는 두 번째 전기적 문제는 심실빈맥(ventricular tachycardia; VT)인데, 심장박동수가 너무 빨라서 혈액을 효과적으로 박출할 수 없다(**그림 6-3**). 이 두 상태 모두 심장마비로 알려진 심정지로 이어질 수 있다.

심정지 처치

심장박동이 멈추면, 혈액의 순환도 멈추고 전신으로 가는 모든 산소와 영양도 차단된다. 중요한 기관에 산소가 풍부한 혈액이 원활하게 공급되지 않으면 세포가 죽기 시작한다. 예를 들어 뇌는 몇 분 안에 죽기 시작한다. 이 상황에서는 시간이 결정적인 요소이다. 심장전기충격이 지연되면 환자의 생존기회는 분당 7~10%씩 감소한다(**그림 6-4**).

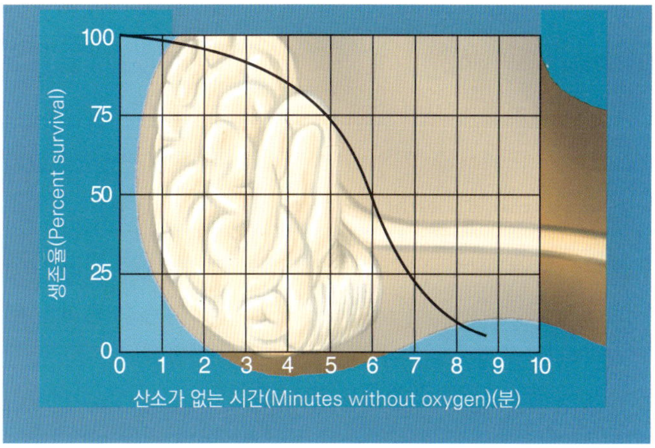

그림 6-4 적절한 처치가 없으면 환자의 생존율은 매 분마다 감소한다.

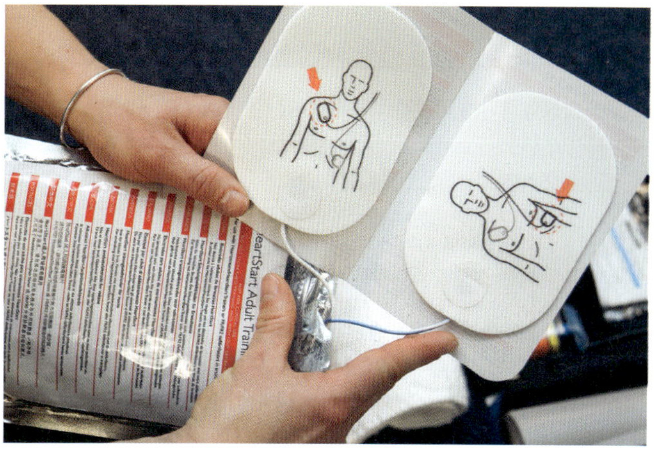

그림 6-5 2개의 접착 패드가 환자의 가슴에 위치해 있고 자동심장충격기의 전선에 연결되어 있다.

심정지의 초기에는 심폐소생술로 처치한다. AED를 사용하여 환자에게 적용할 수 있을 때까지 가슴압박과 인공호흡을 반복한다. AED의 음성안내는 필요한 경우 분석하고 전기충격이 가해질 수 있도록 멈추라고 안내할 것이다.

자동심장충격기

많은 병원 밖 심정지는 불규칙한 심장리듬 또는 VF라 불리는 리듬을 포함한다. AED는 심장리듬을 분석하고, 필요한 경우 사용자가 제세동으로 알려진 전기 충격을 심정지 환자에게 전달할 것을 권장하는 전자 장치이다. 이 충격의 목적은 이전에 논의한 비정상적인 전기적 장애를 교정하고 심장리듬을 다시 안정시켜, 정상적인 전기적 기능과 심장 수축을 하도록 하는 것이다. 가능한 한 빨리 AED를 사용하면 환자의 생존 가능성이 높아진다.

모든 심장전기충격기에는 환자의 가슴에 2개의 접착패드(전극)가 연결된 전선이 달려 있다(그림 6-5). 패드와 전선은 심장의 전기적 신호를 기계로 보내어 분석하여 필요할 때 환자에게 전기적 충격을 가한다(그림 6-6).

자동심장충격기에는 환자에게 충격이 필요한지를 결정해주는 내장된 리듬분석기가 있다. 이 시스템은 응급처치제공자들이나 다른 구조요원들이 단지 최소한의 훈련으로 조기에 심장전기충격이 가능하도록 한다. 또한 자동심장충격기는 환자의 심장리듬(심전도 또는 ECG), 충격자료, 그리고 기기의 작동(예를 들면, 날짜, 시간, 제공된 충격 횟수)을 기록한다(그림 6-7).

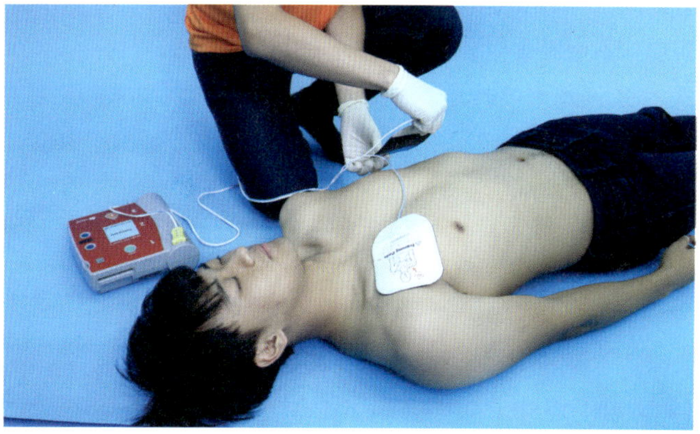

그림 6-6 패드와 전선은 심장의 전기적 신호를 기계로 보내어 분석하여 사용자의 지시에 따라 환자에게 전기 충격을 가한다.

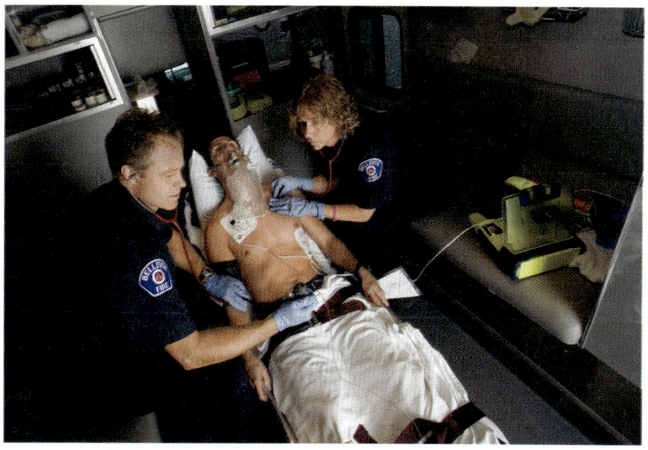

그림 6-7 자동심장충격기는 심장리듬과 충격을 포함한 자료를 저장한다.

Q & A

자동심장충격기는 어떻게 작동하는가?

자동심장충격기 내부의 마이크로프로세서는 접착전극을 통해 환자의 리듬을 해석(분석)한다. 컴퓨터는 심장리듬을 분석하고 충격이 필요한지 여부를 구조요원에게 조언한다. AED는 심실세동(VF)이나 빠른 심실빈맥(VT)을 감지한 경우에만 전기충격을 권고한다. AED는 한 패드에서 다른 패드로 전기 에너지를 전달하고, 다시 첫 패드로 전기 에너지를 전달한다. 이는 심장에 전기적으로 충격을 가해 정상적인 기능을 재개하도록 한다.

자동심장충격기의 공통적인 구성요소

자동심장충격기의 모델은 다양하다. 사용 원리는 각각 같지만 화면, 조작법, 옵션은 약간 다르다. 처치자는 자신이 사용하는 특정 자동심장충격기 모델의 사용법을 알고 있어야 한다. 모든 자동심장충격기는 공통적으로 다음과 같은 구성요소를 가지고 있다.

- 전원장치
- 전선과 패드(전극)
- 분석능력
- 심장전기충격 능력
- 즉석 음성안내
- 휴대용 배터리 장치

자동심장충격기 사용

일단 자동심장충격기가 필요하다고 판단하면(환자는 무의식이고 호흡이 없다), 모든 자동심장충격기 기종들의 기본적인 작동순서는 다음과 같다(수행절차 6-1).

1. 어떤 자동심장충격기는 켜짐/꺼짐 단추를 눌러야 전원이 켜지고, 다른 제품은 자동심장충격기 케이스 덮개를 열 때 켜지기도 한다. 일단 전원이 켜지면, 자동심장충격기는 빠르게 몇 가지 내부 점검을 하고, 그 즉시 음성과 화면으로 안내를 시작할 것이다.
2. 환자의 가슴을 노출시킨다. 패드가 잘 붙고 전기적 충격이 잘 전달되려면, 피부는 건조한 상태로 유지되어 있어야만 한다. 필요하다면, 타월로 피부를 닦는다. 가슴에 털이 너무 많으면, 부착이나 전기적 전달에 방해가 되기 때문에 패드가 부착될 곳에 빠르게 면도를 해 주어야 한다.
3. 제조사의 지시에 따라 패드에 부착된 시트를 벗기고 환자의 가슴에 패드의 접착면을 밀착시켜 붙인다. 패드 1개는 가슴뼈(흉골)의 오른쪽 위 그리고 빗장뼈(쇄골) 바로 아래에 놓는다. 두 번째 패드는 젖꼭지 왼쪽으로 가장 낮은 갈비뼈 위에 놓는다. 다른 사람이 가슴압박을 실시하는 동안 AED 패드를 부착한다면 가슴압박을 방해하지 말아야 한다.
4. 가슴압박을 멈추지 말고 자신을 포함한 그 누구도 가슴압박하는 사람을 건드리지 않도록 한다. AED에서 "분석" 버튼을 눌러 심장리듬을 분석하도록 한다.
5. AED에서 전기충격을 권고할 경우, AED가 충전할 동안 심폐소생술을 지속한다. 만약 전기충격을 권고하지 않을 경우, 즉시 심폐소생술을 5주기(약 2분) 동안 재개한 다음, 심장 리듬을 다시 분석한다.
6. "떨어지세요"라고 말하고 당신을 포함한 아무도 그 사람을 만지지 않는지 확인한다. "Shock"버튼을 눌러 전기충격을 전달한다.
7. 전기충격을 주고 나면 즉시 가슴압박을 시작으로 심폐소생술을 재개한다.
8. 5주기(약 2분) 후 가슴압박을 중지하고 AED가 리듬을 재분석하도록 한다.
9. 전문소생술 인력이 도착하거나 사람이 움직이 있을 때까지 4~7단계를 반복한다.

Q & A

비가 오거나 물 근처에 있는 상황에서 환자가 전기 충격을 받으면, 저에게도 전달될까요?

환자 주변 또는 아래 물이 있고 그 주변에 사람들이 서 있다면, 주변 사람들도 충격을 전달받을 수 있다. 건조한 장소로 환자를 옮기고, 젖은 옷은 제거해 주어야 한다. 또한 피부를 건조하게 하여 전극패드가 피부와 잘 붙을 수 있도록 한다. 전류가 흐른다는 신호를 기기에서 보내는 동안 그 누구도 환자와 접촉을 해서는 안 된다.

수행절차 6-1 자동심장충격기 사용법

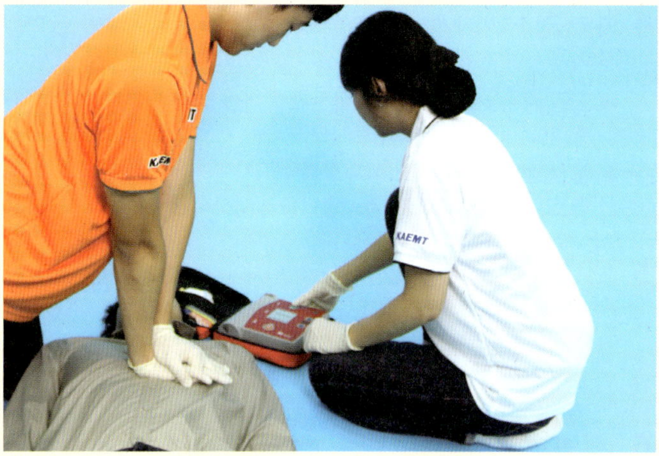

1 자동심장충격기의 전원을 켠다. 이 경우, 뚜껑을 올리거나 "전원" 버튼을 누르면 된다. AED의 지시에 따른다.

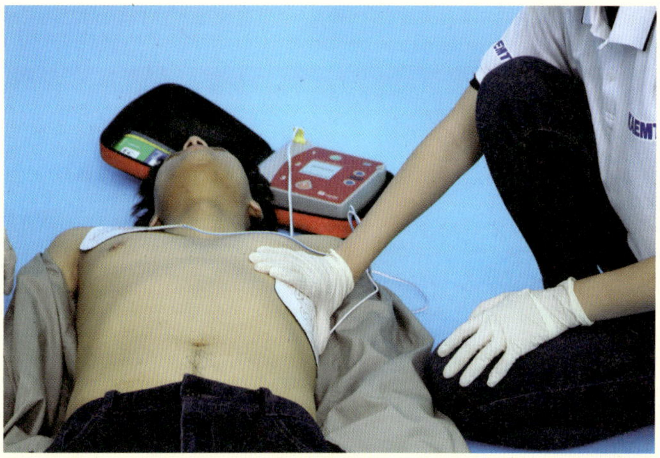

2 환자의 맨몸, 건조한 가슴에(패드에 표시된 대로) 패드를 부착한다. 필요한 경우, 자동심장충격기에 전선을 연결한다.

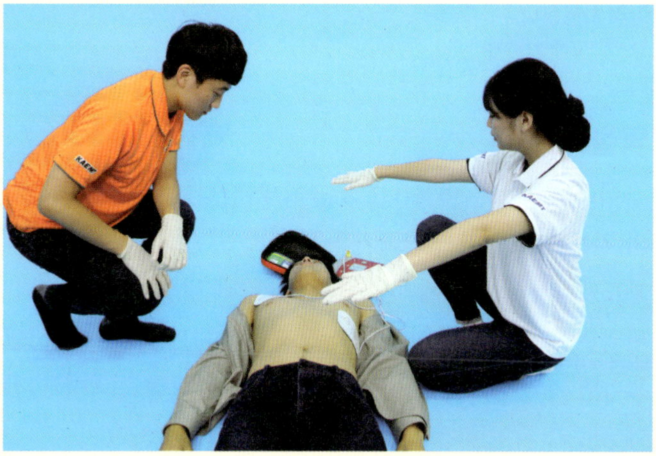

3 환자에게서 물러난다. 처치자를 포함한 누구도 환자와의 접촉을 피하게 하고, "떨어지세요!"라고 외친다.

(계속)

수행절차 6-1 자동심장충격기 사용법(계속)

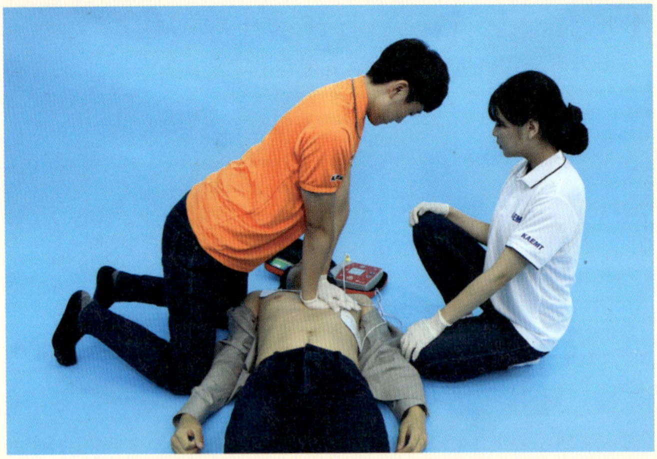

4 자동심장충격기가 심장리듬을 분석하게 한다. 자동심장충격기는 다음 두 가지 사항 중 한 가지를 즉시 요구할 것이다.

a. 전기 충격을 지시한다면, 환자와 떨어진 상태를 유지하며 "전기 충격(shock)" 버튼을 누르시오.

b. 충격 전달을 중단하고 심폐소생술을 시행하시오. 패드를 본 위치에 그대로 위치시키고, 가슴압박을 실시하시오.

5 두 가지 동작 중 한 가지를 수행한 후, 환자가 움직이거나, 호흡을 시작하거나, 깨어나지 않는 한 즉시 가슴압박을 시작으로 5주기(약 2분) 동안 심폐소생술을 실시한다. 환자가 깨어나더라도 응급의료서비스가 도착할 때까지 자동심장충격기의 패드 부착 상태를 유지한다.

6 환자가 움직임이나 호흡이 있을 때까지, 또는 동등하거나 더 전문 훈련을 받은 사람에게 당신을 대신해 인수인계할 때까지 3, 4, 5번을 반복하여 실시한다.

특수 고려사항

자동심장충격기를 사용할 때 반드시 알아야 할 몇 가지 특수 고려사항이 있다. 고려사항은 다음과 같다.

물

물은 전기를 전달하기 때문에 심장전기충격기와 구조자 또는 목격자 사이에 에너지의 통로를 제공한다. 먼저 물이 있는 곳으로부터 사람을 이동시킨다. 가슴에 패드를 부착하기 전에 빠르게 가슴을 건조한 상태로 만든다. 가슴이 건조한 상태가 되고, 패드가 확실히 가슴에 부착된다면, 구조자와 목격자의 위험은 매우 낮아진다.

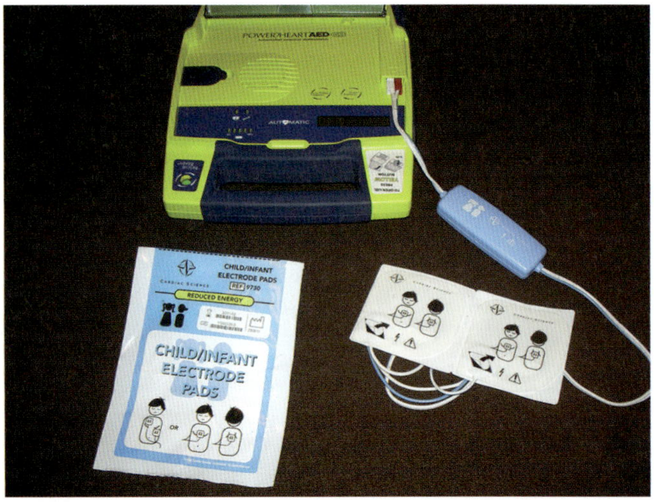

그림 6-8 자동심장충격기에 소아용 패드가 있다면, 제조사의 사용법에 따라 사용한다.

© Cardiac Science Corporation.

소아

소아의 심정지는 성인의 일차적인 심장 문제와는 달리 일반적으로 기도나 호흡 문제 때문에 일어난다. 자동심장충격기는 소아와 영아에게 적절한 수준의 에너지를 제공할 수 있다. 만약 심장전기충격기에 소아용 특수 패드와 전선이 있다면 소아에게 사용한다(그림 6-8). 만약 이러한 소아용이 없다면, 성인용 자동심장충격기와 패드를 사용한다.

약물패치

어떤 사람들은 약물(니트로글리세린, 니코틴, 또는 진통제와 같은)이 포함된 접착패치를 붙이고 있다. 이러한 패치들은 패드에서 심장으로 에너지를 전달하는 데 방해가 될 수 있다. 만약 이 약물패치들이 자동심장충격기 패드를 붙일 자리에 있다면 제거해야 한다. 자동심장충격기 패드를 접착하기 전에 피부를 닦아내 건조하게 만들어야 한다(그림 6-9).

다양한 특수상황	행동요령
젖은 피부, 얕은 물 또는 눈 위에 누워 있음	▪ 눈이나 물 밖으로 환자를 옮긴다. ▪ 패드를 부착하기 전에 가슴을 닦는다.
가슴털이 있는 사람	만일 패드가 피부에 붙는 것을 방해한다면 털을 제거한다. 다음 중 하나를 수행한다. ▪ 패드를 부착시킬 부위를 면도한다. ▪ 접착테이프(예: 도관, 마스킹, 붕대용)를 털에 단단히 붙여 털을 떼어낸다. 필요에 따라 여러 번 반복한다.
약물 패치(예: 니트로글리세린, 금연패치, 진통제 등)	▪ 약물 패치 위에 자동심장충격기 패드를 부착하지 않는다. ▪ 의료용 장갑을 착용하거나 종이 타월이나 천을 사용해 패치를 제거한다.
가슴이 노출되었을 때 보이거나 느껴지는 이식 장치(심박동조율기 또는 제세동기가 포함된 장치)	▪ 이식된 장치 바로 위에 AED 패드를 올려놓지 않는다. 장치/배터리에서 최소 5cm(2인치) 떨어진 곳에 부착한다. ▪ AED를 사용하기 전에 이식된 장비가 멈추도록 한다.
소아 또는 영아	절차는 성인과 동일하다. 일부 자동심장충격기는 소아용 자동심장충격기 패드가 있을 수 있다. 만약 패드가 서로 맞닿는다면, 한쪽 패드는 가슴 중앙에 붙이고 다른 패드는 양쪽 어깨뼈 사이 등 부위에 부착한다. 만일 소아용 장비를 사용할 수 없다면 성인용 심장충격기를 사용한다.

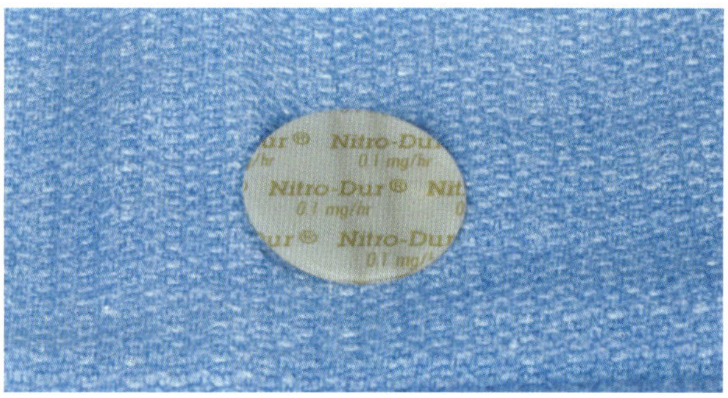

그림 6-9 자동심장충격기 패드를 접착하기 전 장갑을 끼고 모든 약물패치를 제거해야 한다.

가슴 털

가슴털로 인해 패드가 피부에 붙는 것이 방해될 수 있다. 필요한 경우 다음 중 하나를 수행해 털을 제거한다.

- 패드 부착 부위에 면도를 한다.
- 접착테이프(예: 덕트테이프, 마스킹테이프, 붕대)를 털에 단단히 붙이고 테이프를 뜯어낸다. 이 동작을 여러 번 반복할 수도 있다.

이식된 기구

이식된 심박조율기와 심장전기충격기들은 특정 유형의 심장 질환을 가진 사람들의 피부 밑에 위치한 작은 기구이다(그림 6-10). 이러한 기구들은 가슴을 노출하면 종종 보이기도 하고 만져지기도 한다. 가능하면 이러한 기구들 위에 직접적으로 패드를 부착하는 것을 피해야 한다. 만약 환자에게 이식된 심장전기충격기가 방전되면, 주기적으로 근육 경련이 일어나는 것을 볼 수 있다. 또한 이식된 제세동기가 방전이 될 경우 압박을 수행하는 동안 전기적 작은 떨림을 느낄 수 있다. 자동심장충격기를 사용하기 전에 환자에게 이식된 기구를 멈추어야 한다.

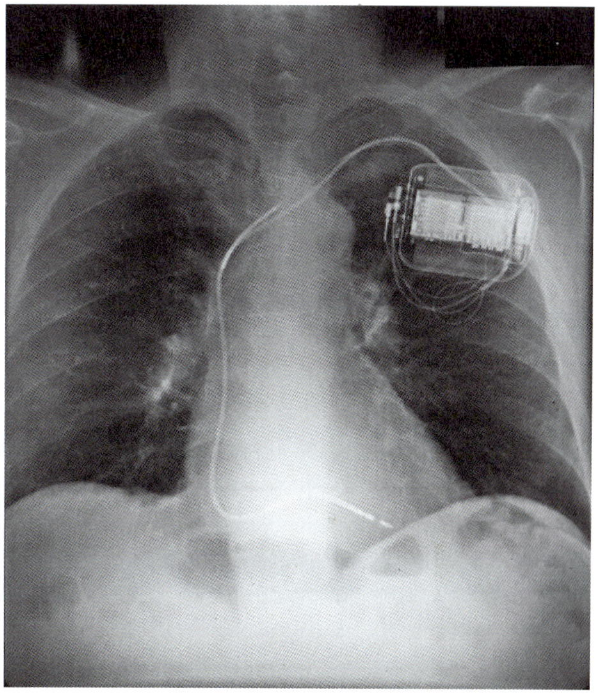

그림 6-10 이식된 심장전기충격기

자동심장충격기 관리

주기적인 자동심장충격기 검사는 장치에 필요한 전원 공급과 적절한 작동상태를 유지시킬 수 있다(그림 6-11). 자동심장충격기는 자동적으로 내부점검을 수행하고, 기기가 올바르게 준비되고 작동하는지 화면을 통해 안내해 준다. 매일 검사를 위해 기기의 전원을 켜볼 필요는 없다. 그렇게 하면 난시 배터리만 닳게 된다.

자동심장충격기 구성품에는 다음과 같은 항목이 포함되어야 한다.

- 유효기간 내에 있는 전극 패드 두 세트
- 여분의 배터리
- 면도기
- 손수건
- 인공호흡 보호장비
- 의료용 장갑

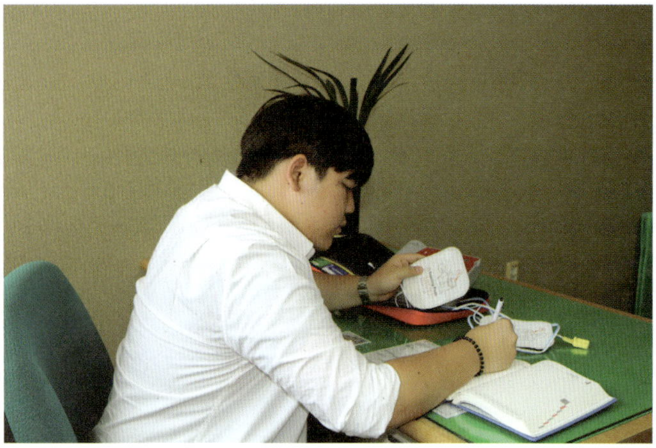

그림 6-11 주기적인 자동심장충격기 검사는 장치에 필요한 전원 공급과 적절한 작동상태를 유지시킬 수 있도록 한다.

CPR과 AED 복습

표 6-1은 RAB-CAB 순서를 따른 CPR과 AED 술기를 복습한다.

표 6-1 RAB-CAB 절차를 사용하는 CPR과 AED 시행법의 빠른 복습

단계들/행위	성인(사춘기 또는 사춘기 지난 사람)	소아(1세~사춘기까지)	영아(1세 미만)
R = Responsive?(반응)			
술기(Technique)	■ 등을 두드리며 "괜찮으세요?"라고 소리친다. ■ 반응이 있는 환자는 대답을 하거나, 움직이거나, 신음을 함		발바닥을 두드리며 영아의 이름을 크게 부른다.
A = Activate EMS and get an AED(응급의료서비스 및 자동심장충격기 요청하기)			
언제?	■ 구조자 한 명이라면, 119구급대로 전화하고 AED를 가져온다. 돌아와서 AED를 사용한다. ■ 구조자가 두 명이라면, 한 명은 즉시 CPR을 시작하고 다른 한 명은 전화를 하고 AED를 가져오도록 한다.	■ 구조자가 한 명이라면 119구급대로 전화하기 전에 CPR 5주기(30회 가슴압박, 2회 호흡) 실시한다. ■ CPR 5주기를 실시한 후에는 유소아를 남겨두고 119구급대에 전화를 하고 AED를 가져온다. ■ 돌아와서 AED를 사용한다.	
B = Breathing?(호흡). 호흡 및 헐떡임이 없는지 확인한다.			
■ 평평하고 단단한 표면 위에 환자의 얼굴이 위로 향하게 눕힌다. ■ 호흡은 5~10초간 얼굴과 가슴(목에서 허리까지) 움직임을 관찰한다.	■ 환자가 호흡을 하지 않거나 때때로 헐떡인다면, CPR이 필요하다. ■ 숨을 쉬지만 의식이 없다면 CPR이 필요없다. 기도를 개방되도록 하기 위하여 환자를 회복자세(recovery position)로 만들어 주고 호흡을 관찰한다.		
C = Chest comprssions(가슴압박)			
환자를 놓을 장소?	단단하고 평평한 표면		테이블 또는 캐비닛 위
손을 놓는 위치?	가슴 중앙과 가슴뼈 반 아래(흉골)		젖꼭지선 아래 가슴뼈 위 흉부의 중앙에 두 손가락 패드 위치 또는 두 엄지손가락을 가슴뼈 아래쪽 1/3 지점과 가상의 유두선상에 두 엄지손가락을 위치하고 손가락은 아기의 등과 가슴 주위를 감싼다.
	두 손 ■ 가슴뼈 위에 한 손꿈치 놓고 그 위에 다른 손을 놓음. ■ 두 손의 손가락은 교차되게 ■ 손 위로 바로 어깨와 팔이 수직으로	아주 어린 아이에게는 한 손꿈치만 사용 두 손 ■ 성인과 동일 ■ 손 위로 바로 어깨와 팔이 수직으로	

<table>
<tr><th>단계들/행위</th><th>성인(사춘기 또는 사춘기 지난 사람)</th><th>소아(1세~사춘기까지)</th><th>영아(1세 미만)</th></tr>
<tr><td rowspan="2">깊이</td><td>최소 5cm(2인치)에서 6cm(2.4인치) 넘지 않게</td><td>약 5cm(2인치)
또는 최소한 상체(가슴)의 1/3 깊이</td><td>약 4cm(1.5인치)
또는 최소한 상체(가슴)의 1/3 깊이</td></tr>
<tr><td colspan="3">각각 가슴압박 후에는 가슴이 원래대로 완전히 돌아오록 한다.
성인이나 소아의 가슴에 기대서 하지 않는다.</td></tr>
<tr><td>속도</td><td colspan="3">분당 100~120회
(Bee Gees 노래 "Stayin' Alive" 리듬을 따르면 도움이 된다. 이전에 설치해서 빠르게 접속할 수 있는 스마트폰 앱 리듬이나 스마트폰 스피커로 들리는 리듬을 따른다.)</td></tr>
<tr><td>가슴압박 대비 호흡 비율</td><td colspan="3">30:2</td></tr>
<tr><td colspan="4">A = Airway open(기도개방)</td></tr>
<tr><td>술기</td><td colspan="3">머리기울임-턱들어올리기</td></tr>
<tr><td colspan="4">B = Breaths(호흡). 가능하면 성인, 소아, 영아용 심폐소생술 마스크 또는 안면 보호대를 사용한다.</td></tr>
<tr><td>술기</td><td colspan="2">■ 코를 두 손으로 막고 mouth-to-mouth로 공기가 새지 않게 만든다.
■ 머리기울임-턱들어올리기를 시행한다.
■ 2회 인공호흡을 한다.
• 각 호흡은 1초를 지속해야 한다.
• 가슴이 상승하도록 충분히 숨을 불어넣는다.

첫 호흡에 가슴이 상승하지 않는다면 머리를 다시 기울이고 두 번째 호흡을 준다. 두 번째 호흡에도 가슴이 상승하지 않는다면 CPR을 시작한다(30회 압박, 2회 호흡). 호흡을 주기 전에 매번 입을 벌려 이물질을 찾는다. 발견하면 제거한다.</td><td>머리기울임-턱들어올리기를 시행한다(머리를 너무 뒤로 젖히지 않는다).
■ 공기가 새지 않도록 구조자의 입으로 유아의 입과 코를 덮는다. 이것이 가능하지 않다면 mouth-to-mouth 호흡법 또는 mouth-to-nose 호흡법을 시도한다.
■ 2회 호흡을 준다.
• 각 호흡은 1초를 지속해야 한다.
• 가슴이 상승하도록 충분히 숨을 불어넣는다.</td></tr>
<tr><td colspan="4">CPR을 계속한다.
1. 숨을 쉬기 시작한다.
2. 동등하거나 더 전문 훈련을 받은 사람과 교대한다.
3. AED가 도착해서 사용한다.
4. 구조자가 육체적으로 탈진해서 계속할 수 없다.

구조자가 구조호흡을 수행하는 동안 또는 그 반대의 경우, 주변의 목격자가 가능하다면 가슴압박을 하여 도움을 줄 수 있다.</td></tr>
<tr><td colspan="4">Defibrillation(제세동)</td></tr>
<tr><td colspan="4">심장충격기의 사용이 가능하다면 가능한 한 빨리 AED를 사용한다.
1. AED를 켠다.
2. 맨 가슴에 패드를 붙인다(패드의 도표가 보이게). 필요하다면 케이블을 AED에 꽂는다. 소아용 사이즈의 패드가 이용될 수 있다.
3. 환자에게서 떨어진다. 구조자를 포함해서 어느 누구도 환자를 만지지 않도록 확실하게 한다. "떨어져"라고 소리친다.
4. AED로 심장리듬을 분석한다(필요하면 분석버튼을 누른다). AED가 아래 두 가지 사항 중의 하나를 즉각 화면에 띄울 것이다.
• 모두 떨어지고 전기충격 버튼을 누른다.
• 충격을 주지 않는다. 패드를 그대로 둔 채로 가슴압박을 시작하는 CPR을 실시한다.

그 중의 하나를 시행한 후 환자가 움직임이 없거나, 호흡을 하지 않거나, 깨어나지 않는 경우에는 CPR 5주기를 실시한다.
환자가 움직이거나, 호흡을 하거나, 깨어날 때까지 또는 동등하거나 더 전문 훈련을 받은 사람에게 인수인계할 때까지 제세동 3, 4단계를 반복한다.</td></tr>
</table>

PREP KIT

복습

- 신속한 심폐소생술과 신속한 제세동은 심정지 후 생존 가능성을 극적으로 향상시킨다.
- 심장은 매 초마다 수축하기 때문에 풍부한 산소를 공급받아야 한다.
- 심정지의 초기에는 심장전기충격을 실시하기 전까지 심폐소생술로 처치한다.
- 자동심장충격기는 심장의 리듬을 분석하고 사용자가 심정지 상태에 있는 사람의 심장에 전기 충격을 전달하도록 지시한다.
- 자동심장충격기를 사용할 때 반드시 알아야 할 몇 가지 특수 고려사항에는 물, 소아, 약물 패치, 이식된 기구가 있다.
- 주기적인 자동심장충격기의 점검은 장치가 필요한 공급장치를 갖추고 적절한 작동상태를 유지할 수 있도록 한다.

핵심용어

심실빈맥(ventricular tachycardia; VT) 잠재적으로 생명을 위협하는 전기적 상태로 심장박동이 너무 빨리 뛰기 때문에 효과적으로 혈액을 펌프질할 수 없다.

심실세동(ventricular fibrillation; VF) 심장의 불규칙적인 수축과 이완의 형태로 잠재적으로 생명을 위협하는 전기적 상태; 심장의 심실은 진동하며 혈액을 펌프질할 수 없다.

심장전기충격(defibrillation) 자동심장충격기로 전기적 충격을 주어 정상 심장리듬으로 회복시키는 것이다.

자동심장충격기(automated external defibrillator; AED) 심장리듬을 분석하여 충격을 가할 수 있는 기구이다.

실습평가

당신의 직장에서 최근 자동심장충격기 프로그램을 시행하였다. 당신과 다른 여러 직원들이 자동심장충격기를 찾고 사용하도록 훈련받았다. 직장에서 동료가 쓰러졌다. 그녀는 약 50세이며, 당신은 그녀에게 심장병력이 있는 것을 알고 있다. 동료에게 빨리 자동심장충격기를 가져오고 119구급대에도 전화하라고 하였다.

지시: 설명에 동의하면 “예”에 ○표하고, 동의하지 않으면 “아니요”에 ○표 하시오.

1. 무엇보다 먼저 환자가 반응이 없음을 확인한다.
   예 아니요
2. 가능한 한 빨리 가슴압박을 시작하고, 자동심장충격기 패드를 가슴에 부착하거나 2회 인공호흡을 실시할 때만 이를 중단한다.
   예 아니요
3. 자동심장충격기 패드는 환자의 블라우스 위에 붙일 수 있다.
   예 아니요
4. 자동심장충격기는 부적절한 패드 부착에 대해 경고한다.
   예 아니요
5. 자동심장충격기가 지시하지 않았더라도 환자에게 전기충격을 주어야 한다.
   예 아니요

PREP KIT

지식확인

지시: 설명에 동의하면 "예"에 ○표하고, 동의하지 않으면 "아니요"에 ○표 하시오.

1. 심장전기충격 처치가 빨리 이루어질수록 생존율이 더욱 높아진다.
   예 아니요
2. 자동심장충격기는 호흡 및 반응이 없는 환자에게만 적용된다.
   예 아니요
3. 자동심장충격기가 3~4분 이내에 사용 가능할 것이라 확신하는 경우, 심폐소생술은 필요하지 않다.
   예 아니요
4. 자동심장충격기를 조작하는 구조요원은 심장리듬을 해석하는 방법을 알아야 한다.
   예 아니요
5. 모든 자동심장충격기가 다르기 때문에 작동의 기본 단계도 모두 다르다.
   예 아니요
6. 자동심장충격기 패드(전극)는 건조한 가슴에 부착해야 한다.
   예 아니요
7. 두 전극 패드는 모두 환자 가슴의 왼쪽에 부착되어야 한다.
   예 아니요
8. 배터리와 패드의 유효기간을 알고 있어야 한다.
   예 아니요
9. 이식된 심박조율기가 있는 환자의 경우에도 자동심장충격기를 사용할 수 있다.
   예 아니요
10. 자동심장충격기는 매일 확인하기 위해 전원을 켜봐야 한다.
   예 아니요

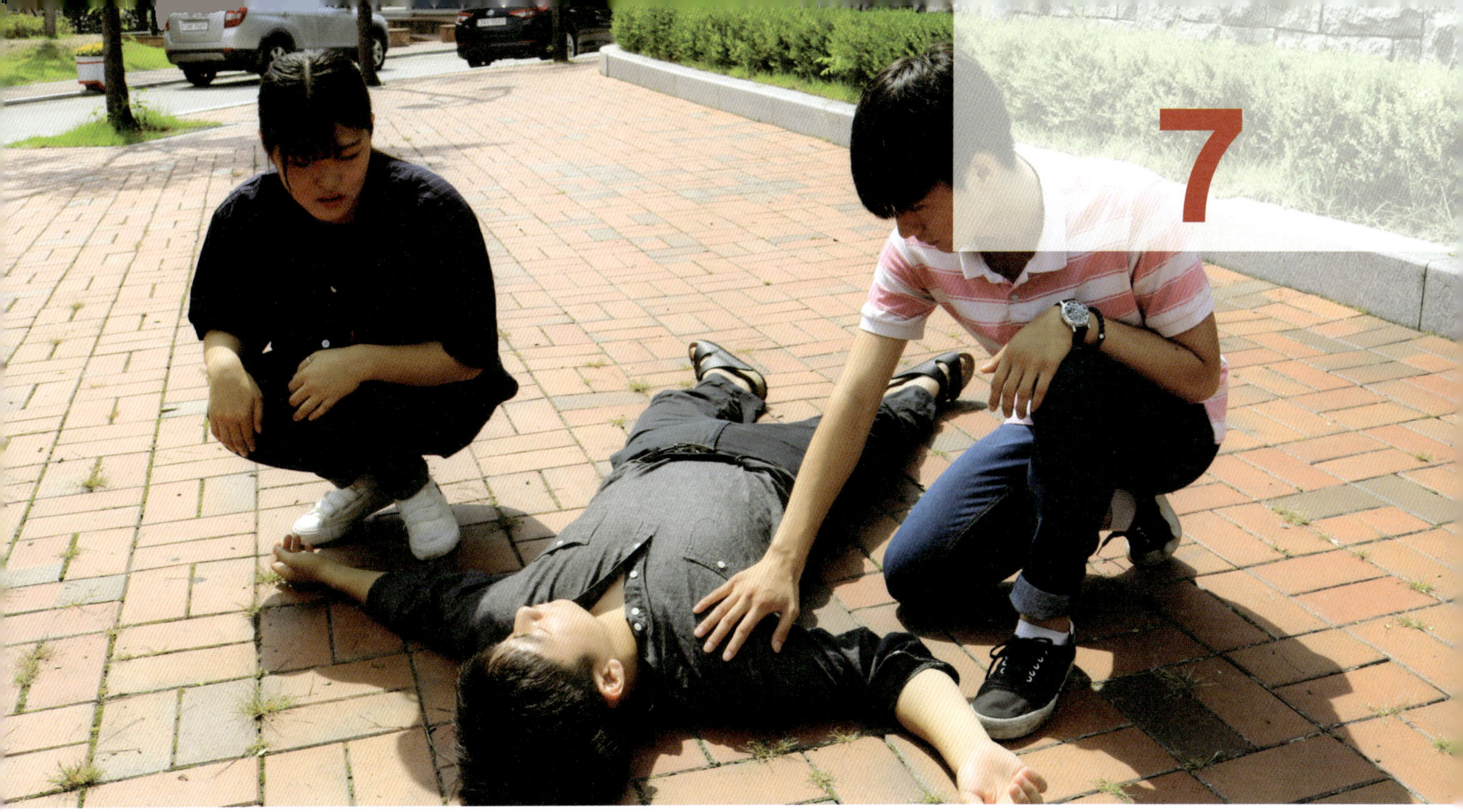

7

쇼크
Shock

CHAPTER AT A GLANCE

쇼크

쇼크(shock)(관류저하: hypoperfusion)는 심각한 순환장애로 인해 조직으로 전달되는 산소량이 감소하여 발생하는 세포 및 조직의 산소 부족 상태로 정의된다. 이는 단순히 조직관류 저하뿐만 아니라 세포 및 조직 수준에서 산소소모량 증가 또는 부적절한 산소 이용과도 관련될 수 있다. 또한 전기감전이나 단순히 놀라고 두려움으로 혼동되어서는 안 된다. 쇼크는 심혈관계의 허탈(collapse) 또는 기능상실(부전, failure)로 순환 혈액이 감소하고 궁극적으로 혈액 공급이 중단되는 상태를 말한다. 쇼크는 심장질환부터 알레르기 반응에 이르는 다양한 질환과 관련될 수 있다.

쇼크의 원인

쇼크와 관련된 기본적인 생리학적 원인들을 이해하면 쇼크 치료에 잘 대비할 수 있을 것이다. 산소결핍이 조직 및 기관에 발생했는지, 또 얼마나 오래 지속되었는지에 따라 쇼크에 의한 손상의 정도가 결정된다. 예를 들어, 산소가 없다면 뇌는 4~6분 후에, 복부기관은 45~90분 후에, 그리고 피부와 근육은 3~6시간 후에 불치의 상태가 된다.

쇼크를 이해하기 위해서는 순환계를 다음과 같이 세 가지 구성요소로 생각해 볼 수 있다.

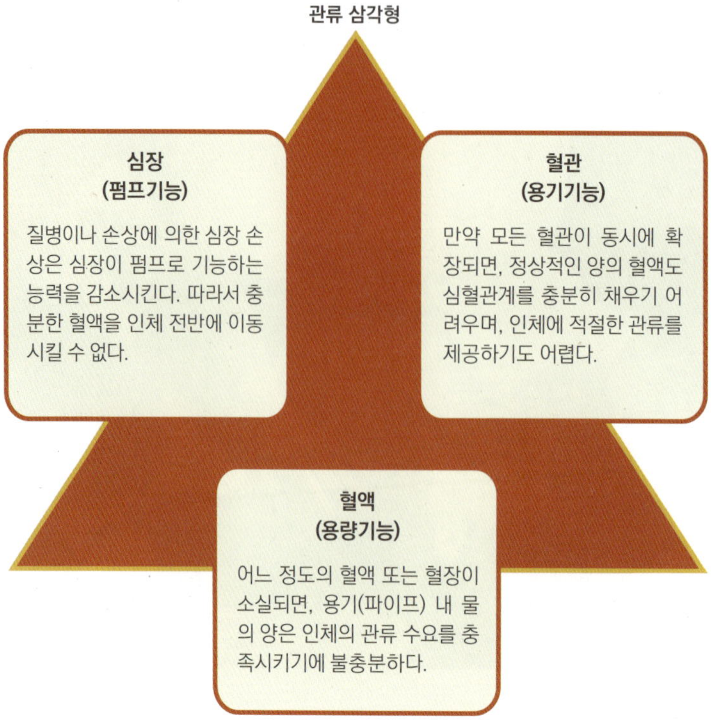

그림 7-1 관류 삼각형

펌프(심장), 연결 파이프(혈관) 및 파이프로 펌프질 되는 적당량의 액체(혈액). 이들 구성요소 중 하나에 손상이 오면 세포의 혈액이 결핍되고 쇼크가 유발될 수 있다. 이들 3요소를 관류 삼각형이라 할 수 있다(그림 7-1). 환자가 쇼크상태라면 이들 세 가지 요소 중 한 가지 이상이 제대로 작동하고 있지 않다는 것이다.

쇼크 원인은 심혈관성일 수도 비심혈관성일 수도 있다. 비심혈관성 쇼크 원인에는 호흡기능 부족(respiratory insufficiency), 신경성 쇼크(neurogenic shock), 정신성 쇼크(psychogenic shock) 및 아나필락시스(anaphylaxis), 즉 외부 물질에 대한 과도한 알레르기 반응이 있다. 세 가지 심혈관 상태가 쇼크의 원인이다(그림 7-2).

쇼크의 심혈관성 원인

- 펌프기능 상실: 심장성 쇼크는 심장의 부적절한 기능 또는 펌프기능 상실로 유발된다. 순환은 정상적인 심장근육의 지속적인 펌프 활동을 필요로 한다. 대부분의 질병들이 심장근육의 파괴나 염증을 초래할 수 있다. 심장은 이들 문제에 다소 적응할 수 있지만, 심근경색증의 경우처럼 심장근육 손상이 너무 심하게 발생하면 심장은 더 이상 제대로 기능을 할 수 없다. 그 주요 결과로 혈액이 폐(허파)로

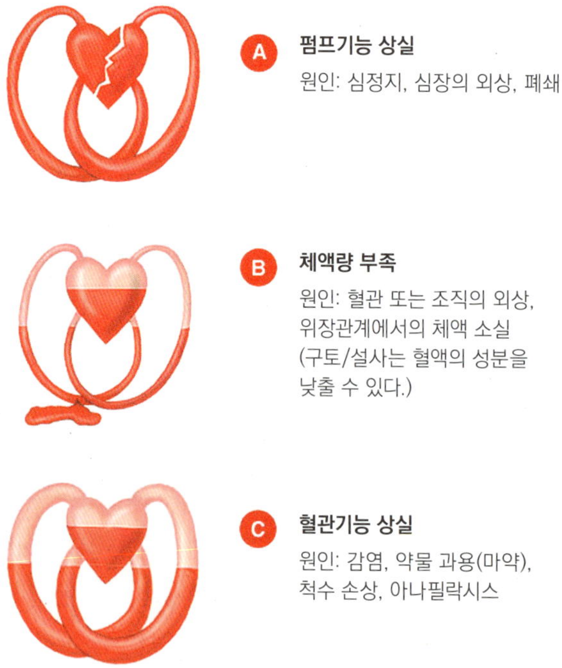

그림 7-2 위 세 가지 심혈관 상태가 쇼크의 원인이며 조직 관류의 장애로 나타난다. (A) 펌프기능 상실은 심장이 질병, 손상 혹은 폐쇄되는 원인으로 손상 받을 때 발생한다. 심장은 순환계를 통해 혈액을 이동시키는 충분한 힘을 만들지 못할 것이다. (B) 낮은 체액량은 흔히 출혈로 인해 발생하고 다른 유형으로는 심한 발한으로 발생할 수 있는데 이는 불충분한 순환으로 이어진다. 낮은 체액량의 흔한 원인으로 위장관계(GI tract)의 체액 소실이다. (C) 혈관이 지나치게 확장될 수 있는데 비록 정상적인 혈액량일지라도 순환계를 채우고 관류를 효율적으로 하기에는 불충분할 것이다.

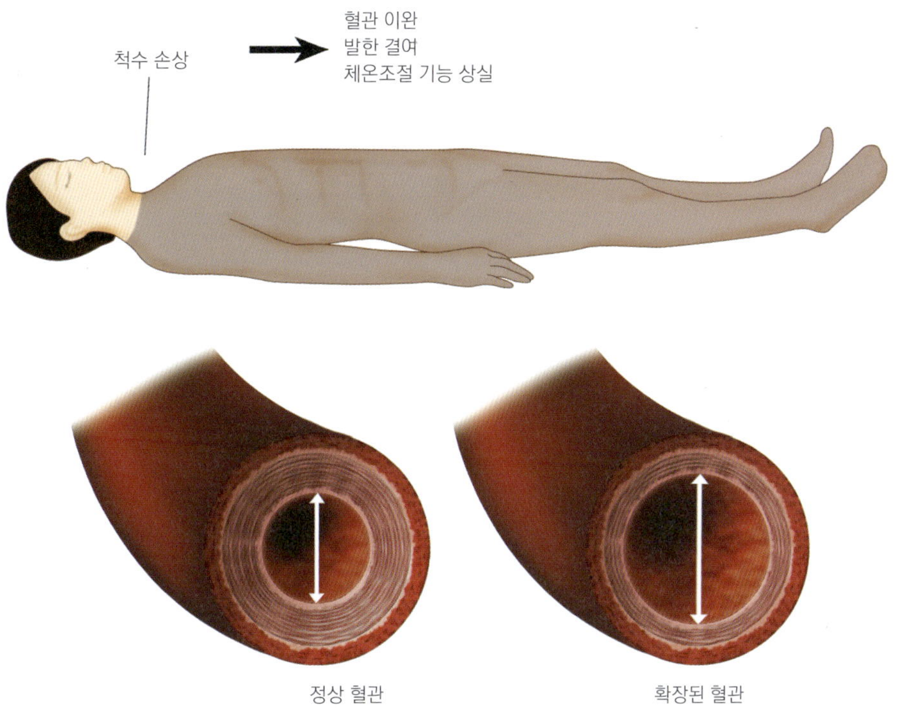

그림 7-3 신경성 쇼크

역류한다. 결과적으로 폐에 체액이 누적되는 현상을 폐부종(pulmonary edema)이라 한다.

- 체액 및 혈액의 손실: 부상에서 쇼크는 가장 흔하게 체액이나 혈액이 손실되는 결과로 이어진다. 이러한 쇼크의 유형은 저혈량(저용량) 쇼크 또는 출혈성 쇼크로 불린다. 혈액 손실은 내부 또는 외부 출혈 때문일 수 있다. 저혈량 쇼크는 심한 열 화상에도 발생한다. 혈액의 유체 부분인 혈장은 순환계로부터 조직으로 흐른다. 탈수증은 쇼크를 악화시킨다. 이러한 모든 상황에서 공통요인은 혈관시스템 내에서 조직에 적절한 관류를 제공하는 혈액의 양이 불충분하다.
- 혈관 기능장애: 척수 손상은 혈관의 크기나 근육의 긴장도를 조절하는 신경계 일부를 훼손할 수 있다. 이로 인해 심혈관장애를 유발하며 광범위한 혈관의 확장을 유발하는데 이를 신경성 쇼크(neurogenic shock)라고 한다. 혈관 수축에 대한 자극이 중단되면 혈관이 넓게 확장(이완)되어 혈관계의 크기와 용적이 증가한다. 인체의 혈액은 늘이난 혈관을 더 이상 가득 채울 수 없게 된다(그림 7-3).
- 혈관과 혈액량 소실로 인한 복합 기능장애: 패혈성 쇼크(septic shock)는 독소(toxin)를 생산하는 세균에 심각하게 감염된 환자에서 발생한다. 독소는 혈관벽을 손상시켜 혈관을 누출시키고 혈관 수축을 불가능하게 만든다. 광범위한 혈관의 확장과 확장된 혈관을 통한 혈장 누출이 연합하여 쇼크를 초래한다. 패혈 쇼크는 거의 항상 심각한 질병, 손상 또는 수술의 합병증으로 일어난다.

쇼크의 비심혈관성 원인

- 호흡기능 부족: 심각한 가슴 손상 또는 기도 폐쇄는 환자가 숨을 제대로 쉴 수 없게 만든다. 혈액 내의 불충분한 산소는 혈관성 원인만큼 빠르게 쇼크를 유발하는데, 심지어 심혈관 기능이 정상인 경우에도 그럴 수 있다. 비산소화된 혈액(nonoxygenated blood)의 순환은 환자에게 유익하지 않다.
- 아나필락시스 쇼크(초과민반응 쇼크, anaphylactic shock): 아나필락시스 또는 아나필락시스 쇼크는 과거에 민감하게 했던(감작반응을 일으킨) 적이 있는 물질에 대해 면역계가 과격하게 반응할 때 발생된다. 심한 알레르기 반응은 주로 다음 중 하나에 대한 노출 후 발생한다.
  - 약물: 페니실린 및 유사 약물, 아스피린, 설파제(sulfa drug)
  - 음식: 조개류, 견과류(특히 땅콩), 달걀
  - 곤충의 쏘임(insect stings): 꿀벌, 여러 말벌류, 불개미

표 7-1 아나필락시스 쇼크의 증상과 징후

피부
▪ 홍조, 가려움 또는 화끈거림(작열감), 특히 얼굴과 가슴 윗부분
▪ 인체에 넓게 퍼지는 두드러기
▪ 부기, 특히 얼굴, 혀 및 입술
▪ 입술과 입 주변이 푸른색으로 변색(청색증)
순환계
▪ 빠른 맥박
▪ 어지럼증(현기증)
▪ 실신과 무반응
호흡계
▪ 재채기 또는 콧구멍의 가려움
▪ 지속적인 마른기침과 가슴의 답답함
▪ 호흡곤란
▪ 목구멍과 폐로 체액 및 점액의 분비
▪ 쌕쌕거림
▪ 호흡 정지

아나필락시스 반응은 민감하게 했던 물질과의 접촉 후 몇 초 또는 몇 분 후에 발생될 수 있다. 이러한 알레르기 반응의 징후는 다른 유형의 쇼크 징후와 구별된다. 표 7-1은 아나필락시스 쇼크의 증상과 징후를 보여준다.

아나필락시스 쇼크에서는 혈액의 소실과 혈관 손상이 없으며, 아주 약간만의 심장근육 손상 가능성만 있는 데도 불구하고, 광범위한 혈관확장이 산소화(oxy-genation) 장애 및 조직 관류 장애를 유발하여 쉽게 사망을 초래할 수 있다.

- 정신성 쇼크: 정신성 쇼크란 갑작스러운 신경계의 반응으로 일시적인 혈관 확장이 일어나 기절 또는 실신을 일으키는 것이다. 혈액이 확장된 혈관을 채우면서 뇌에 혈액 공급이 줄어들어 환자는 무의식 상태가 된다. 실신(정신성 쇼크)의 원인은 공포, 나쁜 소식 또는 불쾌한 광경(종종 피를 보는 상황) 등이다.

쇼크의 진행 과정

쇼크 그 자체가 눈에 보이는 것은 아니지만, 쇼크 증상 및 징후의 진행 양상을 관찰할 수 있다(표 7-2). 인체가 혈액 소실에 대해 아직 보상하고 있는 쇼크의 초기 단계를 보상성 쇼크(compensated shock)라 한다. 혈압이 내려가는 쇼크의 후기 단계는 비보상성 쇼크(decompensated shock)이다. 쇼크의 마지막 단계, 즉 쇼크가 막바지에 다다른 상태를 비가역 쇼크(irreversible shock)라 한다. 이 최후의 단계에서는 수혈을 한다 해도 환자의 생명을 구할 수 없을 것이다. AVPU 척도는 쇼크 환자의 의식과 반응을 확인하는 데 유용하게 사용된다. 환자가 의식이 또렷하고 이름이나 현재 위치 등에 대해 제대로 파악하고 환자의 이름을 부르면 반응은 하나 현재 위치나 상황에 대한 질문에 제대로 된 답변을 하지 못하며 주로 단어 위주의 의사소통을 하려고 하는 언어적인 반응(verbal response)인지, 이름을 불러도 대답이 없고 통증을

표 7-2 쇼크 진행 과정

보상성 쇼크(Compensated Shock)
▪ 초조
▪ 불안
▪ 안절부절못함
▪ 푸른 입술(청색증)
▪ 죽음이 임박한 느낌
▪ 명료한 의식 상태(AVPU척도 중 V)
▪ 끈적끈적한(창백하고 차고 습한) 피부
▪ 창백(입술 부위의 청색증)
▪ 얕고 빠른 호흡
▪ 숨가쁨
▪ 구역 또는 구토
▪ 영아와 소아에게서 보이는 2초 이상의 모세혈관 재충혈 시간
▪ 갈증
비보상성 쇼크(Decompensated Shock)
▪ 호흡곤란
▪ 잿빛, 얼룩덜룩한 또는 청색 피부
▪ 멍한 눈, 확장된 동공
▪ 의식상태의 변화(AVPU척도 중 P)
▪ 무반응(AVPU척도 중 U)

참고

쇼크에 대한 경고 신호

쇼크는 손상 환자 또는 갑작스럽게 아픈 환자들 모두에게서 볼 수 있다. 다음 중 어떤 상태를 보이는 경우에는 쇼크의 발생을 예견한다.

- 과다한 외출혈이나 내출혈
- 중증 다발골절
- 복부나 가슴 손상
- 중증 감염
- 심장발작의 징후
- 아나필락시스
- 중증의 화상
- 심각한 척수 손상

주었을 때 반응을 보이는 통증자극(pain response)에 반응하는지, 또는 어떤 자극에도 반응이 없는 무반응(unresponse)인지를 확인한다.

쇼크의 일반적 처치

모든 손상은 순환계에 피해를 주기 때문에 손상을 받은 환자에게 쇼크의 처치가 이루어져야 한다. 쇼크는 손상받은 환자의 사망 원인 중 가장 흔한 한 가지이다. 손상받은 환자가 쇼크의 징후와 증상이 없을지라도 쇼크 처치가 제공되어야 한다. 손상이 발생된 후 쇼크를 예방하지 않으면 쇼크로부터 되돌리기 힘들다. 순서도 7-1에 쇼크의 처치에 관한 추가적인 정보가 나와 있다.

확인할 사항	해야 할 일
손상	손상 부위 처치
호흡과 반응이 정상일 때	▪ 환자의 등을 평평한 곳에 바르게 눕힌다. ▪ 환자의 다리나 골반에 외상이 없고 통증이 없다면 다리를 지면에서 15~30cm 정도 올려준다(그림 7-4). ▪ 병원 치료를 받기 전까지는 음식이나 물 등은 금식하여야 한다. 한 시간 이상 경과한 경우에는 한 모금 정도의 물을 줄 수 있는데 이는 구토나 욕지기의 원인은 되지 않는다.
반응과 호흡이 없을 때	▪ 환자를 옆으로 누운 자세로 취해준다(회복 자세: 53쪽 참조) 단, 환자의 목이나 등, 엉덩이, 골반에 외상이 있거나 손상이 의심되면 환자가 취하고 있는 자세 그대로 둔다. ▪ 119구급대에 전화한다. ▪ 환자의 체온손실을 방지하기 위해 담요나 옷 등을 환자에게 덮어준다.

순서도 7-1 쇼크

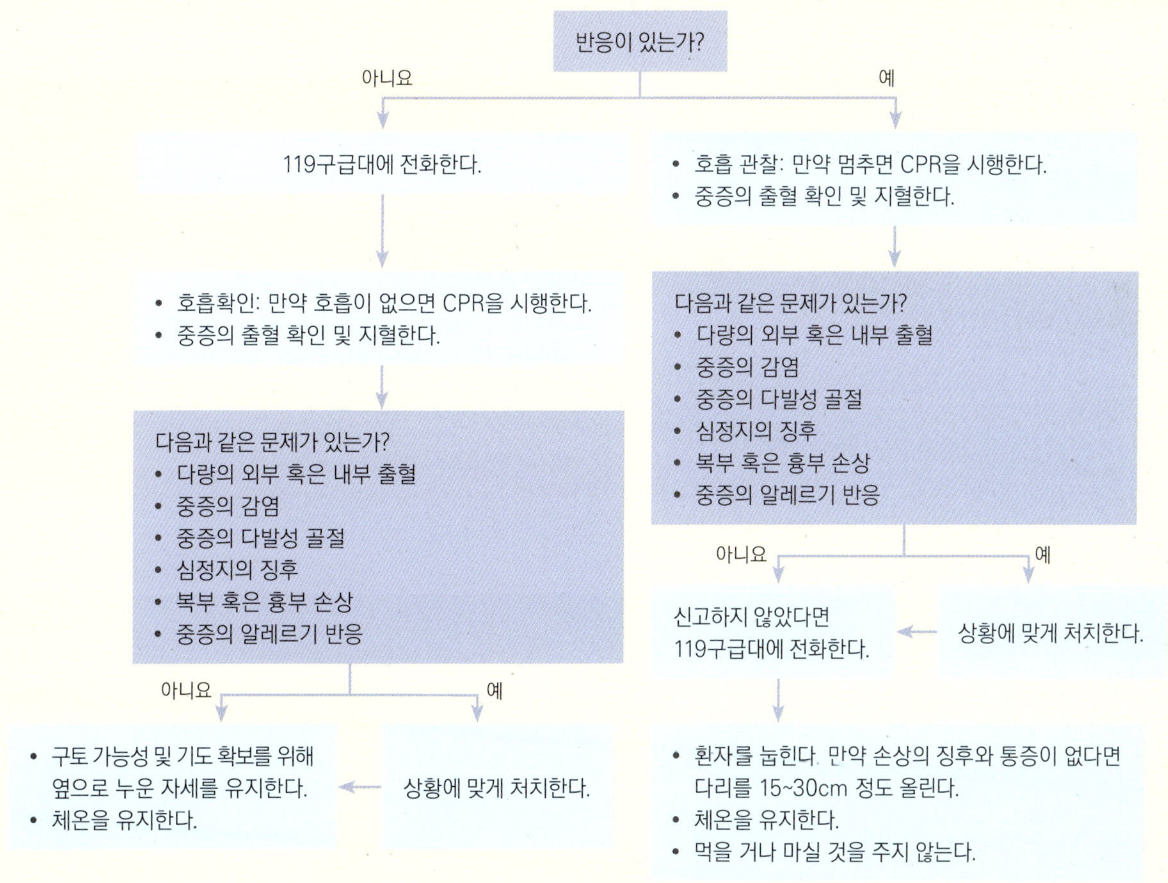

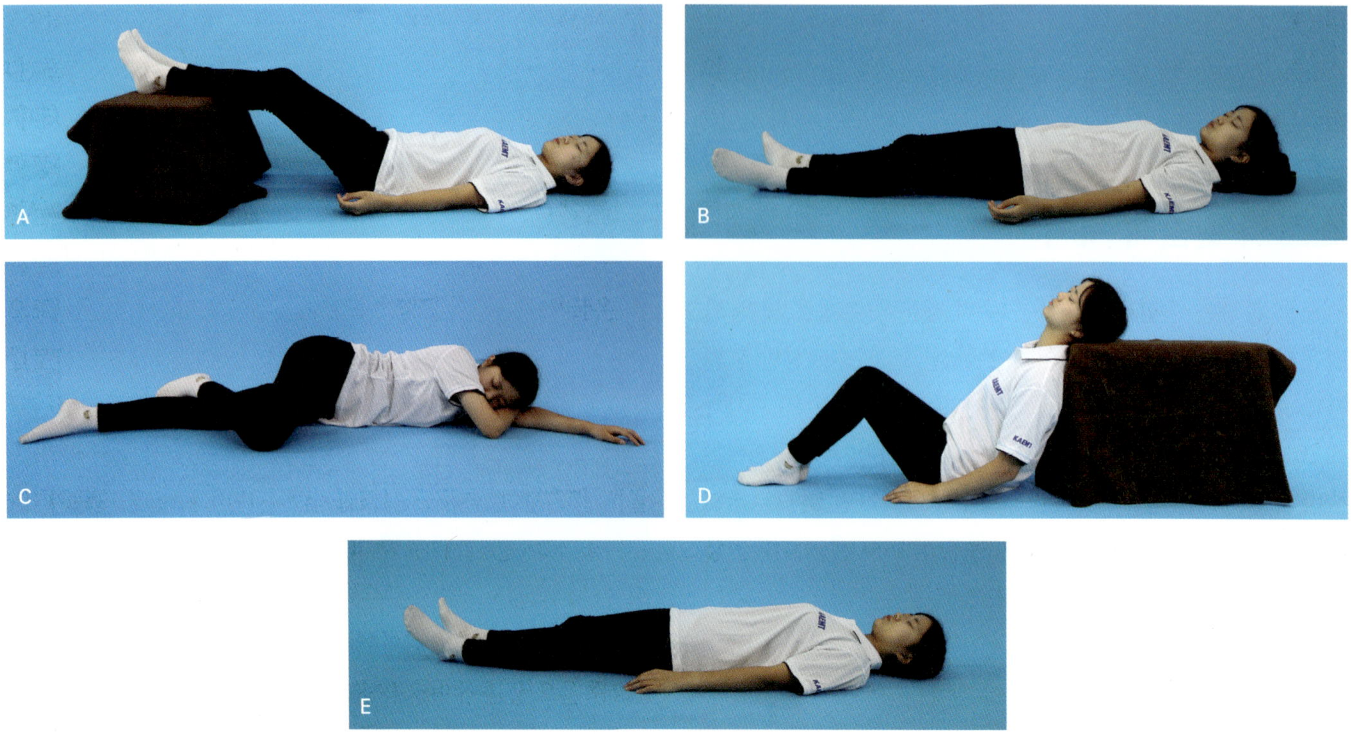

그림 7-4 쇼크 자세. (A) 만약 통증이 없거나 다리 혹은 골반에 손상이 없다면 다리를 15~30cm 정도 올릴 수 있다. (B) 머리 손상 환자의 경우 머리를 높인다(단, 척추 손상이 의심되지 않는 경우). (C) 무의식 혹은 뇌졸중이 있는 경우 회복 자세를 취한다. (D) 호흡곤란, 가슴 손상 또는 심장발작 환자에게는 반 앉은 자세(반좌위)를 적용한다. (E) 척추 손상이나 다리 골절이 의심되면 환자의 자세를 수평으로 유지시킨다.

Q & A

쇼크 환자의 최적의 자세는 무엇인가?
다리를 올렸을 경우 결과가 개선이 되는가?

손상 혹은 갑작스러운 질병이 발생하였다면 이동시켜서는 안 된다. 그러나 응급처치제공자는 종종 쇼크가 의심될 경우 다리를 올리라고 가르치기도 한다. 이론적으로 다리를 올리면 중심 순환으로 혈액량이 증가하고 심박출과 혈압이 오른다고 되어 있다. 다리를 15~30cm 정도 올리면 몇몇 사례에서는(예: 실신, 탈수, 열피로) 도움이 될 수 있는데 의학 문헌에서 결과 개선을 입증할 연구는 없다. 골반 또는 하지 손상이 있는 경우 다리 거상은 환자에게 좋지 않은 결과를 준다. 따라서 만약 다리 손상 혹은 이동 시 손상받은 다리에 통증이 있으면 다리를 거상하지 않아야 한다.

주의

- 호흡곤란, 가슴 손상, 눈의 관통상 또는 심장질환 환자는 바로 눕히지 않는다. 호흡을 돕기 위해 반좌위 또는 편안한 자세를 취한다.
- 환자에게 먹거나 마실 것을 주지 않는다. 구역과 구토를 유발할 수도 있고, 또한 수술이 필요한 경우 합병증을 유발할 수도 있기 때문이다.
- 침대나 들것의 다리 부분을 올리지 않는다. 침대나 주들것의 다리 부분을 올려주는 것(trendelenburg position)은 내부장기를 가로막쪽으로 이동시켜 환자의 호흡에 영향을 줄 수 있다.
- 머리 손상, 뇌졸중, 가슴 손상, 호흡곤란 및 심장질환이 의심되는 환자의 다리는 높이지 않는다.

Q & A

환자를 언제 이동할 수 있는가?

불가피한 상황을 제외하고는 이동시키지 않는다. 이동하는 것은 척추 손상 환자에게 악영향을 미칠 수 있다. 다음과 같은 상황에 따라 이동시킬 수 있다.

- 현재 위험요소가 있을 때(예: 건물 화재, 잠재적 폭발, 교통사고, 산사태, 눈사태)는 안전한 지역으로 이동시킬 수 있다.
- 의식 없는 환자가 복와위로 있을 때 앙와위로 할 수 있다.
- 구토나 다른 체액(예: 혈액)으로 호흡곤란이 있거나 구조자가 혼자일 때 도움 요청을 위해 무의식 환자를 두고 간다면 회복 자세로 할 수 있다. 회복 자세가 될 때까지 신체를 이동시키고 팔을 옆으로 올려서 머리의 움직임을 지지한다.
- 쇼크가 명확해질 때까지 앙와위 자세를 유지시킨다. 만약 손상이 없다면 다리를 15~30cm 정도 올릴 수 있다. 만약 이동하거나 자세 변경 시 통증이 발생한다면 다리를 올리지 않는다.

출처: Markenson D, et al. Part 13: First aid: 2010 consensus on first aid science. *Circulation* 2010;122(suppl):S532-S605.

아나필락시스의 처치

많은 사람들이 알레르기를 가지고 있으며 특정 유발요인(예: 특정 식품, 특정 의약품, 곤충쏘임, 라텍스 등)에 반응한다. 알레르기 유발요인과 접촉하면 재채기, 코막힘, 콧물 또는 눈, 코 및 피부 가려움증과 같은 증상이 나타날 수 있다.

알레르기 유발물질이 몸에 들어오면 몸에서 과민 반응이 일어난다. 이때 몸은 스스로를 보호하기 위해 화학물질을 방출하는데, 이로 인해 아나필락시스라고 하는 심각한 증상이 발생한다. 아나필락시스는 빠르게 발생하며 생명을 위협할 수 있다.

에피네프린은 아나필락시스를 멈출 수 있는 약물이다. 의사의 처방을 통해 구할 수 있으며, 에피네프린 자동주사기를 통해 자가 투여할 수 있다(그림 7-5). 과거에 아나필락시스를 겪었던 사람이나 잠재적으로 아나필락시스 응급상황이 발생할 가능성이 있는 사람은 그림 7-5와 같이 에피네프린 자동주사기 사용을 권장하며, 자동주사기의 유효기간이 초과되거나 주사약물을 모두 사용한 경우에는 새 것으로 교체하여야 한다.

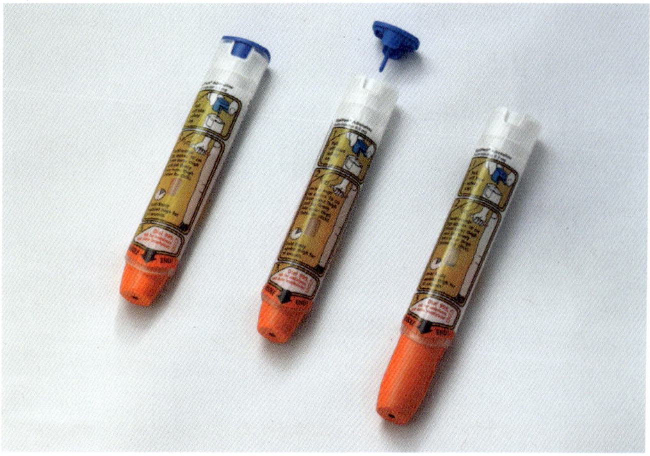

그림 7-5 에피네프린 자동주사기. 사용 전 손상되지 않은 상태이다(왼쪽). 파란색 안전 캡이 제거되었다(가운데). 주입 후 주황색 덮개가 자동으로 확장되어 바늘이 절대 노출되지 않도록 한다(오른쪽).

대부분의 알레르기 반응은 에피네프린이 필요하지 않지만 일부 반응이 생명을 위협하는 아나필락시스로 진행될 수 있다.

항히스타민제[예: 베나드릴(Benadryl)]는 작용 시간이 너무 오래 걸리기 때문에 생명을 구하지는 못하지만 경미한 알레르기 반응(예: 계절성 알레르기)에는 도움이 된다.

확인할 사항	해야 할 일
심한 알레르기 반응(아나필락시스) ▪ 구강: 입술, 혀, 입, 코의 부기 ▪ 인후: 부기, 가려움증, 삼키기 및 말하기 어려움 ▪ 피부: 눈 주위의 부기, 홍조, 심한 가려움증, 두드러기 ▪ 호흡: 호흡 곤란, 기침 또는 쌕쌕거림(호흡 중 휘파람 소리) ▪ 복부: 경련, 메스꺼움, 구토 ▪ 무응답 ▪ 의료 식별 태그	1. 즉시 119에 전화한다. 에피네프린 자동주사기를 성공적으로 사용한 후에도 에피네프린의 효과가 점점 약해지므로 전문적인 의료처치를 받거나 응급실에 가는 것이 중요하다. 2. 이전에 심한 알레르기 반응이 있었는지 물어본다. 3. 의료 식별 태그를 보거나 물어본다. 4. 의학적으로 처방된 에피네프린 자동주사기가 있는 사람은 대개 언제 어떻게 사용해야 하는지 알고 있다. 환자가 요청하는 경우 의료인이 아니어도 주사할 수 있으므로 처방된 자동주사기를 사용한다(수행절차 7-1). ▪ 에피네프린 자동주사기가 없는 경우 천식 흡입기 또는 비충혈 완화제 스프레이를 사용한다. 삼킬 수 있는 경우 항히스타민제(예: 베나드릴)를 투여한다. 항히스타민제는 효과가 나타나는 데 너무 오래 걸리기 때문에 생명을 구하지는 못하지만 추가 반응을 예방하는 데 도움이 될 수 있다. 전문의료서비스가 도착할 때까지 모니터링한다. ▪ 에피네프린 자동주사기를 투여한 후에는 응급의료서비스(EMS)가 도착할 때까지 환자와 함께 머물면서 계속 안심시키며 모니터링한다. 5. 첫 번째 주사 직후에 추가로 주사하지 않도록 한다. 5~10분 정도 기다린다. 6. 1차 접종 후 5~10분이 지나도 상태가 나아지지 않거나 EMS 도착 시간이 5~10분을 초과하면 두 번째 에피네프린 주사를 고려한다. 1차 접종을 받는 사람의 약 20%는 2차 주사가 필요하다. 의심스러운 경우 두 번째 용량을 주사한다. 7. 호흡의 징후가 없으면 119에 전화하고 CPR을 시작한다(5장 심폐소생술 참조). * 국내의 경우 에피네프린 자동주사기는 일반인에게 보급되어 있지 않음을 참고하기 바란다.
가벼운 알레르기 반응 ▪ 눈이 가렵고 붉어짐 ▪ 가려움, 재채기, 코막힘 또는 콧물 ▪ 피부 발진, 가려움증, 일반적으로 신체의 한 부분에서 나타남	환자를 돕는다. ▪ 천식용 흡입기를 자가 투여한다. ▪ 항히스타민제를 복용한다.

음식을 먹거나 약을 먹거나 곤충에 쏘인 후 몇 분 또는 몇 초 이내에 심각한 알레르기 반응의 징후를 보이면 항상 아나필락시스를 의심하도록 한다. 아나필락시스 반응은 알레르겐에 노출된 후 최대 1시간 이상 지나서 발생할 수도 있다는 점도 기억해 두어야 한다.

순서도 7-2에 아나필락시스의 처치에 관한 추가 정보가 있다.

실신의 처치(정신성 쇼크)

주저앉거나 쓰러져 누운 대부분의 실신은 뇌의 혈액순환이 회복되면 대부분 의식이 돌아온다. 실신 환자에 대한 응급처치는 270~272쪽에 자세히 기술되어 있다.

순서도 7-2 아나필락시스

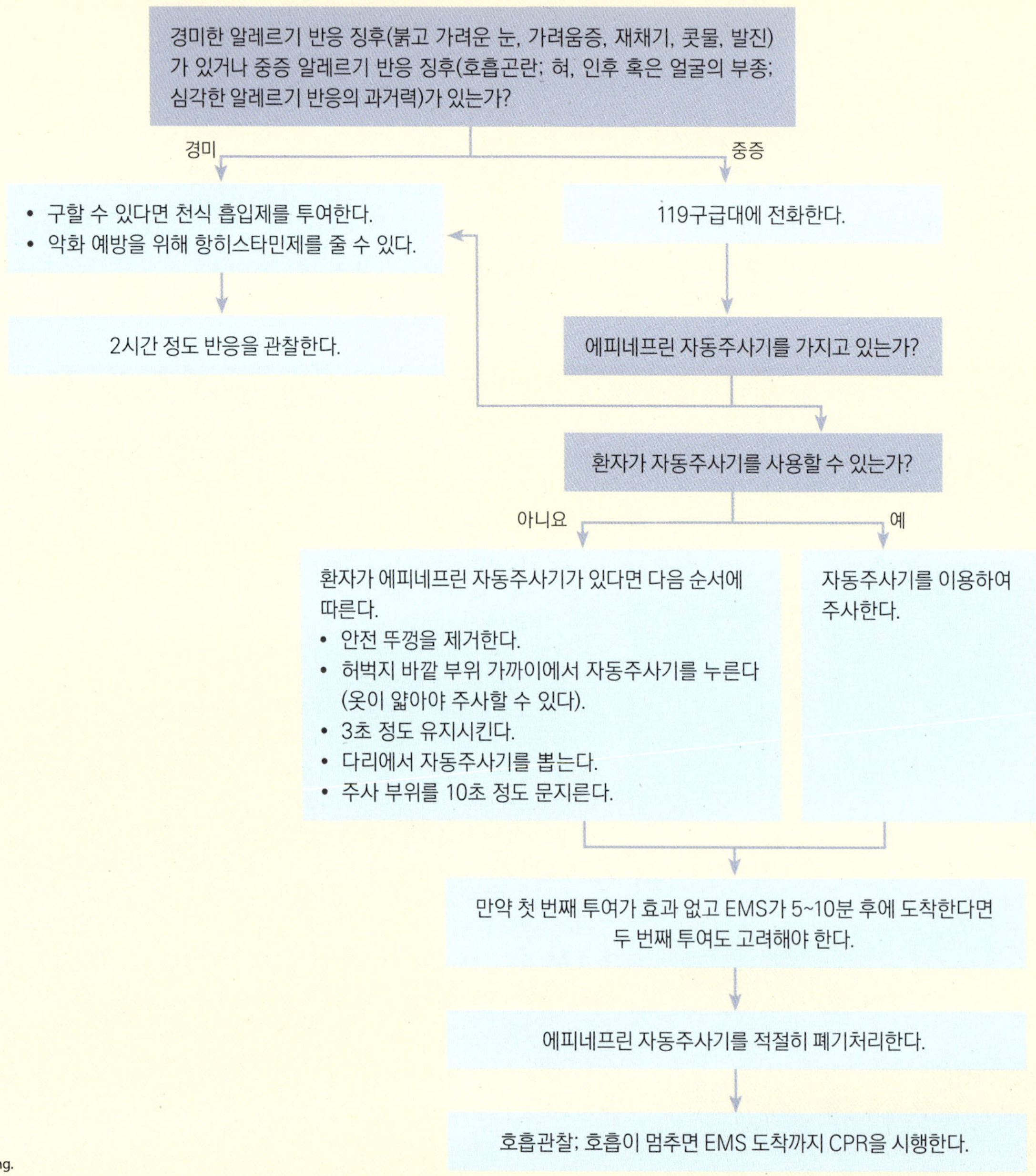

수행절차 7-1 에피네프린 자동주사기 사용법

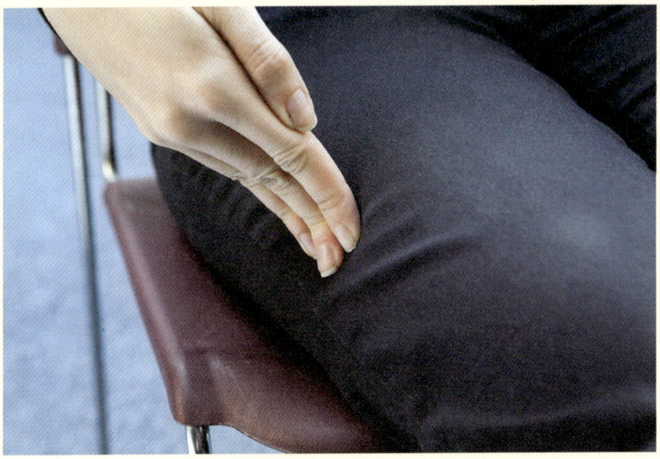

© Jones & Bartlett Learning.

1 환자의 엉덩이와 무릎 사이 중간 허벅지 바깥 부위에 주사 부위를 찾는다. 바늘이 얇은 옷을 통과할 수 있으므로 옷을 벗을 필요는 없다. 주사에 방해가 되는 동전, 열쇠, 바지 솔기(seams)를 확인한다.

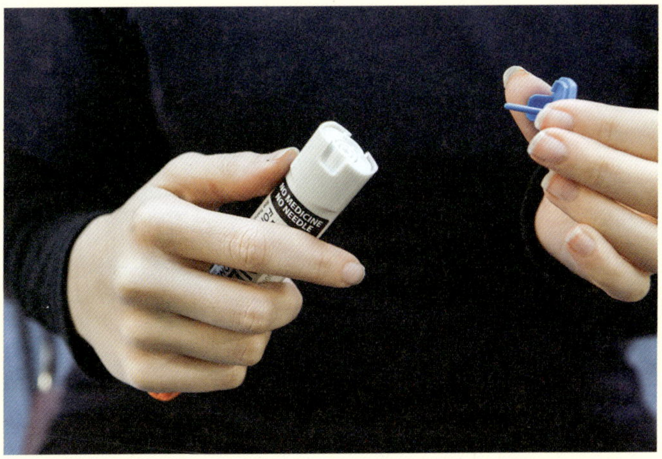

© Jones & Bartlett Learning.

2 에피네프린 자동주사기를 패키지에서 꺼내고 안전 캡을 똑바로 잡아 당겨 제거한다. 펜 끝이 아래를 향하도록 하여 자동주사기 몸체를 손바닥 전체를 이용해 잡는다. 자동주사기의 종류에 따라 팁은 주황색(EpiPen), 검은색(AUVI-Q), 빨간색(Adrenaclick) 또는 다른 색상일 수 있다.

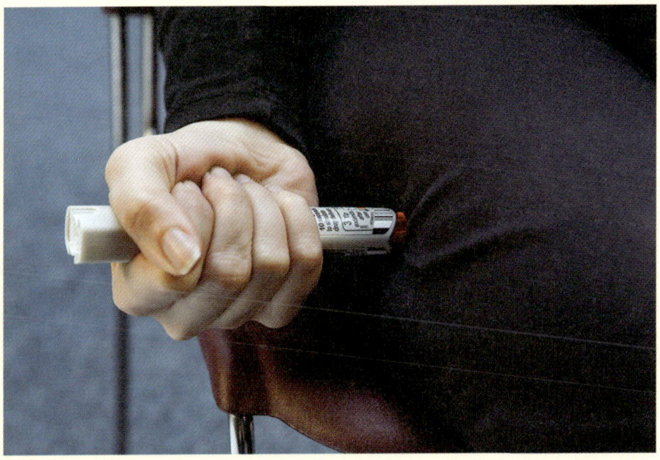

© Jones & Bartlett Learning.

3 다리를 제자리에 고정한 상태에서 딸깍 소리가 날 때까지 자동주사기를 허벅지에 단단히 밀어 넣는다. 약 3초 동안 제자리에 유지한다.

4 자동주사기를 그대로 잡아당겨 빼낸다. 약 10초 동안 주사 부위를 문지른다.

5 자동주사기를 다시 안전 케이스에 넣고 EMS가 도착하면 EMS에 전달한다.

PREP KIT

복습

- 쇼크란 심혈관계의 허탈 및 기능 상실로 혈액순환이 감소하고 궁극적으로 순환이 차단되는 상태이다.
- 쇼크에 의한 손상의 정도는 신체의 어느 부위에 얼마나 오랫동안 산소가 결핍되었는지에 따라 다르다.
- 쇼크 원인은 심혈관성 또는 비심혈관성 원인 모두 가능하다.
- 아나필락시스는 전에 이미 민감했던 적이 있는 물질에 대해 면역계가 강력히 반응할 때 발생한다.
- 쇼크 자체는 눈에 보이지 않지만, 쇼크의 증상 및 징후의 진행은 관찰할 수 있다.
- 응급처치제공자는 환자 처치 시 당연히 쇼크에 대한 치료도 고려해야 한다.

핵심용어

쇼크(shock) 심각한 손상이나 질환으로 인한 조직의 부적절한 산소 공급 상태

신경성 쇼크(neurogenic shock) 혈관의 크기를 조절하는 신경의 마비가 혈관의 확장으로 이어져 심혈관 부전이 발생한다. 척수 손상 환자에서 나타남

아나필락시스(anaphylaxis) 생명을 위협하는 알레르기 반응

에피네프린 자동주사기(epinephrine auto-injector) 환자가 아나필락시스를 겪을 때 응급 용량의 에피네프린을 사용할 수 있도록 미리 처방되는 기구이다.

정신성 쇼크(psychogenic shock) 갑작스러운 신경계 반응으로 일시적인 혈관 확장이 발생하여 졸도 혹은 실신이 발생한다.

실습평가

시원한 가을 오후 좁은 골짜기를 오르는 중 절벽 가까이에서 누군가가 도움을 요청하는 소리를 듣고 뛰어갔다. 절벽의 기슭 쪽에서 몸을 숙여 다른 사람을 보고 있는 등산객을 발견하였다. 그 등산객은 아래로 추락하여 꼼짝도 하지 않고 누워 있는 사람은 로프와 하네스도 없이 절벽을 오르다가 6m 아래로 떨어진 듯하다고 말을 하였다. 손상의 징후는 없고 호흡은 있으며 심각한 출혈은 보이지 않았다.

지시: 설명에 동의하면 “예”에 ○표하고, 동의하지 않으면 “아니요”에 ○표 하시오.

1. 척추 손상이 의심되는가?
   예 아니요
2. 척수 손상이 의심되는 환자인 경우 환자가 움직이지 못하도록 하였는가?
   예 아니요
3. 음식과 물을 주었는가?
   예 아니요
4. 의료적 치료가 필요한가?
   예 아니요

지식확인

지시: 설명에 동의하면 “예”에 ○표하고, 동의하지 않으면 “아니요”에 ○표 하시오.

1. 심각한 손상이 있는 모든 환자의 자세는 회복자세이다.
   예 아니요
2. 환자의 위와 아래에 담요를 덮어 체온 손실을 예방한다.
   예 아니요

PREP KIT

3. 척추 손상이 있는 쇼크 환자는 앉은 자세로 한다.
   예 아니요
4. 호흡곤란이나 가슴 손상이 있는 쇼크 환자는 등을 대고 누운 자세에서 다리를 올려주어야 한다.
   예 아니요
5. 불안해 하거나 안절부절못하는 모습은 쇼크의 징후이다.
   예 아니요
6. 에피네프린 자동주사기는 아나필락시스 환자에게 사용할 수 있다.
   예 아니요
7. 심각한 손상 또는 질환을 가진 환자는 모두 쇼크에 대한 치료도 받아야 한다.
   예 아니요
8. 쇼크의 징후가 없어도, 심각한 손상이나 질환을 가진 환자에게 쇼크에 대한 치료를 해야 한다.
   예 아니요
9. 아나필락시스는 생명을 위협하는 상황이다.
   예 아니요
10. 쇼크 환자는 피부가 뜨겁다.
    예 아니요

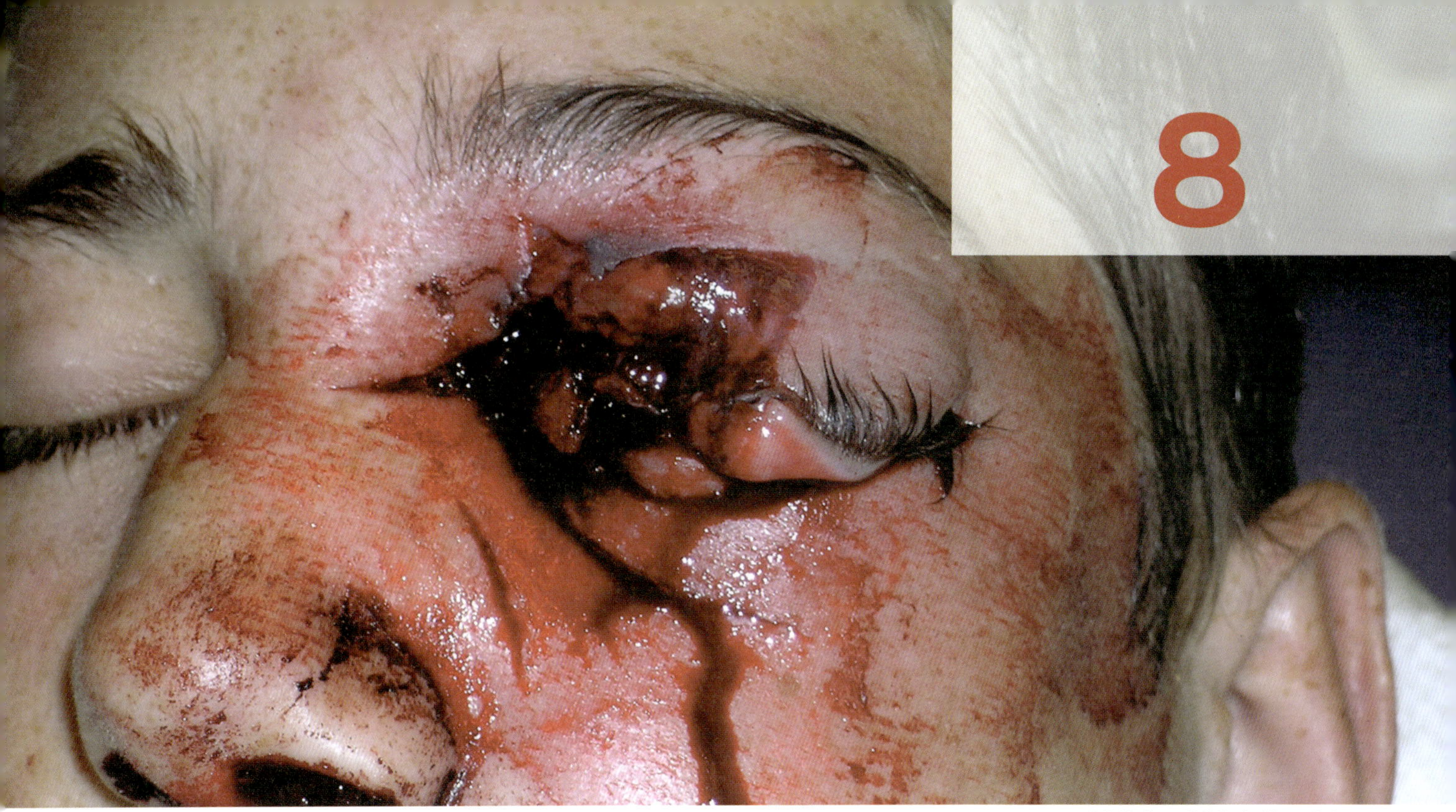

© E.M. Singletary, M.D. Used with permission.

8

출혈

Bleeding

CHAPTER AT A GLANCE

- 출혈
- 외부 출혈
- 내부 출혈

출혈

평균 체격의 성인은 약 5~6L의 혈액을 지니며 0.5L(500cc)의 혈액은 안전하게 수혈할 수 있다. 하지만 짧은 시간에 발생하는 1L 또는 그 이상의 출혈은 쇼크와 사망을 초래할 수 있다. 또한 소아의 경우에는 0.5L(500cc) 정도의 출혈도 극도로 위험할 수 있다.

외부 출혈

외부 출혈은 개방성 상처로 인해 발생되는 출혈을 말한다. 출혈(hemorrhage)의 정의는 혈관 손상으로 인해 혈관 밖으로 혈액이 나오는 현상을 말한다. 외부 출혈은 손상된 혈관의 종류에 따라 동맥 출혈, 정맥 출혈, 모세혈관 출혈 세 가지로 분류된다(그림 8-1).

동맥 출혈(arterial bleeding)의 경우 처음에는 혈액이 상처로부터 30cm 이상까지 뿜어나온다. 동맥 출혈은 단시간에 많은 양의 혈액 손실이 발생하기 때문에 가장 심각한 출혈이다. 동맥 출혈은 높은 압력으로 인해 손상된 혈관에 혈전이 부착되는 것을 방해해 지혈이 잘 되지 않는다. 그러나 대동맥이 절단된 경우를 제외하고는 지혈이 되지 않아 사망하는 경우는 드물다.

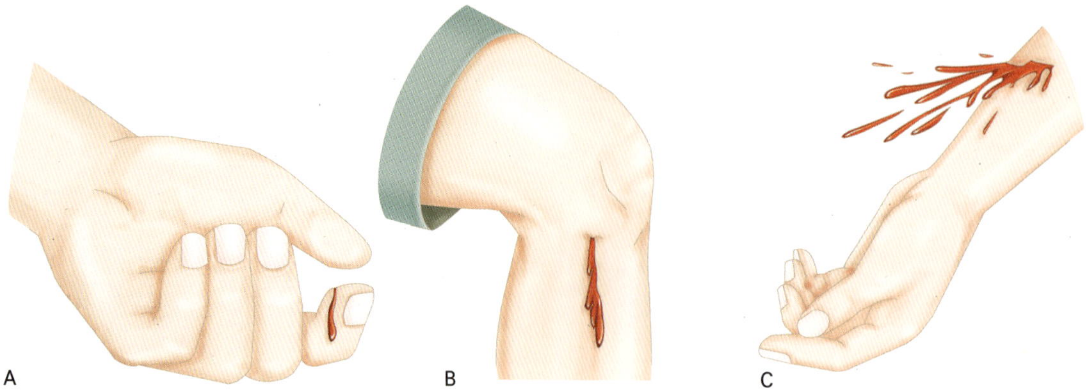

그림 8-1 (A) 모세혈관 출혈, (B) 정맥 출혈, (C) 동맥 출혈

정맥 출혈(venous bleeding) 시 혈액은 정맥으로부터 지속적으로 흘러나오며, 동맥 출혈보다 지혈하기 쉽다. 정맥 출혈에서는 처음에는 많은 양의 출혈이 발생하지만, 오래 지나지 않아 대부분 출혈 속도가 느려지거나 지혈된다. 하지만 깊은 정맥 출혈의 경우, 동맥 출혈만큼 다량의 출혈을 일으키며 지혈하기 어렵다.

가장 흔한 출혈 유형인 모세혈관 출혈(capillary bleeding)은 모세혈관으로부터 혈액이 흘러나오는 양상을 띤다. 이 출혈은 대부분 심각하지 않으며, 쉽게 지혈된다. 보통 모세혈관 출혈은 스스로 멈추어 응고되기도 한다.

각각의 혈관(동맥, 정맥, 모세혈관)은 다른 명암의 붉은 혈액을 담고 있다. 일반인들의 경우 혈액 흐름에 따른 출혈 유형 파악은 가능하나 혈액의 색깔 차이를 인지하기는 어렵다. 신체는 자연적으로 다음과 같이 출혈에 반응한다.

- 혈관 수축: 동맥은 벽에 적은 양의 근조직을 포함하고 있다. 혈관이 완전히 손상된다면, 혈관이 조직 쪽으로 당겨져 지름이 수축되고, 이로 인해 출혈이 급격히 느려진다. 하지만 동맥 지름이 부분적으로 가로질러 절단된다면 혈관 수축이 불완전해져서 출혈이 지속될 수 있다.
- 응고: 혈액의 특수요소인 혈소판은 응괴를 형성한다. 응괴는 손상 부위 아래의 세포조직이 스스로 치유될 때까지 상처를 덮어 보호하는 역할을 한다. 건강한 성인의 경우 초기 응괴 형성까지 약 10분 정도가 소요된다. 혈액이 응고되는데 걸리는 시간은 긴 시간 동안 다량의 출혈이 발생하거나, 아스피린 또는 항응고제를 복용 중이거나, 빈혈, 혈우병, 심각한 간질환이 있을 때 더 길어진다.

의식이 명료하고 반응이 있는 환자는 종종 자신의 출혈 위치를 말해주거나, 이를 보여줄 수 있으므로 환자에게 "출혈이 있으십니까?"라고 질문해야 한다. 그뿐만 아니라 옷의 젖은 부위가 있다면 출혈을 의심해 볼 수 있다. 두꺼운 옷은 눈에 보이는 출혈의 흔적을 숨길 수 있지만, 심각한 출혈은 옷을 흠뻑 적시고 표면적으로 드러난다. 또한 외상성 무의식 환자의 경우, 반드시 글러브를 착용하고 출혈을 느껴볼 필요성이 있다. 이때 점성도로 다른 액체들과 혈액을 구분할 수 있다.

Q & A

인체에서 가장 큰 동맥과 정맥은 무엇인가?

대동맥은 인체에서 가장 큰 동맥이다. 대동맥의 내측 지름은 2.5cm(1인치)이고 대동맥 벽의 두께는 0.2cm이다.

하대정맥은 인체에서 가장 큰 혈관으로, 하반신으로부터 심장으로 혈액을 되돌려주는 역할을 한다.

주의

- 장갑을 끼지 않은 손으로 혈액과 접촉해서는 안 된다. 의학 검사용 장갑, 여분의 거즈패드, 또는 깨끗한 옷으로 스스로를 보호하거나 환자가 직접 압박을 하도록 지시한다. 만약 맨손을 반드시 사용해야만 한다면, 최후의 수단으로써만 사용해야 한다. 출혈이 멈추고 상처 치료를 한 후에 비누와 물로 손을 꼼꼼히 씻는다.
- 안구손상, 박힌 물질이 있는 상처, 머리뼈 골절 시에는 직접 압박을 해서는 안 된다.

드레싱 및 지혈대

드레싱은 개방된 상처에 직접 닿아 덮는다(그림 8-2). 지혈거즈드레싱(hemostatic gauze dressing)은 혈액 응고를 돕기 위해 상처를 직접 압박하거나 채워 넣는 특별한 유형의 드레싱이다(그림 8-3, 이에 대한 사용 방법은 뒤에서 자세히 설명). 드레싱은 가능한 한 멸균 처리되어 있고, 상처 부위보다 넓고, 두껍고, 부드럽고, 압축이 가능하며, 보풀이 없는 물품을 사용하여야 한다. 붕대는 개방성 상처 위에 드레싱을 고정하는 역할을 하며, 출혈을 조절하기 위해 압박을 가하는 데 사용된다. 또한 부종을 예방하거나 감소시키고 팔다리나 관절에 안정성을 제공한다. 상처 부위를 직접 압박하면 대부분의 출혈이 멈춘다.

직접 압박으로 출혈이 멈추지 않으면 지혈대가 필요할 수 있다. 지혈대(tourniquet)는 혈액의 흐름을 막기 위해 팔다리를 단단히 감싸는 기구이다(그림 8-4). 그것은 제조되거나 즉석에서 만들어질 수 있다.

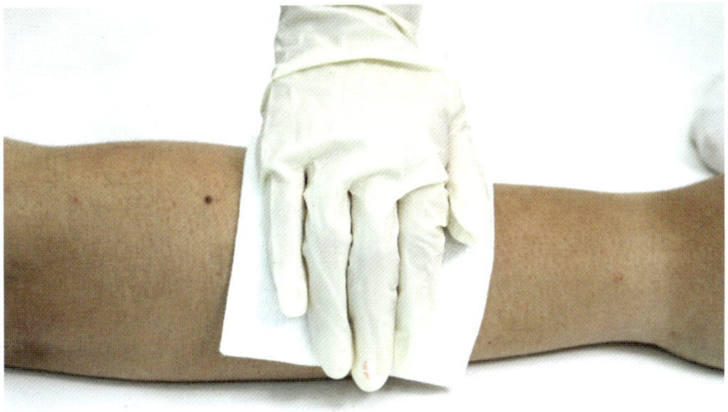

그림 8-2 드레싱

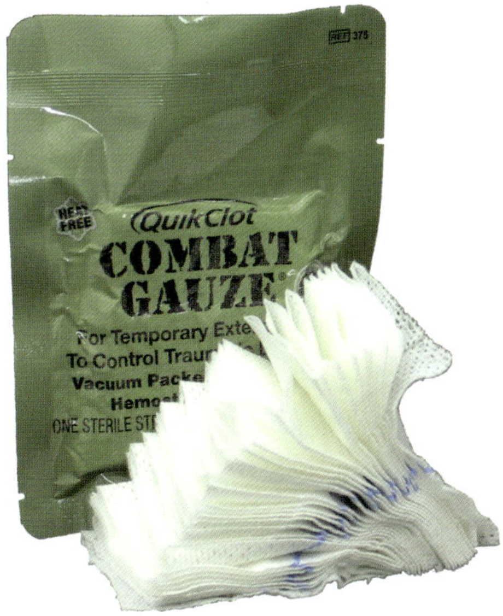

그림 8-3 지혈거즈드레싱
Courtesy of Z-Medica.

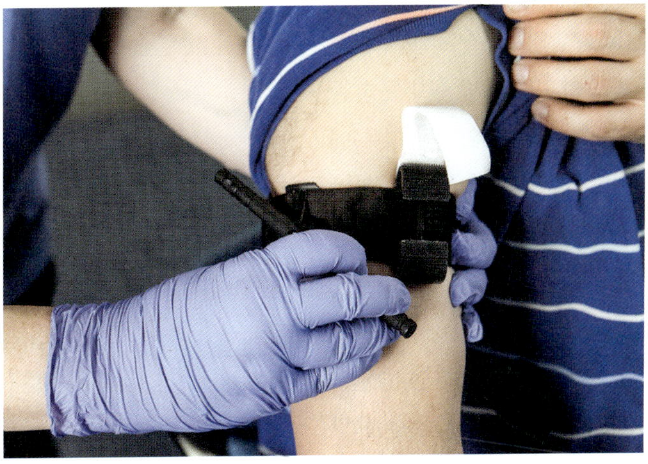

그림 8-4 토니켓(tourniquet, 지혈대)
© Jones & Bartlett Learning.

외부출혈 지혈

손상의 종류는 다양하며 출혈을 동반할 수 있으므로 지혈 방법을 아는 것은 중요하다. 일부 경우에는 응급처치제공자가 기도관리 전에 대량 출혈에 대한 지혈을 우선시해야 한다.

생명을 위협하는 출혈의 예는 다음과 같다.

- 상처에서 피가 솟구치는 경우
- 피에 젖은 옷
- 바닥에 고인 피
- 팔이나 다리가 부분적 또는 완전한 절단

출혈을 조절하려면 다음 단계를 수행한다(수행절차 8-1 참조).

1. 출혈의 원인을 찾고, 필요하다면 옷을 벗기거나 잘라서 확인한다.
2. 상처의 크기와 출혈량에 따라 멸균 거즈나 깨끗한 천(예: 손수건, 세면수건, 수건)으로 상처를 덮는다. 만약 상처가 크고 깊다면 상처 안에 "채워 넣어" 압박한다.
3. 작은 상처에는 손가락으로 직접 압박한다. 큰 상처의 경우에는 한 손 또는 양손의 손바닥으로 압박한다. 빠르게 피에 젖는 드레싱은 출혈 부위에 적절한 압박이 가해지지 않았음을 나타낸다. 단순히 상처 위에 더 많은 거즈나 천을 추가하는 것은 지혈에 도움이 되지 않는다. 드레싱이 피에 젖는다면 이를 제거하고 깨끗한 드레싱으로 더 정확한 압박을 가한다. 피에 젖은 드레싱(거즈나 천 등)을 제거한다고 해서 출혈 부위에 이미 형성된 혈전이 떨어지거나 혈액 응고 과정이 다시 시작된다는 근거는 없다. 직접 압박하면 대부분의 출혈이 중단된다(심지어 주요 동맥 출혈도 중단됨). 눈 부상, 이물질이 박힌 물체 또는 머리뼈 골절 부위에는 압박을 가하지 않는다.
4. 팔이나 다리의 출혈 부위를 지속적으로 압박하지 못하는 경우(예: 현장에서 다른 부상자를 처치해야 하는 경우)에는 압박붕대(예: 탄력성 또는 자기 접착 거즈)를 환부에 단단히 감는다(그림 8-5). 단, 압박붕대가 혈류를 차단할 정도로 단단히 감지 않도록 주의한다.
5. 직접 압박으로 출혈이 멈추지 않거나(예: 드레싱 부위가 지속적으로 빠르게 젖는 경우), 생명을 위협하는 출혈이 관찰된 경우에는 다음 단계를 따른다.

만일...	그러면...
출혈이 팔이나 다리에서 발생했으며 지혈대가 사용 가능한 상황	제작된 지혈대를 적용(수행절차 8-2 참조)
출혈이 팔이나 다리에서 발생했으며 지혈대가 없지만 지혈드레싱이 사용 가능한 상황	상처 부위에 지혈드레싱을 적용(수행절차 8-1 참조)
출혈이 팔이나 다리에서 발생했으며 지혈대나 지혈드레싱이 불가능한 상황	▪ 깨끗한 천이나 거즈를 상처 부위에 채워 넣고 최대한 강하게 압박 ▪ 임시 지혈대 적용(수행절차 8-3 참조).
출혈이 지혈대를 적용해서는 안 되거나 적용할 수 없는 신체 부위(예: 목, 어깨, 사타구니)에서 발생하는 경우	▪ 상처에 지혈드레싱을 적용하거나 ▪ 깨끗한 천이나 거즈를 상처 부위에 채워 넣고 최대한 강하게 압박

몇몇 사람들은 아주 소량의 출혈을 보는 것만으로도 공포에 질린다. 일반적으로 2스푼 이상의 혈액을 보는 것은 특히 흰색이나 밝은색 옷의 경우, 환자나 목격자를 공포에 질리게 하기에 충분하다. 이럴 때는 할 수 있는 모든 처치를 행하고 있다고 환자를 안심시키되, 절대로 환자의 근심을 과소평가하지 않는다.

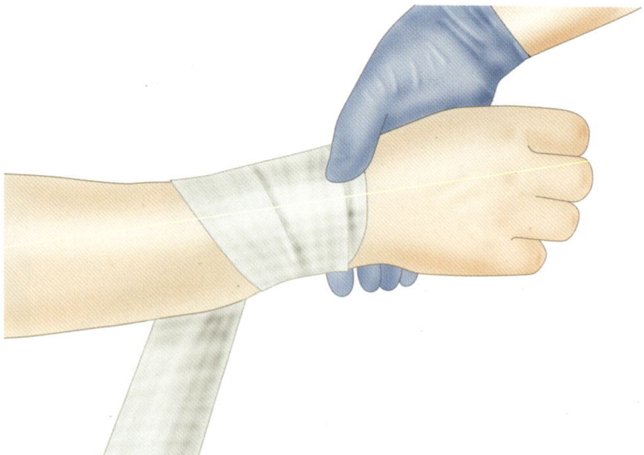

그림 8-5 두루마리 붕대를 감는 경우 팔이나 다리의 넓은 부분을 향해 위쪽으로 감싸서 붕대를 더 고정시킨다.

수행절차 8-1 출혈 조절

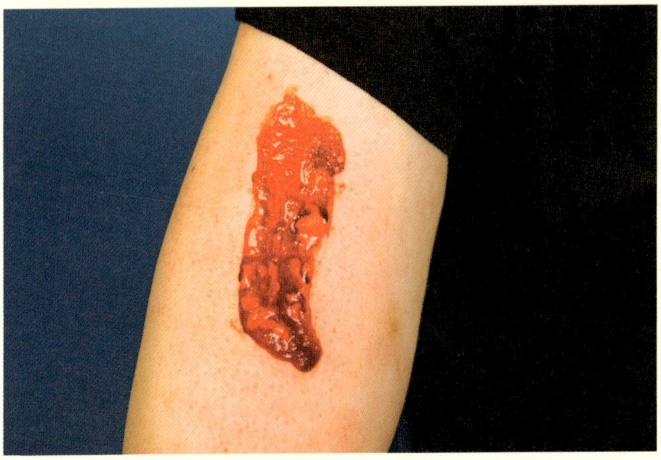

© Jones & Bartlett Learning.

1 의료 검진용 장갑을 끼고 상처를 노출시킨다. 장갑을 사용할 수 없는 경우 깨끗한 것(예: 비닐봉지, 비닐랩, 여분의 드레싱, 천)을 이용하여 덮어 준다. 만약 그러한 물건들을 사용할 수 없는 경우 환자의 손으로 압박을 가한다. 박힌 물체를 제거하거나 압박을 가하지 않는다.

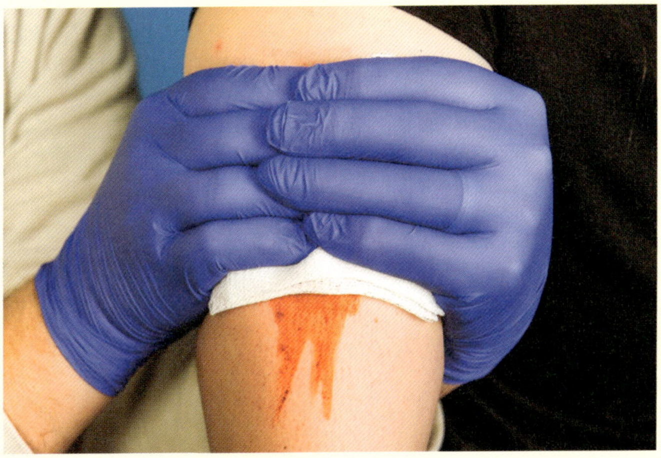

© Jones & Bartlett Learning.

2 멸균 또는 깨끗한 천(예: 손수건, 세면수건, 수건)으로 상처를 덮는다. 작은 상처에는 손가락의 평평한 부분을 사용하고, 큰 상처에는 손바닥을 사용하여 강하고 지속적으로 직접 압박한다. 출혈이 멈출 때까지 계속 압박을 가한다. 멸균드레싱이나 깨끗한 천이 없으면 장갑을 낀 손을 사용하거나 환자 스스로 환부를 압박하도록 한다. 박힌 물체를 제거하거나 압박을 가하지 않는다. 팔다리의 경우 직접적인 압박으로 첫 1분 이내에 대량 출혈이 멈추지 않으면 지혈대를 적용한다(적절한 지혈대 적용은 5번 참조).

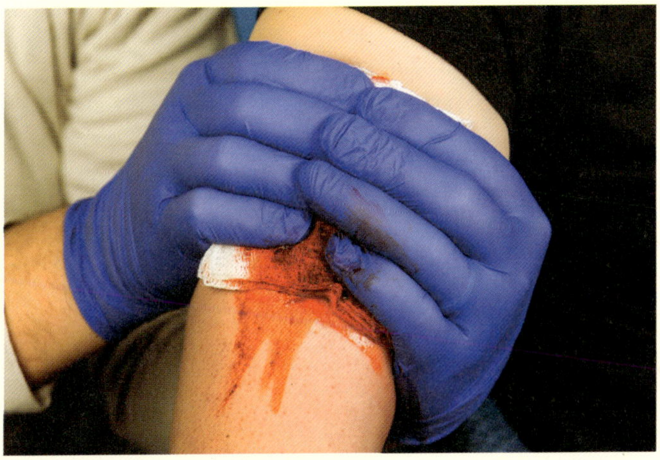

© Jones & Bartlett Learning.

3 드레싱 부위가 피에 젖으면 이를 제거하고 깨끗한 드레싱을 사용하여 더 정확하게 압박한다.

(계속)

수행절차 8-1 출혈 조절(계속)

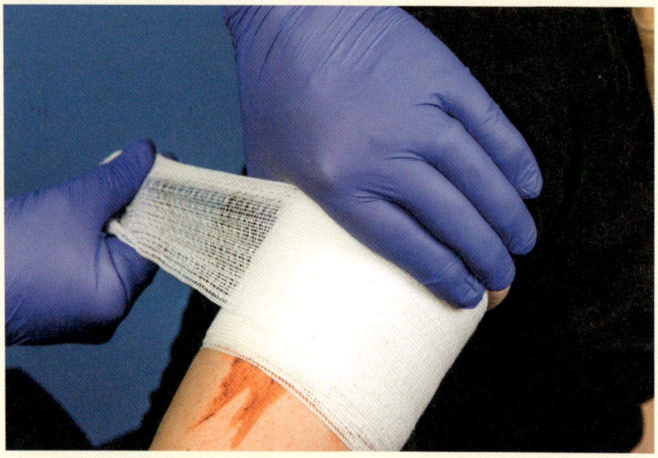

© Jones & Bartlett Learning.

4 출혈이 멈췄거나 상처를 더 이상 압박할 수 없으면 드레싱 위에 붕대를 단단히 감아 상처에 압박을 가하고 드레싱을 제자리에 고정한다. 팔이나 다리의 경우 접착력이 있는 롤러붕대나 압박붕대를 감는다. 순환을 차단할 정도로 너무 단단히 압박해서는 안 된다. 대부분은 이러한 방법으로 출혈이 멈춘다.

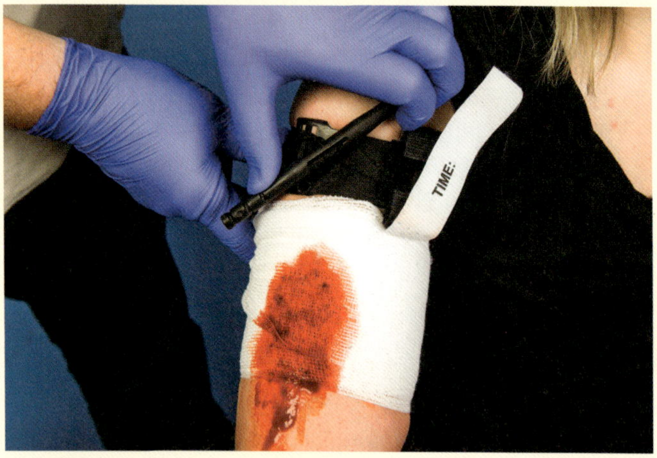

© Jones & Bartlett Learning.

5 직접적인 압박으로 팔이나 다리의 출혈이 즉시 멈추지 않으면 제조된 지혈대를 사용한다(**수행절차 8-2** 참조). 지혈대를 착용할 수 없는 신체 부위(예: 목, 어깨, 샅굴부위) 또는 지혈대 적용 후에도 출혈이 계속되는 경우는 지혈거즈드레싱(혈액 응고에 도움이 되는 특수 드레싱)을 상처 위에 직접 덮은 후 출혈이 멈출 때까지 5분 동안 강하게 직접 압박한다.

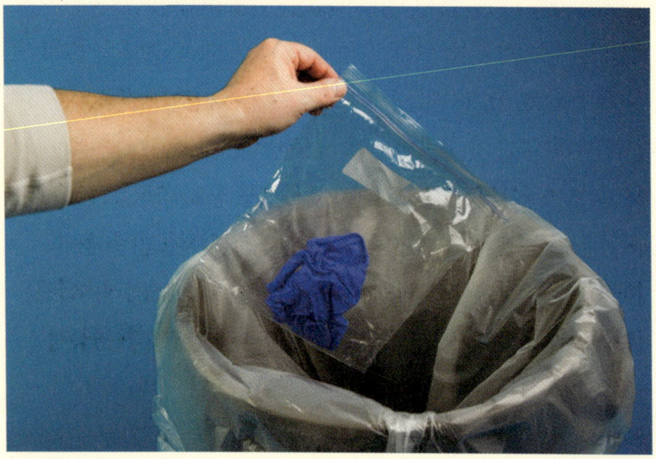

© Jones & Bartlett Learning.

6 출혈이 멈춘 후:

a. 상처를 돌본다(자세한 내용은 9장 참조).

b. 의료 검진용 장갑과 혈액에 오염된 의복은 적절히 폐기한다.

c. 손을 씻는다.

d. 필요한 경우 상처 부위를 세척하거나 상처를 봉합하고, 파상풍 접종을 위한 전문적인 의료처치를 받는다.

e. 생명을 위협하는 대량 출혈의 경우 EMS에 신고한다.

확인할 사항	해야 할 일
출혈이 조절된다.	1. 상처를 치료한다(9장 상처 참조). 2. 필요시 상처 부위를 세척하거나 상처를 봉합하고, 파상풍 백신을 제공한다.
출혈이 지속된다.	1. 상처 위 5~8cm(2~3인치) 부위에 지혈대를 적용한다(수행절차 8-2). ▪ 지혈대는 오직 팔과 다리에만 사용한다(표 8-1). ▪ 출혈이 멈출 때까지 지혈대를 꽉 조인 후 고정시켜준다. 만약 출혈이 계속된다면 첫 번째 지혈대보다 5~8cm(2~3인치) 위에 두 번째 지혈대를 적용시켜준다. 2. 즉석 지혈대는 종종 지혈에 실패하는 경우가 있다. 그러므로 필요한 경우 자가 구조를 위해 한 손으로 사용할 수 있도록 설계된 전문 지혈대를 사용하는 것이 좋다. 3. 지혈대가 보이지 않게 덮거나 지혈대를 느슨하게 풀거나 제거하지 않는다. 'TQ' 또는 'TK' 지혈대용 테이프를 이용하여 지혈대 착용시간을 기록하여 환자 이마에 붙인다. 제조된 지혈대에는 착용한 시간을 기록할 수 있는 식별표가 있다. 메모: 지혈대는 사격이나 전쟁과 같은 위험한 상황이나 자연 재해, 폭발, 자동차 및 항공기 충돌과 같이 2명 이상 응급처치가 필요한 대형 사고가 발생했을 때 신속하게 사용할 수 있다. 지혈대는 '높고 단단한' 위치에 고정해야 하는데, 팔의 경우 겨드랑이 근처, 다리의 경우 사타구니 근처에 지혈대를 사용하면 신속하게 지혈할 수 있고, 심각한 부상으로부터 생명을 보호할 수 있다.
출혈이 여전히 지속된다.	1. 다음과 같은 경우 지혈드레싱을 사용한다. ▪ 직접적인 압박이 지혈에 효과적이지 않다. ▪ 지혈대를 사용할 수 없거나 효과가 없다(예: 상처가 목, 가슴, 샅굴부위에 있음). 2. 지혈거즈드레싱(혈액 응고에 도움이 되는 특수 드레싱)을 상처 부위에 채운 후 직접적이고 확실하게 지속적으로 압박한다. 지혈거즈드레싱을 사용할 수 없는 경우 거즈나 깨끗한 천을 상처 부위에 채워 넣는다. 다음과 같이 지혈거즈드레싱을 적용한다. ▪ 상처에 고인 피를 닦아낸다. ▪ 지혈거즈드레싱(또는 깨끗한 천이나 거즈)을 상처 부위에 채워 넣는다(포장). 상처 부위를 직접 덮어준다. 즉, 단순히 덮는 용도로 사용하지 않는다(그림 8-6). ▪ 5분 동안 또는 출혈이 멈출 때까지 상처와 팩 위에 강하고 직접적인 압박을 한다. 3. 지혈드레싱을 사용하기 전에 119에 전화한다. 4. 전문 지혈대가 없거나 직접 압박과 지혈드레싱 처치만으로는 출혈이 멈추지 않을 때는 즉석 지혈대 사용을 고려한다(수행절차 8-3).

참고

감염 예방

드레싱을 해주면 출혈을 조절할 뿐만 아니라 감염도 예방할 수 있다. 모세혈관 출혈은 일반적으로 상처가 상당히 크기 때문에(예: 도로 발진 등) 감염되기 가장 쉽다.

표 8-1 일반적인 지혈대 실수

출혈을 최소화하기 위해 지혈대를 사용해야 할 때 사용하지 않음
출혈이 적은 부위에 지혈대 사용
지혈대를 출혈 부위에서 너무 먼 곳에서 조이는 경우
출혈이 멈출 만큼 충분하게 지혈대를 조이지 않은 경우
필요할 때 두 번째 지혈대를 사용하지 않음
밧줄, 철사, 끈, 줄, 벨트와 같이 좁은 것을 사용하는 경우
생명을 위협하는 출혈에 지혈대를 오랜 시간 동안 적용하지 않는 경우
손상된 말단까지 혈류를 보내기 위해 주기적으로 지혈대를 느슨하게 함
지혈대 착용 효과를 모니터링하지 않음

주의

혈류를 차단할 정도로 압박붕대를 너무 조여 적용해서는 안 된다. 만약 팔에 붕대를 적용하였을 경우에는 맥박이 없는지를 확인하고 다리에 적용하였을 경우에는 안쪽 복사뼈(내부의 발목)와 아킬레스건 사이의 후경골동맥을 확인한다. 맥박을 느끼기 힘들다거나, 통증의 증가, 마비나 저림, 피부색의 손실과 근육 기능의 상실은 드레싱이 너무 조였다는 것을 의미한다.

참고

지혈드레싱의 적용

지혈드레싱은 지혈대를 사용할 수 없는 경우, 지혈대를 적용할 수 없는 신체 부위(등, 가슴, 복부)의 출혈, 지혈대로도 지혈이 되지 않는 경우에 사용할 수 있는 최적의 방법이다. 지혈드레싱을 적용할 때는 상처의 더 깊은 부분에 드레싱을 하려면 피부 조직을 벌려야 할 수도 있다. 출혈이 지속된다면 깨끗한 거즈나 손수건으로 상처 부위를 눌러주어 지혈한다. 상처가 깊은 경우 지혈거즈드레싱 위에 부피가 큰 드레싱을 씌운다. 이미 일반 거즈로 드레싱이 되어 있는데 지혈 효과가 없다면 즉시 제거하고 지혈드레싱을 적용한다. 지혈거즈는 상처 부위에 직접 닿아야 효과가 있다.

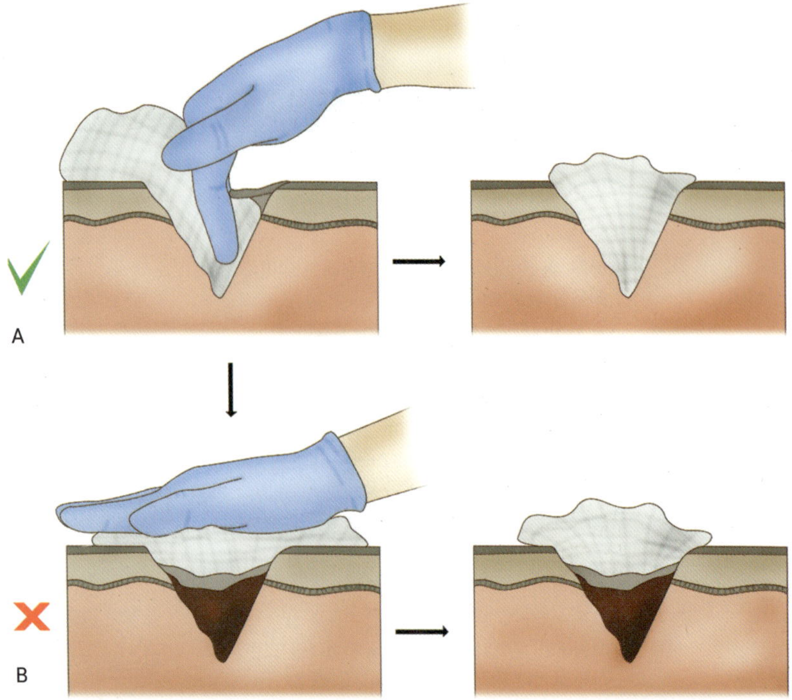

그림 8-6 지혈거즈드레싱은 상처에 직접 채워 넣어야 효과가 있다.

수행절차 8-2 대량 출혈 관리: 제조된 지혈대 적용

직접 압박만으로 출혈이 멈추지 않을 때 제조된 지혈대를 사용하여 생명을 구한다(수행절차 8-1 출혈 조절 참조). 지혈대 사용 전에 119에 전화한다.

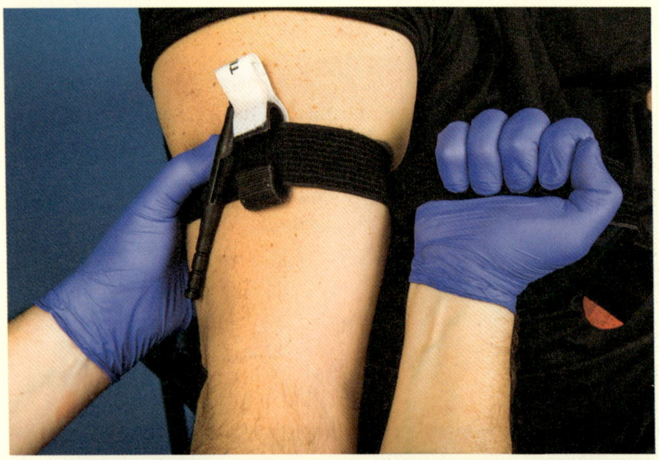

1 지혈대는 상처보다 약 5~8cm 위에 적용하며 팔이나 다리 이외의 부위에 지혈대를 적용하지 않는다. 관절(예: 팔꿈치, 손목, 무릎)에 가까운 손상의 경우 관절 위쪽에 지혈대를 적용한다.

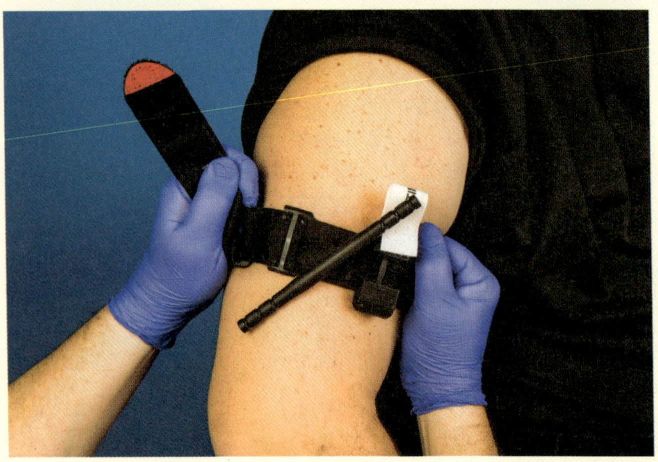

2 지혈대를 당겨 최대한 조인 후 끝을 고정한다. 버클에 벨크로 스트랩을 끼우고 끝 스트랩을 단단히 당겨 지혈대를 조인다.

수행절차 8-2 대량 출혈 관리: 제조된 지혈대 적용(계속)

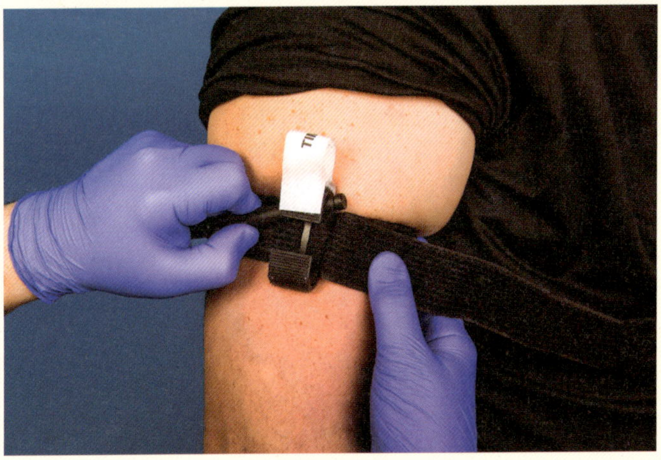

© Jones & Bartlett Learning.

3 출혈이 멈출 때까지 막대를 한 방향으로 돌려서 지혈대를 계속 조인다. 그런 다음 벨크로나 홀더를 사용하여 꼬임 막대를 제자리에 고정하여 막대가 풀리지 않도록 한다.

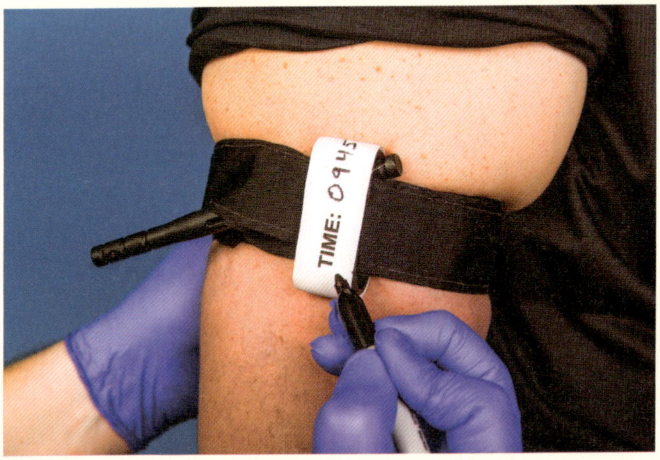

© Jones & Bartlett Learning.

4 지혈대의 식별표에 지혈대 시작 시간을 기록한다. 식별표가 없으면 지혈대용 테이프에 'TQ' 또는 'TK'와 지혈대 사용 시작 시간을 적어 이마에 붙인다. 지혈대를 보이지 않게 덮거나 풀어서 제거하지 않는다.

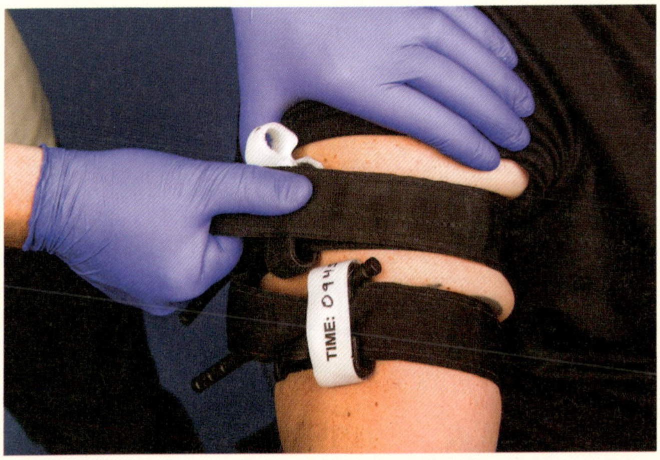

© Jones & Bartlett Learning.

5 대량 출혈이 지속되면 지혈대가 충분히 조여지지 않은 것이므로 지혈대를 더 조인다. 그래도 효과가 없다면 첫 번째 지혈대 근처에 두 번째 지혈대를 적용한다. 그러나 대체적으로 두 번째 지혈대는 거의 필요하지 않다.

수행절차 8-3 대량 출혈 관리: 즉석 지혈대 적용하기

직접 압박으로 출혈이 멈추지 않고(수행절차 8-1 참고) 제작된 지혈대 사용이 불가능할 때 즉석에서 만든 지혈대와 지혈드레싱을 적용한다. 아직 신고하지 않았다면 119구급대에 즉시 전화한다.

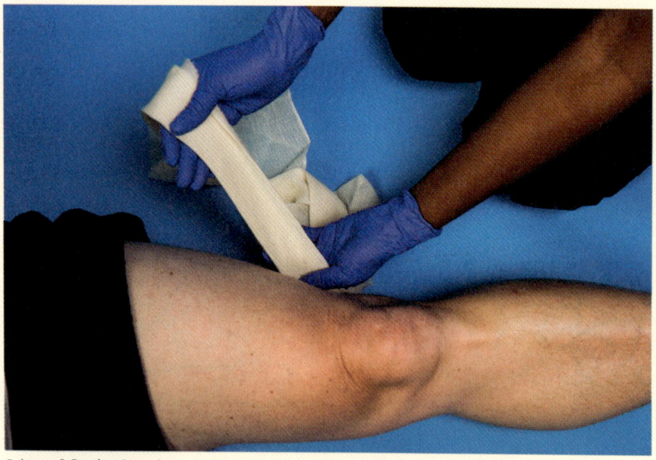

1 상처를 드러낸다. 접힌 삼각형 붕대, 넓은 롤러붕대 또는 이와 유사한 천을 약 5cm(2인치) 정도의 폭에 두께가 여러 겹인 긴 밴드로 접어 사용한다. 표면적이 좁은 철사나, 로프, 노끈 등은 사용하지 않는다.

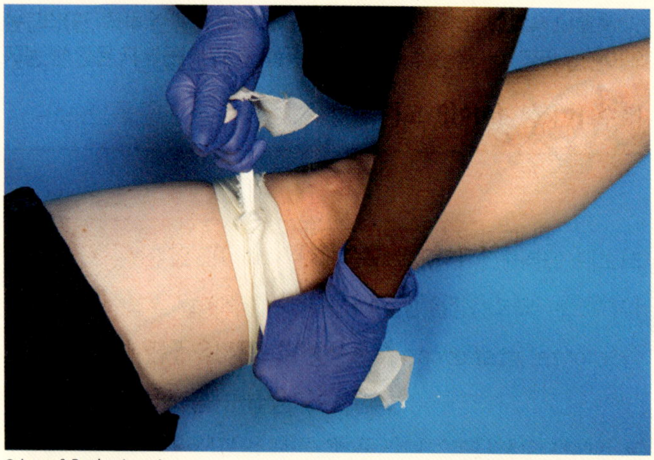

2 접은 밴드를 상처 위 약 5~8cm(2~3인치) 위로 두 번 감고 오버핸드 매듭을 묶는다. 팔이나 다리 이외의 관절 위에 적용하지 않는다.

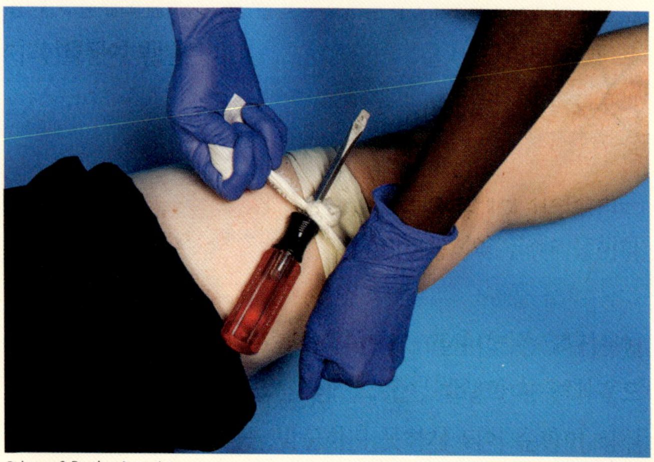

3 매듭 위에 드라이버나 막대기와 같은 짧고 단단한 물체를 놓고 천 밴드의 끝으로 물체 위에서 사각형 매듭을 묶는다.

수행절차 8-3 대량 출혈 관리: 즉석 지혈대 적용하기(계속)

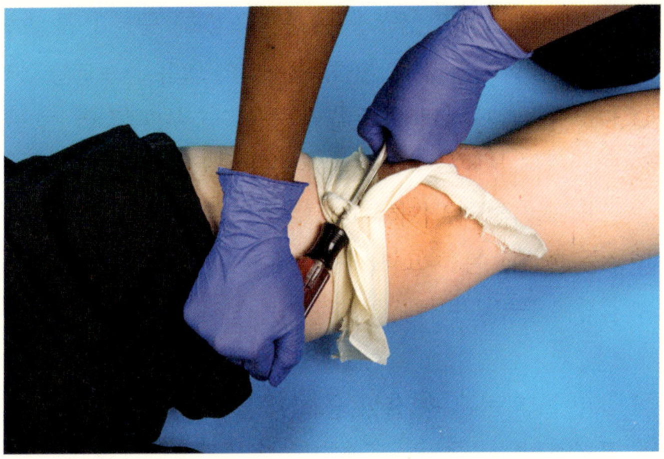

© Jones & Bartlett Learning.

4 출혈이 멈출 때까지 드라이버나 막대기를 한 방향으로 돌려 조인다. 적절한 압박이 가해지면 다른 천이나 테이프로 드라이브나 막대기를 고정하여 지혈대가 풀리는 것을 방지한다.

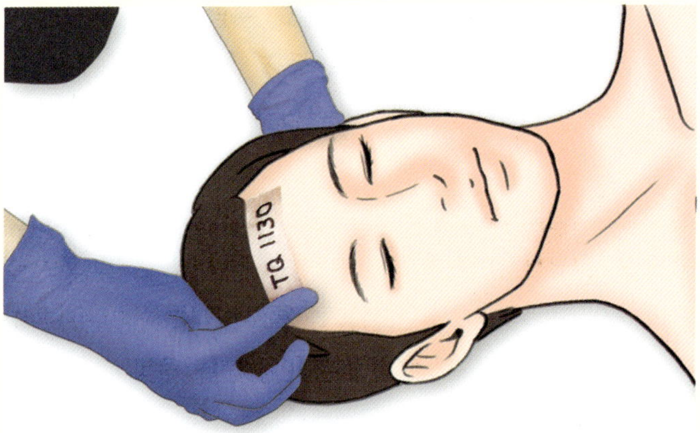

5 지혈대용 테이프에 'TQ' 또는 'TK'와 적용 시간을 적어서 환자의 이마에 붙인다. 지혈대를 덮거나 풀거나 제거하지 않는다.

6 대량 출혈이 계속되면 지혈대가 충분히 조여지지 않은 것이다. 지혈대를 조인다. 그래도 효과가 없다면 첫 번째 지혈대 근처에 두 번째 지혈대를 적용한다. 그러나 두 번째 지혈대는 거의 필요하지 않다.

내부 출혈

내부 출혈은 피부의 손상이 없고 혈액이 보이지 않는 형태로 나타난다. 그것은 발견되기 어려울 수 있고 생명을 위협할 수 있다. 복부에 입은 충격으로 외상의 흔적이 없더라도 위궤양 출혈, 간열상 또는 비장(지라)파열 등 복부에 상당한 양의 혈액 손실이 나타날 수 있다(7장 쇼크 참고). 골절 또한 심각한 내부 출혈을 유발할 수 있다. 넙다리뼈 골절은 1L나 그 이상의 혈액 손실을 유발할 수 있다.

출혈 처치에 대한 추가적 정보는 **순서도 8-1**을 참고한다.

주의

환자에게 어떤 먹을 것이나 마실 것도 주어서는 안 된다. 그것은 구역과 구토를 유발하여 흡인을 야기시킬 수 있다. 만약 수술이 필요하다면 음식이나 액체는 문제를 야기시킬 수도 있다.

확인할 사항	해야 할 일
▪ 입이나 곧창자로부터의 선홍색 혈액, 혈뇨 ▪ 비월경 질출혈 ▪ 토혈: 선홍색이거나 암적색, 또는 커피처럼 보임 ▪ 흑색변: 악취가 나는 검은색의 대변 ▪ 창백, 압통, 멍, 또는 부기 ▪ 갈비뼈 골절, 아래쪽 가슴의 타박상, 또는 단단한 복부(배)	1. 호흡 모니터링을 실시한다. 2. 만약 구토를 한다면 배액을 유도하고 구토에 의한 흡인을 방지하기 위해 환자의 머리를 옆으로 돌려 눕혀 준다. 3. 쇼크를 치료하고 보온을 위해 코트나 담요로 환자를 덮어준다. 다른 체위를 사용할 경우 7장 쇼크를 참고한다. 4. 부목을 적용함으로써 원위부의 의심되는 내부 출혈을 치료한다(16장 팔다리의 부목 참고). 5. 즉시 전문적인 의료처치를 제공한다.
타박상(생명을 위협하지 않는 내부 출혈을 의미)	1. 상처 부위에 얼음팩을 20분 동안 얼음팩을 적용한다. 2. 만약 팔이나 다리가 포함되었다면, 압박을 위해 탄력붕대를 적용한다. 정확한 위치에 압박을 집중시키기 위해 여러 층의 거즈패드나 다른 옷을 붕대와 상처 부위 사이에 위치시킬 수 있다.

순서도 8-1 출혈 조절

- 상처 위에 거즈드레싱을 한다.
- 손가락의 평평한 부분이나 손바닥 또는 압박붕대(예: 롤붕대)를 사용하여 직접 압박을 한다(찔린 물체나 의심되는 머리뼈 골절에서는 압박해서는 안 된다).
- 만약 드레싱이 혈액으로 흠뻑 젖으면, 그것을 제거하고 깨끗한 드레싱으로 더 정확하게 압박한다.

↓

직접 압박이 출혈 조절에 효과가 있는가?

예 →
- 상처를 치료한다.
- 만약 필요하다면 세척, 봉합, 또는 파상풍 백신을 제공한다.

아니요 → **팔이나 다리에 영향이 있는가?**

아니요 →

지혈드레싱으로 상처를 채우거나, 가능하지 않은 경우 깨끗한 천을 사용한다. 드레싱을 세게 누른다.

↓

만약 아직 신고를 하지 않았다면 119구급대에 즉시 전화하거나, 의료기관으로 환자를 이송한다.

예 → **제조된 지혈대를 적용할 수 있는가?**

아니요 →

즉석에서 만든 지혈대를 적용하는 경우 :
- 부드러운 소재의 밴드(접힌 삼각건)로 팔이나 다리 주위에 두 번, 상처 위 5~8cm(2~3인치) 정도에 감는다.
- 얇은 물체들[지혈대는 5~10cm(2~4인치) 너비가 되어야 한다]을 사용해서는 안 된다. 신축성 있는 소재들이나 고무 밧줄 유형의 장치들을 사용해서는 안 된다.
- 팔이나 다리에 절반 또는 외벌매듭으로 묶고, 짧고 단단한 물체를 가로질러 위치시킨다. 그러고 나서 단단한 물체 위에 옭매듭을 묶는다.
- 출혈이 멈출 때까지 단단한 물체를 비튼다.
- 지혈대를 풀리지 않고, 제 위치에 유지시키기 위해 단단한 물체를 묶거나 붙인다.

예 →
- 상처 위 5~8cm(2~3인치) 위치에 지혈대를 적용한다.
- 출혈이 멈출 때까지 지혈대를 꽉 조인 후 제자리에 고정시켜준다.
- 만약 출혈이 계속된다면, 첫 번째 토니켓 근처에 두 번째 토니켓을 적용시킨다.

↓

- 만약 아직 신고를 하지 않았다면 119구급대에 즉시 전화하거나 의료기관으로 환자를 이송한다.
- 테이프의 한 부분에 (지혈대의 의미로) 'TQ' 또는 'TK'와 지혈대를 적용시킨 시간을 적고, 환자의 이마에 그것을 붙인다.
- 지혈대를 덮거나 풀거나 제거해서는 안 된다.

PREP KIT

복습

- 짧은 시간에 발생하는 1L 또는, 그 이상의 출혈은 쇼크나 사망을 초래할 수 있다.
- 외부 출혈은 손상 받은 혈관의 종류에 따라 세 종류로 분류될 수 있다: 동맥 출혈, 정맥 출혈, 모세혈관 출혈.
- 출혈의 종류나 상처의 종류에 관계없이 응급처치는 동일하다. 가장 중요하고, 가장 우선적으로 출혈 조절을 해야 한다.

핵심용어

동맥 출혈(arterial bleeding) 동맥으로부터의 출혈. 각 심박동에 따라 혈액이 분출되는 출혈 양상을 보인다.

모세혈관 출혈(capillary bleeding) 모세혈관으로부터의 출혈. 상처로부터 지속적이지만 느리게 줄줄 새어나오는 출혈 양상을 보인다.

정맥 출혈(venous bleeding) 정맥으로부터의 출혈. 지속적으로 흐르는 출혈 양상을 보인다.

지혈대(tourniquet) 상처로부터의 혈류를 중단시키기 위해 말초 주변을 꽉 조여 감싸는 출혈 조절 장치

지혈드레싱(hemostatic dressing) 출혈을 멈추게 하는 성분으로 흠뻑 적셔진 거즈 스타일의 드레싱

출혈(hemorrhage) 혈관 손상으로 인해 혈관 밖으로 혈액이 나오는 현상

실습평가

친구와 함께 포장 도로 위에서 자전거를 타던 중 모퉁이를 도는 순간 자전거 바퀴가 자갈 위에서 미끄러져 친구가 넘어졌다. 넘어진 친구는 일어났지만 무릎과 아래쪽 다리 부분에 큰 찰과상이 있고, 상처로부터 피가 흐르고 있다.

지시: 설명에 동의하면 "예"에 ○표하고, 동의하지 않으면 "아니요"에 ○표 하시오.

1. 위의 환자는 모세혈관 출혈이다.
   예 아니요
2. 이 유형의 출혈은 가장 흔한 유형이다.
   예 아니요
3. 이 유형의 출혈은 조절하기 어렵고 대개 응괴를 형성하지 않으며 스스로 멈추지 않는다.
   예 아니요
4. 이 유형의 출혈은 직접 압박으로 조절한다.
   예 아니요

지식확인

지시: 설명에 동의하면 "예"에 ○표하고, 동의하지 않으면 "아니요"에 ○표 하시오.

1. 대부분의 출혈 상황에서는 출혈을 멈추게 하기 위해 직접 압박을 하는 것보다 더 많은 것들이 요구된다.
   예 아니요
2. 추가적으로 드레싱을 적용하기 이전에 피로 흠뻑 젖은 드레싱은 제거한다.
   예 아니요
3. 상처 위에 압박붕대를 적용하는 것은 다른 상처나 다른 손상받은 환자를 돌보는 것이 가능하도록 한다.
   예 아니요
4. 만약 팔의 출혈 상처가 직접 압박에 의해 조절되지 않는다면, 상완(위팔)동맥을 압박한다.
   예 아니요

PREP KIT

5. 상처에 직접적으로 드레싱을 위치시킨다.
   예 아니요

6. 내부 출혈은 일반적이다.
   예 아니요

7. 드레싱은 소독한 상태거나 가능한 한 깨끗해야 한다.
   예 아니요

8. 응괴는 신체의 출혈이 멈추는 방법이다.
   예 아니요

9. 만약 환자가 복통을 느끼고 구토를 한다면 좌측이 위로 오게 눕혀준다.
   예 아니요

10. 출혈 조절을 위해 지혈대를 적용할 때 상처 위 5~8cm(2~3 인치) 정도에 지혈대를 위치시킨다.
   예 아니요

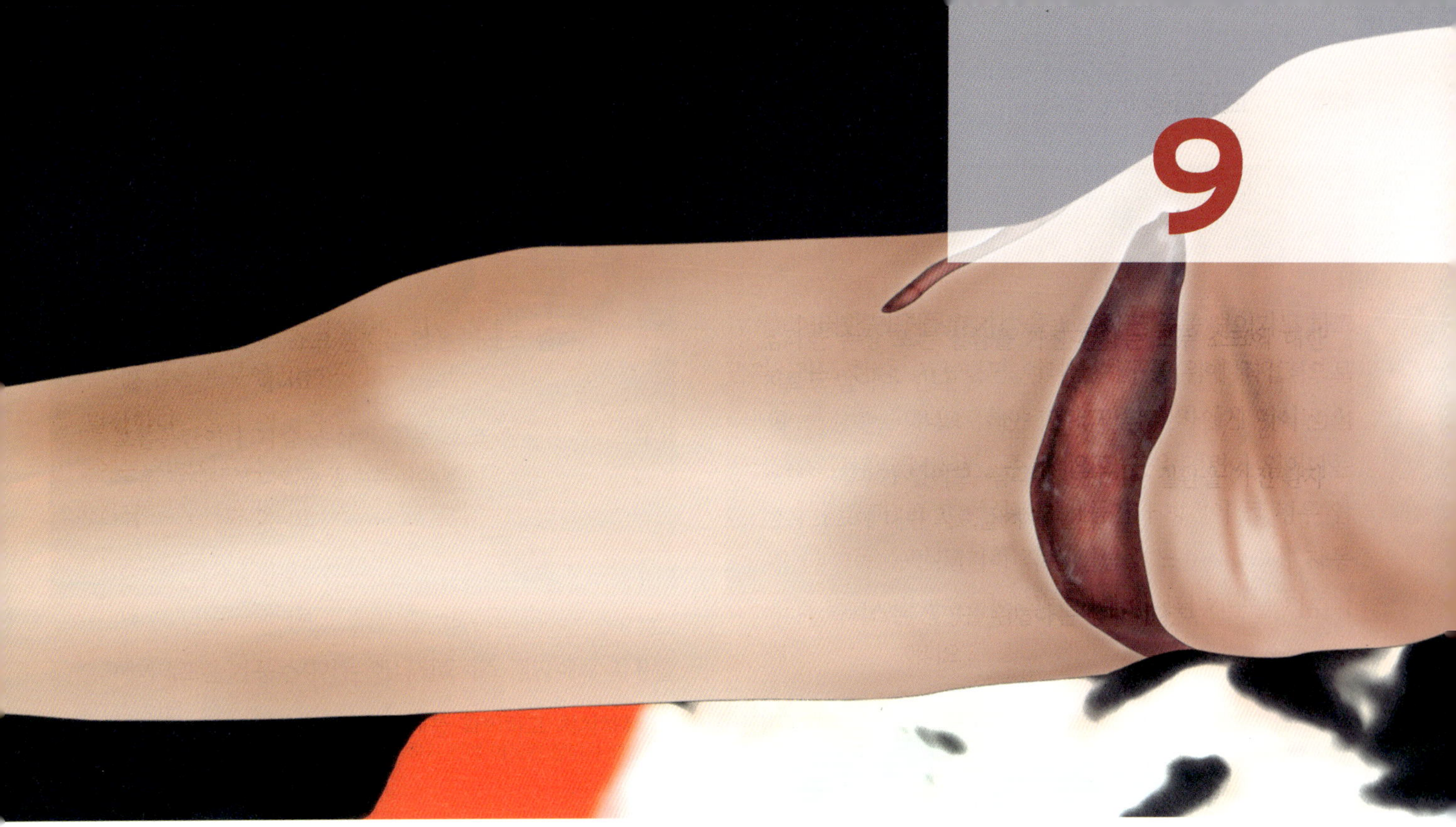

상처
Wounds

CHAPTER AT A GLANCE

- 개방성 상처
- 절단과 결출상(벗겨진 상처)
- 물집(수포)
- 박힌 물체
- 폐쇄성 상처
- 전문적인 의료처치가 필요한 상처
- 총상

개방성 상처

개방성 상처는 피부 표면이 파괴된 것으로 외출혈을 일으키고 인체로 세균을 들여보내 감염을 일으킨다. 개방성 상처에는 여러 가지 형태가 있다. 상처의 형태를 알면 적절한 응급처치를 하는 데 도움이 된다. 찰과상(abrasion)은 피부의 제일 위층이 제거된 것으로 출혈은 거의 없거나 전혀 없다(그림 9-1). 찰과상은 신경말단(끝)이 피부와 함께 찢어지기 때문에 통증이 아주 심하며 마찰의 결과로 발생한 피부조직의 잔해(파편)가 있을 수도 있다. 이런 상처는 넓은 면적에 생기거나 이물질이 상처에 묻으면 심각한 문제를 일으킬 수 있다. 찰과상은 '긁히거나', '쓸리거나', '마찰되거나', '문질러지거나'해서 발생한다.

열상(찢긴 상처, laceration)은 상처 가장자리가 불규칙한 톱니 모양으로 찢긴 상처를 말한다(그림 9-2). 이 상처는 주로 강한 힘에 의해 피부조직이 찢어져서 생긴다. 절상(베인 상처, incision)은 상처가 매끄럽고 외과수술을 했거나 종이를 자른 것처럼 보인다(그림 9-3). 출혈량은 상처의 깊이, 다친 위치, 상처의 크기에 따라 다르다. 관통상(찔린 상처, 뚫린 상처, puncture)은 못이나 칼로 찔린 상처에서 볼 수 있는데 피부와 그 아래 장기의 손상을 일으키기 쉽다(그림 9-4). 상처는 대개 깊고 좁고, 입구는 작고 감염의 위험성이 높다. 손상을 일으킨 물체가 상처에 박혀 있을 수 있다.

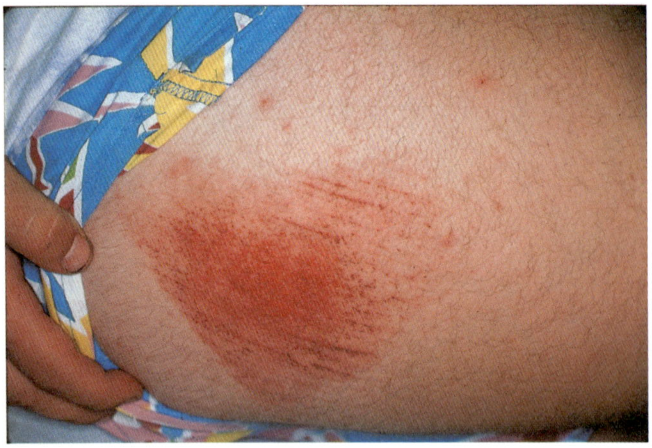

그림 9-1 찰과상(쓸린 상처)

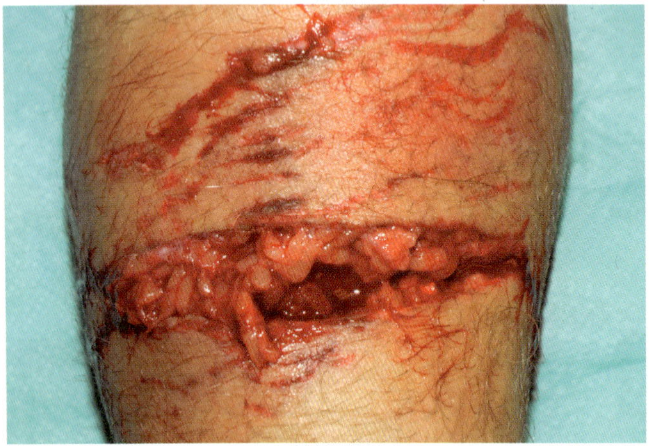

그림 9-2 열상(찢긴 상처)

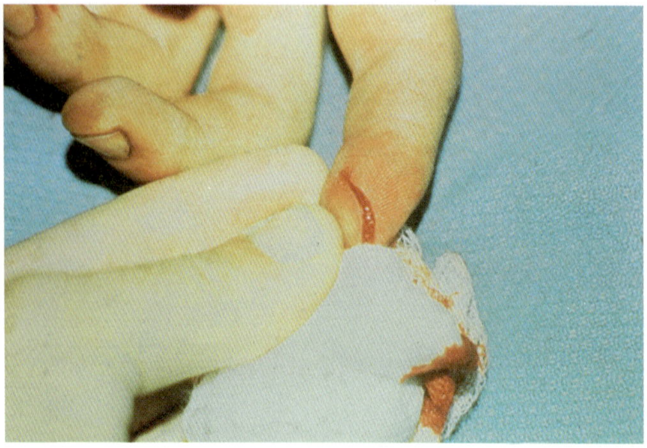

그림 9-3 절상(베인 상처)

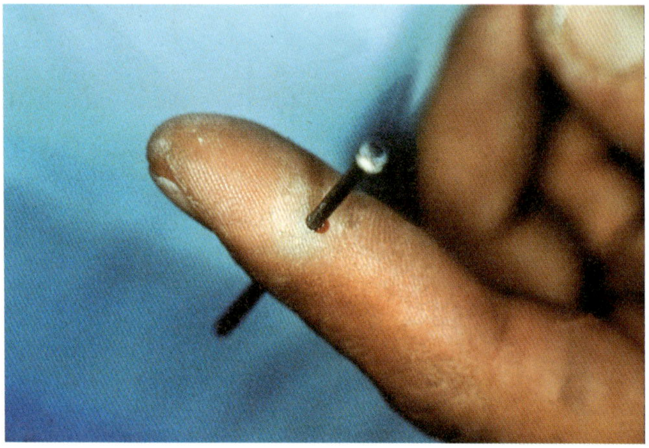

그림 9-4 관통상(찔린 상처, 뚫린 상처)

개방성 상처 처치

1. 상처를 만지기 전 의료용 장갑을 착용하여 질병으로부터 자신을 보호한다. 의료용 장갑이 없으면 거즈를 여러 장 겹쳐서 사용하거나 식품포장용 랩, 비닐봉지, 기타 방수용 재료를 활용한다. 이러한 용품들을 사용할 수 없는 상황이라면, 깨끗한 천을 손에 대고 상처를 압박하도록 한다. 맨손을 사용하지 않는다.
2. 출혈 부위를 찾기 위해 옷을 벗기거나 잘라내어 상처를 노출시킨다.
3. 지혈은 직접 압박과 필요하다면 제8장에 기술된 다른 방법들을 활용하여 지혈한다.

주의

- 큰 상처, 아주 오염이 심한 상처, 생명이 위험한 상처는 씻어내지 않는다. 병원 응급실의 의료인이 세척하도록 한다.
- 상처를 문질러 닦지 않는다. 상처를 문질러 닦는 효과는 논란의 여지가 있고 또한 조직을 멍들게 할 수 있다.

참고

고위험 상처(High Risk Wound)

다음과 같은 상처 유형은 감염 가능성이 높은 상처이다.

- 동물에 물린 상처
- 매우 더럽고 오염된 상처
- 짓눌리거나 불규칙하게 찢어진 상처
- 관절, 힘줄 등이 함께 손상된 상처
- 찔린 상처(관통상)

상처 세척

상처는 감염을 방지하는 데 도움이 되도록 깨끗이 해야 한다. 상처를 씻으면 대개 혈액이 응고되는 데 방해되기 때문에 출혈이 다시 일어나지만 깊이가 얕은 상처라면 씻어야 한다. 감염의 위험성이 높은 상처일 경우 의료진이 상처를 세척하여 청결히 할 것이므로 그 자리에 압박붕대를 감아둔다.

1. 가능하다면 비누와 물로 손을 강하게 문질러 씻고 의료용 장갑을 착용한다.
2. 상처를 노출한다.
3. 상처를 씻는다.

만약...	그러면...
깊이가 얕은 상처일 경우	▪ 비누와 물로 상처 안쪽을 씻어낸다. ▪ 흐르는 물로 상처를 씻어낸다(마실 수 있을 만큼 충분히 깨끗한 물 사용)(그림 9-5). 흐르는 물로 상처의 안과 밖을 씻어내어 상처로부터 먼지 입자들이 제거되도록 한다. 수도꼭지로부터 나오는 물은 세척에 충분한 압력과 양이 제공된다. 물로 세척하는 것은 감염 예방을 위한 가장 중요한 요소이다.
상처가 깊거나 감염 위험이 높은 경우(동물에 물린 상처 또는 매우 더럽거나 너덜너덜한 상처 또는 찔린 상처 등).	▪ 상처 세척을 위해 전문적인 의료처치를 받는다. ▪ 멀리 떨어진 곳에 있는 경우(전문 의료 기관에서 1시간 이상 거리), 얕은 상처에 설명된 방법을 사용하여 가능한 한 상처를 깨끗이 세척한다.

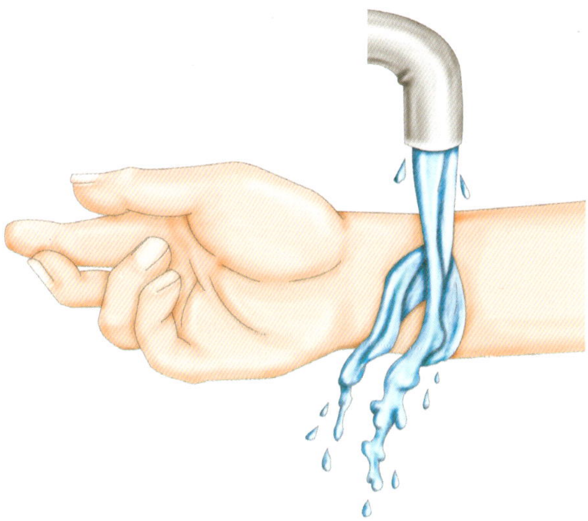

그림 9-5 흐르는 물로 상처를 씻어낸다.

4. 세척에 의해 씻겨 나가지 않는 것은 손으로 제거해야 한다(예: 멸균 핀셋). 제대로 세척되지 않은 상처는 감염 위험이 높다.
5. 출혈이 다시 시작되면 상처에 직접 압박을 가한다.

Q & A

더러운 상처와 오염된 상처가 같은가?

아니오. 예를 들어, 도로 돌진으로 인한 찰과상(자갈이 깔린 도로에서 생긴 찰과상)이 더러울 수 있다. 그러나 세균수가 낮아 오염된 것으로 간주되지 않는다. 반면, 농가의 마당이나 헛간 등에서 분변에 오염된 토양에 노출되며 생긴 상처는 세균수가 많고 오염된 상처이다.

상처 덮기

드레싱 재료와 붕대는 두 가지 다른 종류의 응급처치 물품이다. 드레싱(dressing)은 상처 부위에 직접 적용하여 출혈을 조절하고 감염을 예방하며 붕대(bandage)는 드레싱이 제자리에 놓이도록 잡아준다. 드레싱은 멸균상태이거나 가능한 한 깨끗해야 하지만 붕대는 꼭 그런 것은 아니다.

만약...	그러면...
상처가 작고 봉합할 필요가 없다.	▪ 상처 부위에 항생제 연고를 얇게 바른다. 이러한 연고들은 많은 세균을 죽일 수 있으나 드물지만 알레르기 반응을 유발할 수 있다. 의사의 처방이 필요하지는 않다. ▪ 멸균드레싱으로 상처를 덮는다.
상처가 크다.	▪ 테이프나 나비붕대로 오염되거나 벌어진 상처를 덮지 않는다. 세균이 남아 있을 수 있어 감염의 기회가 더 커진다. 크고, 깊거나 오염된 상처는 의료진에 의해 관리되어야 한다. ▪ 멸균드레싱으로 상처를 덮는다.
상처에 드레싱을 한 후에도 계속해서 출혈이 있고 드레싱이 상처에 달라붙는다.	▪ 상처가 치유될 때까지 드레싱을 그대로 둔다. 드레싱을 교환하여 딱지가 떨어지면 상처 치유가 방해받고 감염 기회가 증가하기 때문이다. ▪ 만약 들러붙어 있는 드레싱을 제거해야만 한다면 따뜻한 물에 적셔 딱지를 부드럽게 만들어 제거하기 용이하도록 한다.
드레싱이 젖거나 더러워졌다.	드레싱을 제거하고 새 멸균드레싱을 적용한다. 더러움과 습기 모두 세균의 번식지가 된다.

병원치료가 필요한 상처

감염 위험이 높은 상처 또는 치유하는 동안 다른 문제가 발생하면 전문적인 의료처치를 받아야 한다. 고위험 상처의 예들은 이물질(모래나 자갈 같은)이 상처 안에 들어가 있거나 동물이나 사람에게 물린 상처, 찔린 상처(자상), 너덜너덜하게 찢어진 상처 등이 포함된다. 크고 깊은 상처나 상처 가장자리가 자연스럽게 모여지지 않는 어떤 상처도 전문적인 의료처치를 받아야 한다. 뼈나 관절, 근육, 지방이나 힘줄 등이 보이는 상처나 관절이나 인체의 체강 내에 있는 상처 등도 전문적인 의료처치를 받아야 한다. 특히 고위험 상처는 '싸우다 물린(fight bite)' 상처로 상대방의 치아 쪽을 주먹으로 칠 때 생긴 것이다. 10년 이내에(오염이 심한 상처는 5년) 파상풍 예방접종을 받지 않은 사람은 72시간 내에 파상풍 접종을 한다.

상처 처치에 관한 부가적인 정보는 순서도 9-1을 참고한다.

주의

- 고농도 포비돈 요오드 제제(베타딘 10%)나 이소프로필 알코올(70%)로 상처를 세척하지 않는다. 이러한 약품은 세균뿐만 아니라 우리 몸에 있는 세포까지 죽이며 통증이 심하다. 또한 어떤 사람은 요오드 알레르기가 있다.
- 과산화수소수는 사용하지 않는다. 병균을 죽이지 않고 오히려 모세혈관의 혈액 흐름을 방해하고 상처 치유기간을 늘린다.
- 봉합해야 하는 상처나 찔린 상처(관통상)에는 항생제 연고를 사용하지 않는다(연고가 상처에서 분비물 배출을 방해한다). 항생제 연고는 찰과상이나 깊지 않은 상처에만 사용한다.
- 상처를 씻되 담그지 않는다. 담그는 것이 효과가 있다는 증거는 없다.
- 나비밴드나 테이프로 상처를 봉합하지 않는다. 감염은 세균이 상처 안에 가두어져 있을 때 잘 발생한다. 봉합이 필요한 상처라면 의료진이 수행해야 한다. 보기 흉한 흉터가 남을 가능성이 있다면 성형외과 의사가 봉합할 수도 있으며, 팔다리의 어떤 상처도 손상당한 지 6시간 이내에 봉합되어야 한다.
- 상처나 드레싱 위를 입으로 불지 않는다.

참고

상처 세척

간단한 피부 열상(찢긴 상처)을 세척하여 세균을 제거할 때 수돗물과 생리식염수 중 어느 것이 더 효과적인지를 비교한 연구를 실시했는데, 결과는 수돗물로 세척한 상처와 생리식염수로 세척한 상처에서 세균수에 유의한 차이가 없었다. 상처로부터 세균을 제거하는 데는 세척용액의 종류보다는 기계적 효과(속도와 압력)에 달려 있다. 수돗물은 생리식염수보다 다음과 같은 몇 가지 유익한 점이 있다. 즉시 사용 가능하며, 지속적으로 세척할 수 있어 시간이 덜 소요되고 덜 비싸고 물받이나 멸균 주사기 같은 다른 물품이 필요하지 않다. 세균을 죽이는 성분이 함유된 다른 세척용액은 상처 치유나 감염에 대한 저항성을 방해하는 등 세포를 사멸시키는 효과를 가지고 있다. 더 높은 압력은 조직에 손상을 초래할 수 있기 때문에 20~30psi(per square inches)(138~207kPa) 범위 이상의 압력으로 세척하는 것은 도움이 되지 않는다.

Moscati R, Mayrose J, Fincher L, Jehle D. Comparison of normal saline with tap water for wound irrigation. Am *J Emerg Med* 1998;164(4):379-381.

Q & A

상처는 의사에 의해 언제 봉합되어야 하는가?

일반적으로 상처는 몇 가지 조건 중의 하나일 경우 봉합되어야 한다(봉합사, 스테이플, 국소적 피부접착제 등). (1) 피부의 가장자리가 함께 떨어져 나갔거나, (2) 잘린 부위가 약 2.5cm(1인치) 정도로 길고, 깊을 경우이다. 상처를 봉합하는 것은 상처 치유를 빠르게 하고 감염의 위험을 줄이며 흉터를 최소화하기 위함이다. 만약 상처 봉합이 필요하다면 손상 후 6시간 이내에 의사에 의해 실시되어야 한다.

참고

상처 처치에 대한 속설

속설: 상처는 건조하게 유지되어야 한다.
사실: 젖은 드레싱은 갈아줘야 하지만 어느 정도 촉촉하게 유지하는 것이 좋다. 상처를 촉촉하게 유지할 때 치유를 빠르게 하고 감염률을 낮춘다. 상처를 촉촉하게 유지하기 위해 항생제 연고와 드레싱을 적용한다.

속설: 발적(붉어짐)은 상처 감염의 증상이다.
사실: 발적은 상처 감염의 신호일 수도 있으나 염증반응을 나타내기도 한다. 발적이 나타나면 감염의 다른 증상 및 징후를 확인한다(열이나 상처로부터 나오는 고름 등).

속설: 상처를 세척하기 위해서는 수돗물 대신 생리식염수를 사용해야 한다.
사실: 생리식염수가 수돗물보다 상처 감염을 예방하는 데 더 효과적이지는 않다.

속설: 베이거나 찢어진 상처는 상처도 숨을 쉴 수 있어야 하므로 덮지 않아야 한다.
사실: 만약 상처를 덮지 않으면 건조해지고 딱지로 덮인다. 항생제 연고를 바르거나 드레싱 재료로 덮어서 상처를 촉촉하게 하고 딱지가 생기지 않도록 유지한다.

순서도 9-1 상처 처치

가능한 한 상처를 세척하기 전과 후에 물과 비누를 이용해 손을 문질러 씻는다. 만약 물을 사용할 수 없다면 젤 타입의 알코올 세정제를 사용한다.

↓

상처가 얕거나 깊은지?

깊음

환자는 아래의 사항 중 어느 하나라도 해당하는가?

- 직접 압박 후 첫 15분 동안 출혈이 줄어들지 않음
- 쇼크의 증상
- 목과 가슴이 베여 호흡곤란이 있는 경우
- 복부(배)를 깊게 베여 중증도에서 중증의 통증이 있는 경우
- 안구(눈)에 열상이 있는 경우
- 팔다리(사지)에 부분 절단이나 절단이 있는 경우

아니요 → 병원처치

예 → 119구급대에 전화한다.

- 환자의 호흡을 관찰하며 호흡이 멈추었을 경우 심폐소생술 실시
- 쇼크 처치: 춥거나 너무 덥지 않게 유지
- 응급실에 도착할 때까지 출혈 조절

얕음

- 물과 비누로 상처를 씻는다.
- 수도꼭지에서 나오는 물처럼 압력이 가해진 물로 상처를 씻고, 가볍게 두드려 말려준다.
- 만약 출혈이 다시 시작되면 직접 압박을 가한다.
- 상처에 항생제 연고를 얇게 도포한다.
- 소독된 드레싱과 붕대로 상처를 덮는다.

↓

병원처치가 필요한 경우

- 벌어진 상처의 봉합
- 감염 가능성이 높은 상처의 세척(동물에 물렸거나 관통된 상처, 이물질이 박힌 상처 등)
- 파상풍 백신 접종

참고

상처 처치: 의학 문헌에 나와 있는 내용

- 상처를 물에 담그는 것은 효과적이지 않고 치유를 방해할 수 있다.
- 상처를 문질러 닦는 것의 효과는 논란의 여지가 있다. 문지르는 것은 피부와 조직에 타박상을 유발할 수 있다.
- 모든 상처의 표면은 세척되어야 한다; 상처를 노출하기 위해 상처 가장자리를 벌려야 할 수도 있다.
- 상처 세척은 세척 시 충분한 압력과 양으로 실시된다면 최적의 상처 치유에 가장 중요한 단계이다.
- 상처를 세척하는 데 필요한 최소한의 압력은 5~8psi [34~55kPa(킬로파스칼)]이다.
- 오염제거(충분한 세척에 앞서 마른 화학물 등을 솔질해 제거하는 등의)는 필수이다.
- 나비밴드나 탄력 있는 피부 봉합사 등으로 상처를 봉합하지 않는 것이(특히 오염되고 더러운 상처) 감염 위험을 줄이는 방법이다.
- 메르티올레이트(Merthiolate, 방부살균제), 머큐로크롬(Mercurochrome), 요오드(iodine), 이소프로필 알코올(isopropyl alcohol)과 과산화수소수(hydrogen peroxide) 같은 방부용액을 바르면 조직이 손상될 수 있다.
- 얕은 상처나 찰과상에 네오스포린(Neosporin) 연고나 폴리스포린(Polysporin) 연고 같은 항생제 연고를 도포하면 감염 위험이 줄어든다.
- 습식 상처 치유 환경(항생연고와 드레싱으로 환경조성)은 치유를 돕고, 통증을 감소시키며 미용적 회복을 향상시킨다.
- 질병통제예방센터(CDC)에서는 예방접종력과 상처의 심각성을 기초로 파상풍 예방접종을 권장한다.
- 자외선 차단제는 상처가 나은 부위에 3~6개월 동안 발라주어야 한다.
- 상처 치유를 위한 최적의 조건은 각각의 상처에 따라 고려되어야 한다.

Howell JM, Chisholm CD. Outpatient wound preparation and care: a national survey. *Ann Emerg Med* 1992;21(8):976-981.;Nicks BA, Ayello EA, Woo K, Nitzki-George D, Sibbald RG. Acute wound management: revisiting the approach to assessment, irrigation, and closure considerations. *Int J Emerg Med* 2010;3:399-407.

상처 감염

모든 상처는 크든 작든 간에 감염이 될 수 있다. 일단 감염이 되면 상처가 더 커질 수 있으므로 예방만이 최선의 방법이다. 상처는 반드시 앞에 설명한 절차에 따라 청결히 해야 한다.

상처가 감염된 것을 어떻게 발견하고 치료하는지 아는 것이 중요하다(그림 9-6). 상처 감염의 가능성을 증가시키는 요소는 다음과 같다.

- 더럽고 이물질이 남아 있는 상처
- 불규칙하게 찢어지거나 짓눌린(압좌상) 조직
- 상처 아래 뼈, 관절 또는 힘줄이 손상당한 경우
- 물린 상처(사람이나 동물 등)
- 손과 발의 상처
- 찔린 상처(자상)나 배액되지 않는 상처

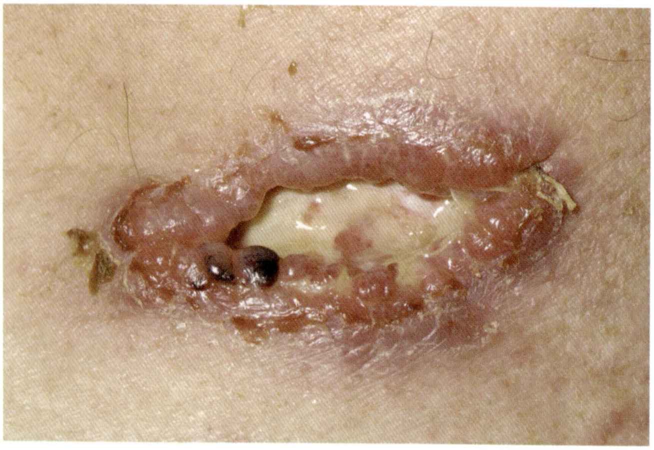

그림 9-6 감염된 상처
© Dr. P. Marazzi/Photo Researchers, Inc.

참고

상처 치유를 돕기 위한 국소적 항생제 사용

국소적 트리플 항생제는 오염된 경증의 상처의 감염률을 유의하게 줄여준다. 국소적 항생제는 경증의 상처에는 효과적이지만 중증의 상처에는 효과적이지 않다.

많은 연구에서 상처가 오염되지 않은 경우 국소적 항생제 사용을 지지한다. 국소제제인 바시트라신 아연(바시트라신)은 네오마이신 황산염, 바시트라신아연, 폴리믹신B황산염(네오스포린)의 세 가지 합성 연고제제이다. 또한 설파디아진(실바딘)은 경증의 상처를 치료하는데 바셀린과 비교된다. 상처 감염률은 바셀린 17.6%, 바시트라신 5.5%, 네오스포린 12.1%, 실바딘은 12.1%였다.

Diehr S, Hamp A, Jamieson B, Mendoza M. Clinical inquiries: Do topical antibiotics improve wound healing? *J Fam Pract* 2007;56(2):140-144

파상풍

파상풍은 상처를 통해 세균이 침입하여 독소를 생성하고, 이 독소가 근육을 긴장시키고 수축시켜 통증을 유발하는 질병이다. 파상풍은 다른 사람에게 감염되지 않는다.

확인할 사항	해야 할 일
▪ 상처 주위의 부기와 발적(붉어짐) ▪ 열감(따뜻함) ▪ 통증(쿡쿡 쑤심) ▪ 고름 배출 ▪ 발열 ▪ 임파절의 부기 ▪ 상처에서 심장 쪽으로 이어진 한 개 이상의 붉은 줄(감염이 번지고 있으며 사망할 수도 있는 심각한 징후이다.)	1. 상처를 따뜻한 물에 담그거나 젖은 팩을 감염된 상처 위에 대준다. 고름이 잘 배출될 수 있도록 상처 가장자리를 벌려준다. 2. 항생제 연고를 도포한다. 3. 하루에 수차례 드레싱을 교환한다. 4. 투약 지침에 따라 아세트아미노펜이나 이부프로펜 등 일반의약품(OTC) 진통제를 투여한다. 아스피린은 상처 치유를 지연시킬 수 있으므로 피한다. 5. 만약 상처 감염이 악화되면 병원 치료를 받는다. 오한과 열이 나면 감염이 순환계에 퍼졌으므로 즉각적으로 병원 치료가 필요하다.

다음과 같은 경우에는 파상풍을 예방하기 위해 전문적인 의료처치를 받는다.

- 파상풍 예방접종을 전혀 하지 않은 사람이 상처를 입었을 경우 파상풍 예방접종과 추가접종을 즉시 받아야 한다.
- 한 번 예방접종을 했으나 지난 10년 동안 추가접종을 하지 않은 경우 추가접종을 받아야 한다.
- 더럽고 오염된 상처가 있는 사람이 추가접종을 한 지 5년이 넘었으면 추가접종을 받는다.
- 파상풍 예방주사의 효과를 보기 위해서는 상처를 입은 지 72시간 이내에 맞아야 한다.

절단과 결출상(벗겨진 상처)

절단(amputation)이란 신체의 일부가 완전히 절단되는 손상을 말한다(그림 9-7). 결출상(avulsion, 벗겨진 상처)은 피부가 완전히 찢어지거나 플랩(flap, 피부판)처럼 벗겨진 손상이다(그림 9-8).

짓이김 절단(압궤절단, crushing amputation)은 손이 롤러 기계에 끼는 것처럼 신체의 말단 부위가 압착되거나 으깨져서 분리된다. 짓이김 절단이 가장 흔한 유형이며 재접합 가능성은 낮다. 깨끗한 절단(clean amputation)의 경우 깨끗하게 잘려서

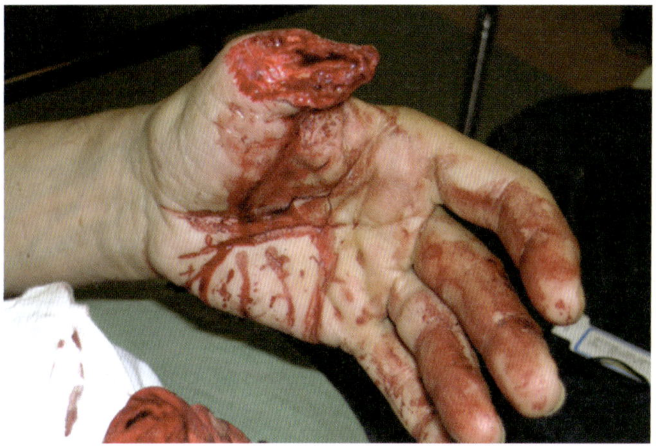

그림 9-7 절단

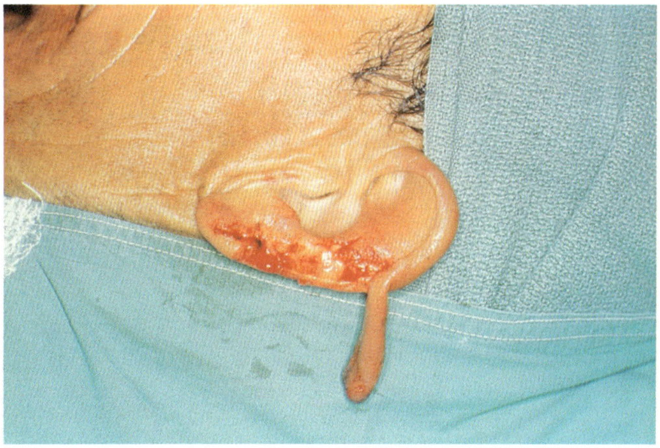

그림 9-8 결출상(벗겨진 상처)

완전히 분리되기 때문에 재접합 가능성이 훨씬 높다(그림 9-7 참고). 많은 절단 부위는 숙련된 외과 의사에 의해 다시 연결될 수 있으며 시간은 접합수술 성공에 중요한 요소이다. 어떤 경우에는 기능이 거의 정상으로 회복될 수 있다. 병원에서 확실히 재접합될 것이라고 환자에게 확신을 주지 않는다. 외과 의사의 평가 후에도 절단된 부분이 다시 부착되지 않는 경우가 많다. 절단된 부분이 재접합될 가능성을 염두에 두고 조심스럽게 처치하고 있다고 환자에게 말하는 것이 더 좋다. 혈관이 경련을 일으키고 손상된 신체 부위로 들어가고 직경이 줄어들어 놀라울 정도로 적은 양의 혈액 손실이 발생하므로 절단에는 심각한 출혈을 동반하지 않을 수 있다.

확인할 사항	해야 할 일
절단	1. 119구급대에 전화한다. 2. 신체의 한 부분이 절단되었다면 재접합을 위한 준비가 즉각적으로 시행되어야 한다. 절단된 신체 부분이 6시간 이상 시원한 상태로 유지되어 있지 않으면 성공률이 감소된다. 3. 직접 압박을 통해 출혈을 조절한다. 만약 출혈이 계속되는 경우는 지혈대를 적용하거나 사용할 수 있다면 지혈용드레싱 제품을 적용한다. 4. 절단물에 대한 처치 ▪ 절단물을 물에 적셔 꽉 짜낸 멸균거즈나 깨끗한 천으로 싼다. ▪ 감싼 절단물을 그림 9-9처럼 방수용기(플라스틱 백이나 랩)에 넣는다. ▪ 용기 안의 절단물이 시원하게 유지되도록 얼음을 넣는다. 절단물이 얼음으로 덮이거나 얼음과 접촉되지 않도록 한다. 절단물이 물에 잠기지 않도록 한다. ▪ 절단물을 가지고 환자와 함께 의료기관으로 이송한다. 5. 만약 절단된 부분을 찾지 못했다면 다른 사람에게 찾도록 하고 이송한 환자가 가고 있는 의료기관으로 가져오도록 한다.
결출상 (피부판이 떨어질 것처럼 되어 있으나 여전히 몸에 부착되어 매달려 있음)	1. 피부를 조심스럽게 정상 자리로 위치시킨다. 2. 멸균드레싱으로 덮어주고 압박을 가한다. 3. 만약 출혈이 계속되면 지혈대를 적용하거나 사용할 수 있다면 지혈용 드레싱 재료를 활용해 지혈한다.

참고

뉴스: 절단

로날드 멀트(Ronald Malt) 외과 의사는 1962년 처음으로 어린 소년의 절단된 팔을 성공적으로 재접합했다. 오늘날, 재접합의 성공률은 적절한 조치가 취해졌을 경우 현미경적 수술기법의 발달로 80~90% 정도로 향상되었다.

- 절단과 재접합 수술 사이의 시간을 최소화한다.
- 절단된 부분을 약 4℃의 낮은 온도로 보존하도록 한다.
- 절단 부위를 물에 직접 담그거나 얼지 않게 한다.
- 절단 부위의 보존이 재접합술 성공의 핵심이다.

Maricevich M, Carlsen B, Mardini S, Moran S. Upper extremity and digital replantation. *Hand* 2011;6(4):356-363.

절단 및 결출상 치료에 관해 자세한 내용은 순서도 9-2를 참고한다.

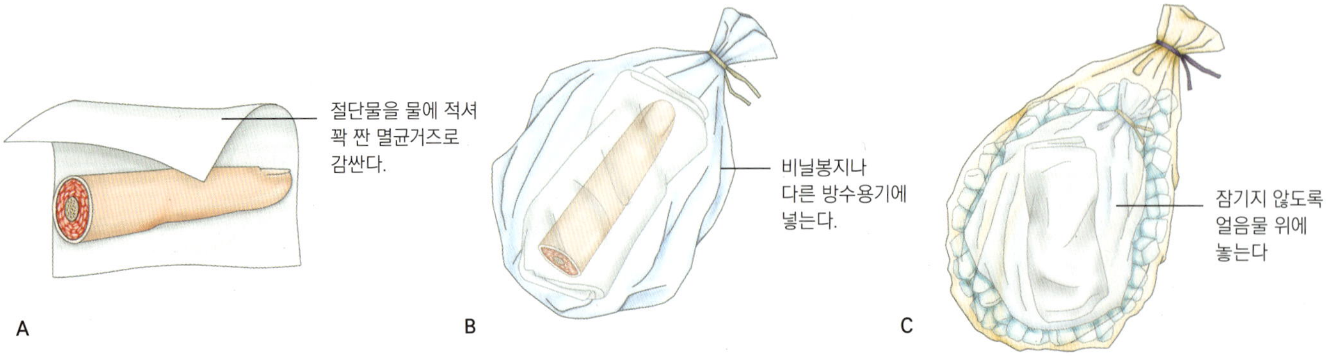
절단물을 물에 적셔
꽉 짠 멸균거즈로
감싼다.
A
비닐봉지나
다른 방수용기에
넣는다.
B
잠기지 않도록
얼음물 위에
놓는다
C

그림 9-9 절단물에 대한 처치는 (A) 멸균거즈나 깨끗한 천에 감싸기, (B) 감싼 절단물을 방수용기에 넣기, (C) 방수용기를 얼음과 물의 혼합물 위에 놓기 등이다.

순서도 9-2 절단과 결출상

- 119구급대에 전화한다.
- 환자를 평평한 곳에 눕히고 담요를 덮어주어 쇼크를 치료한다.

↓

신체 부위가 찢어져 덜렁거리지만 아직 붙어 있는지(결출상) 또는 완전히 떨어졌는지(절단)?

결출상

- 조심스럽게 피판을 움직여 원래 정상 위치로 옮긴다.
- 멸균 또는 깨끗한 드레싱 재료로 덮어주고 압박을 가한다.
- 만약 출혈이 계속되면 지혈대를 적용하거나 지혈용 드레싱을 실시한다.

절단

직접 압박으로 출혈을 조절하며, 만약 출혈이 계속되면 지혈대를 적용하거나 지혈용 드레싱을 실시한다.

↓

절단된 부분을 찾았는가?

아니요

다른 사람에게 절단물을 찾도록 하고, 절단물을 환자가 가고 있는 의료기관으로 가져오도록 한다.

예

- 물에 적셔 꽉 짠 멸균거즈나 깨끗한 천으로 절단물을 감싼다.
- 플라스틱백이나 랩 등 방수용기에 절단물을 넣는다.
- 방수용기를 얼음물 위에 놓아 절단물이 시원하게 유지되도록 한다. 얼음속에 묻히거나 얼음과 직접 접촉되지 않도록 한다. 물속에 담그지 않아야 한다.
- 절단물을 가지고 환자와 함께 의료기관으로 이송한다.

주의

- 신체 부위를 살릴 수 있는지, 살리기에 너무 작은지 결정하려 하지 않는다. 이러한 결정은 의사에게 맡긴다.
- 절단 수술을 받을 사람에게 절단된 부분이 재접합될 수 있다는 잘못된 희망을 주지 않는다. 절단된 부분이 재접합될 가능성을 염두에 두고 처치하고 있다고 환자에게 말한다.
- 절단부를 축축하게 젖은 드레싱이나 젖은 천에 싸지 않는다. 절단부에 젖은 드레싱을 하면 물에 흠뻑 젖어 조직이 물러져 재접합을 어렵게 한다.
- 절단부를 얼음 속에 묻히지 않도록 하고 얼음 위에 놓는다. 냉동된 조직을 재접합할 때 대개는 성공 가능성이 없다.
- 드라이아이스를 사용하지 않는다.
- 붙어 있는 피부나 힘줄, 다른 구조물들을 잘라내지 않는다. 이는 신체의 남은 부분과 부분적으로 접합된 부분의 연결 부위가 될 것이다. 그 부위를 정상 위치로 되돌려 건조한 멸균드레싱이나 깨끗한 천으로 감싼 뒤에 그 부위 위에 얼음을 놓는다.

물집(수포)

물집(blisters, 수포)은 피부의 바깥층 아래의 기포 안에 액체가 모여 있는 것이다(참고: 이 장은 마찰로 인한 물집만 다루며 화상, 동상, 약물반응, 곤충이나 뱀에 의한 교상, 독성 식물과의 접촉으로 인한 물집은 다루지 않는다).

피부 특정 부위에 반복적으로 마찰이 가해지면 물집이 생성될 수 있다(그림 9-10). 물집은 일상생활에서 빈번하게 발생할 수 있는 문제지만, 이러한 물집이 생기지 않도록 예방하는 법과 물집에 대한 처치법을 알고 있다면 많은 사람들의 삶이 더욱 편안해질 수 있을 것이다.

양말과 발 사이에서 발생하는 것과 같은 마찰의 경우 하부의 지지조직이 고정되어 있으므로 피부표면에 스트레스를 야기한다. 이러한 스트레스 상황은 피부를 2개의 층으로 분리시키며 사이 공간에 액체가 채워진다. 이 액체는 피부의 바깥층인 표피의 안쪽 또는 아래쪽에 모일 수 있다. 사람마다 피부가 다르기 때문에 물집의 형성도 다양하게 나타난다.

마찰로 인한 물집을 처치할 때는 다음과 같은 노력을 필요로 한다. (1) 감염의 위험을 피한다. (2) 통증과 불편감을 최소화한다. (3) 물집이 커지는 것을 방지한다. (4) 빠른 상처 회복을 돕는다. 물집에 대한 최선의 처치는 물집의 크기와 위치에 따라 결정된다.

순서도 9-3에서는 마찰로 인한 물집의 처치에 대한 추가적인 정보를 나타내고 있다.

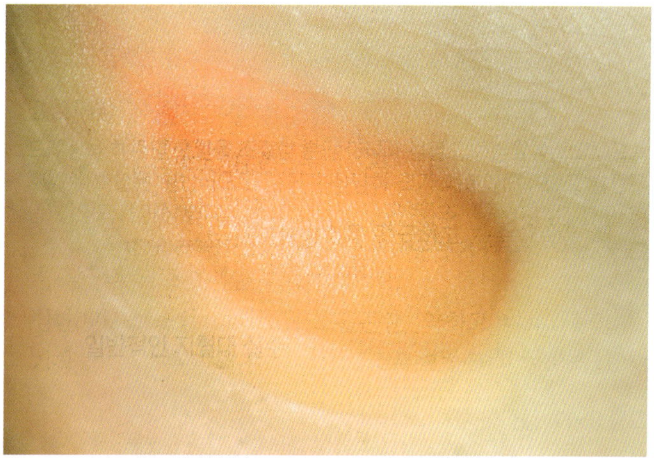

그림 9-10 마찰로 인한 물집(터지지 않은 상태)

확인할 사항	해야 할 일
열점(Hot spot) (마찰로 인하여 통증과 발적이 나타남)	1. 물집의 생성 가능성과 위치에 따라서 다음 중 하나를 선택하여 압력을 완화해야 한다. ▪ 물집밴드(Blist-O-Ban) ▪ 수술용 테이프(Micropore paper tape) ▪ 탄력테이프(Elastikon) 2. 테이프가 벗겨지는 것을 방지하기 위하여 테이프의 모서리를 둥글게 다듬도록 한다.
물집이 터지지 않았고 통증이 심하지 않은 상태	물집의 생성 가능성과 위치에 따라서 이전에 언급하였던 방법 중 가장 적절한 방법을 사용하도록 한다.
물집이 터지지 않았고 통증이 매우 심한 상태	1. 알코올패드와 멸균된 주삿바늘로 물집을 제거한다. 2. 멸균된 바늘로 물집의 밑에 몇 개의 작은 구멍을 만든다(그림 9-11). 하나의 큰 구멍을 만들지 않으며, 부드럽게 눌러 액체를 빼내도록 한다. 찢어지지 않는 한 물집의 표면(roof)을 제거하려 하지 않는다. 3. 다른 덮여 있는 테이프를 제거할 때 물집의 표면이 찢어지는 것을 보호하기 위하여 종이테이프를 사용한다. 4. 종이테이프를 탄력(elastic) 또는 접착(adhesive)테이프로 덮도록 한다. 5. 테이프가 벗겨지는 것을 방지하기 위하여 테이프의 모서리를 둥글게 다듬도록 한다. 6. 감염의 징후를 관찰하도록 한다.
물집이 터졌거나 찢어졌으며, 통증이 매우 심한 상태	1. 소독된 가위를 이용해서 조심스럽게 괴사된 피부조직을 제거하도록 한다. 2. 물집용 패드(품명: Spenco 2nd Skin)를 물집이 터진 피부 위에 올려준다. 3. 물집용 패드를 종이테이프로 덮어준다. 4. 종이테이프를 탄력(elastic) 또는 접착(adhesive)테이프로 덮도록 한다. 테이프가 벗겨지는 것을 방지하기 위하여 테이프의 모서리를 둥글게 다듬도록 한다. 5. 감염의 징후를 관찰하도록 한다.

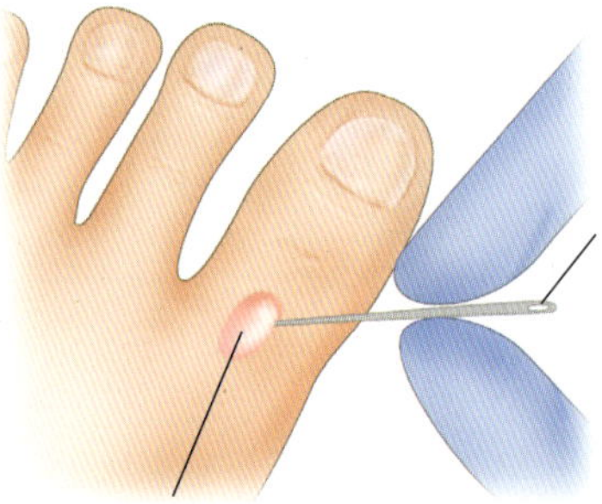

그림 9-11 물집의 처치

참고

물집용 부드러운 면직물?

부드러운 면직물은 수십 년간 등산객들의 응급처치함에 포함되어 있었다. 도넛 모양의 부드러운 면직물 패치를 열점(hot spot) 주위 또는 물집 주변에 적용하고, 물집이 생성된 부위보다는 주변 부위에 압력을 가해서 부착해 준다. 발뒤꿈치의 크기가 크거나 터진 물집은 물집용 부드러운 몰리스킨(moleskin)이나 몰리폼(molefoam)으로 둘러싸주면 도움이 되지만, 이러한 제품은 부착이 어려우며 고정이 힘들다. 또한 제품이 발에 딱 맞게 적용되는 경우에는 발가락 또는 다른 곳에 더 많은 물집이 생성되는 것을 초래할 수 있다.

Lipman GS, Scheer BV. Blisters: The enemy of the feet. *Wilderness and Environ Med* 2015;26(2):275-276

순서도 9-3 마찰로 인한 물집

물집이 생긴 부분에 통증과 함께 마찰로 인한 피부발적(열점, hot spot)이 나타나는가?

아니요 → **물집이 터지지 않은 상태인가?**

- 아니요 →
  - 소독된 가위를 이용해서 조심스럽게 괴사된 피부조직을 제거하도록 한다.
  - 물집용 패드(품명:Spenco 2nd Skin)를 물집이 터진 피부 위에 올려준다.
  - 물집용 패드를 종이테이프로 덮어준다.
  - 종이테이프를 탄력(Elastikon) 또는 접착테이프로 덮도록 한다. 테이프가 벗겨지는 것을 방지하기 위하여 테이프의 모서리를 둥글게 다듬도록 한다.
  - 감염의 징후를 관찰하도록 한다.
- 예 → **물집 부위가 매우 심한 통증은 없는 상태인가?**
  - 아니요 →
    - 알코올패드와 멸균된 주삿바늘로 물집을 제거한다.
    - 멸균된 바늘로 물질의 밑에 몇 개의 작은 구멍을 만든다. 하나의 큰 구멍을 만들지 않으며, 부드럽게 눌러 액체를 빼내도록 한다. 찢어지지 않는 한 물집의 표면을 제거하려 하지 않는다.
    - 다른 덮여 있는 테이프를 제거할 때 물집의 표면이 찢어지는 것을 보호하기 위하여 종이테이프를 사용한다.
    - 종이테이프를 탄력(elastic) 또는 접착(adhesive)테이프로 덮도록 한다. 테이프가 벗겨지는 것을 방지하기 위하여 테이프의 모서리를 둥글게 다듬도록 한다.
    - 감염의 징후를 관찰하도록 한다.
  - 예 → (아래 "예" 처치로)

예 →
- 물집의 생성 가능성과 위치에 따라서 다음 중 하나를 선택하여 압력을 완화해야 한다.
  - 물집밴드
    [Blister bandage (Blist-O-Ban)]
  - 수술용 테이프
    [Surgical tape (Micropore paper tape)]
  - 탄력테이프
    [Elastic tape (Elastikon)]
- 테이프가 벗겨지는 것을 방지하기 위하여 테이프의 모서리를 둥글게 다듬도록 한다.

참고

물집을 예방하기

피부를 윤기 있게 유지하고 보호하는 것은 물집 형성의 가능성을 줄여 줄 수 있을 것이다. 엄지발가락과 같은 손상 부위에 종이테이프를 적용해 준다면, 양말이 피부에 직접 닿지 않게 해줌으로써 마찰로 인한 물집 형성을 감소시키는 데 도움이 될 것이다.

적절한 소재의 천으로 된 양말을 착용하는 것도 물집 예방에 도움이 된다. 예를 들면, 아크릴 재질의 양말은 면 재질의 양말보다 물집 예방 면에서는 우수한데, 이는 아크릴 재질 양말의 층은 마찰을 흡수할 수 있도록 만들어졌기 때문이다. 아크릴사(acrylic wick)와 같은 합성소재의 양말이 면 소재의 양말보다 더 좋다. 어떤 소재로 만들어진 양말이든 간에 뒤꿈치의 이음이 없는 양말은 피하도록 해야 하는데 그 이유는 발에 딱 달라붙지 않아서 더 많은 마찰을 발생시키기 때문이다. 손상 부위의 피부를 만질 때는 손 보호를 위하여 장갑을 착용하도록 한다.

피부를 건조하게 유지하는 것도 물집의 형성을 감소시킬 수 있다. 축축한 상태(Moist skin)의 피부는 매우 건조하거나 또는 매우 젖어 있는 피부보다 물집에 더욱 민감하다. 피부에서 수분을 흡수하는 재질의 양말을 착용하는 것도 하나의 방법이다. 또한, 발에 발한억제제(antiperspirants)를 바르면 심각한 물집 형성을 감소시키는 것으로 나타났다.

박힌 물체

박힌 물체는 연필, 나사돌리개(crewdrivers)부터 유리, 강철 막대, 울타리 팻말까지 모양과 크기가 다양하다(그림 9-12). 환자의 신체에 박힌 물체가 있는 경우 적절한 응급처치는 내부 손상의 방지를 위하여 박힌 물체를 안정화시키는 것이다.

박힌 물체에 대한 추가적인 정보는 순서도 9-4를 참고하도록 한다.

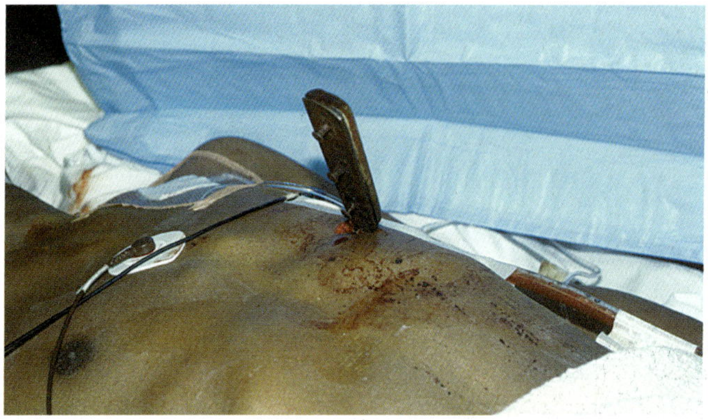

그림 9-12 박힌 물체

© American Academy of Orthopaedic Surgeons.

순서도 9-4 박힌 물체

박힌 물체(칼, 연필, 강철 막대 등)의 크기가 큰가?

아니요

핀셋을 사용하여 물체를 제거한다. [조각(파편)을 제거하기 위하여 멸균된 주삿바늘을 사용할 수도 있다].

- 물과 비누로 손상 부위를 깨끗이 씻는다.
- 항생제 연고를 바른다.
- 접착밴드를 적용한다.

예

- 물체를 제거하거나 옮기려고 하지 않는다.
- 박힌 물체의 주변에 두꺼운 드레싱 또는 패드를 대 주어 물체가 움직이지 않도록 보호하여 안정화시킨다.
- 출혈이 있는 경우에는 박힌 물체의 주변에 직접 압박을 가하여 준다. 물체를 직접적으로 압박하거나 물체가 박힌 피부를 직접 압박하는 것은 하지 않아야 한다.
- 필요하다면, 물체의 일부를 절단하여 길이 또는 무게를 줄이도록 한다.

119구급대에 전화한다.

© Jones & Bartlett Learning.

확인할 사항	해야 할 일
조각(파편)이 박힌 경우	1. 핀셋으로 제거한다(파편을 더 잘 제거하기 위하여 멸균된 바늘의 사용이 필요할 수 있다). 2. 물과 비누로 손상 부위를 깨끗이 씻는다. 3. 항생제 연고를 바른다. 4. 접착밴드를 적용한다.
커다란 물체가 박힌 경우 (칼, 펜, 강철막대와 같은 물체)	1. 박힌 물체를 제거하거나 움직이게 하면 안 된다. 2. 박힌 물체의 주변에 두꺼운 드레싱 또는 패드를 대 주어 물체가 움직이지 않도록 보호하여 안정화시킨다. 3. 만약 출혈이 있다면, 박힌 물체의 주변을 직접 압박하여 주도록 한다. 물체를 직접적으로 압박하거나 물체가 박힌 피부를 직접 압박하는 것은 하지 않아야 한다. 4. 필요하다면, 물체의 일부를 절단하여 길이 또는 무게를 줄이도록 한다. 5. 119구급대에 전화한다.
뺨에 물체가 박힌 경우	1. 입안의 손상이 있는지를 검사한다. 만약 물체가 뺨을 관통하였고 의학적 처치를 받기까지 1시간 이상 걸린다면 물체의 제거를 고려한다. 2. 물체를 제거하려면 두 개의 손가락으로 물체의 옆을 잡아서 벌리고 그런 다음 조심스럽게 들어간 곳에서부터 당기도록 한다. 물체를 쉽게 제거할 수 없다면, 제자리에 그대로 고정하고 두꺼운 드레싱으로 고정하도록 한다. 3. 출혈을 조절한다. 물체를 제거한 후 뺨과 치아 사이의 입안 상처에 드레싱을 적용한다. 드레싱은 출혈을 조절하는 데 도움을 줄 것이며, 환자의 기도를 방해하지 않는다. 또한, 바깥쪽 상처에도 드레싱을 적용한다.
눈에 물체가 박힌 경우	1. 안구 내의 액체가 흘러나와서 손상을 악화시킬 수 있으므로 안구에 압박을 가하지 않도록 한다. 2. 물체를 안정화시킨다. 두꺼운 드레싱 또는 깨끗한 천으로 튀어나온 긴 물체를 고정하도록 한다. 물체가 부딪히면서 발생하는 추가 손상을 방지하기 위하여 손상된 눈 위에 종이컵 또는 판지를 접어서 덮어주도록 한다. 짧은 물체가 박혀 있는 경우, 물체를 건드리지 않고 도넛 모양의 패드로 눈 주변을 둘러싸고 롤러붕대를 이용하여 제자리에 고정한다. 3. 손상되지 않은 쪽의 눈도 덮어주도록 한다. 손상되지 않은 쪽 눈의 교감신경성 눈 운동을 막기 위해서 덮어주어야 한다. 즉, 손상되지 않은 쪽의 눈이 움직일 때 손상된 눈도 같이 움직여 손상을 악화시킨다. 4. 119구급대에 전화한다.
선인장 가시	선인장 가시의 제거를 위하여 다음 중 하나의 방법을 선택한다. 1. 핀셋을 사용하여 가시를 제거한다. 이 방법은 쉽지만 오랜 시간이 소요되는데, 선인장 가시들이 집락화되어 있으며 눈으로 구별이 어렵고 가시를 제거하는 데 저항이 있기 때문이다. 2. 흰색 목공용 접착제 또는 고무 시멘트를 손상 부위에 바른 후 30분 이상 건조시킨 후 천천히 말아서 건조된 접착제를 떼어낸다. 접착제가 완전히 마르기 전에 한 겹의 거즈를 부드럽게 접착 부위에 눌러주면 완전히 마른 후 접착제를 제거하는데 도움이 될 수 있다. 핀셋과 접착제를 함께 사용하면 대부분의 가시가 제거될 수 있다. 3. 접착테이프, 덕트테이프 또는 셀로판테이프를 사용한다. 이 방법은 빠르고 쉽게 사용할 수 있으나 이 방법을 여러 차례 시도하더라도 가시의 30% 정도만 제거할 수 있다. 4. 선인장 가시를 제거하기 위해서 강력접착제(또는 유사 제품)를 사용하지 않는다. 강력접착제를 사용하면 말아서 제거하는 것에 실패할 분만 아니라 피부에 적용하면 가시가 피부에 붙어버린다. 또한 피부에 접촉하고 있는 모든 물체가 영구적으로 붙어버릴 위험이 있다.
낚싯바늘이 박힌 경우	1. 눈과 혈관이나 신경과 같은 부분에 낚싯바늘이 박혀 있거나 협조가 되지 않는 아이들의 경우 손상을 입을 수 있으므로 이 경우에는 테이프로 낚싯바늘을 고정해야 하며, 낚싯바늘을 제거하려고 시도하지 않는다(**그림 9-13**). 2. 낚싯바늘이 피부를 관통하였으나 미늘(낚싯바늘의 휘어진 끝부분)을 관통하지 않았다면 뒤로 빼서 제거하도록 한다. 관통상과 마찬가지로 상처를 처치하고 파상풍 예방접종을 권고한다. 3. 만약 낚싯바늘이 피부를 관통하였다면, 다음의 절차를 따른다. ▪ 의료시설이 가까운 곳에 있다면 환자를 이송하여 의사가 낚싯바늘을 제거하도록 한다. ▪ 의료시설과 멀리 떨어진 곳이라면, 펜치(pliers)방법 또는 낚싯줄(string-jerk)방법을 사용하여 낚싯바늘을 제거하도록 한다. 펜치 방법을 이용하여 낚싯바늘을 제거하는 방법: 1. 낚싯바늘을 자를 수 있는 단단한 펜치를 이용한다(**그림 9-14**). (먼저 시험 삼아 비슷한 낚싯바늘을 잘라보도록 한다.) 2. 일시적으로 무감각한 상태를 만들기 위하여 낚싯바늘이 박힌 주변에 얼음팩 또는 강한 압력을 가하도록 한다. 3. 낚싯바늘이 끝과 미늘(낚싯바늘의 휘어진 끝부분)이 피부를 뚫고 나올 때까지 박힌 바늘을 밀어 넣는다(매우 조심히 시행할 것; 혈관이나 신경 또는 힘줄(건)에 낚싯바늘을 밀어 넣게 되면 심각한 손상이 발생할 수 있다). 4. 미늘(낚싯바늘의 휘어진 끝부분)을 절단하고 낚싯바늘을 밀어 넣어 빼낸다. 5. 낚싯바늘을 제거한 후 상처를 치료하고 파상풍 예방접종을 위한 전문적인 의료처치를 받는다. 낚싯줄(string-jerk) 방법을 이용하여 낚싯바늘을 제거하는 방법 1. 박힌 바늘을 구부려서 낚싯줄로 올가미를 만들도록 한다(**그림 9-15**). 2. 신체에 바늘이 박힌 부분을 고정하여 안정화시키도록 한다. 3. 일시적으로 무감각한 상태를 만들기 위하여 낚싯바늘이 박힌 주변에 얼음팩 또는 강한 압력을 가하도록 한다. 4. 한 손으로는 박힌 바늘의 허리 부분과 바늘귀를 아래로 눌러주고, 다른 손으로는 낚싯바늘의 구부러진 부분에 걸었던 낚싯줄을 빠르게 잡아당긴다. 빠르게 잡아당기면 피부의 표면이 평행하게 된다. 바늘은 들어간 부분에서 깨끗하게 제거되며 통증은 거의 없다. 5. 낚싯바늘을 제거한 후 상처를 치료하고 파상풍 예방접종을 위한 전문적인 의료처치를 받는다.

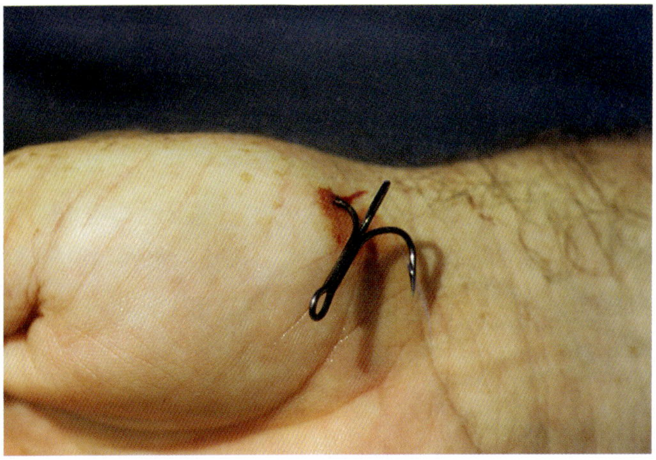

그림 9-13 낚싯바늘이 박힌 경우

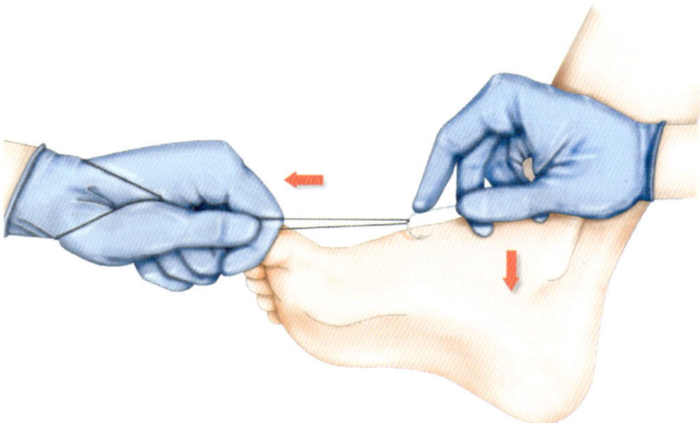

그림 9-15 낚싯바늘 제거: 낚싯줄로 제거하는 방법

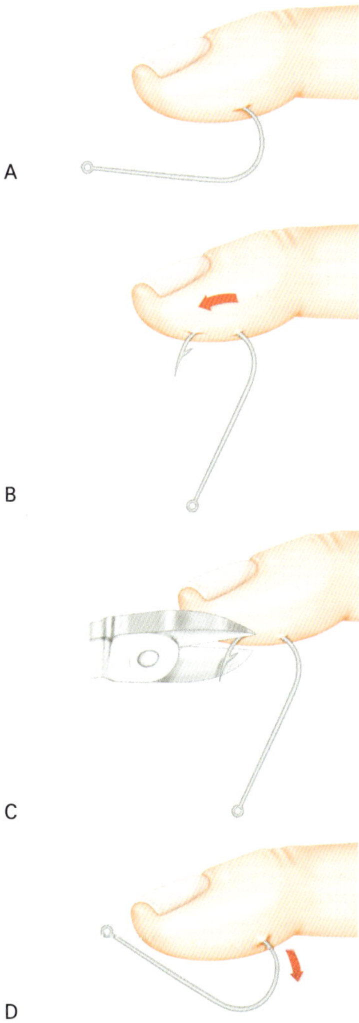

그림 9-14 (A) 펜치 방법은 피부에 박힌 낚싯바늘을 제거하는 방법이다. (B) 미늘(낚싯바늘의 휘어진 끝부분)이 피부를 뚫고 나올 때까지 박힌 낚싯바늘을 더 밀어 넣는다. (C) 바늘을 절단한다. (D) 낚싯바늘을 들어온 부분 쪽으로 빼낸다.

폐쇄성 상처

폐쇄성 상처는 무딘 물체에 신체가 부딪쳤을 때 발생한다. 피부는 벗겨지지 않았지만 피부 표면 아래의 조직과 혈관이 손상되어 신체 내부에서 출혈이 발생한다.

확인할 사항	해야 할 일
폐쇄성 상처에는 세 가지 유형이 있다. 1. 멍(타박상)이 생길 경우 혈액이 조직 내에 분산된다. 멍(bruises)과 타박상(contusions)은 손상된 부위의 피부 밑 조직의 공간에 혈액이 모여 나타난다. 환자는 통증을 호소하며 손상 부위에는 부기가 발생할 것이다(손상 즉시 또는 24~48시간 이내). 모인 혈액이 축적되면 검고 푸른 표시가 나타난다. 2. 혈종(Hematomas)에는 주요 골절이나 큰 혈관 손상을 둘러싸고 있는 1파인트(약 0.55L) 이상의 많은 양의 혈액을 포함하고 있다. 혈종은 푸른빛의 덩어리로 나타난다. 3. 압궤(으깸)손상(crush injuries)은 피부의 개방 없이도 주요장기들(vital organs)과 뼈에 손상을 줄 수 있는 강한 외력에 의하여 발생한다. 압궤 손상은 골절과 같은 손상으로 인하여 나타날 수 있다. 변색, 부기, 통증 그리고 기능상실 등의 증상과 징후가 나타난다.	1. 얼음팩을 상처 부위에 적용하여 출혈을 조절하는데 20분을 넘지 않도록 한다. 동상을 방지하기 위하여 피부와 얼음팩 사이에 천을 대주도록 한다. 얼음팩을 다시 적용하기 전에 최소 20분 정도 기다려라. 차가운 것을 견디지 못하는 경우에는 10분간 적용한다. 2. 팔다리의 손상인 경우에는 탄력붕대를 사용하여 압박해 주도록 한다. 부목을 대 주면 환자는 편안할 것이다(10장 참고). 3. 골절의 여부를 확인한다. 4. 통증을 유발하지 않는 한 통증과 부기를 줄이기 위해 손상당한 팔다리를 환자의 심장 높이보다 높게 올린다.

전문적인 의료처치가 필요한 상처

응급처치제공자는 손상을 입은 사람에게 전문적인 의료처치가 필요한지를 결정해야 한다. 미국응급의학회(American College of Emergency Physicians)가 정한 지침에 따라서 전문적인 의료처치를 받도록 한다.

- 길고 깊게 베여 상처 봉합이 필요한 경우
- 관절 위로 베인 상처
- 동물 또는 사람에게 물려 베인 상처
- 눈꺼풀이나 입술처럼 신체 부위의 기능에 문제를 야기하는 베인 상처
- 피부의 전층이 제거된 베인 상처, 손가락의 끝부분이 잘려나간 것과 같은 상처
- 금속 물체에 베이거나 금속물체가 관통된 상처
- 뼈가 부러졌을 가능성이 있는 베인 상처
- 깊고 상처의 단면이 들쭉날쭉하고 벌어진 상처
- 신경, 힘줄, 관절 부위의 손상을 포함하는 베인 상처
- 먼지나 흙, 유리, 금속 또는 화학물질과 같은 이물질이 박혀 있는 베인 상처
- 발열, 부기, 발적, 자극적인 냄새, 농 또는 상처 부위에서 액체의 누출과 같은 감염의 징후를 보이는 베인 상처
- 감각 또는 움직임에 문제가 있거나 통증이 심해지는 베인 상처

다음과 같은 경우는 즉시 119구급대에 전화한다.

- 최초 5~10분 동안의 지속적인 압박에도 불구하고 출혈이 조절되지 않는 상처
- 쇼크의 징후가 발생한 경우
- 목이나 가슴 부위의 상처로 호흡의 어려움이 발생한 경우
- 배(복부) 부분의 베인 상처로 심한 통증이 동반되는 경우
- 안구에 상처가 발생한 경우
- 팔다리의 절단 또는 부분 절단이 발생한 경우

봉합

봉합이 필요한 경우, 손상 후 24시간 이내에 의료기관을 찾아 의사의 진료를 받도록 한다. 상처의 봉합은 상처의 치유를 빠르게 해주며 감염의 위험을 감소시키고 흉터를 줄여준다. 다음을 포함한 일부 상처들은 봉합이 필요하지 않기도 한다.

- 베인 상처의 절단면이 일치하는 경우
- 3cm(1인치) 길이 이하의 얕은 상처

벌어진 상처를 나비밴드 또는 탄력붕대로 덮는 것보다는 멸균된 거즈를 사용하여 상처를 덮어준다. 세균이 상처 내부에 있는 상태에서 봉합을 하면 감염을 초래할 수 있다. 대부분의 경우 적절한 시기에 봉합이 시행될 수 있겠지만, 만약 적절한 시기에 봉합이 이루어지지 않는다면 상처 치유가 되면서 흉터를 남긴다. 흉터 조직은 이후에 성형외과 의사에게 진료를 받도록 한다.

총상

미국은 총기를 소지할 수 있으므로 총기사고가 많다. 미국 가정의 절반 정도가 총기를 소지하고 있는 것으로 추정되고 있다. 폭력사고로 발생하는 총기사고, 찔림사고 그리고 기타 관통상들은 응급처치제공자에게 중요한 도전 과제가 된다. 구조대원들은 때로는 총상 환자나 관통상 환자를 구조하기 위하여 평소보다 큰 위험을 감수해야 할 수도 있다. 만약 출동한 현장에 총격범이 있다면 "도망가고(Run), 숨고(Hide), 싸워라(Fight)". 안전한 현장까지 도망가고, 안전한 현장에 숨도록 하고 만약 주변에 다른 선택사항이 없다면 마지막으로 총격범과 싸우도록 한다.

총기는 일반적으로 두 가지 종류가 있다. 대부분의 사람들이 가지고 있는 것은 저속총기(low velocity firearms)와 전술용 및 사냥용 소총과 같은 고속총기(high velocity firearms)이다. 엽총(shotguns)은 속력은 느리지만 심각한 조직 손상을 일으킨다.

탄환은 속력과 속도에 따라서 다음과 같은 손상을 일으킬 수 있다.

- 찢긴 상처(열상, laceration)와 짓눌린 상처(압좌상, crushing): 탄환이 신체를 관통할 때 조직을 파괴시키고 힘이 분리된다. 이것이 저속탄환(low-velocity bullets)의 주요 작용이다. 탄환이 관통하면서 발생하는 찢긴 상처와 짓눌린 상처는 생명유지의 주요장기(vital organs)와 주요 혈관에 손상을 입히지 않는 한 생명을 위협할 정도로 위험하지는 않다. 탄환으로 발생하는 손상은 탄환과 직접 접촉하는 조직에만 손상을 입히고 상처는 칼과 같은 도구로

인하여 발생하는 것과 비슷하다.

- 충격파(shock waves)와 일시적 빈 공간의 형성(공동, temporary cavitation): 탄환이 신체를 관통할 때 충격파는 탄환의 지나가는 바깥 부위로 작용한다. 공동화현상(cavitation)은 총알의 충격파로 인해 조직이 국소적으로 확장되는 현상이다. 충격파는 신체 조직을 밀어내고 탄환 직경의 30배 크기의 일시적인 빈 공간(공동)을 형성할 수 있다. 빈 공간이 형성되면 내부가 음압상태가 되어 진공상태가 된다. 진공(vacuum)은 파편을 안으로 끌어들인다.

일시적 빈 공간의 형성은 고속 총기에서만 발생하며 엄청난 파괴력을 나타낸다. 빈 공간은 1/1,000초 정도로 아주 짧은 속도로 지속되지만 근육, 신경, 혈관 그리고 뼈를 손상시킬 수 있다.

탄환은 때로는 뼈와 같은 단단한 조직과 부딪혀서 신체 내 공간(체강, body cavities)으로 튕겨져 나가 조직과 장기에 심각한 손상을 초래할 수 있다. 또한 뼈 조각으로 인하여 신체의 다른 부위에 손상을 입힐 수 있다. 쪼개지거나 이상한 모양의 탄환은 덜컹거리며 큰 부위에 힘을 작용하기 때문에 직선으로 통과하는 부드러운 총알보다 더 많은 피해를 입힌다.

확인할 사항	해야 할 일
관통상(Penetrating wound)에서 확인해야 하는 것 ▪ 탄환이 들어간 입구는 있지만 나오는 출구가 없다. ▪ 외부출혈이 없거나 출혈이 적다(환자는 내부출혈로 인하여 사망에 이를 수도 있다). ▪ 내부출혈의 가능성이 있는 경우 쇼크의 증상과 징후(의식이 떨어지거나 실신 상태 또는 거의 실신에 가까운 상태)가 나타난다. 천공상(Perforating wound)에서는 입구와 출구 모두를 확인한다. ▪ 탄환의 속력이 빠르면 사출구의 상처는 사입구의 상처보다 더 크다. ▪ 탄환의 속력이 느리면 사출구의 상처는 사입구의 상처 크기와 거의 비슷하다(그림 9-16). ▪ 탄환이 매우 가까운 거리에서 발사된 경우, 총구(gun's muzzle)로부터 나오는 가스가 조직 표면에 손상을 줄 수 있기 때문에 사입구는 사출구보다 클 수 있다.	총상의 유형에 관계없이 초기 처치는 다른 종류의 상처의 처치와 거의 같다. 1. 즉시 119에 전화한다. 2. 환자의 호흡을 관찰한다. 3. 상처를 노출시킨다. 가려진 부분을 포함하여 모든 피부를 확인하도록 한다. 4. 직접 압박법으로 출혈을 조절하거나 필요한 경우 지혈대 또는 지혈드레싱을 사용한다. 5. 마른 멸균거즈를 상처에 대 주고 붕대로 안전하게 고정한다. 6. 쇼크를 처치한다. 7. 환자를 안정시키고 침착하게 한다.

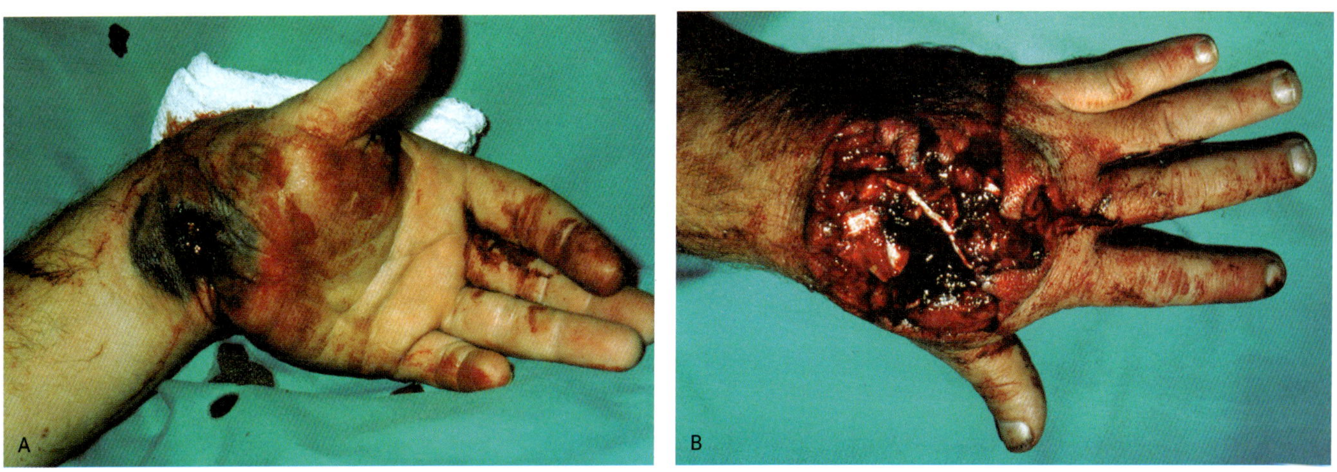

그림 9-16 총상(Gunshot wounds). (A) 총상의 사입구의 가장자리 주변에 화상을 입을 수 있다. (B) 사출구가 때로는 더 크고 물렁조직에 큰 손상을 일으킬 수 있다.

총상의 법적인 측면

총상을 입은 환자를 처치하는 것은 사법당국과의 교섭에 영향을 미치며 법원에서 증인으로 증언을 해야 할 수도 있기 때문에 현장과 환자를 주의 깊게 관찰해야 하며 구조자는 관찰한 내용을 정확하게 기록해야 한다. 환자의 처치를 위한 것이 아니라면 어떤 물건도 만지거나 움직이는 것은 피하도록 한다. 모든 총상은 고의성(자살, 폭행, 살해, 자기방어) 여부에 관계없이 경찰당국에 보고해야 한다.

Q & A

탄환의 물리적인 특징은 환자의 손상에 어떤 영향을 미치는가?

- 탄환의 크기가 클수록 더 큰 상처를 초래한다[22구경(작은) vs 45구경(큰)].
- 끝이 빈 탄환(hollow-point bullet)이 조직에 부딪힐 때 더 큰 손상이 발생한다.
- 탄환이 박히면서 분열하는 탄환은 더 많은 조직에 손상을 입힌다.
- 부드러운 코 모양의 탄환(Soft-nose bullets) 또는 코의 끝부분이 수직으로 갈라진 탄환의 경우 파편이 더 넓게 퍼져 조직과 기관에 더 심한 손상을 미친다. 엽총(shotgun)의 발사 또한 파편의 발생의 원인이 된다.

주의

총상에서 탄환을 제거하려고 시도하지 않는다. 응급실에서 상처 부위를 깨끗이 하도록 한다.

PREP KIT

복습

- 개방성 상처는 피부의 표면이 찢어져서 외부로 출혈이 발생하는 것이다.
- 개방성 상처의 종류를 아는 것은 환자에게 응급처치를 제공하는 데에 도움이 될 것이다.
- 많은 경우에서 절단된 팔다리는 성공적으로 재접합될 수 있다.
- 물집(수포)은 피부의 바깥층 아래에 기포성 액체가 모여 있는 것이다.
- 박힌 물체가 있는 경우 적절한 응급처치는 내부 손상의 방지를 위하여 박힌 물체를 안정화시키는 것이다.
- 폐쇄성 상처는 무딘 물체에 신체가 부딪쳤을 때 발생한다. 피부는 벗겨지지 않았지만 피부 표면 아래의 조직과 혈관이 손상되어 체내에서 출혈이 발생한다.
- 전문적인 의료처치가 필요한 상처는 다음과 같다.
  - 길고 깊게 베여 상처 봉합이 필요한 경우
  - 관절 위로 베인 상처
  - 동물 또는 사람에게 물려 베인 상처
  - 눈꺼풀이나 입술처럼 신체 부위의 기능에 문제를 야기하는 베인 상처
  - 피부의 모든 층이 제거된 베인 상처, 손가락의 끝부분이 잘려 나간 것과 같은 상처
  - 금속 물체에 베이거나 금속물체가 관통한 상처
  - 뼈가 부러졌을 가능성이 있는 베인 상처
  - 길고 상처의 단면이 들쭉날쭉하고 벌어진 상처
  - 신경, 힘줄, 관절 부위의 손상을 포함하는 베인 상처
  - 먼지나 흙, 유리, 금속 또는 화학물질과 같은 이물질이 박혀 있는 베인 상처
  - 발열, 부기, 발적, 자극적인 냄새, 농 또는 상처 부위에서 액체의 누출과 같은 감염의 징후를 보이는 베인 상처
  - 감각 또는 움직임에 문제가 있거나 통증이 심해지는 베인 상처
- 다음과 같은 상황이 발생하면 즉시 119구급대에 전화한다.
  - 5~10분 동안의 지속적인 압박에도 불구하고 출혈이 조절되지 않는 상처
  - 쇼크의 징후가 발생한 경우
  - 목이나 가슴 부위의 상처로 호흡의 어려움이 발생한 경우
  - 배(복부) 부분의 베인 상처로 심한 통증이 동반되는 경우
  - 안구에 상처가 발생한 경우
  - 팔다리의 절단 또는 부분 절단이 발생한 경우
- 총상의 유형에 관계없이 초기 처치는 다른 종류의 상처의 처치와 거의 같다.

핵심용어

결출상(벗겨진 상처, avulsion) 피부의 부분 또는 기타 조직이 신체로부터 완전히 또는 부분적으로 떨어져 나가는 손상

공동화현상(cavitation) 총알의 충격파로 인해 발생하는 조직의 국소적인 확장이다.

관통상(찔린 상처, 뚫린 상처, puncture) 피부와 장기 밑의 깊고 좁은 상처

깨끗한 절단(clean amputation) 팔다리가 깨끗하게 분리된 상태

드레싱(dressing) 개방성 상처에 멸균된 거즈 또는 깨끗한 천으로 덮어 주는 것

붕대(bandage) 상처 부위를 보호하기 위하여 드레싱의 위에 덮어주고, 압력을 가하면 출혈을 조절하는 데 도움이 됨

열상(찢긴 상처, laceration) 신체 조직이 찢어지거나 잘린 상처

절단(amputation) 신체의 일부가 완전히 잘려 나간 손상

절상(베인 상처, incision) 수술을 위하여 의도적으로 만들어진 상처로 열상(찢긴 상처)과는 반대로 상처의 가장자리가 깨끗한 상태

짓이김 절단(압궤절단, crushing amputation) 팔다리가 짓눌리거나 으깨져서 분리된 상태

찰과상(abrasion) 딱딱하고 거친 표면에 긁혀서 피부의 일부가 박탈되는 손상

PREP KIT

실습평가

당신은 토요일 저녁에 당신의 어머니가 바비큐 파티를 준비하는 것을 돕고 있었다. 당신의 어머니는 매우 무딘 부엌용 칼을 사용하여 토마토를 썰고 있었는데, 무언가에 깜짝 놀라면서 자신의 손가락을 잘라버렸다. 상처에서는 출혈이 되고 있었고 당신은 어머니의 상처에서 뼈가 노출된 것을 확인할 수 있었다.

지시: 설명에 동의하면 "예"에 ○표하고, 동의하지 않으면 "아니요"에 ○표 하시오.

1. 상처는 결출상(벗겨진 상처, avulsion)이다.
   예 아니요
2. 깨끗한 칼을 사용하였으므로 감염에 대해서는 걱정할 필요가 없다.
   예 아니요
3. 멸균된 드레싱으로 상처를 덮어야 하지만 테이프나 나비붕대로 상처를 덮을 필요는 없다.
   예 아니요
4. 봉합이 필요할 수도 있으므로 응급실에 가기로 한다. 하지만 바비큐를 놓치고 싶지 않기 때문에 다음 날까지 기다려도 괜찮다.
   예 아니요

지식확인

지시: 설명에 동의하면 "예"에 ○표하고, 동의하지 않으면 "아니요"에 ○표 하시오.

1. 개방성 상처는 세균이 신체 내부로 침투하여 감염의 원인이 될 수 있다.
   예 아니요
2. 찢긴 상처(열상)는 피부가 매끄럽게 직선으로 베인 상처이다.
   예 아니요
3. 드레싱은 출혈의 조절과 감염의 방지를 위하여 상처를 덮어주는 것이다.
   예 아니요
4. 붕대는 드레싱을 고정하기 위하여 상처 위에 적용한다.
   예 아니요
5. 모든 상처는 감염될 수 있다.
   예 아니요
6. 감염의 증상과 징후는 상처 부위의 부기와 발적, 욱신거리는 통증이며 열은 나타나지 않는다.
   예 아니요
7. 물린 상처는 감염의 가능성이 높다.
   예 아니요
8. 박힌 물체는 즉시 제거해야 한다.
   예 아니요
9. 파상풍은 사람 사이에서 전염될 수 있다.
   예 아니요
10. 많은 경우에 절단된 팔다리는 성공적으로 재접합될 수 있다.
    예 아니요

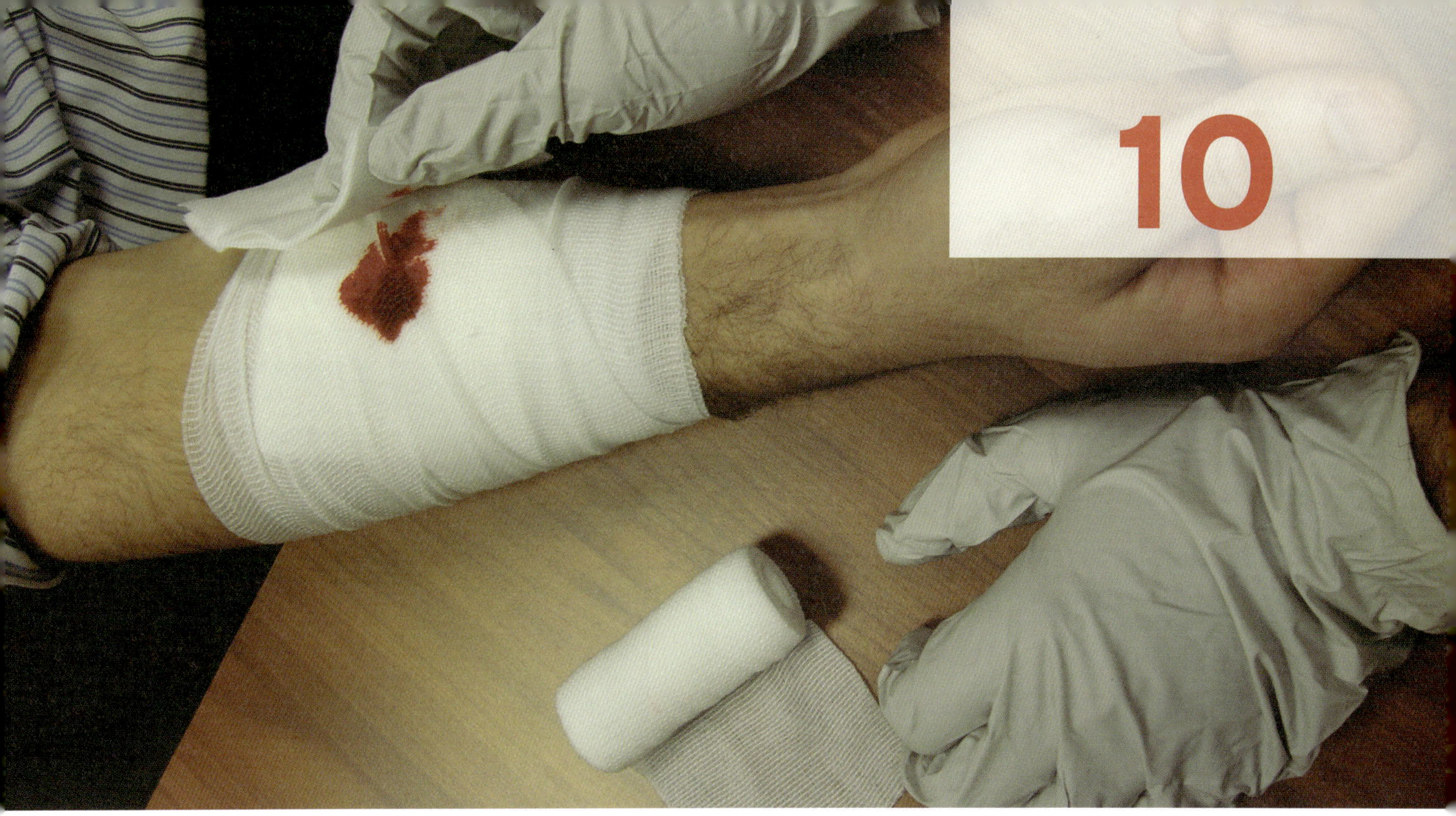

10

붕대법

Bandaging Wounds

CHAPTER AT A GLANCE

드레싱

드레싱은 개방성 상처를 덮는 것으로 상처와 직접 접촉하게 된다. 드레싱을 할 때는 가능한 한 다음과 같이 해야 한다.

- 멸균처리된 것: 만약 멸균된 드레싱을 사용할 수 없다면 깨끗한 천, 손수건, 세탁한 천, 수건을 사용한다.
- 상처보다 더 큰 것
- 두툼하고 부드럽고 압박이 가능한 것: 상처 위에 고르게 압력을 줄 수 있다.
- 실 보풀이 없는 것

드레싱을 사용하는 목적은 다음과 같다.

- 지혈
- 감염과 오염 예방
- 혈액과 체액의 흡수
- 추가적인 손상이 없도록 상처보호

드레싱의 종류

언제든지 사용할 수 있는 상업용 드레싱을 사용한다. 대부분의 응급처치 상황에서 사용되는 드레싱은 시중에서 판매되는 것을 사용하지만 때때로 즉석에서 만들어 사용할 수도 있다. 드레싱 종류는 다음과 같다.

- 거즈패드(gauze pads)는 작은 상처에 사용된다. 다양한 크기(예: 5cm×5cm, 10cm×10cm)별로 낱개로 포장되어 있고 포장은 뜯지 않은 상태로 멸균처리되어 있다. 어떤 거즈패드는 특별한 코딩이 되어 상처에 잘 붙도록 되어 있어 특히 화상이나 체액이 많이 분비되는 상처에 도움이 된다(그림 10-1).

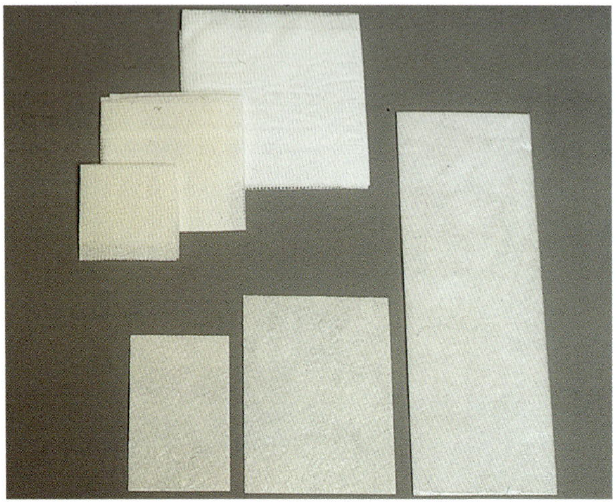

그림 10-1 거즈패드

- 접착밴드(adhesive bandages)는 작게 베인 상처와 찰과상에 사용되며 멸균드레싱과 밴드를 혼합한 것이다(그림 10-2).

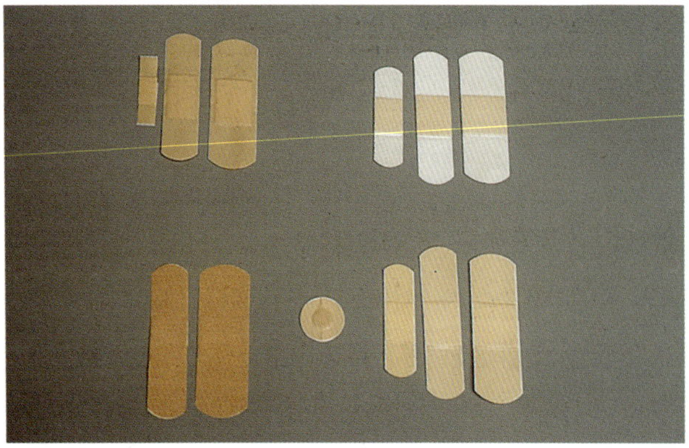

그림 10-2 접착밴드

- 외상드레싱(trauma dressings)은 크고 두툼하고 흡수성이 있는 멸균 소재로 만들어진다. 낱개 포장된 위생수건은 크고 흡수성이 있어서 사용할 수 있지만 보통 멸균이 되어 있지는 않다(그림 10-3).

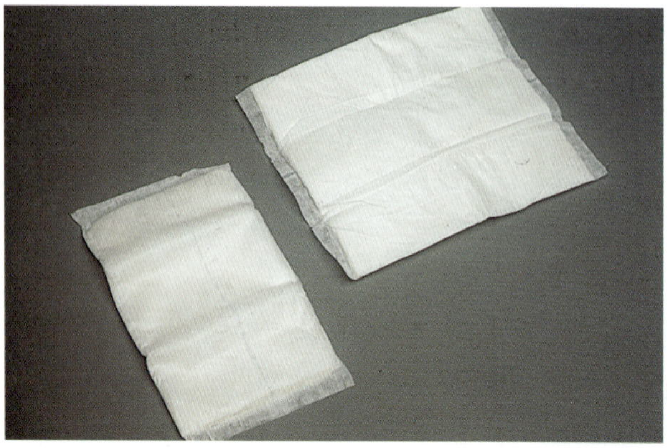

그림 10-3 외상드레싱

- 상업용 멸균드레싱을 사용할 수 없을 때는 즉석에서 사용할 수 있는 드레싱으로 깨끗하고, 흡수성 있고, 부드럽고 가능한 한 실 보풀(예: 손수건 혹은 타월)이 없어야 한다. 가장 깨끗한 천을 사용하고 어떤 상황에서도 시간이 허락된다면 몇 분 동안 천을 다림질하여 멸균처리한다.

주의

- 드레싱할 때 보풀이 있는 솜이나 소독솜을 사용하지 않는다. 솜의 섬유조직은 상처에 닿았을 때 제거하기가 어렵다.
- 상처에 드레싱이 붙어 있으면 떼어내지 않는다. 만약 제거하려면 따뜻한 물에 적셔서 제거한다.

멸균드레싱 사용법

1. 만약 가능하다면, 손을 씻고 일회용 의료 검진용 장갑을 착용한다.
2. 상처 부위를 모두 덮을 수 있는 충분한 크기의 드레싱을 사용한다. 드레싱의 한쪽 끝을 잡고 상처 위에 직접 드레싱을 덮어 미끄러지지 않도록 한다. 드레싱이 미끄러지면 통증을 유발할 수 있고 혈액덩어리들이 떨어져 나갈 수 있다.
3. 여러 가지 붕대 중 하나로 드레싱을 감는다.

주의

상처 부위나 상처에 접촉되는 드레싱 부분을 손으로 만지지 않는다.

붕대법

붕대는 깨끗해야 하나 멸균되어 있을 필요는 없다. 붕대의 사용 목적은 다음과 같다.

- 개방성 상처를 덮은 드레싱을 고정한다.
- 지혈을 위해 드레싱 위를 직접 압박한다.
- 부기를 예방하거나 감소시킨다.
- 팔다리 혹은 관절을 안전하게 지지하거나 고정해 준다.

붕대는 드레싱과 부목을 고정할 만큼 충분하게 단단히 적용해야 한다는 것을 기억한다. 그러나 너무 단단하게 매어 신체의 일부분을 재손상시키거나 혹은 혈액순환을 방해하지 않아야 한다. 붕대가 너무 단단하게 적용되었음을 나타내는 징후는 다음과 같다.

- 손톱이나 발톱에 푸른기가 감돈다.
- 피부가 푸르거나 창백하게 보인다.
- 감각이 상실되거나 저려온다.
- 팔다리가 차가워진다.
- 부기(swelling)
- 손가락이나 발가락을 움직일 수 없다.
- 모세혈관 충혈 검사(capillary refill test)를 적용하였을 때 재충혈 시간의 지연(59쪽 참조).

주의

- 상처 위로 직접 붕대를 적용하지 않는다. 맨 처음 멸균드레싱을 한다.
- 혈액순환을 방해할 정도로 너무 조이게 붕대를 적용하지 않는다.
- 붕대는 드레싱이 빠질 정도로 너무 느슨하게 적용하지 않는다. 이것은 가장 흔하게 일어나는 붕대법의 실수이다. 붕대는 얼마 지나지 않아 늘어나는 경향이 있다.
- 붕대의 끝을 느슨하게 두지 않는다. 붕대가 어떤 것에 끼이거나 풀어질 수 있다.
- 손상이 없다면, 환자의 손가락과 발가락은 붕대로 덮지 않는다. 손가락과 발가락은 혈액순환 장애를 평가하기 위해 색깔의 변화를 관찰하는 데 필요한 부위이다.
- 탄력붕대는 상처 위에 적용하지 않는다. 탄력붕대는 너무 단단하게 조이는 경향이 있다.
- 환자의 목 주위에는 원형붕대를 적용하지 않는다. 목이 조일 우려가 있다.
- 롤붕대를 상처 위에 바로 적용하지 않는다.
- 롤붕대를 신체의 말단 방향으로 감지 않는다(심장에서 멀어지게).

사각 매듭은 깔끔하게 잘 고정되며 쉽게 묶을 수 있다. 만약 매듭이나 붕대가 사람을 불편하게 만든다면 인체와 매듭 혹은 붕대 사이에 패드를 넣어야 한다.

붕대의 종류

붕대의 기본 종류는 다음과 같다.

- 롤붕대(roller bandages)는 넓이, 길이, 소재가 다양하다. 최상의 결과를 위해 신체 부위에 따라 다양한 넓이의 붕대를 사용하는 것이 효과적이다.
  - 3cm: 손가락
  - 5cm: 손목, 손, 발
  - 7cm: 발목, 팔꿈치, 팔
  - 10cm: 무릎, 다리
- 자기접착식 붕대(self-adhering), 접착성 붕대(conforming bandages)(예: Kerlix)(그림 10-4)는 약간의 탄력성과 거즈 같은 재질의 다양한 넓이로 된 롤붕대이다. 접착성 붕대의 자기접착력은 사용하기 쉽게 만들어져 있다.

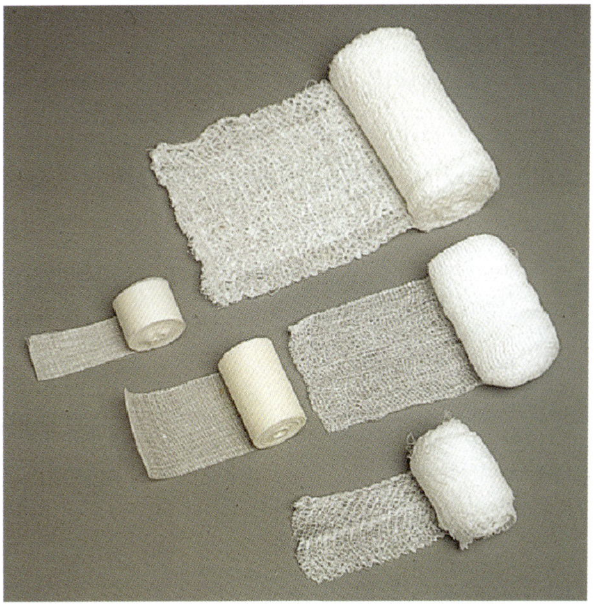

그림 10-4 다양한 크기의 자기접착식 붕대와 거즈붕대

- 롤거즈(거즈붕대, gauze rollers)는 솜으로 탄력성이 없다. 롤거즈는 다양한 넓이(3, 5, 7cm)가 있고 종종 9m로 긴 것도 있다. 상업용 롤거즈를 사용하지 못할 때는 벨트나 넥타이 혹은 시트나 다른 비슷한 재질의 천으로 끈을 만들어서 바로 사용할 수 있다.

- 탄력붕대(elastic roller bandages)(예: 에이스 붕대)(그림 10-5)는 삠(염좌), 근육 긴장, 타박상(좌상)에 압력을 주기 위해 사용하며 다양한 넓이가 있다. 탄력붕대는 보통 상처를 덮은 드레싱 위에는 적용하지 않는다.

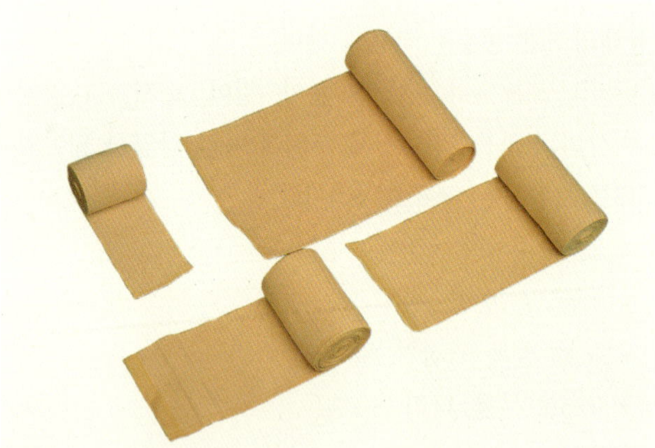

그림 10-5 다양한 크기의 탄력붕대

- 삼각건(triangular bandages)(그림 10-6)은 상업용으로 나와 있으며 사방으로 230~260cm 길이의 면으로 된 사각천이다. 천을 2개의 삼각형 모양이 되도록 한쪽 모서리에서 다른 쪽 모서리까지 대각선으로 자른다. 가장 긴 변을 밑변으로 하고 마주 보는 각을 꼭짓점이라 한다. 그리고 나머지 두 모서리의 점을 끝점이라 한다. 삼각건은 두 가지 방법으로 사용할 수 있다.

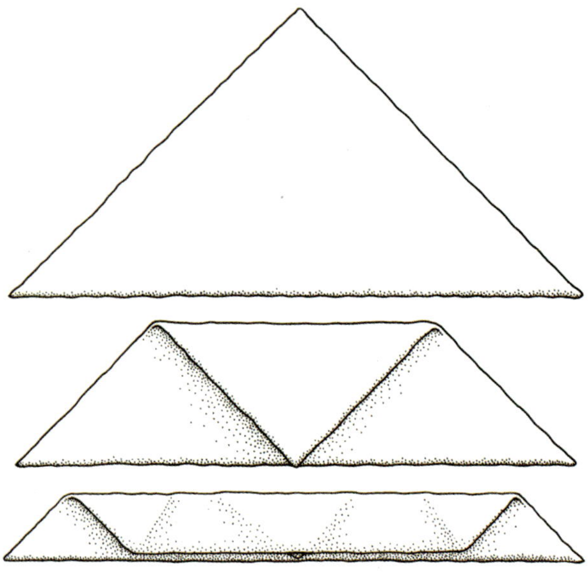

그림 10-6 크라바트로 접은 삼각건

- 완전히 펼친 삼각건(접지 않은): 팔걸이로 사용하기에는 최고이다. 드레싱을 고정하는 데 사용할 때는 삼각건을 완전히 펼쳐서 상처에 불편한 압력이 가해지지 않도록 한다.
- 크라바트(cravat)(접은 삼각건): 크라바트(넥타이) 모양의 붕대를 만들 때는 꼭짓점을 밑변의 중앙에 오도록 접고 다시 한번 반으로 접어 넥타이 모양을 만든다. 이 붕대법은 부목을 고정하거나 드레싱을 고정할 때 사용되며 드레싱 위로 고르게 압력을 주거나 혹은 팔걸이로 사용하여 손상된 팔을 안정적으로 신체 부위 주변으로 고정할 때 적용한다.

- 접착테이프(adhesive tape)는 다양한 넓이의 롤붕대이다. 접착테이프는 종종 작은 드레싱을 고정하거나 롤붕대를 고정할 때 사용된다. 접착테이프에 알레르기가 있는 사람을 위해 종이테이프나 혹은 특수한 피부용 테이프를 사용한다.

- 접착밴드(붕대)는 작은 절개창과 찰과상에 사용되며 드레싱과 밴드의 혼합형이다. 다양한 크기와 유형의 재료가 있다.

참고

접착테이프 제거하기

- 테이프를 처음 사용할 때 한쪽 끝(끈적이는 면끼리 닿은 곳)을 접어서 식별할 수 있게 만든다. 그러면 테이프를 제거할 때 시작점 끝을 잡을 수 있다. 이 방법은 (환자의 피부에 부착된) 테이프를 잡아 올릴 필요 없이 시작 시 접었던 끝부분으로 제거할 수 있다.
- 피부에 부착된 테이프를 제거하기 위해서 한 손으로 피부를 테이프에서 멀리 아래로 부드럽게 밀면서 다른 손으로는 테이프를 부드럽게 들어올리면서 제거한다.
- 테이프의 끝을 들어올리고 부착 부위를 알코올로 살살 닦는다. 알코올은 테이프가 떨어지면서 부착 부위의 끈적임을 없애준다.
- 털이 많은 피부에서 테이프를 떼어 낼 때는 털이 자연스럽게 가르키는 끝쪽 방향으로 밀어낸다.
- 테이프가 붙은 피부를 단단히 잡고 멀리 밀어낸다.
- 노인들은 피부가 매우 얇기 때문에 테이프를 제거하다가 피부가 찢어질 수도 있다. 가능하면 노인들에게는 접착테이프보다는 종이테이프를 사용하도록 한다.
- 다음에도 접착테이프를 사용할 때는 테이프의 접은 끝부분을 만들어 두어 빠르게 찾아 시간을 절약할 수 있도록 한다.

크라바트(접은 삼각건) 사용법

접은 삼각건은 머리와 이마, 귀, 눈, 팔, 다리 혹은 손에 적용할 수 있다(그림 10-6 참조). 손상된 눈을 위해 손상된 눈이 움직이지 못하도록 두 눈을 덮는다. 접은 삼각건을 머리, 이마, 귀 또는 눈에 적용하는 절차는 수행절차 10-1의 단계를 따른다. 팔이나 다리에 접은 삼각건(크라바트) 방법을 적용할 때는 수행절차 10-2와 같은 단계를 따른다. 접은 삼각건을 손바닥에 감는 방법은 수행절차 10-3의 단계를 따른다. 접은 삼각건을 고정하려면, 수행절차 10-4의 단계를 따른다.

수행절차 10-1 머리, 이마, 귀 또는 눈에 접은 삼각건(크라바트)을 적용하는 방법

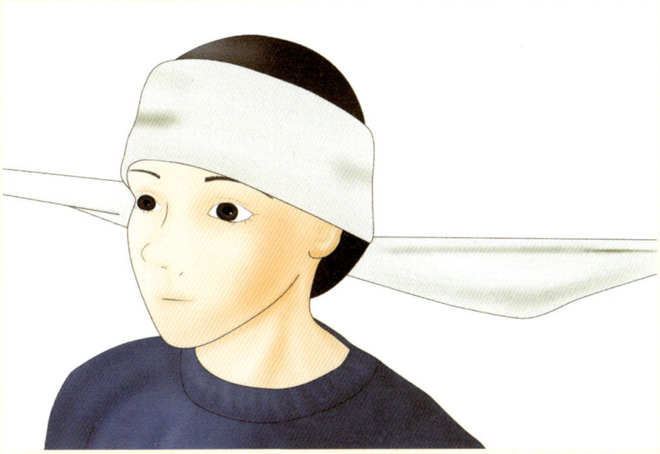

1 상처를 덮은 드레싱 위로 접은 삼각건의 중간 부분을 놓는다.

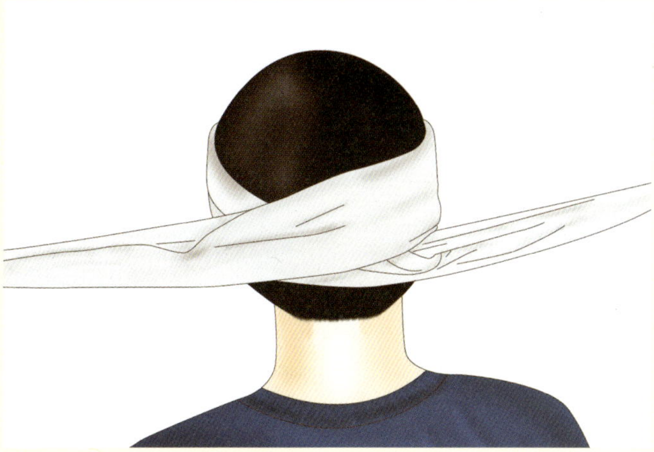

2 접은 삼각건의 두 끝을 서로 가지런하게 교차시킨다.

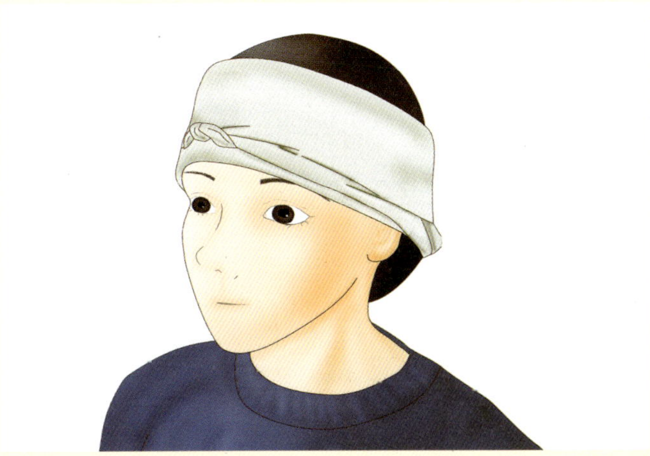

3 드레싱이 있는 곳으로 끝단을 가져와서 드레싱 위에 묶어 매듭을 짓는다. 머리 주변에 롤붕대를 감을 때에는 붕대가 흘러내리지 않도록 눈썹 근처와 머리의 뒤쪽을 낮게 유지한다.

수행절차 10-2 접은 삼각건(크라바트)을 팔과 다리에 감는 방법

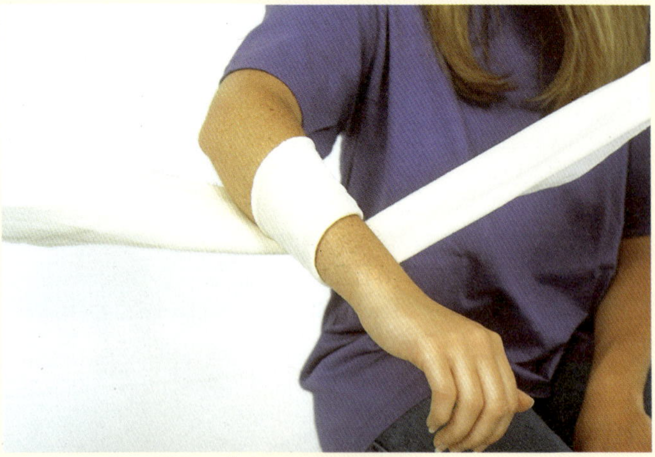

© American Academy of Orthopaedic Surgeons

1 드레싱 위로 접은 삼각건을 덮는다.

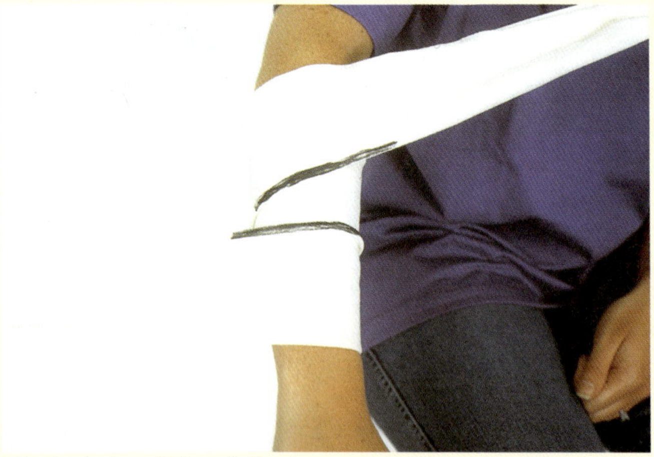

© American Academy of Orthopaedic Surgeons

2 접은 삼각건의 한쪽 끝은 위로 가게 하고 다른 쪽 끝은 아래로 가게 하여 팔다리를 돌려 감는다.

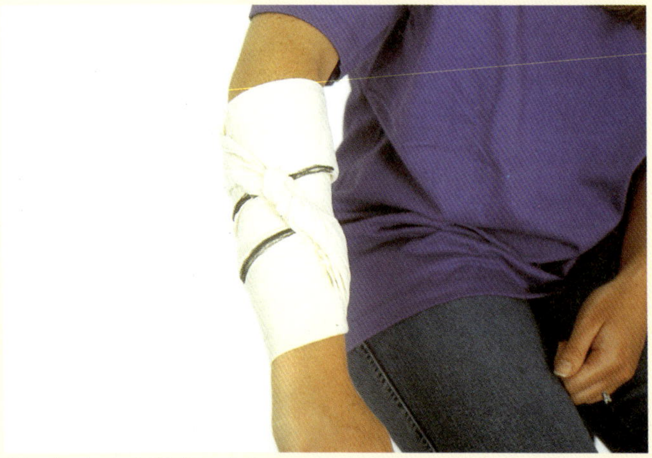

© American Academy of Orthopaedic Surgeons

3 드레싱 위로 접은 삼각건을 묶는다.

수행절차 10-3 접은 삼각건(크라바트)을 손바닥에 감는 방법

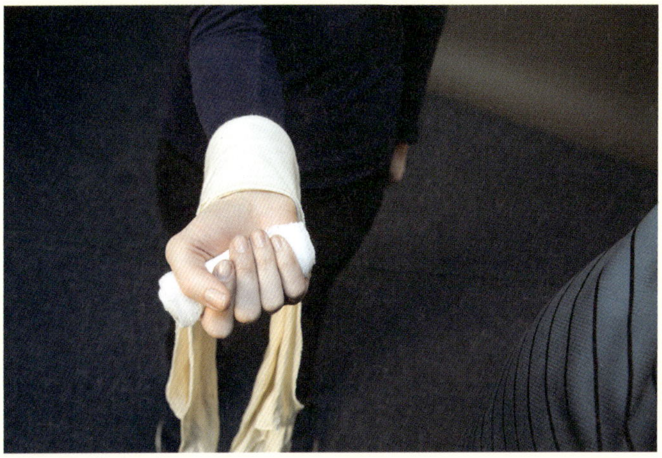

© Jones & Bartlett Learning.

1 손바닥에 두툼한 드레싱 혹은 패드를 채우고 손가락을 접는다. 위로 향한 손목에 접은 삼각건을 감는다.

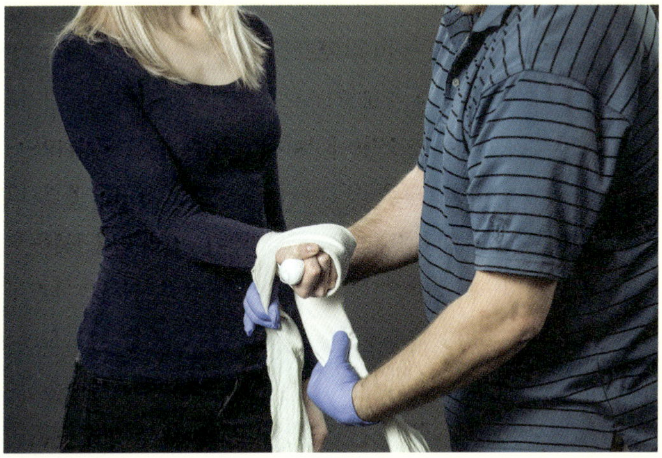

© Jones & Bartlett Learning.

2 붕대의 한쪽 끝을 여러 손가락에 감아주고 다른 쪽 끝을 엄지와 나머지 손가락에 감는다.

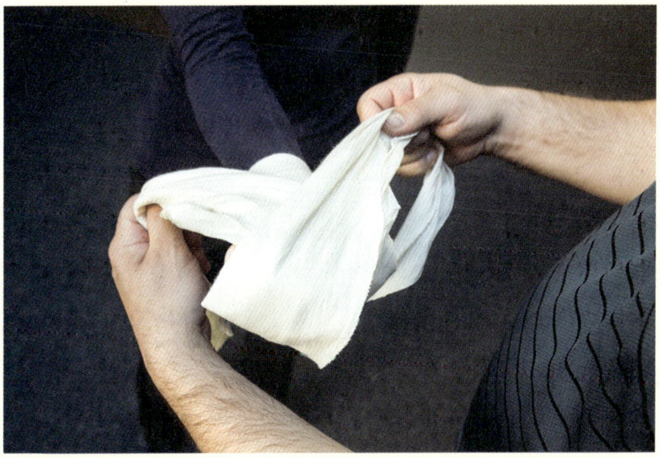

© Jones & Bartlett Learning.

3 접은 삼각건으로 손가락 위와 손목 주변을 교차하여 덮는다.

수행절차 10-3 접은 삼각건(크라바트)을 손바닥에 감는 방법(계속)

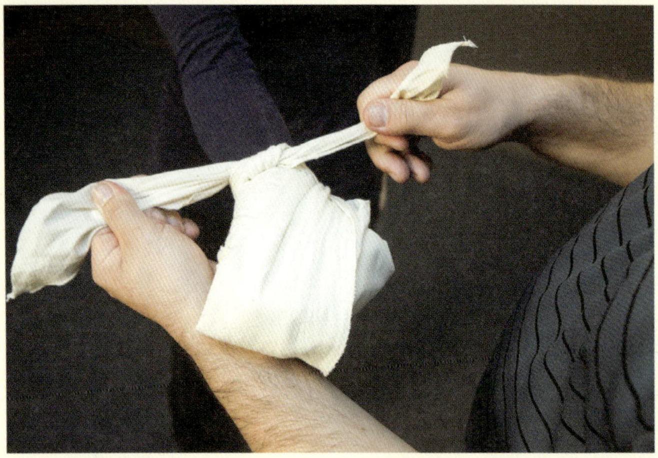

4 손목에 접은 삼각건을 묶는다.

수행절차 10-4 사각매듭으로 접은 삼각건 고정하기

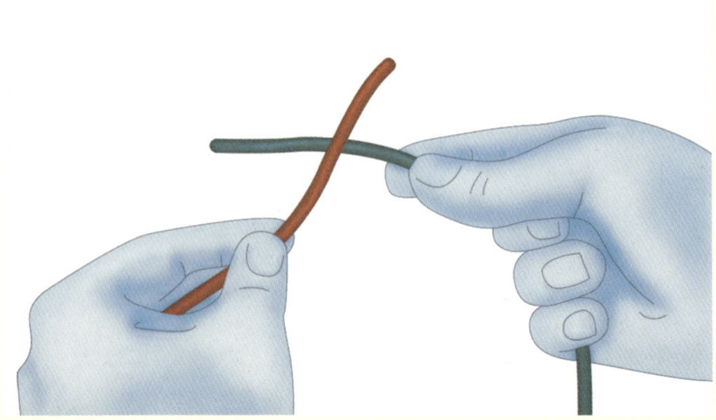

1 붕대의 왼쪽 끝부분을 잡고 오른쪽으로 교차하여 위로 오도록 한다.

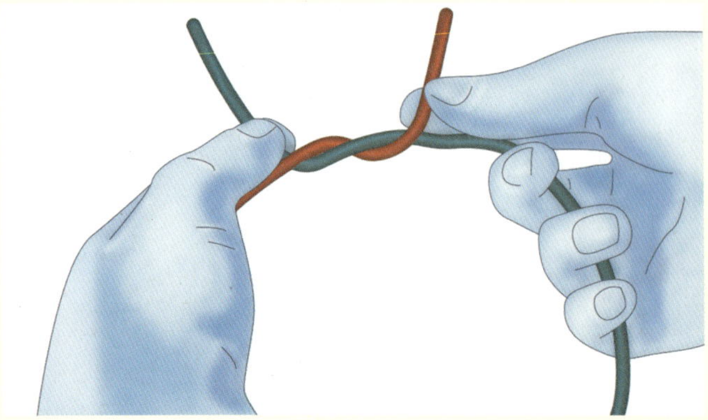

2 붕대의 끝이 같은 상태에서(위에 있는) 매듭을 밑으로 감아 올린다.

수행절차 10-4 사각매듭으로 접은 삼각건 고정하기(계속)

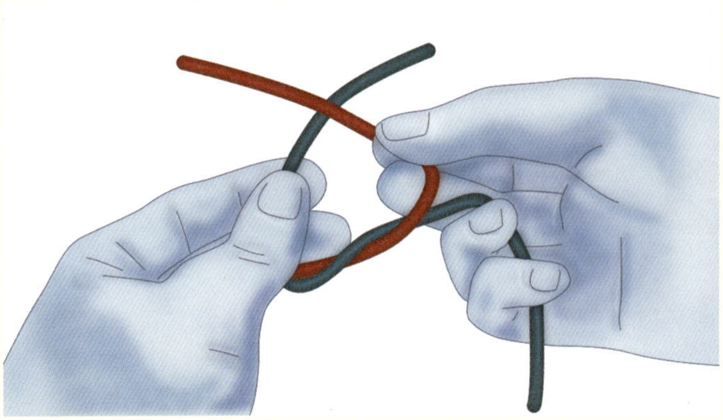

3 반대쪽도 똑같이 한다. 오른쪽을 왼쪽 위로 교차시켜서 위에 위치하도록 한다.

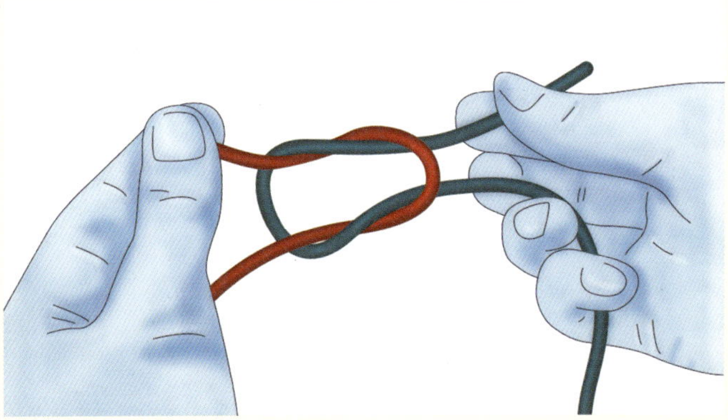

4 ...다른 쪽의 끝을 감싼다.

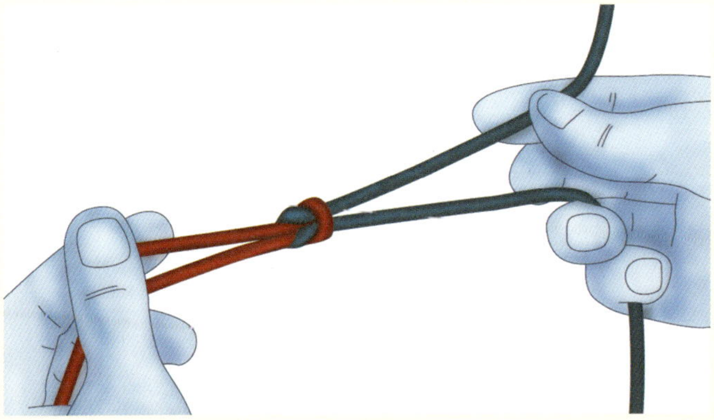

5 양 끝을 반대 방향으로 당겨 조여준다.

롤붕대 사용법

약간의 기술만 있다면 신체의 어느 부위에도 롤붕대를 사용할 수 있다. 자기접착식 붕대, 접착성 붕대는 보통의 거즈붕대, 크라바트와 삼각건에 필요한 많은 복잡한 붕대법 기술을 요구하지 않는다.

나선 붕대법

이 방법은 팔에 5cm 또는 7cm의 롤붕대를 사용하고, 다리에는 10cm의 롤붕대를 사용한다. 나선법을 사용하는 팔 혹은 다리에 붕대를 사용하기 위해서는 수행절차 10-5를 따라야 한다.

수행절차 10-5 아래팔 나선 붕대법

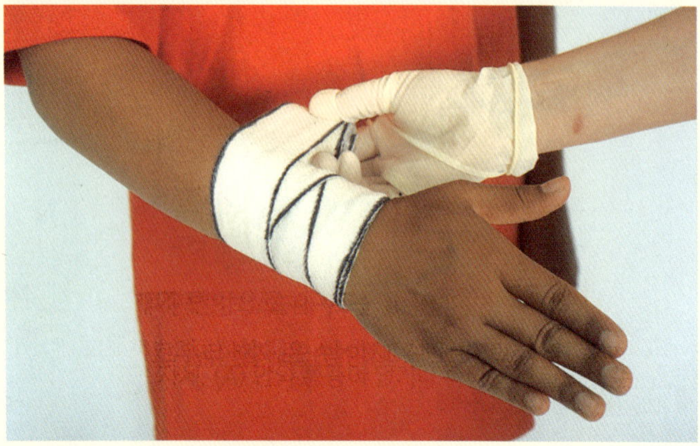

1 팔이나 다리의 좁은 부위부터 감기 시작하고 붕대를 좀 더 단단히 고정시키기 위하여 넓은 부위로 향해 감는다. 드레싱의 아랫부분이나 가장자리부터 시작한다. 붕대를 똑바로 고정시켜서 두 번 돌려감는다.

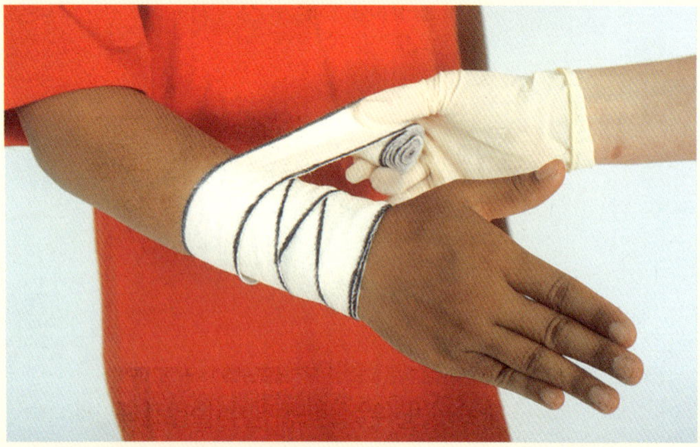

2 팔이나 다리 위로 진행해 가면서 연속적으로 감아올라간다. 매번 돌려 감을 때마다 전에 감았던 부위와 겹쳐져야 한다. 8자 모양으로 교차되도록 감으며 약 50%가 겹쳐지도록 한다.

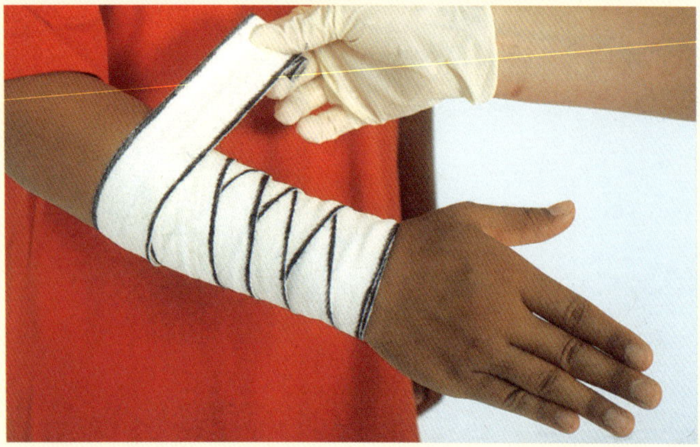

3 두 번 연속적으로 돌려 감아서 끝내고 붕대를 단단히 고정시킨다.

8자형 붕대법

드레싱을 고정하거나 혹은 발목과 같은 관절 근처를 압박하기 위해 롤붕대를 사용하는 방법이다. 8자형 붕대법은 한 번은 위로 한 번은 아래로 연속적인 나선형 고리 모양으로 감는다. 각각을 '8'자 형태로 교차한다. 팔꿈치 또는 무릎에 10cm 또는 15cm 너비의 롤붕대를 사용하여 8자형 붕대법을 적용하는데, 수행절차 10-6의 순서를 따른다. 손에 롤붕대를 사용할 때는 8자형 붕대법을 활용하는데, 수행절차 10-7의 순서를 따른다. 5cm 또는 7cm 너비의 롤붕대를 사용한다.

발목 또는 발을 감쌀 때는 8자형 붕대법을 사용하는데, 수행절차 10-8의 순서를 따른다. 이렇게 감는 것은 드레싱을 고정하거나 발목을 삐었을 때 압박하기 위해서이다. 8자형 붕대법은 운동할 때 발목과 발을 지지하기 위해서 사용하는 것이 아니므로 운동할 때 사용하는 붕대법은 다른 방법을 사용해야 한다. 5cm 또는 7cm 너비의 롤붕대를 사용한다.

수행절차 10-6 팔꿈치 또는 무릎의 8자형 붕대법

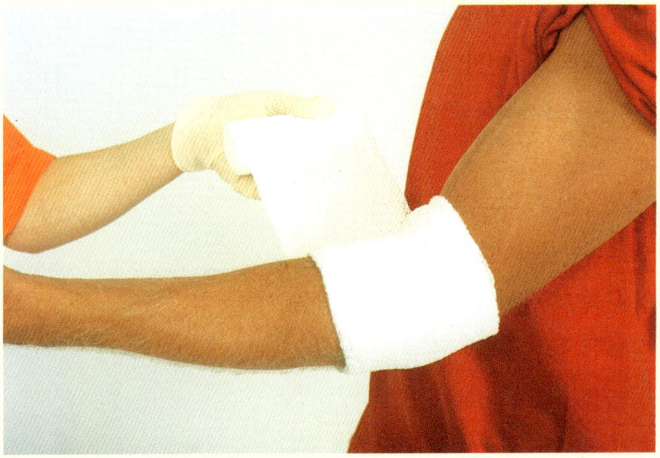

1 팔꿈치와 무릎을 약간 구부리고, 붕대로 팔꿈치의 끝 또는 무릎 위에서 두 번 똑바로 고정해서 감는다.

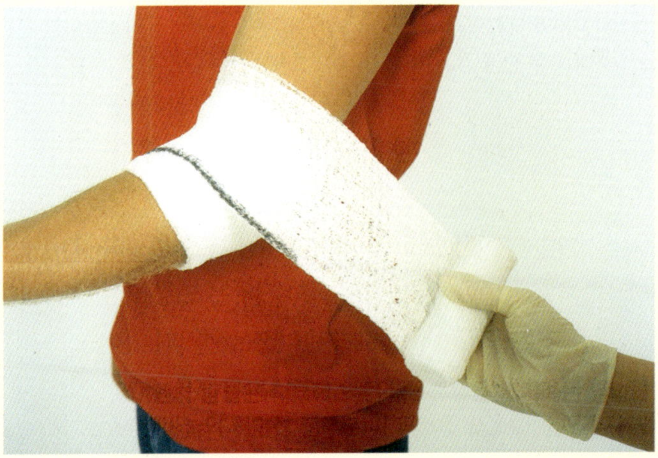

2 위팔 또는 윗다리, 즉 관절 윗부분으로 붕대를 가져가서 한 번 감고, 처음 롤붕대의 1/2 또는 3/4을 겹쳐서 감는다.

수행절차 10-6 팔꿈치 또는 무릎의 8자형 붕대법(계속)

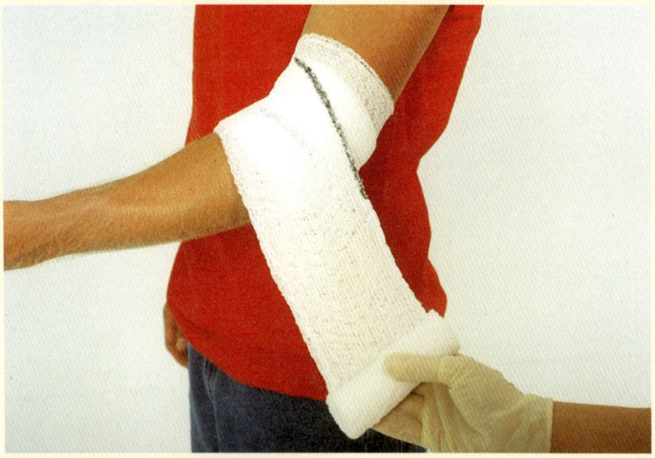
© American Academy of Orthopaedic Surgeons.

3 아래팔 또는 아랫다리, 즉 관절 아랫부분으로 붕대를 가져가서 한 번 감고, 처음 롤붕대의 1/2 또는 3/4을 겹쳐서 감는다.

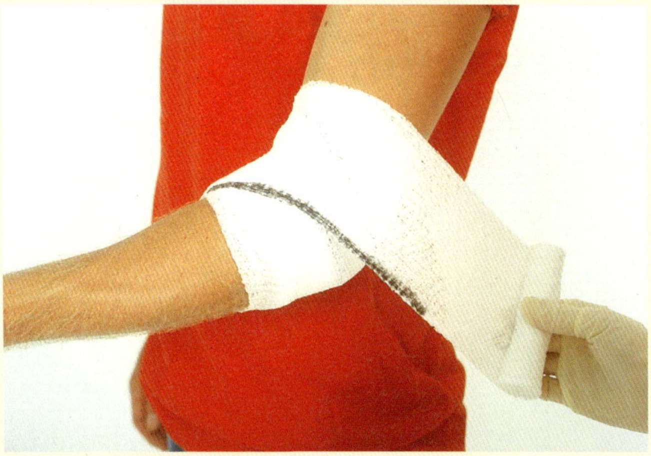
© American Academy of Orthopaedic Surgeons.

4 먼저 감은 롤붕대를 겹치면서 8자형 붕대법으로 계속 교차하여 감는다.

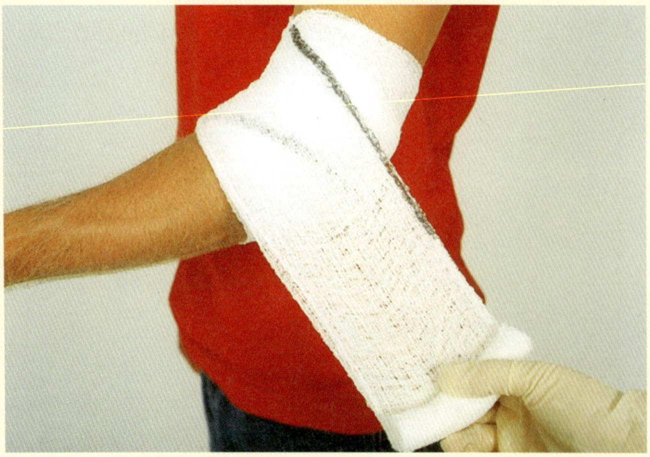
© American Academy of Orthopaedic Surgeons.

5 팔꿈치와 무릎의 위와 아래로 번갈아 가면서 감는다. 마지막으로 똑바로 두 번을 감고, 끝을 단단히 고정시킨다.

수행절차 10-7 손의 8자형 붕대법

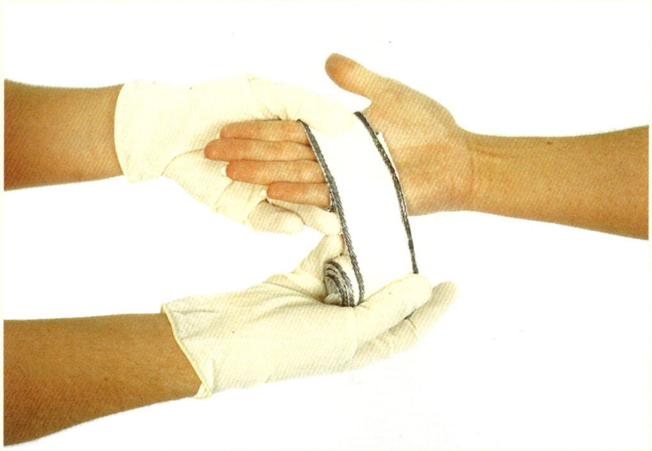

© American Academy of Orthopaedic Surgeons.

1 붕대를 손바닥에서 한두 번 감는다.

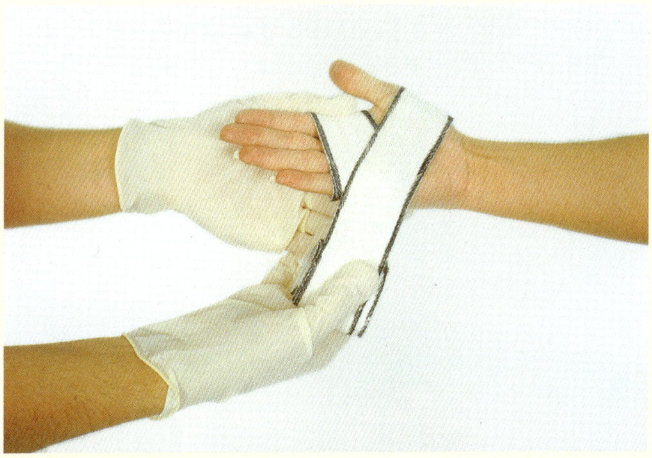

© American Academy of Orthopaedic Surgeons.

2 손등을 통과하여 대각선으로 붕대를 보내고, 손목을 둘러 손바닥에서 교차한다.

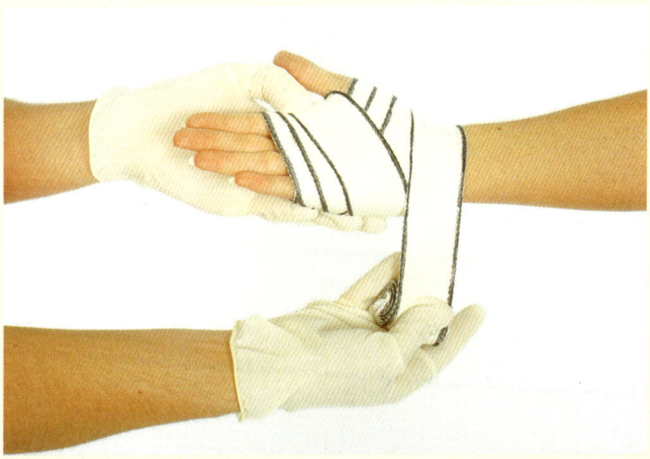

© American Academy of Orthopaedic Surgeons.

3 8자형 붕대법으로 드레싱을 고정할 때까지 계속 반복하고, 단계적으로 손을 감싼다.
똑바로 두 번을 감고, 붕대를 단단히 고정시킨다.

수행절차 10-8 발목 또는 발의 8자형 붕대법

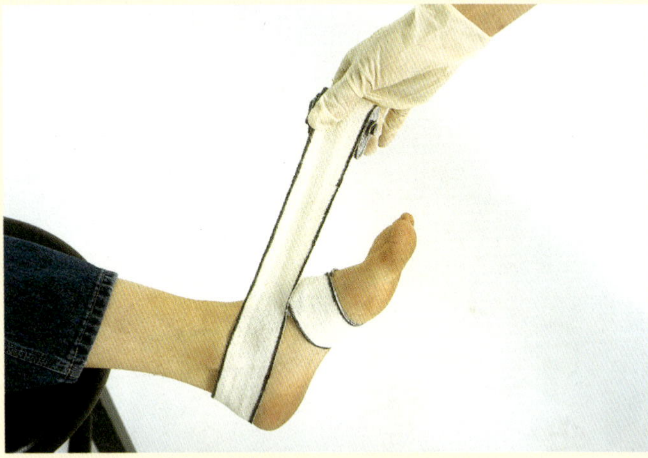
© American Academy of Orthopaedic Surgeons.

1 붕대를 발에서 한두 번 감는다. 발등과 발목의 뒤쪽을 붕대로 가로질러 감아주며 오른쪽 방향으로 회전시켜 감는다.

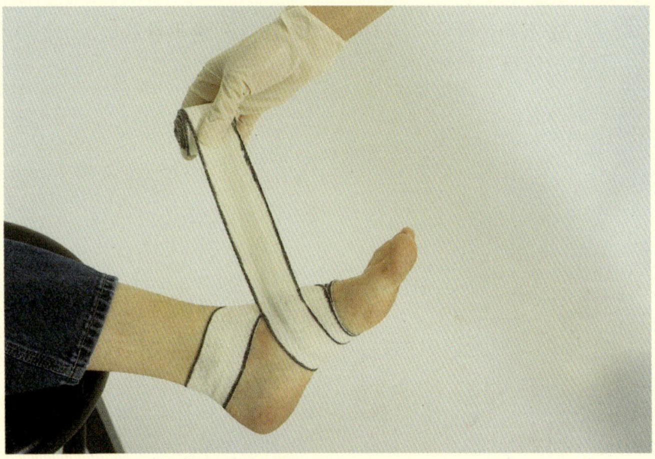
© American Academy of Orthopaedic Surgeons.

2 계속적으로 발등을 통과하여 대각선 방향으로 발목 쪽에 보내고, 발목 뒤쪽을 감싼 뒤 발등을 교차하여 발바닥에 붕대를 감는다.

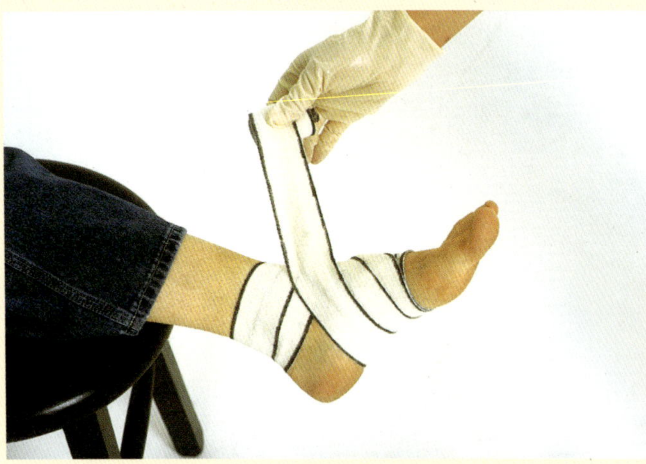
© American Academy of Orthopaedic Surgeons.

3 8자 형태로 감아주는데, 마지막 감은 붕대의 약 3/4 정도의 폭만큼 겹쳐지도록 붕대를 감아준다. 발목까지 올라오면서 발뒤꿈치를 꼭 감싼다. 다리 쪽에서 똑바로 두 번을 감고, 붕대를 단단히 고정시킨다.

롤붕대 안전하게 감기

롤붕대를 단단히 고정하기 위해서는 다음과 같이 할 수 있다.

- 붕대를 고정하기 위해서 접착테이프(반창고)를 사용한다(그림 10-7).
- 붕대를 고정하기 위해서 안전핀을 사용한다. 감각이 저하된 사람은 조심하도록 한다(그림 10-8).
- 탄력붕대를 고정하기 위해서 제공된 특수 클립을 사용한다(그림 10-9).

처치자는 붕대 고리(loop) 방법 또는 붕대 꼬리 분할(split-tail) 방법을 사용할 수 있다. 붕대 고리(loop) 방법을 수행하기 위해서는 수행절차 10-9의 순서를 따른다. 붕대 꼬리 분할(split-tail) 방법을 수행하기 위해서는 수행절차 10-10의 순서를 따른다.

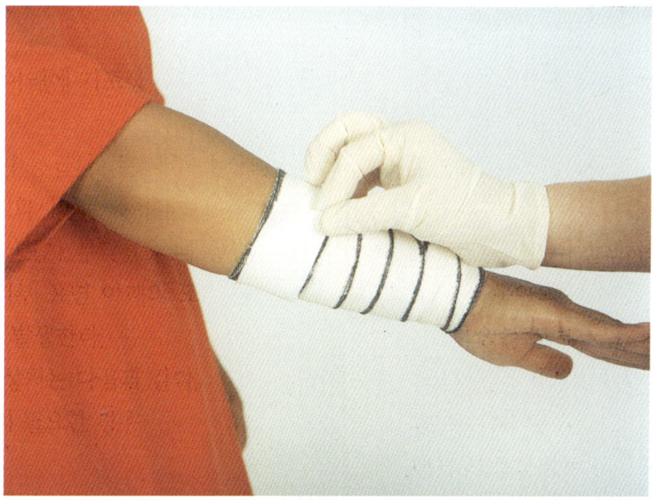

그림 10-7 롤붕대를 고정하기 위해서 접착테이프(반창고)를 사용한다.

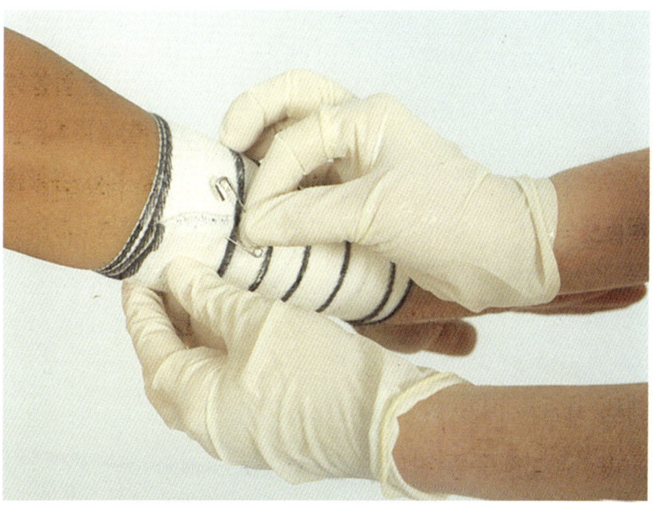

그림 10-8 롤붕대를 고정하기 위해서 안전핀을 사용한다. 가능하다면 테이프로 안전핀을 덮어주어 걸리지 않도록 한다.

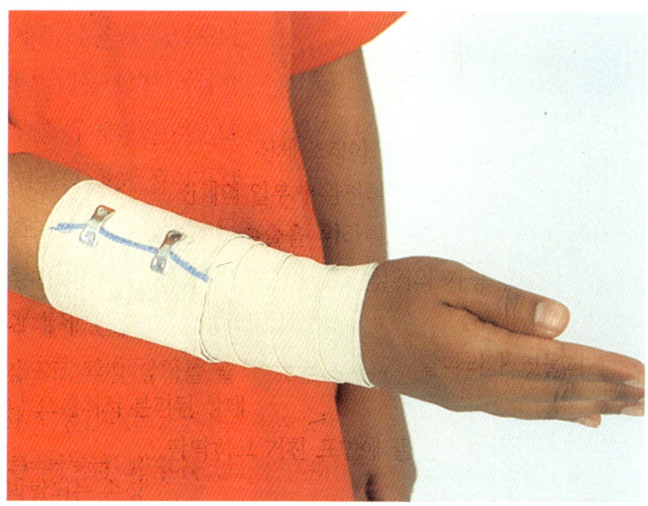

그림 10-9 탄력붕대를 고성하기 위해서 특수 클립을 사용한다. 가능하면 고정된 안전핀을 테이프로 덮어 걸리지 않도록 한다.

수행절차 10-9 붕대 고리 방법

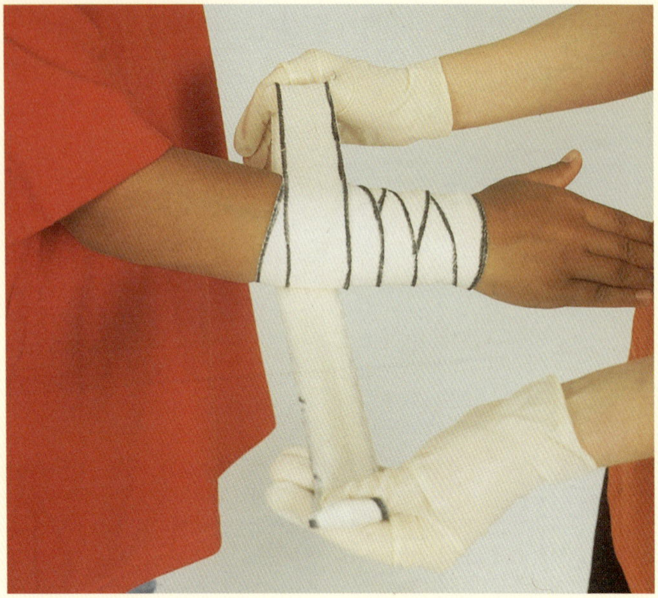

1 진행 방향과 반대로 붕대를 돌리면서 엄지손가락 또는 손가락으로 고리를 만들고, 신체 뒷부분으로 붕대를 보낸다.

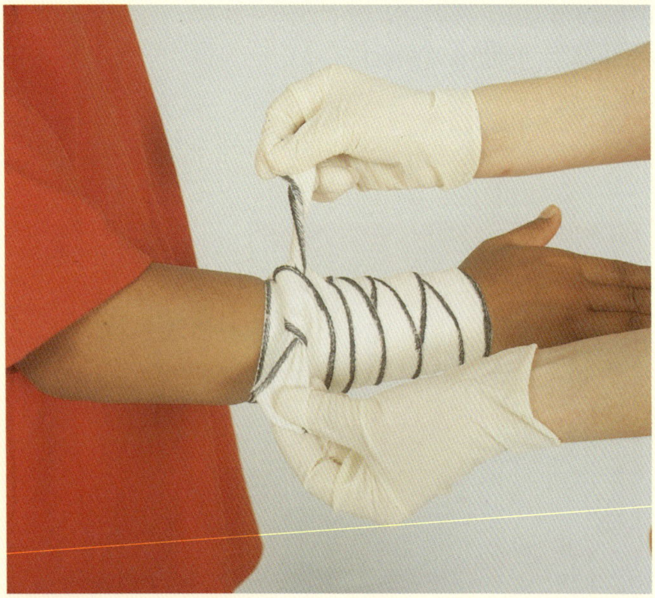

2 고리를 만든 부분과 뒷부분으로 보낸 붕대를 묶는다.

수행절차 10-10 붕대 꼬리 분할 방법

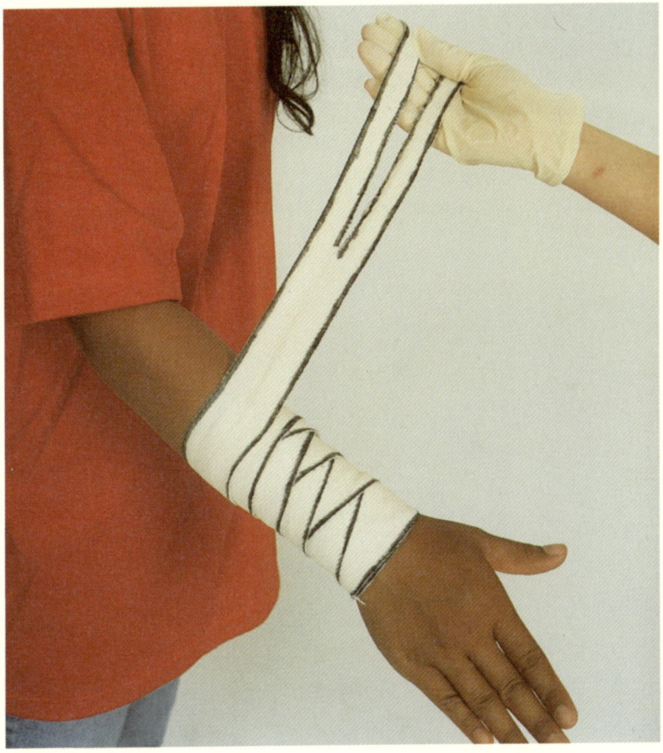

© American Academy of Orthopaedic Surgeons.

1 붕대의 끝부분을 세로로 30cm 가르고, 더 이상 갈라지는 것을 방지하기 위해서 매듭을 짓는다.

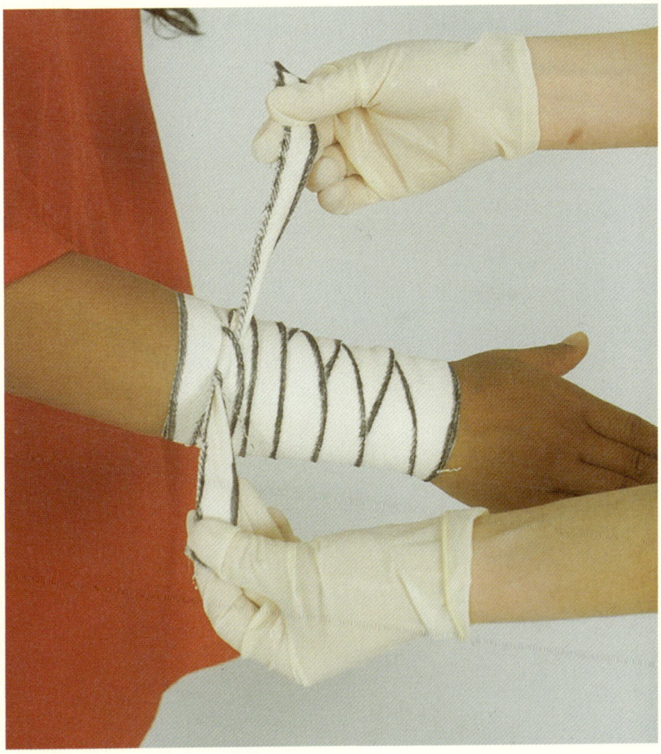

© American Academy of Orthopaedic Surgeons.

2 붕대의 끝을 각각 반대편 방향으로 보내서 몸통 부분을 빙 둘러 묶는다.

접착밴드 사용법

다음의 단계에 따라서 접착밴드를 적용한다.

1. 포장지를 벗겨서 드레싱을 잡고, 보호밴드를 붙잡고 패드가 있는 면을 밑으로 향하게 한다(그림 10-10).
2. 보호밴드를 벗기되 완전히 제거하지 않는다. 드레싱 패드를 만지지 말고, 상처 부분에 직접 붙인다.
3. 보호밴드를 조심스럽게 벗긴다. 끝부분에 압력을 가하면서 가장자리를 밑으로 향한다.

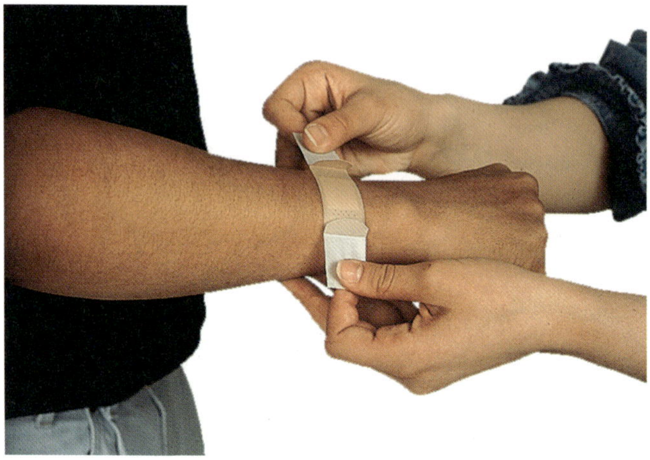

그림 10-10 접착밴드를 사용한다.

참고

접착밴드

접착밴드를 턱, 무릎, 팔꿈치에 딱 맞게 깔끔하게 붙이려면 먼저 붕대의 접착 부분을 세로로 자르고, 패드는 자르지 않는다. 패드는 수평으로 베인 자국이나 상처에 붙인다. 단, 접착밴드 아랫부분은 위로 향하게 하고, 윗부분은 아래로 향하게 잡아 피부 표면에 평평하게 댄다. 그러면 접착밴드는 상처에 딱 맞게 붙는다.

PREP KIT

복습

- 개방성 상처라면 상처 위를 드레싱으로 고정한다.
- 응급처치 상황에서 사용되는 드레싱은 대부분 상업용으로 제작되어 있는 것을 사용하지만 즉석에서 만들어 사용할 수도 있다.
- 붕대는 깨끗해야 하지만 반드시 멸균상태일 필요는 없다.
- 붕대의 기본 형태는 롤붕대, 접착성 붕대, 자기접착식 붕대, 거즈붕대, 탄력붕대, 삼각건, 접착테이프(반창고), 그리고 접착밴드이다.
- 창의력을 약간만 발휘해도 몸통의 어떤 부위에도 롤붕대를 사용할 수 있다.

핵심용어

거즈패드(gauze pads) 작은 상처에 사용하는 멸균된 제품으로 별도의 다양한 크기로 포장되어 있다. 어떤 제품은 상처에 직접 닿지 않게 특별하게 코팅되어 있다.

롤거즈(거즈붕대, gauze rollers) 면(cotton)으로 되어 있고, 단단하고 탄력이 없으며, 너비가 다양하다.

롤붕대(roller bandages) 신체의 여러 부위에 적용할 수 있도록 너비, 길이, 재료의 유형이 다양하다.

삼각건(triangular bandages) 상업용으로 제작되어 있는 무명베로써 사각형의 각 측면을 따라 230~260cm로 되어 있다.

외상드레싱(trauma dressings) 크고, 두껍고, 흡수력이 있는 멸균 재료이다.

자기접착식 붕대(self-adhering), 접착성 붕대(conforming bandages) 약간의 탄력이 있고, 거즈와 같은 재료로 되어 있으며 너비가 다양한 롤로 되어 있다.

접착밴드(adhesive bandages) 멸균드레싱과 붕대를 혼합한 기능이 있다.

접착테이프(반창고, adhesive tape) 붕대와 드레싱을 안전하게 사용하도록 하는 테이프이고, 감겨 있으며 너비가 다양하다.

크라바트(접은 삼각건, cravat) 부목과 드레싱을 고정하는 데 사용되는 접힌 삼각붕대이고, 부상당한 팔을 고정하는 드레싱 또는 붕대(바인더)로 손상 부위에 균일하게 압박을 가한다.

탄력붕대(elastic roller bandages) 삠, 긴장, 타박상에 압박을 주기 위해서 사용하며 너비가 다양하다.

실습평가

당신은 송어를 잡기 위해 강에서 플라잉 낚시를 즐기고 있었다. 토요일이었고, 같이 낚시를 하는 몇몇의 다른 사람들이 있었다. 당신과 당신의 친구는 약간 가파른 강둑이지만 사람들이 덜 붐비는 자리에서 낚시를 하기로 결정하였다. 하지만 당신의 친구는 강둑 아래로 미끄러졌다. 당신은 서둘러 친구의 팔을 잡았지만 팔에 출혈이 있었다. 또 다른 목격자는 응급처치 키트를 가지고 도착하였다.

지시: 설명에 동의하면 "예"에 ○표하고, 동의하지 않으면 "아니요"에 ○표 하시오.

1. 당신은 소독제로 손을 씻고, 응급처치 키트에서 의학 검진용 장갑을 착용한다.
   예 아니요
2. 드레싱은 상처에 바로 적용한다.
   예 아니요
3. 당신은 팔에 롤붕대로 나선 붕대법을 감을 수 있다.
   예 아니요
4. 당신은 붕대 감기를 위팔에서 시작하여 손목 쪽으로 감는다.
   예 아니요
5. 붕대를 적용한 후에 친구의 손가락이 푸른색인지 살펴본다. 이런 징후는 붕대를 너무 꽉 조여서 감은 것이다.
   예 아니요

PREP KIT

지식확인

지시: 설명에 동의하면 “예”에 ○표하고, 동의하지 않으면 “아니요”에 ○표 하시오.

1. 개방성 상처는 드레싱을 하지 않는다.
   예 아니요
2. 접착밴드는 찰과상이나 베인 상처에 사용한다.
   예 아니요
3. 붕대는 깨끗해야 하지만 반드시 멸균상태일 필요는 없다.
   예 아니요
4. 롤붕대는 오직 하나의 크기만 있다.
   예 아니요
5. 롤붕대는 오직 팔에만 사용할 수 있다.
   예 아니요
6. 사각매듭은 붕대의 마무리 매듭법으로 선호된다.
   예 아니요
7. 붕대가 너무 조이지 않는지 입술을 살펴본다.
   예 아니요
8. 만약 손가락을 움직일 수 있다면, 붕대를 잘 맨 것이 아니다.
   예 아니요
9. 탄력붕대는 삠, 긴장, 타박상에 압박을 주기 위해서 사용한다.
   예 아니요
10. 8자형 붕대법은 롤붕대로 드레싱을 고정하거나 관절 부위에 압박을 주기 위해서 사용한다.
    예 아니요

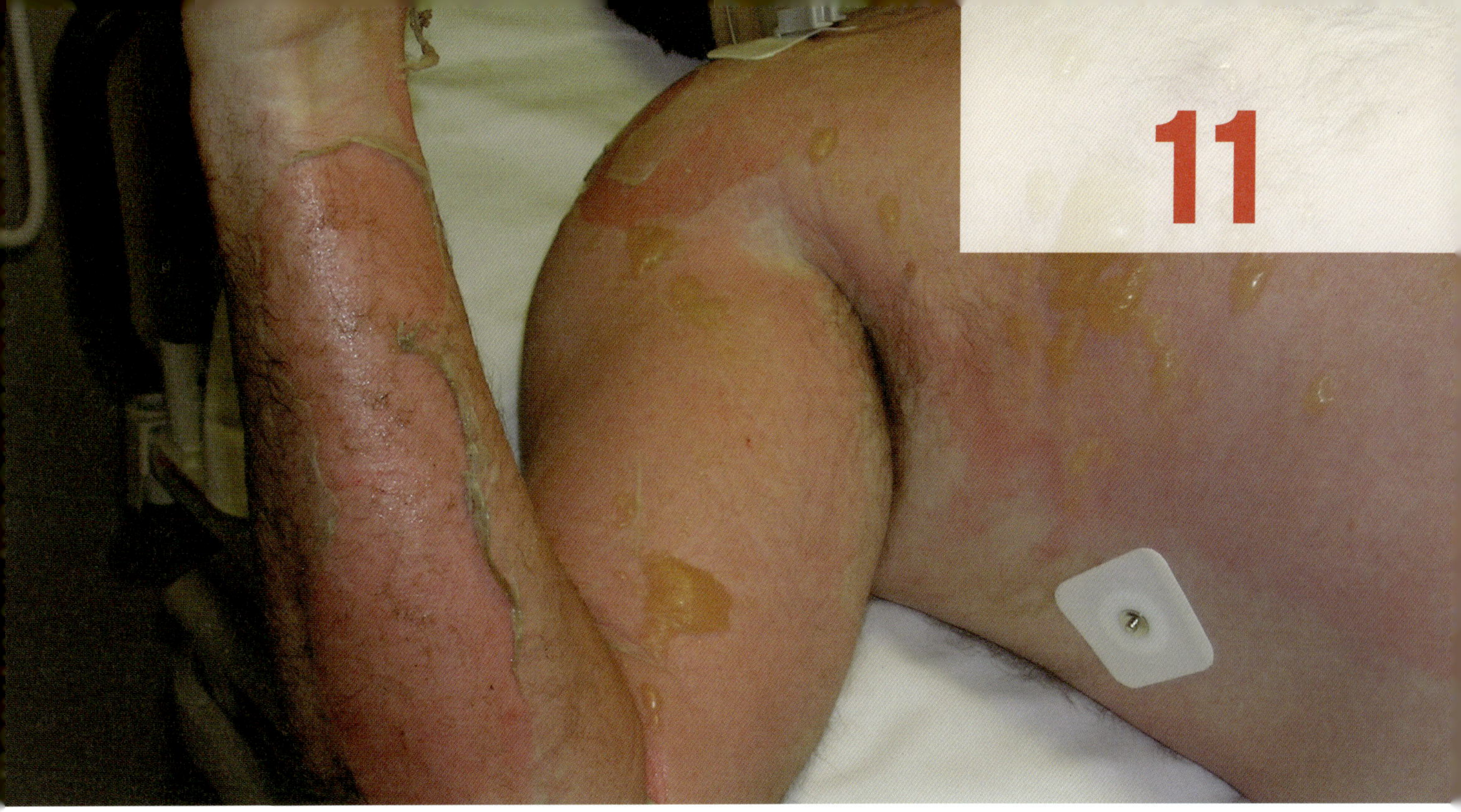

11

© E.M. Singletary, M.D. Used with permission.

화상

Burns

CHAPTER AT A GLANCE

- 화상
- 열화상
- 화학화상
- 전기화상

화상

화상(burn)은 물렁조직(연부조직)이 열, 화학물질, 또는 전기로부터 흡수한 에너지가 방출되지 못할 때 생기는 손상이다. 화상은 연령, 모든 사회 경제적 수준, 가정과 직장, 도시, 교외, 농촌 환경에서 발생한다. 화상으로 인한 부상의 약 80%가 가정에서 발생하며 사망자의 대부분은 주택 화재로 발생한다. 대부분의 화상 환자들은 자신의 부주의한 행동 때문에 손상을 입는다.

화상 환자 중 가장 위험한 연령은 5세 미만의 어린이와 55세 이상의 성인이다. 두 그룹은 화재를 인식하고 대피하거나 탈출할 수 있는 능력에 한계가 있다. 또한, 비교적 얇은 피부는 더 심각한 손상을 입을 수 있다. 기존의 건강상태와 면역체계 능력의 감소로 인해 사망과 합병증이 55세 이상인 경우 급격하게 증가한다.

적용되는 열이 몸의 열을 분산히는 능력을 초과하는 45℃에서 피부 괴사와 손상이 일어난다. 피부 손상의 범위와 깊이는 열의 강도, 접촉 지속 시간, 피부의 두께에 의해 결정된다.

화상은 유형에 따라 열화상, 화학화상, 전기화상으로 분류할 수 있다.

- 열화상[thermal (heat) burns]: 모든 열화상이 화염에 의해 발생하는 것은 아니다. 뜨거운 물체와 접촉, 폭발을 일으킬 수 있는 가연성 증기, 증기나 뜨거운 액체와의 접촉은

화상의 다른 일반적인 원인이 된다. 성인의 경우 60℃의 물에 3초간 노출되면 3도 화상이 발생할 수 있다. 69℃의 물에서는 1초간 노출되어도 3도 화상이 발생할 수 있다.

- 화학화상(chemical burns): 다양한 화학물질이 피부에 접촉하면 조직의 손상과 사망을 일으킬 수 있다. 열화상과 마찬가지로 조직의 손상 정도는 접촉 지속시간, 노출된 피부의 두께, 노출된 화학물질의 강도에 따라 다르다. 화학물질이 제거될 때까지 계속해서 조직의 손상을 일으킨다. 산, 알칼리, 유기화합물의 3종류의 화학물질이 대부분 화학화상의 원인이 된다. 알칼리는 산보다 깊고 광범위한 화상을 일으킨다.
- 전기화상(electrical burns): 전류와의 접촉에 의한 손상의 중증도는 전류의 유형(직류 또는 교류), 전압, 노출된 신체 부위와 접촉 지속 시간에 따라 달라진다. 전기는 심실세동(심정지의 한 유형)을 유발하여 호흡정지를 일으키는 원인이 되거나 강력한 근육 경련을 일으켜 노출된 시간을 길게 할 수 있다. 낮은 전압에 의한 전기 손상을 입은 사람들은 피부에 화상이 전혀 없지만, 여전히 심장이나 호흡정지가 일어날 가능성이 있다.

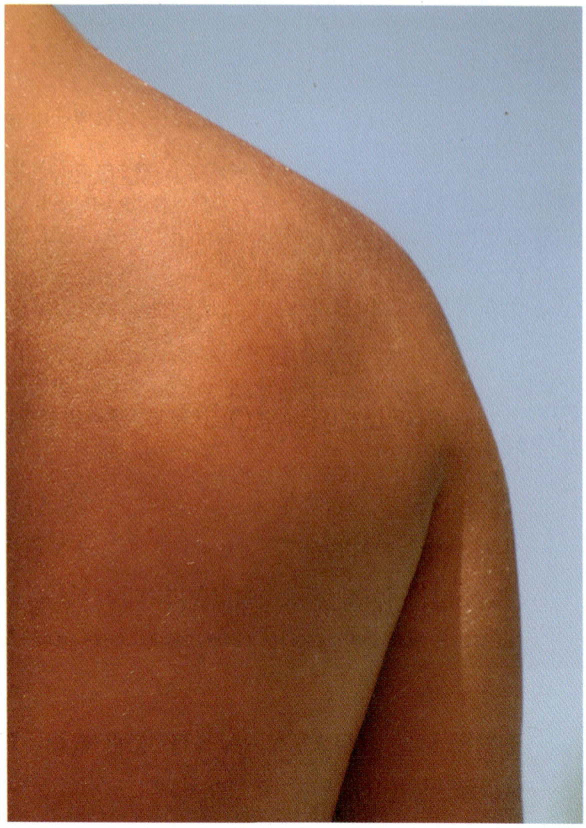

그림 11-1 1도 화상

열화상

다음과 같은 단계를 사용하여 열화상을 평가한다. 각 단계는 손상의 유형 및 중증도에 대한 중요한 정보를 제공한다. 평가에서 얻은 정보를 이용해 즉각적인 처치를 결정할 수 있다. 종합하면 열화상 처치의 기초가 되는 화상의 중증도를 효과적으로 판단할 수 있도록 도와준다.

1. 화상의 깊이를 평가한다: 역사적으로 화상은 1도, 2도, 3도 화상으로 설명되었다. '피부 표면층, 부분층 화상' 혹은 '전층화상'이라는 용어는 조직의 손상을 보다 상세히 설명하고 있기 때문에 화상 전문의에 의해 자주 사용된다.
   - 1도 화상(표재성 화상)은 피부의 표면층(표피)에 영향을 미친다(그림 11-1). 증상 및 징후는 피부가 빨갛게 되고, 경미한 종창, 압통, 통증이 있다. 보통 일주일 이내에 흉터가 남지 않고 치료된다. 깊은 화상의 바깥쪽 가장자리는 종종 1도 화상이다.
   - 2도 화상(부분층 화상)은 외피층 전체와 내부피부층(진피)까지 손상을 입은 경우를 말한다(그림 11-2). 증상과 징후로 물집, 종창, 진물, 심한 통증이 나타난다. 이러한 징후는 피부의 모세혈관이 손상되어 주변 조직에서 액체를 방출하기 때문에 발생한다. 터지지 않은 물집은 멸균된 방수보호막 역할을 한다. 물집이 터지면 상처에서 진물이 나고 감염 위험성이 높아진다.

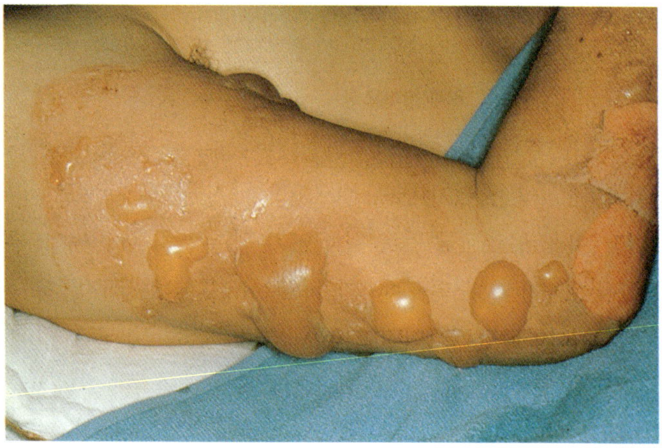

그림 11-2 2도 화상

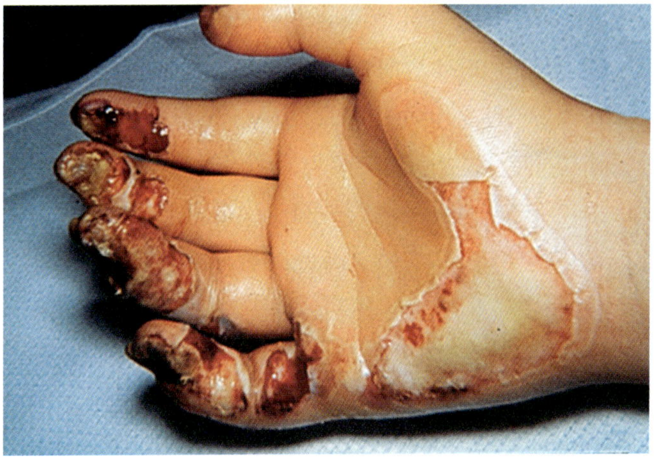

그림 11-3 3도 화상

- 3도 화상(전층화상)은 피부의 모든 층, 즉 피부밑지방과 근육층까지 모두 손상된 심각한 화상을 말한다(그림 11-3). 증상과 징후로 피부가 가죽같이 보이거나 왁스를 바른 것처럼 진줏빛의 회색으로 보이며 때로는 까맣게 보인다. 모세혈관이 파괴되어서 더 이상의 체액을 전달해 주지 못하기 때문에 화상 부위는 건조하다. 화상을 입은 피부는 완전히 죽어서 눌러보아도 하얗게 변하지 않는다. 3도 화상은 신경말단이 손상되거나 파괴되었기 때문에 통증을 느끼지 못한다. 통증은 주변의 덜 손상된 피부에서 느낀다. 3도 화상 환자는 죽은 세포를 제거하고 피부이식이 필요하기 때문에 전문적인 의료처치를 받아야 한다.

2. 화상 범위를 결정한다: 피부는 수천도 불에 닿지 않는 이상 발화되지 않는다. 그러나 만약 옷에 불이 붙거나 혹은 피부가 끓는 물과 같은 열원에 지속해서 접촉하면, 피부의 넓은 부위에 손상을 입을 것이다. 화상의 범위를 결정하는 것은 화상을 입은 체표면적이 얼마나 넓은가를 평가하는 것을 의미한다.

'9의 법칙'이라고 알려진 간단한 방법은 성인 체표면적(total body surface area; TBSA)을 각 부위에 따라 백분율로 정해 놓은 것이다(그림 11-4). 성인의 경우 머리 전체 9%,

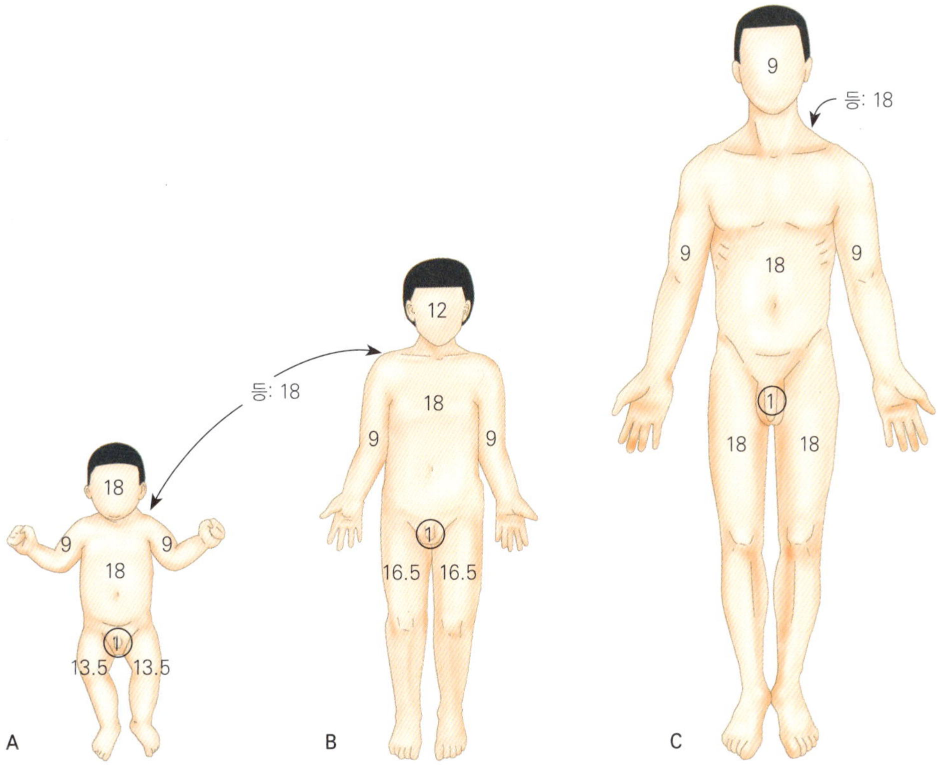

그림 11-4 9의 법칙. (A) 유아, (B) 아동, (C) 성인

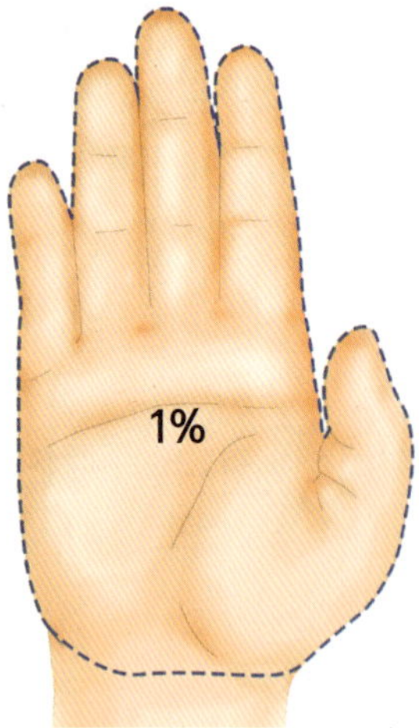

그림 11-5 손의 법칙(Rule of the hand)

한쪽 팔 전체 9%, 몸통 앞부분 18%, 등 전체 18% 그리고 한쪽 다리 18%로 나눈다. '9의 법칙'은 아동에게는 다른 비율로 계산해서 적용해야 한다. 유아의 경우 머리는 18%, 한쪽 다리는 14%로 계산해야 한다.

화상의 범위가 작거나 여러 군데 화상을 입었으면 '손의 법칙'을 이용한다(그림 11-5). 손가락과 엄지를 포함한 손의 면적은 그 사람의 전체체표면적(total body surface area; TBSA)의 약 1% 정도에 해당된다. 화상 부위가 너무 크면 거꾸로 계산한다. 다시 말하자면 손상되지 않은 부위를 손으로 측정하여 100%에서 빼 화상의 면적을 계산한다. 정확한 비율을 현장에서 정확하게 판단하는 것은 거의 불가능하지만 최대한 근접하게 평가한다.

3. 신체의 어느 부분이 화상을 입었는지 결정한다: 얼굴, 손, 발 그리고 생식기의 화상은 다른 신체 부위보다 훨씬 더 심각하다. 둘레 화상(손가락, 발가락, 팔, 다리, 목 또는 가슴을 감싸는 화상)은 혈관수축과 지혈대 효과를 일으키기 때문에 그렇지 않은 화상보다 더 심한 것으로 간주한다. 모든 주변 화상은 전문적인 의료처치가 필요하다.
4. 호흡기 관련 손상을 결정한다: 화상과 관련하여 열에 의해 발생하는 호흡기계의 손상은 환자가 병원에 입원한 이후에도 사망을 초래할 수 있다. 호흡기 손상은 밀폐된 공간에서 화염 또는 폭발로 인해 발생한 연소물 및 연기를 들이마시면서 발생한다. 이러한 경우, 피부 손상 없이도 호흡기의 손상이 있을 수 있다. 과열된 공기는 상부 호흡기(상부 호흡기 코에서부터 기관지까지)에 흡수되어 염증을 유발한다. 종창이 2~24시간 이내에 일어나 공기가 폐에 전달되지 않도록 기도를 제한하거나 완전히 차단한다. 모든 호흡기 손상은 전문적인 의료처치를 받아야 한다. 다음은 호흡기 손상의 증상 및 징후이다.
   - 코 또는 입 주위의 화상
   - 호흡곤란
   - 쉰 목소리, 천명음, 기침
   - 기침 시 그을음
   - 그을린 얼굴
   - 부은 콧구멍 또는 목구멍
   - 불타는 건물에서 구출된 사람
5. 화상 이외의 다른 손상이나 다른 질환이 존재하는지의 여부와 환자의 나이가 55세 이상인지 또는 5세 미만인지 확인한다: 의학적 문제가 있거나 민감한 연령층에 해당하는 경우 화상의 중증도가 증가한다. 화상은 당뇨병, 심장 질환, 폐 질환 등 기존의 건강 상태뿐만 아니라 다른 기저 질환을 더욱 악화시킬 수 있다. 골절, 내부 손상, 개방성 상처와 같은 동반된 손상은 화상의 심각성을 더 증가시킨다.
6. 화상의 중증도를 결정한다: 화상의 중증도에 따라 화상 환자의 처치 방법이 달라진다. 대부분의 화상은 가정에서 발생하고 의료기관에서의 처치가 필요하지 않다. 아래와 같은 화상에 해당되는 경우 반드시 전문적인 의료처치가 필요하다.
   - 호흡곤란이 있는 경우
   - 다른 손상이 동반된 경우
   - 전기적 손상이 있는 경우
   - 얼굴, 손, 발, 생식기의 화상, 낙뢰로 인한 손상
   - 아동학대가 의심되는 경우
   - 광범위한 2도 화상(부분층 화상)
   - 3도 화상(전층 화상)

확인할 사항	해야 할 일
1도 화상(그림 11-6) ▪ 적색 ▪ 경미한 종창 ▪ 압통 ▪ 통증	1. 화상 부위를 가능한 한 빨리 차가운 물에 담그거나, 흐르는 차가운 물 아래에 두거나, 젖은 상태의 시원한 냉찜질을 적용하되, 광범위한 화상의 경우 최소 10분, 전체체표면적(TBSA) 5% 미만의 화상에는 최대 30분 적용한다(그림 11-7). 찬물을 사용할 수 없다면 사용 가능한 차가운 액체를 사용한다. 깨끗하고 차가운 패드(얼지 않는 정도)가 화상을 식히는데 유용하다. 2. 이부프로펜을 투여하여 통증과 염증을 완화한다(어린이와 청소년에게는 아세트아미노펜을 투여함). 3. 화상 부위의 팔이나 다리를 들어올려 종창과 통증을 완화시킨다. 4. 화상 환자에게 물을 마시게 한다. 5. 화상 부위의 열을 식힌 후 가려움증을 줄이기 위해 알로에 베라 젤 또는 피부 보습 크림을 바르고 피부를 촉촉하게 유지한다. 알코올 성분이나 강한 향이 없는 로션을 사용한다. 글리세린과 미네랄 오일이 함유된 로션이 가장 좋다. 알로에베라 젤은 항균 및 항염 효과가 있으며 경미한 진통 효과도 있다.
체표면적 20% 이하 2도(부분층) 화상 ▪ 수포 ▪ 종창 ▪ 진물 ▪ 심한 통증	1도 화상에 대해 1~3단계를 수행하고 다음과 같이 추가한다. 1. 화상 부위의 열기를 식힌 다음 항균성 연고를 얇게 바른다. 2. 화상 부위에 건조하고 달라붙지 않는 멸균드레싱을 적용한다. 화상 부위를 드레싱하면 노출된 신경 말단에 공기의 접촉으로 인해 발생하는 통증을 줄여준다. 화상 부위를 덮어주면 노출된 신경끝이 공기에 접촉되어 발생하는 통증을 감소시켜준다. 손가락이나 발가락에 화상을 입은 경우에는 손가락 또는 발가락 사이에 마른 드레싱을 넣고 전문적인 의료처치를 받는다. 3. 전문적인 의료처치가 필요하지 않은 환자의 경우만 물을 마시게 한다.
체표면적 20% 이상 2도(부분층) 화상	1도 화상에 대해 1~3단계를 수행하고 다음과 같이 추가한다. 1. 냉찜질을 하되, 저체온증으로 이어질 수 있는 저온 스트레스가 있는지 관찰한다. 2. 119구급대에 전화한다.
3도 화상 ▪ 건조하고, 가죽 같으며, 회색이거나 피부가 까맣다.	1. 화상 부위에 들러붙지 않는 건조한 멸균드레싱을 적용한다. 2. 119구급대에 전화한다.

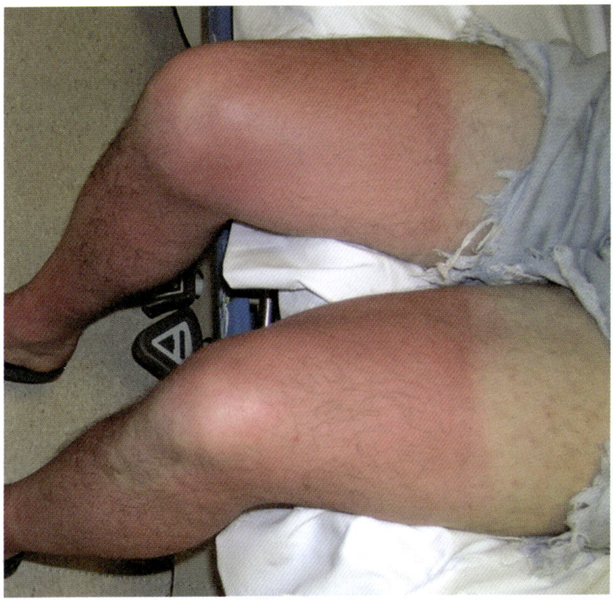

그림 11-6 일광화상

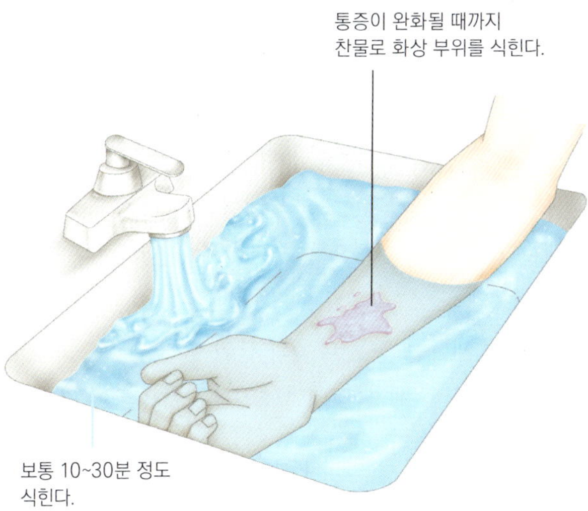

그림 11-7 찬물에 화상 부위를 담근다. 통증이 완화될 때까지 찬물로 식힌다. 30분을 초과하지 않는다.

주의

- 피부에 달라붙은 옷을 벗지 않는다. 옷이 피부에 달라붙은 부위를 잘라낸다.
- 달라붙은 옷은 잡아당기지 않는다. 당기면 피부가 더 손상된다.

주의

- 장시간 동안 큰 화상에 냉적용을 하지 않는다. 저체온증을 유발할 수 있다.
- 얼음팩은 유일한 냉각원이 아닌 이상 가능한 한 사용하지 않는다. 꼭 사용해야 한다면 10~15분 이내로 사용한다.
- 기름, 버터, 크림, 민간요법을 사용하지 않는다. 이러한 방법은 멸균이 되지 않아 감염을 일으킬 수 있다. 그뿐만 아니라 열방출을 막아 손상을 악화시킬 수 있다.
- 1도 화상은 덮지 않는다.
- 물집을 터뜨리지 않는다. 손상되지 않은 물집은 훌륭한 화상 드레싱의 역할을 한다. 터진 물집은 항생제 연고와 건조한 멸균드레싱으로 덮는다.
- 플라스틱(비닐재질)은 수분을 가두어 세균이 번식하기 좋은 환경을 제공하기 때문에 드레싱으로 사용하지 않는다. (플라스틱의 유일한 장점은 화상에 달라붙지 않는다.)

열화상에 대한 처치

열화상 치료를 위해 의사의 진료를 받는 경우 의사의 지시를 따른다. 다음과 같은 제안이 적용될 수 있다.

- 드레싱을 교체하기 전에 철저하게 손을 씻는다.
- 터지지 않은 물집은 그대로 둔다.
- 의사의 다른 지시가 없는 한 드레싱을 하루에 1~2회 정도 교체한다.

드레싱을 교체하는 경우 다음과 같이 한다.

1. 오래된 드레싱을 제거한다. 만약 드레싱이 상처에 달라붙어 있는 상태라면 차가운 깨끗한 물로 적신다.
2. 화상 부위를 비누와 물로 부드럽게 씻는다.
3. 깨끗한 천을 이용해 화상 부위를 건조하게 말린다.
4. 항생제 연고를 화상 부위에 얇게 펴 바른다.
5. 달라붙지 않는 멸균드레싱을 적용한다.

감염의 징후가 있는지 확인하고 다음 중 하나라도 나타나면 의료기관에서 치료를 받는다.

- 발적, 통증, 압통, 종창이 증가하거나 화상 부위에 가깝게 빨간 줄무늬가 나타나는 경우
- 고름
- 열이 나는 경우

화상 부위를 가능한 한 깨끗하고 건조하게 유지한다. 가능하다면 처음 24시간 동안은 화상 부위를 올려준다. 필요한 경우 진통제를 투여한다.

열화상 처치에 관한 추가 정보는 순서도 11-1을 참고한다.

참고

혀 화상

뜨거운 음식이나 음료에 의한 혀 화상의 통증은 설탕 가루를 뿌려서 감소시킬 수 있으며, 이를 충분히 반복한다. 아이스 칩이나 아이스 바 같은 것을 빨게 하면 화상을 식힐 수 있다.

주의

처방전 없이 살 수 있는 국소 화상 연고, 스프레이 혹은 마취제를 사용하지 않는다. 그 이유는:

- 일부 제품들은 알레르기 반응을 유발할 수 있다.
- 이들 대부분은 통증을 경감시켜 줄 만큼의 충분한 벤조카인이나 리도카인을 포함하고 있지 않다.
- 통증을 경감시켜 줄 수 있는 시간은 비교적 짧다(30~40분). 국소마취제를 포함한 약제들은 1일 3~4회 이상 바르지 않는다. 이들 약품을 너무 자주 사용하면 독성 효과가 발생할 수 있다.
- 이 약품들은 열이 발산하는 것을 막는다.
- 이 약품들은 가격이 비싸다.

화학화상

화학화상은 산성 또는 알칼리성 물질이 피부에 접촉한 결과이다(그림 11-8). 왜냐하면 화학물질은 피부에 접촉하고 있는 한 계속해서 화상을 입히기 때문에 가능한 한 최대한 빨리 제거해야 한다.

응급처치는 모든 화학화상과 동일하다. 배수관 청소액과 같은 알칼리성 화학물질은 건전지에서 배출되는 산(황산)보다 더 깊이 침투해서 오랫동안 활동하기 때문에 더 심각한 화상을 일으킬 수 있다. 석유제품과 같은 유기 화합물 또한 화상을 일으킬 수 있다.

순서도 11-1 열화상

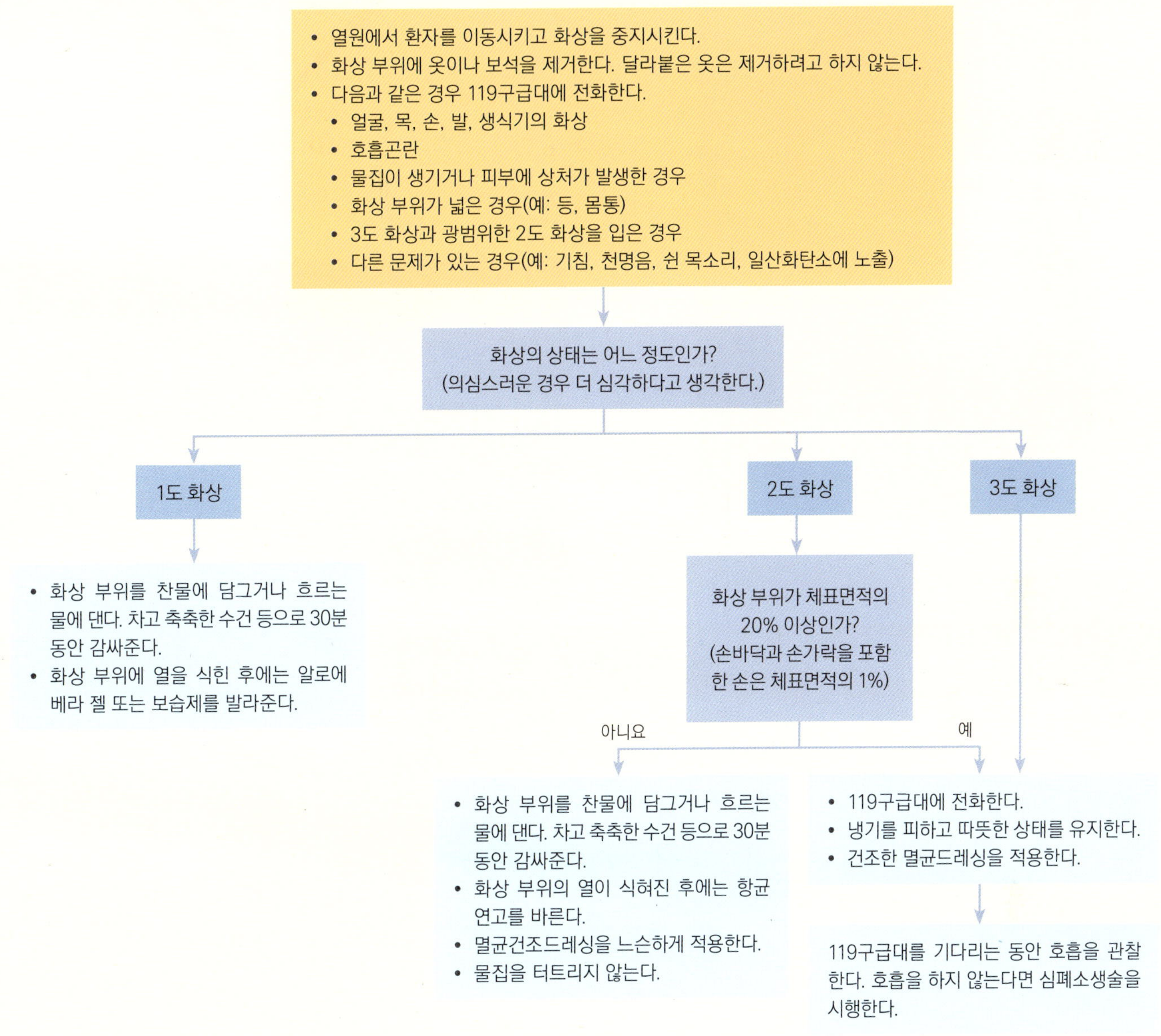

만일 화상이 직장 내에서 발생했다면, 직장에서 사용되는 위험물질에 대한 안전수칙가이드북(safety data sheet; SDS)을 확인하기 위해 누군가를 보낸다. SDS는 응급처치 절차를 포함하고 있다. 미국산업안전보건청(OSHA)은 고용주에게 위험한 화학물질을 라벨링하여 표시하도록 권고하고 있다(**그림 11-9**).

화학화상 치료에 관한 추가적인 정보는 **순서도 11-2**를 참고한다.

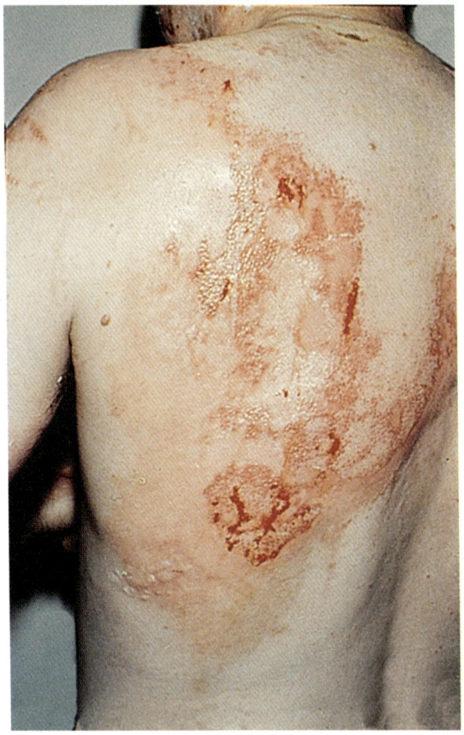

그림 11-8 황산에 의한 화학화상

그림 11-9 이 표식은 부식성 화학물질에 부착되어 있는 것이다.

주의

- 절대 시간을 낭비하지 않는다. 화학화상은 응급상황이다!
- 절대 수압을 세게 하지 않는다. 수압이 세면 화학물질이 피부 조직에 더 깊이 침투될 수 있다.
- 어떤 화학물질에 의해 화상을 입었는지 알고 있어도 화학물질을 중화하려고 하지 않는다. 열이 발생하여 더 심각한 손상을 일으킬 수 있다. 약품 용기에 적혀 있는 중화 방법이 틀렸을 수도 있다. 약품 용기나 상표를 잘 보관한다.

순서도 11-2 화학화상

- 119에 전화한다.
- 직장 내에서 발생했다면, 직장에서 사용된 위험물질에 대한 안전수칙가이드북(SDS)을 확인하기 위해 누군가를 보낸다.
- 화학물질 접촉을 피한다. 가능한 한 장갑과 보호안경을 착용한다.

↓

어떤 형태의 화학물질인가?

- 액체형 → (아래로)
- 분말형 → 장갑 낀 손 또는 천 조각으로 화학물질을 털어낸다.

↓

- 옷과 장신구를 제거하고, 즉시 흐르는 찬물도 적어도 20분 동안 또는 119구급대가 도착할 때까지 충분히 화상 부위를 씻어낸다.
- 절대 수압을 세게 하지 않는다.
- 화학물질을 중화시키지 않는다.
- 화학물질이 눈에 들어갔을 경우:
  - 고개를 돌려 화학물질이 들어간 눈이 코 아래로 향할 수 있게 하고 따뜻한 물로 코에서부터 얼굴의 양쪽으로 흘러 내려갈 수 있도록 눈을 씻어낸다.

확인할 사항	해야 할 일
▪ 통증 ▪ 열감 ▪ 호흡곤란 ▪ 안구 통증 또는 시력 변화	대부분의 화학화상에 대한 응급처치는 동일하다. 일단 지역이 안전해지면: 1. 화상 부위에 물을 끼얹기 전에 장갑을 낀 손 또는 천 조각으로 분말 형태의 화학물질을 닦아낸다. 2. 즉시 흐르는 차가운 물로 최소 20분 동안 또는 119구급대가 도착할 때까지 충분히 화상 부위를 씻어낸다(그림 11-10). 물로 씻어내는 동안 옷과 장신구를 제거할 수 있다. 3. 모든 화학화상은 즉시 119에 전화한다. 4. 화학물질이 눈에 들어갔을 경우: 고개를 돌려 화학물질이 들어간 눈이 코 아래로 향할 수 있게 하고 따뜻한 물로 코에서부터 얼굴의 양쪽으로 흘러 내려갈 수 있도록 눈을 씻어낸다(이는 물을 눈에 부었을 때 차가운 물보다 따뜻한 물이 참기가 더 수월하기 때문이다).

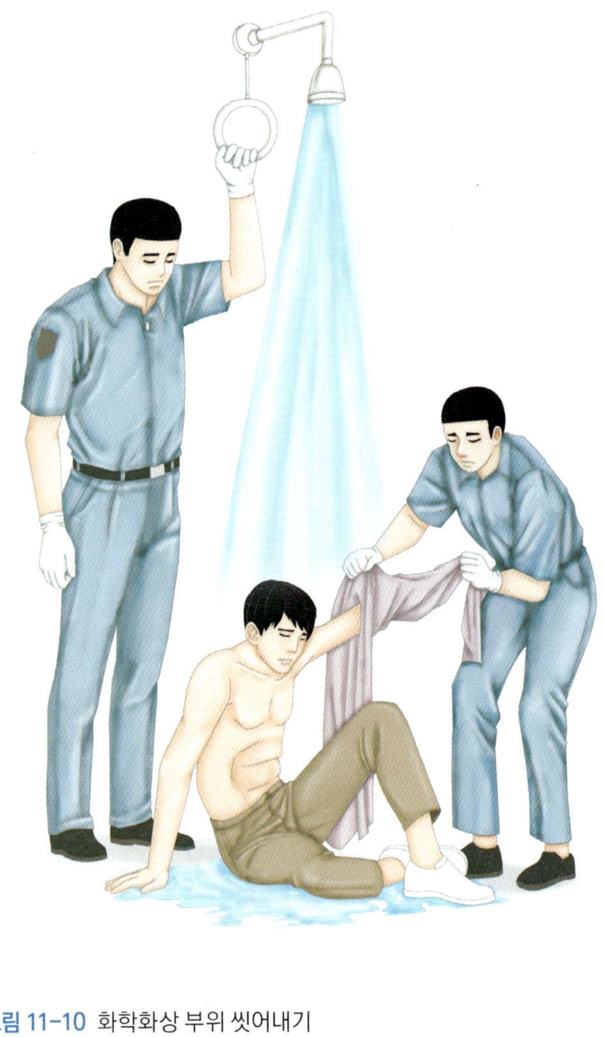

그림 11-10 화학화상 부위 씻어내기

전기화상

경미한 감전조차도 심각한 내부 손상을 초래할 수 있다(그림 11-11). 전기 손상에는 열화상(불꽃), 아크화상(플래시), 감전(접촉)의 세 가지 유형이 있다. 열화상(화염)은 피부에 직접 닿아 있는 옷이나 물건에 전류가 닿으면 발생한다. 이러한 손상은 전류가 통하거나 아크 때문에 화상을 입는 것이 아니라 전류에 의한 불꽃에 의해 발생한다.

아크 화상(플래시)은 전류가 몸을 통과하는 것이 아니라, 전류가 한 지점에서 다른 지점으로 이동할 때 발생한다. 플래시 지속 시간은 짧을지도 모르지만, 일반적으로 표피에 광범위하게 화상을 일으킬 수 있다.

감전에 의한 화상은 전류가 직접 몸을 통과할 때 일어난다. 이 화상은 입구 상처와 출구 상처를 특징으로 한다. 이 화상에서 중요한 점은 외관상 보이는 상처가 빙산의 일각에 불과하다는 것이다. 몸을 통과하는 고압 전류는 정상적인 심장박동을 저해하고 심정지, 내부화상, 다른 손상을 일으킬 수 있다.

감전 동안 전기는 접촉한 신체 부위를 통해서 몸 안으로 들어와 저항이 가장 적은 신경과 혈관을 따라 이동한다. 입구의 화상은 작게 보일 수도 있지만, 몸에 심각한 손상이 발생할 수 있다. 보통 전기는 신체가 닿아 있는 표면이나 지면(예: 금속 물체)으로 빠져나간다. 출구 상처는 광범위할 가능성이 있다. 경우에 따라서는 여러 부위에 출구 상처가 발생할 수 있다.

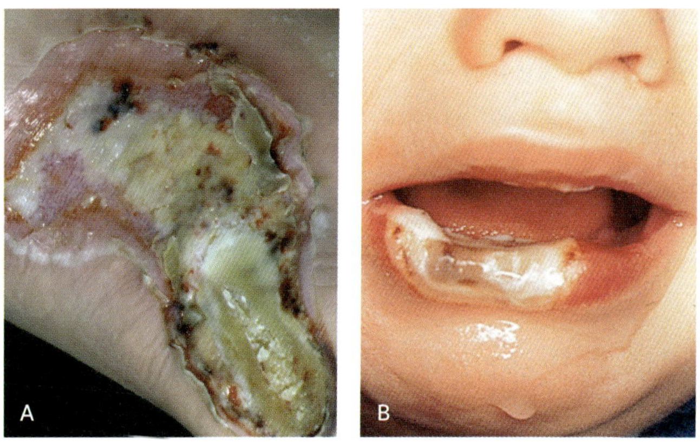

그림 11-11 전기화상. (A) 전류가 몸밖으로 빠져나가면서 발에 입은 출구 화상, (B) 전기코드를 물고 나서 생긴 전기화상

만약...	그러면...
땅에 떨어진 전선 접촉으로 인한 전기적 쇼크가 있으면	▪ 전선에 닿을 우려가 있는 사람에 접근하기 전에 먼저 전원을 차단해야 한다. ▪ 끊어진 전선을 사람에서 떼어내려고 하지 않는다. 적절한 장비를 갖춘 숙련된 직원이 전선을 절단하거나 전력을 해제할 때까지 기다려야 한다.
전선이 사람이 탑승한 차량 위로 떨어지면	전원을 차단할 때까지 차 안에 있는 사람에게 그대로 있으라고 한다.
전선이 사람이 탑승한 차량 위로 떨어지고 차량에 화재위험이 있으면	차량이나 전선과 접촉하지 말고 차에서 뛰어내리라고 말한다. 실제로 이것은 대부분의 사람들에게 매우 어려운 조치일 것이다.
사람에게 다가가면 다리와 하체에 찌릿한 느낌이 들면 전기가 통하는 지면에 있고, 전류가 한쪽 발로 들어와 다리와 하체를 통과한 후 다른 쪽 발을 통해 나가고 있다는 신호가 있으면	그 자리에서 멈추고, 한쪽 발을 땅에서 떼고 뒤로 돌아서 안전한 장소로 뛰어넘는다.
사람에게 안전하게 다가갈 수 있으면	나무 막대기, 나무 손잡이가 있는 도구 또는 나뭇가지 등으로 전선을 옮기려고 시도하지 않는다. 나무는 전기를 전도할 수 있으며 구조자는 감전될 수 있다.

실외에서의 감전

지역이 안전해지고 감전된 사람이 구조되었을 때:

- 반응이 없는 사람의 호흡을 확인하고 호흡이 없다면 심폐소생술을 시작한다.
- 대부분의 전기화상은 3도 화상이기 때문에 모든 화상 부위를 멸균드레싱으로 덮는다.
- 감전사고를 당한 사람은 모두 전문적인 의료처치를 받아야 한다.

실내에서의 감전

실내에서 발생하는 전기화상은 대부분 전기제품의 결함이나 부주의한 사용으로 인해 발생한다. 회로차단기, 퓨즈 박스 또는 외부 전원 상자에서 전원을 차단하거나 플러그가 손상되지 않은 경우 전기제품의 플러그를 뽑는다. 전류가 차단될 때까지 전기제품이나 부상자를 만지지 않는다.

응급처치제공자에게 위험이 없는 경우 응급처치를 시작할 수 있다. 전류는 빠르게 신체 내부로 들어왔다가 빠져나간다. 표피의 손상된 면적은 작지만(전류가 들어오고 나간 지점), 주요 손상은 피부 아래 깊숙이 발생한다(그림 11-12). 24장에서 전기화상과 그에 따른 응급처치 방법을 참고한다.

전기화상 처치에 관한 추가적인 정보는 순서도 11-3을 참고한다.

확인할 사항	해야 할 일
▪ 작은 화상 부위 ▪ 입구 화상과 출구 화상[보통 전기는 신체가 닿아 있는 표면이나 지면(예: 금속 물체)으로 빠져나간다. 주로 손이나 발에 있다.] ▪ 다수 화상 흔적(대부분의 전기화상은 3도 화상이다.) ▪ 호흡/맥박의 정지(전기는 호흡 또는 심정지를 일으킬 수 있다.)	일단 사고 지역의 안전이 확보되면: 1. 반응이 없는 사람의 호흡을 확인하고 호흡이 없다면 심폐소생술을 시작한다. 2. 즉시 119에 전화한다. 감전된 사람은 모두 전문적인 의료처치를 받아야 한다. 3. 사람이 쓰러진 경우 골절이나 척추 손상을 확인한다. 4. 대부분의 전기화상은 3도 화상이기 때문에 모든 화상은 건조하고, 멸균드레싱으로 덮는다.

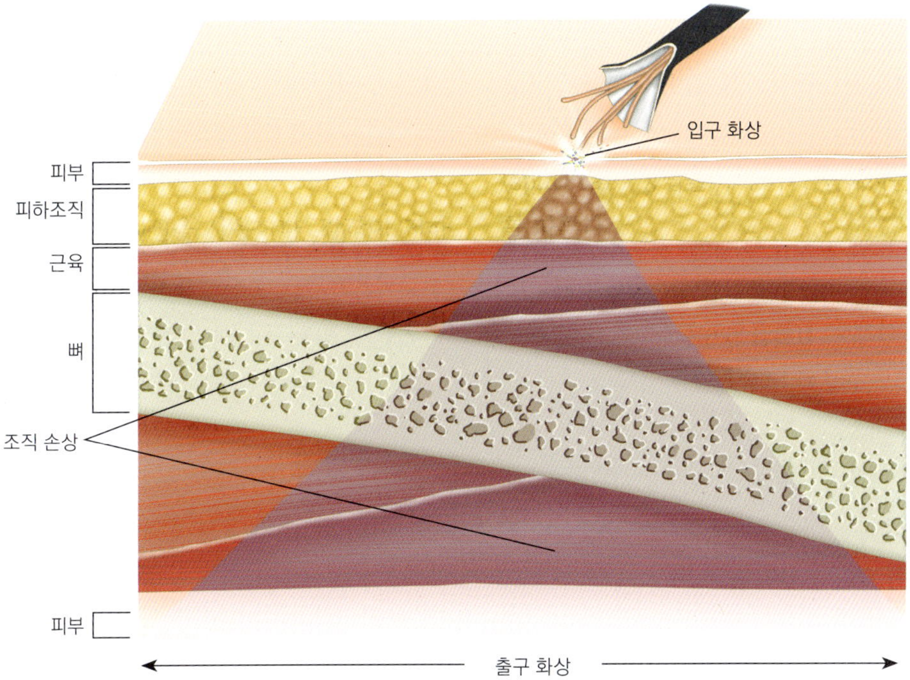

그림 11-12 전기화상의 외부 징후는 실제 화상 정도와 다르게 나타날 수 있다. 더 깊숙한 곳의 조직에 가해진 손상은 커도 표피의 입구 부분 화상은 미미할 수 있다.

순서도 11-3 전기화상

119에 전화한다. 감전 사고를 당한 사람은 모두 전문적인 의료처치를 받아야 한다.

↓

환자가 아직 전기에 접촉되어 있는가(전선, 전기 장치, 나선)?

- 아니요 → 일단 사고 지역의 안전이 확보되면 (아래)
- 예 → 부상자가 실내에 있는가?
  - 아니요:
    - 119에 전화하여 전기를 차단한다.
    - 전선이나 전류와 접촉하고 있는 사람을 만지거나 이동시키지 않는다.
    - 나무막대나 나무손잡이로 전선 또는 전기제품을 이동시키지 않는다.
    - 사고현장에 사람들이 접근하지 않게 한다.
  - 예: 퓨즈 상자, 회로차단기 혹은 외부 전원박스에서 전원을 끄거나 전기 제품의 플러그를 뽑는다.

↓

일단 사고 지역의 안전이 확보되면:
- 호흡을 확인하고, 만약 호흡이 없다면 CPR을 시작한다.
- 대부분의 전기화상은 3도 화상이기 때문에 화상 부위를 모두 멸균드레싱 한다.

PREP KIT

복습

- 화상은 모든 연령층, 모든 경제적 수준, 가정과 직장을 포함한 모든 장소, 도시, 교외, 농촌 환경에서 발생한다.
- 화상은 열화상, 화학화상, 전기화상으로 분류할 수 있다.
- 처치는 화상의 크기와 깊이에 따라 다르다.
- 화학화상은 부식성 물질이 피부에 접촉한 결과 발생한다.
- 전기화상에는 화염화상, 아크화상, 감전화상으로 3가지 종류가 있다.

핵심용어

1도 화상(표재성 화상, first-degree/superficial burn) 피부 표피층에만 화상을 입는 경우로 피부가 빨갛게 되고 물집이나 피부 조직 내 화상은 없다.

2도 화상(부분층 화상, second-degree burn) 표피층과 진피층 일부가 손상을 받으나 피하조직은 손상이 없다. 피부는 하얗거나 빨개지고 물집이 잡히고 진물이 난다.

3도 화상(전층 화상, third-degree burn) 모든 피부층에 영향을 주고 피하조직, 근육층, 뼈, 내부 장기까지 심한 화상을 입은 것을 말한다. 피부는 건조하거나 가죽 같고, 하얗거나 진한 갈색 또는 그을린 것처럼 새까맣다.

안전수칙가이드북(Safety Data Sheet; SDS) 화학물질 제조업체 또는 배포업체가 제공한 문서로 약품의 구성요소, 물리적, 화학적 특성, 건강과 안전 위험요소, 응급처치 절차, 특정 화학물질 보관과 처리 등에 관한 정보를 담고 있다.

열화상(thermal/heat burn) 뜨거운 물체, 가연성 증기, 스팀(김), 뜨거운 액체 혹은 화염에 접촉했을 때 입는 피부 손상

전기화상(electrical burn) 전류와 접촉 시 피부와 신체 내부에서 발생하는 손상

화상(burn) 연조직이 고온, 화학물질, 전기로부터 수용 가능한 수준 이상으로 에너지를 흡수할 때 발생하는 손상

화학화상(chemical burn) 화학물질과 접촉 시 발생하는 피부 손상

실습평가

뜨거운 햇볕 아래 워터파크에서 한나절을 보낸 뒤 당신의 친구가 등과 어깨에 심한 일광화상을 입었다고 알려온다. 워터파크에서 노는 동안 자외선 차단제를 바르지 않았다. 물집이 잡혔고, 의자에 앉기를 거부하며 심한 통증을 호소한다.

지시: 설명에 동의하면 "예"에 ○표하고, 동의하지 않으면 "아니요"에 ○표 하시오.

1. 물집과 통증은 1도 화상의 징후이다.
   예 아니요
2. 압력을 완화시키고 화상을 치료하기 위해 물집을 터뜨려야 한다.
   예 아니요
3. 통증을 완화하기 위해 냉찜질을 시행할 수 있다.
   예 아니요
4. 피부를 촉촉하게 유지하기 위해 항생제 연고와 알로에베라를 발라준다.
   예 아니요
5. 환자는 전문적인 의료처치가 필요하다.
   예 아니요

PREP KIT

지식확인

지시: 설명에 동의하면 "예"에 ○표하고, 동의하지 않으면 "아니요"에 ○표 하시오.

1. 전문적인 의료처치가 필요한 화상 환자는 물을 마시면 안 된다.
   예 아니요
2. 화상 부위에 바셀린(petroleum jelly)을 발라줄 수 있다.
   예 아니요
3. '손의 법칙'을 이용하여 화상 부위의 면적을 결정하는 데 도움이 된다.
   예 아니요
4. 베이킹소다를 이용하여 피부에 묻은 산을 중화시킨다.
   예 아니요
5. 몸에 묻은 화학물질을 제거하기 위해 많은 양의 물로 씻어 낸다.
   예 아니요
6. 물로 씻어내기 전에 분말 화학물질을 솔로 제거한다.
   예 아니요
7. 전기에 감전되었을 때는 입구와 출구 부분에 각각 화상 상처가 남게 된다.
   예 아니요
8. 환자가 전선에 감전되어 있는 상태라면 나뭇가지를 사용하여 전선을 제거한다.
   예 아니요
9. 이부프로펜은 통증과 종창을 줄여준다.
   예 아니요
10. 차가운 물은 어떤 크기의 화상에도 알맞게 사용할 수 있다.
    예 아니요

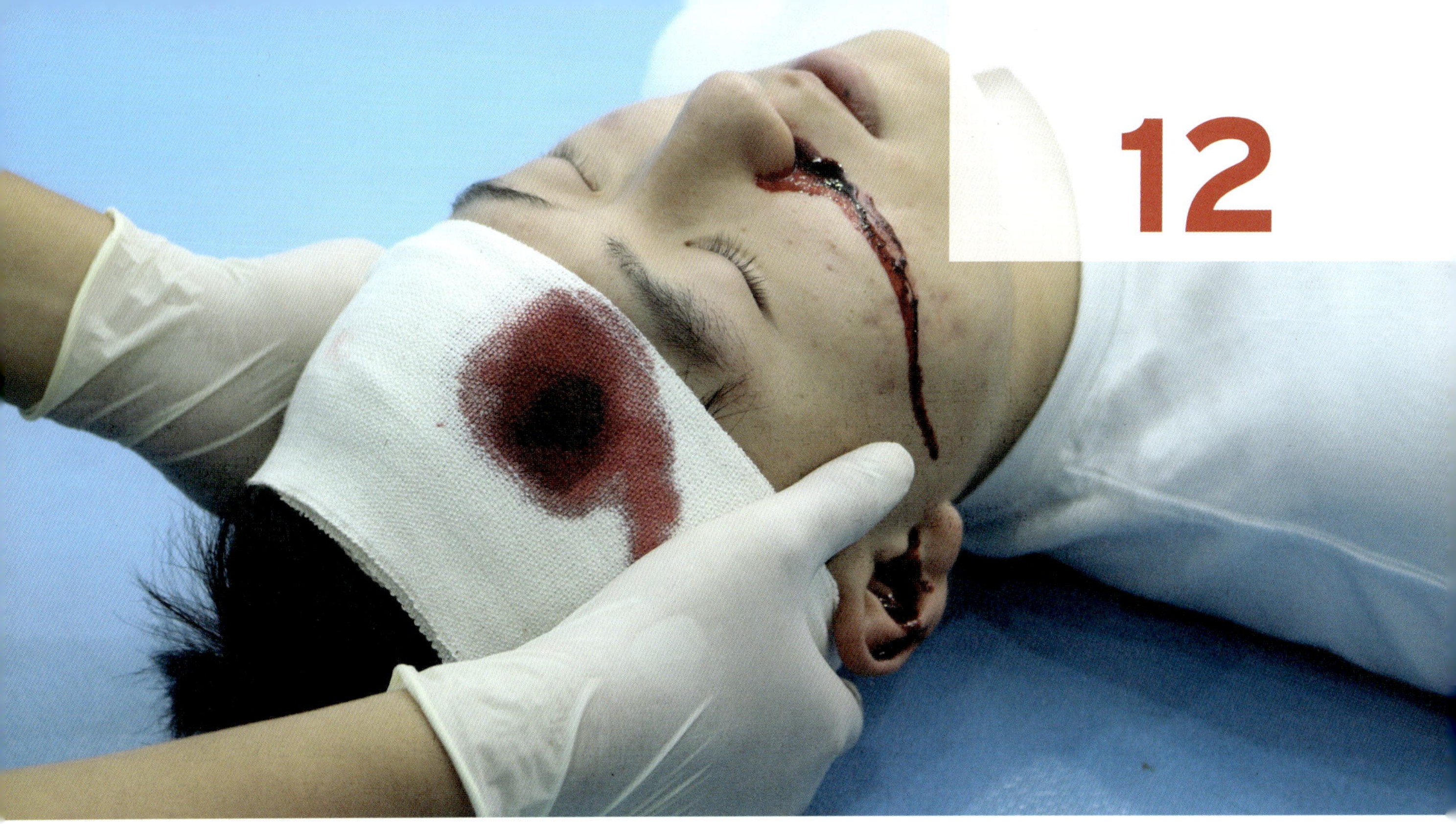

12

머리와 척추 손상
Head and Spinal Injuries

CHAPTER AT A GLANCE

- 머리 손상
- 눈 손상
- 귀 손상
- 코 손상
- 치아 손상
- 척추 손상

머리 손상

머리 손상은 잠재적으로 심각할 수 있다. 만약 적절한 치료를 하지 않으면 가벼운 손상이 생명을 위협할 수 있다. 머리 손상은 두피(머리덮개) 상처, 머리뼈 골절과 뇌손상을 포함한다. 척추 손상(즉, 목 및 허리의 손상)은 머리 손상 환자에게도 보일 수 있다.

두피 상처

두피에는 혈관 분포가 풍부하여 두피 상처 시 다량의 출혈이 발생할 수 있다. 출혈이 있는 두피 상처는 뇌의 혈액공급에 영향을 주지 않는다. 이는 뇌의 혈액 공급이 두피에서 받는 것이 아니고 목의 동맥으로부터 받기 때문이다. 심한 두피 상처는 뇌진탕, 머리뼈 골절, 찌르는 물체에 의한 관통상 또는 척추 손상을 동반한다.

확인할 사항	해야 할 일
두피 상처	1. 상처 부위를 직접 압박함으로써 출혈을 조절한다(그림 12-1). 모든 피부판은 원위치시키고 압박을 가한다. 또는 얼음팩(ice pack)이나 차가운 팩(cold pack)을 적용한다. 2. 머리뼈 골절이 의심되는 경우 과도한 압박은 피한다. 뼛조각이 뇌 속으로 들어갈 수 있다. 상처의 가장자리를 압박함으로써 출혈을 조절할 수 있다(그림 12-2). 3. 건조되고 멸균된 깨끗한 드레싱을 사용한다. 4. 척추 손상이 의심되지 않으면 머리와 어깨 부위를 올려준다. 5. 출혈이 계속되면 첫 번째 피에 흠뻑 젖은 드레싱을 제거하고 새 드레싱으로 출혈 부위를 직접 정확하게 압박한다. 6. 다음 사항이 있는 경우 119구급대에 전화한다. ▪ 상처가 광범위한 경우 ▪ 의미 있는 안면부(얼굴 부위) 손상이 있는 경우 ▪ 뇌진탕 징후[오심, 구토, 두통, 기면(졸림)상태]가 있는 경우

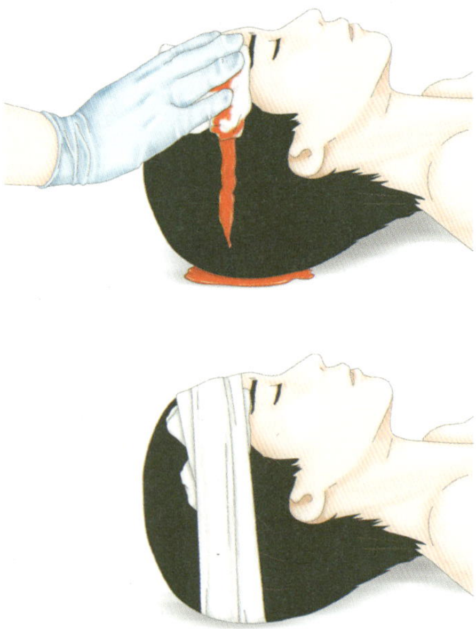

그림 12-1 건조한 멸균드레싱으로 상처 부위를 부드럽게 직접 압박하여 출혈을 멈추게 한다.

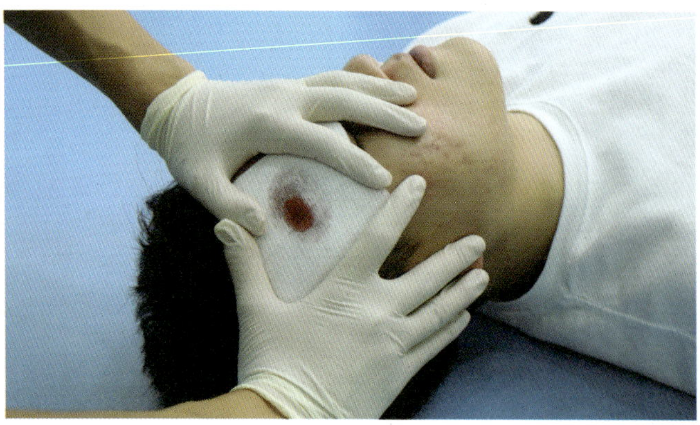

그림 12-2 머리뼈 골절이 의심되면 상처의 가장자리를 압박한다.

머리뼈 골절

머리뼈 골절(skull fracture)은 머리뼈(뇌를 싸고 있는 뼈)에 균열 또는 깨진 곳이 있다는 의미이다. 머리뼈 골절은 개방성 골절(두피 상처를 동반한 경우)과 폐쇄성 골절(두피 상처를 동반하지 않은 경우)로 구분한다.

확인할 사항	해야 할 일
▪ 통증 ▪ 머리뼈 변형 ▪ 귀나 코로부터의 출혈 ▪ 뇌척수액(cerebrospinal fluid; CSF)의 누출(귀나 코로부터 나오는 투명한 또는 분홍빛 수액) ▪ 눈 주위의 변색(그림 12-3) 또는 유양돌기(꼭지돌기) 징후(Battle sign)(그림 12-4), 손상 후 수시간이 지난 후 보인다. ▪ 양쪽 동공의 크기가 다른 경우 ▪ 다량의 두피 출혈(머리뼈나 뇌가 노출되어 있는 경우) ▪ 관통상이나 관통된 물체가 존재하는 경우	1. 깨끗하고 멸균된 드레싱을 조심스럽게 압박하면서 적용한다. 2. 상처의 중앙 부위는 조심스럽게 가장자리를 압박함으로써 출혈을 조절한다. 머리뼈 골절이 의심되는 경우 도넛 모양의 패드를 만들어 상처의 가장자리에 적용하여 압박한다(그림 12-5). 3. 119구급대에 전화한다.

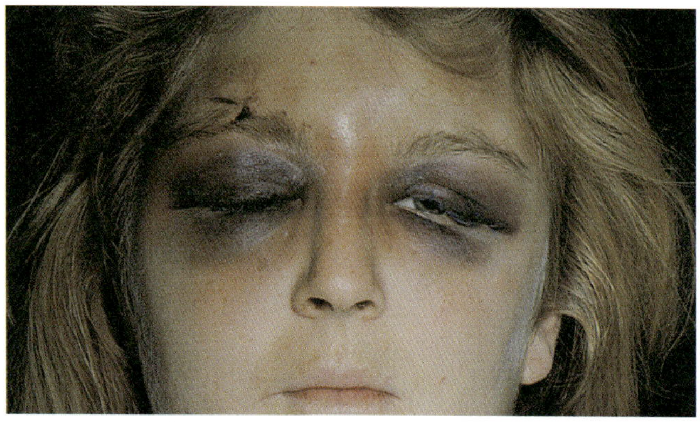

그림 12-3 눈 주위의 변색

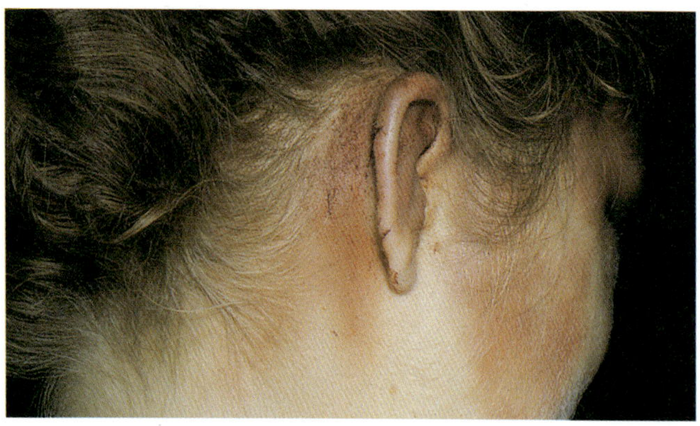

그림 12-4 유양돌기(꼭지돌기) 징후

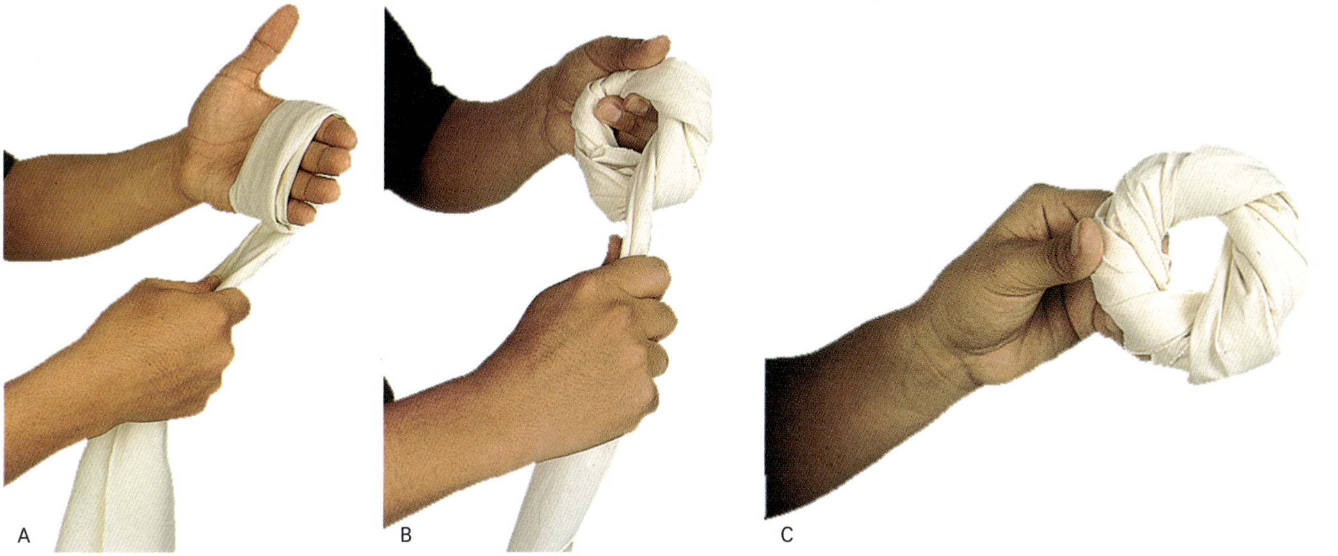

그림 12-5 짧은 물체가 눈에 박혔을 때 머리뼈 골절 관련 출혈과 눈을 보호하기 위해 도넛 모양의 패드를 만든다. (A) 삼각붕대(cravat bandage)나 천 조각(strip of cloth)을 이용하여 부상당한 부위를 감싸기에 충분한 크기의 원으로 길이의 반 정도를 감싼다. (B) 구멍에 반복적으로 통과하여 원을 만든다. (C) 완성된 드레싱은 부상 부위를 감쌀 만큼의 충분히 큰 구멍이 있어야 한다.

주의

- 귀나 코에서 나오는 뇌척수액이나 출혈을 막지 않는다. 이런 액체의 흐름을 막는 것은 머릿속압력이 높아질 수 있다.
- 머리에 관통된 물질을 제거하지 않는다. 이는 부피를 크게 한 드레싱으로 고정한다.
- 개방성 머리뼈 골절 부위를 닦지 않는다. 이는 뇌의 염증을 유발할 수 있다.
- 골절된 부위를 압박하지 않는다.

외상성뇌손상

짧은 기간 또는 오랜 기간 동안에 문제를 일으키는 원인의 대부분은 머리에 특별한 손상이 아니라 뇌 자체의 손상이 원인이 된다. 대부분의 머리 손상은 자동차 사고나 낙상으로 인한 손상이다. 이러한 손상의 대부분은 얕은 열상이나 국소적인 타박상 및 부기와 같은 경미한 것이지만, 일부는 영구적인 손상을 일으킬 수 있다.

뇌는 섬세한 기관이다. 머리 부분이 강한 외부의 충격을 받으면 뇌는 머리뼈 내면에 부딪혀서 다시 튕길 수 있다. 뇌손상은 위험하며 응급처치를 하는 데 많은 어려움이 따른다. 환자들은 가끔 혼동상태에 있거나 반응이 없어 평가하는 데 어려움이 있다. 많은 뇌손상은 생명을 위협한다. 뇌손상을 갖고 있는 환자를 잘못 처치하면 사망이나 영구적인 장애로 이어진다.

뇌는 다른 신체의 조직과 마찬가지로 손상을 받으면 출혈에 의한 부기가 발생한다. 그러나 다른 조직과는 다르게 뇌는 머리뼈 안의 제한된 공간 때문에 부기가 있을 공간적 여유가 거의 없다. 머리뼈 안의 뇌조직의 부종이나 혈액의 축적은 뇌를 압박하고 머리뼈 안의 압력을 증가시켜 뇌 기능을 방해한다. 더구나 머리뼈는 단단하기 때문에 뇌가 머리뼈 내면에 부딪히는 경우 뇌와 뇌 표면에 혈관 손상이 발생한다. 이는 머리에 직접적으로 타격을 받을 때 발생하거나, 아니면 빠르게 속도가 붙거나 감속될 때(자동차 사고의 경우와 같은) 발생할 수 있다. "별이 보인다"는 현상은 머리의 뒷부분이 충격을 받아 뇌의 뒤통수엽(시각을 조절하는 부분)이 머리뼈의 뒤쪽으로도 충격을 주기 때문이다.

뇌와 척수의 신경세포는 신체 다른 부분의 세포와는 다르게 재생을 할 수 없다. 만약 신경세포가 죽으면, 이식으로도 대체할 수 없으며 영원히 기능을 잃어버린다. 뇌의 손상에는 머리뼈 골절 시 머리뼈의 조각들에 의한 관통상, 환자의 머리가 땅바닥과 같은 움직이지 않는 물체에 부딪친 후 뇌가 머리뼈의 내면에 충격을 받는 경우(감속 손상), 또는 야구방망이나 동료의 무릎에 가격을 받는 경우(가속 손상)가 있다. 가끔 두 군데 손상 지점이 있다. 하나는 충격을 받는 부위와 다른 하나는 반대편에서 머리뼈에 뇌가 다시 충격을 받는 곳이다: 충격-맞충격 손상이라고 한다.

모든 뇌손상은 특수성이 있다. 뇌는 머리에 충격을 가하는 힘의 종류와 에너지양에 따라 여러 유형의 손상을 입을 수 있다. 손상의 유형은 뇌의 기능적인 한나의 영역에 영향을 미칠 수도 있고 광범위한 부위 또는 뇌 전체에 영향을 미칠 수도 있다.

외상성뇌손상에 관한 것은 미국질병통제예방센터(Centers for Disease Control and Prevention; CDC)에 따른다.

뇌진탕

뇌진탕(concussion)은 경미한 외상성뇌손상(mild traumatic brain injury; MTBI)이며 머리에 충격이 가해져 뇌기능의 일시적인 변화가 있을 때를 말한다.

대부분의 뇌진탕(80~90%)은 7~10일 이내에 회복되지만, 회복하는 데 훨씬 더 오랜 시간이 걸리는 경우도 있다. 뇌진탕의 회복은 수 분에서 수일, 수주, 수개월 또는 그 이상이 걸릴 수 있다. 소아나 청소년 또는 노인(older adults)에서의 회복은 청장년층에서보다 더 오래 걸린다. 과거에 뇌진탕 경험이 있던 사람이 뇌진탕을 당하면 그 회복 기간이 길어진다. 뇌진탕 환자들은 거의 대부분 완전하게 회복되지만 일부는 뇌진탕 증상을 3개월 이상 호소하는 뇌진탕후증후군을 경험한다.

확인할 사항	해야 할 일
뇌진탕 또는 경미한 외상성뇌손상의 징후로 몇 분 또는 몇 시간에 걸쳐 악화될 수 있다: 사고력/기억력과 관련된 증상: ▪ 명확한 사고의 어려움 ▪ 둔감해짐 ▪ 집중력 장애 ▪ 새로운 정보에 대한 기억력 장애 신체적 증상: ▪ 두통 ▪ 흐릿한 시야 ▪ 메스꺼움이나 구토(초기) ▪ 어지럼증(현기증) ▪ 소음 또는 빛에 대해 민감성 ▪ 균형감각 이상 ▪ 피곤하고 기운이 없음 감정/기분 관련된 증상: ▪ 과민성 ▪ 우울감 ▪ 더 감성적인 ▪ 긴장 또는 불안 수면장애 증상: ▪ 평소보다 많은 수면 ▪ 평소보다 적은 수면 ▪ 잠들기 어려움	1. 만약 반응이 없으면 호흡을 검사한다. 호흡이 없으면 119구급대에 전화하고 심폐소생술을 실시한다. 2. 경추부 손상이 의심되거나 환자가 반응이 없으면 ▪ 머리, 목, 척주 부위를 움직이지 않는다. ▪ 환자에게 가능한 한 가만히 있으라고 한다. ▪ 119에 전화한다. 3. 환자가 오토바이 또는 미식축구 헬멧을 착용하고 있으면 다음의 경우를 제외하고는 제거하지 않는다. ▪ 기도 폐쇄가 의심되는 경우 ▪ 헬멧이 척주를 안정화시키지 못할 정도로 느슨할 때 만약 기도 문제로 환자의 생명 보존에 문제가 될 경우 제거한다. 이때는 머리와 목을 안정화한 후에 조심스럽게 제거한다. 4. 다음과 같은 환자의 경우 가능한 한 빨리 처치 방법을 찾는다. ▪ 기면(졸음) 상태이거나 환자가 깨어나지 못하는 경우 ▪ 한쪽 동공 크기가 다른 쪽에 비하여 커져 있는 경우 ▪ 간질 발작(뇌전증)을 하는 경우 ▪ 사람이나 장소를 인지하지 못하는 경우 ▪ 혼동, 안절부절못하거나 초조 등이 더 심해지는 경우 ▪ 비정상적인 행동을 보일 때 ▪ 두통이 더 심해지거나 없어지지 않을 때 ▪ 반복되는 구토 및 오심 ▪ 어둔한 발음 5. 손상 후 환자에게는 ▪ 밤에 잠을 많이 자고 낮에는 쉬게 한다. ▪ 빛과 소리에 대한 자극을 피해준다(예: 비디오 게임, 시끄러운 음악). ▪ 정상적인 활동은 천천히 하게 한다. ▪ 심박수를 올리는 신체활동은 피하고 집중력이 필요한 활동도 피한다. ▪ 보건의료제공자에게 평가 받기 전에 운전, 사이클, 기계 조작, 스포츠 등은 피한다. ▪ 머리나 신체의 다른 부위에 충격을 받을 일들을 피한다. ▪ 출혈의 위험이 있는 이부프로펜 또는 나프록센과 같은 항염제나 아스피린의 사용을 중단한다. 아세트아미노펜은 뇌진탕증후군 두통에 사용할 수 있다.

> **참고**
>
> **뇌진탕 의심(MTBI)**
>
> - 고속의 운동(자동차, 스키, 자전거, 스케이트보드)
> - 운동이나 레크리에이션
> - 추락(고령자 포함), 특히 상당히 높은 곳에서 추락(예: 사다리, 나무 등)
> - 아동학대가 의심되는 경우(흔들기, 때리기, 던지기)
> - 폭발에 노출(전시 지역에서 돌아온 군인 포함)
> - 머리의 외부나 두피 상처(열상 포함) 또는 정형외과적 손상(골절,탈구)

Centers for Disease Control and Prevention, US Department of Health and Human Services. *Heads Up: Facts for Physicians About Mild Traumatic Brain Injury (MTBI).* http://www.brainlinemilitary.org/concussion_course/course_content/pdfs/mtbi.pdf.

기타 외상성뇌손상

외상성뇌손상의 다른 형태는 다음과 같다.

- 타박상(contusion): 머리에 직접적인 가격에 의하여 뇌조직에 멍이 든 상태
- 충격-맞충격(coup-contrecoup): 이 손상의 경우 머리에 가해진 충격이 충분히 가격 받은 부위의 뇌에 타박상을 줄 뿐만 아니라 뇌가 흔들려서 머리뼈의 반대편에 충격을 받아 반대편 뇌에 타박상을 유발한다. 두 번째 충격이 두 번째 타박상을 유발한다.
- 미만성 축삭 손상(diffuse axonal): 머리가 심하게 흔들리거나 회전 시에는 축삭이 찢어지는 손상을 초래한다. 미만성 축삭 손상의 한 예로는 흔들리는 아기증후군(shaken baby syndrome)이다.
- 관통상(penetration): 이 손상은 총알, 칼 또는 뾰족한 물체가 뇌 속으로 들어가는 손상이다. 이 손상의 경우 머리털, 피부, 머리뼈, 관통된 물건의 조각들에 의하여 오염의 원인이 된다. 이런 오염물질들은 제거되지 않을 수 있다.

> **Q & A**
>
> **머리의 둔상이 어떻게 사망의 원인이 되나?**
>
> 머리의 둔상은 뇌 주위 또는 뇌 속으로 출혈을 야기하여 뇌의 부종을 유발한다. 뇌 주위 또는 뇌 속으로의 출혈은 단단한 두개골 안의 압력을 증가시킨다. 증가된 압력의 유일한 탈출구는 뇌바닥에 있는 구멍인 큰구멍으로 뇌줄기가 놓여 있고 척수가 나가는 곳이다. 이 구멍을 통해 뇌조직이 눌려 뇌줄기를 압박받으면 호흡이 중단되어 사망에 이른다.

후속 처치

머리 손상 후 48시간 이내에 나타나는 다음의 징후들은 전문적인 의료처치를 받아야 한다는 근거이다. 뇌진탕 환자가 다음과 같은 증상과 징후가 있으면 머리뼈에 대하여 뇌를 압박하는 혈종이 있을 수 있다.

- 두통: 두통이 예상된다. 만약 두통이 1~2일 지속되거나 강도가 증가하면 병원진찰을 받는다.
- 오심, 구토: 만약 오심이 2시간 이상 지속되면 병원진찰을 받는다. 구토가 1~2회, 특히 어린아이에서 머리 손상 후 예상된다. 구토가 손상의 정도를 나타내지는 않는다. 만약 처음 구토 후 1시간 내 다시 시작하면 전문적인 의료처치를 받게 한다.
- 기면(졸음): 환자가 수면을 취하는 것을 허용하되 최소 2시간마다 깨워 환자의 이름을 물어보면서 환자의 의식상태와 지남력을 검사하고 정보처리기술(일년의 달을 거꾸로 이야기하는 것 등)을 이용한다. 만약 환자가 반응이 없거나, 지남력 장애가 있거나 혼동상태이면 의사를 부른다.
- 시력 문제: 만약 환자가 물체가 2개로 보인다든지, 눈동자의 움직임이 같이 움직이지 않는다든지, 한쪽 동공이 다른 쪽보다 크다든지 하면 전문적인 의료처치를 받게 한다.
- 움직임: 만약 환자가 전과 같이 자신의 팔이나 다리를 사용하지 못하거나 걸을 때 안정되지 못한 경우에는 전문적인 의료처치를 받게 한다.
- 언어: 환자가 어눌한 대화를 하거나 말을 못하면 전문적인 의료처치를 받게 한다.
- 간질발작(뇌전증): 환자가 격렬한 불수의적 수축(연축)을 하거나 골격근의 연속적인 수축이 발생하는 경우 전문적인 의료처치를 받게 한다.

머리 손상 처치에 대한 부가적인 정보는 **순서도 12-1**을 참조한다.

순서도 12-1 머리 손상

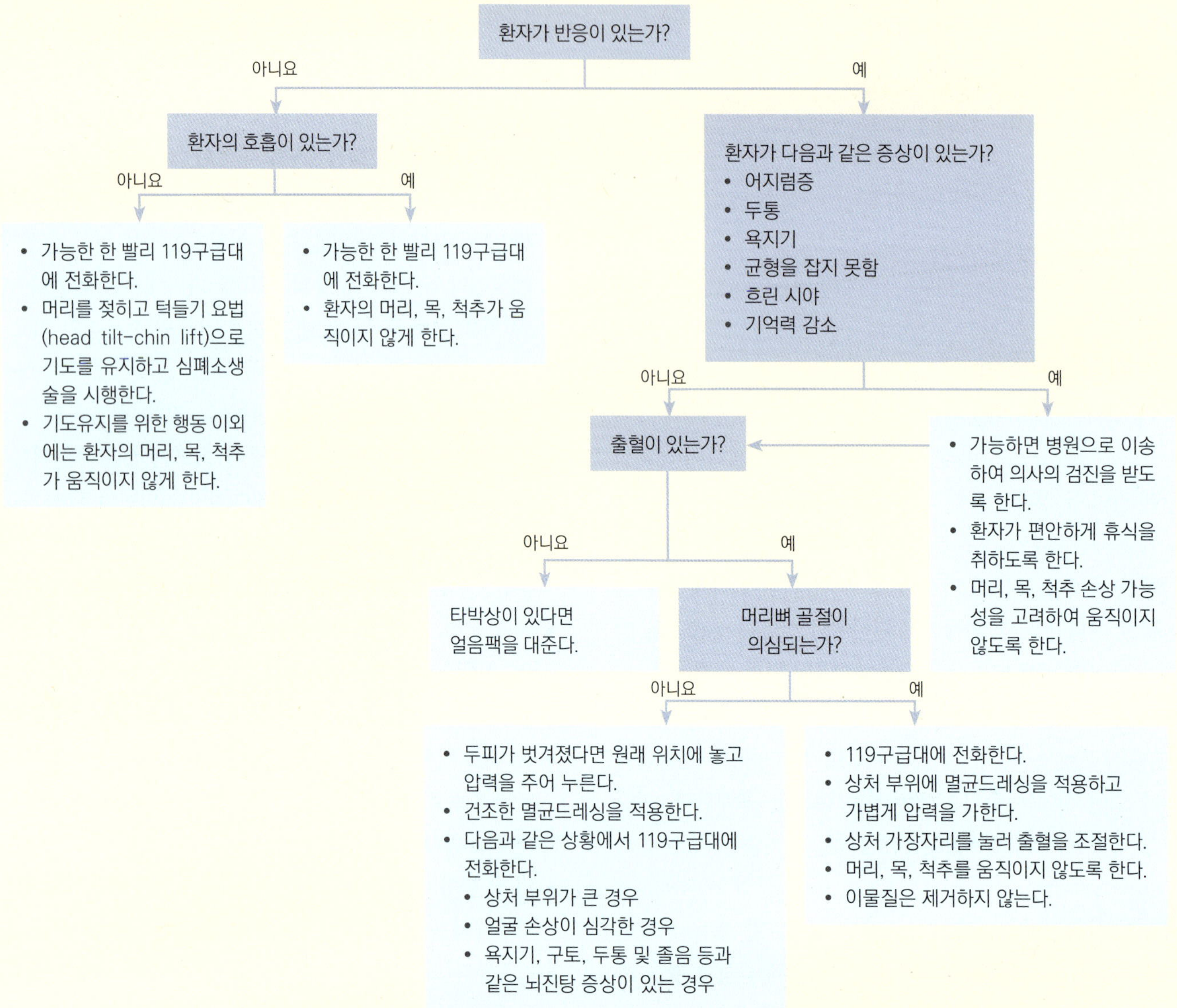

환자가 반응이 있는가?
아니요
예
환자의 호흡이 있는가?
아니요
예
• 가능한 한 빨리 119구급대에 전화한다.
• 머리를 젖히고 턱들기 요법(head tilt-chin lift)으로 기도를 유지하고 심폐소생술을 시행한다.
• 기도유지를 위한 행동 이외에는 환자의 머리, 목, 척추가 움직이지 않게 한다.
• 가능한 한 빨리 119구급대에 전화한다.
• 환자의 머리, 목, 척추가 움직이지 않게 한다.
환자가 다음과 같은 증상이 있는가?
• 어지럼증
• 두통
• 욕지기
• 균형을 잡지 못함
• 흐린 시야
• 기억력 감소
아니요
예
출혈이 있는가?
• 가능하면 병원으로 이송하여 의사의 검진을 받도록 한다.
• 환자가 편안하게 휴식을 취하도록 한다.
• 머리, 목, 척추 손상 가능성을 고려하여 움직이지 않도록 한다.
아니요
예
타박상이 있다면 얼음팩을 대준다.
머리뼈 골절이 의심되는가?
아니요
예
• 두피가 벗겨졌다면 원래 위치에 놓고 압력을 주어 누른다.
• 건조한 멸균드레싱을 적용한다.
• 다음과 같은 상황에서 119구급대에 전화한다.
• 상처 부위가 큰 경우
• 얼굴 손상이 심각한 경우
• 욕지기, 구토, 두통 및 졸음 등과 같은 뇌진탕 증상이 있는 경우
• 119구급대에 전화한다.
• 상처 부위에 멸균드레싱을 적용하고 가볍게 압력을 가한다.
• 상처 가장자리를 눌러 출혈을 조절한다.
• 머리, 목, 척추를 움직이지 않도록 한다.
• 이물질은 제거하지 않는다.

눈 손상

의미 있는 눈 손상은 드물다. 인체의 모든 부분 중 눈이 손상되면 아마도 환자는 가장 심한 불안과 걱정을 갖게 될 것이다. 가장 중요한 인체의 감각기관인 눈은 외상에 의해 쉽게 손상을 받는다. 예를 들면, 금속조각에 의한 가벼운 관통상도 입원치료를 해야 한다. 병원치료는 수술을 포함할 수 있다. 기술적인 진보에도 불구하고, 눈의 외상이 있을 때마다 실명과 시력상실의 가능성이 남아 있다. 손상이 처음에는 경미하더라도 가능한 한 안과의사나 다른 의사의 진찰이 요구된다.

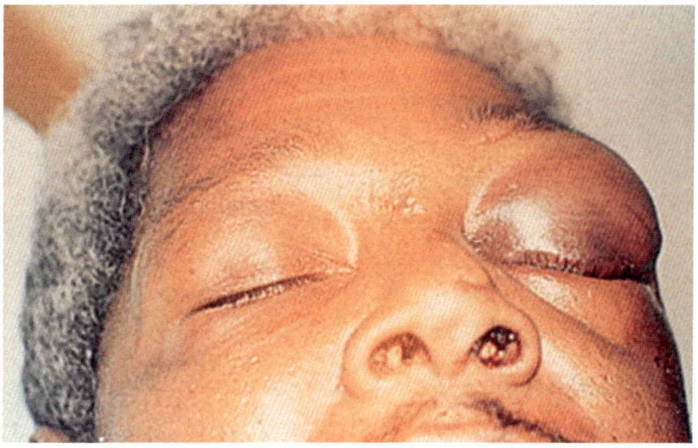

그림 12-6 눈의 타박상

주의

- 어떤 눈 손상이라도 가볍게 여기지 않는다. 신속하게 전문적인 의료처치를 받도록 한다.
- 눈에 박혀 있는 이물질을 함부로 제거하려 하거나 물로 씻어내려고 시도하지 않는다.
- 이물질이 박혀 있는 눈이나 손상된 눈에 어떠한 압력도 가하지 않는다.

Q & A

눈이 멍드는 이유는 무엇인가?

눈에 멍이 드는 이유는 타박상을 입은 눈 주위의 작은 모세혈관에서 혈액이 유출되기 때문이다. 멍이 들어 짙은 남빛으로 변색되는 정도는 유출된 혈액량에 의하며, 멍으로 변색되는 정도는 유출된 신체 부위에 따라 다양하다. 눈 주위 조직에 많은 양의 혈액이 있으므로 쉽게 타박상을 입을 뿐 아니라 눈 주위의 변색은 다른 부위의 변색보다 더 뚜렷하며 오래 지속된다.

눈의 타격

직접적인 타격이나 날아오는 물체에 의한 타격 또는 관통하는 경우 눈에 큰 손상을 준다. 안구 내 수액 누출을 포함한 손상은 부분적 또는 완전한 시력 상실의 될 수 있다. 이 수액을 유리체액이라 하며 눈알의 모양을 유지한다. 손상 시 응급처치제공자(first aid provider)는 수액이 누출되는지 판단하기 어렵다. 그래서 이를 찾기 위해 만지지 않아야 한다. 수액은 알레르기나 다른 감염의 원인일 수도 있기 때문이다.

확인할 사항	해야 할 일
눈의 타박상(경미한 부분부터 심한 경우까지)은 다음과 같은 경우 징표가 된다. ▪ 빛나거나 검게(shiner or black) 보이는 것으로 눈 주위의 많은 혈관들 중 일부가 파열된 경우(그림 12-6) ▪ 주먹, 공, 다른 물체에 맞은 환자 ▪ 복시(겹보임, double vision)나 안구(눈알) 운동의 장애를 나타내는 눈확 골절	1. 15분 동안 얼음이나 시원한 팩을 눈 주위에 적용한다. 직접 눈 위에 올려놓거나 압박하지 않는다. 2. 양쪽 눈을 감고 있게 한다. 3. 전문적인 의료처치를 받게 한다.

눈에 이물질이 들어간 경우

속눈썹이나 유리 파편 등과 같은 이물질이 눈에 들어가면 통증과 불편함을 유발할 수 있다. 상처를 입은 사람이 직접 이물질을 제거하는 것이 쉽지 않으므로 눈에 들어간 이물질을 제거하는 방법을 익히는 것이 중요하다.

확인할 사항	해야 할 일
다음과 같은 경우 눈의 이물질 의심 ▪ 심한 통증 ▪ 눈물(물체를 제거하기 위하여)	다음과 같은 방법을 시행해 본다. 1. 수차례 눈을 깜박이게 한다. 2. 속눈썹을 잡고, 윗눈꺼풀을 들어올린다. 그러면 아래 속눈썹이 윗눈꺼풀 안쪽으로 이물질을 밀게 되며, 이때 눈을 몇분간 깜박거리면 이물질이 밖으로 밀려 나온다. 3. 눈을 미지근한 물로 헹구어 주는데 눈을 뜬 상태에서 헹구어 준다. 4. 아래 눈꺼풀을 부드럽게 밑으로 잡아당겨 검사를 하는데 이물질이 있으면 젖은 거즈로 제거한다(그림 12-7). 5. 면봉을 윗눈꺼풀 위에 놓고 윗눈꺼풀을 뒤집는다. 대부분의 이물질은 윗눈꺼풀 아래 위치한다. 이물질이 발견되면 젖은 거즈의 한 부분을 이용하여 제거한다. 6. 위의 여러 방법으로 이물질을 제거한 경우 통증이나 가려움증이 없는 한 병원치료는 필요하지 않다.

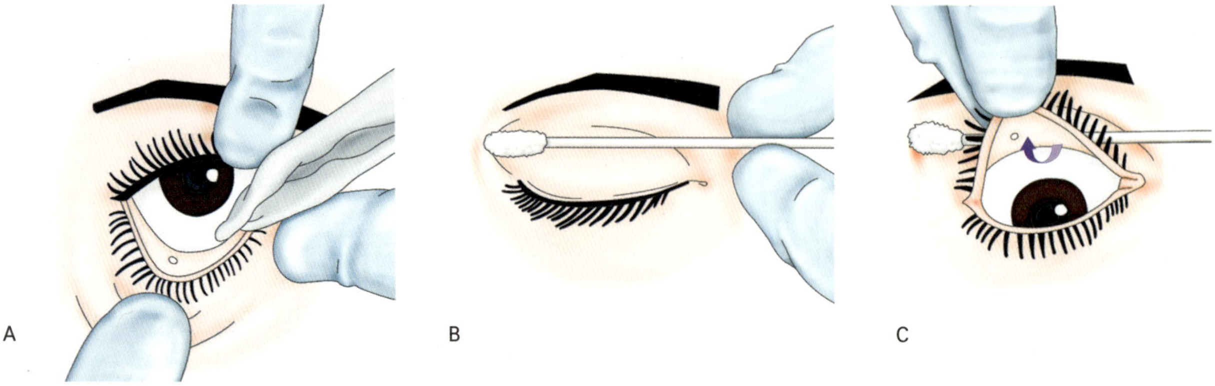

그림 12-7 눈에 들어간 이물질을 제거한다. (A) 만약 눈물이 흘러 부드럽게 세척이 되면 부드럽게 아랫 눈꺼풀을 아래로 잡아당긴다. 미지근한 물로 부드럽게 씻어내면서 이물질을 제거하거나 젖은 멸균거즈를 이용해 이물질을 제거한다. (B) 만약, A를 시행하지 못했다면 환자에게 아래를 쳐다 보도록 한 후 윗 속눈썹을 부드럽게 밑으로 잡아당긴다. 윗 눈꺼풀의 겉에 면봉을 그림과 같이 올려놓는다. (C) 면봉 위로 눈꺼풀을 뒤로 젖힌다. 이물질이 발견되면 젖은 멸균거즈나 미지근한 물로 씻어낸다.

안구 또는 눈꺼풀이 베이거나 긁힌 경우

눈의 앞부분에 위치한 각막은 먼지, 흙, 모래, 나무 조각, 금속 입자 등의 다양한 물체에 의해 베이거나 긁히는 손상을 입을 수 있고 공막(눈의 흰자위 부분)과 눈꺼풀까지도 손상될 수 있다. 이러한 유형의 눈 손상은 전문적인 의료처치를 받는 것이 중요하다.

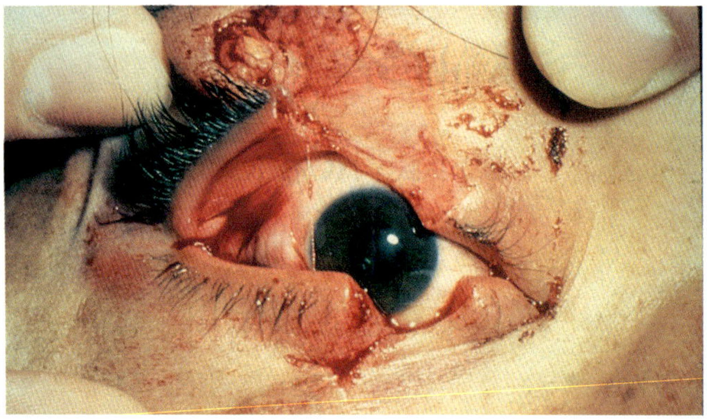

그림 12-8 찢어진 눈꺼풀

확인할 사항	해야 할 일
다음과 같은 증상에 의하여 나타날 수 있는 안구의 절단상 (그림 12-8) ▪ 각막(눈의 투명한 부위)이나 공막(눈의 흰 부분)의 절단 ▪ 눈의 안쪽을 채우고 있는 액체의 상처를 통한 누출 ▪ 안검의 절단	1. 눈에 압력이 가해지지 않게 한다. 2. 양쪽 눈을 거즈패드로 가려주고 패드가 제 위치에 잘 놓이도록 머리를 가볍게 붕대로 감싼다. 3. 119구급대에 전화하여 가능한 한 빨리 의료기관으로 이송한다.
안구 긁힘: ▪ 눈에 이물질이 들어간 경우와 유사한 증상 ▪ 심한 긁힘이나 찰과상이 눈에 보임 ▪ 시력 변화를 호소함	1. 눈에 이물질이 들어간 경우와 같이 처치한다. 2. 눈을 진정시키기 위해 선글라스를 착용한다 3. 투약 지침에 따라 일반의약품 진통제(예: 아세트아미노펜)를 투약한다. 눈 위에 젖은 거즈를 얹어 놓으면 증상이 어느 정도 완화될 수 있다. 4. 통증이 지속되면 증상이 호전될 때까지 안대를 착용하게 한다. 5. 통증이나 시각적 변화가 48시간 이상 지속되거나 감염의 징후(고름 등), 눈에 궤양이 생기면 전문적인 의료처치를 받도록 한다.
눈꺼풀 베임	1. 눈꺼풀만 베인 경우 부드럽고 멸균된 드레싱으로 상처 부위를 가볍게 눌러 붙이고 머리 주위로 붕대를 느슨하게 감고 고정시킨다. 2. 봉합이 필요한 경우 전문적인 의료처치를 받도록 한다. 봉합하지 않으면 눈꺼풀이 영구적으로 처지거나 눈이 덜 감기는 증상이 나타날 수 있다.

눈의 관통상

무언가에 찔리면서 발생하는 관통상은 심각한 눈 손상의 유형 중 하나이다. 이 경우 물체를 제거하지 말고 가능한 한 고정시키는 것이 중요하며 즉시 전문적인 의료처치를 받도록 한다.

확인할 사항	해야 할 일
눈꺼풀 열상(찢긴 상처)이나 절단상을 의미하는 눈의 관통상	1. 물체를 제거하지 않는다. 2. 긴 물체인 경우, 움직임에 대하여 안정화를 위해 물체 주위를 두툼한 거즈를 대고 종이컵이나 비슷한 물건으로 물체를 보호한다(그림 12-9). 3. 짧은 물체인 경우, 물체를 건드리지 않으며 눈 주위를 도넛 모양의 패드(roller gauze bandage)나 삼각건(triangular bandage)으로 만든 삼각붕대(cravat bandage)를 위치한다. 그리고 머리 주위를 붕대로 감싸 패드가 제 위치에 잘 놓이게 한다. 4. 양쪽 눈을 가린다. 손상 받지 않은 눈의 움직임에 의하여 손상 받은 눈의 움직임을 유발하기 때문이다. 5. 환자를 반듯하게 위치한다. 6. 119구급대에 전화한다.

화학물질, 연기 또는 기타 눈 자극제

눈에 들어간 화학물질은 시력을 위협할 수 있으며, 알칼리는 산보다 더 큰 손상을 입힌다. 1~5분 안에 손상이 발생할 수 있으므로 화학물질은 즉시 제거하고 응급처치를 제공해야 시력을 보호할 수 있다.

확인할 사항	해야 할 일
눈에 화학물질, 연기, 다른 자극제 노출	즉각적인 조치: 1. 눈을 크게 벌리고 최소 15분 동안 또는 EMS가 도착하기 전까지 물로 닦아낸다(그림 12-10). 만약 수돗물(tap water)을 이용할 수 없는 경우에는 생리식염수나 눈 세척액을 사용한다. ▪ 다른쪽 눈으로 화학물질이 들어가지 않게 손상 받은 눈의 코쪽에서 바깥쪽으로 세척한다. ▪ 가능한 한 눈을 잘 세척하기 위하여 환자에게 눈을 많이 움직이라고 한다. 2. 눈을 가능한 한 붕대로 느슨하게 적용한다. 3. 눈의 화학화상인 경우 독극물통제센터(poison control center)에 전화하고 그렇지 않으면 119 구급대에 전화하여 가능한 한 빨리 전문적인 의료처치를 받게 한다.

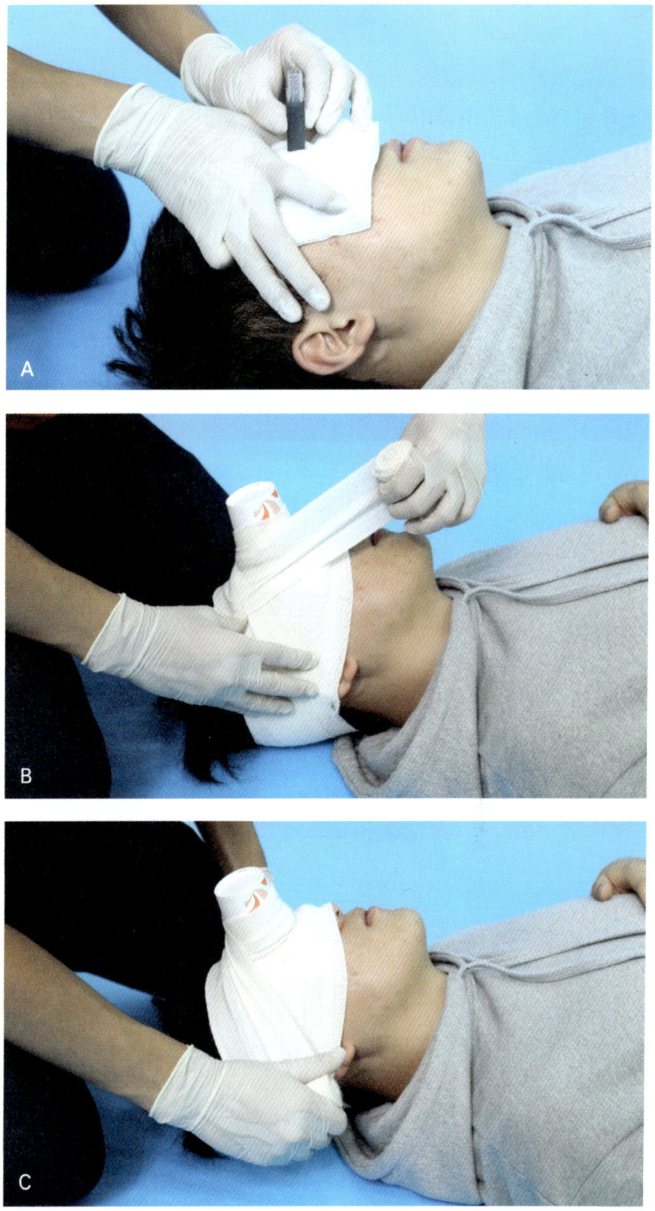

그림 12-9 눈에 박힌 물체가 움직이지 못하게 고정한다. (A) 물체 주변에 충격을 흡수할 수 있는 거즈를 댄다. (B) 종이컵과 같은 것으로 고정하여 박힌 물체가 움직임으로써 발생할 수 있는 손상을 예방한다. (C) 손상 받지 않은 눈을 보호하기 위해 부상 당한 눈과 함께 움직이지 않도록 두 눈을 모두 가린다.

주의

- 눈이 화학물질에 노출되었을 경우에는 화학물질을 중화시키려고 하지 않는다. 대개 물로 쉽게 눈 세척을 할 수 있다.
- 화학물질로 화상을 입은 눈에는 안대를 사용하지 않는다.
- 눈에 붕대를 감을 경우 꽉 조이지 않는다.
- 눈에 박힌 물질을 절대 제거하려고 하지 않는다.
- 손상된 눈을 비비지 않는다.
- 깊숙이 박힌 이물질을 제거하려고 하지 않는다.
- 눈의 어떤 물질을 제거하기 위해 족집게나 마른 면봉은 사용하지 않는다.

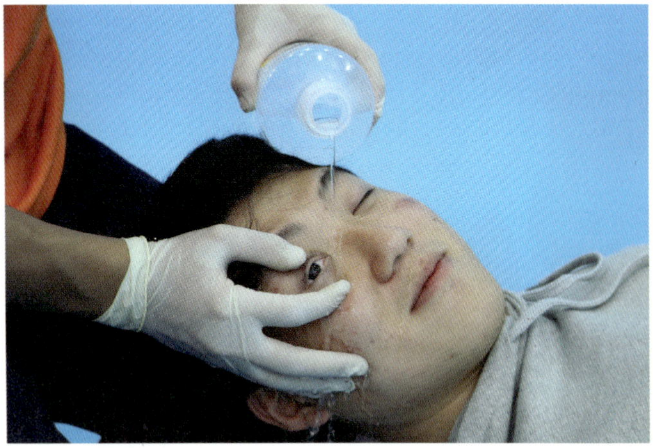

그림 12-10 화학물질로 인한 화상을 치료하기 위해 물을 흘려 눈을 씻어 준다.

눈의 박리

또 다른 외상성 눈 손상은 안구가 눈확(안와)에서 빠질 때 발생하는 눈의 박리다.

확인할 사항	해야 할 일
다음과 같이 안구적출(찢김) ▪ 눈확으로부터 눈이 돌출	1. 멸균된 또는 깨끗한 드레싱으로 가려주고 깨끗한 물로 적셔준다. 안구를 눈확 쪽으로 밀어 넣으려 하지 않는다. 2. 손상된 눈을 종이컵, 롤러거즈붕대 또는 삼각붕대로 만든 도넛 모양의 패드 판지(cardboard)를 접어 원뿔 모양으로 만들어 덮어준다. 3. 손상된 눈의 움직임을 멈추기 위하여 손상되지 않은 눈도 가려준다. 4. 119구급대에 전화한다.

눈의 화상

타는 듯한 통증은 눈 화상의 징후일 수 있다. 이는 눈이 밝고 손상되는 빛에 노출되었을 때 발생한다.

확인할 사항	해야 할 일
다음과 같이 빛에 의한 화상 ▪ 햇빛(sunlight), 용접 불빛(arc welding), 눈 부심(snow bright), 태닝 램프(tanning lamp) 등에 의한 자외선에 노출 ▪ 노출 후 1시간에서 6시간 이내에 발생한 심한 통증	1. 양쪽 눈을 젖은 차가운 드레싱으로 덮어준다. 2. 필요하면 진통제를 투여한다. 3. 전문적인 의료처치를 한다.

마른눈(안구건조)

마른눈증후군(안구건조증)은 일반적으로 매우 건조한 기후, 바람이 많이 부는 환경, 먼지나 연기가 자욱한 환경에서 눈물이 증발하면서 발생한다.

확인할 사항	해야 할 일
▪ 눈이 가렵거나, 긁히거나, 따갑거나, 피곤감을 호소하는 경우 ▪ 통증과 발적 ▪ 시간 경과에 따라 시력 장애	1. 눈을 자주 깜박이게 하고 눈의 휴식을 취하게 한다. 2. 한 시간에 두 번씩 눈을 감게 한 다음 천천히 10까지 세면서 안구를 움직이도록 한다. 3. 눈을 더 자극할 수 있으므로 눈을 비비지 않도록 한다. 4. 매시간 1~2회 인공눈물을 넣어주면 일시적인 안구건조증을 완화할 수 있다. ▪ 가벼운 건조나 간헐적 건조에는 액체 방울이 좋다. 젤 제품이 더 오래 지속된다. 액체나 젤보다 더 오래 지속되는 것은 몇 시간마다 사용하는 일반의약품 윤활 연고이다. 연고는 시야가 흐려질 수 있으므로 취침 전에 사용하는 것이 가장 좋다. 5. 물을 많이 마신다. 6. 상태를 악화시킬 수 있는 환경을 피한다. 7. 넓은 형태의 안경(고글)을 착용하면 바람의 건조 효과를 줄이는 데 도움이 될 수 있다. 8. 안구건조증이 호전되지 않으면 안과 전문의와 상담한다.

결막 문제

눈 충혈의 가장 흔한 원인 중 하나는 결막염 또는 "급성접촉결막염(pinkeye)"이다. 결막은 눈의 안쪽 부분인 눈꺼풀과 공막(눈의 흰자위 부분)을 감싸고 있는 얇고 투명한 막이다. 결막염은 "결막의 염증"을 의미한다. 공막의 혈관이 확장되고 붉어지기 때문에 급성접촉성결막염이라고도 한다. 시력에는 거의 영향을 미치지 않는다. 결막염은 알레르기(예: 꽃가루, 동물의 비듬, 먼지), 바이러스 감염, 세균 감염으로 인해 발생한다. 바이러스 감염은 결막염의 가장 흔한 원인이며 종종 상부 호흡기 감염과 관련이 있다. 눈의 이물질과 감염은 비슷한 양상을 보일 수 있다. 감염이 의심되는 경우에는 눈에 이물질 유무도 확인해야 한다.

확인할 사항	해야 할 일
결막염은 다음과 같이 나타난다. ▪ 공막(눈의 흰자위 부분)의 발적 ▪ 눈이 가렵거나 따가운 느낌 ▪ 눈의 분비물 ▪ 과도한 눈물 ▪ 눈꺼풀 부종 ▪ 수면 중 형성된 마른 딱지로 눈꺼풀 뜨기가 어려움 ▪ 불편감	알레르기성 결막염이 의심되는 경우: 1. 눈에 냉찜질을 해준다. 2. 인공 눈물을 넣으면 알레르 항원을 희석하고 가려움증을 완화한다. 항히스타민제 안약도 증상 완화를 위해 고려할 수 있지만 2~3일 이상 사용해서는 안 된다. 3. 3~4일 치료 후에도 징후와 증상이 개선되지 않는 경우, 특히 열이 나거나 통증이 심해지거나 시력에 변화가 생기면 전문적인 의료처치를 받도록 한다.
	바이러스성과 세균성 결막염을 구분하기는 어렵다. 둘 중 하나라도 의심되는 경우: 1. 깨끗한 천을 미지근한 물로 적셔서 짠 후 눈 위에 올려놓는다. 2. 편안함을 제공하기 위해 필요할 때마다 인공 눈물을 사용한다. 3. 항생제 안약을 처방받으려면 전문 의료진의 진료를 받는다. 4. 하루에 4회씩 항생제 안약을 넣는다. 이는 세균 감염을 치료하고 바이러스 감염의 경우 2차 감염이 발생하는 것을 예방한다. 5. 다른 사람에게 감염을 전파하지 않는다. 감염자, 밀접 접촉자, 응급처치제공자는 감염 확산을 방지하기 위해 손을 자주 씻어야 한다. 6. 3~4일 치료 후에도 징후와 증상이 개선되지 않는 경우, 특히 발열, 통증 증가, 시력 변화 등이 나타나면 전문적인 의료처치를 받도록 한다.
결막하출혈(결막아래출혈) ▪ 한쪽 눈에만 영향을 미침 ▪ 공막(눈의 흰자위 부분)에 붉은 반점이나 넓은 부위의 충혈; 충혈이 균일하고 경계가 뚜렷하며 충혈된 공막 부위를 완전히 가린다는 점에서 결막염과는 다른 양상을 보임 ▪ 통증, 시각적 변화, 눈물, 자극성 가려움증, 눈 분비물을 유발하지 않음 ▪ 눈을 다쳤거나 재채기를 심하게 할 때 가끔 발생; 배변 중 또는 무거운 물건을 들 때 발생가능 ▪ 혈액 응고를 방지하는 약물(예: 아스피린 또는 와파린)을 사용하는 사람에게서 더 자주 발생 ▪ 눈 통증 유발	1. 치료가 필요하지 않음. 크기에 따라 다르지만, 보통 2주 이내에 저절로 치유된다. 2. 충혈 제거를 목적으로 하는 일반의약품 안약은 사용하지 않는다. 3. 일상 활동을 해도 안전하다. 4. 눈을 다쳐 충혈이 의심되는 경우 즉시 전문적인 의료처치를 받도록 한다

앞방출혈

앞방출혈(hyphema)은 눈 안에서 출혈이 발생하는 것이다. 홍채(눈의 검은자위) 앞쪽에 출혈이 모인 것으로 나타난다. 앞방출혈은 한쪽 눈에만 영향을 준다.

눈 손상 관리에 관한 내용은 순서도 12-2를 참조한다.

확인할 사항	해야 할 일
▪ 눈의 홍채 앞에 혈액이 차 있는 것이 보임(그림 12-11) ▪ 시력저하 ▪ 눈 통증	1. 신체 활동을 최소한으로 유지한다. 2. 환자에게 양쪽 눈을 감고 해당 눈을 안대로 가리라고 한다. 추가적인 손상이 발생할 수 있으므로 안구에 압력을 가하지 않는다. 3. 안대 위에 눈 보호대(예: 종이 또는 플라스틱 컵)를 씌워 눈에 충격을 받지 않도록 보호한다. 4. 환자의 머리를 높이고 곧게 앉은 자세를 유지한다. 5. 즉시 전문적인 의료처치를 받는다.

순서도 12-2 눈 손상

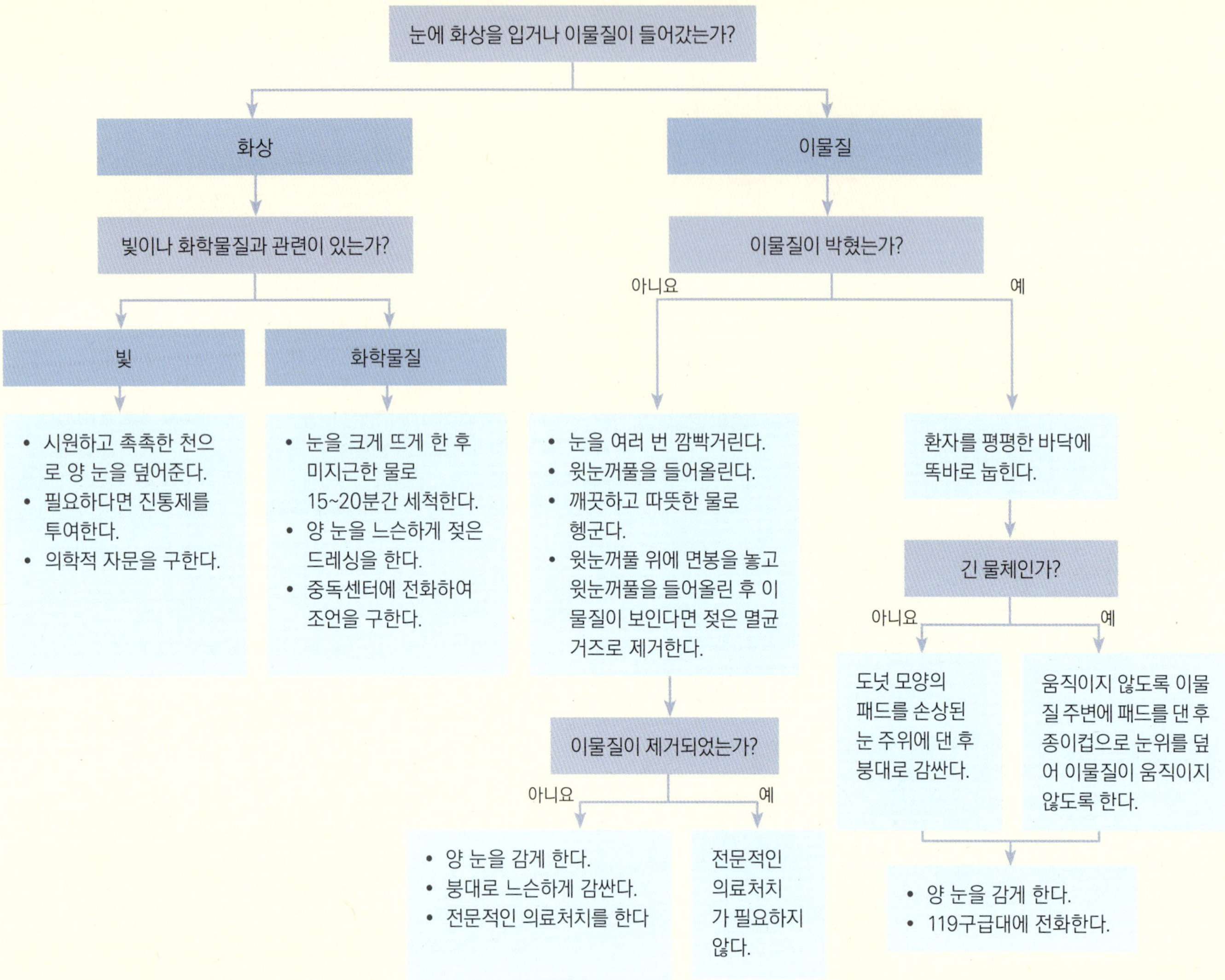
눈에 화상을 입거나 이물질이 들어갔는가?
화상
이물질
빛이나 화학물질과 관련이 있는가?
이물질이 박혔는가?
아니요
예
빛
화학물질
• 시원하고 촉촉한 천으로 양 눈을 덮어준다.
• 필요하다면 진통제를 투여한다.
• 의학적 자문을 구한다.
• 눈을 크게 뜨게 한 후 미지근한 물로 15~20분간 세척한다.
• 양 눈을 느슨하게 젖은 드레싱을 한다.
• 중독센터에 전화하여 조언을 구한다.
• 눈을 여러 번 깜빡거린다.
• 윗눈꺼풀을 들어올린다.
• 깨끗하고 따뜻한 물로 헹군다.
• 윗눈꺼풀 위에 면봉을 놓고 윗눈꺼풀을 들어올린 후 이물질이 보인다면 젖은 멸균 거즈로 제거한다.
환자를 평평한 바닥에 똑바로 눕힌다.
긴 물체인가?
아니요
예
도넛 모양의 패드를 손상된 눈 주위에 댄 후 붕대로 감싼다.
움직이지 않도록 이물질 주변에 패드를 댄 후 종이컵으로 눈위를 덮어 이물질이 움직이지 않도록 한다.
이물질이 제거되었는가?
아니요
예
• 양 눈을 감게 한다.
• 붕대로 느슨하게 감싼다.
• 전문적인 의료처치를 한다
전문적인 의료처치가 필요하지 않다.
• 양 눈을 감게 한다.
• 119구급대에 전화한다.

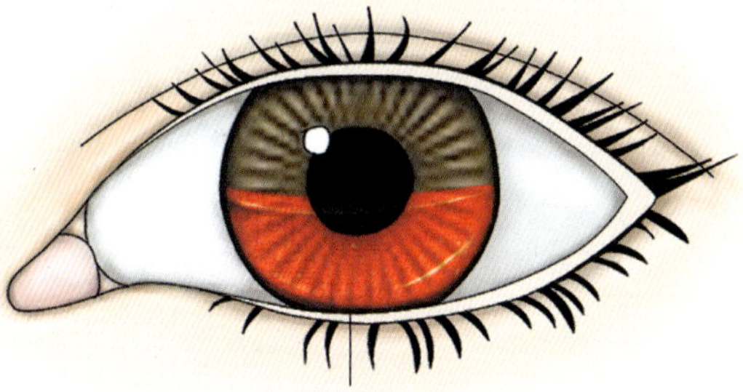

그림 12-11 앞방출혈(Hyphema)

> **참고**
>
> **교감신경성 눈운동(sympathetic eye movement)**
>
> 동일한 물체에 초점을 맞추기 위해 양 눈이 동시에 같은 방향으로 움직이는 것을 의미한다. 그러므로 손상 받지 않은 눈이 움직일 때, 손상 받은 눈도 동시에 움직이면 손상이 더욱 악화될 수 있다.
> 손상된 눈의 움직임을 줄이기 위해서는 다음과 같이 한다.
>
> - 손상 받지 않은 눈을 감게 한다.
> - 손상 받지 않은 눈을 붕대나 삼각건으로 감아준다.
>
> 이때 환자는 양쪽 눈을 가려 볼 수 없기 때문에 불안해할 수 있으므로 환자에게 시행할 모든 응급처치에 대해 설명하여 환자의 불안을 감소시킨다.

> **참고**
>
> **반응이 없는 환자의 눈**
>
> 무의식 환자는 눈을 보호하는 기능인 눈을 깜빡거리는 반응이 없으므로 스스로 눈을 감지 못하는 상태라면 젖은 거즈로 눈을 덮고 각막이 공기 중에 노출되지 않도록 한다.

> **참고**
>
> **콘택트렌즈**
>
> 콘택트렌즈 착용 여부에 대해 환자에게 물어보거나, 운전면허증을 확인하거나, 안구 표면을 살펴보거나 혹은 눈에 빛을 비추어 봄으로써 확인할 수 있다. 렌즈를 착용한 상태에서 화학물질이 들어갔다면 즉각적으로 콘택트렌즈를 제거한다. 대부분의 환자들은 스스로 콘택트렌즈를 제거할 수 있다.

귀 손상

대부분의 귀 손상은 생명을 위협하지는 않는다. 청력손실을 예방하고 통증을 완화시키기 위해서는 즉각적인 응급처치가 필요하다. 머리 손상은 귀 손상을 같이 동반하는 경우가 많다. 귀통로(이관)에 이물질이 들어가면 사람들은 이물질을 제거하려고 한다. 원형 배터리(전류를 만들어 습한 조직을 손상시킬 수 있음)와 살아있는 곤충을 제외하고는 대부분의 이물질은 즉시 제거할 필요가 없다. 함부로 이물질을 제거하면 고막파열이나 귀 길이 찢어질 수 있으므로 환자가 치료받을 수 있는 적당한 병원을 찾아야 한다.

어린아이들은 가끔 병원 전 단계에서 응급처치제공자가 안전하게 제거하지 못할 정도로 자신의 귓속으로 온갖 종류의 물건을 넣을 수 있다. 만약, 어린아이의 바깥귀 근처에서 이물질을 발견하여 쉽게 제거할 수 있을 것 같으면 족집게를 사용해 조심스럽게 제거한다. 작은 이물질은 따뜻한 물로 세척을 하여 제거할 수 있다. 그러나 이물질이 귀 길 전체를 막고 있다면 세척하지 않는다. 또한, 이물질이 콩이나 옥수수와 같은 식물성일 경우 물에 젖으면 부풀기 때문에 이때도 절대 세척하지 않는다.

확인할 사항	해야 할 일
귀 안에 이물질이 박혀 있다.	1. 귀 길 근처에서 이물질이 보이지 않는다면 족집게로 제거하려고 하지 않는다. 2. 이물질을 제거할 수 있는 병원을 찾는다. 3. 살아 있는 곤충이 들어간 경우에는 귀 길 내로 빛을 비추어 빛을 따라 곤충이 나오도록 유도한다. 곤충의 생사와 상관없이 곤충이 밖으로 제거되지 않는다면 따뜻한 물을 넣은 후 완전히 제거한다. 주입한 물을 제거할 때는 곤충이 들어가 있는 귀가 밑으로 가도록 옆으로 눕는다.
머리뼈 골절을 의심할 수 있는 혈액이나 투명한 액체가 귀 밖으로 흐르는지 확인한다.	1. 귀 밖으로 흐르는 혈액 등을 멈추기 위해 드레싱을 하여 귀 길을 막지 않는다. 귀 길을 막는다면 뇌압 상승으로 영구적인 뇌손상의 원인이 된다. 2. 뇌쪽으로 세균이 침범하지 않도록 멸균드레싱을 하며 붕대로 느슨하게 감싼다. 3. 가능하면 머리와 목을 움직이지 않도록 한다. 4. 119구급대 전화한다.

코 손상

코피를 심하게 흘리면 환자는 놀라게 되고 응급처치제공자가 처치에 어려움이 따른다. 대부분의 코피는 스스로 치료할 수 있고 의사의 치료가 필요하지 않은 경우가 많다. 만약 머리와 목 손상이 있을 경우에는 보호를 위해 목과 머리를 고정해야 한다. 어떤 경우에는 심한 출혈로 인해 쇼크에 빠질 수 있다. 코피에 대한 추가적인 정보는 **순서도 12-3**을 참고한다.

확인할 사항	해야 할 일
코 골절 증상 ▪ 통증, 부기, 구부러진 모양의 코 ▪ 코로 숨 쉬기 어렵고 출혈이 있는 경우 ▪ 손상 1~2일 후 눈 주위가 까맣게 변한 경우	1. 출혈이 있다면 코피를 흘릴 때와 같은 처치를 해준다. 2. 15분 동안 얼음팩을 대준다. 3. 전문적인 의료처치는 늦출 수 있다. 4. 구부러진 코를 똑바로 하려고 하지 않는다.
코피 ▪ 전방코출혈(anterior nosebleed)이 코피의 90%를 차지하고 한쪽 콧구멍에서 출혈이 있다. ▪ 후방코출혈(posterior nosebleed)은 목구멍 뒤나 입안으로 피가 흐르게 되는 대량 출혈 상태로 전문적인 의료처치가 요구된다.	1. 코에서 열감이 느껴진다면 코 골절을 의심할 수 있다. 2. 상체를 약간 앞으로 한 상태로 똑바로 앉아 있게 한다. 절대 눕거나 머리를 뒤로 젖히지 않는다. 3. 엄지와 검지로 10분 동안 코를 집어 압력을 가한다(그림 12-12). 입으로 숨 쉬도록 알려주며 코피를 삼키지 말라고 한다. 4. 출혈이 멈추지 않으면 숨을 부드럽게 코로 들이마시거나 코를 가볍게 풀어 응고된 혈액을 제거한 후 코를 10분 동안 다시 눌러준다. 5. 출혈이 계속된다면 코를 집어 압력을 가하는 방법 외에 얼음팩을 대주거나 코안으로 충혈완화제를 뿌린다. 6. 출혈이 계속되거나 코안에 이물질이 있거나 코뼈가 부러진 경우가 아니라면 일반적으로 전문적인 의료처치가 필요하지 않다. 7. 코피가 멈춘 후 환자에게 교육할 사항은 다음과 같다. ▪ 만약 재채기를 할 경우 입을 벌리고 재채기를 한다. ▪ 과도한 신체적 활동이나 머리를 허리 밑으로 구부리지 않는다. ▪ 누울 경우 베개를 2개 정도 받쳐 머리를 올리고 눕는다. ▪ 1주일 동안 코점막의 습기를 위해 콧구멍 안으로 바셀린을 도포하거나 건조한 경우에는 가습기를 사용한다. ▪ 코를 후비거나 비비지 않는다.
이물질 삽입(어린아이들 사이에서 입안에 콩, 땅콩, 건포도 등과 같은 이물질을 삽입하는 문제가 발생할 수 있다.)	이물질 제거를 위해 다음과 같은 방법을 한 번 이상 시행한다. 1. 이물질이 삽입된 반대쪽 코를 눌러 막고 부드럽게 코를 푼다. 2. 이물질이 보인다면 족집게를 이용해 밖으로 끄집어낸다. 절대 안으로 밀어 넣지 않는다. 3. 제거하지 못했다면 즉시 전문적인 의료처치를 받게 한다.

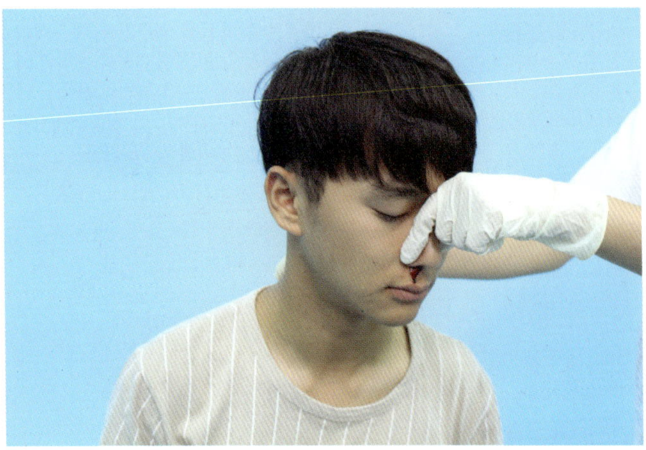

그림 12-12 엄지와 검지로 코를 집어 압력을 가하여 출혈을 조절한다.

주의

- 머리를 뒤로 젖히지 않는다.
- 면봉으로 코안을 검사하지 않는다.
- 만약 척추 손상이 의심된다면 머리와 목을 움직이지 않는다.

순서도 12-3 코피

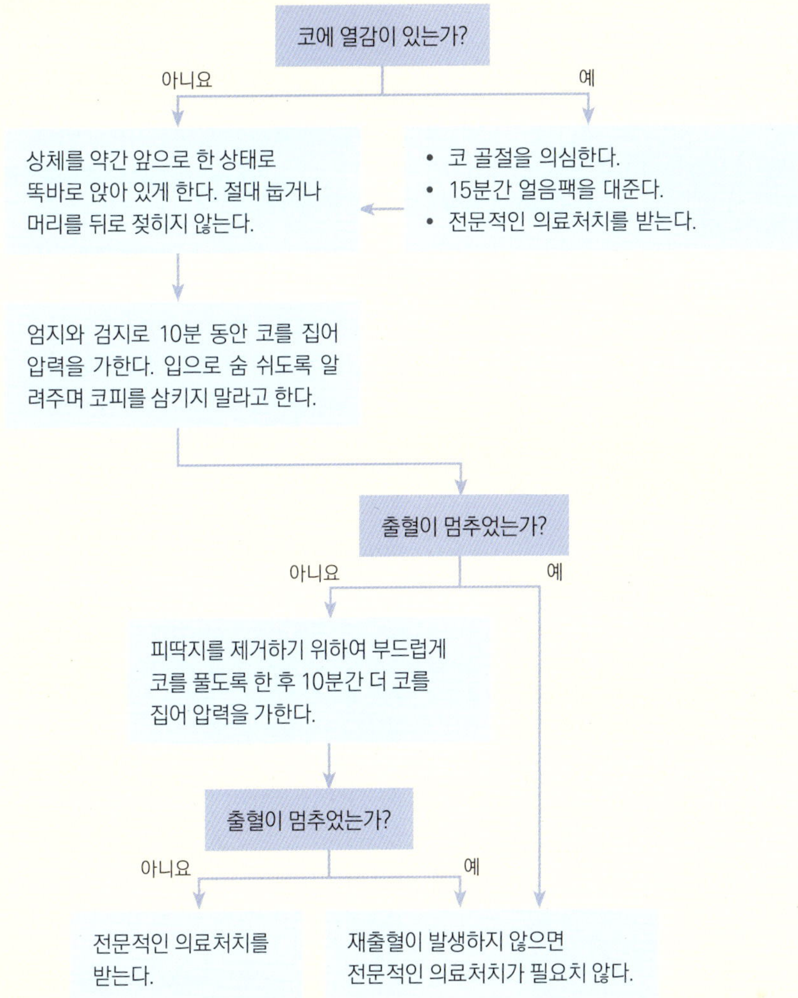
코에 열감이 있는가?
아니요
예
상체를 약간 앞으로 한 상태로 똑바로 앉아 있게 한다. 절대 눕거나 머리를 뒤로 젖히지 않는다.
• 코 골절을 의심한다.
• 15분간 얼음팩을 대준다.
• 전문적인 의료처치를 받는다.
엄지와 검지로 10분 동안 코를 집어 압력을 가한다. 입으로 숨 쉬도록 알려주며 코피를 삼키지 말라고 한다.
출혈이 멈추었는가?
아니요
예
피딱지를 제거하기 위하여 부드럽게 코를 풀도록 한 후 10분간 더 코를 집어 압력을 가한다.
출혈이 멈추었는가?
아니요
예
전문적인 의료처치를 받는다.
재출혈이 발생하지 않으면 전문적인 의료처치가 필요치 않다.

치아 손상

일반적으로 치과응급은 통증과 불안감을 유발하므로 즉시 병원치료를 받는다. 치아가 손상되는 대부분의 경우 가능한 한 빨리 치과 진료를 받도록 한다.

치아 손상의 부가적인 정보는 순서도 12-4를 참고한다.

확인할 사항	해야 할 일
다음과 같은 사항은 치아 사이에 이물질이 박힌 것을 의미한다. ▪ 환자는 치아 사이에 무언가 박힌 것 같다고 호소한다. ▪ 빛을 비추었을 때 이물질이 보일 수도 안 보일 수도 있다.	1. 치실을 이용해 제거하도록 시도한다. 치실 사용 시 잇몸에 상처가 가지 않게 주의해서 사용한다. 2. 날카롭거나 뾰족한 것으로 이물질을 제거하려고 사용하지 않는다. 3. 만약 성공적으로 제거하지 못했다면 치과치료를 받는다.
다음과 같은 상황이 입술이나 혀가 깨물린 경우이다. ▪ 혀가 깨물리면 통증이 있다. ▪ 출혈이 관찰된다. ▪ 부기가 관찰된다.	1. 출혈이 있는 부위에 깨끗한 천이나 멸균거즈를 대어 직접 압박을 가한다. 2. 천으로 깨끗하게 한다. 3. 부었다면 얼음팩을 대주거나 얼음을 빨도록 한다. 4. 출혈이 멈추지 않는다면 전문적인 의료처치를 받게 한다.
흔들리는 치아 ▪ 손가락으로 각각의 치아를 압박하여 흔들리는지 확인한다. ▪ 치아의 움직임이 약간만 촉진되더라도 흔들릴 가능성이 있다는 것이다.	1. 멸균거즈를 물고 있도록 한다. 2. 구강외과의사나 치과의사의 치료를 받는다.
다음과 같은 사항은 치통이 있는 것을 의미한다. ▪ 환자는 입의 한쪽 부위가 아프다고 할 수 있으나 통증 부위는 귀, 눈, 목뿐만 아니라 턱 반대쪽으로도 퍼진다. ▪ 차갑거나 뜨거운 것에 민감하게 반응한다. ▪ 충치(정확한 치통 부위를 확인하기 위해 숟가락 손잡이 같은 것으로 치아를 가볍게 두드려 치통의 위치를 확인할 수 있다.)	1. 따뜻한 물로 입안을 헹군다. 물을 삼키지 않도록 주의한다. 2. 치아 사이에 낀 음식물을 제거하기 위해 치실을 사용한다. 3. 부기를 감소시키기 위해 치통이 있는 뺨에 얼음팩을 대준다. 4. 충치에 공동이 생긴 것으로 의심될 경우에는 통증을 감소시키기 위해 면봉에 유제놀을 묻혀 통증을 호소하는 부위의 치아에 도포한다. 이때 잇몸이나 입술 및 뺨의 안쪽 점막에 닿지 않도록 한다. 부러진 치아에도 같은 방법을 적용할 수 있다. 5. 투약 지침에 따라 일반의약품 진통제를 투여한다(아세트아미노펜, 이부프로펜). 아픈 치아나 잇몸조직에 아스피린이 닿지 않도록 한다. 6. 치과치료를 받는다.
깨진 치아(그림 12-13)	1. 치아의 조각을 찾아 모아 놓는다. 손상의 정도에 따라 치아조각을 이식할 수 있다. 2. 미지근한 물과 멸균거즈 및 깨끗한 천으로 부러진 치아에 묻은 이물질과 혈액을 닦아낸다. 물을 삼키지 않도록 주의한다. 3. 부기를 감소시키기 위해 손상받은 부위에 얼음팩을 댄다. 4. 통증을 감소시키기 위해 손상 부위가 공기에 노출되지 않도록 입을 다물고 있도록 한다. 통증을 심하게 호소하고 삼킬 수 있다면 투약 지침에 따라 일반의약품 진통제를 투여한다. 5. 턱뼈의 골절이 의심된다면 턱뼈의 고정을 위해 턱과 머리를 붕대로 고정한다. 입이 닫히도록 고정하지 않는다. 액체가 빠져나갈 수 있도록 공간을 확보한다. 6. 즉시 치과치료를 받게 한다. 7. 빠진 치아를 가지고 간다(다음 부분 참조).
빠진 치아(그림 12-14)	1. 빠진 이가 제자리에 들어가도록 시도한다(치아가 영구치이고 손상 후 1시간 이내에 치과를 방문할 수 없는 경우에만 해당). ▪ 정상적으로 입안을 관찰할 경우 치관에 치아조각이 붙어 있다. 뿌리를 건드리지 않는다. ▪ 빠진 치아가 오염되었다면 미지근한 물에 담가 둔다. 부착된 조직 조각을 긁거나 제거하지 않는다. ▪ 빠진 치아를 제자리에 넣은 후 치아 사이에 거즈나 깨끗한 손수건을 가볍게 물게 함으로써 빠진 이가 들어 가도록 해 본다. 2. 만약, 빠진 치아를 제자리에 들어가도록 할 수 없는 상황이라면 치아조각을 보존하기 위해 다음과 같은 용액에 담가 둔다. ▪ 행크 용액(Hank's Balanced Salt solution) ▪ 달걀흰자 ▪ 코코넛용액 ▪ 우유 ▪ 만약, 어떤 용액도 구할 수 없는 상황이라면 작은 용기에 환자의 침을 모은 후 보관한다. 3. 가능한 한 빨리 치과치료를 받는다.

확인할 사항	해야 할 일
다음과 같은 사항은 치아에 감염이나 고름이 형성된 것을 의미한다. ▪ 아픈 치아 주변 잇몸이 부었을 경우 ▪ 고약한 입냄새 ▪ 수저와 같은 금속성분의 도구로 자극을 주면 통증이 증가한다.	1. 미지근한 물로 하루에 여러 번 입을 헹구도록 한다. 물을 삼키지 않도록 한다. 2. 투약 지침에 따라 일반의약품 진통제를 투여한다. 그러나 아스피린을 녹여 먹거나 빨아 먹지 않도록 한다. 또한, 아스피린 성분이 잇몸이나 치아조직에 묻지 않도록 한다. 3. 환부 쪽의 뺨에 얼음팩을 대준다. 4. 치아 사이에 낀 음식 찌꺼기는 부드럽게 치실로 제거한다. 5. 치과치료를 받는다.
다음과 같은 사항은 충치로 인해 동공이나 치아 안의 공간이 비었다는 것을 의미한다. ▪ 차갑거나 뜨겁거나 단 음식에 대한 민감성 ▪ 숟가락 손잡이나 젓가락 같은 금속물질로 부드럽게 두드렸을 때 접촉에 대한 민감성	1. 미지근한 물로 입을 헹구도록 한다. 이때 물을 삼키지 않도록 한다. 2. 통증을 감소시키기 위해 면봉에 유제놀을 묻혀 통증을 호소하는 부위의 치아를 도포한다. 볼 안쪽이나 잇몸과 입술에는 묻지 않도록 한다. 3. 가능하다면 임시적으로 치과적인 물질로 빈 공간을 메운다. 이때 무가당껌이나 밀랍으로 대치할 수 있다. 4. 치과치료를 받는다.
입안 출혈	1. 혈액을 배출시킨다. 2. 혀에서 출혈이 된다면 압력을 주어 드레싱을 한다. 3. 입술이 심하게 찢어진 경우에는 잇몸과 입술 사이 공간에 거즈를 대주며 외부 입술 쪽에서도 압력을 주며 드레싱을 한다. 4. 전문적인 의료처치를 받게 한다.

주의

- 빠진 치아의 뿌리를 만지지 않는다.
- 빠진 치아를 거칠게 만지지 않는다.
- 빠진 치아를 물, 구강함수액, 소독액(알코올, 베타딘) 등에 넣지 않는다.
- 빠진 치아를 가루분유 및 요구르트 같은 유제품 등에 넣지 않는다.
- 빠진 치아를 치아 틀에 삽입할 것이 아니라면 헹구지 않는다.
- 빠진 치아는 치아 외부가 깨지거나 건조해지면 재이식이 어려울 수 있으므로 아무 곳에나 놓지 않는다.
- 빠진 치아에 붙어 있는 어떤 인대 조각이라도 제거하지 않는다.
- 부분적으로 빠진 치아는 일부러 빼지 않으며, 그 상태에서 치과 진료를 받도록 한다.
- 아스피린, 아세트아미노펜, 이부프로펜과 같은 진통제를 입안에 녹여 먹지 않는다(심각한 산성화상을 입는다).
- 얼굴에 부기가 있고 구멍이 뚫린 부위로 고름과 같은 분비물이 있다면 솜으로 막지 않는다. 즉시 치과치료를 받는다.

참고

응급처치

만약 치과가 없는 외곽 지역에서 사고가 발생하여 이송 시간이 길어진다면 파라핀왁스나 초를 녹여 깨진 치아를 씌울 수 있는 캡을 만들 수 있다. 즉석에서 무가당 껌으로 깨진 치아를 씌울 수 있는 캡을 만들 수 있다.

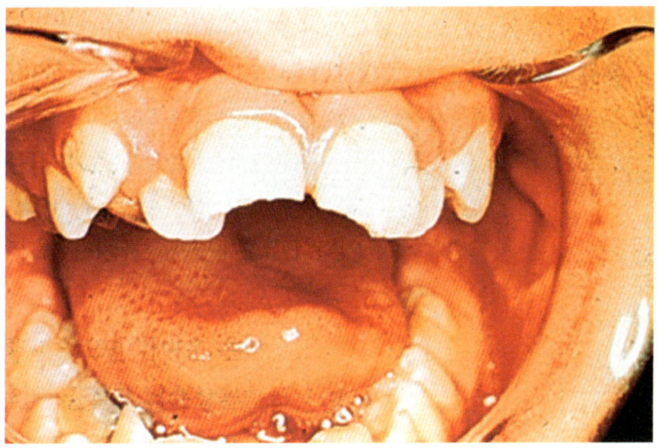

그림 12-13 깨진 치아

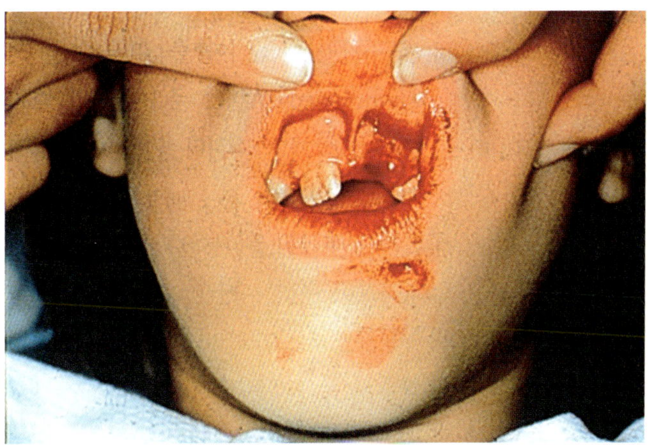

그림 12-14 치아가 빠진 경우

순서도 12-4 치아 손상

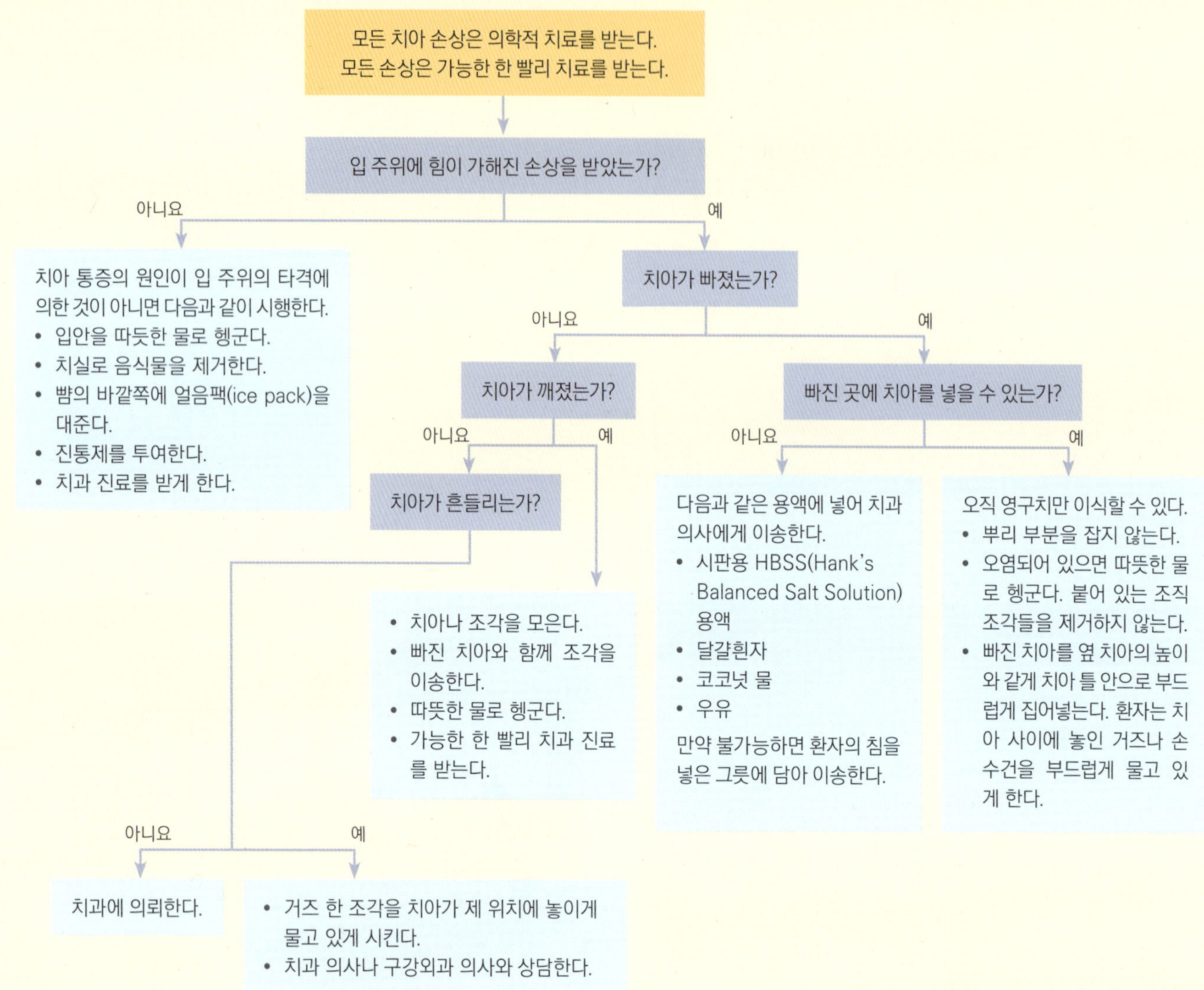

척추 손상

척추는 꼬리뼈에서 뇌 기저부까지 하나씩 쌓아 올린 척추뼈(vertebrae)의 기둥이다. 각 척추뼈는 가운데가 비어 있으며 척수가 지나간다. 척수는 신체의 각 기관이나 부분에서 뇌로 연결되는 각 신경의 긴 경로로 구성된다.

깨진 척추뼈가 척수신경을 누르면 마비가 발생한다. 모든 반응이 없는 환자는 척추 손상을 입은 것으로 간주하여 치료를 해야 한다. 다음 사항 중 하나라도 해당되면 척추 손상을 의심해야 한다(그림 12-15).

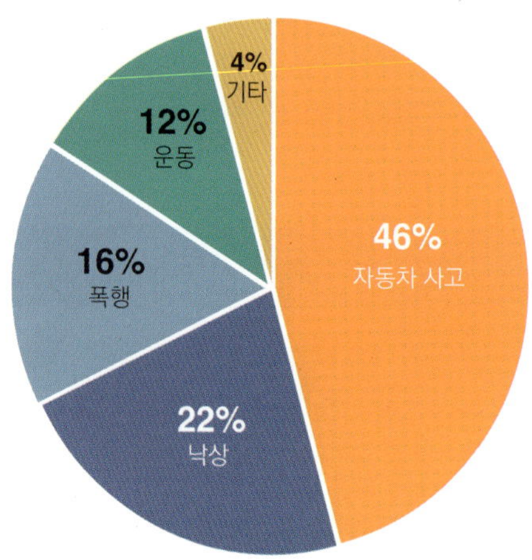

그림 12-15 척추 손상의 일반적인 원인

Reproduced from National Spinal Cord Injury Statistical Center, Facts and Figures at a Glance. Birmingham, AL: University of Alabama at Birmingham, 2016.

순서도 12-5 척추 손상자들의 처치

척추 손상이 의심되는 경우
- 오토바이 충돌(오토바이, 스노우모바일, 자동차 포함) 차량의 전복, 탑승자 탈출 또는 고속주행 사고 포함
- 자전거 또는 스케이트보드의 심각한 충돌
- 높은 곳에서의 낙상
- 심한 폭행과 직접적인 머리 타격
- 수심이 얕은 곳에서의 다이빙 사고

↓

- 의식이 있는가?
- 약물이나 술 등에 중독되지 않았는가?
- 손상 부위의 통증은 없는가?
- 손가락이나 발가락을 잘 움직이는가?
- 특정 부위의 손가락이나 발가락에 자극을 주면 반응이 있는가?
- 두 손을 동시에 잡을 수 있는가?
- 두 발을 동시에 손으로 밀 수 있는가?

아니요 →

척추 손상이 의심되는 경우
- 119구급대에 전화하기
- 발견된 채로 환자를 그대로 놓아두기
- 환자에게 되도록이면 그대로 있으라고 말한다. 필요한 심폐소생술을 제외하고 움직이지 말 것. 기도를 열어 놓을 것, 지혈을 할 것. 안전한 장소로 이동시킬 것.
- 경추고정대는 하지 말 것

모두 예 →

척추 손상이 의심되지 않는 경우

↓

다른 손상 부위가 있는지 점검하고 처치를 취하고 연락이 되었는지 확인할 것

- 전복, 이탈 또는 고속 주행을 포함한 자동차 충돌(오토바이, 설상차, 자동차 포함)
- 보행자-자동차 사고
- 성인 키보다 더 높은 곳에서의 낙상, 특히 노인의 경우
- 머리, 목 또는 등에 충격을 받은 경우
- 머리, 목, 등, 몸통 부위의 둔상
- 심한 폭행과 직접적인 타격
- 얕은 물에서의 다이빙 사고
- 스포츠 손상
- 자전거 또는 스케이트보드 충돌

척추 손상 환자를 잘못 다루게 되면 평생 마비로 보내야 한다. 치명적인 손상이 일어날 때마다 척추 손상을 의심한다.

척추 손상은 손상 부위에 마비 또는 기능 상실을 초래한다. 마비는 뇌와 팔다리 사이의 신경 연결부가 절단되거나 손상될 때 발생한다. 마비(paraplegia)는 양쪽 다리가 마비된 척추 손상을, 팔다리마비(quadriplegia)는 팔과 다리가 마비된 상태를 말한다. 경추 3번(C3) 위의 감각과 기능이 완전히 상실된 대부분의 사람들은 의료적 처치를 받기 전에 사망한다.

척추 손상이 의심되는 경우에는 부상자를 이동하지 말고 고정시킨 다음, 응급구조사가 도착할 때까지 기다리는 것이 중요하다. 화재나 폭발의 위험이 임박한 경우 환자의 이동은 신중한 판단을 하고 결정한다.

척추 손상 처치의 부가적인 정보는 순서도 12-5를 참고한다.

확인할 사항	해야 할 일
신뢰할 수 있는 환자(의식이 명료하고, 차분하며, 협조적이고, 현혹 손상이 없고, 약물이나 알코올 복용이 아닌 경우)에서 척추 손상의 징후는 다음과 같다(수행절차 12-1). ▪ 요통을 호소하거나, 하지에 무감각이나 저림 증상 ▪ 감각과 운동에 대한 위의 평가를 실패했을 시에는 다음 평가를 따른다(모든 팔다리를 평가한다). ▪ 상지 ▪ 환자의 눈을 감게 한 후에 몇 개의 손가락을 잡아 "느낌이 오나요?" 또는 "몇 번째 손가락인가요?"라고 물어본다. ▪ "손가락을 흔들어 보세요"라고 물어본다. ▪ 당신의 손을 꽉 잡아보게 한다. ▪ 하지 ▪ 환자에게 눈을 감게 한 후에 발가락을 잡고 물어본다. "느낌이 오나요?" 또는 "몇 번째 발가락인가요?" ▪ "발가락을 움직여 보세요"라고 물어본다. ▪ 당신의 손을 대고 발로 밀어보라고 한다.	1. 119구급대에 전화한다. 2. 환자를 움직이지 않는다. 발견한 장소 그 자리에 위치시킨다. 환자에게 가능하면 있는 그 상태를 유지시킨다. 다음과 같은 상황에서는 움직일 수 있다. CPR, 기도개방을 위해, 생명의 위협을 주는 출혈 또는 안전한 장소로 이동 3. 경추보호대를 적용하지 않는다(그림 12-16). 4. 열손실을 예방하기 위하여 담요를 덮어준다.
척추 손상의 징후가 없는 신뢰할 수 있는 환자는 다음과 같다. ▪ 명료하며, 중독 증상이 없고 현혹 손상이 없는 환자 ▪ 경부통증이나 다른 신경학적 증상(저린감, 무감각)이 없는 환자 ▪ 손가락이나 발가락의 감각 소실이 없고, 느낌이 있으며 잘 움직이는 경우	1. 척추 고정이 필요하지 않다. 2. 다른 손상을 치료한다(상처, 멍, 골절 등).
신뢰할 수 없는 환자(의식의 변화가 있는 경우, 약물이나 알코올 중독, 공격적이고, 혼돈 상태이며, 통증을 동반한 현혹 손상이 있는 경우)가 척추 손상의 징후가 있는 경우	1. 척추 손상을 의심하며 처치한다. 2. 신뢰할 수 있는 환자에게 적용된 평가 방법을 사용한다.

주의

척추 손상이 의심되는 환자는 추가적인 위험에 빠지지 않는 한 물속에서도 환자를 움직이지 않는다. 척추 손상의 위험성이 있는 응급상황에서는 척추가 일직선이 되도록 환자를 당기거나 끌어서 이동한다. 25장 참조. (수상 구조상 물 표면에 환자를 위치하고 도수 고정을 하여야 한다. 당신이 잘 훈련되어 있을 때만 수상 구조를 수행할 수 있다.) 응급구조사가 도착할 때까지 기다려야 한다. 왜냐하면 그들은 잘 훈련되어 있고 환자를 안전하게 움직일 수 있다.

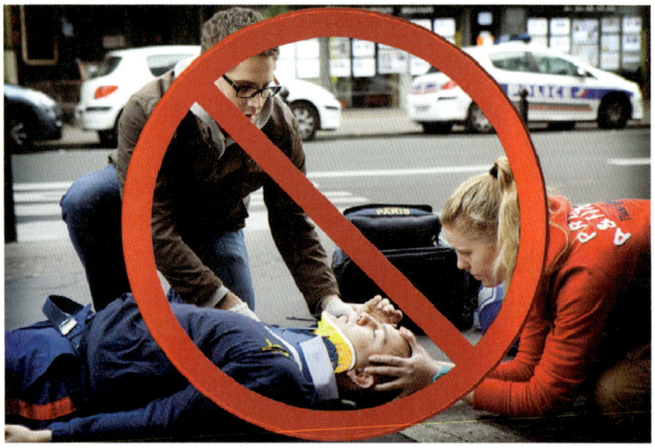

그림 12-16 척추 손상이 의심되는 환자는 경추보호대를 착용시키지 않는다.

수행절차 12-1 반응이 있는 환자의 척추 손상 검사

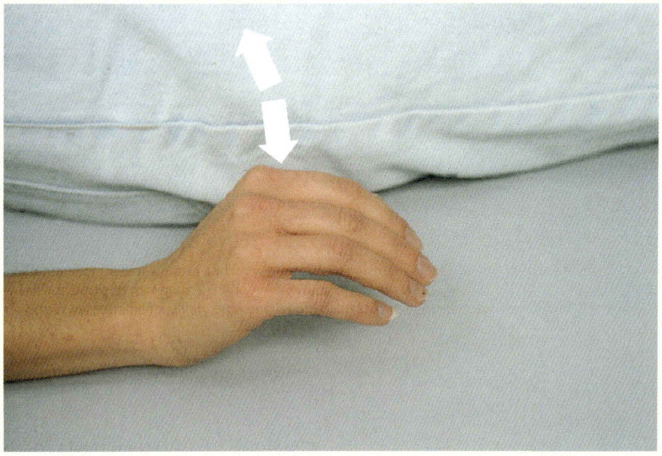

© Jones & Bartlett Learning.

1 환자에게 눈을 감도록 한 후 손가락을 좌우로 움직여 보라고 한다.

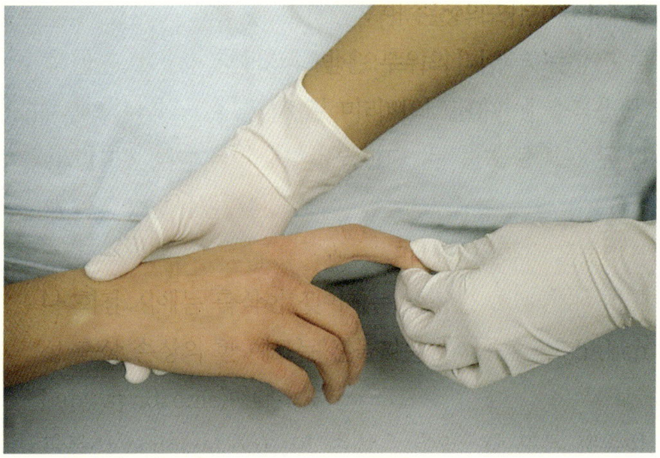

© Jones & Bartlett Learning.

2 환자의 손가락을 눌러 감각을 확인한다.

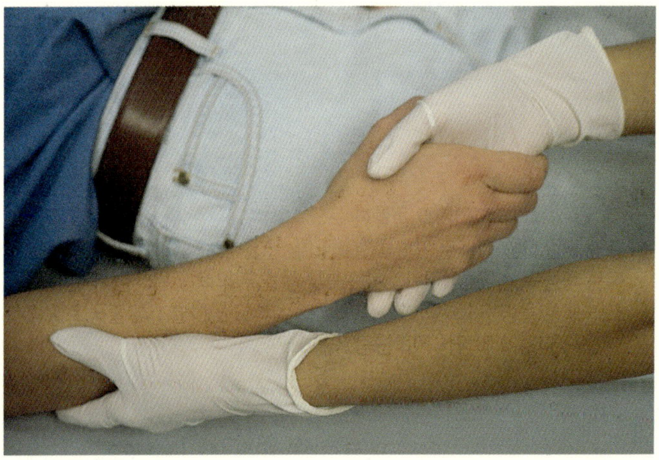

© Jones & Bartlett Learning.

3 환자에게 검사자의 손을 꽉 잡아보도록 한다.

수행절차 12-1 반응이 있는 환자의 척추 손상 검사(계속)

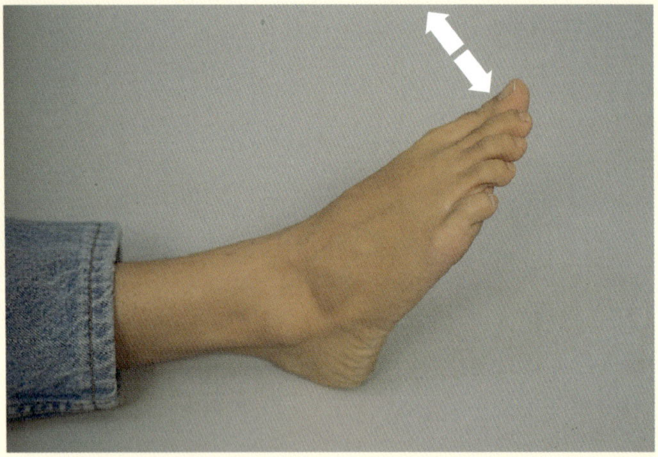

© Jones & Bartlett Learning.

4 환자에게 발가락을 위아래로 움직여 보라고 한다.

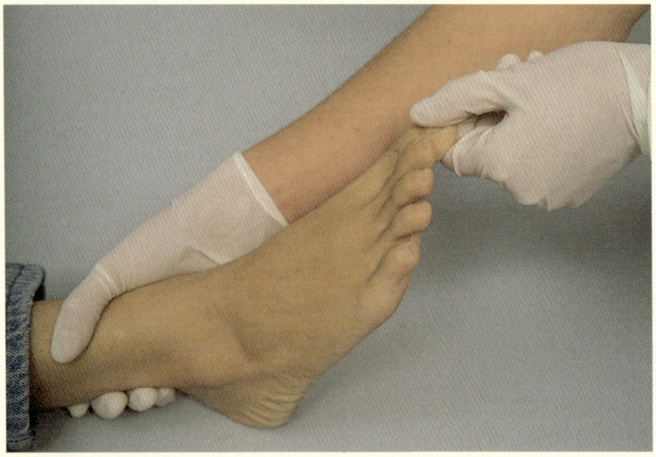

© Jones & Bartlett Learning.

5 환자가 눈을 감고 있는 동안 환자의 발가락을 눌러 감각을 확인한다.

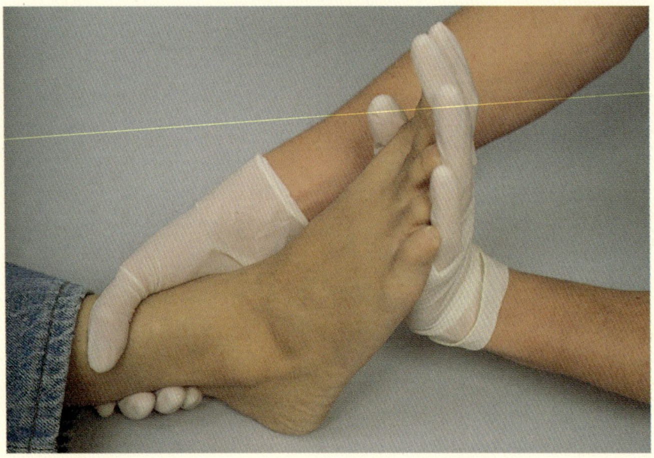

© Jones & Bartlett Learning.

6 환자의 발에 손을 댄 후 밀고 당겨 보라고 한다.

PREP KIT

복습

- 어떤 머리 손상은 잠재적으로 심각한 위험성이 따른다. 적절한 치료를 받지 않으면 가볍게 보이는 손상도 치명상이 될 수 있다.
- 두피 상처는 출혈을 많이 하는데, 이는 두피에 혈액 공급이 많으며 혈관이 수축하지 않기 때문이다.
- 머리뼈 골절이란 머리뼈의 균열이나 깨진 곳이 있다는 것을 의미한다.
- 머리뼈 골절은 개방성 골절이거나 폐쇄성 골절이다.
- 뇌손상은 짧게 또는 길게 문제를 일으키는 원인이 된다.
- 손상된 눈은 환자를 불안하고 걱정하게 한다.
- 눈 관통상은 매우 심한 손상으로 뾰족한 물체가 눈을 관통하는 경우이다.
- 눈 타박상은 가벼운 손상부터 실명에 이르기까지 다양하다.
- 눈이나 눈꺼풀의 손상은 전문적인 의료처치를 받는다.
- 눈의 화학적 손상은 실명을 초래할 수 있다.
- 눈에 충격을 받으면 안구에서 튀어나올 수 있다.
- 이물질로 인한 눈의 손상은 자주 발생하며, 상당히 아플 수 있다.
- 눈에 입은 화상은 환자가 자외선을 직접 쳐다보는 결과로 발생할 수 있다.
- 대부분 귀 손상은 생명에 위협을 주지는 않지만, 통증을 감소시키고 청력 소실을 예방하거나 감소시키기 위해 빠른 대처가 필요하다.
- 대부분의 코피는 저절로 멈추며 거의 병원치료가 필요하지 않다.
- 입안의 이물질은 어린아이들이 작은 물건을 자신의 콧구멍 안으로 집어넣어 발생한다.
- 치과적 응급상황은 환자에게 통증과 불안을 야기하므로 치료하는 것이 중요하다.
- 외상은 치아를 잇몸으로부터 느슨하게 하는 원인이 된다.
- 치아가 빠지면 치과적 응급상황이다.
- 앞니는 추락이나 직접적인 타격으로 인해 흔히 부러진다.
- 치통의 가장 흔한 원인은 충치다.
- 척추 손상 환자에 대한 처치 실수는 환자를 평생 마비상태로 만들 수 있다는 것을 의미한다.

핵심용어

뇌진탕(concussion) 머리의 타박상에 의한 뇌 기능의 일시적인 장애

뇌척수액(cerebrospinal fluid; CSF) 혈장과 비슷한 맑은 수용액

마비(paraplegia) 척추 손상으로 인한 다리 마비

머리뼈 골절(skull fracture) 머리뼈의 일부분이 깨진 것이다.

미만성 축삭 손상(diffuse axonal) 머리가 흔들리거나 강한 회전에 의해 축삭이 끊어지며 발생하는 뇌손상

유양돌기(꼭지돌기) 징후(Battle sign) 귀의 꼭지돌기 부분의 타박상으로 인한 뇌 바닥 부위 골절의 징후

전방 코 출혈(anterior nosebleed) 코 앞부분의 출혈

척추뼈(vertebrae) 척주를 구성하는 33개의 뼈

충격-맞충격(coup-contrecoup) 머리뼈 내에서의 이중 충격; 맞충격 손상은 뇌가 반동에 의해 충격의 반대쪽에서 손상이 발생하는 현상

타박상(좌상, contusion) 멍. 피부 아래 출혈이 보이는 손상

팔다리마비(quadriplegia) 척추손상으로 인한 팔, 다리 마비

혈종(hematoma) 혈관의 찢어짐 또는 손상으로 어떤 공간, 조직, 기관 안에 국소적으로 혈액이 고이는 것

후방 코 출혈(posterior nosebleed) 코의 뒷부분에서의 출혈로 입안이나 인두 뒷부분으로 넘어감

PREP KIT

실습평가

건설현장에서 일하던 중 동료 근로자가 테이블 톱으로 잘려진 튕겨 나간 나무 조각에 맞아 바닥에 쓰러지는 것을 목격했다. 그는 보호안경을 착용하지 않았으며 안구와 눈꺼풀에 상처가 있다.

지시: 설명에 동의하면 "예"에 ○표하고, 동의하지 않으면 "아니요"에 ○표 하시오.

1. 즉시 손상된 안구를 압박한다.
   예 아니요
2. 양쪽 눈을 감으라고 지시한다. 양쪽 눈을 붕대로 덮는다.
   예 아니요
3. 머리를 올린 자세를 취한다.
   예 아니요
4. 전문적인 의료처치가 필요하다.
   예 아니요

지식확인

지시: 설명에 동의하면 "예"에 ○표하고, 동의하지 않으면 "아니요"에 ○표 하시오.

1. 안구에 박혀 있는 물체를 제거한다.
   예 아니요
2. 두피 상처에는 거의 출혈이 없다.
   예 아니요
3. 빠져나온 치아 뿌리를 헹구고 닦는다.
   예 아니요
4. 타박상 후 눈 주위에 얼음찜질을 한다.
   예 아니요
5. 눈물은 눈에 끼어 있는 화학물질을 닦아내는 데 충분하다.
   예 아니요
6. 눈꺼풀 표면으로부터 이물질을 제거하기 위해 깨끗하고 축축한 거즈를 사용한다.
   예 아니요
7. 빠진 치아를 양치질 약에 보관한다.
   예 아니요
8. 척추 손상이 의심되는 환자는 움직이지 않는다.
   예 아니요
9. 손이나 발, 또는 전부를 움직이지 못하는 경우에는 척추 손상을 의심한다.
   예 아니요
10. 코피를 치료하기 위해 환자를 앉히고 머리를 뒤로 젖혀준다.
    예 아니요

13

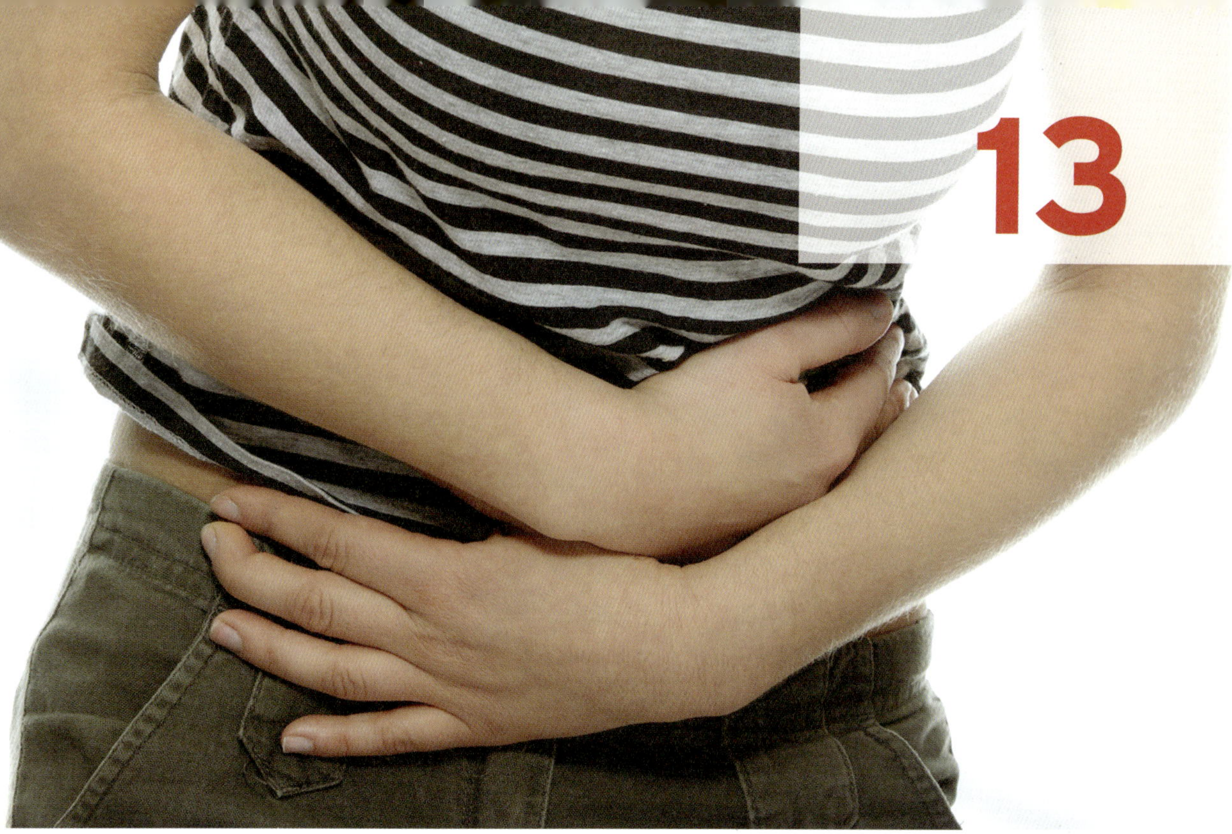

흉부, 복부와 골반 손상

Chest, Abdominal, and Pelvic Injuries

CHAPTER AT A GLANCE

- 흉부(가슴) 손상
- 복부(배) 손상
- 골반 손상

흉부(가슴) 손상

흉부 손상(chest injury)은 개방성 손상과 폐쇄성 손상 두 가지 범주로 나뉜다. 개방성 흉부 손상은 가슴벽(흉벽, chest wall)이 어떤 물체(예: 칼이나 총알)에 의해 관통되는 것이다. 폐쇄성 흉부 손상은 피부가 찢어지지 않는 것이다. 이러한 손상은 둔기외상(blunt trauma)에 의해 발생한다(예: 추락하는 물체, 자동차 충돌, 운동 손상, 폭행이 발생하는 상황에서 가격당하는 것).

흉부 손상을 입은 환자는 기도(airway), 호흡(breathing), 혈액순환(circulation)을 반드시 평가하고 재평가해야 한다. 민감하게 반응하는 흉부 손상 환자는 대부분 일어나 앉아 있거나, 손상이 한쪽에 치우쳐 있다면 손상 입은 쪽을 아래로 하고 있어야 한다. 이러한 자세는 가슴 안의 혈액이 손상을 입지 않은 쪽으로 스며들어 가는 것을 막고, 손상 입지 않은 쪽이 팽창하도록 한다.

폐쇄성 흉부 손상

폐쇄성 흉부 손상(closed chest injury)으로는 피부가 찢어지지 않는다. 폐쇄성 흉부 손상은 갈비뼈 골절(rib fracture)과 동요가슴(연가양 흉부, flail chest)을 포함한다.

갈비뼈 골절

위쪽 4개의 갈비뼈는 빗장뼈(쇄골, collar bone)와 어깨뼈(견갑골, shoulder blade)에 의해 보호받기 때문에 거의 골절되지 않는다. 위쪽 4개의 갈비뼈는 근육들로 둘러싸여 있기 때문에 다른 부러진 뼈처럼 부목을 대거나 다시 맞출 필요가 거의 없다. 아래쪽 2개의 갈비뼈가 잘 골절되지 않는 이유는 한쪽 끝으로만 붙어 있어 자유롭게 움직일 수 있기 때문이다. 바로 이 2개의 갈비뼈를 뜬갈비뼈(부유늑골, floating rib)라 부르는 이유다. 갈비뼈는 대개 가슴의 가장자리를 따라 부러진다. 갈비뼈 골절을 입었을 때 가장 뚜렷하게 나타나는 증상은 손상된 갈비뼈 부위에서 느껴지는 통증이나, 또는 숨 쉬거나 기침을 하거나 움직일 때, 손상된 부위가 무언가에 의해 접촉할 때 느껴지는 통증이다.

갈비뼈 골절은 흔한 손상으로 4~10세 사이에 가장 빈번하게 발생한다. 위쪽 세 쌍의 갈비뼈는 빗장뼈에 의해 보호되나 아래쪽 두 쌍은 자유롭게 움직여 영향을 미친다. 골절된 갈비뼈의 치유를 돕기 위하여 할 수 있는 일은 거의 없다. 가슴을 단단히 묶는 것은 호흡을 제한시키기 때문에 흡입이 불충분하여 분비물이 공기주머니(폐포, alveoli)에 축적되어 폐렴을 일으킬 수 있다. 폐에서의 분비물 축적과 부러진 갈비뼈 사이의 관련성은 종종 폐렴으로 인한 사망이 발생한다.

확인할 사항	해야 할 일
▪ 날카로운 통증, 특히 깊이 숨을 쉬거나, 기침을 하거나, 혹은 움직일 때 나타난다. ▪ 가딩(guarding)(손상된 부위 주변을 보호하기 위한 근육 긴장) ▪ 압통 ▪ 정상 호흡이나 심호흡 시 발생하는 통증으로 얕은 호흡 ▪ 손상 부위 주변의 타박상(가슴 한쪽에 주로 발생)	1. 환자가 편안한 자세를 취할 수 있도록 돕는다. 2. 가슴을 고정한다(**그림 13-1**). ▪ 환자에게 베개나 그와 비슷한 다른 부드러운 물체를 손상 부위에 대 준다. 또는 ▪ 손상 받은 쪽의 팔에 통증조절이 필요한 경우 팔걸이(sling)와 바인더(binder)를 대 준다. 3. 가슴 주변에 붕대를 너무 단단히 감게 되면 호흡이 곤란할 수 있기 때문에 너무 단단히 매지는 않는다. 4. 투약 지침에 따라 일반의약품 진통제를 제공한다. 5. 폐렴 방지를 위해 숨쉬기 힘들 때마다 깊게 천천히 호흡하라고 말한다. 6. 119구급대에 전화한다.

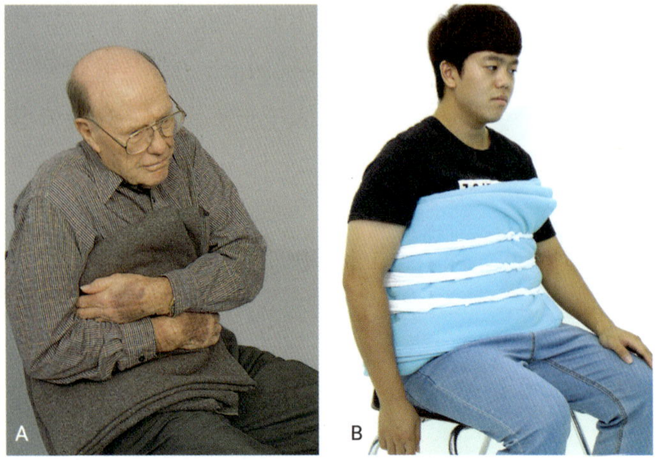

그림 13-1 (A) 환부를 지지하거나 (B) 베개, 코트, 담요같은 부드러운 물체로 갈비뼈를 고정한다. 숨쉬기 힘들 때마다 깊게 천천히 호흡하라고 말한다.

A: © American Academy of Orthopaedic Surgeons.

Q & A

갈비뼈 골절이 어떻게 생명을 위협할 수 있나요?

갈비뼈 골절은 치유되는 동안 고정할 수 없기 때문에 극도로 통증이 심하다. 숨을 들이마시면 가슴이 팽창하면서 갈비뼈 사이의 근육과 골절된 갈비뼈가 움직이기에 통증 과정이 명확히 나타난다. 통증을 피하기 위해 환자들은 점차적으로 얕은 호흡을 하게 되어 폐의 폐포가 충분히 팽창하지 못하게 된다. 그 결과, 폐포의 분비물이 축적되어 폐렴을 일으킨다.

골절 부위에 국한해서 일반적으로 통증이 있다. 흉강에 부러진 갈비뼈 끝이 날카롭게 돌출되어 있다면, 폐와 가슴벽 사이가 무너져 공기가 차게 된다[기흉(pneumothorax)이라고 알려져 있다]. 긴장성기흉처럼 생명을 위협하는 상황은 숨을 들이마실 때 대정맥, 폐 및 가슴벽 사이(늑막이라고 알려져 있다) 공간에 점차적으로 공기가 축적되고 숨을 내쉴 때는 공기가 빠져나가지 못할 때 발생한다. 이렇게 축적되면 심장, 손상받지 않은 폐, 대동맥, 대정맥을 압박하여 심박출량을 감소시키고 심장으로 귀환하는 혈액을 감소시키는 원인이 된다.

동요가슴

동요가슴(연가양 흉부, flail chest) 같은 부위의 갈비뼈 여러 개가 한 군데 이상 골절되어 자유롭게 떠다니는 심각한 손상이다. 손상이 발생한 부위는 호흡을 하는 동안 가슴벽의 나머지 부분과는 반대되는 방향으로 이동할 수 있다[기이성 운동(paradoxical movement)으로 알려져 있다]. 이러한 손상은 무척 고통스러우며 호흡을 곤란하게 한다.

확인할 사항	해야 할 일
▪ 손상 부위는 호흡을 하는 동안 가슴벽의 나머지 부분과는 반대되는 방향으로 이동할 수 있다. ▪ 호흡하기가 무척이나 고통스러우며 어렵다. ▪ 손상 부위 피부에 멍이 든다. ▪ 갈비뼈 골절 징후와 같다.	1. 가슴 주변을 붕대로 단단히 조여 감으면 안 된다. 2. 가슴을 안정시키기 위해: ▪ 부상 부위에 베개나 이와 유사한 부드러운 물체를 대거나 환자의 팔로 감싸준다. ▪ 환자를 손상 부위 쪽으로 눕히고 그 아래에 담요나 이와 유사한 부드러운 물체를 깔아준다. 3. 119구급대에 전화한다.

개방성 흉부 손상

개방성 흉부 손상(open chest injury)은 피부가 찢어지고, 가슴벽이 칼이나 총알과 같은 물체에 의해 관통된 것을 말한다.

흡인성 흉부 창상

흡인성 흉부 창상(sucking chest wound)은 흉부 창상으로 인해 호흡할 때마다 가슴 안팎으로 공기가 들어갔다 나왔다 하게 된다. 숨을 내쉴 때는 상처 부위에서 기포가 발생할 수도 있으며, 숨을 들이쉴 때는 흡입음(sucking sound)이 날 수도 있다.

확인할 사항	해야 할 일
▪ 숨을 내쉴 때 흉부 손상 부분에서 혈액 기포가 발생한다. ▪ 숨을 들이쉴 때 흡입음이 발생한다.	1. 상처 부위를 드레싱이나 밀폐된 물체로 덮지 말고 그대로 공기에 노출시킨다. 2. 지혈을 위해 직접 압박하거나 마른 거즈 드레싱을 할 경우를 제외하고는 개방성 가슴상처를 덮으면 안 된다. 만약 드레싱이 피로 흠뻑 젖으면, 가슴 안에 공기가 차서 사망할 수도 있으므로 즉각 새로운 드레싱으로 교체한다. 3. 119구급대에 전화한다.

가슴 관통(꽂힌, 박힌) 물체

어떤 물체는 가슴벽을 관통하는 경우 공기와 혈액이 폐와 가슴벽 사이 공간으로 빠져나간다. 공기와 혈액은 폐를 쇠약해지게 한다. 폐가 쇠약해지면 쇼크가 올 수 있고 사망에 이를 수도 있다.

가슴 손상 처치와 관련된 추가 정보는 순서도 13-1을 참고한다.

순서도 13-1 흉부 손상

- 119구급대에 전화한다.
- 호흡을 모니터링한다. 멈춘다면 심폐소생술을 한다.
- 음식이나 음료를 줘서는 안 된다.
- 손상받은 쪽을 아래로 위치시키거나 앉아 있는 자세를 해 준다.
- 쇼크를 처치한다. 너무 춥거나 너무 덥지 않도록 해 준다.

가슴에 개방성 상처가 있는가?

아니요 → **갈비뼈 골절이 의심되는가?**

- 아니요 → 호흡을 모니터링하고 내부 손상 가능성을 검진한다.
- 예 →
  - 환자에게 편안한 자세를 취해 준다.
  - 가슴을 고정한다.
    - 손상 부위를 지지하게 베개 또는 부드러운 물체를 대 준다.
  - 손상받은 쪽 팔에 팔걸이와 바인더를 대 준다.
  - 가슴 주변을 붕대로 단단히 조여 감으면 안 된다.

예 → **가슴에 물체가 꽂혀 있는가?**

- 아니요 →
  - 출혈이 없다면, 상처를 덮으면 안 된다.
  - 출혈이 있다면, 건식거즈드레싱을 덮어 압박한다.
  - 드레싱으로 피가 배어 나온다면, 가슴 안으로 공기가 들어가는 것을 피하면서 교체한다.
- 예 → 물체를 두툼한 드레싱이나 패드로 고정한다.

확인할 사항	해야 할 일
꽂힌 물체는 대부분 쉽게 확인된다. 하지만 일부의 경우에는 그 물체가 피부 표면 아래에 있기도 하며, 발견하기 힘들기도 하다. 상처가 손상을 입힌 물체를 가리고 있을지도 모르니 유심히 살펴본다.	1. 물체 주변에 두툼한 드레싱이나 패드로 고정시킨다. 물체를 제거하지 않는다. 2. 119구급대에 전화한다.

복부(배) 손상

복부 손상은 개방성 손상이나 폐쇄성 손상으로 나뉘며, 속빈장기(유강장기, hollow organ)나 실질장기(고형장기, solid organ)를 손상시킬 수 있다. 내부 복부 손상은 가장 흔하게 확인되지 않는 손상 중 하나이다. 놓치게 되면, 사망에 이르는 주요 원인 중 하나가 된다. 속빈장기 파열은(예를 들어, 위나 창자의 파열) 장기의 물질들을 복부 안(복강)으로 흘러 들어가도록 하여 염증을 유발한다. 고형장기 파열은(간이나 췌장 파열과 같은) 심각한 출혈을 초래한다.

확인할 사항	해야 할 일
▪ 멍 혹은 다른 상처 자국 ▪ 통증, 압통, 근육 긴장 혹은 경직 ▪ 복부팽만(부어오름) ▪ 소변, 대변 또는 구토물에 혈액이 섞여 있는 경우 ▪ 호흡 및 맥박수 증가	1. 다리를 가볍게 구부린 측위로 편안한 자세를 취해 준다. 2. 119구급대에 전화한다.

폐쇄성 복부 손상

폐쇄성 복부 손상(closed abdominal injuries)은 내부 복부 조직이 손상되었지만 피부가 찢어지지 않을 때 발생한다. 이는 또한 둔상으로 알려져 있다. 이러한 손상은 자전거 핸들이나 자동차 핸들에 부딪힐 때, 혹은 환자가 판자나 야구 방망이에 맞았을 때 일어날 수 있다.

내부 장기에 멍이 들거나 손상을 입는 것은 복부에 심각한 타격을 입어 초래된 것일 수 있다. 손가락 끝으로 복부 4분원 모두를 부드럽게 눌러서 검사한다(그림 13-2). 정상의 복부는 부드러우며 눌렀을 때 통증이 오지 않는다.

개방성 복부 손상

개방성 복부 손상(open abdominal injuries)은 피부가 찢어진 것이다. 이 손상은 또한 관통상으로 알려져 있다. 찔린 상처

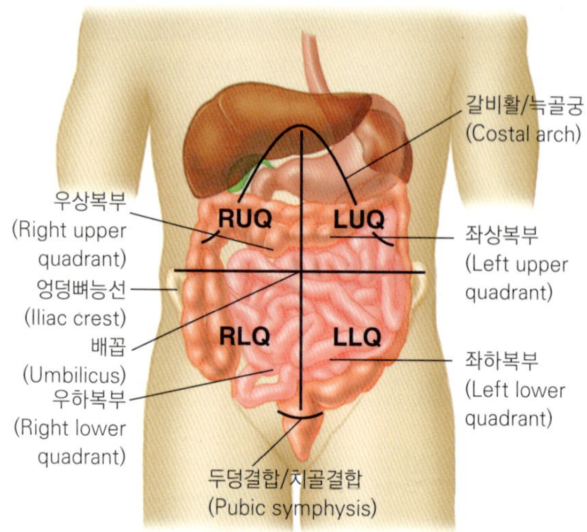

그림 13-2 복부의 4등분: 좌상복부, 우상복부, 우하복부, 좌하복부

(자상, stab wound)와 총상(gunshot wound)이 그 예이다. 배벽(복벽, abdominal wall) 외 다른 곳에도 관통상을 입었는지 확인하는 것은 쉽지 않다. 늘 내부 장기에도 손상이 갔을 것이라는 최악의 상황을 가정한다. 탈장 손상(protruding organ injury)은 내부 장기가 위치를 이탈하거나 상처 부위를 통해 튀어나오게 되는 심각한 복부 손상을 말한다. 총상을 치료하기 위해 옷을 제거할 때는 총상 구멍을 절대로 자르지 않는다. 증거를 보존할 수 있도록 그 주변 부위를 잘라내야 한다.

복부 손상 처치와 관련된 추가 정보는 순서도 13-2를 참고한다.

확인할 사항	해야 할 일
▪ 칼 또는 날카로운 물체에 관통된 경우	1. 관통된 물체가 여전히 꽂혀 있다면, 상처 주변을 두툼하게 드레싱하여 출혈을 방지하고 물체가 움직이지 않도록 고정한다(그림 13-3). 물체를 제거하면 안 된다. 2. 119구급대에 전화한다.
▪ 상처로부터 내부 장기가 이탈하거나 튀어나온 경우(그림 13-4) ▪ 심각한 출혈	1. 환자에게 다리를 복부 쪽으로 당긴 채 등을 대고 누워 있으라고 말한다. 2. 습윤한 멸균드레싱을 이용해 장기를 덮는다(그림 13-5). 가능한 경우 습윤한 드레싱 위에 느슨한 플라스틱 랩이나 드레싱을 한 겹 더 덮어 마르지 않도록 한다. 플라스틱 랩이나 추가한 드레싱에 느슨하게 테이프를 붙인다. 3. 119구급대에 전화한다.

순서도 13-2 복부 손상

- 음식 또는 음료를 줘서는 안 된다.
- 쇼크를 처치한다. 너무 춥거나 너무 덥지 않도록 한다.

↓

개방성 복부 손상이 있는가?

- 아니요 →
  - 잠재적인 구토를 대비하여 환자를 옆으로 눕힌다.
  - 내부 손상을 모니터링한다.
  - 119구급대에 전화한다.
- 예 → **물체가 꽂혀 있는가?**
  - 예 →
    - 상처 주위에 두툼한 드레싱을 하여 물체를 고정한다.
    - 119구급대에 전화한다.
  - 아니요 → **탈장되어 있는가?**
    - 아니요 →
      - 잠재적인 구토를 대비하여 환자를 옆으로 눕힌다.
      - 내부 손상을 모니터링한다.
      - 119구급대에 전화한다.
    - 예 →
      - 장기를 만지지 않는다.
      - 습하고 청결한 드레싱으로 장기를 덮는다.
      - 119구급대에 전화한다.

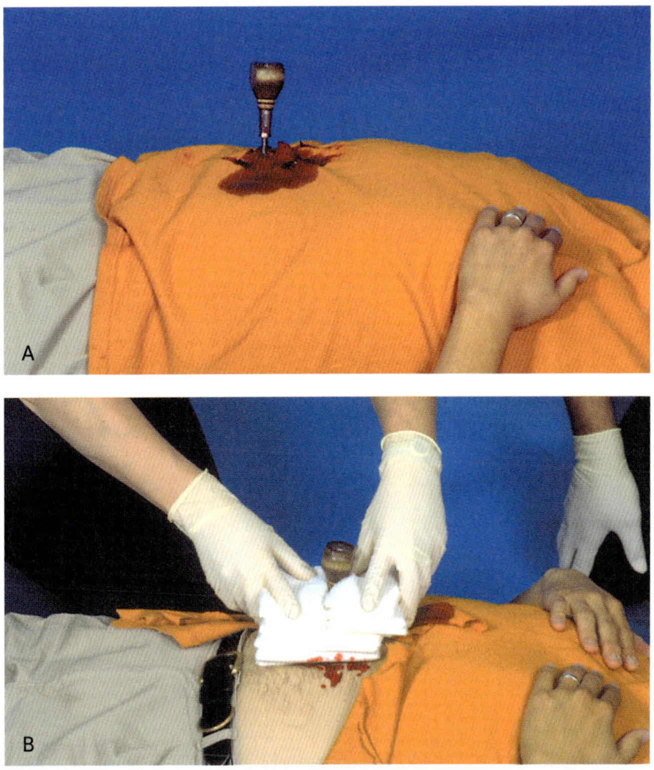

그림 13-3 움직임을 최소화하기 위해 관통된 물체를 고정한다(A). 상처 주위에 두툼한 드레싱을 하여 지혈한다(B).

주의

- 튀어나온 장기를 복부로 다시 끼워 넣으려 하지 않는다. 감염을 시키거나 창자에 손상을 줄 수 있기 때문이다.
- 장기를 단단히 덮지 않는다.
- 젖었을 때 착 달라붙거나 분해되는 어떤 재료로 장기를 덮지 않는다.
- 입으로는 아무것도 주지 않는다.
- 장기를 만지지 않는다.

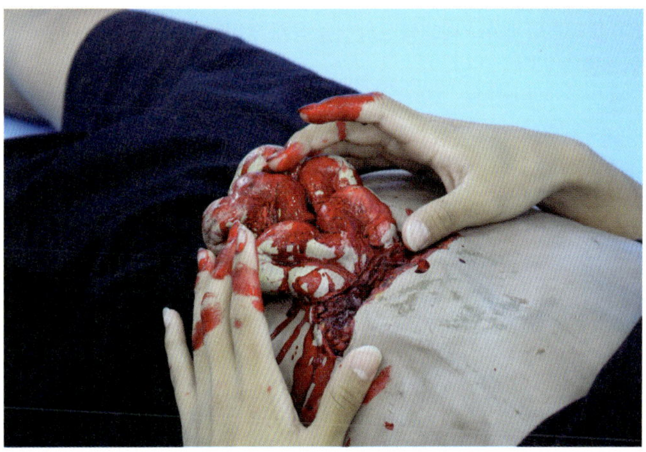

그림 13-4 탈장

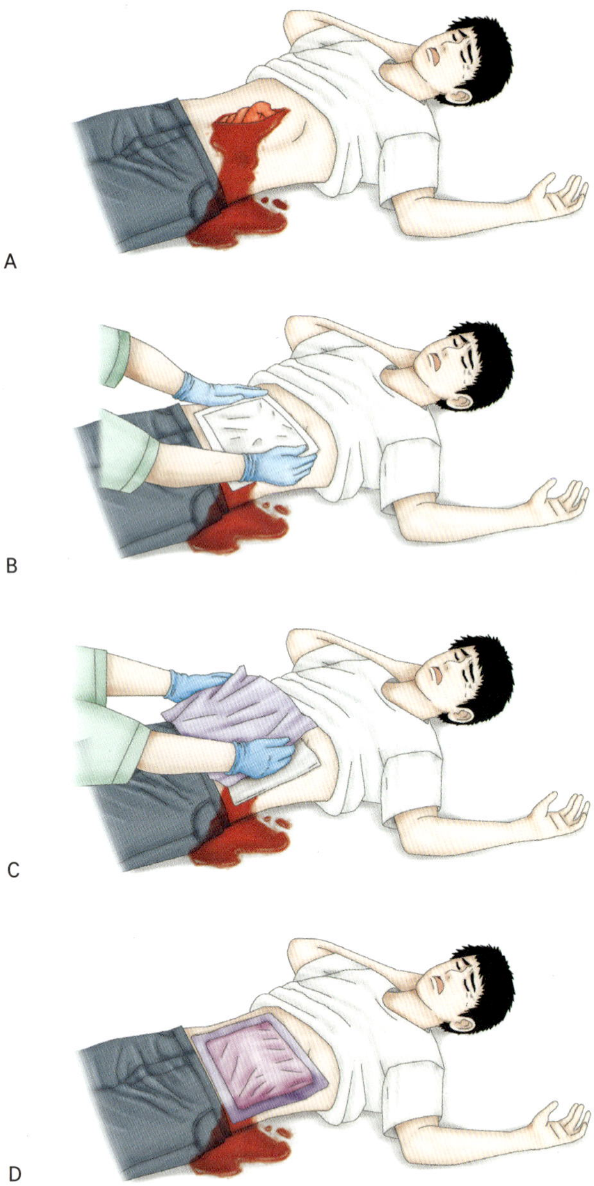

그림 13-5 개방성 복부 손상. (A) 심각한 복부 손상에서는 탈장이 나타날 수 있다. (B) 상처에 커다란 습식 멸균드레싱을 적용한다. (C) 가능하다면 드레싱할 때 플라스틱랩을 느슨하게 덮거나 폐쇄성 드레싱을 한다. (D) 플라스틱랩이나 폐쇄성 드레싱을 상처 부위에 위치한 후 느슨하게 테이프를 붙인다.

골반 손상

골반 골절(pelvic fracture)은 대개 추락이나 자동차 충돌로 인해 발생한다. 움직일 때 골반에 통증이 있는 사람이라면 누구나 골반 골절을 의심해 보아야 한다. 자동차 충돌, 자동차에 치임, 추락, 자전거와 자동차 충돌이 흔한 골반 손상의 원인이다. 골반 손상은 과다 출혈을 야기할 수 있기 때문에 의심해 보는 것이 중요하다. 불안정한 골반뼈는 간과할 수도 있는 동맥출혈과 정맥출혈을 지속적으로 야기할 수 있다. 이는 방광이 가득 차면 더욱 악화되어 방광이 파열되고 내용물이 골반강으로 유출될 가능성이 높아진다. 부목을 대는 것이 필수적이다. 비전문가는 환자를 안정시켜야 하고, 병원 응급실로 이송할 수 있도록 훈련받은 응급의료종사자와 그들의 장비를 기다려야 한다.

확인할 사항	해야 할 일
▪ 움직일수록 커지는 엉덩이, 샅고랑 부위, 혹은 등 부위의 통증 ▪ 서거나 걷기가 불가능 ▪ 쇼크 징후	1. 119구급대에 전화한다. 2. 움직이지 않도록 한다. 3. 환자를 그대로 눕혀 둔다. 4. 골반 움직임을 제한한다.

주의

- 환자를 굴리지 않는다. 추가적 내부 손상이 야기될 수 있다.
- 환자를 움직이지 않는다. 가능한 한 구급차, 척추고정판(back-board), 그 외 다른 전문 장비를 대동한 훈련받은 응급의료종사자가 도착할 때까지 기다린다.

PREP KIT

복습

- 흉부 손상은 개방성 손상과 폐쇄성 손상 두 가지 범주로 나뉜다.
- 폐쇄성 흉부 손상은 갈비뼈 골절과 동요가슴을 포함한다.
- 개방성 흉부 손상은 피부가 찢어지고, 가슴벽이 칼이나 총알과 같은 물체에 의해 관통되는 것이다.
- 복부의 손상도 개방성 손상과 폐쇄성 손상 둘 중 하나이며, 속빈장기 혹은 실질장기를 손상시킬 수 있다.
- 폐쇄성 복부 손상은 내부 복부조직이 손상되었지만 피부가 찢어지지 않을 때 발생한다.
- 개방성 복부 손상은 피부가 찢어진 것이다.
- 골반 골절은 대개 추락이나 자동차 충돌로 인해 야기된다.

핵심용어

개방성 복부 손상(open abdominal injuries) 관통상과 탈장을 포함하는 복부 손상이다.

개방성 흉부 손상(open chest injury) 골절된 갈비뼈, 혹은 더욱 빈번하게는 총알이나 칼과 같은 외부 물체에 의해 가슴벽 자체가 관통되는 가슴의 부상이다.

기이성 운동(paradoxical movement) 동요가슴일 때 가슴벽 부분의 움직임이다. 호흡할 때 정상적인 가슴벽 움직임과 반대 방향으로 움직임(흡기 동안 안으로, 호기 동안 밖으로 이동)이다.

기흉(공기가슴증, pneumothorax) 가슴막에 공기가 축적된 것이다.

동요가슴(연가양 흉부, flail chest) 한 군데 이상의 동일한 부위에서 여러 갈비뼈가 부러졌을 때 발생하는 손상이다.

탈장 손상(protruding organ injury) 내부 장기가 위치를 이탈하거나 상처 부위에서 튀어나오는 복부의 심각한 손상이다.

폐쇄성 복부 손상(closed abdominal injuries) 복부에 둔기로 직접적인 타격을 받아서 생기는 손상이며, 피부가 찢어진 것은 아니다.

폐쇄성 흉부 손상(closed chest injury) 피부가 찢어지지 않은 가슴의 손상으로 대개 둔기외상이 원인이다.

흡인성 흉부 창상(sucking chest wound) 호흡할 때마다 가슴을 통해 공기가 이동하게 되는 흉부 손상이다.

실습평가

당신은 지방 스카우트 캠프에 근무하는 응급처치팀이다. 스카우트의 리더들이 메인 라운지의 무대 위에서 재미있는 촌극을 하고 있었다. 촌극 중인 한 명이 공중으로 뛰어올라 옆으로 떨어졌다. 그 사람이 당신을 향해 무대로 뛰어올 때, 옆구리를 움켜쥐고 있었고 확실히 통증이 있어 보였다. 그는 바닥에 누웠고 칼이 땅에 떨어졌다. 그가 숨을 들이쉴 때마다 상처 부위에서 흡입음이 들렸다.

지시: 설명에 동의하면 "예"에 ○표하고, 동의하지 않으면 "아니요"에 ○표 하시오.

1. 환자의 호흡을 체크하고 그에 따라 처치한다.
   예 아니요
2. 흡입 손상의 징후로 호흡하는 동안 상처에서 혈액이 넘쳐 나왔다.
   예 아니요
3. 공기가 새어 나오는 것을 막기 위해 상처를 단단히 덮어야 한다.
   예 아니요
4. 환자가 호흡곤란이 있는 경우에는 갇힌 공기가 빠져나갈 수 있도록 드레싱을 제거한다.
   예 아니요
5. 이것은 응급상황이며 119구급대에 즉시 전화한다.
   예 아니요

PREP KIT

지식확인

지시: 설명에 동의하면 "예"에 ○표하고, 동의하지 않으면 "아니요"에 ○표 하시오.

1. 베개나 담요와 같은 부드러운 물체를 가슴에 묶은 채 부러진 갈비뼈를 고정시킨다.
   예 아니요
2. 비닐 조각을 3면에 붙여 흡인 가슴창을 덮는다.
   예 아니요
3. 가슴이나 복부를 관통한 물체나 꽂힌 물체를 제거한다.
   예 아니요
4. 동요가슴은 갈비뼈가 하나 부러진 것을 말한다.
   예 아니요
5. 골반이 부러진 환자는 그대로 둔다.
   예 아니요
6. 호흡 시 느끼는 날카로운 통증은 갈비뼈 골절의 징후가 될 수 있다.
   예 아니요
7. 갈비뼈 골절은 가슴을 단단히 묶어 처치해야 한다.
   예 아니요
8. 복부 손상을 입은 대부분의 환자들은 무릎을 구부려야 더 편안하다.
   예 아니요
9. 만약 공기의 흡입음이 들리면, 가슴 상처를 그대로 둔다.
   예 아니요
10. 부러진 골반은 과다 출혈 때문에 생명을 위협할 수 있다.
   예 아니요

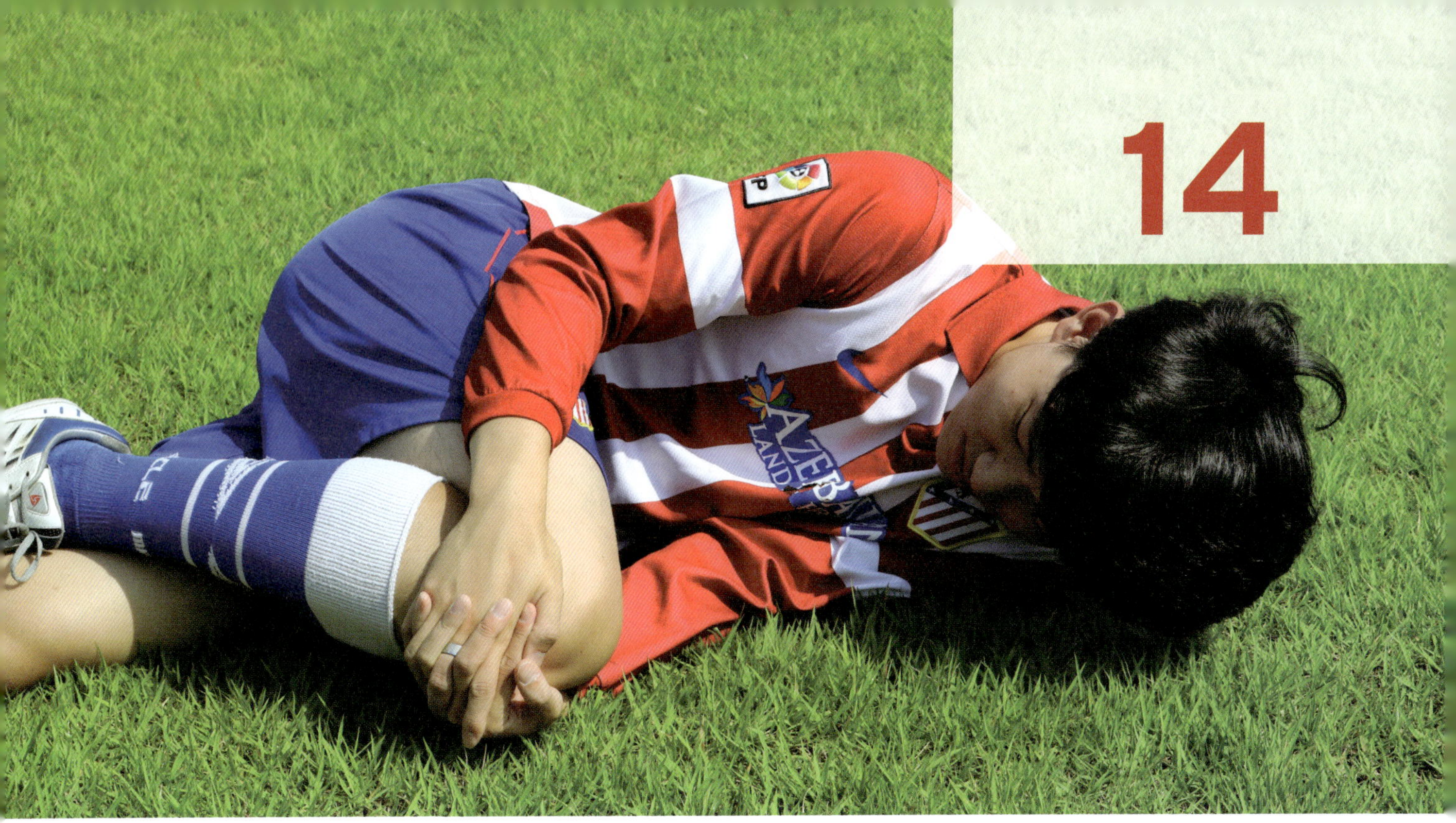

14

뼈, 관절, 근육 손상
Bone, Joint, and Muscle Injuries

CHAPTER AT A GLANCE

- 뼈 손상
  - 골절
- 관절 손상
  - 탈구
  - 삠(염좌)
- 근육 손상
  - 긴장
  - 경련
  - 타박상

뼈 손상

뼈, 관절, 근육 손상은 전문적인 의료처치를 하는 가장 흔한 이유 중의 하나이다. 정형외과적 손상은 단기 혹은 장기간 장애를 초래한다. 정형외과적 손상을 초래하는 심각한 팔다리 외상은 다른 부상도 뒤따를 수 있다. 이러한 정형외과적 부상 중에서 뼈와 관련한 골절과 탈구는 매우 고통스러운 부상이다. 이것은 일반적으로 손상의 강력한 원인과 관련이 있으며 명백한 변형으로 나타날 수 있다. 손상과 치료 과정 중에 적절한 처치가 없다면 장기간 장애를 초래할 수 있다. 응급처치제공자로서 역할은 손상을 입은 환자가 적절한 전문적인 처치를 제공받기 전까지 추후 손상을 방지하고 통증과 고통이 감소되도록 돕는 것이다.

골절

실제적인 문제는 부러진 뼈 자체가 아니라 주변 주요 장기의 잠재적인 손상이다. 보통 골절로 인한 사망보다는 동반된 손상 중 기도폐쇄, 출혈, 뇌손상 등으로 사망한다. 그러나 골절은 통증과 쇠약을 초래하며 장기간의 악화, 장애, 변형의 원인이 된다.

골절(fracture)과 부러진 뼈는 같은 의미이다. 뼈가 깨지거나 뼈에 틈이 있다는 뜻이다. 여기에는 2개의 범주가 있다(그림 14-1).

- 폐쇄성 골절(closed fracture): 피부는 완전하며 골절 근처에 피부 손상이 없다. 그러나 많은 경우에 잠재적인 골절이 의심되므로 의료기관에서 손상 부위를 방사선 촬영할 때까지 확인되지 않을 수 있다.
- 개방성 골절(open fracture): 골절 위의 피부가 손상되어 있다. 상처는 피부로 뼈가 튀어나왔거나 골절 시 피부를 베는 직접적인 힘 때문에 생긴다. 뼈가 항상 보이는 것은 아니다.

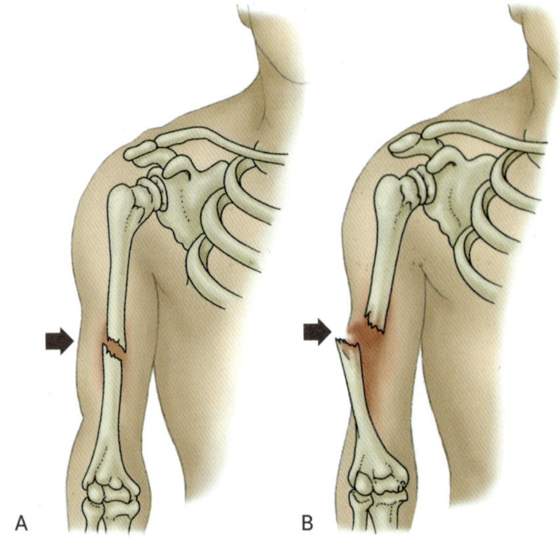

그림 14-1 (A) 폐쇄성 골절, (B) 개방성 골절

의료기관 밖에서 부러진 뼈의 정확한 특성을 결정하기는 불가능하므로 응급처치제공자는 방사선 촬영 후 골절을 보다 명확하게 설명하기 위해서 의학용어를 숙지하는 것이 도움이 된다(그림 14-2).

생나무 골절(greenstick fractures)은 불완전한 골절로 소아에게 흔하며 뼈는 나뭇가지처럼 휘어진다. 가로 골절(횡골절, transverse fracture)은 긴뼈 축과 직각으로 뼈를 가로질러 부러진 것이며 주로 직접적인 손상에 의한다. 빗 골절(경사골절, oblique fracture)은 비스듬한 방향(경사각)으로 발생한다. 분쇄 골절(comminuted fractures)은 두 조각 이상의 파편이 있다(쪼개지거나 뭉개짐). 끼임 골절(impacted fracture)은 뼈의 부러진 끝이 뼈로 끼어들어가 뼈는 골절이 없는 것처럼 기능을 할 수 있다. 나선형 골절(spiral fracture)은 뼈가 뒤틀려서 생긴 손상으로 골절선이 나사처럼 보인다.

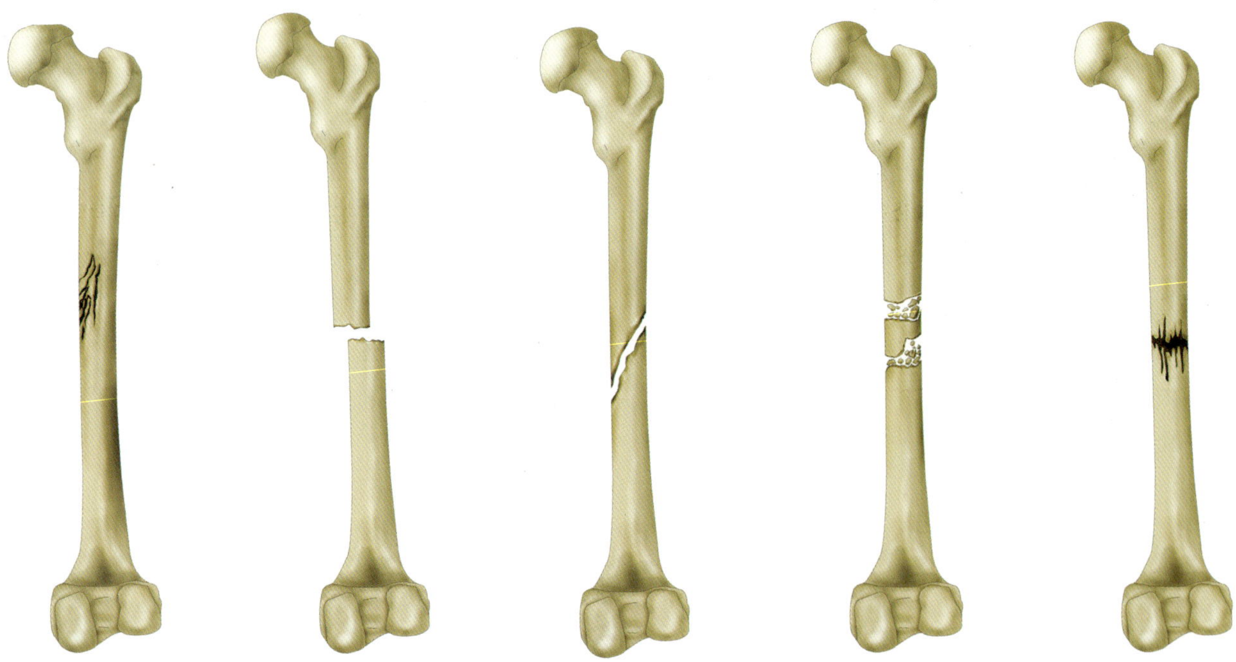

그림 14-2 골절의 유형

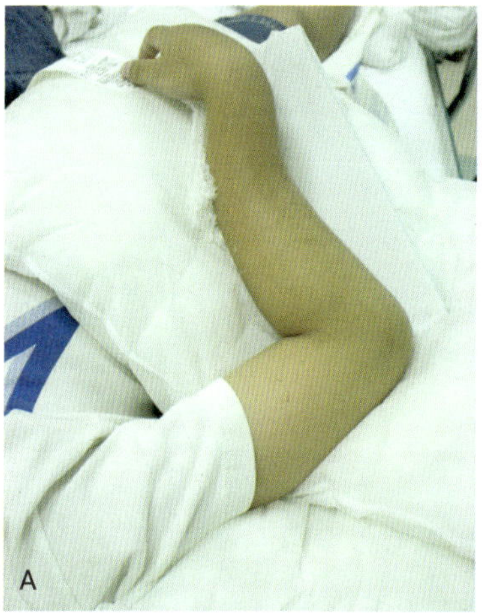
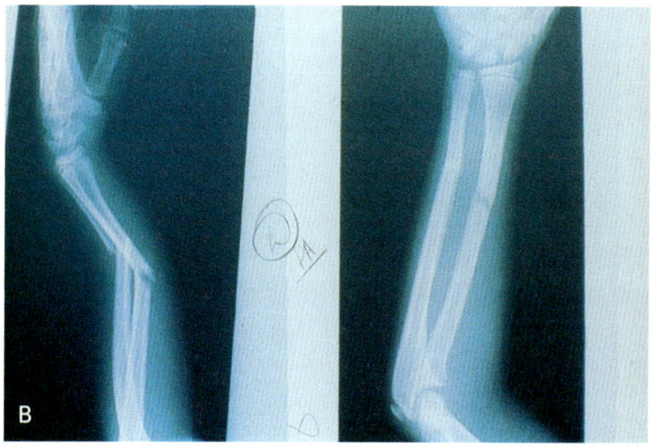

그림 14-3 (A) 아래팔 골절, (B) 아래팔골절 정복 전, 후 X-ray
A: © Jones & Bartlett Learning., B: ©American Academy of Orthopaedic Surgeons.

뼈의 변형이 보이는 경우(그림 14-3A) 골절로 손상이 의심된다면 처치한다. 순환(Circulation), 운동(Movement), 감각(Sensation)에 대한 평가를 빠르게 시행하는 것은 매우 중요하다(CMS; 수행절차 14-1, 14-2 참고). 골절의 가장 심각한 합병증이 팔다리의 부적절한 혈액흐름이다. 부러진 뼈에 의해 팔다리의 주요 혈관은 뼈에 의해 막히고, 인접한 혈관은 뼈 분절에 의해 찢기거나 부러진 뼈끝 사이에서 집힐 위험이 있다. 팔과 다리의 조직은 지속적인 혈액 공급 없이 3시간 이상이 되면 생존할 수 없다. 만약 신경이나 혈관의 손상이 보이면 즉시 전문적인 의료처치를 받아야 한다. 주요 신경은 뼈 가까이 지나가므로 부러진 뼈 사이에 끼이거나 찢어질 수 있다.

골절 처치와 관련된 추가 정보는 순서도 14-1을 참고한다.

확인할 사항	해야 할 일
손상평가를 위해 DOTS 기억법을 사용한다. **변형**(**D**eformity) ▪ 짧아져 있거나 관절 사이의 심한 변형(각)이나 관절 주변의 변형 ▪ 팔다리의 짧아짐 ▪ 반대쪽과 비교하여 돌아간 팔다리(사지) **개방성 상처**(**O**pen wound) ▪ 골절 근처의 열상이나 천자상은 개방성 골절로 고려 **압통과 통증**(**T**enderness and pain) 손상부위를 누를 때 압통과 반동압통 및 통증 평가 **부기**(**S**welling)는 빨리 진행 추가적 증상과 징후: ▪ 손상 부위의 기능 소실 ▪ 보호자세(움직임으로 통증이 증가할 때 손상 부위를 움직이려 하지 않음) ▪ 비빔소리(crepitus)(부러진 뼈의 끝이 서로 마찰되면서 나는 소리나 느낌). 비빔소리를 듣기 위해 손상 부위를 움직이지 않는다. ▪ 손상 부위 말단의 피부색이 청색증 또는 창백한지 확인	1. 일차적으로 생명을 위협하는 상태를 확인한다. 개방성 골절일지라도 동맥이나 큰 정맥이 포함되지 않으면 생명을 즉각적으로 위협하는 것은 아니다. 처치자는 생명을 위협하는 상황을 다룰 때는 골절을 확인하고 고정한다. 2. 환자에게 처치에 대해 설명한 후 손상 부위의 옷을 조심스럽게 제거한다. 필요시 자른다. 3. 손상 부위를 살펴보며 DOTS를 확인한다. 4. CMS를 평가한다. 상지 CMS를 평가하기 위해 수행절차 14-1, 하지는 수행절차 14-2 단계로 한다. 5. 환자의 손상 부위는 환자가 편안한 자세로 안정시킨다. ▪ 119구급대가 곧 도착한다면 도착할 때까지 손으로 손상 부위를 안정되도록 고정한다. ▪ 응급구조사가 늦게 도착하거나 처치자가 전문적인 의료처치를 위해 환자를 이송해야 한다면 부목으로 손상 부위를 고정한다. 6. 손상이 개방성 골절이라면, 튀어나온 뼈를 밀어 넣지 않는다(그림 14-4). 상처와 노출된 뼈를 드레싱으로 덮는다. 손상 부위 위에 거즈로 덮고 뼈에 강한 압력이 가해지지 않도록 붕대를 감는다. 7. 개방성 골절이나 큰 뼈(대퇴골 등) 골절 혹은 이송이 어렵거나 이송으로 상태가 악화될 수 있는 경우 119구급대에 전화한다. 8. 팔다리가 푸르거나 팔다리가 창백하면 119구급대에 전화한다. 9. 일반적으로 응급처치제공자는 손상된 팔다리를 움직이거나 펴지 않는다. 그러나 팔다리에 맥박이 없거나 응급구조사와 멀리 떨어져 있다면 혈류를 회복시키거나 이송을 위해 손상된 팔다리를 부드럽게 재정렬시킬 필요가 있다. 다음과 같은 상황이다. ▪ RICE(휴식: Rest, 얼음팩: Ice pack, 압박: Compression, 올리기: Elevate) 절차를 이용한다. 얼음팩은 부기와 통증 감소에 도움이 된다. ▪ 움직이지 않도록 고정한다. 통증을 제한하고 추가 손상의 위험성을 줄여준다.

순서도 14-1 뼈 손상

하나 이상 다음과 같은 증상이 있으면 골절을 의심한다.
- D=변형(Deformity)
- O=개방성 상처(Open wound)
- T=압통(Tenderness)
- S=부기(Swelling)

↓

- 팔다리 창백 혹은 청색증이 있으면 119구급대에 전화한다.
- 손상된 팔다리를 움직이거나 펴지 않는다.

↓

손상 부위의 개방성 상처에서 출혈이 있는가?

예 →
- 상처의 가장자리에 압박을 가한다.
- 뼈를 밀어 넣지 않는다.
- 상처와 노출된 뼈를 드레싱으로 덮는다.

→ 응급구조사가 도착했는가?

아니요 → 응급구조사가 도착했는가?

응급구조사가 도착했는가?

예 → 필요시 응급구조사가 도착할 때까지 손상 부위를 잡고 있는다.

아니요 → 만약 응급구조사가 지연되거나 응급처치제공자가 환자를 이송하려면 RICE 절차를 이용한다.
- R=휴식(Rest)
- I=얼음팩(Ice pack)
- C=압박(Compression)
- E=올리기(거상, Elevate)

↓

- 발견된 자세 그대로 손상된 부위를 안정시킨다.
- 꽉 죄는 것을 막기 위해 부목 적용 전에 순환, 운동, 감각(CMS) 상태를 평가한다.

Q & A

뼈는 얼마나 강한가?

뼈는 강한 물질 중의 하나이다. 1입방인치의 뼈는 5개의 표준 픽업트럭 무게인 최소 19,000파운드(8,618kg)의 힘을 견딜 수 있다. 이것은 대략 콘크리트의 4배 힘이다. 뼈의 견디는 힘은 알루미늄과 라이트스틸과 같다. 비교 가능한 크기의 강철봉이 뼈보다 4~5배 무겁기 때문에 실제적으로 뼈는 같은 온스의 철과 강화콘크리트보다 강하다.

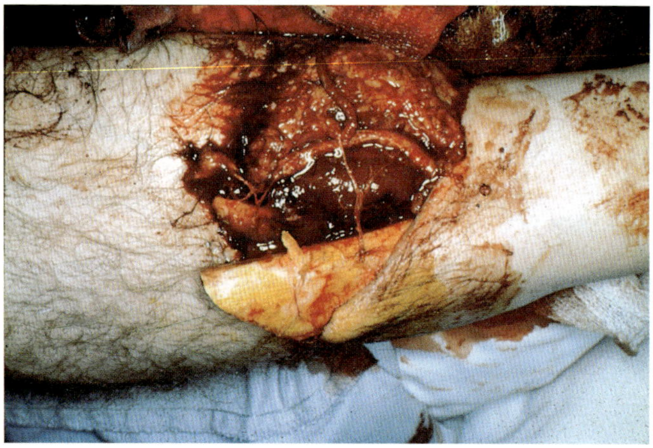

그림 14-4 다리의 개방 정강뼈, 종아리뼈 골절

수행절차 14-1 상지에서 CMS 평가

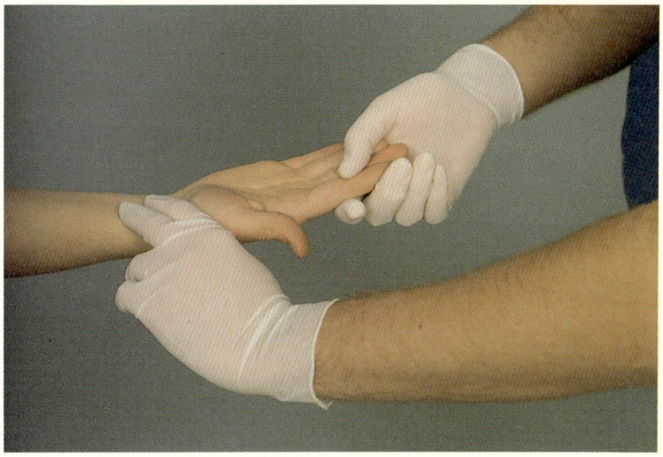

1 순환: 노동맥(손목의 엄지손가락 쪽에 위치)을 이용하여 상지의 순환을 평가한다.

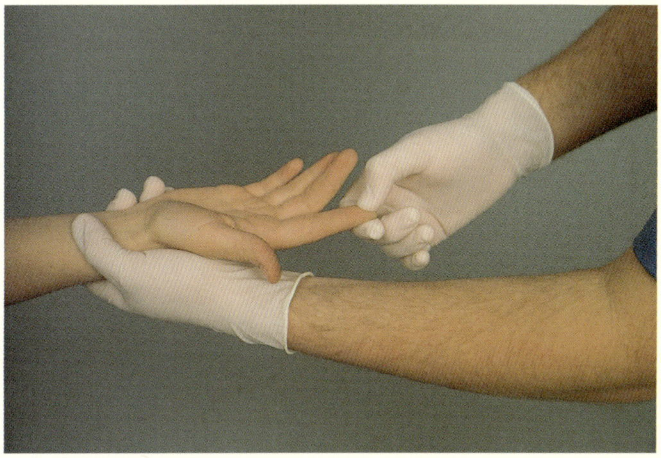

2 감각; 환자의 손가락을 부드럽게 만지거나 환자가 눈을 감고 있으면 눌러보고, 감각이 있는지 물어본다.

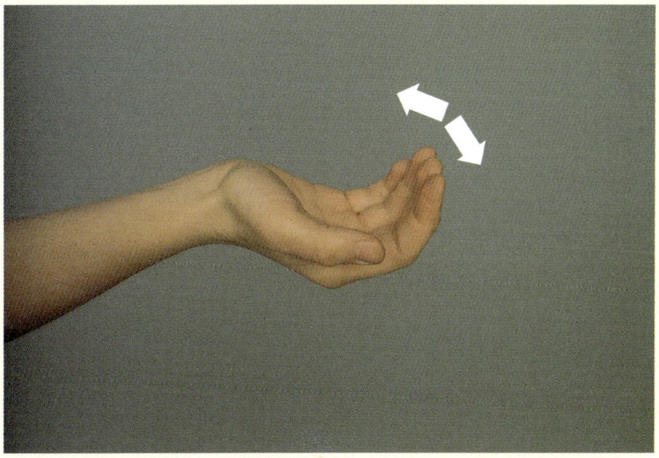

3 움직임: 손가락을 움직여보도록 한다.

수행절차 14-2 하지에서 CMS 평가

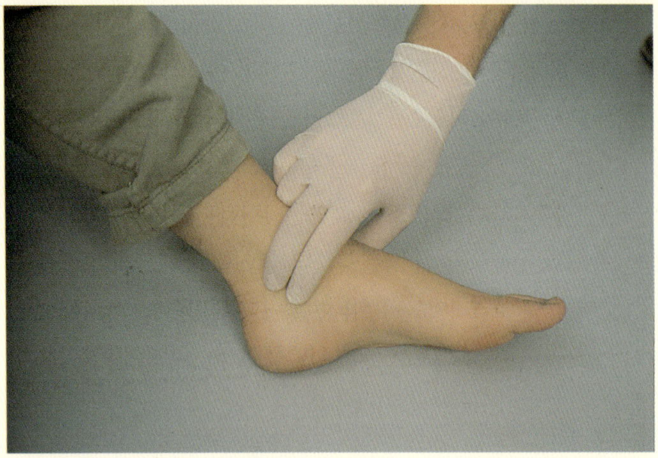

1 순환: 뒤정강맥박(발목뼈와 아킬레스건 안쪽 위치)을 이용하여 다리의 순환을 평가한다.

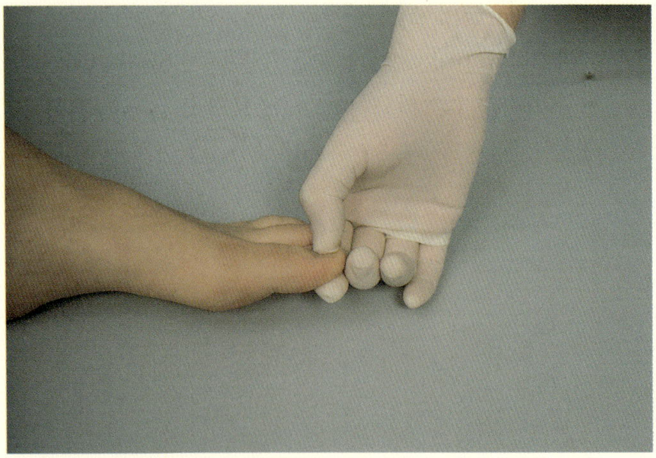

2 감각: 환자의 발가락을 부드럽게 만지거나 환자가 눈을 감고 있으면 눌러보고, 감각이 있는지 물어본다.

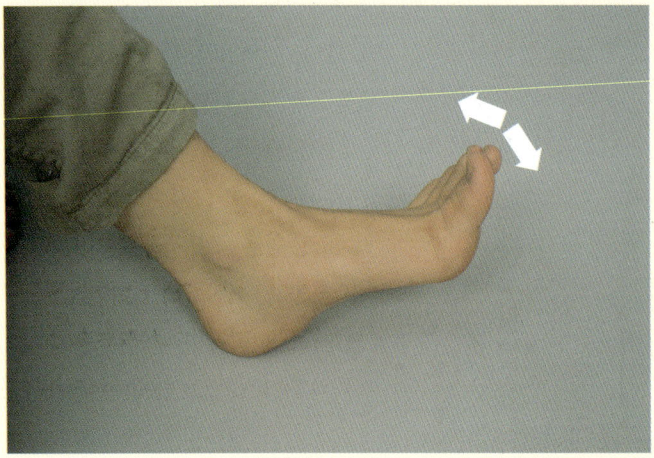

3 움직임: 발가락을 움직여보도록 한다.

관절 손상

관절은 둘 혹은 그 이상의 뼈가 있는 곳이다.

탈구

탈구(dislocation)는 관절이 분리되거나 분리되어 있을 때 발생하며 뼈의 끝은 더 이상 붙어 있지 않는다. 어깨, 손가락, 무릎(무릎뼈), 발목이 가장 흔하게 손상을 입는 관절이다.

탈구의 증상과 징후는 골절과 유사하다. 변형, 심한 통증, 부기가 생기고 손상된 관절을 움직일 수 없다. 탈구의 주요 징후는 변형이다. 형태는 손상되지 않은 관절 형태와 다르다(그림 14-5).

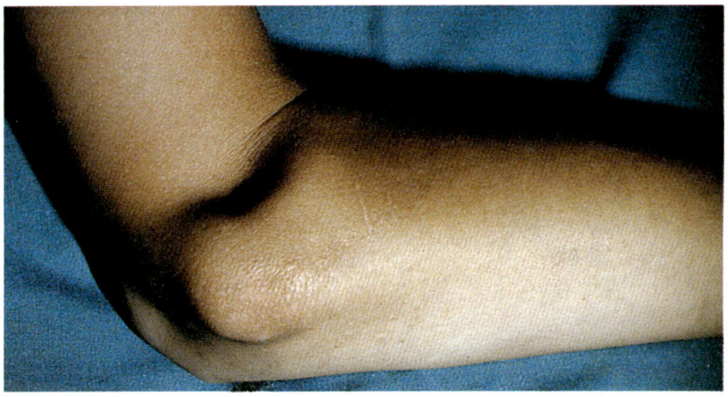

그림 14-5 팔꿈치의 탈구

삠(염좌)

삠(염좌, sprain)은 관절이 뒤틀리거나 정상 운동범위를 벗어나서 당겨질 때 발생한다. 뼈는 인대라고 불리는 조직의 질긴 끈을 통해 관절에 붙어 있다. 관절이 삐면 인대는 부분적으로 혹은 완전히 끊어진다. 삠의 정도는 차이가 있으며 응급처치제공자가 구분하기는 어렵다. 삠은 무릎과 발목에서 잘 발생하나 어느 관절에서도 발생할 수 있다.

발목의 삠은 발목이 안쪽으로 돌아가고 발목의 가쪽(측면)에 긴장이 있을 때 잘 발생한다. 발목 옆면이 심하게 삐어 있는 경우 처치하지 않으면 만성적으로 발목을 사용할 수 없는 결과를 초래한다(그림 14-6). 인대나 발목 안쪽의 뼈 손상은 대개 심각한 상태를 나타내며 전문적인 의료처치를 필요로 한다.

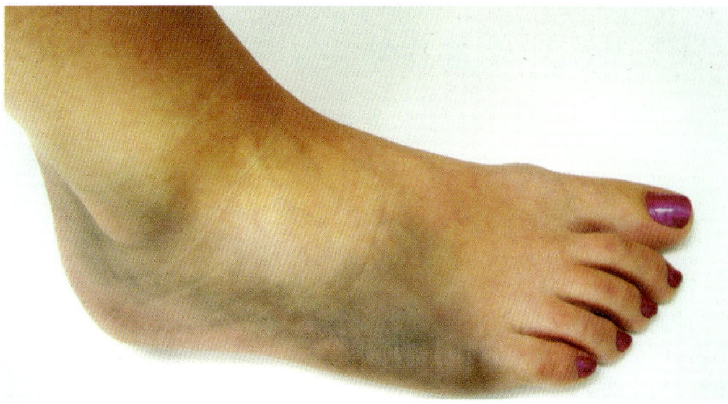

그림 14-6 발목 삠(염좌)

확인할 사항	해야 할 일
▪ 반대편과 비교되는 명백한 변형 ▪ 압통 ▪ 심한 통증 ▪ 부기 ▪ 손상 부위를 움직일 수 없음 ▪ 팔다리의 무감각 혹은 순환장애	1. 다음 상황에는 119구급대에 전화한다. ▪ 손상 부위 말단이 창백하거나 청색증, 개방성 상처, 변형된 폐쇄성 상처를 보인다. ▪ 이송이 어렵거나 이송으로 악화될 수 있다. 2. CMS를 평가한다. 탈구된 뼈가 신경이나 혈관을 누른다면, 무감각이나 마비가 탈구 아랫부분에서 나타날 것이다. 손상된 팔다리에 맥박이 없다면 즉각적으로 병원으로 이송한다. 3. 119구급대에 이미 전화하였으며 도착이 예정되면 응급구조사가 도착할 때까지 손상부위를 고정하기 위해 잡고 있는다. 4. 응급구조사가 늦게 도착하거나 지연되거나 전문적인 의료처치를 받기 위해 환자를 멀리까지 이송해야 하는 경우는 RICE 절차를 이용한다(222-224쪽 참조), 단 부목(손상 부위에 베개, 나무판자 등)을 적용 후 시행한다. 5. 관절을 정렬(제 위치를 벗어난 부분을 정상 위치로 되돌리는 것)하려고 하지 않는다. 신경과 혈관 손상이 초래될 수 있기 때문이다. 의료시설이 1시간 이상 먼 거리에 있는 경우 황야의 의료전문가들은 무릎, 손가락과 발가락, 앞쪽 어깨 탈구를 줄일 수 있는 쉽고 안전한 방법을 식별할 수 있다(24장 참고). 6. 손상당한 팔다리를 움직이거나 펴려고 하지 않는다. 7. 상처에서 출혈이 있는 경우: ▪ 상처에 적당한 압력을 가하여 출혈을 조절한다. ▪ 노출된 뼈는 멸균드레싱을 적용한다. 절대로 뼈를 밀어 넣지 않는다.

관절 손상과 관련된 추가 정보는 **순서도 14-2**를 참고한다.

순서도 14-2 관절 손상

- 골절과 마찬가지로 손상 부위를 평가한다.
- 손상 부위를 반대편 부위와 비교한다.

관절 변형이 있는가?

아니요 → 삠(염좌)가 의심된다.

RICE 절차를 이용한다.
- R = 휴식(Rest)
- I = 얼음팩(Ice pack)
- C = 압박(Compression)
- E = 올리기(Elevate)

다음 상황이면 의사에게 의뢰한다.
- 손상 1~2일 후에도 손상 부위가 좋아지지 않는다.
- 회복이 지연된다.
- 손상이 일상활동에 지장을 초래한다.

예 → 탈구가 의심된다.

- 탈구로 119구급대를 활성화시킬 필요는 없지만 대부분의 탈구는 전문적인 의료처치가 필요하다 .
- 팔다리가 푸르거나 창백하면 119구급대에 전화한다.

- 119구급대에 이미 전화하였으며 도착이 예정되면 응급구조사가 도착할 때까지 손상 부위를 고정하기 위해 잡고 있는다.
- 응급구조사 도착이 늦어지거나 멀리 떨어져 있어 이송이 지연되면 RICE 절차를 이용한다.
- 의료적 처치가 1시간 이상이 걸리지 않으면 탈구를 교정하기 위한 시도를 하지 않는다.

근육 손상

근육 손상은 실제 응급상황이 아닐지라도 응급처치제공자는 충분히 처치해야 한다.

확인할 사항	해야 할 일
삠과 골절은 증상과 징후가 비슷하기 때문에 방사선 촬영을 하기 전까지는 구분하기 어렵다. ▪ 움직이거나 관절을 사용하는 것을 방해하는 극심한 통증 ▪ 부기 ▪ 혈관 파열로 초래되는 관절 주변의 피부 변색	1. 대부분의 삠(염좌)은 전문적인 의료처치가 요구되지 않는다. 회복이 오래 걸리는 경우는 의사에게 진료를 받는다. 2. RICE 절차를 이용한다. ▪ 휴식(Rest). 손상된 관절의 움직임을 피하고 압박하지 않는다. ▪ 얼음팩(Ice). 얼음팩을 20분 동안 적용한다. 얼음팩을 고정하기 위해 탄력붕대를 적용한다. ▪ 압박(Compression). 20분 후에 압박붕대로 3~4시간 압박한다. ▪ 올리기(Elevate, 거상). 부기를 감소시키기 위해 손상 부위를 올려준다.

긴장

근육이 당겨지는 것으로 알려진 근육 긴장(strains)은 근육이 정상 운동범위를 벗어나서 당겨지거나 근육이 찢어진 상태이다. 근육 긴장의 정도에는 차이가 있으나 응급처치제공자나 응급의료종사자가 병원 내에서 시행하는 방사선 검사를 시행하지 않으면 손상의 정도를 확인하기 어렵다. 근육섬유가 찢어졌을 때 조직 근처의 수액이 새어 나오고 손상 근처에 축적되기 시작한다. 이러한 부분에는 염증, 부기, 압통이 발생한다. 염증은 손상 후에 즉각적으로 시작되며 조직액이 충분히 축적되어 고통과 강직을 일으키는 데는 24~72시간이 걸린다.

확인할 사항	해야 할 일
▪ 신체활동 중에 발생 ▪ 날카로운 통증 ▪ 극도의 압통 ▪ 손상 부위를 움직이지 못함 ▪ 근육 사용 시 강직과 통증	삠(염좌)을 처치하기 위해 RICE 절차를 이용한다.

경련

경련(cramp)은 근육이 통제되지 않은 연축과 수축이 있을 때 발생한다. 과학 문헌이 근육 경련의 원인을 아직 확실히 밝히지는 못했지만 몇몇 요인이 연관되어 있다. 예를 들면, 근육 경련은 당뇨와 죽상경화증 같은 질환과 관련이 있다. 근육 경련은 종종 신체적 활동과 관련이 있다. 근육 경련은 두 가지 범주로 나뉜다. 밤이나 쉬고 있을 때 나타나는 야간 경련과 탈수와 전해질 불균형과 관련되는 열 경련이다(전해질 칼륨과 나트륨은 전하를 운반하며 근육의 수축과 이완을 돕는다).

확인할 사항	해야 할 일
▪ 갑작스러운 심한 통증 ▪ 보통은 장딴지 근육에서 근육 수축으로 인해 근육이 단단해짐 ▪ 수 시간 동안 지속되는 불편감	근육을 이완시키기 위한 하나나 그 이상의 방법을 시도한다. 1. 환자의 손상받은 근육을 조심스럽게 펴본다. 근육 경련은 통제되지 않은 근육 수축과 연축이기 때문에 근육을 점차적으로 펴면 근육 섬유를 늘리고 경련을 완화시키는 데 도움이 된다. 2. 누르거나 마사지를 해서 근육을 이완시킨다. 3. 얼음팩은 경련성 통증을 감소시키는 데 도움이 된다(차가운 환경이 아니라면). 4. 더운 환경에서 운동 중 근육경련이 발생한 경우, 약하게 소금이 들어간 차가운 물[1쿼트(약 1L)의 물에 1/4티스푼의 소금을 녹임]이나 시중에 파는 스포츠 음료를 마시게 한다.

타박상

근육 타박상(contusion)이나 멍은 근육에 타격이 가해져서 생긴다.

근육 손상과 관련된 추가 정보는 **순서도 14-3**을 참고한다.

확인할 사항	해야 할 일
▪ 근육에 타격을 받았는지 확인 ▪ 부기 ▪ 압통과 통증 ▪ 몇 시간 후에 흑색이나 푸른색이 나타나는지 확인	1. RICE 절차를 이용한다. 2. 손상의 범위가 환자의 손바닥보다 넓으면 전문적인 의료처치를 받는다.

순서도 14-3 근육 손상

근육을 맞은 적이 있는가?

- 예 → 멍(타박상)이 의심된다. → RICE 절차를 이용한다.
- 아니요 → **근육을 움직이는 경우 통증이 심해지는가?**
  - 예 → 긴장(근육이 잡아당겨짐)이 의심된다. → RICE 절차를 이용한다.
  - 아니요 → 경련이 의심된다. → 근육을 이완시키기 위한 하나나 그 이상의 방법을 시도한다.

경련이 의심된다.

근육을 이완시키기 위한 하나나 그 이상의 방법을 시도한다.

- 환자의 손상받은 근육을 조심스럽게 펴본다. 근육 경련은 통제되지 않은 근육 수축과 연축이기 때문에 근육을 점차적으로 펴면 근육 섬유를 늘리고 경련을 완화시키는 데 도움이 된다.
- 누르거나 마사지를 해서 근육을 이완시킨다.
- 얼음팩은 경련성 통증을 감소시키는 데 도움이 된다(차가운 환경이 아니라면).
- 더운 환경에서 운동 중 근육경련이 발생한 경우, 소금이 약간 들어간 차가운 물[1쿼트(약 1L)의 물에 1/4티스푼의 소금을 녹임]이나 시중에 파는 스포츠 음료를 마시게 한다.

긴장(근육이 잡아당겨짐)이 의심된다.

멍(타박상)이 의심된다.

RICE 절차를 이용한다.

- R = 휴식(Rest)
- I = 얼음팩(Ice pack)
- C = 압박(Compression)
- E = 올리기(Elevate)

PREP KIT

복습

- 부러진 뼈는 통증을 주고 쇠약하게 하며 삶을 오랫동안 악화시키며 불능과 변형의 원인이 된다.
- 관절에는 2개 이상의 뼈가 같이 있다. 관절은 탈구되거나 삘 수 있다.
- 근육은 긴장되고, 멍들고, 경련이 일어날 수 있다.

핵심용어

개방성 골절(open fracture) 골절이 외부로 노출되어 골절 위로 개방성 상처가 있다.

경련(cramp) 근육의 고통스러운 연축이다.

골절(fracture) 뼈가 부러지거나 파열되는 손상이다.

긴장(strain) 정상 운동범위를 벗어나 근육이 늘어나 발생하는 근육의 파열이다.

비빔소리(crepitus) 부러진 뼈끝이 서로 마찰될 때 나는 느끼는 감각과 소리이다.

삠(염좌, sprain) 관절 부위 인대가 손상되는 상태이다.

타박상(contusion) 근육이 타격을 받아 혈관 파열로 손상된 피부나 조직으로 멍을 의미한다.

탈구(dislocation) 뼈가 원래 관절 위치, 관절구 또는 정상 위치에서 벗어남을 말한다.

폐쇄성 골절(closed fracture) 피부 위로 상처가 없는 골절이다.

실습평가

이웃으로 걸어가는 도중에 두 소년이 도와 달라고 소리 지르는 것을 본다. 한 소년이 통증을 호소하며 그의 팔을 움켜잡고 있다. 스케이트보드를 타다가 중심을 잃고 넘어졌다고 다른 소년이 설명한다. 손상된 소년은 넘어질 때 팔로 넘어졌으며 부러지는 소리를 들었다고 한다.

지시: 설명에 동의하면 "예"에 ○표하고, 동의하지 않으면 "아니요"에 ○표 하시오.

1. DOTS를 관찰하거나 느껴야 한다.
   예 아니요
2. 소년의 팔에 심한 변형이 보고되나 피부는 파손되지 않았다. 폐쇄성 골절이다.
   예 아니요
3. 손상된 팔의 CMS를 평가한다.
   예 아니요
4. 변형 때문에 팔에 부목을 대지 않아야 한다.
   예 아니요
5. 부기의 감소를 위해 얼음팩을 적용한다.
   예 아니요

PREP KIT

지식확인

지시: 설명에 동의하면 "예"에 ○표하고, 동의하지 않으면 "아니요"에 ○표 하시오.

1. 삠(염좌)이 의심되면 얼음팩을 적용한다.
   예 아니요
2. 휴식, 얼음팩, 압박, 올리기(거상)의 RICE를 적용한다.
   예 아니요
3. 변형, 개방성 상처, 압통, 부기의 DOTS를 적용한다.
   예 아니요
4. 움직임으로 통증이 유발될 때 보호기능(guarding)이 나타난다.
   예 아니요
5. 비빔소리는 들을 수 없으나 환자는 느낄 수 있다.
   예 아니요
6. 탈구는 골절과 다르게 처치된다.
   예 아니요
7. 환자가 팔다리를 움직일 때 골절이 의심되는지 조사한다.
   예 아니요
8. 손상된 근육을 잡아당겨 근육 경련을 처치한다.
   예 아니요
9. 순환, 운동, 감각의 CMS를 평가한다.
   예 아니요
10. 튀어나온 뼈를 밀어 넣지 않는다.
    예 아니요

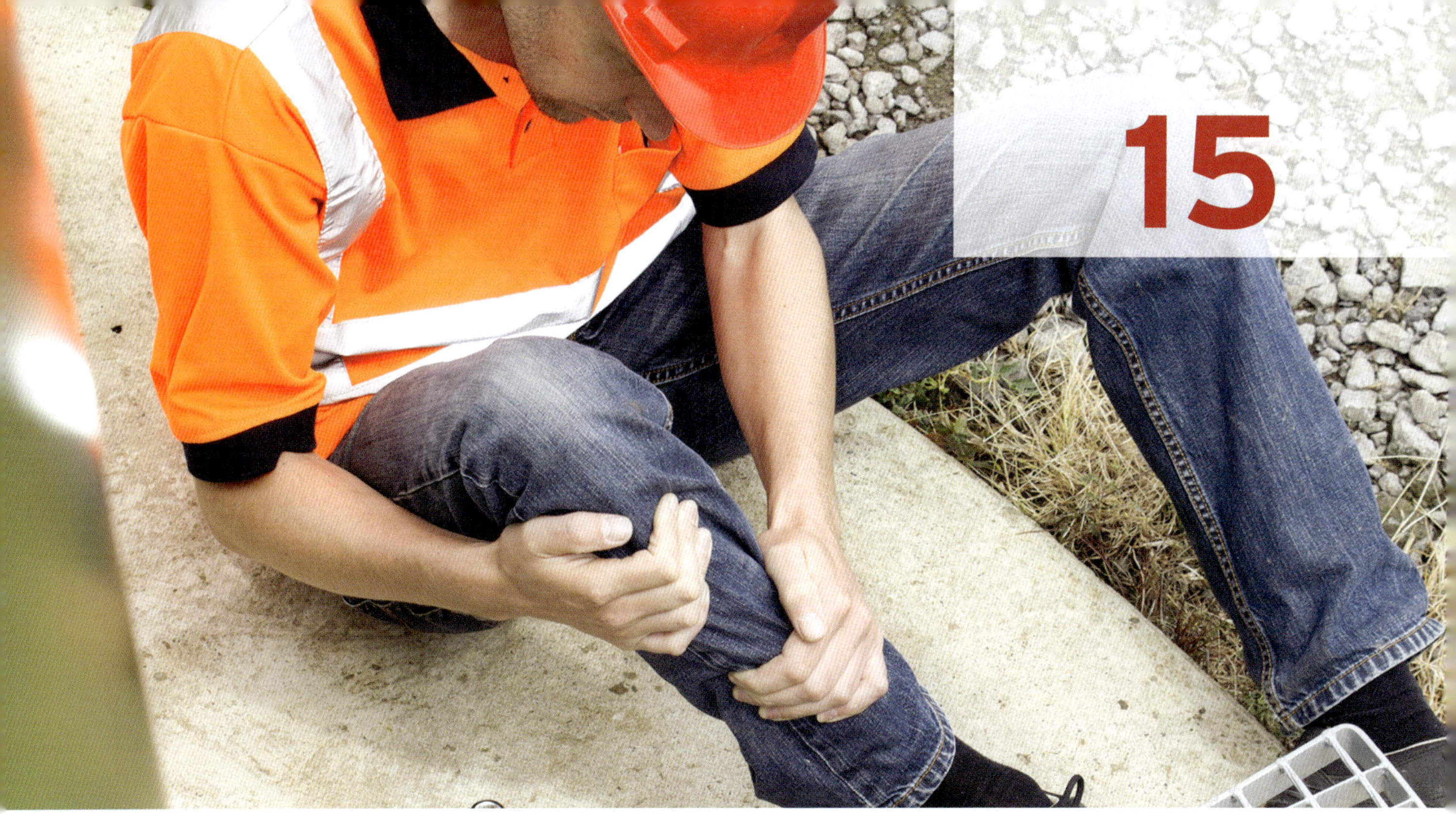

© Photodiem/Shutterstock.

15

팔다리 손상
Extremity Injuries

CHAPTER AT A GLANCE

팔다리 손상

팔다리 손상은 스포츠와 야외 활동이 포함된 활동적인 생활습관을 갖는 사람들에게 흔히 발생한다. 이 장에서는 팔다리의 뼈, 관절 그리고 근육 손상에 초점을 둔다. 출혈, 상처 그리고 기타 물렁조직(연부조직) 손상에 관해서는 다른 장에서 다룬다. 대부분 갑작스러운 외상 때문에 발생하는 손상이 논의되지만, 테니스팔꿈치증(tennis elbow)과 같이 시간이 흐름에 따라 발생하는 만성적 손상도 포함되어 있다.

평가

팔다리 손상을 평가할 때 아래의 지침을 따른다.

1. 골절과 탈구의 징후 및 증상을 찾는다.
2. 팔다리를 검진하되 DOTS [Deformity(변형), Open wound(개방성 상처), Tenderness(압통), Swelling(부기)] 기억법을 활용한다. 신체의 발단(손가락 또는 발가락)부터 위쪽으로 눈으로 보면서 증상에 관해 질문한다.
3. 한쪽 팔다리와 다른 쪽 팔다리를 비교하여 크기와 모양의 차이를 확인한다.

4. 팔다리 손상에 '3등분 법칙'을 이용한다. 각각의 긴뼈를 3등분으로 나눈 것으로 상상한다. 변형이나 압통, 부기가 긴뼈 중 위쪽 1/3이나 아래쪽 1/3 지점에 있다면 가장 가까운 관절이 손상된 것으로 가정한다.
5. 골절의 가능성과 골절 위치를 평가할 때 손상의 원인을 고려한다(COI: cause of injury). 근골격계 손상을 일으키는 힘에는 직접적인 힘(예: 자동차 범퍼가 보행자의 다리를 칠 때의 힘), 뼈의 긴축을 따라가는 간접적인 힘(예: 손을 뻗쳐 넘어질 때나 빗장뼈가 골절될 때의 힘), 비틀리는 힘(예: 갑작스럽게 비틀거리는 다리로 한 지점에 고정하는 다리의 힘)이 있다.
6. CMS(순환, 운동, 감각) 기억법을 이용하여 손가락이나 발가락의 순환과 감각, 운동이 어떤지 확인한다. 만약, CMS에 이상이 있다면 빨리 119구급대에 전화한다(CMS에 대한 술기는 수행절차 14-1 참조).

손상의 종류

팔다리 손상의 종류는 단순 타박상에서 복잡한 개방성 골절까지 이른다.

1. 타박상(좌상, contusions): 조직에 멍이 듦
2. 긴장(strains): 근육이 늘어나거나 찢어짐
3. 삠(염좌, sprains): 인대와 관절주머니에 경도에서 중도의 손상을 일으키는 관절의 찢어짐이나 늘어짐
4. 힘줄염(tendinitis): 지나치게 사용해서 생기는 힘줄(근육을 뼈에 연결하는 다발)의 염증
5. 탈구(dislocation): 정상적인 관절 인대에서 벗어났거나 확(socket)에서 빠져나왔거나 정상적인 위치에서 이탈한 뼈
6. 골절(fractures): 개방성 상처에 동반되거나 동반되지 않는 뼈의 깨짐

뼈와 관절, 근육 손상을 처치하는 RICE법 절차

RICE는 뼈와 관절과 근육의 손상에 즉시 처치하도록 권장되는 Rest(휴식), Ice(얼음팩), Compression(압박), 올리기(Elevation)의 첫 글자이다. 손상 이후 처음 48~72시간 동안 취하는 단계들은 고통과 통증을 많이 완화시킬 수 있다. 모든 팔다리의 뼈와 관절 그리고 근육의 손상은 RICE법 절차로 처치한다. 골절과 탈구는 RICE법 외에도 손상 부위를 고정하기 위해 부목을 사용해야 한다.

R=Rest(휴식)

손상은 휴식하면 더 빨리 치료된다. Rest(휴식)는 환자가 손상 부위를 사용하거나 움직이지 않는다는 뜻이다. 신체의 어떤 부위를 사용할 때 해당 부위의 혈액순환이 증가하게 되고 이 때문에 손상 부위가 더 부어오른다. 부상당한 다리를 휴식시키는 데 목발이 사용될 수 있다.

I=Ice(얼음팩)

손상 후 가능하면 빨리 손상 부위에 얼음팩을 해야 하는데, 처음 24~48시간 동안은 2시간 또는 3시간마다 20~30분 동안 해야 한다. 얼음팩 처치를 받은 피부는 차가움, 후끈거림, 쑤심, 무감각의 4단계를 경험한다. 피부가 무감각해지는 20~30분 후 얼음팩을 중단한다. 얼음팩을 중단하고 탄력붕대로 손상 부위를 압박한 뒤 올린 상태로 둔다(RICE법 중 'C'와 'E'에 해당됨).

냉적용은 손상 부위와 그 근접 부위의 혈관을 수축시킨다. 그러면 부기와 염증이 감소하고 통증이 완화되며 근육 연축이 감소한다. 손상 후 가능하면 빨리 얼음팩을 해야 하는데, 종종 치료 시간이 부기와 직접적으로 관련되기 때문이다. 처음 손상 부위에 열적용은 반대의 효과가 나타난다. 해당 부위의 순환이 증가하고 부기와 통증이 상당히 증가한다. 유혹적일 수 있지만, 뼈와 관절 또는 근육에 손상이 있으면 통증 완화를 위한 첫 시도로 열적용을 해서는 안 된다.

손상 부위에 얼음팩을 적용하는 방법들이다.

1. 부순 얼음(또는 각얼음)을 이중 비닐백이나 열탕기 혹은 젖은 수건에 넣는다. 이것을 적절한 위치에 놓고 탄력붕대로 고정한 채 20~30분간 유지한다. 부순 얼음은 몸에 맞게 밀착할 수 있다.

주의

- 얼음팩은 한 번에 20분 이상 적용하지 않는다. 동상이나 신경손상이 올 수 있다.
- 무릎 뒤쪽은 얼음팩을 적용하지 않는다. 신경손상이 올 수 있다.
- 레이노병(팔다리의 동맥에 경련이 생겨서 혈류순환이 저하되는 질병)이 있는 사람 또는 냉감에 대해 비정상적으로 과민하거나 손상 부위가 동상을 입을 가능성이 있는 사람은 냉적용을 하지 않는다.
- 얼음팩 적용을 너무 빨리 중단하지 않는다. 대부분의 실수가 너무 빨리 열적용을 시작하는 것이다. 그렇게 하면 부기와 통증이 유발된다. 첫 24시간, 가급적 48시간까지는 하루에 3~4회 얼음팩을 적용하고 어떠한 열적용도 하지 않는다. 심한 손상을 입은 경우는 냉적용을 72시간 이상 하도록 권장한다.

참고

온찜질과 얼음팩: 언제 어느 것을 사용하는가?

많은 사람들은 스포츠 활동을 하다 다친 부위를 빨리 회복하려고 온찜질이나 얼음팩을 사용한다. 그러나 각 방법을 사용하는 적절한 때는 언제인가? 보통 얼음팩은 발목이 삐었을 때와 같은 쑤시는 통증 부위에 즉시 적용한다. 얼음팩은 손상 후의 통증과 부기, 근육 연축을 즉각적으로 감소시킨다. 그러나 대부분의 손상은 2일 또는 심각한 손상에서는 3일 후에는 사용을 중지해야 한다. 그때는 열 적용법(온찜질이나 복사열 또는 월풀 목욕)이 근육 연축과 통증을 줄이는 데 이용된다. 또한 열은 혈류와 관절의 유연성을 증가시킨다. 강한 열은 만성적인 손상 부위를 치료하는 데 사용되고, 약한 열은 근육 연축을 줄이는 데 사용될 수 있다. 또한 열은 콕콕 쑤시는 허리 통증에 효과적이지만 허리 통증이 2주 이상 지속되면 얼음팩이 더 좋다.

Kaul MP, Herring SA. Superficial heat and cold. *Phys Sportsmed.* 1994;22(12):65–74.

참고

집에서 만드는 얼음팩

- 냉동실에 보관한 얼음팩은 단단하게 얼어서 손상 부위에 맞게 형태가 조절될 수 없다. 한 면에 이소프로필(문질러 사용하는 살균제) 알코올을 두고 다른 세 면에 얼음을 두면 어는 것을 막을 수 있다. 이 얼음팩은 형태가 쉽게 조절될 수 있다. 얼음팩은 몇 개월간 재사용할 수 있다.
- 밀봉이 가능한 냉동용 야채 담는 비닐주머니는 가격이 저렴하다. 이것은 (녹는 얼음조각과 달리) 기본 형태로 보관되고, 손상 부위의 형태에 맞게 조절되며, 재사용이 가능하고, 구멍이 나지 않는 방수주머니이다.
- 면적이 꽤 큰 부위에 얼음팩으로 치료하려면 찬물로 타월을 적시고 짠 다음 접어서 사이즈가 큰 밀봉백(지퍼백)에 집어넣는다. 이것을 냉장고에 보관한다. 얼음팩로 이용하려면 가벼운 면타월로 감싸서 20분간 찜질하면 된다. 후에 다시 냉동시켜 사용할 수 있다. 더 작은 주머니에 행주를 집어넣으면 면적이 작은 부위를 처치할 때 사용할 수 있다.
- 비닐봉지에 눈을 채워 사용한다.
- 폴리에스테론 컵에 물을 부어 냉동시킨다. 얼음팩이 필요할 때 컵 껍질을 얼음 높이까지 벗긴다. 컵의 나머지 부분은 냉기를 저항할 수 있는 손잡이가 된다. 이 얼음으로 손상 부위를 문지른다(피부 손상을 막기 위해서는 움직임이 필요하다). 이 얼음팩은 비싸지 않고 편리하며 공간을 거의 차지하지 않는다.
- 얼음팩을 채우기 위한 깔때기를 만들려면 종이컵 바닥을 밀어내 빼고, 얼음팩 목에 맞춘다. 얼음을 컵에 미끄러뜨려 얼음팩 안으로 넣는다.

2. 2개의 화학물질이 담긴 밀봉된 작은 주머니, 화학 스냅팩(snap pack)을 이용한다. 화학물질이 섞여 있는 이 팩을 꽉 누르면 화학반응이 발생하여 냉각 효과가 일어난다. 다른 방법만큼 차지 않지만 얼음을 쉽게 이용할 수 없을 때 사용하면 편리하다. 그러나 이 팩은 냉기가 빠르게 식어 버리고 가격이 너무 비싼 일회용 제품이라는 단점이 있다.

C=Compression(압박)

손상 부위를 압박하는 것은 손상 부위에서 체액을 짜내는 것이다. 압박은 피부와 다른 조직의 팽창을 막고 내부 출혈을 감소시킨다. 얼음팩을 사용하지 않을 때 손상 부위, 특히 발이나 발목, 무릎, 넓적다리, 손, 팔꿈치에는 탄력붕대를 사용한다. 탄력붕대를 사용하기 전에 움푹 들어간 부위는 양말이나 수건 같은 것으로 채워 넣는다.

탄력붕대는 다른 신체 부위에 맞게 다양한 크기별로 나와 있다.

1. 5cm(2인치) 너비는 손목, 손, 발에 적합하다.
2. 7.5cm(3인치) 너비는 팔꿈치, 팔에 적합하다.
3. 10cm(4인치) 너비는 발목, 무릎, 다리에 적합하다.

손상 부위에서 몇 cm 아래부터 탄력붕대를 위쪽으로 나선형으로 겹쳐 감는다. 고르게 시작해서 어느 정도 단단히 압력을 준 뒤 손상 부위 위로 갈수록 느슨하게 감는다.

압박을 하는 것은 부기를 막는 가장 중요한 단계일 수 있다. 환자는 처음 18~24시간 동안 지속적으로 탄력붕대를 유지해야 한다(얼음팩을 할 때는 예외). 밤에 탄력붕대를 느슨하게 하되 제거해서는 안 된다.

발목 손상일 경우에는 발목 주위에 말편자 모양의 패드를 대고 탄력붕대로 고정한다(그림 15-1). 패드는 물렁조직과 뼈를 압박할 것이다. 발가락과 가장 가까운 곳에는 단단히 감고 발목 위는 가장 느슨하게 감는다. 부기를 감소시킬 정도로 충분하게 단단히 감아야 하지만, 혈류를 차단할 정도로 감아서는 안 된다. 타박상이나 긴장이 있는 경우에는 손상 부위와 탄력붕대 사이에 패드를 넣는다.

E=Elevation(올리기)

중력 때문에 하체에서 심장으로 되돌아가는 혈류의 속도는 느리다. 일단 혈액이 손이나 발에 도착하면, 다른 곳에는 가지 않고 그 신체 부위를 붓게 한다. 손상 부위에 얼음팩을 하고 압박한 뒤 올리면 그 부위의 순환이 감소되고, 그 결과 내부 출혈이 감소하며 부기가 최소화된다.

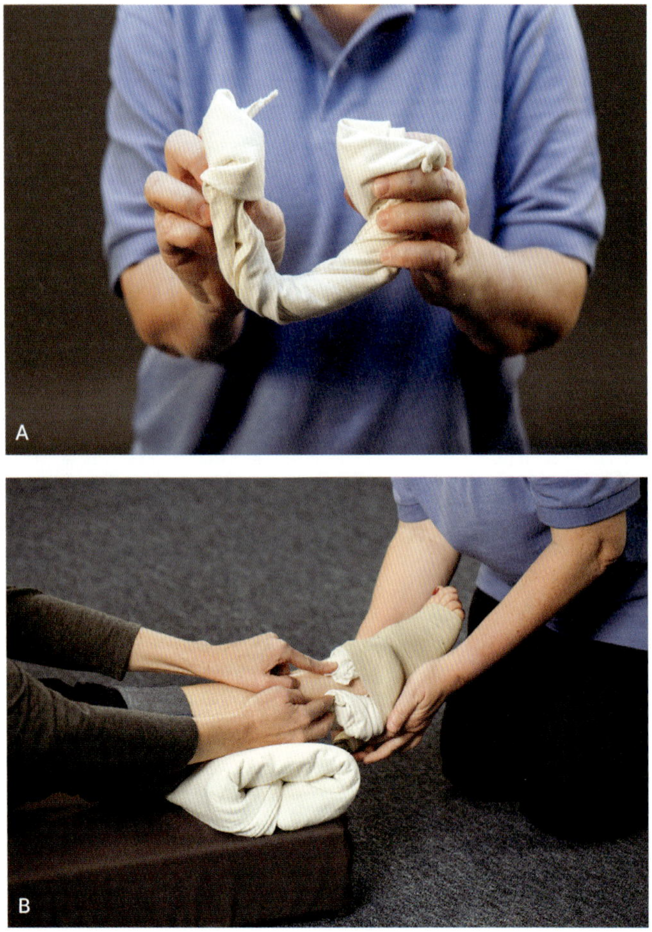

그림 15-1 (A) 말편자 모양의 패드를 발목 주위에 댄다.
(B) 탄력붕대로 패드를 고정한다.

출혈을 줄이기 위해 손상된 다리나 팔을 버팀목에 대어 올리는 것은 간단하다. 가능하면 손상 후 손상 부위를 처음 24시간 동안 심장 높이보다 높게 올린다. 골절이 의심된다면, 부목으로 고정할 때까지 팔다리를 올리지 않는다. RICE법 절차에 따라 골절 및 탈구 부위에 부목을 댄다.

RICE법 절차를 수행하려면 수행절차 15-1의 단계를 따른다.

주의

탄력붕대를 너무 꽉 조이게 감지 않는다. 너무 꽉 조이면 탄력붕대가 순환을 억제한다. 적절하게 압박하기 위해서는 새 탄력붕대를 최대 길이 1/3 지점까지 펼친다. 피부색 변화를 쉽게 관찰하려면 손가락과 발가락을 노출시킨다. 손상이 있는 팔다리의 발가락과 손가락을 손상이 없는 쪽과 비교한다. 피부가 창백하거나 통증이 있거나 무감각하거나 욱신거리면 붕대를 너무 꽉 조였다는 뜻이다. 이런 증상이 나타나면 즉시 탄력붕대를 제거한다. 다시 감을 때는 덜 조이게 감는다. 항상 손상 부위 아래쪽에서부터 시작해서 심장 쪽으로 감는다.

수행절차 15-1 뼈, 관절, 근육 손상에 대한 RICE법

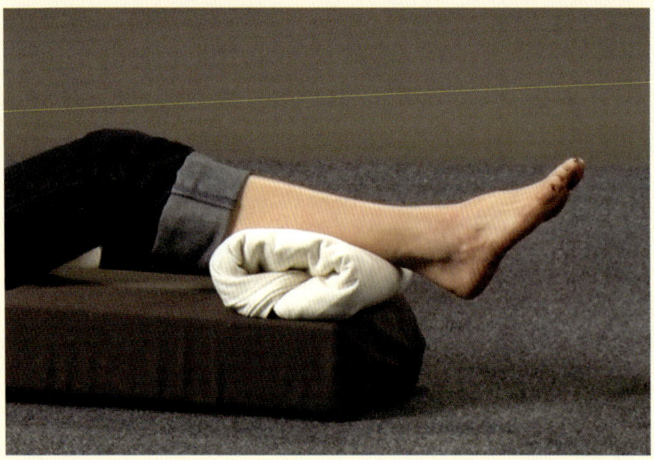

1 R = Rest
신체 부위를 움직이지 않는다.

수행절차 15-1 뼈, 관절, 근육 손상에 대한 RICE법(계속)

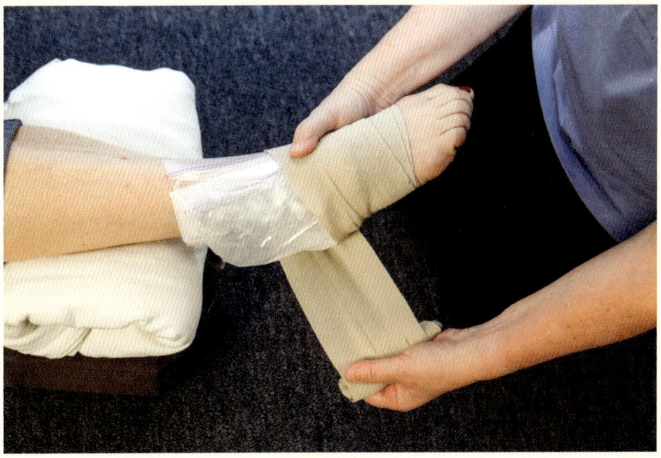

2 I=Ice Pack

첫 24~48시간 동안은 매 3~4시간마다 20분간(불편하면 10분간) 냉찜질을 한다. 피부 보호를 위해 작게 부순 얼음을 비닐봉지에 넣고 종이수건이나 얇은 천을 얼음팩과 피부 사이에 두거나, 얼음과 물이 섞인 젖은 수건이나 천으로 감싼다. 압박붕대는 얼음팩을 고정하기 위해 사용할 수 있다.

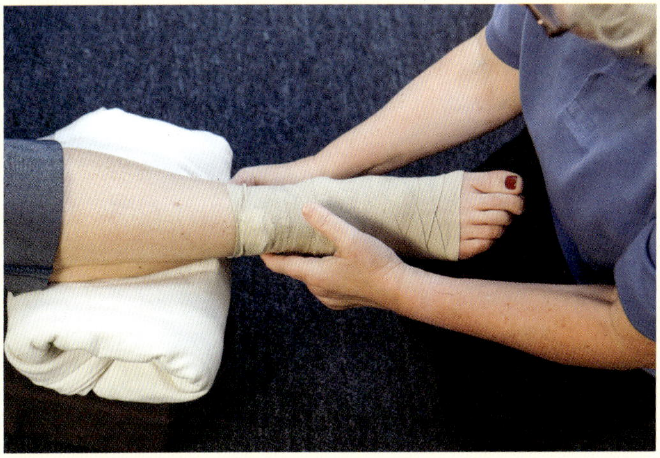

3 C=Compression

얼음팩을 적용하지 않을 때 압박붕대를 감는다.

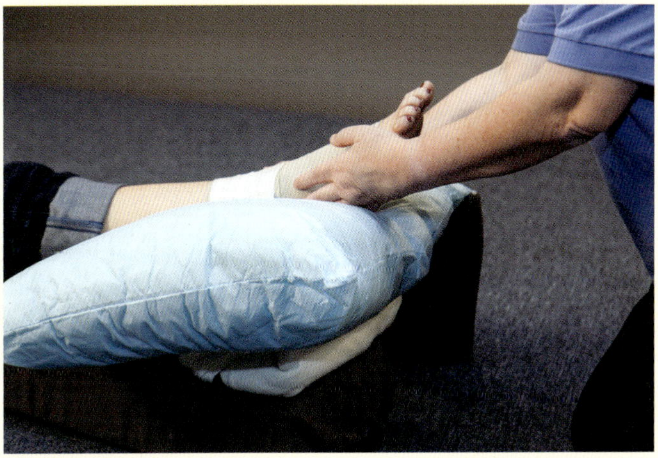

4 E=Elevation

가능하다면, 손상 부위를 심장보다 높게 올린다.

어깨 손상

어깨 탈구

어깨는 3개의 뼈로 되어 있다. 즉, 어깨뼈(scapula)와 빗장뼈(clavicle, collarbone), 위팔뼈(humerus)이다. 어깨는 신체 부위에서 가장 자유롭게 움직일 수 있는 관절로 되어 있다. 어깨의 가능한 움직임에서 극도의 범위는 어깨관절을 쉽게 탈구되도록 만든다(분리). 어깨의 탈구는 어깨뼈가 타격이나 특별한 움직임으로 분리될 때 발생한다. 어깨 탈구는 손가락 탈구 다음으로 흔하게 일어난다.

확인할 사항	해야 할 일
▪ 어깨 탈구의 약 95% 환자가 부상당하지 않은 팔로 위팔을 지지하여 몸통에서 멀리 유지하는 자세를 취한다. 이 자세로 탈구와 위팔뼈 골절을 구분할 수 있다. 위팔뼈 골절의 경우 환자는 가슴에 팔을 댄다. ▪ 탈구된 팔은 가슴벽을 가로질러 반대편 어깨를 잡을 수 없다(즉, 팔걸이 자세). ▪ 어깨 부위에 있는 팔의 통증 ▪ 탈구 시 어깨는 둥근 모양보다는 직각의 모양을 보인다. ▪ 어깨 기능의 완전한 상실 ▪ 예전의 탈구 병력이 있다(그림 15-2). ▪ 혈관이나 신경의 압박, 눌림으로 팔이 무감각하거나 마비가 된다.	1. 어깨에 힘을 가하거나 비틀거나 제자리로 끌어당기려 하지 않는다. 뼈나 신경, 혈관을 손상시킬 수 있기 때문이다. 2. 위팔과 가슴 사이에 말은 담요나 베개를 넣어 팔을 지지해 준다. 3. 팔걸이와 붕대를 사용한다. 팔걸이는 한쪽 끝을 팔과 몸통 사이에 끼워 넣어 등에서 묶을 수 있게 한다. 이는 손상 부위에 압박을 피할 수 있게 해준다(16장 사지고정 참조). 4. 20분 동안 얼음팩을 댄다. 5. 즉시 전문적인 의료처치를 받도록 한다.

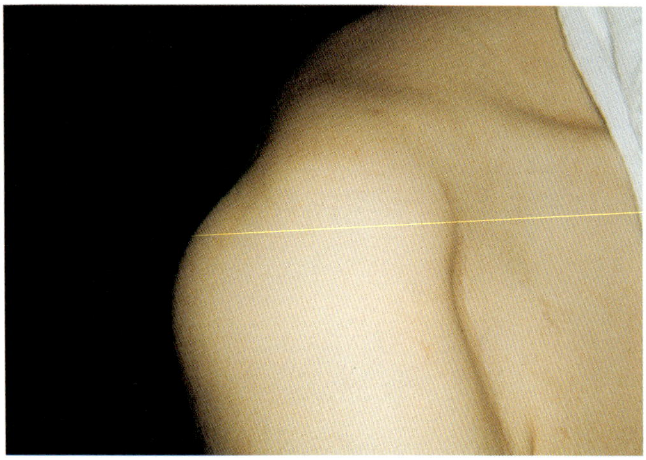

그림 15-2 어깨 탈구. 어깨의 정상적인 둥근 모양이 없음을 나타내다.

빗장뼈 골절

빗장뼈 골절(clavicle fracture)은 흔하고 보통 넘어질 때 팔과 손을 뻗치면서 발생한다. 환자는 손을 대고 넘어지는데 이때 넘어질 때 가해지는 힘이 어깨에 전달된다. 빗장뼈 골절의 80%가 빗장뼈의 가운데 1/3 부분에서 발생한다.

확인할 사항	해야 할 일
환자는 다음의 문제를 이야기한다. ▪ 어깨나 팔을 뻗치면서 떨어짐 ▪ 빗장뼈나 어깨뼈에 직접적으로 타격을 받음 ▪ 손상 부위의 통증이 심함 ▪ 손상 부위를 안정시키기 위해 반대편 팔로 손상된 팔을 잡고 가슴에 대고 있음 ▪ 통증 때문에 팔을 움직이지 못함 ▪ 부기 ▪ 뚜렷한 변형 ▪ 압통 ▪ 어깨가 내려감 ▪ 멍	1. 필요한 경우 쇼크를 평가하고 치료한다. 2. 팔걸이와 붕대를 사용하여 팔을 고정하고 움직이지 않게 한다. 3. 손상 부위에 20분간 얼음팩을 한다. 다음 24시간 동안은 3~4회 한다. 4. 즉시 전문적인 의료처치를 받도록 한다.

타박상

어깨 주변에 가해진 직접적인 타격은 타박상(contusion)이나 멍을 일으킨다. 이런 종류의 타박상은 종종 어깨채찍(shoulder pointers)으로 불리며 심하게 불편하다.

확인할 사항	해야 할 일
▪ 부기 ▪ 손상 부위의 통증 ▪ 압박이 어깨에 가해질 때 단단해지는 느낌 ▪ 압통 ▪ 피부밑 변색(검은색과 푸른색)	1. 손상 부위에 20분간 얼음팩을 한다. 처음 24시간 동안은 3~4회 한다. 2. 팔걸이와 붕대를 사용하며 팔을 고정하고 움직이지 않도록 한다.

힘줄염

어깨에 힘줄염(tendinitis)이 나타나는 일반적 원인은 어깨를 계속해서 과도하게 사용하거나 비정상적으로 사용하기 때문이다. 팔을 반복적으로 움직이면 어깨에 통증이 생긴다. 예를 들면, 던지는 스포츠(예: 야구 투수나 미식축구 쿼터백)와 어깨를 광범위하게 사용하는 스포츠(예: 수영)를 할 때 나타난다.

확인할 사항	해야 할 일
▪ 지속적인 통증이나 어깨를 움직일 때 생기는 통증 ▪ 어깨의 제한된 움직임 ▪ 관절이 움직일 때 '딱' 소리가 들림 ▪ 손상 부위의 압통	1. 운동 후 10분간 얼음팩을 하거나 10분간 얼음 마사지를 해준다. 폴리스티렌 컵에 물을 채워 냉동시킨다. 윗부분을 비틀어 떼어내면 얼음이 튀어나온다. 손상 부위 위를 야구공만한 크기로 원을 그리며 충분히 마사지한다. 2. 팔걸이와 붕대를 사용하여 어깨가 움직이지 않게 한다. 3. 투약 지침에 따라 이부프로펜 등 일반의약품 진통제를 사용한다. 4. 필요하다면 전문적인 의료처치를 받게 한다.

위팔 골절

위팔뼈몸통(shaft of humerus)은 위팔 안쪽을 따라 길게 느껴질 수 있다. 뼈를 부드럽게 누를 때 통증이 있으며 골절이 있음을 알 수 있다.

확인할 사항	해야 할 일

▪ 다음 중 하나에 해당하는 사람:
  ▪ 해당 부위에 직접적으로 타격을 입음
  ▪ 팔을 뻗친 상태에서 비틀거나 넘어짐
  ▪ 심한 통증
▪ 부기
  ▪ 눈에 띄는 변형
  ▪ 압통
  ▪ 팔을 움직이지 못할 수도 있음
  ▪ 팔을 가슴에 붙이고 있음
	1. 쇼크 처치를 한다.
	2. 20분 동안 얼음팩을 한다.
	3. 경성 부목을 팔 부분에 대고 팔을 고정한다.
	4. 즉시 전문적인 의료처치를 받게 한다.

팔꿈치 손상

팔꿈치 골절 및 탈구

모든 팔꿈치 골절과 탈구는 심각한 것으로 간주해서 극도로 주의하며 처치한다. 적절한 처치를 하지 않으면 주변의 신경과 혈관이 손상을 입는다.

확인할 사항	해야 할 일

▪ 즉각적인 부기
▪ 심한 통증
▪ 눈에 띄는 변형; 반대 팔의 팔꿈치와 비교
▪ 움직일 때 아파서 잘 움직이지 못함
▪ 팔꿈치 아래의 손과 손가락이 무감각하거나 차가움
	1. 팔꿈치를 움직이지 않는다.
	2. 신경과 혈관 손상을 막기 위해 발견된 자세 그대로 팔꿈치에 부목을 댄다.
	  ▪ 펴고 있다면 팔꿈치를 편 상태대로 부목을 댄다.
	  ▪ 굽히고 있다면 팔꿈치를 굽힌 상태로 부목을 댄다.
	3. 20분간 얼음팩을 한다.
	4. 즉시 전문적인 의료처치를 받게 한다.

테니스팔꿈치증

테니스팔꿈치증(tennis elbow)은 손목을 빠르고 거칠게 비틀어서 생긴다. 손목의 등을 굽히고 손가락을 펴는 근육은 모두 뼈가 튀어나온 팔꿈치 바깥쪽 동전 크기만한 한 지점에서 시작된다. 테니스팔꿈치증은 바깥쪽 팔꿈치 힘줄에 염증이 생긴 것으로 손목과 팔꿈치를 사용할 때 매우 고통스러울 수 있다.

확인할 사항	해야 할 일
▪ 팔을 움직이면 통증이 증가함 ▪ 점차 쥐는 힘이 약해짐 ▪ 손상당한 팔꿈치가 정상 팔꿈치보다 더 빨리 피로해짐 ▪ 팔꿈치 바깥쪽 튀어나온 부위가 아픔	1. 활동하기 전에 온찜질을 한다. 환자는 아픈 팔꿈치에 교정끈이나 고무 소매띠를 착용했을 수도 있다. 2. 활동을 마친 후에 20분간 얼음팩을 한다. 3. 적절한 재활 프로그램을 진행하기 위해 전문적인 의료처치를 받게 한다.

골퍼 팔꿈치

반복적인 움직임은 통증을 유발한다. 더 흔한 테니스팔꿈치증과 비슷하지만, 골퍼 팔꿈치(golfer's elbow)는 팔꿈치 안쪽에 통증이 있다. 이것은 팔꿈치 안쪽에서 뼈의 튀어나온 부분에 붙어 있는 힘줄에 생기는 힘줄염이다.

확인할 사항	해야 할 일
▪ 팔을 움직이면 통증이 증가함 ▪ 점차 쥐는 힘이 약해짐 ▪ 손상당한 팔꿈치가 정상 팔꿈치보다 더 빨리 피로해짐	1. 활동하기 전에 온찜질을 한다. 환자는 아픈 팔꿈치에 교정끈이나 고무 소매띠를 착용했을 수도 있다. 2. 활동을 마친 후에 20분간 얼음팩을 한다. 3. 적절한 재활 프로그램을 진행하기 위해 전문적인 의료처치를 받게 한다.

노뼈와 자뼈 골절

아래팔에는 2개의 큰 뼈[노뼈(radius)와 자뼈(ulna)]가 있는데, 하나 또는 두 개의 뼈 모두 부러질 수도 있다. 뼈 하나만 부러질 때, 다른 뼈는 부목 역할을 하며 변형이 약간 있거나 전혀 없을 수도 있다. 그러나 손목 가까운 곳에 골절이 생기면 변형이 두드러지게 나타날 수도 있다. 두 개의 뼈 모두 부러져 있다면 대부분 팔의 변형이 나타난다.

확인할 사항	해야 할 일
환자가 아래팔이나 손목에 통증을 느끼는 이유 ▪ 직접적으로 타격을 받아서 ▪ 손을 뻗치면서 넘어져서 ▪ 눈에 띄는 변형 ▪ 손상 부위 위아래로 퍼지는 심한 통증 ▪ 손목을 움직이지 못하거나 움직이는 동안 고통스러움	1. 쇼크를 평가하고 처치한다. 2. 손상 부위에 20분간 얼음팩을 한다. 3. 다음 중 하나를 수행한다. ▪ 손바닥에 여분의 패드를 대고 손과 손가락을 기능적인 자세(야구공을 쥐고 있는 것처럼 컵 모양)로 유지하기 위해 단단한 부목을 대어준다. ▪ 팔꿈치 끝부터 손가락까지 팔의 양쪽 측면에 두 개의 단단한 부목을 대어준다. 4. 엄지를 올린 자세에서 팔걸이와 붕대로 팔을 감는다. 5. 전문적인 의료처치를 받게 한다.

손목 골절

손목 골절은 보통 환자가 넘어질 때 팔과 손을 뻗쳐서 발생한다.

확인할 사항	해야 할 일
▪ 손목 안에서 딱 소리나 탁 소리가 나는 느낌의 부상 ▪ 운동으로 악화된 손목 통증 ▪ 압통 ▪ 부기 ▪ 손목을 움직이지 못하거나 움직이려 하지 않음 ▪ 손목의 등에 난 덩어리 모양의 변형	1. RICE법 절차를 따른다(compression 제외). 2. 부목으로 손목을 고정한다. 3. 전문적인 의료처치를 받게 한다.

손 손상

으깨진 손

손은 직접적으로 타격을 받거나 눌려서 골절이 될 수 있다.

확인할 사항	해야 할 일
▪ 통증 ▪ 부기 ▪ 운동 장애 ▪ 개방성 상처 ▪ 부러진 뼈	1. 지혈한다. 2. 상처를 드레싱한다. 3. 20분 이상 얼음팩을 하지 않는다. 빨리 전문적인 의료처치를 받도록 한다. 4. 병원으로 이송하는 동안 베개나 환자의 가슴 위에 손을 놓거나 노뼈나 자뼈 골절에서처럼 부목을 해준다.

손가락 손상

각 손가락을 구성하는 3개의 뼈가 신체의 뼈 가운데 가장 흔하게 부러진다. 손가락뼈에 붙어 있는 힘줄 가운데 많은 부분이 골절 유무와 상관없이 찢어질 수 있고, 3개의 관절 –먼쪽 손가락뼈사이관절과 몸쪽 손가락뼈사이관절, 손허리뼈손가락관절– 또한 손상될 수 있다. 소위 손가락 삠(염좌)은 복잡골절이나 복잡탈구가 될 수도 있다.

손가락 골절

많은 사람들이 알고 있는 것과는 달리 부러진 뼈, 특히 손가락은 움직일 수 있다.

확인할 사항	해야 할 일
손가락이나 엄지에는 다음의 증상이 나타난다. ▪ 눈에 보이는 변형; 손가락이 뒤틀려 보임 ▪ 즉각적인 통증; 움직임과 관계없는 고통 ▪ 무감각 ▪ 부기 ▪ 골절 시에 흔히 나타나는 꼬집힌 듯한 압통	1. 손가락 골절 검사 ▪ 가능하면 손가락을 단단한 표면 위에 올려놓는다. ▪ 손 쪽을 향해 손상된 손가락 끝을 가볍게 두드린다. 손가락 밑이나 손 쪽에서 느껴지는 통증은 골절을 암시할 수 있다. 2. 손가락을 재정렬하지 않는다. 3. 가볍게 얼음팩을 한다. 4. 다음 방법 중 하나를 사용하여 손가락을 고정한다. ▪ 지지를 위해 골절된 손가락을 다른 손가락과 함께 테이프로 감는 버디테이핑 처치를 한다. 엄지가 골절된 경우라면 관절을 8자형으로 3~4회 감는다. 부기와 순환 장애가 있는지 관찰한다. ▪ 손바닥에 별개의 패딩을 놓고 손과 손가락이 기능 자세(야구공을 잡는 것과 같은 컵 모양)로 있게 한다. 손과 손가락, 팔을 경성 부목에 고정한다. 5. 전문적인 의료처치를 받게 한다.

손가락 탈구

손가락 탈구는 흔하다. 손가락 골절과 같은 원인으로 손가락 탈구가 발생할 수 있다.

확인할 사항	해야 할 일
▪ 손가락이나 엄지는 다음의 증상이 나타난다. ▪ 눈에 보이는 변형 (그림 15-3) ▪ 즉각적인 통증 ▪ 부기 ▪ 손가락이 짧아짐 ▪ 손상 부위의 손가락을 구부리지 못할 수도 있음; 동작이 불가능함	1. 손가락을 재정렬하지 않는다. 2. 20분간 얼음팩을 한다. 3. 다음 방법 중 하나를 사용하여 손가락을 고정한다. ▪ 지지를 위해 골절된 손가락을 다른 손가락과 함께 테이프로 감는 버디테이핑 처치를 한다. 엄지가 골절된 경우라면 관절을 8자형으로 3~4회 감는다. 부기와 순환 장애가 있는지 관찰한다. ▪ 손바닥에 별개의 패딩을 놓고 손과 손가락이 기능 자세(야구공을 잡는 것과 같은 컵 모양)로 있게 한다. 손과 손가락, 팔을 경성 부목에 고정한다. 4. 전문적인 의료처치를 받게 한다.

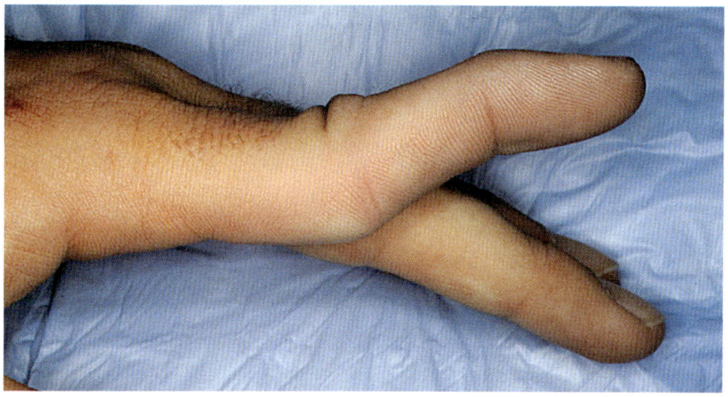

그림 15-3 손가락 탈구

삔 손가락

손가락의 말단 관절은 관절 각 면에 인대를 가지고 있다.

확인할 사항	해야 할 일
▪ 손가락이나 엄지는 다음의 증상이 나타난다. ▪ 짓눌렸거나 압박을 받음 ▪ 밟혔음 ▪ 옆으로 밀렸거나 뒤틀렸음 ▪ 관절에 통증이 있거나 부기가 있음 (특히 관절 양쪽 면에 압통이 있음) ▪ 주먹을 쥘 수 없음 ▪ 손상된 손가락만 구부릴 때 힘이 약함 ▪ 잡을 때 통증이 느껴지거나 힘이 없음	1. 20분간 얼음팩을 한다. 2. 얼음팩 후에 재평가를 하고, 통증과 허약감이 있다면 전문적인 의료처치를 받게 한다. 3. 지지를 위해 엄지손가락과 함께 3~4개 손가락들을 관절 주위로 8자 모양의 지지적 동반테이핑을 한다.

손톱 박리

환자는 손톱에 타격을 받았을 수도 있고, 손톱이 기계장치로 인해 벗겨졌을 수도 있고, 긴 발톱이 카펫의 올이나 다른 고정된 물체에 걸렸을 수도 있다. 손톱이 부분적으로 또는 완전하게 떨어져 나간 손상은 '손톱 박리'로 알려져 있다(그림 15-4).

확인할 사항	해야 할 일
손톱은 완전히 떨어져 나가거나 부분만 피부에 붙은 채 있을 수 있다.	1. 접착 붕대 또는 테이프로 손상된 손톱을 제자리에 고정한다. 2. 벗겨진 손톱을 완전히 다듬지 않는다. 3. 추가적인 조언이 필요하면 의사의 진료를 받는다.

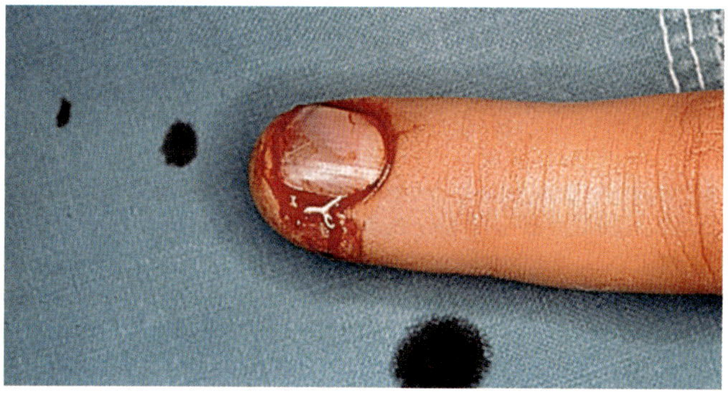

그림 15-4 손톱 밑의 혈액을 빼내어 통증을 완화시킨다.

파편

날카로운 파편(보통 나무)은 피부나 손톱 또는 발톱 아래를 뚫을 수 있다.

확인할 사항	해야 할 일
▪ 작게 구멍이 난 상처가 있다. ▪ 가느다란 조각이 보일 수도 있다.	1. 피부에 깊숙이 박혀 있다면 핀셋으로 제거한다. 어떤 경우에는 그 끝이 손가락이나 핀셋으로 잡힐 때까지 멸균 바늘로 세워야 할지도 모른다. 비누와 물로 상처를 씻는다. 2. 파편이 손톱이나 발톱 아래 박혀 있거나 그 사이가 벌어져 붉어져 있다면, 손톱에 V 모양의 칼자국을 내고 핀셋으로 박힌 파편의 끝을 잡아 제거한다.

손톱 밑 혈종(손톱 밑 혈액)

손톱 밑 조직에 타박상을 입게 되면 손톱 밑으로 혈액이 몰리게 된다(예: 망치로 손톱을 내리치거나 문 또는 문틈 사이에 끼었을 때).

확인할 사항	해야 할 일
▪ 손톱 밑에 고이는 피의 압력으로 통증이 심하다. ▪ 손톱 밑에 고인 피가 제거되어야 통증이 줄어든다.	1. 손을 올린 채 얼음물에 손가락을 담그거나, 얼음팩을 대어 부기와 통증을 줄여준다. 2. 손상된 손톱 밑의 압력을 완화시켜야 한다. ▪ 칼, 재봉 바늘 또는 작은 드릴 비트(절대 드릴을 사용하면 안 된다)를 사용하여, 손톱을 통해 천천히 부드럽게 도구의 날카로운 부분을 회전시킨다. 3. 배액되는 혈액을 흡수하고, 손상된 손톱을 보호하기 위해 드레싱을 해준다. 4. 필요한 경우 전문적인 의료처치를 받게 한다.

참고

심하게 부어오른 손가락의 반지 제거

손가락이 부어 반지가 끼는 경우는 드문 일은 아니지만, 심각한 문제를 일으킬 수 있어 반드시 제거해야 한다. 일반적인 제거 방법은 단순히 손가락에서 반지를 자르거나 줄이나 고무밴드를 사용하여 제거하는 것이다. 부기를 줄여서 반지가 빠지게 하는 간단한 방법은 탄력붕대로 반지의 가장자리 약 2.5cm에서 시작해서 반지가 있는 곳까지 손가락 전체를 감는 것이다. 그러면 부기가 줄어들어 반지를 뺄 수 있다.

Cresap CR. Removal of a hardened steel ring from an extremely swollen finger. *Am J Emerg Med.* 1995 May;13(3):318–20.

반지 조임(손가락이 부어 반지가 빠지지 않는 경우)

반지 낀 손가락이 부어올라 반지가 빠지지 않게 되면 손가락에 혈액순환이 되지 않아 4~5시간 이내에 손가락의 조직에 영구적인 손상을 입을 수 있다.

확인할 사항	해야 할 일
손가락이 다치거나 벌에 쏘여 부어오르면 반지가 꽉 끼어서 빠지지 않는다.	반지를 제거하기 위하여 다음 방법 중 하나 이상을 시도해 보아야 한다. 1. 손가락에 비누와 물, 그리스, 오일, 기타 윤활제를 바른 후 반지를 제거해 본다. 2. 부기를 줄이기 위해 손가락을 몇 분간 얼음물에 담그거나 얼음팩으로 감싼다. 3. 유리 세척제를 손가락에 살짝 도포한 다음 반지를 밀어낸다. 4. 손 끝에서 손바닥 쪽으로 손가락을 마사지하여 부어 있는 부분을 밀어낸다. 손가락에 다시 윤활제를 바르고 반지를 제거한다. 5. 반지 가장자리의 약 2.5cm 앞에서부터 손가락에 실을 감기 시작하여 반지를 향해 가면서 실이 서로 닿도록 촘촘히 감는다. 반지의 가장자리까지 부드럽고 단단하게 실을 감아 준다. 이런 처치는 부기를 손 쪽으로 밀어내게 한다. 성냥 또는 이쑤시개로 반지 밑의 실 끝을 미끄러뜨린 다음 손 쪽에 있는 실을 천천히 풀어준다. 실을 부드럽게 흔들면서 반지가 손가락에서 빠지도록 해야 한다(그림 15-5).

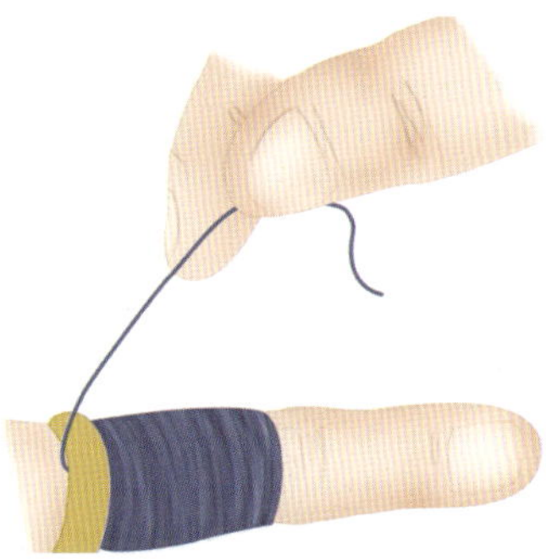

그림 15-5 실을 이용해서 꽉 낀 반지를 제거

엉덩관절 손상

엉덩관절 탈구

엉덩관절은 낙상, 넙다리의 타격, 발이나 무릎에 가해진 직접적인 강한 힘에 의해서 탈구될 수 있다. 엉덩관절은 안정적인 구상관절로 매우 강한 힘이 가해지지 않으면 탈구되지 않는다. 엉덩관절 탈구는 종종 자동차 충돌 시 무릎이 계기판에 강하게 부딪치면서 일어난다. 엉덩관절 탈구와 무릎의 골절을 구별하는 것은 어렵다.

확인할 사항	해야 할 일
▪ 손상 부위의 심한 통증 ▪ 손상 부위의 부기 ▪ 엉덩관절과 무릎이 반대편 넙다리 부위를 향해 안쪽으로 구부러짐 ▪ 눈에 보이는 손상	1. 적응증이 된다면, 쇼크 평가 및 처치를 한다. 2. 부상 부위를 고정한다. 3. CMS(순환, 운동, 감각)를 확인한다. 4. 전문적인 의료처치를 받게 한다. 이 손상은 구급차로 가장 많이 이송된다.

엉덩관절 골절

엉덩관절 골절은 골반이 아니라 넙다리뼈(femur)의 위쪽 끝의 골절이다. 엉덩관절 골절은 보통 낙상에 의해 생긴다. 나이 든 사람, 특히 여성은 부서지기 쉬운 뼈(골다공증) 때문에 이러한 유형의 부상이 많다. 어떤 경우는 골절에 의해 낙상이 일어나기보다는 걷다가 골절이 되어 낙상을 초래하기도 한다.

확인할 사항	해야 할 일
▪ 샅고랑 부위의 심한 통증 ▪ 부상된 다리를 들어올릴 수 없다. ▪ 다리가 짧아지고 발끝이 기형적으로 바깥 또는 안쪽을 향해 돌아가 있을 것이다.	1. 전문적인 의료처치를 받게 한다. 이 손상은 구급차로 가장 많이 이송된다. 2. 필요한 경우 쇼크를 평가하고 치료한다. 3. 부상 부위를 고정한다. 4. CMS(순환, 운동, 감각)를 확인한다.

허벅지 손상

넙다리뼈 골절

넙다리뼈는 몸에서 가장 큰 뼈이기 때문에 많은 힘이 가해져야 골절이 생긴다. 넙다리뼈의 손상은 넙다리뼈의 엉덩관절부터 무릎관절 위의 어떤 부위든지 발생할 수 있다. 넙다리뼈의 골절은 보통 낙상이나 직접적인 타격에 의해서 발생한다. 종종 개방성 상처와 외부의 출혈을 동반한 넙다리뼈 골절은 심각한 문제이다. 만약 넙다리뼈 부위에 혈관 손상이 발생한다면 환자는 혈액의 1/2~1/4(1~2L) 정도를 잃게 된다. 그러면 팔다리 아래 부위의 혈액순환이 감소되고, 신경이 손상된다. 특히 넙다리뼈 아래 세 번째 지점에서 골절이 일어난 경우 그렇다.

확인할 사항	해야 할 일
▪ 손상 부위의 심한 통증 ▪ 변형; 다리는 짧아짐 ▪ 혈관의 심각한 손상으로 부기가 발생 ▪ 환자는 손상 당시 딱하는 소리를 듣거나, 삐걱거리는 느낌이 있었다고 말할 것이다.	1. 119구급대에 전화한다. 이런 손상은 응급의료서비스가 이송해야 한다. 2. 적응증이 된다면, 쇼크 평가 및 처치를 한다. 3. 상처를 멸균드레싱으로 덮는다. 4. 다리를 움직이지 못하게 고정한다. 5. CMS(순환, 운동, 감각)를 확인한다.

근육 타박상

넙다리의 앞에 있는 근육군은 넙다리네갈래근으로 종종 타박상을 입는다. 충격의 강도와 손상당한 근육에 따라 타박상의 심각성은 다르다.

확인할 사항	해야 할 일
환자는 직접적인 타격을 받는다. ▪ 부기 ▪ 통증과 압통 ▪ 압박했을 때의 긴장 또는 경직 ▪ 몇 시간 후에 멍이 보일 수 있다.	1. RICE 절차를 따른다. 2. 근육을 펼 때 억지로 힘을 주어 펴지 않는다.

근육 긴장(염좌)

찢어질 수 있을 정도로 근육이 과도하게 펴지는 것을 긴장(염좌)이라 한다. 긴장의 정도는 다르지만 그것을 확인하기는 어렵다.

확인할 사항	해야 할 일
환자는 달리거나 뛰다가 갑자기 딱 소리가 나거나 잡아당겨지는 느낌이 있다. ▪ 압통 ▪ 움직일 때 빳빳하고 통증을 느낌 ▪ 부기 ▪ 며칠 후에 멍이 보일 수 있다.	1. RICE 절차를 따른다. 2. 근육을 이완시키고 강한 힘을 주지 않는다.

무릎 손상

무릎 손상은 여러 유형이 있지만 그중에서 가장 심각한 부상은 관절의 손상이다. 손상의 중증도는 결정하기 어렵다. 만약 손상이 과다 사용이 아닌 타격 또는 비틀어짐으로 발생했다면 전문적인 의료처치는 필수적이다. 의사 또는 운동처방사가 축구경기장의 사이드라인에서 선수들의 무릎 강도 테스트를 수행하는 것을 볼 수 있을 것이다. 응급처치제공자는 이런 검사를 수행하지 말아야 한다.

무릎 골절

무릎 골절은 일반적으로 낙상과 직접적인 타격에 의해서 발생한다. 무릎 골절은 넙다리뼈의 끝, 정강뼈(tibia)의 끝, 또는 무릎뼈(patella)에서 발생한다.

확인할 사항	해야 할 일
골절 유무를 파악하는 것은 어렵다. 몇몇 무릎 골절은 탈구처럼 보인다. ▪ 변형 ▪ 압통 ▪ 부기	1. 발목에 맥박이 없다면 즉시 전문적인 의료처치를 받아야 한다. 2. 변형 없이 CMS(순환, 운동, 감각)가 양호하다면, 무릎을 펴고 부목을 다리에 댄다. 3. 심각한 변형이 있으면서 CMS(순환, 운동, 감각)가 양호하다면, 무릎을 발견된 자세 그대로 부목을 댄다. 4. 전문적인 의료처치를 받게 한다.

무릎 탈구

무릎 탈구는 심각한 손상이다. 무릎 탈구와 무릎뼈 탈구를 절대 혼동해서는 안 된다. 무릎 탈구는 더 심각한 손상이다.

확인할 사항	해야 할 일
▪ 극심한 통증 ▪ 기형 ▪ 발목(정강뼈의 뒷면)에 맥박이 없음	1. 발견된 자세 그대로 무릎을 고정한다. 2. 즉시 전문적인 의료처치를 받게 한다.

무릎뼈 탈구

무릎뼈 탈구는 통증이 매우 심한 손상이므로 즉시 치료해야 한다. 어떤 사람들은 다른 어깨 탈구의 경우처럼 반복되는 무릎뼈 탈구를 보인다. 무릎뼈 탈구는 운동활동에 열중하는 10대 그리고 젊은 성인들에게 흔하게 발생한다.

확인할 사항	해야 할 일
▪ 타격과 비틀어짐은 무릎뼈를 무릎관절의 바깥으로 이동시킨다. ▪ 부기 ▪ 무릎을 구부리거나 펼 수 없다. ▪ 통증 ▪ 다른 무릎뼈와 비교해 보면 변형이 보인다(그림 15-6).	1. RICE 절차를 따른다(압박을 제외한). 2. 탈구된 무릎뼈를 재위치시키는 시도를 하지 않는다(때때로 무릎뼈가 스스로 재위치되기도 한다). 3. 발견된 자세 그대로 무릎에 부목을 적용한다. 4. 전문적인 의료처치를 받게 한다.

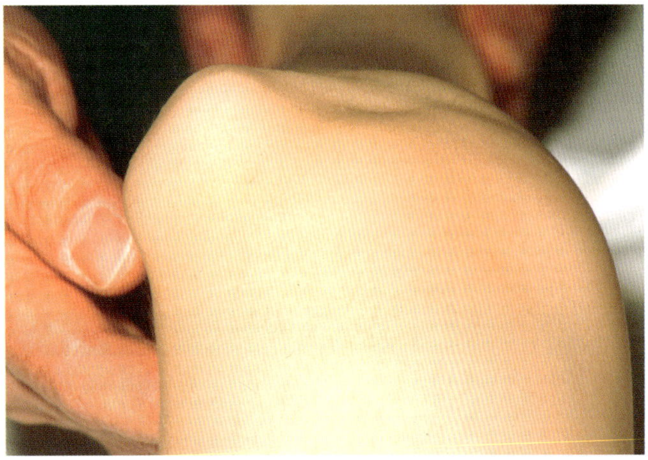

그림 15-6 무릎뼈 탈구

무릎 삠(염좌)

인대의 손상은 스포츠 활동으로 종종 발생한다. 무릎은 가벼운 긴장에서부터 완전히 잡아당겨지는 것까지 인대 손상을 입기가 쉽다. 무릎은 부어오르고 통증이 있으며 보통 정상적으로 사용할 수가 없다.

확인할 사항	해야 할 일
손상을 입었을 때의 증상은 다음과 같다. ▪ 심한 통증 ▪ 갑자기 움직이거나 잡아당겨지는 느낌이 있다. ▪ 감각을 잃는다. ▪ 걸을 때 다리를 절뚝거린다. ▪ 무릎을 구부리거나 펼 수 없다. 나중에 다음과 같은 증상이 나타날 수 있다. ▪ 무릎이 부을 수도 있다. ▪ 멍이 든다.	1. RICE 절차를 따른다. 2. 전문적인 의료처치를 받게 한다.

무릎 타박상

무릎 타박상은 무릎에 직접적인 타격을 받거나 무릎으로 바닥에 떨어졌을 경우 발생한다.

확인할 사항	해야 할 일
무릎뼈가 직접적으로 타격을 받은 후, 증상은 다음과 같다. ▪ 통증 ▪ 부기 ▪ 압통 ▪ 멍자국(검은색과 푸른색의 변색)	RICE 절차를 따른다.

아랫다리 손상

정강뼈와 종아리뼈의 골절

정강뼈와 종아리뼈(fibula)의 손상은 무릎과 발목 사이의 어떠한 부위에서든지 일어날 수 있다. 두 뼈가 부러지면 다리의 변형이 나타난다. 한 개의 뼈만 부러졌을 때는 다른 쪽 뼈는 부목의 역할을 하고, 약간의 변형이 있을 것이다. 몇몇의 종아리뼈 골절 환자는 손상된 다리로 걸을 수 있다. 정강뼈가 손상되었을 때 개방된 골절과 심한 변형이 존재할 수 있다. 팔다리 변형으로 발생하는 혈관 손상은 정강뼈와 종아리뼈 손상에서 흔히 일어나며 보통 통증이 심하다.

확인할 사항	해야 할 일
직접적인 타격과 비틀어지는 힘을 받았을 때 ▪ 심한 통증 ▪ 부기 ▪ 눈에 보이는 변형 ▪ 만질 때 압통	1. 다리를 부목으로 고정한다. 임시방편으로 다리를 같이 묶거나 단단한 부목으로 고정한다(2개의 판 또는 2개의 SAM 부목 - 각각의 위치에서 아랫다리뼈의 회전을 예방하기 위해서)(16장 팔다리 부목 참고). 2. 얼음팩을 한다. 3. 전문적인 의료처치를 받게 한다.

정강뼈와 종아리뼈의 타박상

타박상은 대부분 검고 푸른 멍과 약간의 통증을 나타낸다. 최소한의 처치만 시행한다.

확인할 사항	해야 할 일
▪ 환자는 정강이에 직접적인 타격을 받는다. ▪ 만졌을 때 압통 ▪ 날카로운 통증 ▪ 다음의 증상 및 징후가 보인다. 　▪ 변색(검고 푸른 표시) 　▪ 발목을 위아래로 움직이기 어렵다. 　▪ 발 또는 발톱이 저리고 차갑다.	1. 손상 부위를 노출시킨다. 2. RICE 처치를 따른다. 3. 저리고 얼얼함이 남아 있다면 전문적인 의료처치를 받게 한다.

근육 경련

근육 경련은 보통 종아리, 때때로 넙다리 부위 또는 무릎 힘줄에 발생한다. 이는 별로 중요하지 않은 일시적인 증상이다.

확인할 사항	해야 할 일
▪ 격렬한 운동 후에 발생한다. ▪ 통증이 있고 근육 수축이나 경련이 발생한다.	1. 경련에는 많은 처치 방법이 있다. 아래의 방법 중 하나 이상을 시도한다. 　▪ 환자에게 손상받은 근육을 잡아당기게 한다. 통제할 수 없는 근육 수축 또는 경련이기 때문에 근육을 점진적으로 펴면 근육 섬유를 늘려 경련을 완화시킬 수 있다. 　▪ 압력을 주어서 근육을 안정시킨다. 　▪ 안정시키기 위해서 얼음팩을 한다(추운 환경이 아니라면). 　▪ 만약 경련이 더운 환경에서의 운동에 의한 것이라면, 소량의 소금을 섞은 찬물(약 1L의 물에 1/4티스푼의 소금을 용해한) 또는 상업용 스포츠음료를 마신다.

정강이 통증

'정강이 통증'은 아랫다리의 통증을 묘사하는 용어이다. 정강이 통증은 달리기와 보폭이 넓은 걸음과 같이 다리에 반복되는 스트레스로 인해 야기된다.

확인할 사항	해야 할 일
▪ 움직이는 동안 정강이가 아프다. 하지만 활동을 멈춘 후에는 거의 사라진다. ▪ 통증은 일상의 정기적인 운동의 결과로 생긴다(예를 들어, 오래달리기, 언덕 오르기) ▪ 보통 만성적인 문제가 더욱 악화된 것이다.	1. 움직이기 전에 얼음팩을 한다. 온찜질은 환자가 회복되는 도중에 할 수 있다. 2. 약 8cm(3인치)의 압박붕대를 아픈 부위에 감는다(아픈 곳의 아래에서 시작해서 나선형으로 감아 올라간다). 3. 활동 후에 20분 동안 얼음팩을 한다. 4. 정강이 통증이 없어질 때까지 활동을 줄인다. 5. 투약 지침에 따라 일반의약품 항염증약을 먹는다. 이부프로펜 또는 나프록센을 사용한다.

발목과 발의 손상

발목과 발의 손상은 흔하다. 주로 뒤틀림에 의해 지지하고 있는 인대가 늘어나거나 찢어진다. 잘못된 처치는 평생 장애를 가져오게 된다. 몇몇 손상의 경우, 외과적 교정이 요구되기도 한다. 발목 손상의 대부분은 삠(염좌)이다. 바깥쪽 인대를 포함한 삠 손상의 85%는 발목이 내부로 뒤틀리거나 회전되어 발생한다(그림 15-7).

확인할 사항	해야 할 일
▪ 손상 당시의 통증, 파열 또는 찢어지는 느낌 ▪ 손상 후 수 분간 발생하는 발목의 부기와 기능상실 ▪ 손상 부위 위, 아래, 측면에 압통 또는 통증이 있다.	1. 발목을 움직이지 않도록 잡고, 신발과 양말을 제거한다. 2. RICE 절차를 따른다(손상 부위에 열을 가하지 않는다). 탄력 붕대로 말굽 또는 "U" 자형 패드가 유지되면 관절의 체액이 감소된다. 3. 부기와 통증의 정도가 손상의 심각성을 나타내지는 않는다. 손상이 심각할 경우 전문적인 의료처치를 받게 한다.

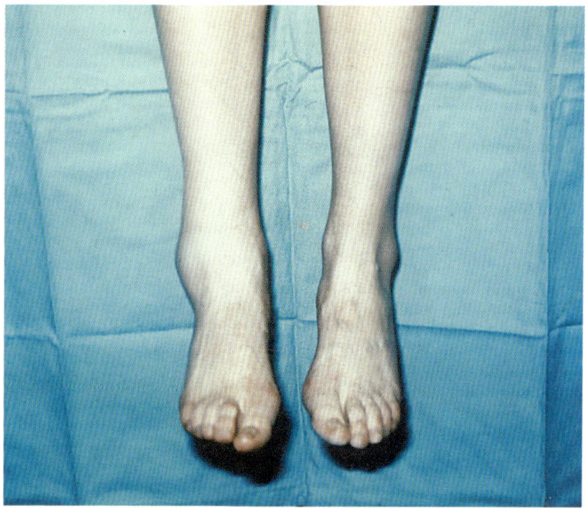

그림 15-7 삔 발목(발목 염좌)

참고

발목과 발의 손상: 부러졌는가?

두 가지 증상은 발목뼈 골절 확률이 95%이다. (1) 손상 이후 하중을 견디지 못하거나 즉시 네 걸음 이상 걷지 못한다. (2) 뒤쪽 가장자리 또는 복사뼈(두 발목의 각각의 돌출부)를 누르면 통증이 있다. 발목이 부러졌는지 알 수 있는 증상이 있다. (1) 발허리뼈의 통증이 있거나 다섯 번째 발목뼈의 바닥 부위, 발 바깥쪽 가장자리, 손등뼈, 발 안쪽 가장자리에 압통이 있다. (2) 네 걸음 이상 걷지 못한다.

Stiell IG, Greenberg GH, McKnight RD, et al. Implementation of the Otawa Ankle Rules. *JAMA*.1994;271(11):827–832.

발가락 손상

발가락은 다양한 방법으로 손상을 입는다. 걸음을 내딛다가 발가락이 딱딱한 물체를 찰 수 있다. 그 결과 발톱이 찢어지고 발톱 밑에 혈종(혈전, 피떡)을 형성하며, 탈구 또는 골절이 일어난다.

확인할 사항	해야 할 일
▪ 통증과 부기 ▪ 변형	떨어져 나간 발톱, 쪼개진 조각, 발톱 아래의 혈액, 발가락의 탈구 및 골절에 대한 처치는 손가락 손상의 처치법을 참조한다.

PREP KIT

복습

- 팔다리의 손상은 흔하다.
- 타박상에서 복잡한 개방성 골절에 이르기까지 팔다리 손상의 형태는 다양하다.
- RICE의 뜻은 R=rest(휴식), I=ice pack(얼음팩), C=compression(압박), E=elevation(올리기)이다.
- 어깨 손상
  - 어깨 탈구
  - 빗장뼈 골절
  - 타박상
  - 힘줄염
- 팔꿈치 손상
  - 골절과 탈구
  - 테니스팔꿈치증
  - 골퍼 팔꿈치
- 손 손상
  - 눌려진 손
- 손가락 손상
  - 손가락 골절
  - 손가락 탈구
  - 손가락 삠
  - 손톱 찢김
  - 손톱 밑 혈액
  - 갈라짐
  - 반지가 빠지지 않아 생기는 손상
- 엉덩관절 손상
  - 탈구
  - 골절
- 넙다리 손상
  - 골절
  - 근육 타박상
  - 근육 긴장
- 무릎 손상
  - 탈구
  - 골절
  - 긴장
  - 타박상
- 아랫다리(하지) 손상
  - 정강뼈와 종아리뼈 골절
  - 타박상
  - 근육 경련
  - 정강이 통증
  - 발목과 발 손상
  - 발가락 손상

핵심용어

골절(fracture) 뼈가 부러지거나 절단됨

긴장(strains) 심하게 비틀리거나 수축된 근육의 손상

넙다리뼈(femur) 허벅지뼈; 몸에서 가장 길고 가장 강한 뼈 중 하나

노뼈(radius) 팔뚝의 엄지 쪽에 있는 뼈

무릎뼈(patella) 넙다리네갈래근의 힘줄 안에 있는 특수 뼈

빗장뼈(clavicle) 쇄골

삠(염좌, sprain) 관절 부위 인대의 손상

어깨 뼈(scapula) 견갑골

위팔뼈(humerus) 위팔의 지지뼈

자뼈(ulna) 팔뚝의 안쪽 뼈, 엄지 반대쪽

정강뼈(경골, tibia) 아랫다리의 두 뼈 중 큰 쪽

종아리뼈(fibular) 아랫다리의 두 뼈 중 작은 것

타박상(contusion) 멍, 피부의 갈라짐은 없으며, 피부밑의 혈관이 터져 내부 출혈의 원인이 되는 손상

탈구(dislocation) 정상 관절 위치에서 뼈가 벗어난 상태

힘줄염(tendinitis) 과도한 사용으로 인한 힘줄의 염증

PREP KIT

실습평가

근린 공원에서 간이 미식축구 경기를 하는 도중, 한 선수가 공을 향해 점프하여 잡고 내려오면서 운동장의 패인 부분에서 발목이 비틀렸다. 이 선수는 통증과 메스꺼움을 호소하고 있다.

지시: 설명에 동의하면 "예"에 ○표하고, 동의하지 않으면 "아니요"에 ○표 하시오.

1. 발목의 심한 삠(염좌)과 골절은 구별하기가 어렵다.
   예 아니요
2. 발목이 삐었는지 골절되었는지 여부에 관계없이 RICE 절차를 사용한다.
   예 아니요
3. 혈류를 증가시키고 통증을 줄이기 위해 발목에 즉시 온찜질을 가한다.
   예 아니요
4. 부상의 심각성에 대해 확신이 서지 않으면 의사의 진료를 받아야 한다.
   예 아니요

지식확인

지시: 설명에 동의하면 "예"에 ○표하고, 동의하지 않으면 "아니요"에 ○표 하시오.

1. 휴식을 취하면, 손상 부위의 통증을 줄일 수 있다.
   예 아니요
2. 압박은 내부 출혈을 증가시켜 손상 부위를 빨리 낫게 한다.
   예 아니요
3. 테니스팔꿈치증은 손목을 예리하고 빠르게 비틀어서 발생한다.
   예 아니요
4. 손가락에 있는 3개의 뼈는 매우 강하여 쉽게 부러지지 않는다.
   예 아니요
5. 엉덩관절은 쉽게 탈구된다.
   예 아니요
6. 넙다리뼈 골절은 상당한 힘을 필요로 한다.
   예 아니요
7. 긴장은 실제로 근육에 손상을 줄 수 있다.
   예 아니요
8. 무릎 손상은 심각하지 않다.
   예 아니요
9. '정강이 통증'은 다리의 뒷부분을 따라 내려가는 통증이다.
   예 아니요
10. 발목에서는 골절이 잘 생기지 않는다.
    예 아니요

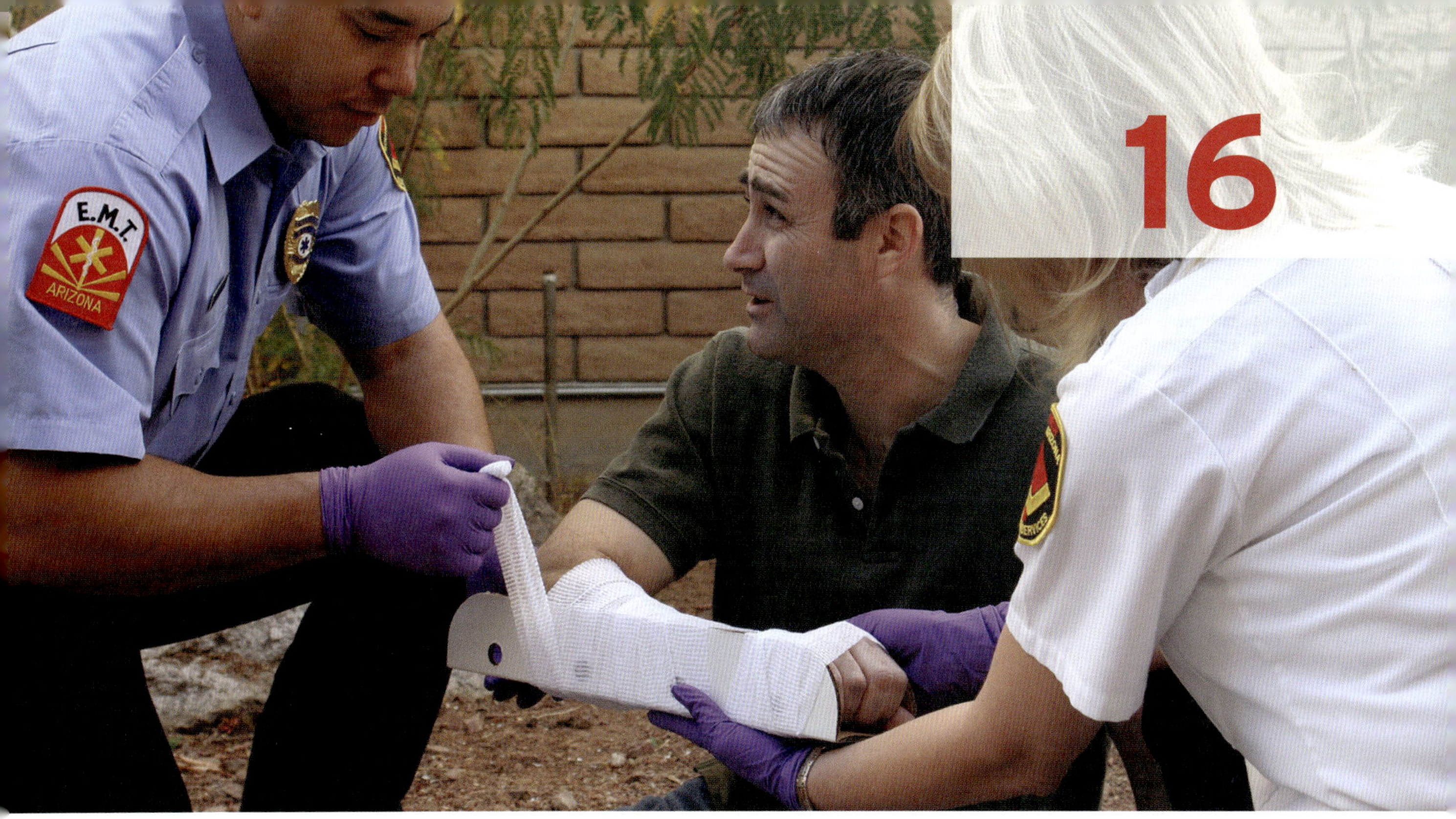

16

팔다리의 부목

Splinting Extremities

CHAPTER AT A GLANCE

- 팔다리 부목법
- 부목의 종류
- 부목 적용 지침
- 팔걸이
- 특정 부위 부목 사용법

팔다리 부목(덧대)법

응급처치제공자(first aid providers)는 골절 환자에게 항상 부목 적용을 필요로 하지는다. 골절 시 최상의 응급처치는 골절이 분명하든 분명하지 않든 응급의료서비스(EMS)가 도착하기 전까지 움직임을 최소화하면서 안위를 제공해야 한다. 하지만 EMS가 지체되거나 환자가 응급처치제공자에 의해 이송 중인 경우에는 부목을 하는 것이 유리하다.

골절된 팔다리는 발견된 자세 그대로 부목을 대어 고정해야 한다. 고정한다는 것(stabilize)은 어떤 신체 부위를 움직이지 않도록 붙잡아 추가 손상을 최소화한다는 뜻이다. 모든 골절 환자는 이송 전, 즉 움직이기 전에 고정되어야 한다. 부목(덧대)을 사용하여 골절 부위를 고정하는 이유는 아래와 같다.

- 통증을 완화하기 위해
- 근육과 신경, 혈관의 손상을 막기 위해
- 폐쇄성 골절이 개방성 골절로 진행되는 것을 막기 위해
- 출혈과 부기를 감소시키기 위해

모든 골절은 뼈를 둘러싼 연조직과 구조들의 손상 정도에 따라 복잡하다. 조직이 손상되는 주된 원인은 골절된 자리에서 부서진 뼈가 이동했기 때문이다. 부서진 뼈의 끝부분이

날카로우면 골절된 뼈가 다른 연부 조직 쪽으로 움직이지 않도록 막는 것이 중요하다.

부목의 종류

부목(splint)은 골절되었거나 탈구된 부위를 고정하는 장비이다. 이것은 즉석에서 만들어 사용할 수도 있고(예: 접은 신문지), 시판되는 몇 가지 부목(예: SAM 부목과 같은 알루미늄 부목)을 사용할 수도 있다. 시판되는 부목이 없다고 해서 손상된 팔다리를 정확히 고정하지 않은 상태로 두어서는 안 된다. 때로는 즉석에서 부목을 만들어 사용해야 될 경우도 있다.

경성부목(rigid splint: 단단한 덧대)은 고정된 상태를 유지시키기 위해 팔다리에 부착하는 유동성이 없는 도구이다. 이것은 속을 채운 판, 무거운 보드지, 또는 팔다리 부위에 맞도록 본뜬 알루미늄 부목이 될 수 있다. 어떤 구조라도 경성부목은 골절 부위의 위와 아래에 잘 고정될 정도로 충분히 길어야 한다.

베개, 타월, 담요(예: 삼각건) 등 같은 부드러운 부목은 대개 무릎 아래와 아래팔의 골절 부위를 고정하는데 유용하다(그림 16-1).

몸 자체를 부목처럼 사용할 수 있는 자가부목이 있다. 자가부목은 손상된 팔다리를 다치지 않는 팔다리에 묶는 방식이다(예: 부상당한 손가락을 인접한 손가락에, 두 다리를 같이 또는 손상된 팔을 가슴에 매는 방식).

부목 적용 지침

환자를 옮기기 전에 모든 골절과 탈구는 고정해야 한다. 만약 손상이 의심된다면, 다음과 같이 부목을 적용한다.

1. 부목을 사용하기 전에 개방성 상처 부위에 건조한 멸균드레싱을 덮는다.
2. 부목 사용 전과 후에 CMS(순환, 운동, 감각)를 확인한다(수행절차 14-1). 만약 맥박이 없고, 치료를 받는 곳이 한 시간 이상 떨어져 있다면, 혈류가 회복되도록 골절이나 탈구 부위를 일렬로 서서히 정렬시킨다. 손상된 팔다리를 지지해 주면서 천천히 움직여 일렬로 맞춘다. 관절은 편안한 위치로 두어야 한다. 관절 위아래의 팔다리를 일렬로 맞추되 어떤 부위든 재위치시키려고 억지로 밀지 않는다. 골절 부위의 작은 움직임도 통증을 유발하는 것으로 예상된다. 응급처치제공자는 이 사실을 알고 있어야 하며 이를 환자에게 주의시켜야 한다. 응급처치제공자가 팔다리를 완전하게 일렬로 맞출 필요는 없다. 혈액순환이 될 만큼만 일렬로 맞추면 된다.
3. '3등분 법칙(rule of thirds)'을 이용해서 부목 사용을 결정한다. 각각의 긴뼈가 3등분으로 나뉘는 것을 상상해 본다. 만약 손상당한 뼈가 위나 아래 1/3에 위치해 있다면 가장 가까운 관절이 손상되었다고 간주한다. 따라서 불안정한 관절의 위아래 뼈들을 고정하려면 부목을 길게 적용해 고정하여 뼈 끝과 두 관절을 안정화시키거나 움직임을

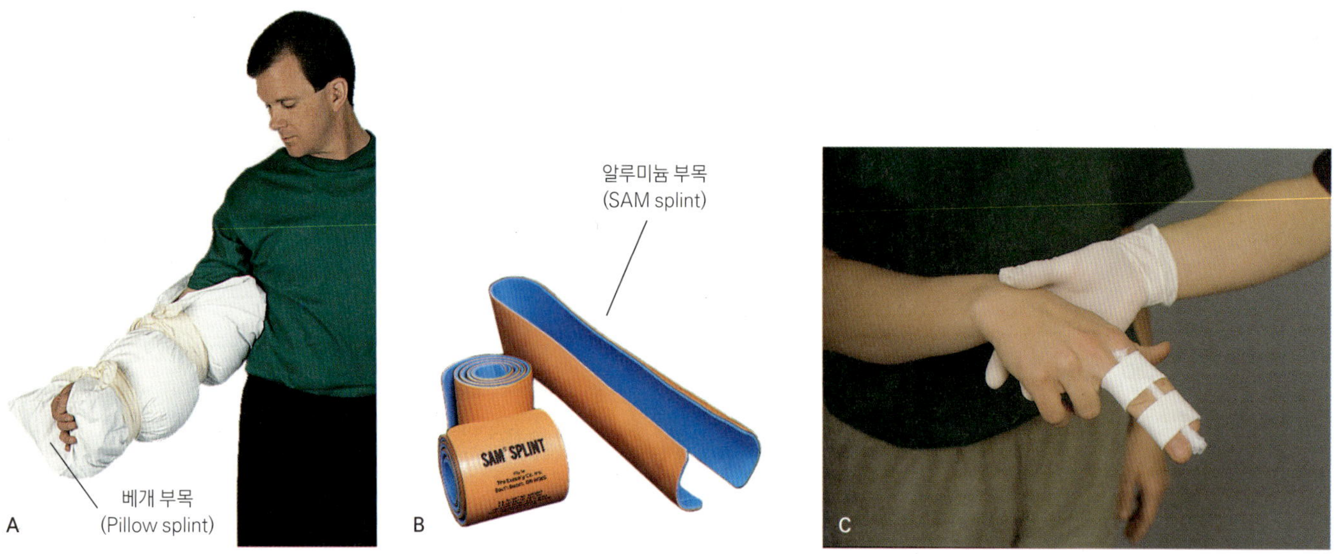

그림 16-1 부목의 예. (A) 베개 부목(Pillow splint), (B) 알루미늄 부목(SAM® splint), (C) 보조 부목(Buddy splint)

A: © American Academy of Orthopaedic Surgeons. B: © SAM® Medical. C: © Jones & Bartlett Learning.

최소화한다. 예를 들어, 정강뼈 위쪽 1/3 지점이 부러졌다면 무릎관절이 불안정해지기 때문에 아랫다리뿐 아니라 윗다리까지 부목을 충분히 댄다. 뼈의 중간 1/3이 골절된 경우 위아래 관절을 고정해야 한다. 예를 들면, 노뼈나 자뼈 골절 시 손목과 팔꿈치를, 위팔뼈 골절 시 어깨와 팔꿈치를, 정강뼈와 종아리뼈 골절 시 무릎과 발목관절을 고정해야 한다. 팔 골절 시에는 부목을 사용하는 것 외에도 손상된 팔에 팔걸이와 붕대를 감는다.

4. 만약 두 명의 응급처치제공자가 있다면 한 명은 손상된 부위를 지지해 주어 부목을 완전히 댈 때까지 팔다리의 움직임을 최소화시켜야 한다.
5. 가능하면 손상된 곳 양쪽에 부목을 사용한다. 특히 팔의 자뼈나 노뼈, 다리의 정강뼈와 종아리뼈처럼 2개의 뼈가 포함되어 있을 때 사용한다. 이런 '샌드위치 부목'은 손상된 팔다리가 회전되거나 두 뼈가 맞닿지 않도록 막아준다. 경성부목을 사용할 때 신체의 움푹 들어간 부분이나 변형된 부분에 별도의 패드를 댄다.
6. 부목을 단단하게 대어주되, 팔다리 부분의 혈액순환이 방해받지 않도록 단단하게 조이지 않는다. 부목 사용 전후에 CMS(순환, 운동, 감각)를 확인한다. 만약 맥박이 없으면, 응급처치제공자가 맥박이 촉지될 정도로 부목을 느슨하게 댄다. 손가락과 발가락은 CMS를 쉽게 확인할 수 있도록 노출시킨다.
7. 손상 부위에 RICE법[rest(휴식), ice pack(얼음팩), compression(압박), elevation(올리기)]을 적용한다. 실제 상황 시 배농(drainage)을 촉진시키고 부기를 감소시키기 위해 손상 부위를 고정한 후에 올린다. 하지만 맥박이 없다면 얼음팩을 해서는 안 된다.

척추 손상이 의심되는 환자인 경우 가능한 한 그대로 둔다. 경추보호대를 적용하지 않는다. 적절한 장비를 가지고 훈련된 EMS처치자가 도착할 때까지 기다린다.

거의 모든 골절 환자는 빠른 이송을 필요로 하지 않는다. 팔이나 다리에 맥박이 없을 때는 예외이다. 이는 손상당한 팔다리에 순환이 잘 되지 않는다는 것을 뜻하며 즉각적인 병원 치료가 필요하다.

다음과 같은 손상이나 상황에서는 전문적인 의료처치를 받는다.

- 개방성 골절
- 탈구(관절의 변형을 야기하는 손상)
- 심한 부기를 동반한 관절 손상
- 손상된 부위의 뼈 위에서 통증, 변형, 압통, 부기가 있는 경우
- 환자가 다리에 손상을 입은 뒤 걷거나 체중부하를 견딜 수 없는 경우
- 손상 시 툭김소리나 거품소리, 탁 소리가 들린 경우
- 손상 부위, 특히 연골 부위가 뜨겁거나 열감, 통증, 부종, 압통이 온 경우
- 뼈가 부러졌는지 확실하지 않은 경우
- 특히 초기 며칠 동안 손상이 빨리 호전되지 않는 경우

주의

척추, 팔꿈치, 손목, 엉덩이, 무릎 같은 부위의 골절이나 탈구 시 곧게 펴지 않는다. 이 부위는 신경과 동맥이 근접해 있기 때문에 위험하다. 대신 먼쪽 CMS(순환, 운동, 감각)가 정상이라면 다친 관절을 손상받은 당시 그대로의 자세로 고정한다.

팔걸이

팔걸이(sling)는 손상된 위팔을 목이나 몸에 붙여 지지하는 방법이다. 팔걸이 방법은 여러 유형이 있다.

- 일반적/통상적인 방법
- 어깨/빗장뼈 방법
- 즉석/부목재료가 없을 경우 즉석에서 팔걸이를 만들어야 할 수도 있다(그림 16-2).

삼각건(swathe)으로 알려진 접혀진 삼각건은 팔걸이와 함께 붕대(감싸는 천, swathe)로 사용할 수 있다. 팔의 부목이 너무 커서 팔걸이가 맞지 않을 경우 팔걸이 대신 접은 삼각건을 사용할 수 있다. 접은 삼각건을 손목과 목 주위에 감아 아래팔(forearm)을 지지한다. 일반적인 팔걸이를 위팔, 아래팔, 손/손목 손상에 적용하려면 수행절차 16-1을 따른다. 어깨 또는 빗장뼈에 적용하려면 수행절차 16-2를 따른다.

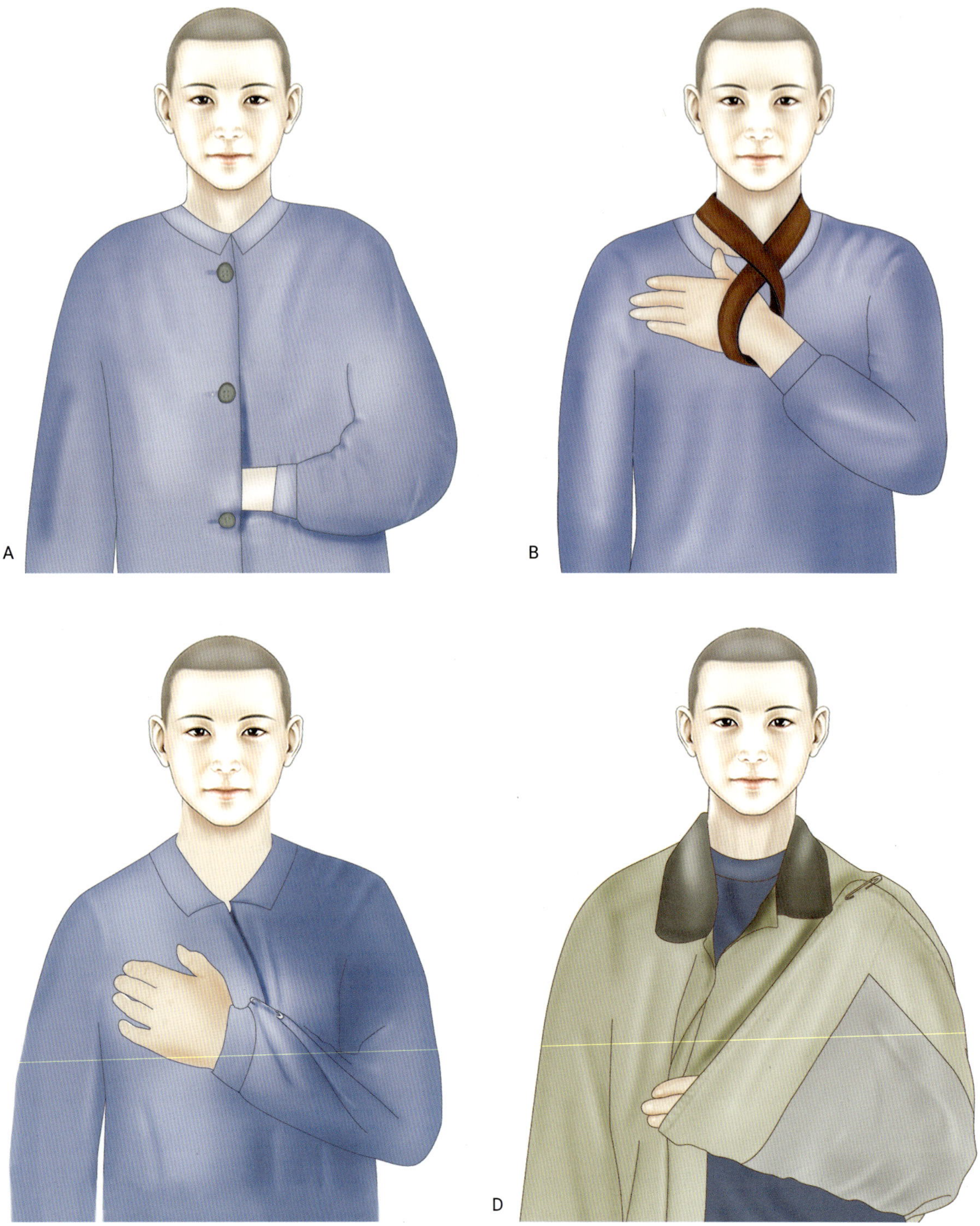

그림 16-2 즉석에서 만든 팔걸이. (A) 단추가 달린 재킷, (B) 벨트나 넥타이 또는 목이나 부상된 팔을 감을 수 있는 끈이 달린 다른 옷, (C) 핀으로 옷에 고정할 수 있는 재킷이나 셔츠 소맷자락, (D) 손상당한 팔 위로 걷어 올려 핀으로 고정할 수 있는 부상자의 재킷이나 셔츠의 밑단

수행절차 16-1 팔 손상에 적합한 팔걸이

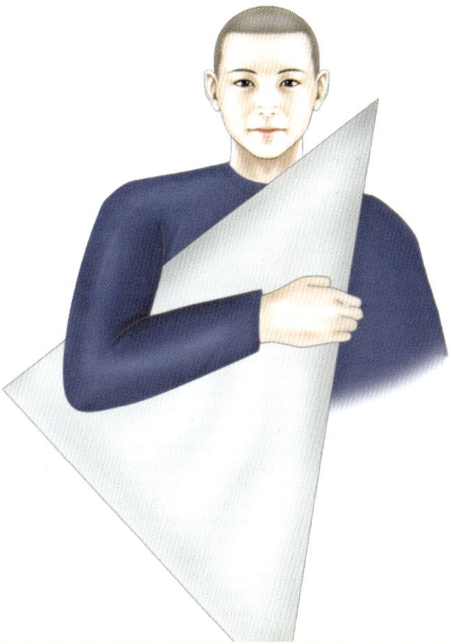

1 아래팔과 가슴 사이에 삼각건을 놓고, 부상당한 팔의 팔꿈치가 삼각건의 꼭짓점이 되게 팔꿈치를 넘어서 삼각건을 잘 잡아당긴다. 삼각건의 상단을 손상되지 않은 어깨 너머로 당긴다.

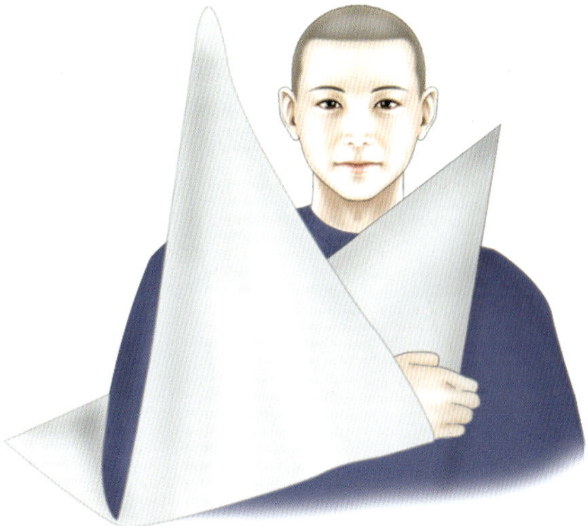

2 삼각건의 하단 끝을 아래팔 위로 위치시킨다.

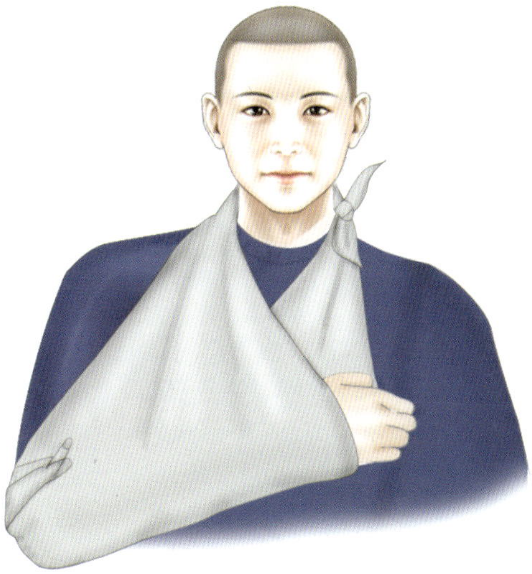

3 목 주위의 삼각건 끝을 손상되지 않은 쪽에 가져오고, 손상되지 않은 쪽의 빗장뼈 위에서 다른 쪽 끝을 묶는다.

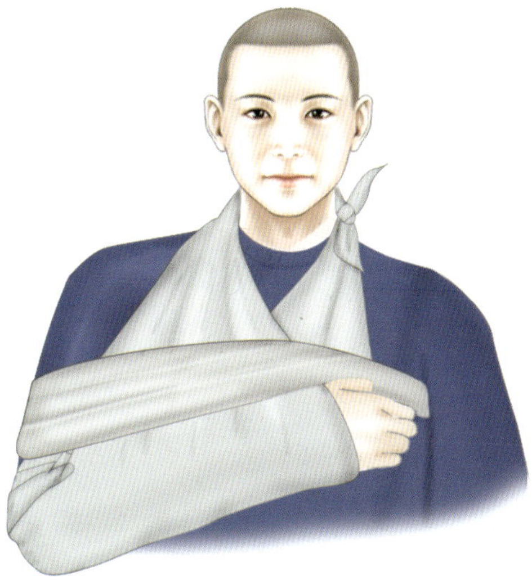

4 몸과 상지 주위에 접은 삼각건을 놓는다. 접은 삼각건의 중심은 팔 위에 둔다. 손은 팔걸이 내에서 엄지손가락을 위쪽으로 향하게 하고, 팔꿈치보다 약간 위에 위치시킨다. 목의 매듭 아래에 패드를 대어 주어 안위를 제공한다.

수행절차 16-2 빗장뼈 또는 어깨 손상 시 팔걸이

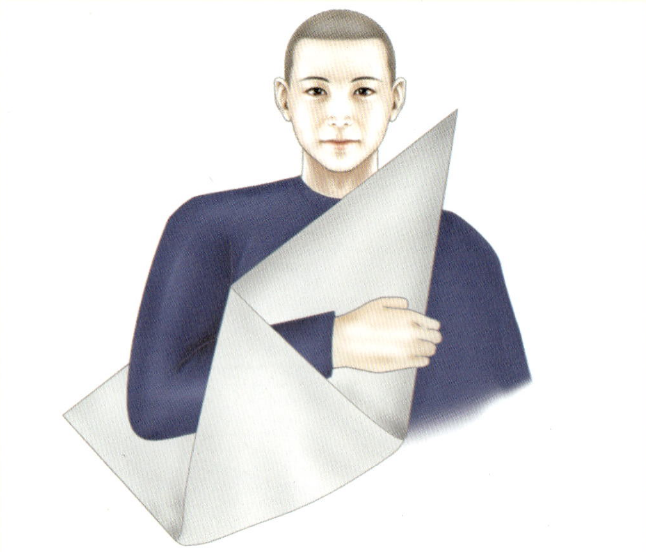

1 삼각건을 아래팔과 가슴 사이에 놓고, 뾰족한 끝이 손상된 팔꿈치를 향하게 한 다음, 팔꿈치를 지나치도록 펼쳐준다. 삼각건의 윗부분을 손상되지 않은 어깨 위로 당긴다. 삼각건의 다른 끝을 아래팔 위로 빼내서 손상된 쪽 겨드랑이 아래로 넣는다.

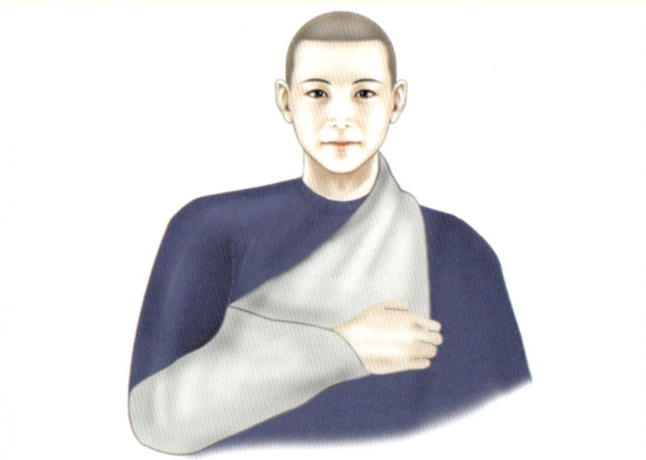

2 삼각건의 밑쪽 끝을 환자의 등 쪽으로 감아올린 다음, 삼각건의 위쪽 끝과 묶는다.

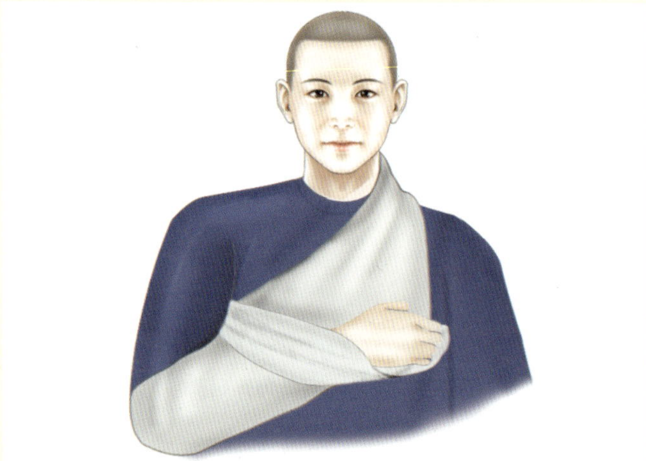

3 위팔 대신 가슴과 아래팔 주위에 접은 삼각건을 감는다. 접은 삼각건의 중앙 부분을 팔 위에 놓는다. 손은 팔걸이 안에서 엄지손가락이 위를 향하는 자세로 하고 팔꿈치보다 약간 위에 위치시킨다.

수행절차 16-2 빗장뼈 또는 어깨 손상 시 팔걸이(계속)

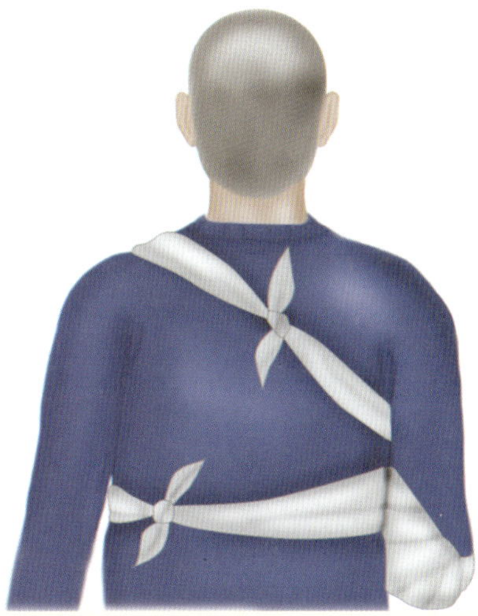

4 접은 삼각건을 환자 등 뒤에서 묶는다.

특정 부위 부목 사용법

어깨

어깨 손상에는 빗장뼈(쇄골), 어깨뼈(견갑골), 위팔뼈 머리(상지)가 포함된다. 움직임을 막기 위해 어깨와 위팔을 고정하려면 어깨걸이를 적용한다.

1. CMS(순환, 운동, 감각) 및 모세혈관 재충혈 검사를 통해 순환소실 징후를 확인한다.
2. 어깨걸이를 한 상태에서 손은 엄지가 위로 올라간 자세로 되어야 하고, 팔꿈치에서 조금 위로 있어야 한다.

팔을 더 고정하려면 다른 삼각붕대를 접어서 7.5~10cm 정도의 너비로 만든다. 환자의 위팔과 가슴에 둘러져 있는 삼각건을 묶는다. 이것은 빗장뼈와 어깨 손상은 물론 위팔 골절 부위를 고정해 준다.

대부분의 어깨 탈구(약 95%)는 앞쪽에서 일어나는데, 어깨 관절 앞부분에서 위팔 윗부분이 갑자기 튀어나왔다는 것을 뜻한다. 환자는 가슴벽에서 약간 멀리 고정된 자세로 팔을 유지해야 한다. 이런 경우 편안하게 부목을 대는 방법은 손상받은 팔과 가슴 사이에 베개나 말아진 담요를 놓는다. 이렇게 하면 공간이 만들어진다. 그다음에 가슴으로부터 팔을 안전하게 고정하도록 삼각건이나 롤붕대를 이용할 수 있다. 만약 환자가 전문적인 의료처치를 받을 수 있는 곳에서 1시간 이상 떨어져 있다면, 24장에 설명되어 있는 한 가지 방법을 이용한다면 어깨가 앞쪽으로 탈구되는 것을 줄일 수 있다.

위팔

위팔의 골절은 경성부목으로 고정해야 한다. 위팔의 바깥면을 따라 부목을 댄다. 그다음처럼 경성부목 위로 팔걸이와 붕대를 대고, 가슴벽을 특수한 부목으로 이용한다(수행절차 16-3).

팔꿈치

팔꿈치는 발견된 자세로 고정해야 한다. 만약 구부러져 있다면 부목은 구부려야 하고, 펴져 있다면 부목은 펴야 한다. 부목을 적용하기 전과 후에 CMS(순환, 운동, 감각)를 꼭 확인한다. 만약 손상된 팔꿈치가 펴 있다면, 팔 안쪽을 따라 손에서 겨드랑이까지 경성부목을 놓아야 한다. 붕대나 몇 개의 삼각건을 이용하여 부목을 고정한다. 팔꿈치가 굽혀 있다면 경성부목을 대각선으로 댄다. 그러면 경성부목이 위팔(겨드랑이에 가까운 곳)부터 손목까지 뻗어 있어 팔꿈치의 움직임을 막아준다. 팔꿈치가 굽힌 정도에 따라 팔걸이와 붕대로 굽힌 팔꿈치에 사용할 수 있다.

팔꿈치가 구부러진 상태에서 부목을 적용하는 경우 이 단계를 수행한다(수행절차 16-4). 팔꿈치가 펴진 상태에서 부목을 적용하는 경우 이 단계를 수행한다(수행절차 16-5).

수행절차 16-3 위팔 부목법

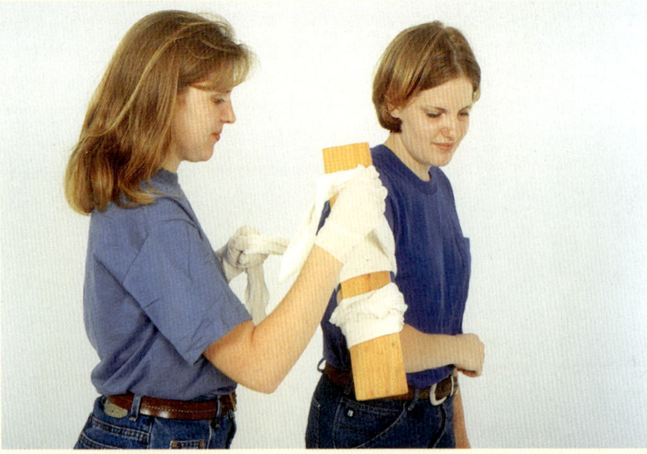
© Jones & Bartlett Learning.

1 부목을 적용하기 전에 CMS(순환, 운동, 감각)를 확인한다. 손상당한 팔을 조심스럽게 가슴 위로 가로질러 놓는다. 만약 가능하다면, 경성부목과 팔의 바깥 부분을 묶는다. 만약 경성부목을 사용할 수 없다면 2단계로 간다.

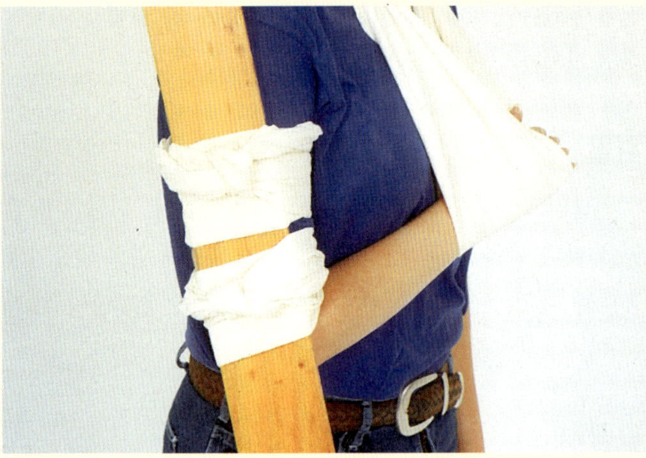
© Jones & Bartlett Learning.

2 팔걸이를 할 수 있도록 목과 손목 주위에 넥타이나 스트랩을 이용하여 감는다.

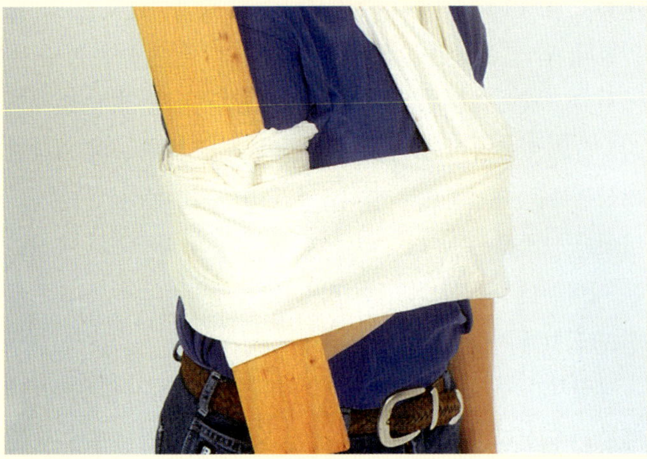
© Jones & Bartlett Learning.

3 붕대(접은 삼각건)로 팔을 가슴에 고정한다. 부목을 적용한 후 CMS(순환, 운동, 감각)를 확인한다.

수행절차 16-4 구부러진 팔꿈치 부목법

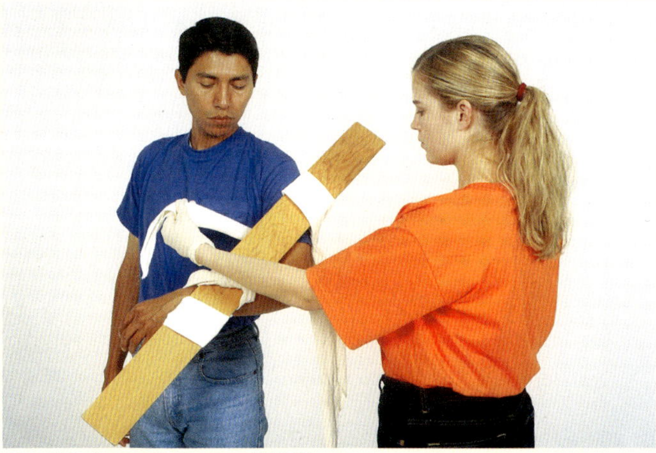
© Jones & Bartlett Learning. Courtesy of MIEMSS.

1 부목을 적용하기 전에 CMS(순환, 운동, 감각)를 확인한다. 만약 손상된 팔꿈치가 구부러져 있다면, 경성부목 또는 SAM 부목을 위팔부터 손목까지 놓는다.

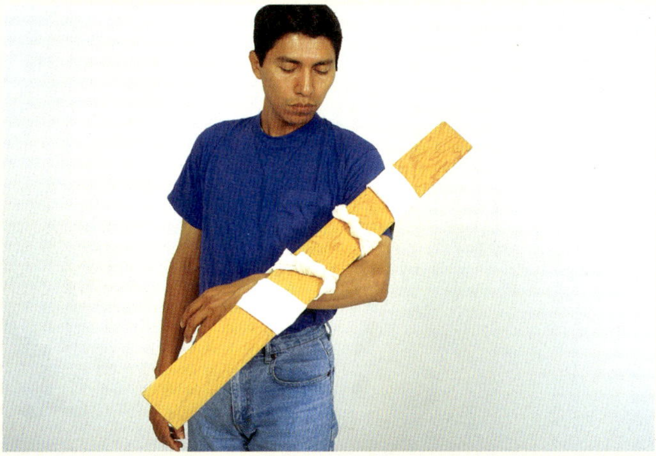
© Jones & Bartlett Learning. Courtesy of MIEMSS.

2 경성부목 또는 SAM 부목을 팔에 두고 삼각건으로 묶는다.

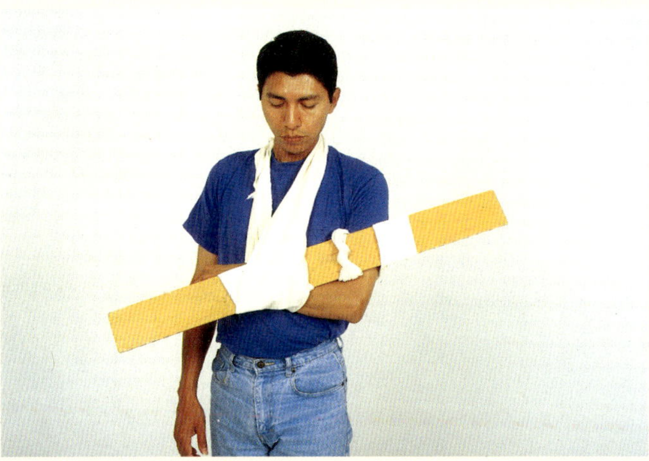
© Jones & Bartlett Learning. Courtesy of MIEMSS.

3 팔걸이 안에 팔을 놓는다. 그리고 부목을 적용한 후 CMS(순환, 운동, 감각)를 확인한다.

수행절차 16-5 편 자세로 팔꿈치 부목법

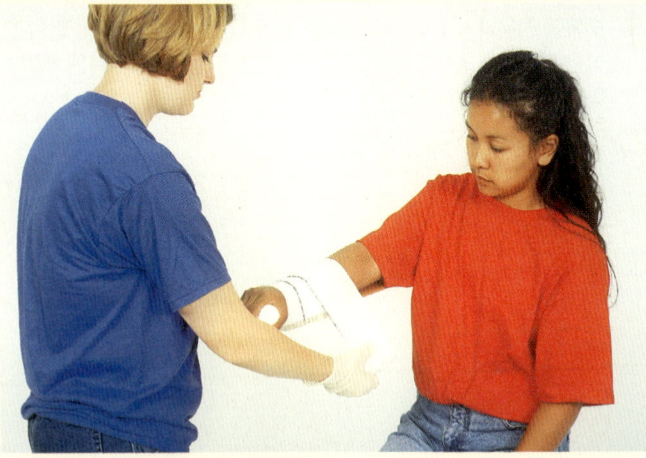

© Jones & Bartlett Learning. Courtesy of MIEMSS.

1 부목을 적용하기 전에 CMS(순환, 운동, 감각)를 확인한다. 손상된 팔꿈치를 펴고 있다면 손에서부터 겨드랑이까지 경성부목을 팔의 아래에 댄다.

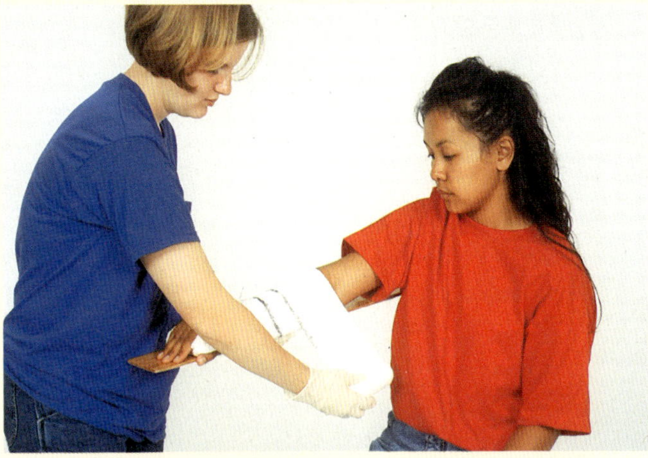

© Jones & Bartlett Learning. Courtesy of MIEMSS.

2 롤붕대나 삼각건 등으로 고정한다.

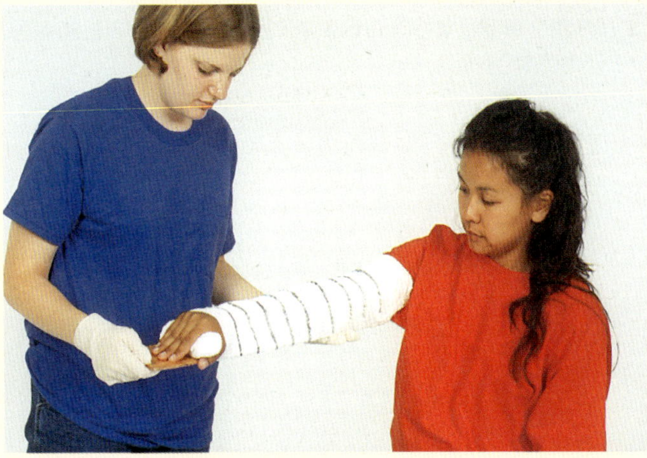

© Jones & Bartlett Learning. Courtesy of MIEMSS.

3 부목을 적용한 후 CMS(순환, 운동, 감각)를 확인한다.

아래팔

아래팔 골절을 고정하기 위하여 손에 붕대를 잡아 손이 기능적 자세(손이 야구공을 잡은 것처럼)를 유지하게 하고 아래팔을 따라 손에서 팔꿈치 위쪽까지 경성부목을 대어준다. 골절 부위의 양쪽에 부목을 적용하여(샌드위치 덧대), 아래팔이 비틀리거나 회전되지 않도록 한다(그림 16-3).

환자의 엄지를 위로 가게 하여 아래팔의 두 뼈(노뼈와 자뼈)가 맞닿지 않도록 한다. 부목을 롤붕대나 몇 개의 삼각건을 이용해 고정한다. 담요를 말거나 접어서 팔을 고정할 수도 있고 베개로 고정할 수도 있다. 부목 안으로 팔을 넣고 몸 주변으로 붕대를 둘러 고정한다(그림 16-4). 아래팔에 부목을 사용하려면 수행절차 16-6과 수행절차 16-7의 단계를 따른다.

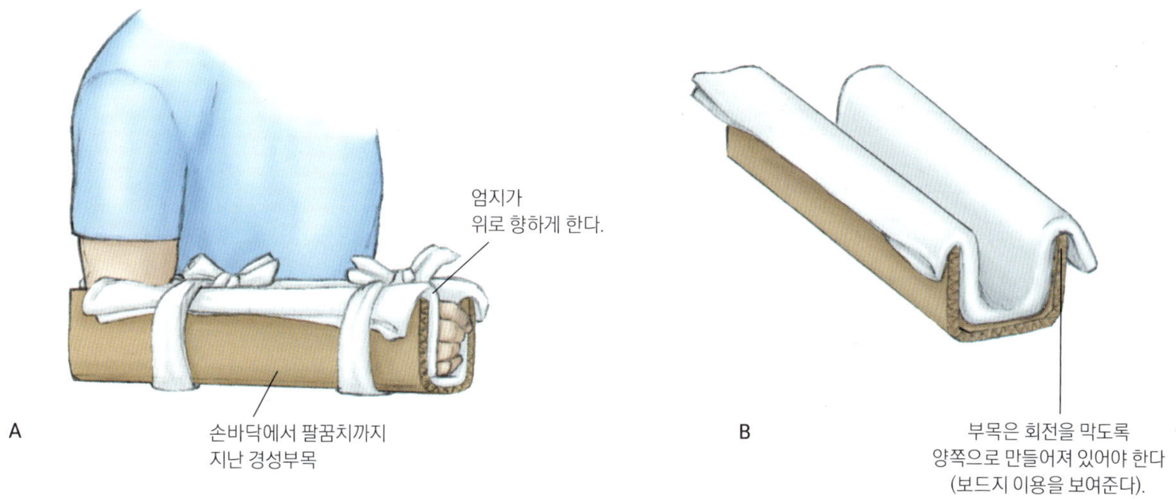

그림 16-3 아래팔 골절 부목 사용법. A. 아래팔을 따라서 양쪽에 길게 단단한 부목을 댄다. B. 아래팔 아래에 단단한 부목(예: 판지, 나무판자, 신문, 잡지)을 고정한다(수행절차 16-6, 그림 16-5 참고).

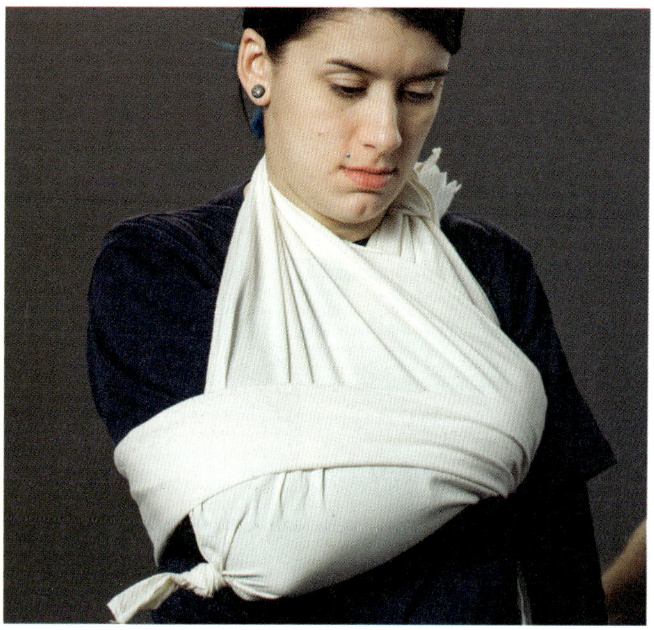

그림 16-4 삼각건으로 된 팔걸이는 상지 부상을 안정시키는 데 도움이 된다.

수행절차 16-6 아래팔에 경성부목 적용하기

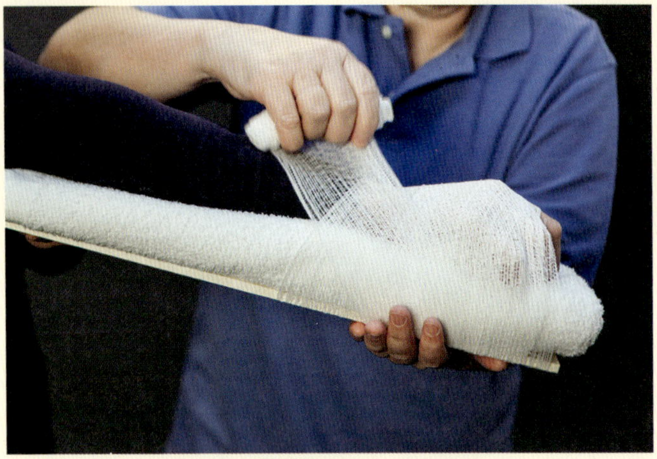

© Jones & Bartlett Learning. Courtesy of MIEMSS.

1 부목을 적용하기 전에 CMS(순환, 운동, 감각)를 확인한다. 딱딱한 물체(보드지, 나무판자, 접은 신문지나 잡지 등)를 아래팔 아래쪽에 댄다. 거즈나 티셔츠 등으로 만든 패드를 부목과 피부 사이에 위치시키고, 손에 패드(붕대, 옷 뭉치 등)를 움켜쥐도록 해 준다.

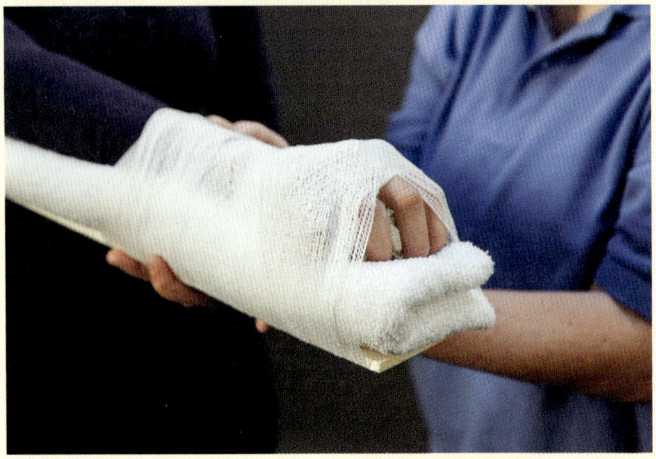

© Jones & Bartlett Learning. Courtesy of MIEMSS.

2 붕대나 삼각건을 이용하여 팔에 부목을 고정시킨다.

3 삼각건으로 팔걸이를 해준다. 부목을 적용한 후에 CMS(순환, 운동, 감각)를 확인한다.

손목, 손과 손가락

손목, 손과 손가락을 고정하기 위해 다음 세 가지 방법 중 하나를 이용한다.

- 손바닥에 탄력붕대를 쥐고 기능적 자세(야구공을 쥔 것 같은 손 모양)로 손상된 손을 위치시킨다. 그러고 나서 경성부목을 놓고 아래팔의 손가락 끝을 올려놓는다(그림 16-5).
- 기능적 자세는 손과 아래팔 주위에 베개로 모양을 만들고 삼각건이나 탄력붕대에 베개를 묶는다. 그다음 팔걸이에 팔을 올리고 똑바로 선 자세로 엄지와 같이 묶는다.
- 손가락 사이에 거즈를 대고 손가락을 함께 테이프로 감고(동반테이핑) 부목을 적용한다.

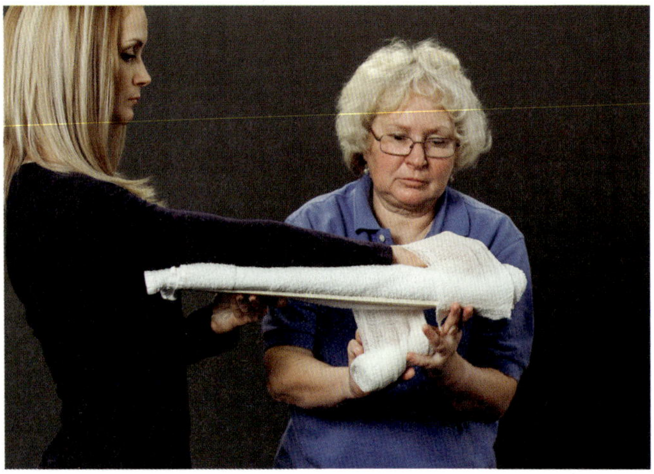

그림 16-5 손목, 손과 손가락 부목

© Jones & Bartlett Learning.

수행절차 16-7 아래팔에 연성부목 적용하기

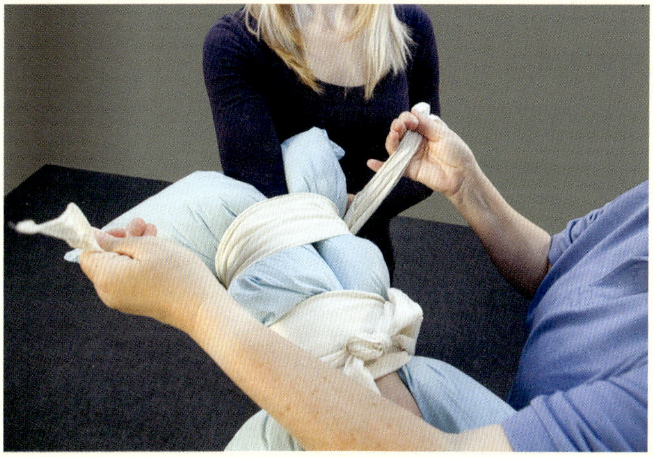

© Jones & Bartlett Learning.

1 부목을 적용하기 전에 CMS(순환, 운동, 감각)를 확인한다. 베개나 접은 담요 등으로 아래팔을 감싸준다.

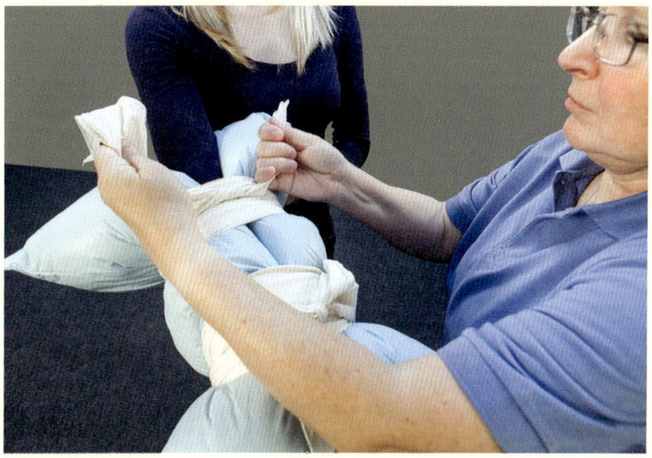

© Jones & Bartlett Learning.

2 연성부목(베개 등)을 접은 삼각건(붕대)이나 넓은 천을 이용하여 고정시킨다.

3 삼각건으로 팔걸이를 해준다. 부목을 적용한 후에 CMS(순환, 운동, 감각)를 확인한다.

골반과 엉덩이

만약 골반과 엉덩이 골절이 의심된다면 발견된 자세 그대로 고정해야 한다. 다리를 올리지 않고 응급의료서비스의 구급차가 도착할 때까지 기다린다.

넙다리

골절된 넙다리(femur) 고정은 당김부목이 가장 좋은 방법이다. 이 부목 수행에는 특별한 훈련이 필요하며, 당김부목은 구급차에서 적용하는 것 외에는 거의 이용되지 않는다.

즉시 119구급대를 부르고 주위 사람에게 움직일 수 없다고 알린다. 움직이거나 다리를 펴려고 강제로 움직이지 않는다. 119구급대를 기다리는 동안 얼음팩을 적용하여 통증과 부기를 줄인다. 쇼크처치에 대비해야 하지만 부상당한 다리를 들어올리지 말아야 한다.

무릎

손상된 무릎(knee)은 항상 발견된 자세 그대로 고정한다. 무릎이 일직선이면 부목도 일직선이어야 하고 무릎이 구부려 있으면 구부러진 부목을 사용해야 한다(그림 16-6).

무릎이 일직선인 상태에서는 세 가지 방법이 있다. (1) 다리 아래로 엉덩이에서 발목까지 길이의 긴 패드를 댄 부목을 손상다리에 묶는다. (2) 하나는 내측으로 환자의 넙다리에서

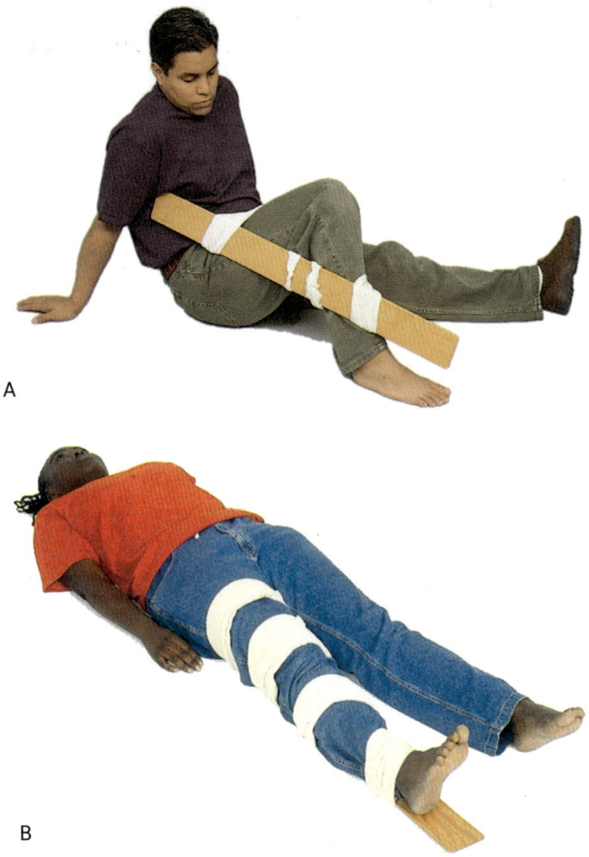

그림 16-6 무릎의 부목은 발견된 자세 그대로 댄다. (A) 무릎이 굽은 상태이면 부목도 굽은 상태로 댄다. (B) 무릎이 일직선 상태이면 부목도 직선으로 댄다.

발까지, 다른 하나는 외측으로 엉덩이에서 발까지, 다리의 좌·우측면에서 두 부목을 묶는다. 또는 (3) 손상된 다리를 손상되지 않은 다리에 묶는다.

무릎을 구부린 상태에서는 무릎의 움직임을 막기 위해 엉덩이 아래에서 발목 위까지 긴 부목으로 묶는다. 또는 베개나 담요를 말아 다리 밑에 대고 손상된 다리를 손상되지 않은 다리에 묶는다.

무릎이 일직선인 자세에 부목을 사용하는 방법은 수행절차 16-8에 나온 단계를 따른다. 무릎이 굽은 자세에 부목을 적용하는 방법은 수행절차 16-9에 나온 단계를 따른다.

아랫다리

넙다리 시작 부위에서 발바닥까지 길이의 2개의 판으로 정강이를 고정한다. 또는 패드 대용으로 접은 담요나 베개를 환자의 다리 사이에 두고, 손상된 다리를 손상되지 않은 다리에 삼각건이나 탄력붕대를 이용하여 고정한다.

자기 다리를 사용한 아랫다리 부목 적용법은 수행절차 16-10의 단계를 따른다. 경성부목을 사용한 아랫다리 부목 적용법은 수행절차 16-11의 단계를 따른다.

발목과 발

발목과 발의 손상은 RICE 절차로 처치한다. 발목을 좀 더 단단히 고정하기 위해 베개나 접은 담요를 사용하여 발목과 발을 감싸고 삼각건으로 묶는다(그림 16-7, 8).

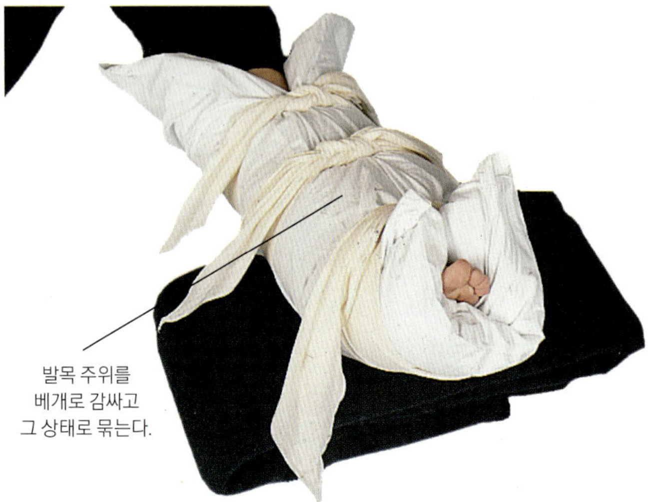

그림 16-7 발목과 발에 부목 사용하는 법

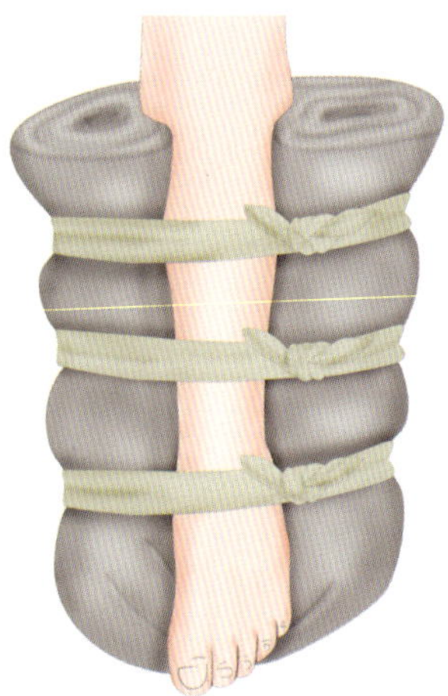

그림 16-8 U자 모양으로 말거나 접은 담요를 사용하여 발목과 발을 부목으로 고정하기

수행절차 16-8 곧은 자세 시 무릎 부목법

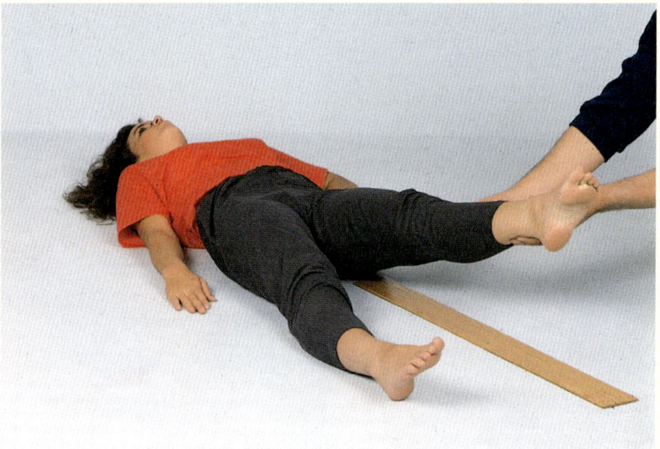

1 부목을 적용하기 전에 CMS(순환, 운동, 감각)를 확인한다. 손상된 다리를 조심스럽게 올려서 경성부목을 다리 아래에 둔다. 부목은 엉덩이에서 발까지 길이여야 한다.

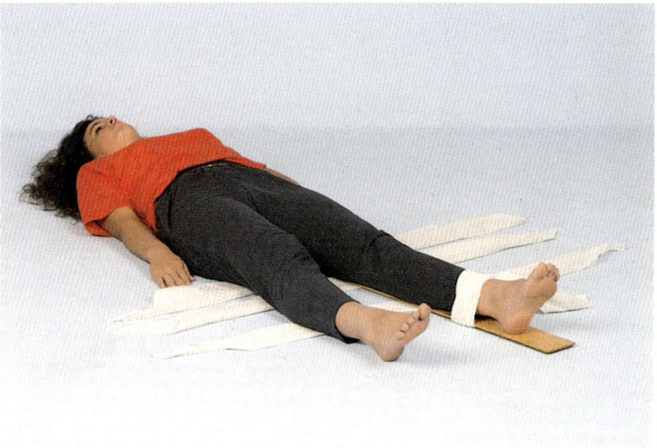

2 경성부목 아래에 삼각건을 대고 무릎과 발목 아래에 부드러운 패드를 댄다.

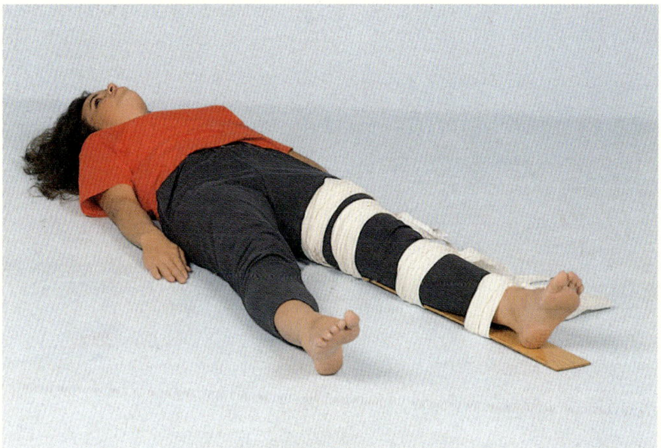

3 삼각건으로 매듭을 묶을 때 손상된 피부 위에 매듭을 묶지 않고, 모든 매듭은 부목 재료 위에 묶는다. 부목을 적용한 후 CMS(순환, 운동, 감각)를 확인한다.

수행절차 16-9 굽은 자세 시 무릎 부목법

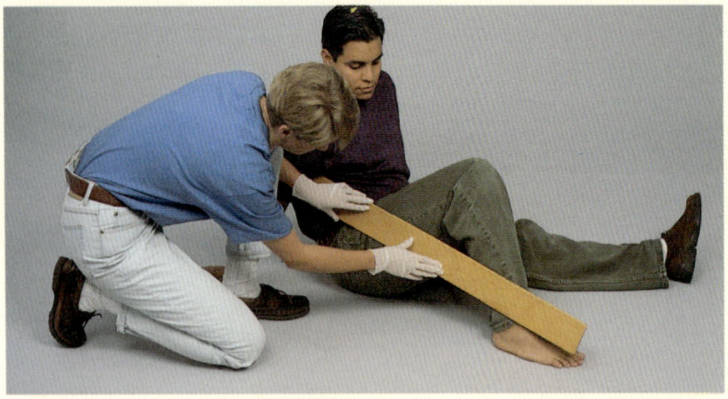

© Jones & Bartlett Learning. Courtesy of MIEMSS.

1 부목을 적용하기 전에 CMS(순환, 운동, 감각)를 확인한다. 손상된 다리에 경성부목(긴 판자)을 댄다. 무릎에는 부목을 위치시키지 않는다.

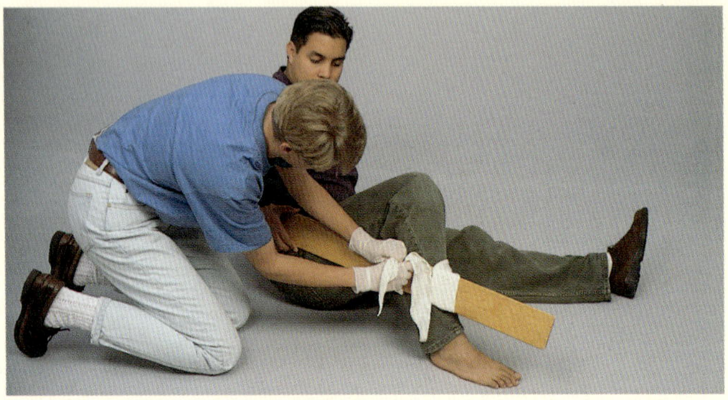

© Jones & Bartlett Learning. Courtesy of MIEMSS.

2 정강이뼈 주위에 부목을 대고 삼각건으로 묶는다.

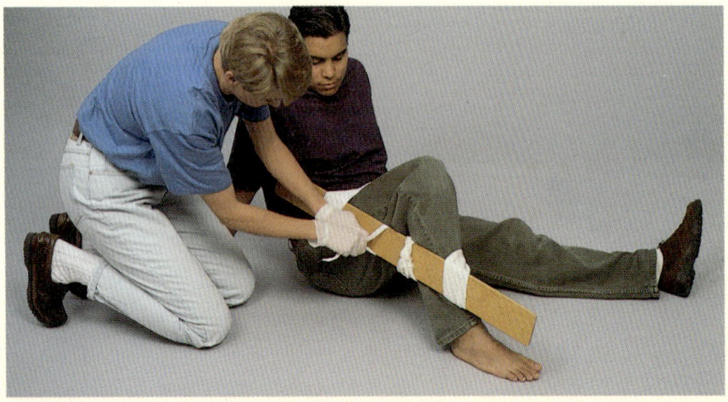

© Jones & Bartlett Learning. Courtesy of MIEMSS.

3 넙다리뼈 주위에 부목을 대고 삼각건으로 묶는다.

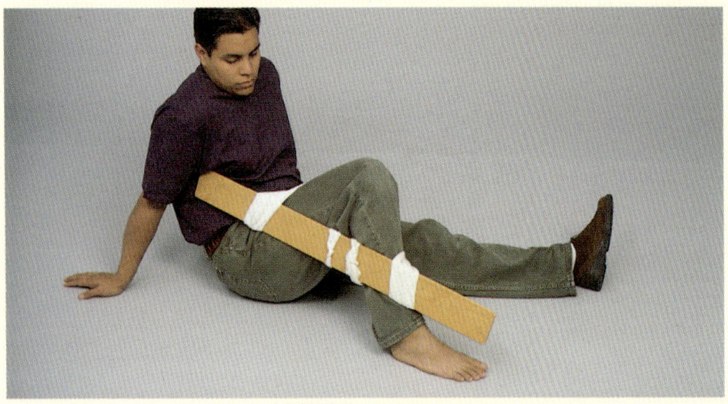

© Jones & Bartlett Learning. Courtesy of MIEMSS.

4 매듭은 손상된 다리가 아닌 부목 위에 위치시킨다. 부목을 적용한 후 CMS(순환, 운동, 감각)를 확인한다.

수행절차 16-10 아랫다리 부목법(Self-Splint)

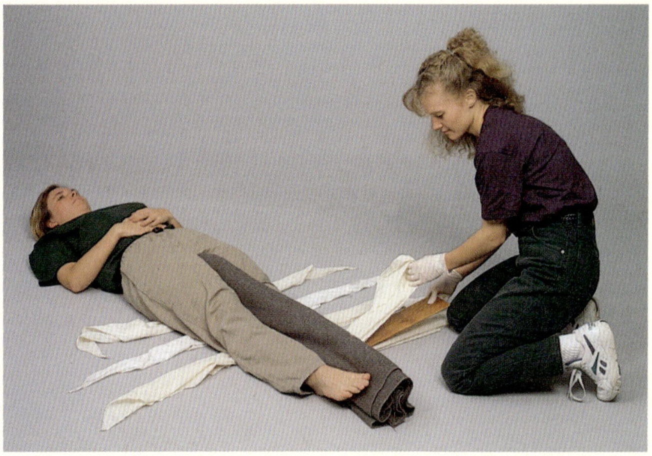

© Jones & Bartlett Learning. Courtesy of MIEMSS.

1 부목을 적용하기 전에 CMS(순환, 운동, 감각)를 확인한다. 다리 사이에 패드(접은 담요 같은)를 댄다. 얇은 판자를 다리에 댄 채 다리 밑으로 삼각건을 밀어 넣는다

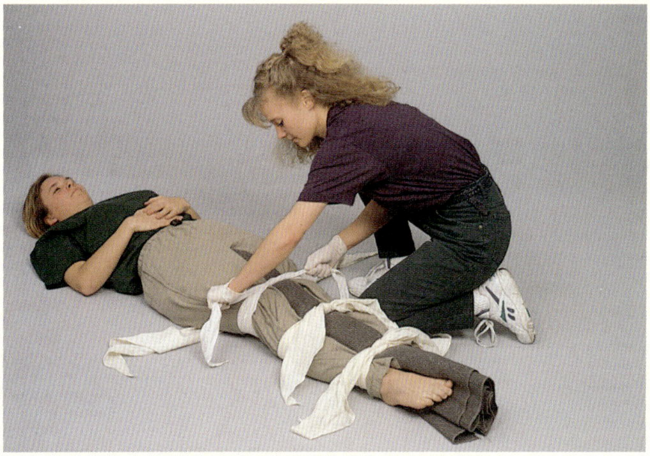

© Jones & Bartlett Learning. Courtesy of MIEMSS.

2 다리를 함께 묶는다.

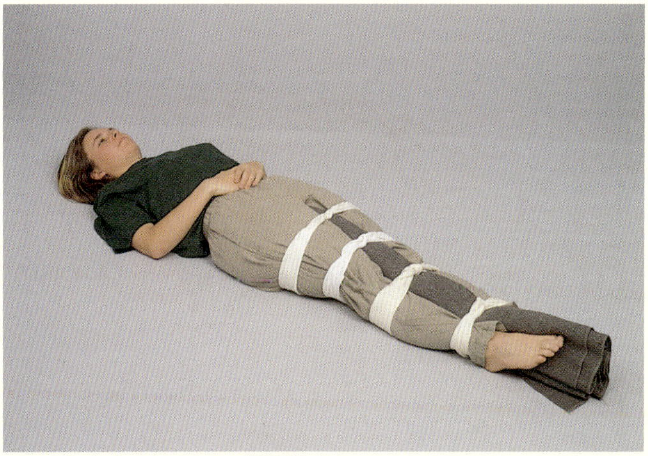

© Jones & Bartlett Learning. Courtesy of MIEMSS.

3 패드(접은 담요)와 다리 사이에 매듭을 묶는다. 부목을 적용한 후 CMS(순환, 운동, 감각)를 확인한다.

수행절차 16-11 다리 부목법(Rigid Splint)

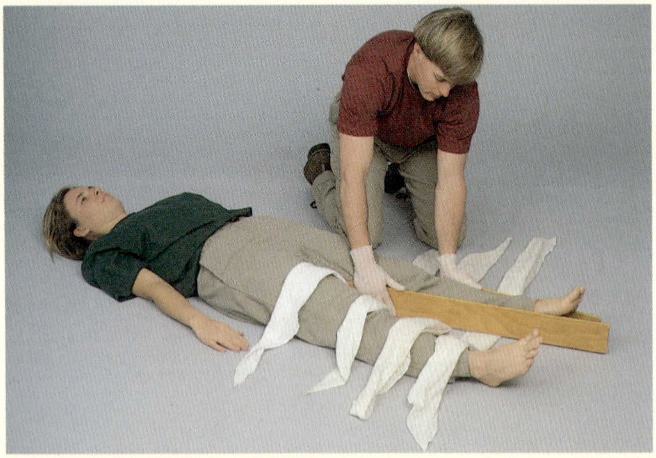

© Jones & Bartlett Learning. Courtesy of MIEMSS.

1 부목을 적용하기 전에 CMS(순환, 운동, 감각)를 확인한다. 한 개의 경성부목은 바깥쪽에, 다른 하나는 안쪽에 위치시킨다. 다리와 부목 아래에 삼각건을 밀어 넣는다.

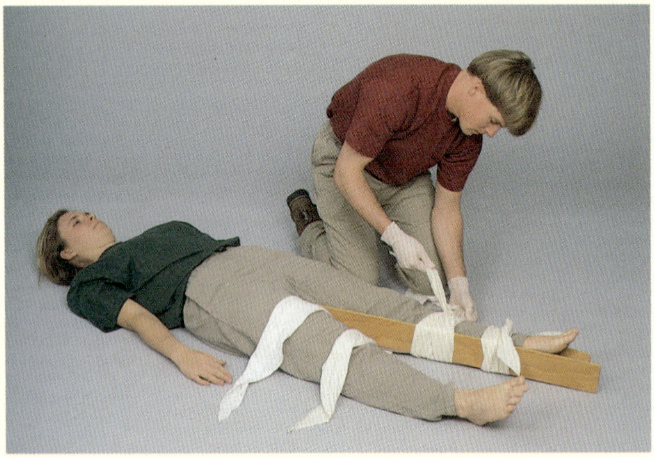

© Jones & Bartlett Learning. Courtesy of MIEMSS.

2 삼각건을 양 부목과 다리를 함께 묶는다.

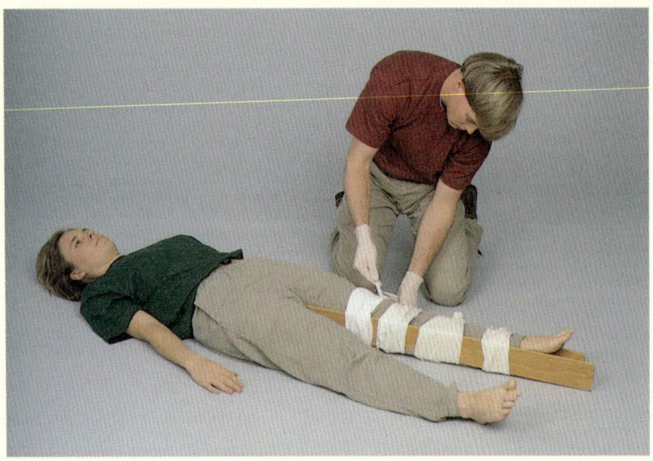

© Jones & Bartlett Learning. Courtesy of MIEMSS.

3 부목의 바깥쪽으로 매듭이 오도록 묶는다. 부목을 적용한 후 CMS(순환, 운동, 감각)를 확인한다.

PREP KIT

복습

- 전문적인 의료처치를 받을 수 있을 때까지 발견된 자세 그대로 팔다리에 부목을 적용하여 손상 부위를 고정한다.
- 부목은 골절이나 탈구를 고정하기 위해 사용하는 기구이다.
- 골절이나 탈구가 의심되면 부목을 댄다.
- 부목 적용 전과 후에 CMS(순환, 운동, 감각)를 확인한다.
- 팔걸이는 손상된 부위의 무게를 지지하는데 사용되는 붕대나 삼각건을 말한다.

핵심용어

3등분의 법칙(rule of thirds) 손상된 뼈를 고정시킬 부위를 결정하기 위해 각각의 긴뼈 길이를 삼등분하는 방식

고정(stablize) 신체의 일부분을 고정시킴으로써 움직임을 막아 추가적인 손상을 최소화하는 것

부목(splint) 골절을 고정하거나 그 부위의 움직임을 제한하는 데 사용되는 지지 장비

삼각건(swathe) 손상 부위의 움직임을 감소시키기 위해 몸에 묶는 삼각 모양의 천

팔걸이(sling) 손상된 팔을 지지하기 위해 목 주위를 두르는 삼각건이다. 목을 지나서 팔을 걸기에 충분한 길이로 팔, 어깨, 빗장뼈의 손상 부위를 지지하고 보호하는 데 사용

실습평가

당신은 친구와 함께 아일랜드 울프 하운드 종인 개를 데리고 공원에 산책을 하고 있다. 친구는 즐겁게 대화에 몰두하고 있었다. 갑자기 토끼 한 마리가 울타리 밖으로 뛰어나오자 친구가 끌고 가던 개가 갑자기 돌진해서 친구가 넘어졌다. 당신이 개를 진정시키자, 당신의 친구는 통증을 호소했고 손가락 하나에 변형이 있다는 것을 발견했다.

지시: 설명에 동의하면 "예"에 ○표하고, 동의하지 않으면 "아니요"에 ○표 하시오.

1. 전문적인 의료처치를 받을 때까지 손가락을 즉시 고정해야 한다.
   예 아니요
2. 폐쇄성 골절에서 개방성 골절로 가는 것을 예방하기 위해 손가락에 부목을 대야 한다.
   예 아니요
3. 부목 사용법이 골절에 혈류를 증가시키므로 회복과정이 빠르다.
   예 아니요
4. 상업용 부목이 없다면 즉석에서 부목을 만들어 사용해서는 안 된다.
   예 아니요

지식확인

지시: 설명에 동의하면 "예"에 ○표하고, 동의하지 않으면 "아니요"에 ○표 하시오.

1. 모든 골절은 뼈 주위의 물렁조직과 구조물을 약간이라도 손상시켜 합병증을 유발한다.
   예 아니요
2. 경성부목은 팔다리에 절대 사용하면 안 된다.
   예 아니요
3. 모든 골절과 탈구는 환자를 옮기기 전에 고정해야 한다.
   예 아니요
4. 팔다리에 순환, 운동, 감각(CMS)을 항상 체크한다.
   예 아니요

PREP KIT

5. 어깨 손상은 빗장뼈, 어깨뼈와 정강뼈를 포함한다.
   예 아니요

6. 팔꿈치는 발견된 자세 그대로 고정해야 한다.
   예 아니요

7. 손상된 무릎은 부목을 대기 전에 항상 수직으로 뻗어야 한다.
   예 아니요

8. 응급처치제공자는 다리 골절 시 당김부목을 항상 사용한다.
   예 아니요

9. 손가락 동반테이핑(buddy taping)은 두 손가락 사이에 거즈를 댄 채 두 손가락을 함께 테이프로 감는 것을 말한다.
   예 아니요

10. 코트나 셔츠의 앞자락 소매에 핀을 꽂아 임시로 팔걸이를 만들 수 있다.
   예 아니요

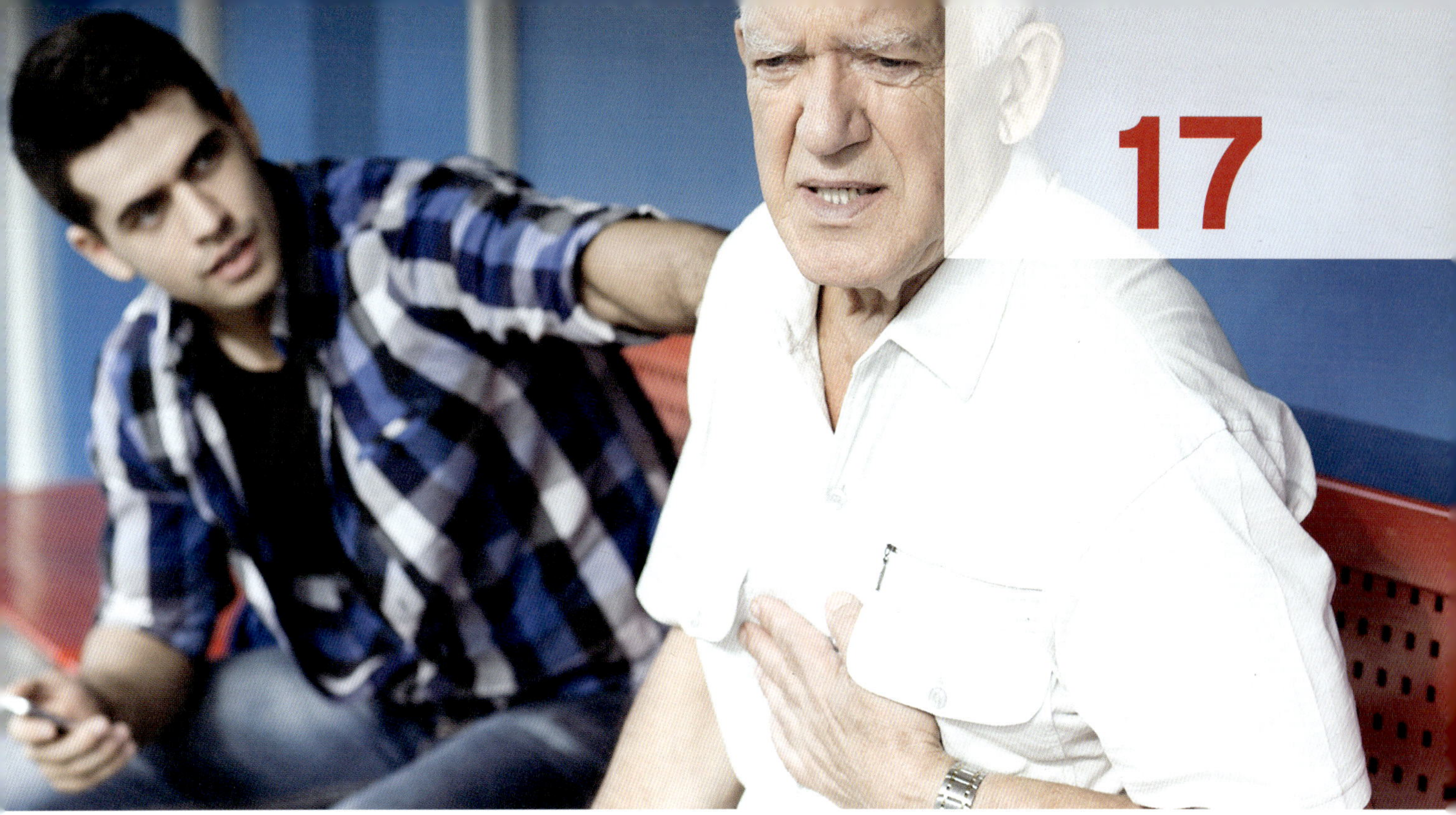

급성질환
Sudden Illness

CHAPTER AT A GLANCE

- 반응에서 설명되지 않는 변화
- 심장발작 (심장마비, 급성심근경색)
- 협심증(가슴조임증)
- 뇌졸중(중풍)
- 천식
- 과호흡증후군
- 만성폐쇄성폐질환(COPD)
- 실신(syncope)
- 발작
- 당뇨 응급
- 복부 불편감

반응에서 설명되지 않는 변화

사람들은 완전히 의식이 명료(사람, 장소와 시간)하거나, 완전히 무반응(통증 자극에 반응하지 않음)이거나, 혹은 의식 명료와 무반응 사이에 있을 수 있다. 반응하는 모든 사람들이 전혀 주의를 기울이지 않을 수도 있고, 자극에 다양한 수준으로 반응할 수도 있다. 예를 들면, 당신의 목소리에 반응하지 않는 사람은 어깨를 꽉 잡을 때 반응할 수 있다. 정신상태(mental status)는 반응 수준과 뇌가 얼마나 잘 기능하는지를 나타낸다. AVPU 척도는 사람의 정신상태를 측정하는 데 사용된다.

- A = **의식명료**(Alert): 깨어 있고, 주변 환경에 대응하고 인식할 수 있다.
- V = **언어자극에 반응**(Verbally responsive): 자발적으로 눈을 뜨지 않지만 언어적 자극에 반응하여 눈을 뜬다.
- P = **통증자극에 반응**(Painfully responsive): 눈을 저절로 뜨지 않지만 통증자극에 반응하여 움직이거나, 헐떡거리거나, 신음소리를 내거나 알 수 없는 소리를 낸다.
- U = **무반응**(Unresponsive): 눈을 저절로 뜨지 못하고 언어자극이나 통증자극에 반응하지 못한다.

한 사람의 주의력이나 반응성이 감소하는 중요한 이유들은 뇌손상과 뇌로 가는 산소와 포도당 부족이다. STOP 기억법은 반응성 변화의 원인들의 실마리를 제공한다(표 17-1).

표 17-1 반응성 변화의 원인들: STOP 기억법

S	Sugar (당) Seizure (발작) Stroke (뇌졸중) Shock (쇼크)	너무 낮은 혈당(인슐린 반응) 또는 너무 높은 혈당(당뇨병성 혼수)
T	Temperature (체온)	너무 높은 체온(열사병) 또는 너무 낮은 체온(저체온증)
O	Oxygen (산소)	불충분한 산소 혹은 환기(ventilation)
P	Poisoning (중독) Pressure on brain (뇌압)	약물과 알코올 과용; 일산화탄소 중독 머리 손상

심장발작(심장마비, 급성심근경색)

심장근육은 생존을 위해 산소를 필요로 한다. 관상 동맥은 심장근육으로 혈액과 산소를 공급하는 혈관이다. 혈액 공급이 끊길 때, 심장발작(heart attack) 또는 급성심근경색(acute myocardial infarction; AMI)이 발생한다. 주로 콜레스테롤로 이루어진 플라크가 쌓여서 혈관벽 내부가 두꺼워지고 딱딱해질 때 혈류 차단이 일어난다. 이렇게 서서히 일어나는 과정을 죽상경화증(atherosclerosis)이라고 한다(그림 17-1). 플라크가 파괴되면 혈전(핏덩어리, 피떡)이 그 위에 생겨 동맥이 갑자기 완전히 막혀 심장발작이 일어난다.

관상동맥질환(cardiovascular)은 미국에서 사망 원인 1위이다. 관상동맥질환으로 인한 사망의 반이 심장발작을 일으키는 관상동맥질환으로 알려진 심장의 혈류 손상에서 기인한다.

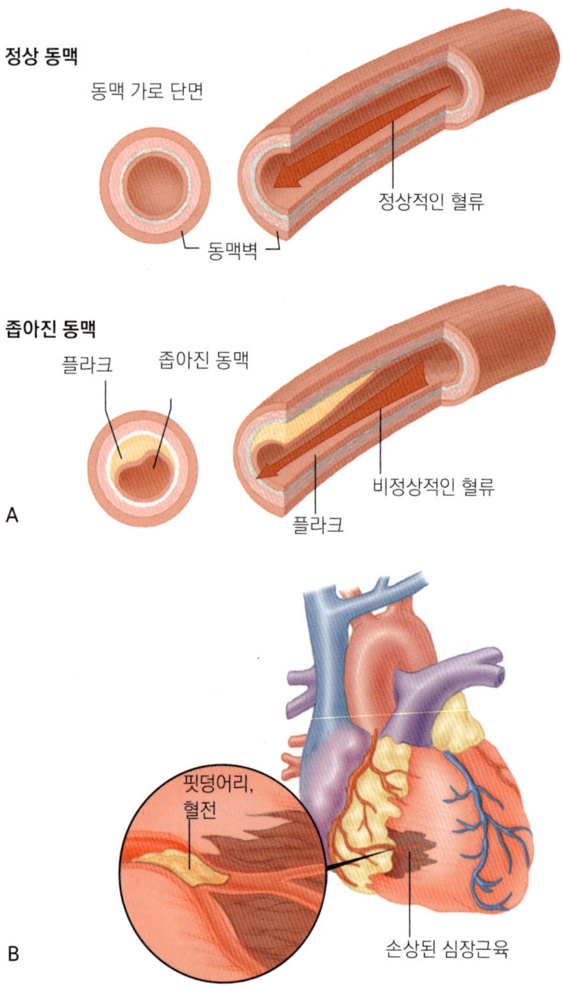

그림 17-1 (A) 정상적인 혈류의 정상 동맥과 플라크가 생긴 동맥, (B) 핏덩어리로 인해 혈액이 심장으로 흘러가는 것을 방해할 때 심장발작이 일어난다.

참고

심장병의 위험요인들

몇 가지 요인들이 심장발작과 뇌졸중의 증가된 위험에 관여한다. 더 많은 위험요인들이 있으면 심장병을 일으킬 가능성이 더 크다.

바꿀 수 없는 위험요인들

- 유전: 유전 성향은 가족들에서 나타난다.
- 성별: 심장발작은 남성이 위험성이 더 크지만 여전히 여성에서 주요 사망 원인이 된다.
- 나이: 심장발작을 경험하는 대부분이 65세 이상이다.

바꿀 수 있거나 관리할 수 있는 위험요인들

- 흡연: 흡연자는 비흡연자보다 두 배 이상의 심장발작 위험이 있다.
- 고혈압: 고혈압은 심장에 부담을 더한다.
- 높은 혈중 콜레스테롤: 혈액에 지나치게 많은 콜레스테롤은 동맥벽에 쌓인다.
- 당뇨병: 당뇨병은 혈액의 콜레스테롤과 트리글리세리드에 영향을 준다.
- 비만: 과체중은 혈압과 혈중 콜레스테롤에 영향을 주어 당뇨병을 유발할 수 있고 심장근육에 긴장을 더할 수 있다.
- 육체적 활동 저하: 활동이 적은 사람은 활동이 많은 사람보다 두 배 심장발작 위험이 높다.
- 스트레스: 모든 사람이 스트레스를 느끼지만 다양한 방법으로 반응한다. 과도한 장기간의 스트레스는 일부 사람에서 육체적 스트레스를 일으킬 수 있다.

심장발작과 심정지의 차이

심장발작(heart attack)과 심정지(cardiac arrest) 상황은 많은 사람들을 혼동하게 한다. 이 두 가지는 매우 다르며, 응급치료와 응급처치가 다르다.

- 심장발작(heart attack): 심장으로 혈액을 공급하는 한 개 이상의 동맥이 막힐 때 심장발작이 일어난다. 산소가 풍부한 혈액이 일부 심장근육에 도달할 수 없고 그 근육은 손상이 된다. 이러한 심장근육의 손상은 심장의 펌프 기능뿐만 아니라 전도체계에 이상을 일으켜 심정지가 일어난다.
- 심정지(cardiac arrest): 심장박동이 멈추거나(무수축) 심실이 갑자기 불규칙한 리듬(심실세동)으로 바뀌어 심실 수축이 아닌 심실떨림을 일으킬 때 심정지가 발생한다. 심실의 떨림은 산소가 풍부한 혈액을 신체와 뇌로 더 이상 공급할 수 없는 비효율적인 펌프가 되는 심장을 만든다. 수 초 이내에 심정지 환자는 무반응이 되어 맥박이 없다. 심폐소생술과 같은 즉각적인 조치와 체외 제세동만이 소생의 희망을 줄 수 있다.

참고

그들은 왜 호출하지 않는가?

심장발작을 경험하고 도움을 요청하기 전 20분 이상 기다린 환자들에게 왜 지연했냐고 물었다. 경험자들은 다음과 같은 이유로 도움 요청을 지연하였다고 한다.

- 그들은 증상이 곧 없어질 거라고 생각했다.
- 증상이 아주 심하지 않았다.
- 그들은 증상이 다른 질환이라고 생각했다.
- 그들은 의료비용을 걱정했다.
- 그들은 병원을 두려워했다.
- 그들은 당황하여 두려워했다.
- 그들은 더 좋은 때를 기다렸다.
- 그들은 무엇이 잘못되었는지 아는 것을 원하지 않았다.

증상 시작과 병원 도착 사이에 경과된 평균 시간은 2시간이다. 28%는 적어도 1시간, 33%는 1~3시간, 15%는 3~6시간, 23%는 6시간 이상이었다. 119구급대를 부를 만큼 심한 증상이 아니었다고 대부분이 말했다.

같은 연구에서 병원 전 지연을 단축시킬 한 가지 방법은 심장병 증상이 있는 환자들에게 느린 교통수단보다는 응급의료서비스(EMS)를 이용하도록 독려하는 것이다.

Meischke H, Eisenberg MS, Schaeffer SM, Larsen MP. Reasons patients with chest pain delay or do not call 911. *Ann Emerg Med* 1995;25(2):193-197.

심장발작 환자 치료와 관련된 추가의 정보는 순서도 17-1을 참고한다.

참고

심장발작의 1/3에서는 가슴 통증이 없다.

심장발작을 경험한 많은 사람들에 대한 연구 결과, 1/3은 가슴 통증이 없어서 도움을 요청하지 않아 사망할 확률이 2배 높았다.

여성, 유색인종, 75세 이상, 기존의 심장질환, 뇌졸중, 당뇨병을 가진 사람들은 통증이 없는 심장발작을 일으킬 확률이 높다. 의사들은 통증이 없는 심장발작을 오랫동안 앓고 있었으나, 이렇게 환자가 많다는 것을 알지 못했다고 말한다.

가슴 통증을 가진 환자들은 내원 당시 진단 받을 확률이 두 배 이상 높아 혈전용해제나 막힌 혈관 성형시술을 받을 가능성이 높았다.

Canto JG, Shlipak MG, Rogers WJ, et al. Prevalence, clinical characteristics, and mortality among patients with myocardial infarction presenting without chest pain. *JAMA* 2000;283:3223-3229.

확인할 사항	해야 할 일
비록 가끔은 판단하기 어렵지만 심장발작 증상은 다음과 같다. ▪ 가슴불편감은 보통 가슴의 중앙에서 압박감, 쥐어짜는 듯한 느낌, 혹은 충만감으로 느껴지며 턱, 어깨, 팔, 혹은 등에서도 느껴진다. ▪ 땀 ▪ 가벼운 현기증 또는 어지럼증 ▪ 구역질 또는 구토 ▪ 무감각, 통증, 따끔따끔한 느낌(대부분 왼팔) ▪ 숨이 참 ▪ 허약, 피로감, 특히 노인에서 더 흔하다. 여성과 노인들은 심장발작의 전형적인 증상과 징후들을 경험한다. 그러나 여성과 노인들은 남성보다 심장발작에 이르기까지 수 시간, 며칠, 또는 몇 주에 걸쳐 다음과 같은 가벼운 심장발작의 증상과 징후들을 보일 가능성이 더 높다. ▪ 호흡곤란 ▪ 메스꺼움 혹은 구토 ▪ 가슴통증 ▪ 턱 통증 ▪ 팔에 이상감각 ▪ 위쪽 허리통증 ▪ 인플루엔자 유사증상 ▪ 어지럼증	1. 환자를 무릎을 구부린 채 앉히고 안정적이고 편안한 지지대(예: 벽, 나무기둥, 울타리)에 기대게 한다. 환자를 안정시킨다. 환자가 걷는 것은 허용하지 않는다(그림 17-2). 환자를 걷게 한다면 심장에 더 많은 스트레스를 가할 수 있다. 2. 즉시 119구급대에 전화한다. 환자를 바로 의료기관에 보내지 않는다. 119구급대가 도착하기를 기다린다. 3. 119구급대가 도착하기를 기다리는 동안 ▪ 꽉 낀 옷을 느슨하게 한다. ▪ 기존의 심장병으로 가슴통증 약물(예: 니트로글리세린)을 복용하는지 환자에게 물어보고 약을 먹도록 도와준다. ▪ 환자가 의식이 있어 삼킬 수 있고 아스피린 알레르기가 없고, 뇌졸중의 징후가 없으면, 성인용 아스피린(325mg) 또는 2~4개의 어린이 아스피린(각 81mg)을 먹게 한다. 더 빠른 효과를 위해서 삼키기 전에 가루를 내서 먹거나 씹어서 먹도록 한다. ▪ 호흡을 감시한다. 환자가 반응이 없거나 호흡을 멈추면 심폐소생술을 시행한다(5장 심폐소생술을 참고한다). 환자가 반응이 없고 호흡이 있는 경우는 옆으로 눕힌다(회복 자세, 78쪽 참고).

순서도 17-1 심장발작

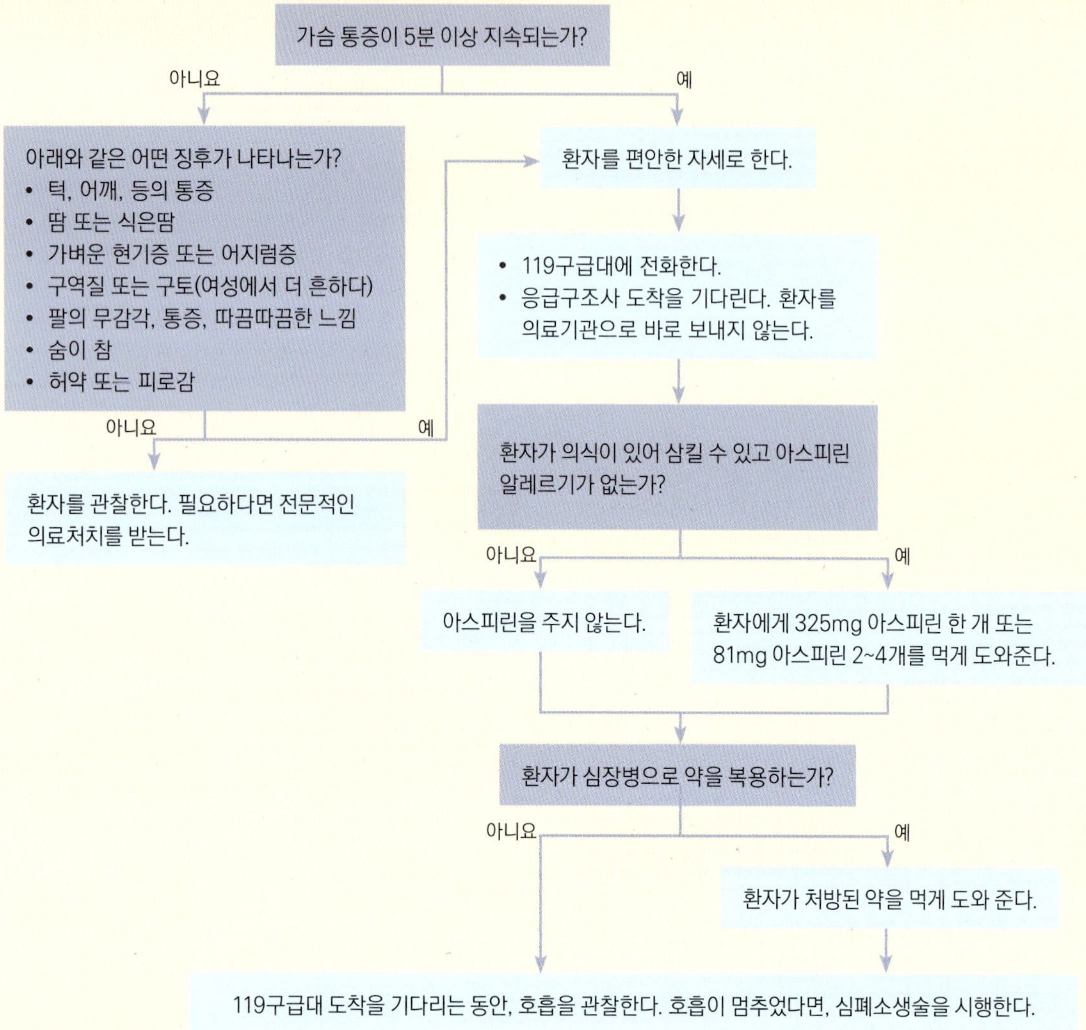

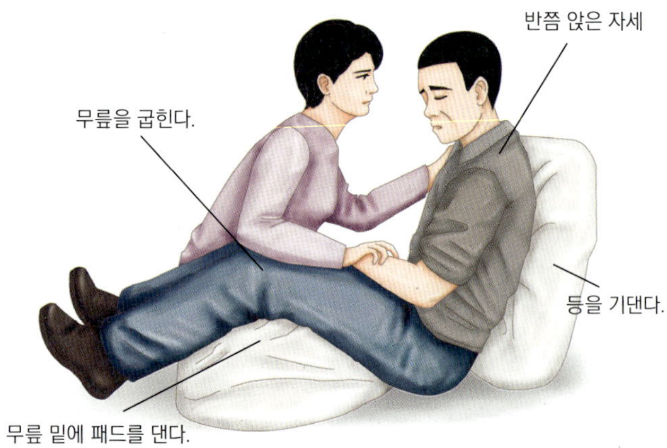

그림 17-2 심장의 긴장을 느슨하게 하기 위해 환자를 편안한 자세가 되게 돕는다.

협심증(가슴조임증)

협심증(가슴조임증, angina pectoris)이라 하는 가슴 통증은 심장근육으로 가는 혈류가 방해를 받을 때 발생하지만, 완전히 막히지는 않는다(표 17-2). 산소가 풍부한 혈액을 공급하는 관상동맥이 좁아져 요구를 충족할 충분한 혈액을 공급할 수 없을 때 협심증은 다음과 같은 상황에서 발생한다.

- 육체적인 운동
- 흥분상태
- 감정적인 동요

표 17-2 가슴 통증

통증의 원인	특징	치료
운동이나 손상에 의한 근육 통증 또는 갈비뼈 통증	움직이면 재발한다. 누를 때 압통이 있다.	휴식 아스피린, 이부프로펜
호흡기 감염 (예: 폐렴, 기관지염, 가슴막염)	기침 발열 따끔한 목 가래(점액)	항생제
소화불량	트림 속쓰림 구역질 신맛	제산제
협심증	10분 이내로 지속됨 (통증은 심장발작과 비슷하다)	휴식 처방된 약물
심장발작(심근경색)	10분 이상 지속된다. 가슴 가운데를 누르고 쥐어짜는 통증 어깨, 목, 팔로 방사되는 통증 가벼운 현기증, 실신, 땀, 구역질, 숨이 참	119구급대 호출 호흡 관찰 휴식 자세 처방된 약물

© Jones & Bartlett Learning

- 과식을 할 때
- 지나치게 덥거나 추운 온도에 노출될 때
- 흡연

협심증은 심장근육으로 가는 혈액 공급과 산소를 필요로 하는 심장에 영향을 주는 약물로 치료될 수 있다. 혈액 공급에 영향을 주는 약물은 관상동맥 혈관 확장제이다. 그 약물들은 혈관을 확장시킨다. 혈관이 확장될 때 혈관 내 지름이 커진다. 혈류가 개선되면 더 많은 산소와 영양소가 심장근육에 도달한다.

니트로글리세린은 주로 정맥을 확장시키지만 관상동맥도 약간 확장시킨다. 정맥을 확장시키면, 심장으로 되돌아가는 혈액량을 줄여서 심장 부하를 줄여준다. 관상동맥 확장은 심장의 혈류를 증가시킨다. 의사들은 종종 협심증 환자에게 니트로글리세린을 처방한다. 저혈압을 나타내는 현기증이 나타나지 않는 한 가슴통증을 경험할 때 니트로글리세린을 복용해야 한다.

확인할 사항	해야 할 일
의사들도 협심증과 심장발작을 구별하기가 어려울 수 있다. 이것이 만약 환자에게 협심증이 의심되더라도 심장발작을 치료하도록 응급처치제공자에게 권고하는 이유이다. 다음 증상은 심장발작보다는 협심증에서 나타나는 증상이다. ▪ 짓누르고 쥐어짜는 가슴 통증, 누군가가 가슴 위에 서 있는 듯한 가슴 통증 ▪ 통증은 턱, 왼쪽 팔, 가슴 가운데로 퍼져 나갈 수 있다. ▪ 통증은 3~10분 정도 지속되고 드물게는 10분 이상 지속되기도 한다. ▪ 통증은 처방한 니트로글리세린으로 대부분 완화된다. ▪ 통증은 숨이 참, 구역, 땀과 관련될 수 있다. ▪ 환자가 불안한 상태이다.	1. 환자에게 하고 있는 일을 중단시키고 앉게 한다. 주변 사람들에게 자리를 벗어나도록 한다. 환자의 불안을 줄이도록 돕고 안심시킨다. 2. 환자가 이미 처방받은 니트로글리세린이 있다면 먹게 한다. 처방 받은 약의 지시를 따른다. 필요하다면 환자가 먹게 한다. 만약 환자가 저혈압의 징후인 현기증을 느끼는 경우에는 니트로글리세린을 사용하지 말아야 한다. 3. 가슴 통증이나 가슴 불편감이 니트로글리세린 복용 후 5분 내에 좋아지지 않으면 119구급대에 전화하고 두 번째 용량을 투여한다. 5분 후에도 여전히 증상이 완화되지 않고 119구급대가 아직 도착하지 않은 경우에는 세 번째 용량을 투여한다.

© Jones & Bartlett Learning

뇌졸중(중풍)

뇌졸중(stroke)은 뇌중풍이라 알려져 있고, 뇌로 가는 혈류가 갑자기 중단될 때 발생한다. 뇌동맥 파열(그림 17-3) 또는 뇌혈관 폐쇄(그림 17-4)가 있을 때, 뇌의 일부가 필요로 하는 혈류를 받지 못한다. 산소가 풍부한 혈액을 받지 못하면 해당 부분의 뇌 신경세포가 기능을 할 수 없어 수 분 내에 죽는다. 죽은 뇌세포가 재생되지 않기 때문에 뇌졸중의 파괴적인

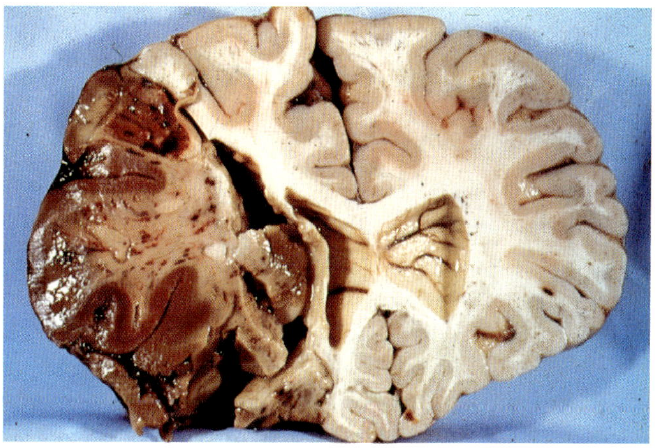

그림 17-3 뇌졸중을 일으킨 심한 뇌출혈

© American Academy of Orthopaedic Surgeons.

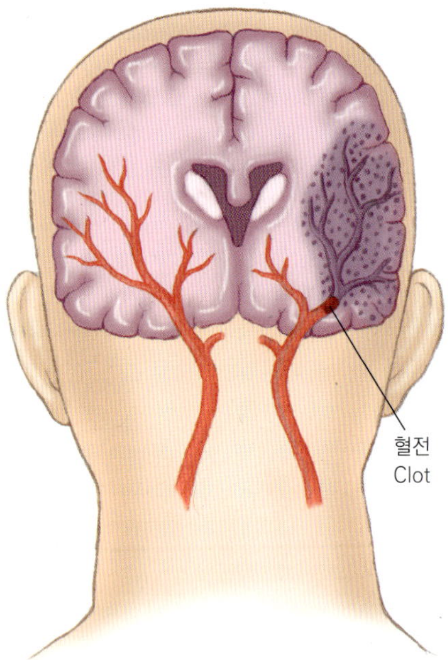

그림 17-4 혈전은 뇌의 혈액 공급을 차단할 수 있다.

결과는 영구히 남는다. 신경세포가 기능을 못할 때 뇌가 관장하는 몸의 일부가 기능을 할 수 없다. 뇌졸중은 대부분 노인에서 발생한다. 그러나 뇌졸중은 노인에게 국한된 것이 아니다. 뇌졸중은 허혈성 또는 출혈성으로 분류된다.

- 허혈성 뇌졸중. 뇌혈관이 플라크라고 하는 지방 침전물로 인해 좁아지고 혈전이 차서 뇌세포로 가는 혈류를 차단한다. 고혈압은 허혈성 뇌졸중의 가장 중요한 위험요소이므로 반드시 관리를 해야 한다. 허혈성 뇌졸중은 뇌졸중의 가장 흔한 형태로 모든 뇌졸중의 85%를 차지한다. 허혈성 뇌졸중은 대개 밤이나 아침 일찍 발생한다.

  조직플라스미노겐활성제(tissue plasminogen activators; tPA)와 기타 혈전용해제는 뇌졸중 발생 후(3시간 이내) 가능한 한 빨리 투여되어야 한다. 따라서, 환자가 정상("마지막으로 잘 알려진")으로 보였던 마지막 시간을 인지하고 기록하는 것과 뇌졸중을 인지하고 뇌졸중 센터에서 즉시 전문적인 치료를 받는 것이 중요하다.
- 출혈성 뇌졸중: 뇌혈관 파열이 있을 때 발생하며, 모든 뇌졸중의 약 15%이다. 허혈성 뇌졸중은 종종 심한 두통, 구역질, 구토와 관련이 있다. 대개 증상이 갑자기 나타난다.

일과성허혈발작(transient ischemic attack; TIA)(흔히 작은 뇌졸중 또는 미니 뇌졸중으로 알려져 있음) 일종의 뇌졸중으로, 뇌의 일부가 산소가 풍부한 혈액 공급을 충분히 받지 못해 일시적인 증상을 보이지만, 영구적인 손상을 일으키지 않는 상태이다. 환자는 뇌졸중의 비슷한 징후와 증상들을 갖지만 증상은 24시간 내에 완전히 사라진다. TIA는 심각한 뇌졸중의 전조 증상일 수 있으므로 응급실에서 평가해야 한다.

뇌졸중의 가능성이 있다면, 즉각적인 전문적인 의료처치를 받는다. 다음 중 하나 혹은 모든 과정들이 필요할 수 있다.

- 고혈압을 조절하는 약물
- 뇌부종을 감소시키는 약물
- 동맥류 수술 또는 혈전제거술

표 17-3은 뇌졸중 환자인지 결정하는 과정이다.

표 17-3 신시내티 병원전 뇌졸중 척도

검사	정상	비정상
얼굴 처짐(그림 17-5): 환자에게 이를 드러내 보이거나 웃으라고 한다.	양쪽 얼굴이 동일하게 잘 움직인다.	얼굴의 한쪽이 움직이지 않는다.
팔이 내려감(그림 17-6): 환자에게 눈을 감고 손바닥이 보이게 들어 보라고 한다.	양쪽 팔이 같이 움직이며 팔이 움직이지 않는다.	한쪽 팔은 움직이지 않는데, 다른 쪽 팔이 아래로 떨어진다.
언어: 환자에게 "하늘은 신시내티에서 푸르다." 라고 말하게 한다.	환자는 분명하게 말한다.	환자는 부적절하게 말하거나 말을 분명하게 못하며 말을 할 수 없다.

참고: 이러한 징후 중 하나가 있으면 뇌졸중 위험이 높다(72%). 세 가지가 모두 존재할 경우 위험은 85%에 이른다.

뇌졸중이 있는 사람의 치료와 관련하여 추가의 정보를 순서도 17-2에서 참고한다.

참고

여성과 뇌졸중

여성들은 특히 뇌졸중으로 인한 사망자의 60% 이상을 차지하기 때문에 뇌졸중의 경고 징후들을 알 필요가 있다. 뇌졸중을 증상 시작 3시간 이내에 인지한다면 뇌졸중의 가장 효과적인 치료가 가능하다.

National Stroke Association. "Women and Stroke."
http://www.stroke.org/understand-stroke/impact-stroke/women-and-stroke

확인할 사항	해야 할 일
뇌졸중이 발생했는지를 판단하는 데 도움이 되는 평가도구로 Cincinnati Prehospital Stoke Scale(표 17-3) 또는 약어 **F-A-S-T**를 사용한다. **F** = 얼굴의 처짐. 환자에게 웃어보라고 한다. 다른 한쪽과 비교할 때 얼굴 한쪽이 잘 움직이지 못하면 비정상이다. **A** = 팔 힘이 없음. 환자에게 눈을 감고 손바닥을 위로 한 채 두 팔을 들어 10초 동안 숫자를 세도록 한다. 손을 뻗었을 때 한쪽 팔이 아래로 떨어지면 비정상이다. **S** = 말하기 어려움. 환자에게 단순한 문장을 반복하게 한다("하늘은 푸르다."). 환자가 말을 분명하지 않게 하거나, 틀린 단어를 말하거나, 말할 수 없다면 비정상이다. **T** = 위의 징후 중 어느 하나라도 나타나면 119에 전화한다. 이런 징후들 중 한 개가 있다면 높은 뇌졸중 위험과 관련이 있다(72%). 만약 세 개가 다 있다면, 위험은 85%이다(추가적인 뇌졸중 평가도구를 참고한다).	1. 즉시 119로 전화한다. 2. 의식(반응)과 호흡을 확인한다. ▪ 반응이 없고 숨을 쉬지 않는 경우 CPR을 시작한다(5장 CPR 참고). ▪ 반응이 없고 호흡이 있거나 입에 체액이 있거나 구토물이 있는 경우에는 환자를 옆으로 눕힌다. 이렇게 하면 입 밖으로 체액이 빠져나갈 수 있다. ▪ 만약 의식이 명료하다면 몸보다 머리와 어깨를 위로 해서 환자가 편안한 자세를 찾도록 한다. 3. 환자에게 먹거나 마실 것을 주지 않는다. 목구멍이 마비되어 삼키는 것이 제한되고 질식을 유발할 수 있다. 4. 꽉 끼는 옷은(예: 셔츠 칼라, 넥타이) 느슨하게 한다. 5. 뇌졸중이 발생한 시간을 기록하여 119구급대원에게 전달한다.

순서도 17-2 뇌졸중

환자가 의식과 반응이 있는가?

아니요 →

119구급대에 전화한다.

환자가 호흡이 있는가?

아니요 →

심폐소생술을 시행한다.

예 →

- 호흡을 관찰한다. 호흡이 멈추면 심폐소생술을 시행한다.
- 환자를 눕히고 기도를 확보하여 입에서 침이나 구토물이 배출되도록 한다.
- 머리와 어깨를 약간 높여준다.
- 손가락으로 입안의 물체(의치, 음식물)를 제거한다.

→

- 심폐소생술이 시작되면, 119구급대가 도착할 때까지 계속한다.
- 119구급대가 도착하면, 119구급대원에게 뇌졸중의 징후가 확인된 정확한 시점을 알려준다.

예 →

뇌졸중이 발생하였는지 결정하는 데 도움이 되는 FAST(얼굴, 팔, 언어, 시간) 기억법 또는 신시내티 뇌졸중 척도를 사용한다.

뇌졸중을 의심하거나 아래와 같은 징후와 증상들이 나타날 때 119구급대에 전화한다.
- 원인을 알 수 없는 심한 두통
- 얼굴, 팔, 다리의 저림 또는 허약감 (특히 한쪽에 나타날 때)
- 의식장애, 말하기 어려움, 이해하기 어려움이 있을 때
- 한쪽 눈의 시야장애
- 보행장애, 어지럼증, 균형 상실이 있을 때

119구급대 도착을 기다리는 동안
- 호흡을 관찰한다. 호흡이 멈추면 심폐소생술을 시행한다.
- 환자의 머리와 어깨를 약간 높여주고 등을 대고 눕힌다.
- 꽉 끼는 옷이나 조이는 옷을 느슨하게 한다.
- 음식물이나 마실 것은 주지 않는다.
- 환자를 다시 확인한다.

119구급대가 도착할 때, 뇌졸중의 징후가 확인된 정확한 시간을 119구급대원에게 알려준다.

주의

뇌졸중을 앓고 있는 사람에게 마실 것이나 먹을 것을 주지 않는다. 목구멍이 마비되어 삼킴 제한이 있기 때문이다.

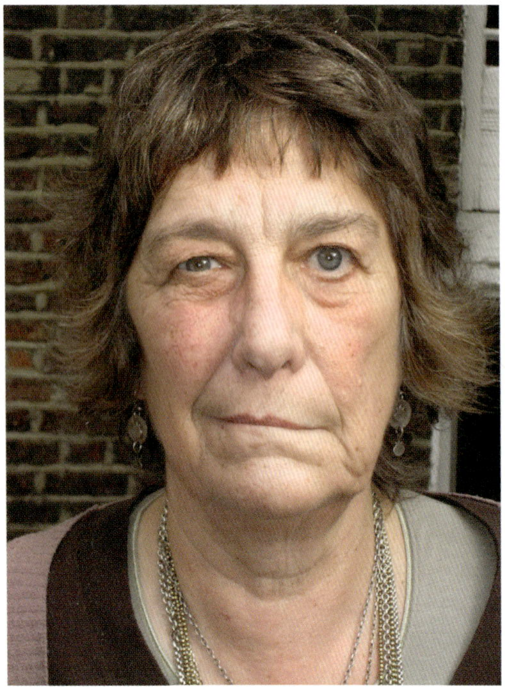

그림 17-5 얼굴의 처짐

천식

천식(asthma)은 기도에 염증을 일으키고 좁게 만드는 만성적인 폐질환이다. 천식은 반복적인 천명음, 가슴이 막힌 느낌, 숨참, 기침을 발생시킨다. 기침은 종종 밤이나 이른 아침에 발생한다.

미국 국립심폐혈연구소(NHLBI)에 따르면 천식은 모든 연령에서 영향을 줄 수 있지만 5~17세 사이의 발병률이 가장 높다.

기도는 산소가 폐로 들어가고 나오는 관이다. 천식이 있는 사람은 기도에 매우 민감하여 쉽게 염증이 생기고 부어오르게 된다. 천식증상 또는 발작은 기도에 문제가 있을 때 발생한다. 반응할 때 기도 주위를 따라서 근육이 좁아지고 폐로 공기 유입을 적게 하며, 부기도 기도를 좁게 한다. 기도의 세포는 정상보다 점액을 더 많이 생성시킨다(그림 17-7). 점액은 끈적하고 진한 액체로 기도를 좁게 할 수 있다.

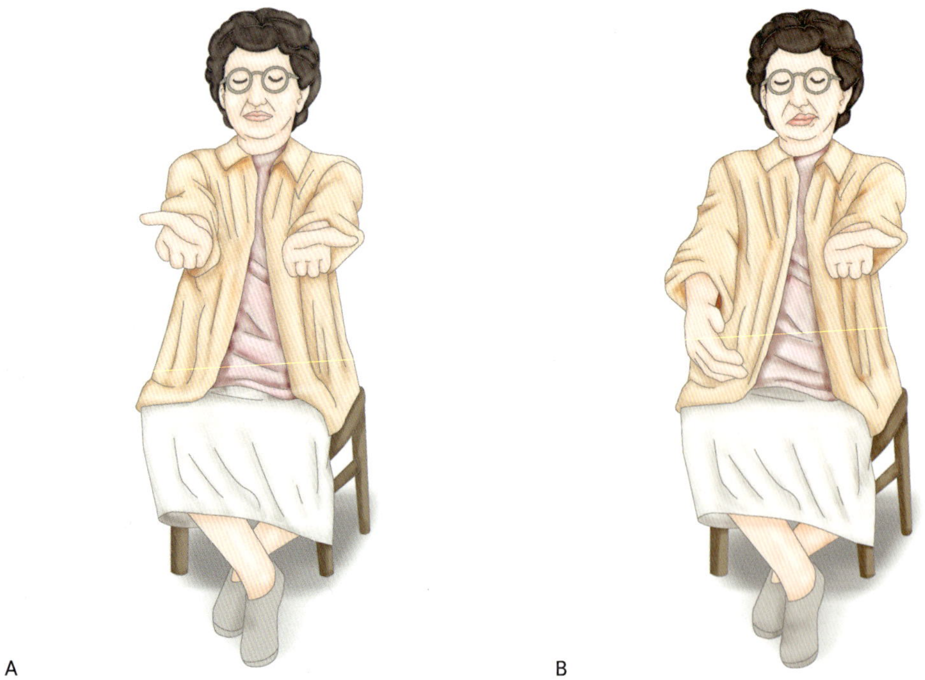

그림 17-6 (A) 정확한 팔 위치, (B) 팔이 떨어짐

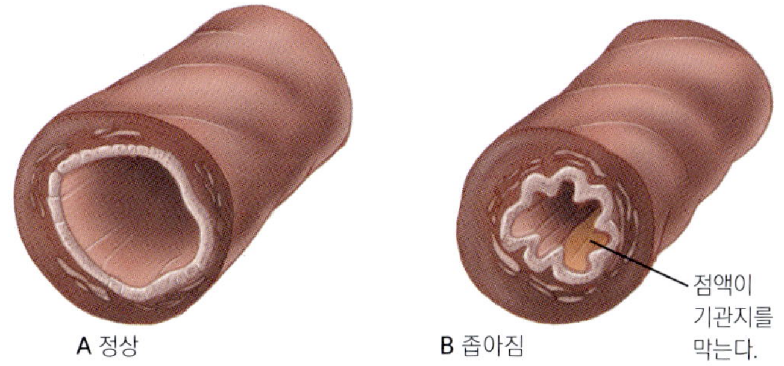

그림 17-7 (A) 기도의 정상 단면, (B) 기도에 염증으로 좁아져 있는 천식의 단면이고, 기도가 두꺼워져 있으며 점액이 있다.

표 17-4 천식의 유발인자

환경	약물 또는 화학물질	건강상태 또는 사건
■ 찬 공기 ■ 집먼지진드기 ■ 바퀴벌레 ■ 동물 ■ 실내 자극물 (목재 난로) ■ 외부 공기오염 (차량배기가스) ■ 실내, 실외 곰팡이나 균 ■ 담배연기 ■ 꽃가루 ■ 해산물, 조개류	■ 아스피린 ■ β-차단제 ■ 음식 또는 약물의 방부제 ■ 화학물에 노출된 경험 ■ 가정 청소용품 ■ 향수	■ 역류성 식도염 ■ 알레르기성 비염 ■ 공황장애 ■ 생리, 임신 ■ 바이러스성 호흡계통 감염 ■ 정신적 스트레스, 흥분 ■ 운동

천식이 있는 사람은 천식이 발생하는 동안 기침과 쌕쌕거림을 일으킬 수 있다. 또한 호흡곤란을 겪고 숨을 헐떡거리거나 숨이 가빠질 수도 있다. 때로는 천식 증상이 너무 심해서 다시 정상적으로 호흡하려면 의료전문가의 처치가 필요하다.

많은 천식 환자는 알레르기 증상을 유발하는 물질, 즉 알레르겐이 천식 발작을 유발한다. 이러한 알레르겐(알레르기를 유발하는 물질)은 꽃가루, 동물의 비듬, 담배 연기, 곰팡이, 먼지 또는 대기 오염과 같이 호흡을 통해 흡입이 되거나 조개류와 같이 먹는 물질에 포함되어 있다. 피해야 할 알레르겐 성분을 알아내어 노출되지 않도록 하거나 간접흡연과 같은 천식 유발요인을 제한하면 천식 발작을 예방하는 데 도움이 될 수 있다.

일부 사람들에게는 격렬한 신체활동, 특정 약물, 흥분, 스트레스, 심지어 뇌우와 같은 악천후로 인해서도 천식이 발생할 수 있는데 알레르겐에 의한 천식과 완전히 같은 것은 아니다. 천식은 다음과 같은 원인으로 알려져 있다(표 17-4).

천식이 있는 모든 사람이 같은 약을 복용하는 것은 아니다. 일부 약물은 숨을 들이쉬면서 흡입하거나, 다른 약물은 알약으로 복용한다. 천식약은 두 가지 유형이 있다: 빠르게 효과를 나타내는 것과 장기적인 효과를 나타내는 것. 빠르게 효과를 보이는 약물(흡입기)은 천식 발작 증상을 조절한다. 장기적인 효과를 보이는 약물은 천식 발작을 줄이고 완화시키는 데 도움이 되지만 천식 발작이 있는 사람을 치료하는 데 도움을 주기 위한 것은 아니다. 천식 환자의 치료에 대한 추가 정보에 관하여 순서도 17-3을 참고한다.

확인할 사항	해야 할 일
■ 잦은 기침 ■ 쌕쌕거림 ■ 호흡곤란 ■ 숨을 쉬지 않고 완전한 문장으로 말할 수 없음 ■ 앉은 삼각자세 (무릎을 꿇거나 다른 지지대를 잡고 앞으로 숙이고 숨쉬기)	1. 똑바로 앉게 하고 몸을 약간 앞으로 기울인다. 꽉 끼는 옷은 느슨하게 한다. 2. 앉아서 코를 통해 천천히 그리고 깊게 숨을 들이쉬고 입으로 내쉬도록 격려해 준다. 3. 환자에게 천식 약물을 사용하는지 묻는다. 대부분의 천식 환자들은 처방받은 연결기나 홀딩 챔버를 포함한 흡입기를 가지고 있다(그림 17-8). 4. 환자에게 천식용 흡입기가 있는 경우 사용하도록 돕는다. 다른 사람의 흡입기를 빌려서 사용하지 않는다. 천식용 흡입기에는 스페이서가 있거나 없을 수 있다(스페이서는 사용자가 숨을 들이쉬면서 동시에 분무할 필요가 없도록 몇 초 동안 자체 내부에 약을 보관함으로써 폐에 더 많은 약을 투여하는 데 도움이 된다). 스페이서가 없는 흡입기의 경우 수행절차 17-1의 단계를 따른다. 스페이서가 있는 흡입기의 경우 수행절차 17-2의 단계를 따른다. 5. 5~15분 이내에 호흡이 개선되어야 한다. 천식 발작을 멈추기 위해 추가 용량이 필요할 수 있지만 의사가 처방한 용량을 초과하지 않도록 한다. 호흡곤란이 계속되면 즉시 전문적인 처치를 받는다. 6. 다음과 같은 경우 즉시 119에 전화한다. ■ 숨을 쉬거나 말을 하거나 깨어 있기 어렵다. ■ 한 호흡으로 한두 단어를 말할 수 없다. ■ 입술이나 손톱이 파랗게 변한다. ■ 환자가 전문적인 진료를 요청한다. ■ 천식용 흡입기를 사용한 후에도 상태가 호전되지 않거나 천식용 흡입기가 없다. ■ 발작이 반복적으로 발생한다. ■ 장기간 심한 발작이 발생한다. 7. 쌕쌕거리는 소리가 더 이상 들리지 않는다고 해서 환자의 상태가 호전되었다고 단정할 수 없다.

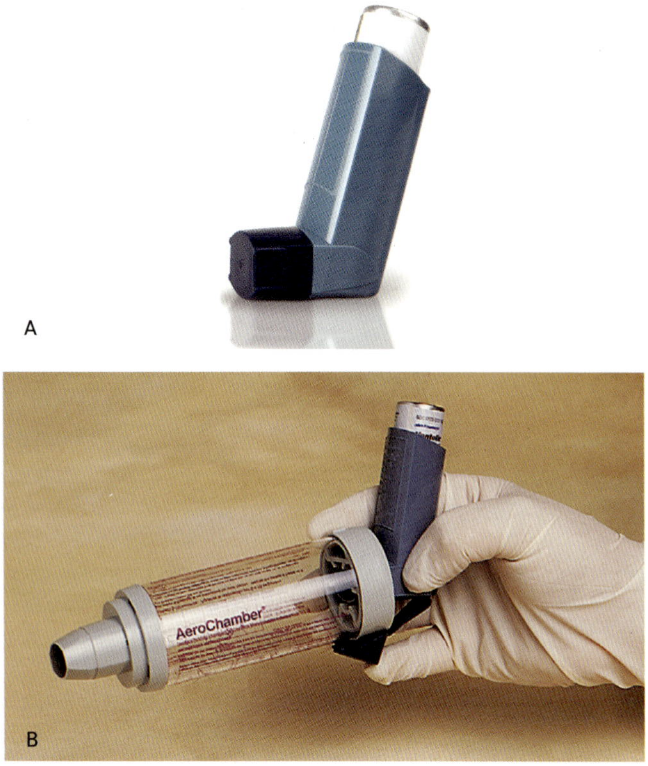

그림 17-8 A. 스페이서(spacer)가 없는 흡입기, B. 스페이서(spacer)가 있는 흡입기

Q & A

천식 환자는 누구인가?

천식은 매우 흔하며, 미국에서는 6백만 명이 넘는 어린이를 포함하여 약 2천3백만 명에게 영향을 미치고 있다. 왜 어떤 사람은 천식이 있고 다른 사람은 천식이 없는지는 아무도 모른다. 알레르기나 천식이 있는 가족력이 있으면 천식에 걸릴 가능성이 높다. 어린아이의 경우, 남자의 천식 발병 가능성이 여자보다 거의 두 배나 높지만 이러한 성별 차이는 노인층에서 사라지는 경향이 있다. 비만은 새로 발견된 천식 위험인자이다.

천식 유발 원인은?

사람들은 천식을 사건이나 발작으로 인해 발생한다고 생각한다. 사실 천식은 항상 존재하지만 증상은 알레르기 항원, 호흡기 감염 또는 악천후나 추운 날씨에 의하여 유발될 때까지 휴면상태이다. 다른 유발인자로 약이나 환경, 신체적 노동, 음식 및 식품 첨가물이 포함될 수 있다.

Centers for Disease Control and Prevention. "Asthma." http://www.cdc.gov/asthma

순서도 17-3 천식

- 바로 앉히고 앞으로 살짝 기울인다.
- 천천히 깊게 입과 코를 통해 숨을 쉬도록 격려한다.

↓

가능하다면 의사가 처방한 구급흡입기를 환자가 사용하도록 돕는다.

↓

환자는:
- 힘겹게 숨을 쉬는지, 힘들게 말을 하는지, 또는 깨어 있는가?
- 입술 또는 손톱이 파란색인가?
- 천식약물이 없는가?
- 구급차가 필요한가?

아니요 → 호흡을 관찰한다.

예 →
- 119구급대에 전화한다.
- 119구급대를 기다리는 동안 가능하다면 흡입기를 사용하도록 한다.
- 호흡 관찰: 호흡이 멈추면 CPR을 시행한다.

수행절차 17-1 스페이서 없이 흡입기 사용하는 방법

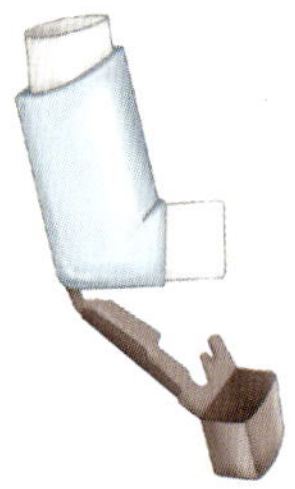

1 흡입기의 뚜껑을 떼어내고 마우스피스와 스프레이 구멍이 깨끗한지 확인한다.

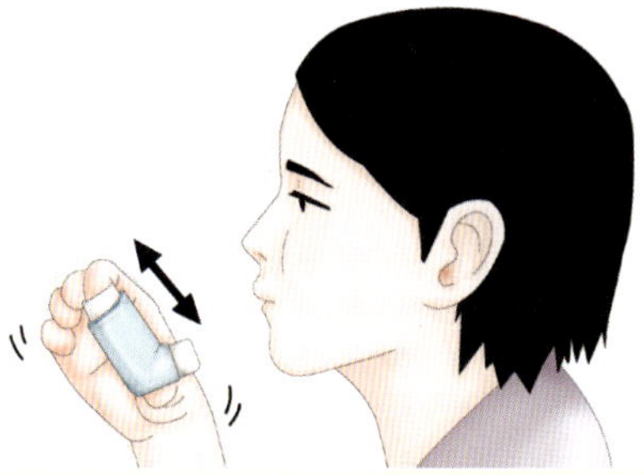

2 흡입기를 10~15회 흔든다.

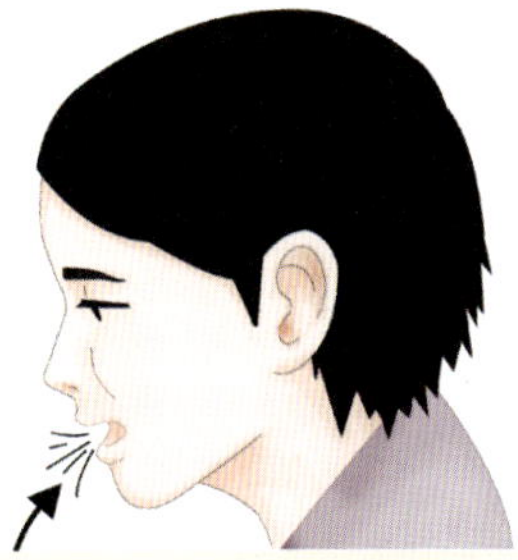

3 흡입기가 없으면 환자에게 숨을 깊게 들이마시고 완전히 내쉬도록 요청한다.

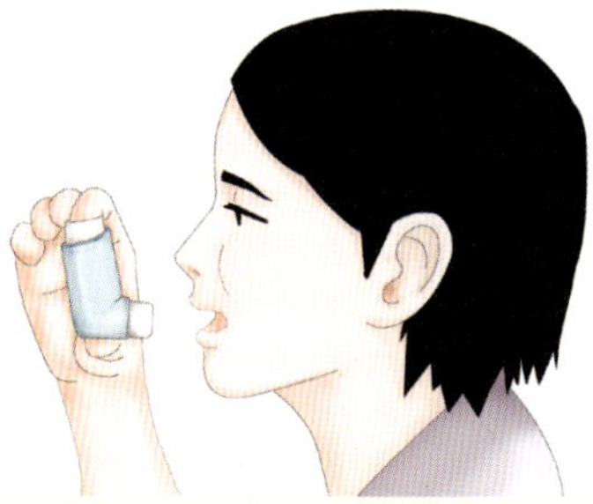

4 흡입기를 검지와 엄지손가락 사이에 수직으로 세우도록 한다.

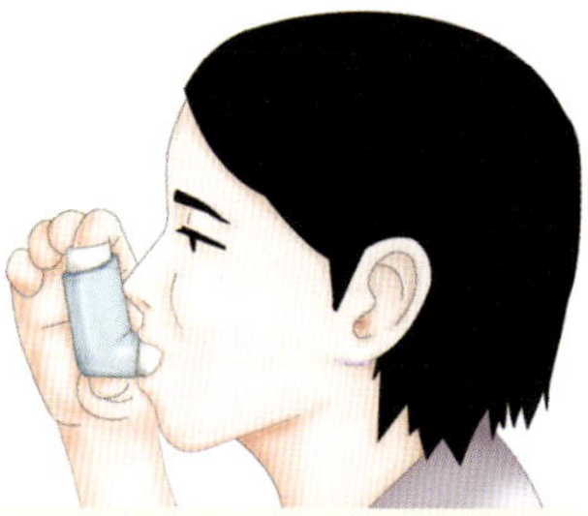

5 환자에게 흡입기의 마우스피스를 입, 혀 위와 치아 사이에 넣은 다음, 흡입기 주위를 입술로 감싸도록 한다.

수행절차 17-1 스페이서 없이 흡입기 사용하는 방법(계속)

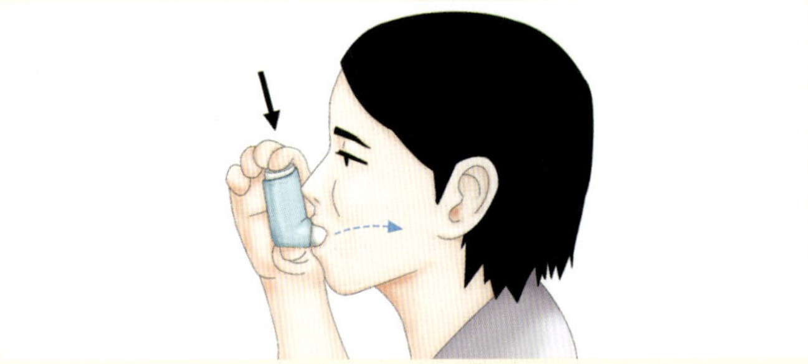

6 환자에게 천천히 숨을 들이쉬게 한 다음, 흡입기를 한 번 눌러 가능한 모든 공기를 들이마시게 한다. 그런 다음 입을 다물고 5~10초 동안 숨을 참으라고 말한다.

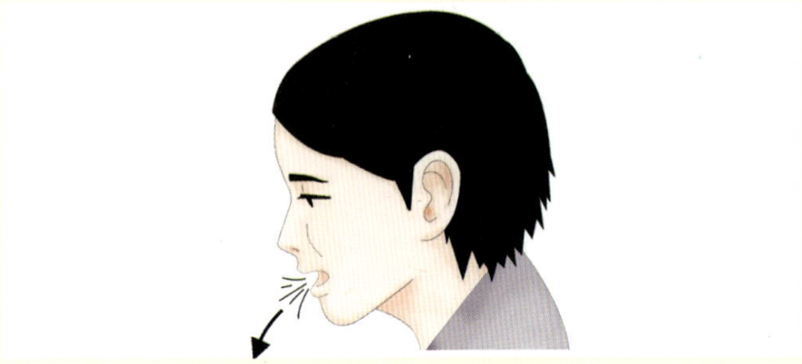

7 5~10초가 지나면 환자에게 입을 벌리고 천천히 숨을 내쉬라고 말한다. 만약 환자에게 또 다른 약물 복용이 필요한 경우 위 단계를 반복하기 전에 1분 정도 기다린다.

수행절차 17-2 스페이서로 흡입기 사용하는 방법

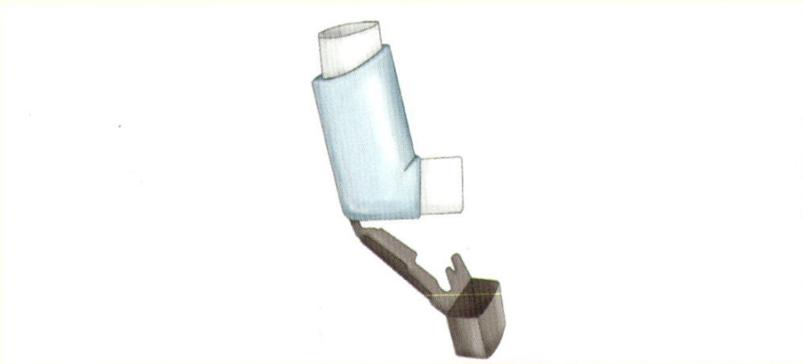

1 흡입기의 뚜껑을 떼어내고 마우스피스를 점검하여 깨끗한지 확인한다.

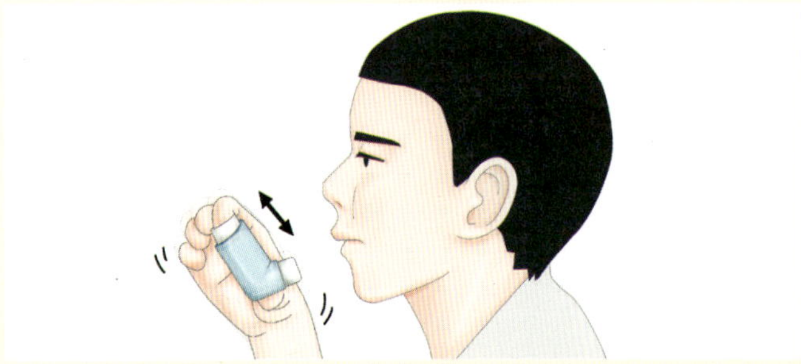

2 흡입기를 10~15회 흔든다.

수행절차 17-2 스페이서로 흡입기 사용하는 방법(계속)

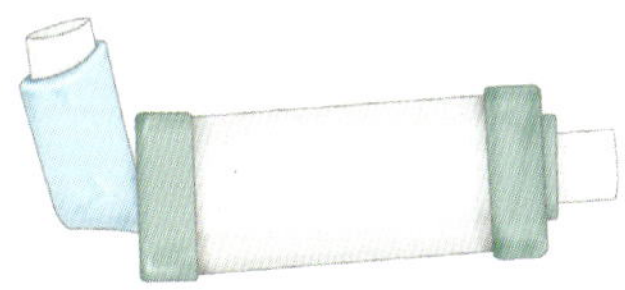

3 흡입기의 마우스피스를 스페이서 끝에 삽입한다.

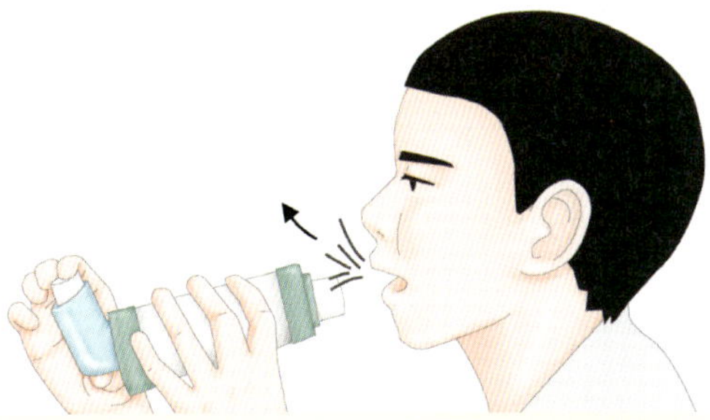

4 환자가 검지와 엄지손가락 사이에 흡입기와 스페이서를 잡도록 한다. 그런 다음 흡입기 없이 환자에게 깊이 숨을 들이쉬고 끝까지 숨을 내쉬도록 요청한다.

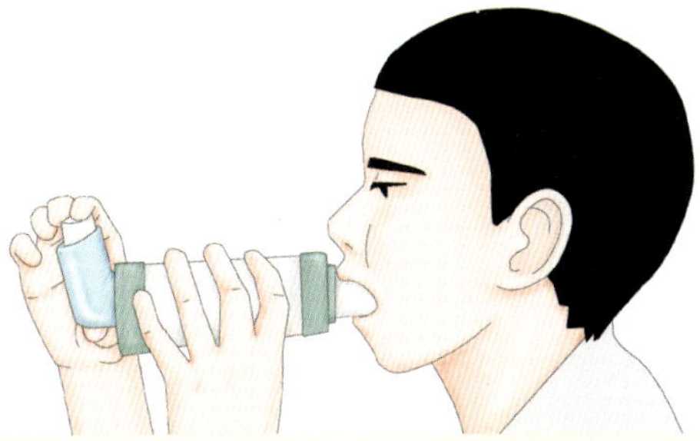

5 환자에게 스페이서의 마우스피스를 혀 위쪽 입에 넣은 다음 스페이서 주위를 입술로 감싸도록 한다.

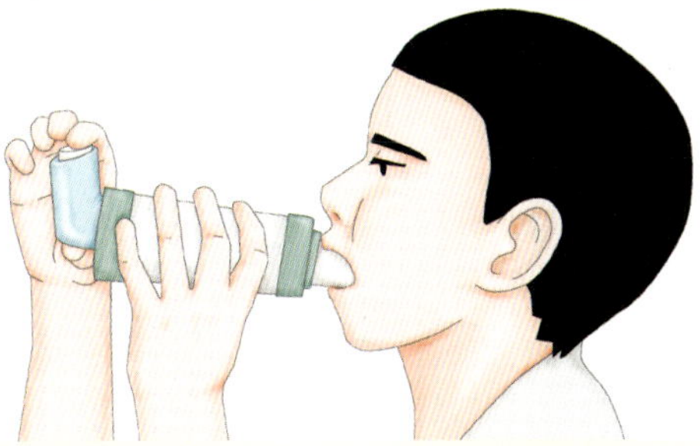

6 환자에게 가능한 모든 공기를 천천히 들이마시고 입을 다물고 5~10초 동안 참으라고 말한다.

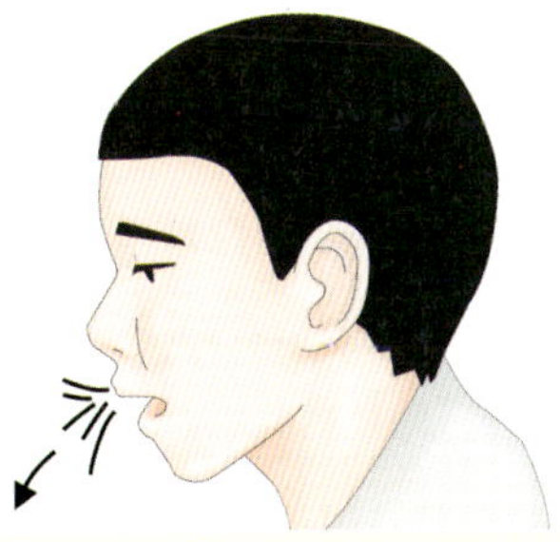

7 5~10초가 지나면 환자에게 입을 벌리고 흡입기를 입에서 뗀 후, 천천히 숨을 내쉬도록 말한다. 만약 환자에게 또 다른 약물 복용이 필요한 경우 위 단계를 반복하기 전에 1분 정도 기다린다.

과호흡증후군

정서적인 스트레스를 받는 동안 지나치게 빠른 호흡을 하는 것을 과호흡증후군(hyperventilation)이라 부른다. 이 결과로 혈액 속 이산화탄소 수치가 낮아지고 손저림이나 어지러운 증상이 나타난다. 빠른 호흡은 다른 원인를 구별하는 것이 중요하다. 예를 들어, 조절되지 않는 혈당, 중증 쇼크, 특정 중독 그리고 외상 또는 고도 상승에 의한 부기 등이다.

확인할 사항	해야 할 일
▪ 숨찬 호흡 ▪ 빠른 호흡(분당 40회 이상) ▪ 손, 발, 입 주위에 저린감 ▪ 현기증 또는 어지럼증	1. 환자를 진정시키고 안심시킨다. 2. 조용한 곳으로 옮기거나 주변 사람들을 물러나게 한다. 환자를 자리에 앉힌다. 3. 복부 근육을 사용하여 숨을 천천히 쉬도록 한다. 코를 통해 숨을 들이쉬게 하고 1~2초간 충분히 흡입한 다음 자세를 유지하고 입술을 통해 천천히 숨을 내쉬게 한다.

참고

종이봉지 호흡법

불안과 관련된 과호흡증후군에 대한 대중적인 치료법은 종이봉지로 숨을 쉬는 것이었다. 이 방법을 하지 않도록 한다. 종이봉지로 재호흡하는 것은 불안을 완화시킬 수 있지만 저산소혈증(혈중 산소 농도가 정상 이하인)의 위험을 증가시킨다.

Callaham M. Hypoxic hazards of traditional paper bag rebreathing in hyperventilating patients. *Ann Emerg Med* 1989;18(6):622-628.

만성폐쇄성폐질환

만성폐쇄성폐질환(Chronic obstructive pulmonary disease; COPD)은 폐공기증, 만성기관지염 및 관련 폐질환(예: 석면증, 탄광병 또는 탄진폐증, 세계무역센터 질환)에 적용되는 넓은 용어이다. COPD는 허파로 공기가 들어가고 나가는 흐름을 부분적으로 방해를 받아 호흡하기가 어려운 질환이다.

COPD는 북미 지역에서 발병률이 매우 높고 가장 흔한 원인은 담배이다. COPD는 환가가 숨 쉬기 힘들어질 때까지 오랜 시간이 걸리기 때문에 노인의 질병으로 간주되며 60세 이상에서 흔하게 진단된다.

만성기관지염은 흡연과 같은 자극에 의해 유발될 수 있는 만성감염에 의해 발생된다. 기관지가 두꺼워지고 확장될 수 없으며 부분적으로 막힌다. 초기증상은 담배에 의한 기침 또는 감기에 의한 기침이다. 이후 더 심한 증상들은 호흡곤란, 가래 증가 및 심한 기침이다.

폐기종(emphysema)의 경우 폐포가 부분적으로 파괴되고, 폐는 탄력성을 잃어서 숨을 내쉬기가 어렵다. 흔한 증상은 기침, 쌕쌕거림, 호흡곤란 등이 있다. 폐공기증 환자에서 호흡은 훨씬 더 어렵다.

확인할 사항	해야 할 일
천식과 유사한 만성폐쇄성폐질환의 증상과 징후 ▪ 천명음 ▪ 두드러진 기침과 짧은 호흡 ▪ 환자는 호흡을 유지하기 위해 저농도의 산소에 의존한다.	1. 만성폐쇄성폐질환 환자는 처방받은 약이 있으면 그 약을 복용할 수 있게 도와준다. 2. 환자를 편안한 자세인 앉아 있는 자세로 있게 한다. 3. 환자가 기침하여 분비물을 내뱉도록 한다. 4. 급성호흡부전 증상을 보이면 즉시 전문 병원에서 산소 공급과 치료를 받도록 이송한다.

실신

머리 손상과 관계없이 갑작스러운, 일시적인 반응 소실을 실신(syncope, fainting)이라고 한다.

단순 실신, 또는 혈관미주신경실신(vasovagal syncope)은 흔하고 생명을 위협하지 않으며 신체적 또는 정서적 원인이 있을 수 있다. 실신은 머리로 가는 혈류가 갑자기 차단될 때 발생할 수 있다. 신경계통에서는 혈관이 정상 크기의 3~4배까지 확장될 수 있고 혈액이 다리와 하지에 몰릴 수 있다.

혈관미주신경실신은 피를 보거나 강한 두려움을 느끼는 유쾌하지 못한 정서적 자극으로 예견할 수 있다. 보통 환자가 서 있을 때 일어난다.

대부분의 실신은 혈류량 감소와 연관되는데 이는 뇌의 산소와 포도당 감소로 이어진다. 혈류감소는 느린심박수(두려움, 불안, 약물, 피로에 의해 자극이 지나쳐 심장박동수를 느리게 하는 미주신경 작용), 심장리듬 장애, 탈수증, 열탈진, 빈혈(저혈색소), 출혈에 의해 일어날 수 있다. 혈당감소[저혈당(hypoglycemia)]는 감염이나 당뇨병을 치료하는 약물에 의해 발생할 수 있다.

특히 더운 환경에서 장시간 동안 움직이지 않고 서 있거나 앉아 있다면 혈액이 확장된 혈관에 모이고 그 결과 효과적인 순환 혈액량이 부족해지면서 혈압이 떨어진다. 따라서 뇌로 가는 혈액이 감소하여 의식을 잃거나 쓰러진다.

실신이 생명을 위협하지는 않지만 노인이나 기저질환이 있는 사람의 경우, 심장박동 장애, 뇌졸중 또는 기타 심각한 질병의 징후일 수 있다는 점에 유의해야 한다.

확인할 사항	해야 할 일

▪ 창백한 피부 또는 입술
▪ 축축하고 땀이 나는 피부
▪ 떨림
▪ 서 있을 때 흔들리고 불안정함
▪ 따뜻함/뜨거움 혹은 차가움을 느끼는지
▪ 개인이 보고한 내용:
  ▪ 귀울림
  ▪ 현기증
  ▪ 복통
  ▪ 시각 장애(예: 검은 반점, 시야 흐림, 시야 협착)
	1. 넘어질 위험을 줄이기 위해 환자가 앉거나 누워 있는 자세를 취하도록 도와준다.
	2. 일단 안전한 위치에서 다리를 교차시키거나 하지 근육을 긴장시키는 신체 맞압력 조작법(Physical Counterpressure Maneuvers, PCM)을 이용한다.
	PCM은 혈압을 높이는 근육 수축(쥐어짜기)이다. 상황에 따라 상체 PCM보다 하체 PCM이 더 효과적이다. PCM 방법은 다음과 같다.
	  ▪ 근육을 쥐어짜면서 다리 꼬기: 누운 상태에서 다리를 꼬아 쥐어짜는데 서서도 할 수 있다.
	  ▪ 스쿼트: 하체를 쪼그리고 앉는 자세
	  ▪ 팔 긴장: 손가락으로 반대 손을 잡고 반대 방향으로 팔 당기기
	  ▪ 아이소메트릭 핸드그립: 손에 물건이 있거나 없는 상태에서 주먹 쥐기
	  ▪ 목 굽힘: 턱을 가슴에 대고 목 근육 조이기
	3. 심장마비나 뇌졸중이 의심될 때 PCM을 사용하지 않는다.
	4. 2분 이내에 호전이 없거나 상태가 악화되거나 재발하면 119로 전화한다.
	5. 호흡을 모니터링한다.

실신 전 단계(Presyncope)

사람이 기절할 것 같다고 느끼거나 기절할 것 같다고 말하는 경우를 실신 전 단계 증상이라고 한다. 일부 응급처치제공자와 주변에 있는 사람이 피를 보거나 응급상황에서 스트레스를 받을 때 실신을 경험하기도 한다. 어떤 사람은 특히 더운 날씨에 눕거나 앉아 있다가 갑자기 일어서거나 오랫동안 서 있을 때 실신 전 단계를 경험한다.

기절한 사람

우리는 환자가 기절하기 전에 도움을 줄 수도 있지만 다른 경우에는 이미 기절한 사람에게 도움을 줘야 하는 경우도 발생한다. 기절한 사람의 처치에 관한 추가 정보는 **순서도 17-4**를 참고한다.

확인할 사항	해야 할 일

▪ 바닥에 쓰러진 사람
▪ 움직임이 없는 사람
	1. 호흡을 확인한다.
	2. 숨을 쉬는 경우
	  ▪ 등을 대고 평평하게 눕힌다. 통증을 유발하지 않는다면 발을 15~30cm(6~12인치) 올린다.
	  ▪ 호흡을 모니터링한다.
	  ▪ 꽉 끼는 옷을 느슨하게 한다.
	  ▪ 넘어지면 부상을 확인하고 치료한다.
	  ▪ 시원한 물수건으로 이마를 닦는다.
	  ▪ 구토가 발생하면 사람을 옆으로 눕힌다(회복 자세).
	3. 숨을 쉬지 않는 경우
	  ▪ 평평한 바닥이나 단단한 표면에 등을 대고 눕힌다.
	  ▪ CPR을 시작한다(5장 참조).
	  ▪ 119로 전화한다.
	4. 암모니아 흡입제나 후자극제(smelling salts)를 사용하지 않는다.
	5. 완전히 회복되어 삼킬 수 있을 때까지 먹거나 마시지 않도록 한다.
	6. 얼굴에 물을 뿌리거나 붓지 않는다.
	7. 사람을 소생시키기 위해 얼굴을 때리지 않는다.
	8. 다음과 같은 경우 119구급대에 전화한다.
	  ▪ 깨어나지 않거나 깨어났을 때 정상으로 돌아오지 않는다.
	  ▪ 반복적으로 기절한다.
	  ▪ 명백한 이유 없이 기절했다.
	  ▪ 심각한 상태인 것 같다(예: 심장마비, 당뇨병, 뇌졸중).
	  ▪ 당뇨병, 발작, 임신, 장 또는 방광조절장애 또는 50세 이상인 환자

주의

- 암모니아 흡입제 또는 냄새나는 소금을 사용하지 않는다.
- 환자가 완전히 회복되거나 삼킬 수 있을 때까지 미실 것을 주면 안 된다.
- 환자의 얼굴에 물을 뿌리지 않는다.
- 깨우기 위해 환자 얼굴을 때리지 않는다.

순서도 17-4 실신

환자가 이미 쓰러졌거나 기절했는가?

아니요 → 환자가 기절한다면 가능한 한 쓰러지는 것을 예방한다.

예 → 환자가 숨을 쉬는가?

아니요 →
- 119구급대에 전화한다.
- CPR을 시행한다.

예 →
- 편평하게 눕히고 통증을 주지 않고 다리를 15~20cm 들어준다.
- 호흡을 관찰하고, 호흡이 멈추면 CPR을 실시한다.
- 옷을 느슨하게 해준다.
- 환자가 쓰러졌다면 손상을 확인하고 치료한다.
- 차갑고 젖은 수건으로 이마를 닦아준다.
- 구토를 할 경우 옆으로 눕혀준다.

전문적인 의료처치를 받아야 하는 경우
- 쓰러지는 경우가 반복되는 경우
- 뚜렷한 이유 없이 실신할 경우
- 빨리 회복하지 못하는 경우
- 당뇨병, 경련, 임산부, 장이나 방광 기능이 소실 또는 50세 이상인 경우

참고

의학 드라마에서의 발작

미국신경학회 학술대회에서 발표된 연구에 따르면 드라마에서 의사나 간호사가 발작에 대한 치료에서 실제로 치아, 타박상 또는 탈구를 유발할 수 있는 부적절한 응급처치를 시행하는 것을 방영하였다.

이 연구는 최근 의학드라마 약 280시간이 방영된 발작 부분에 대한 응급처치 가이드라인과 비교하였으며 59건의 발작에 대한 방영에서 46%가 환자를 억제하고 발작 중에 환자의 입에 무엇인가를 넣으려고 시도하는 부적절한 응급처치를 하였으며, 29%는 의학적으로 적절한 것이었다. 나머지 발작에 대해서는 방영 시간이 너무 짧아서 판단할 수 없었다.

Moeller A, Moeller JJ, Rahey SR, Sadler RM. Depiction of seizure first aid management in medical television dramas. *Can J Neurol Sci* 2011;38(5):723-727.

발작

발작(seizure)은 비정상적인 뇌세포의 자극으로 인하여 일반적으로 경련이 발생하고 무반응 기간이 뒤따른다. 다양한 유형의 발작이 존재한다. 사람들은 한 가지 유형만 또는 한 가지 이상의 발작을 경험할 수 있다. 발작 유형은 발작을 일으키는 전기적 장애로 인해 뇌의 어느 부분이 얼마만큼의 영향을 받는지에 따라 달라진다. 만약 발작을 목격한 경우 응급의료종사자는 당시 상황에 대한 설명을 듣고 싶어 할 것이다.

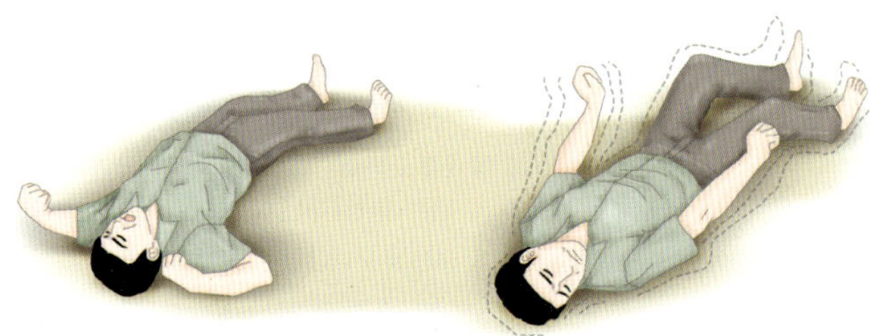

그림 17-9 발작의 긴장기와 간대기

응급처치제공자가 가장 많이 접하는 발작은 긴장성-간대성 발작이다(대발작이라고도 부른다)(그림 17-9). 환자는 갑자기 뻣뻣해지고 긴장하며 팔, 다리를 쭉 편다(강직성 경련). 팔, 다리가 수축되고 이완된다(간대성기). 이 두 단계가 발작 과정이다.

대발작은 항상 반응이 없다. 입안에 거품이 있을 수 있다(혀를 깨물어 가래는 분홍색 또는 빨간색일 수 있다). 그리고 대소변을 볼 수 있다. 발작을 하는 동안 호흡이 일시적으로 멈추어도 심장은 뛰고 있다. 환자가 몸을 움찔하며 수축하거나 경련하는 동안에 가슴압박을 시행해서는 안 된다. 발작을 일으키는 환자는 종종 경련호흡을 한다. 경련호흡은 일반적으로 20~30초 동안 지속되며, 경련호흡 사이에는 몇 초의 간격이 있지만 일부 경우에는 더 오래 지속될 수도 있다.

전신발작을 보는 것은 무서울 수 있다. 다행스럽게도, 발작은 60초를 넘기지 않고, 대개 119구급대에 전화를 걸기 전이다. 환자가 청색증으로 변하더라도 경련은 일반적으로 뇌손상이 되기 전에 끝난다. 발작이 끝나면 호흡을 하는지 확인한다. 발작이 끝나고 나면 발작 후 상태가 된다(착란상태 또는 나른해하거나 때때로 공격적). 많은 사람들이 방광에 대한 조절능력을 상실하고 당황스러워한다.

다른 유형의 발작도 있다. 소발작(실신발작)에서 일시적으로 의식이 멍하거나 의식이 소실되기도 한다.

아래의 몇몇 자기 의학적 상황은 뇌의 불안정성과 자극성을 증가시켜 발작을 일으킬 수 있다.

- 산소부족
- 열사병
- 중독
- 전기충격
- 혈당
- 어린이의 고열
- 뇌손상, 뇌종양 또는 뇌졸중
- 알코올 금단, 약물 남용, 약물 과용

대부분의 발작은 6개월에서 5세(평균 23개월) 사이에 열에 의해 발생한다. 5세까지 3~5%가 영향을 받는다. 열성 경련은 한 번 이상 같은 어린이에게서 발생할 수 있지만 간질이 되지는 않는다. 열성 경련은 부모에게 두려울 수 있다. 이러한 발작은 생명을 위협하는 것은 아니지만 뇌수막염이나 생명에 위협적인 뇌 감염이라면 전문적인 의료처치가 필요하다.

발작의 또 다른 원인은 심정지이다. 뇌는 혈액에 혈당과 산소가 고갈되면 빠르게 영향을 받는다. 환자는 돌이킬 수 없는 뇌손상을 받을 수 있고 환자의 상태를 즉각적으로 인식하지 않아 신속한 처치를 하지 못하면 사망할 수 있다.

발작의 추가 원인에는 외상, 뇌종양, 수막염, 알코올 금단 및 약물 남용(특히 코카인 및 암페타민)이 포함된다. 당뇨로 인한 발작은 너무 많은 인슐린 때문에 혈액 속 포도당 수치가 정상 수치 아래로 내려가 저혈당증이 되기 때문이다. 중증의 머리 손상은 빠르게 뇌부종 또는 출혈을 일으켜 발작을 일으킬 수 있다. 외과 의사의 신속한 처치는 상태를 완화하고 생명을 구할 수 있다.

간질은 그에 반해 앞서 언급한 발작의 원인과 달리 전기 에너지가 뇌에서 어떻게 작용하는지를 결정하는 섬세한 체계에 영향을 미치는 전반적인 상태(영구적인 뇌손상)로 반복되어 발생하는 발작에 취약하다. 간질을 앓고 있는 대부분의 사람들이 발작의 원인을 알 수 없다. 간질은 정신질환이 아니며 지능이 떨어지는 징후도 보이지 않는다. 또한 전염성도 없다. 발작 사이에 간질이 있는 사람은 간질이 없는 사람처럼 정상적으로 행동한다. 약물치료는 간질 환자의 발작 빈도를 줄이는 데 도움이 된다. 발작의 흔한 원인은 항경련제의 복용을 놓쳐 약물 치료를 제대로 따르지 않아서 발생한다.

발작에 관해 **순서도 17-5**의 추가적인 정보를 참고한다.

확인할 사항	해야 할 일
경련성 발작은 (긴장성-간대성발작) 대개 1~2분 지속되지만 다음과 같은 증상과 징후가 나타날 수 있다. ▪ 갑자기 바닥이나 땅에 쓰러진다. ▪ 몸을 뒤로 구부리고 팔, 다리에 근육 경직이 발생한다. ▪ 입에 거품이 있다. ▪ 치아를 간다. ▪ 푸른 회색의 얼굴과 입술 ▪ 눈이 위로 돌아간다. ▪ 장과 방광기능의 소실 비경련성 발작(예: 소발작)은 짧아서 못알아 볼 수 있다. 다음과 같은 증상과 징후를 경험하기도 한다. ▪ 노려보는 듯함, 혼돈, 무뚝뚝함 ▪ 눈을 자주 깜빡인다. ▪ 불수의적 운동(입술 깨물기, 더듬거리기)	1. 손상방지를 위해 주위의 물건을 치운다. 2. 머리 밑에 말아놓은 수건이나 편평한 베개 등을 넣는다. 부드럽고 푹신한 베개는 사용하지 않는다. 호흡에 방해가 될 수 있기 때문이다. 3. 경련의 시작과 끝의 시간을 파악한다. 4. 대부분 경련은 전문적인 의료처치가 필요하지 않으며 1~2분 내로 끝난다. 경련이 멈출 때까지 옆에 있도록 한다. 5. 주위 사람들을 물러나게 한다. 6. 다음 항목이 해당되면 119구급대에 전화한다. ▪ 5분 이상 발작할 때 ▪ 다른 발작을 할 때 ▪ 경련 후 호흡곤란이 있을 때 ▪ 환자가 당뇨 또는 임산부 ▪ 물속에서 경련을 하였을 때 ▪ 처음 경련일 때 ▪ 경련과 관련된 손상이 있을 때 ▪ 천천히 회복될 때 7. 경련 후 ▪ 기도를 개방하고 옆으로 돌린 후 머리에 수건을 말아 받쳐준다. ▪ 호흡을 관찰하고 호흡이 없어지고 CPR이 필요하면 시행한다. ▪ 잠을 자게 한다. ▪ 완전히 회복될 때까지 환자 옆에 머무른다.

순서도 17-5 발작

- 손상방지를 위해 주위의 물건을 치운다.
- 말아놓은 수건이나 편평한 베개 등 부드러운 물건을 머리 아래에 놓는다. 부드럽고 푹신한 베개는 사용하지 않는다.
- 발작의 시작과 끝의 시간을 파악한다.
- 주변에 있는 사람들을 물러나게 한다.

↓

다음과 같은 일이 발생하였는가?
- 5분 이상 발작할 때
- 다른 발작을 할 때
- 발작 후 호흡곤란이 있을 때
- 환자가 당뇨 또는 임산부인 경우
- 물속에서 발작하였을 때
- 처음 발작일 때
- 발작과 관련된 손상이 있을 때
- 회복이 느릴 때

아니요 →

발작 후
- 기도를 개방하고 옆으로 돌린 후 머리에 수건을 말아 받쳐준다.
- 호흡을 관찰하고 호흡이 없고 CPR이 필요한 경우 시행한다.
- 잠을 자게 한다.
- 완전히 회복될 때까지 환자 옆에 머무른다.

예 →

119구급대에 전화한다.

참고

간질에 대한 지식

설문조사에 따르면 모든 사람의 약 절반이 간질 발작을 직접 보거나 TV에서 봤다고 한다. 사람들 약 1/3이 간질이 있는 사람을 알고 있지만 간질에 익숙한 사람은 거의 없으며, 발작에 어떻게 반응할지, 또는 간질 초기에 어떻게 반응할지 비교적 익숙하지 않다(www.epilepsy.com).

Kobau R, Price P. Knowledge of epilepsy and familiarity with this disorder in the US population. *Epilepsia* 2003;44(11):1449–1454.

간질지속증

대부분의 발작은 몇 초 또는 몇 분 만에 끝난다. 그러나 어떤 상황에서는 더 길거나 또 다시 발작이 발생하는데 이를 간질지속증(status epilepticus)이라 한다. 5분이 넘는 긴 발작이나 명료한 간격 없이 2회 연속 발작이 발생하는 경우는 응급상황으로 즉시 전문적인 의료처치가 필요하다. 반복적인 발작은 뇌손상, 골절, 중증 탈수, 흡인 등이 발생할 수 있다. 성인에서 대부분의 간질지속증 이유는 처방받은 약을 복용하지 않아 발생한다.

주의

- 환자를 구속하지 않는다.
- 경련할 때 치아 사이에 아무것도 넣지 않는다.
- 물이나 다른 액체를 얼굴에 붓지 않는다.
- 다른 장소로 옮기지 않는다(손상을 예방하기 위해 환자를 이동시켜야 하는 경우가 아닌 한).
- 완전히 의식을 회복할 때까지 환자 곁을 떠나지 않는다.

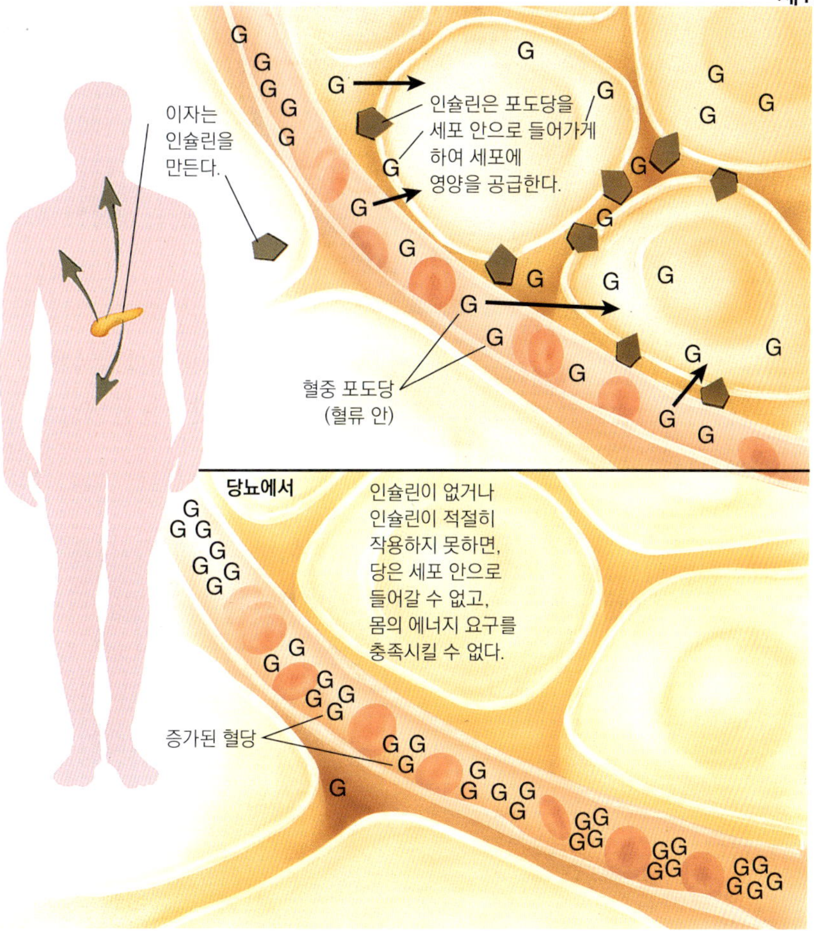

그림 17-10 정상적인 대사 과정과 당뇨병

표 17-5 당뇨 응급

	당뇨성 혼수(고혈당)	인슐린 쇼크(저혈당)
원인	불충분한 인슐린, 다량의 당 인슐린이 너무 많음	충분하지 않은 당
인슐린 농도	불충분	과도함
증상의 시작	점진적	갑작스러움
피부	붉고 마르고 따뜻한 피부	창백하고 축축한 피부
호흡	과일 냄새 또는 아세톤 (매니큐어 제거제) 냄새	정상
갈증	심함	정상
배뇨	빈번함	정상
행동	중독된 양상	공격적이고 거친 성격, 분노, 혼수, 지남력 장애
기타 증상	졸림, 구토, 힘든 호흡, 혼미, 의식 없음	갑작스러운 배고픔, 혼미, 반응 없음
응급처치	의심되면 당을 준다. 탈수 방지를 위해 수액 공급 및 병원치료를 받게 한다. 병원으로 이송한다.	당을 준다. 전문적인 의료처치를 받는다.

당뇨 응급

인슐린은 췌장에서 생산되는 호르몬으로, 신체가 음식에서 얻은 에너지를 사용하도록 도와준다(그림 17-10). 인슐린은 혈액에서 신체의 주요 연료가 되는 포도당을 세포로 운반하게 한다. 포도당이 세포로 옮겨지지 않으면 세포는 지방을 연료로 사용한다. 혈액 내 포도당이 사용되지 않으면 혈당이 높아진다. 사용하지 않은 포도당은 신체를 통과하여 소변으로 배출된다. 이를 당뇨병(diabetes)이라 한다(표 17-5). 당뇨병은 인슐린이 효과가 없거나 또는 인슐린이 신체에 부족한 상태이며, 전염성이 없고 대개 식이나 약물로 조절할 수 있다.

인체는 지속적으로 포도당과 인슐린이 균형을 잡는다(그림 17-11). 인슐린이 너무 많고 포도당이 충분하지 않으면 혈당이 낮아지고 아마도 인슐린 반응이 나타날 수 있다. 인슐린 반응은 혈당이 심하게 낮아져 의식이 없어지고 사망할 수 있다. 포도당이 너무 많고 인슐린이 충분하지 않으면 고혈당, 케톤 생성, 당뇨병성 혼수(diabetic coma)가 발생한다. 케톤은 숨 쉴 때 달콤하고 과일 향이 난다.

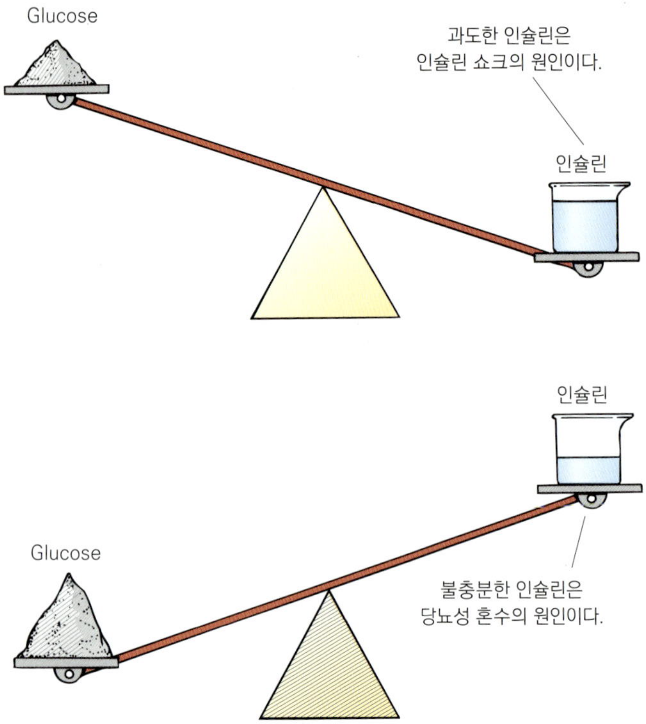

그림 7-11 당뇨 응급은 너무 많거나 적은 인슐린에 의해 발생한다.

당뇨의 종류

제1형 당뇨병

제1형 당뇨병(소아당뇨병 또는 인슐린의존당뇨병이라고 부름)은 어린 시절에 대부분 진단되지만, 모든 연령에서 나타날 수 있다. 이 유형의 당뇨병은 포도당이 세포로 들어갈 수 있게 외부 인슐린이 필요하다. 세포가 필요로 하는 인슐린은 체내에서 생산할 수 없기 때문에 외부 인슐린이 필요하다. 제1형 당뇨병을 가진 환자가 외부 인슐린이 부족하면 몸이 안 좋아질 수 있다. 제1형 당뇨병 환자는 대개 신체가 마르거나 과체중이 아니다.

제2형 당뇨병

제2형 당뇨병은 성인당뇨병 또는 인슐린비의존당뇨병으로 알려져 있다. 제2형 당뇨병의 발병률은 미국에서 급속도로 확산되고 있다. 과체중과 앉아서 생활하는 생활방식은 위험요인으로 널리 알려져 있다. 다른 위험인자로는 가족력 및 45세 이상의 나이이다. 발병 연령은 보통 40세 이상이지만 어느 연령에서나 발생할 수 있으며, 제2형 당뇨병은 점점 더 많은 소아 청소년에서 진단되고 있다. 제2형 당뇨병은 인슐린 보충제와 다른 약물을 필요로 한다.

임신성당뇨병

임신성당뇨병(gestational diabetes)은 몇몇 임산부에게서 발생한다. 임신성당뇨병은 일반적으로 출산 후 정상으로 회복되지만 이 당뇨병을 경험한 여성은 나이가 들면 제2형 당뇨병으로 발전될 수 있다. 임신성당뇨병은 인슐린 작용에 대한 신체의 저항으로 인해 발생한다. 이 저항은 임신기간에 만들어지는 호르몬에 의해서 발생된다. 임신성당뇨병은 대개 다이어트로 치료가 되지만 몇몇 임산부들은 인슐린을 필요로 한다.

저혈당(hypoglycemia)

당뇨병성 응급상황은 대부분 저혈당(포도당)으로 인해 발생한다. 저혈당증으로 알려진 저혈당 상태는 때때로 인슐린반응으로 언급된다. 저혈당은 당뇨병이 있는 사람에게 여러 가지 이유로 발생한다[너무 많은 인슐린(당이 빨리 고갈됨), 너무 적거나 지연성 음식섭취, 구토, 평소보다 과도한 운동, 술 또는 이러한 요인들의 조합].

저혈당은 인슐린과 같은 당을 낮추는 약물을 복용하는 당뇨병 환자에게는 흔하게 발생한다. 환자는 반드시 적당한 양의 음식을 먹고 운동하면서 적당한 양의 인슐린을 투입하는 것에 균형을 맞추어야 한다. 이 요소 중 어느 한 개라도 잘못된 양은 사용 가능한 당을 매우 빨리 소모함으로써 혈액에 너무 많은 인슐린을 초래할 수도 있다. 뇌가 사용하는 대부분의 에너지는 당(sugar)이기 때문에 저혈당에 걸리면 가장 위협받는 첫 번째 장기이다.

저혈당은 빠르게, 종종 몇 분 이내에 발생할 수 있다. 이를 빨리 인지하고 치료하지 않으면 환자가 사망하거나 영구적인 뇌 손상을 입을 수 있다. 저혈당과 관련된 행동들은 종종 알코올 중독자와 유사하다. 예를 들어, 휘청거린다든지, 말을 불분명하게 한다든지, 간단한 수행도 하지 못하는 경우이다. 불행하게도 당뇨병에 걸린 몇몇 사람들은 중독 때문에 몇 시간 후에 사망한 채로 발견된다.

당뇨병에 걸린 몇몇 사람은 인슐린에 의존하지 않는다. 이들의 몸은 여전히 약간의 인슐린을 만들지만 충분하지는 않다. 그래서 주의 깊은 식이요법과 경구약물로 치료가 가능하다. 이러한 사람들은 대부분 위험한 저혈당상태가 되지 않는다.

저혈당을 겪는 사람들은 지나치게 침을 흘리는 경향이 있다. 다량의 침흘림은 구토를 유발할 수 있다. 이 증상의 경우 구토에 대한 처치를 시행한다. 예를 들어, 상대방에게서 고개를 빠르게 돌려야 한다.

확인할 사항	해야 할 일
▪ 반응이 좋고 삼킬 수 있음 ▪ 의료 식별 태그 ▪ 흔들림, 떨림 ▪ 차갑고 축축한(또는 촉촉한) 피부 ▪ 정신 혼란 ▪ 현기증이 나거나 어지러움 ▪ 갑작스러운 배고픔 ▪ 메스꺼움 ▪ 입술, 혀 또는 볼의 따끔거림 또는 무감각 ▪ 심한 땀 흘림	환자가 자신의 상태를 말할 수 있을 때 1. 환자에게 혈당 측정기가 있다면 혈당 수치를 확인하게 한다. 저혈당인지 알 수 있는 유일한 방법이다(그림 17-12). 2. 저혈당의 경우 다음과 같은 경우에만 3번의 절차를 따른다. ▪ 혈당 수치를 확인할 수 없지만 저혈당이 의심된다. ▪ 혈당 검사 결과 저혈당(포도당) 수치(70mg/dL 미만)이다. ▪ 당뇨병이 있는 환자에게 심한 발한 또는 떨림이 발생한다. 3. 절차는 다음과 같다(삼킬 수 있는 경우). ▪ 설탕 15~20g을 먹인다. ▪ 포도당 정제가 있다면 포도당 정제 3~5개를 먹이는 것이 더 좋다(라벨에 표시된 대로, 그림 17-13). ▪ 포도당 정제가 없는 경우에는 포도당 겔 튜브(라벨에 표시된 대로), 4온스(1/2컵)의 과일 주스(예: 오렌지, 사과), 4온스(1/2컵)의 일반 소다수(다이어트 소다수 제외), 설탕이나 꿀 3~5티스푼, 딱딱한 캔디, 젤리빈, 껌 등을 먹인다. 섭취량은 식품 라벨을 확인한다. ▪ 혈당이 오를 때까지 10~15분 정도 기다린다. ▪ 혈당 수치를 다시 확인한다. 혈당을 확인할 수 없으면 상태를 지켜보며 대응책을 찾는다. ▪ 혈당 수치를 재지 않은 상태에서 여전히 저혈당 증상이 있는 경우 해당 환자에게 추가로 15g의 설탕을 제공한다. 4. 구역질 반사가 없고 삼킬 수 없는 경우, 입으로 아무것도 주지 않는다. 5. 그래도 호전되지 않거나 설탕을 줄 수 없다면 즉시 119에 전화한다. 참고사항 ▪ 어린아이들은 혈당 수치를 낮게 유지하기 위해 일반적으로 15g 미만의 탄수화물이 필요하다(예: 영유아 6g, 유아 8g, 어린이 10g). ▪ 저혈당이 의심되지만 포도당 삼키는 것을 거부하는 어린이는 혀 아래에 포도당 정제를 물게 한다. ▪ 대부분의 환자는 기분이 좋아질 때까지 설탕이나 포도당을 많이 섭취하고 싶어 하지만 섭취량이 많을 경우 혈당 수치가 급격히 상승할 수 있으므로 적정선을 지키는 것이 바람직하다. 위의 절차를 사용하면 이를 방지하는 데 도움이 될 수 있다(고혈당 수준).
심각한 저혈당이 의심되는 경우 ▪ 어눌한 말투, 불명확한 말, 간단한 지시를 따르지 못함 ▪ 삼킬 수 없음 ▪ 발작 ▪ 무반응	1. 즉시 119에 전화한다. 2. 호흡하지 않으면 CPR을 시작한다(5장 CPR 참조). 3. 호흡하는 경우 옆으로 눕히고(회복 자세, 78쪽 참조) 호흡을 모니터링한다. 4. 음식이나 액체를 주지 않는다. 5. 저혈당인지 고혈당인지 확실하지 않으면 설탕을 준다. 인슐린을 주지 않는다.

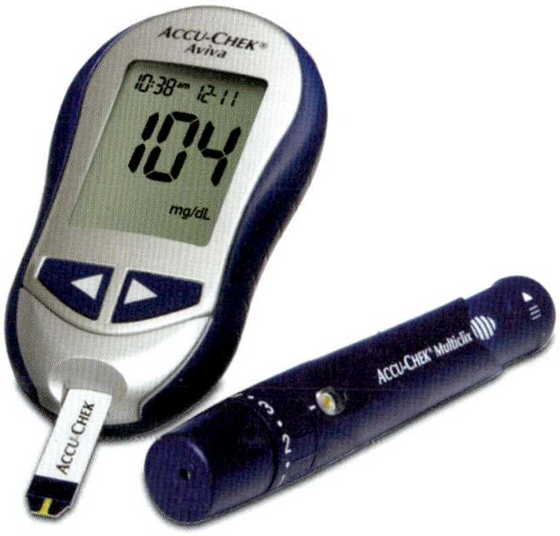

그림 7 12 채혈 장치가 달린 혈당측정기

Accu-Chek® Aviva used with permission of Roche Diagnostics.

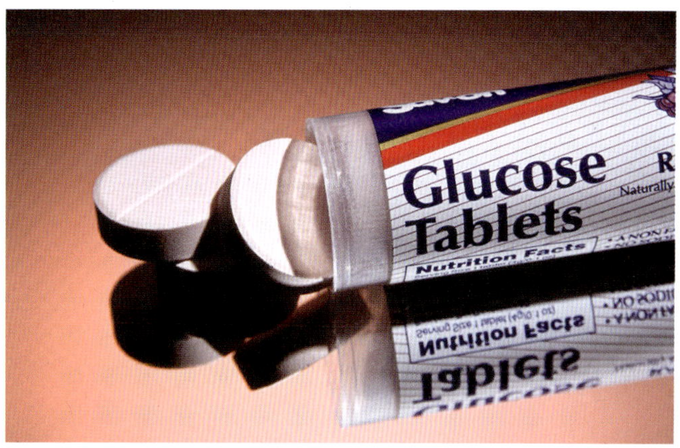

그림 7-13 포도당 정제

© Ted Foxx/Alamy.

고혈당증(hyperglycemia)

저혈당증 반응과 반대되는 반응은 고혈당증(hyperglycemia, 高血糖症)이다. 고혈당 상태는 저혈당과는 달리 혈액에 너무 많은 당이 있을 때 발생한다. 이 질환은 불충분한 인슐린, 과식, 비활동, 질병, 스트레스, 또는 이런 요인의 복합적인 작용으로 일어난다. 만약 인슐린 부족이 오랫동안 치료되지 않는다면 사람의 의식은 반응하지 못하고 점차 불감응성(不感應性)의 상태로 악화된다. 이 심각한 상태는 당뇨성 혼수로 불린다. 이 혼수상태는 응급처치를 하는 사람에게도 어려운 상황이다. 이 상태는 치료에 수일이 걸리며 의료장비, 전해질과 수액 그리고 인슐린의 세심한 재균형을 필요로 한다. 왜냐하면 당뇨성 혼수는 일반적으로 느리게 발생하고 대개 불감응성이 발생하기 전에 오랫동안 전문적인 의료처치를 받거나 이전에 당뇨병을 겪은 사람에게 일어난다.

확인할 사항	해야 할 일
▪ 의료 식별 태그 ▪ 점진적인 진행(수 시간에서 수일까지 당이 뇌에 영향을 미친다) ▪ 졸음 ▪ 극도의 갈증 ▪ 매우 빈번한 배뇨 ▪ 따뜻하고 홍조 띤 건조한 피부 ▪ 구토 ▪ 과일 향의 입냄새(매니큐어 리무버와 같다고도 함) ▪ 거친 호흡 ▪ 최종적 무반응	1. 당뇨병 환자가 삼킬 수 있다면 물을 조금씩 자주 마신다. 2. 가능하면 가족 구성원에게 혈당 수치를 확인하게 한다. 만약 혈당 수치가 높은지 낮은지 알 수 없고 환자가 반응할 수 있다면 앞에서 설명한 대로 적정량의 설탕을 먹인다. 약간의 당은 고혈당 환자에게 심각한 해를 끼치지 않는다. 3. 당뇨병 환자가 스스로 투여할 수 없는 한 인슐린을 투여하지 않는다. 4. 가능한 한 빨리 119구급대에 전화한다.

당뇨병 관리에 관한 추가 정보는 **순서도 17-6**을 참고한다.

순서도 17-6 당뇨 응급

의식이 명료, 반응하고, 삼킬 수 있는가?

아니요

즉시 119구급대에 전화한다.

환자가 호흡이 있는가?

- 아니요: 심폐소생술을 실시한다.
- 예:
  - 호흡을 측정한다.
  - 질병 표식 명찰을 확인한다.
  - 어떤 음식이나 음료를 삼간다.
  - 환자를 옆으로 눕히고 기도를 개방하고 구토 및 이물질을 배출하도록 한다.

119구급대가 도착할 때까지 지속적으로 심폐소생술을 실시한다.

예

혈당측정기를 가지고 있다면 스스로 혈당을 확인할 수 있도록 한다.

다음 중 하나가 발생했는가?
- 검사가 불가능
- 낮은 혈당 수치
- 혈당치가 확실하지 않음
- 당뇨병을 앓고 있는 사람이 심하게 땀을 흘리거나 떨리는 경우

아니요:
- 주사용 약물을 가지고 있다면 자가 주사를 실행한다.
- 물은 자주 조금씩 마시게 한다.

환자가 호전되지 않는다면 119구급대에 전화한다.

예:

환자가 앉거나 삼킬 수 있다면
- 설탕 15g을 먹게 한다(3~5정제, 15~25mL), 오렌지주스 또는 탄산음료[4oz(118mL)]
- 당이 혈액으로 흡수할 때까지 15분 기다린다.
- 혈당치가 낮거나 검사할 수 없다면 15g의 설탕을 섭취하고 혈당을 재측정한다.

Q & A

고혈당과 저혈당의 차이를 어떻게 설명할 수 있나?

고혈당인지 저혈당인지 결정하는 것은 어렵다. 당은 저혈당에 있는 사람을 돕는 반면 고혈당에 있는 사람에게는 아니다. 그러나 당을 줄지 말지에 대한 논의가 아니다. 당은 이 두 상황 모두에서 위협을 일으키지는 않는다.

당뇨병에 걸린 사람에게 두 가지 질문을 한다. "오늘 뭐 드신 것 있나요?" 그리고 "오늘 인슐린을 주사했나요?" 만약 당뇨병이 있는 사람이 인슐린을 주사했지만 아무것도 먹지 않았다면 저혈당을 의심해 봐야 한다. 만약 당뇨병이 있는 사람이 인슐린 주사를 안 했지만 무엇인가 먹었다면 고혈당을 의심해 봐야 한다. 만약 어느 상태인지 모르겠다면 당을 준다.

복부 불편감

위장관 문제가 있는 환자는 대개 다음과 같은 증상을 하나 이상 갖는다.

- 쑤시거나, 경련성이고, 민감하거나 무딘 복통: 통증이 지속적일 수 있고, 있다가 없을 수도 있다. 통증은 경미한 증상부터 즉각적인 수술을 요하는 문제일 수도 있다.
- 욕지기와 구토: 구토는 입으로 위 내용물이 나오는 것이다. 욕지기는 구토할 것 같은 느낌이다.
- 설사와 변비: 설사는 묽은 대변이 자주 나오는 것이다. 변비는 설사의 반대이다. 변비는 드물게 나오는 단단한 변으로 나오기가 힘들다.

복통

복부는 유두선(nipple line)과 샅고랑 부위 사이에 있다. 복부 장기는 속빈 장기 또는 실질장기(고형장기)이다. 속빈 장기는 위와 장 같은 관이며, 음식물이 통과하여 몸으로 운반된다. 고형장기는 몸의 많은 화학작용이 일어나는 조직이며, 간과 비장, 췌장(pancreas)은 고형장기이다. 복막은 전체 복강을 싸는 얇은 막이다. 복막의 염증을 복막염이라고 한다.

복통의 원인은 많다. 몇 가지 원인은 심각하지 않고 몇 가지는 생명을 위협한다. 복막염은 응급 수술을 요할 만큼 심각할 수 있다.

복막의 문제는 경험 많은 의사들도 정확한 원인을 찾아내기 어려울 정도로 진단하기 어렵다. 원인에 관계없이 응급처치가 비슷하기 때문에 응급처치제공자가 복통의 원인을 구별하는 것은 불가능하거나 무익하다.

확인할 사항	해야 할 일
응급처치제공자는 환자에게 다음과 같은 질문을 해야 한다. ▪ 통증이 언제 시작되었는가? 통증의 위치는 어디인가? ▪ 통증이 한 곳에 있는가? 여기저기 있는가? 한 부분의 통증은 경련성 통증보다 더 심각할 수 있다. 한 부분의 통증은 장기의 염증을 의미한다. 경련성 통증은 빈 장기가 막혀 있다는 것을 의미한다. ▪ 트림이나 가스 배출이 통증을 완화시키는가? 만약 그렇다면 장에 문제가 있을 수 있다. ▪ 구역질이 나는가? 아니면 식욕이 좋은가? ▪ 설사나 구토가 있는가? ▪ 열이 나는가? ▪ 주변에 환자와 비슷한 증상을 보이는 사람이 있는가? ▪ 여성 환자일 때 임신 가능성은 있는가? 임신 관련 통증은 응급상황으로 다루어져야 한다. ▪ 복부 촉진 시 단단한가? 단단한 복부는 응급상황의 징후가 될 수 있다.	1. 환자에게는 아무것도 넣지 않은 순수한 물만 준다(알코올과 카페인 제외뿐만 아니라 보이는 모든 음료). 환자에게 천천히 물을 마시도록 한다. 2. 환자에게 제산제를 준다. 3. 가능하다면 환자의 배에 따뜻한 물병을 대거나, 환자를 따뜻한 욕조에 들어가도록 한다. 4. 구토의 가능성을 확인하고 대비를 한다. 환자를 왼쪽으로 눕혀 구토를 방지한다. 5. 환자를 편안한 자세로 있게 한다. 무릎을 구부린 채 눕는다(환자가 구역질이 나지 않는다면). 6. 다음과 같은 경우 전문적인 의료처치를 받는다. ▪ 통증이 6시간 이상 지속된다. ▪ 물을 마실 수 없다. ▪ 임신 중이거나 임신일 가능성이 있다. ▪ 배가 단단하고 통증이 있다. ▪ 환자의 배를 손가락으로 누를 때 아프고 손가락을 뗄 때 통증이 완화된다. ▪ 피가 나거나 혈액이 묻은 대변, 검은색 대변이 나온다. ▪ 열이 난다. ▪ 통증이 배꼽 주변에서 시작하여 배의 오른쪽 아래로 이동한다. 이것은 충수염(appendicitis)의 징후이다.

욕지기와 구토

욕지기(항진된 위, upset stomach)와 구토는 고산병(altitude sickness), 멀미(motion sickness), 뇌손상, 장 바이러스, 과식, 과음, 감정적 흥분이 있을 때 일어난다. 욕지기와 구토는 심하지 않은 경우 하루 정도 지나면 없어진다. 지속적인 욕지기와 구토는 충수염, 식중독, 장 폐쇄와 같은 질병의 시작일 수 있다. 일반적으로, 이런 상황은 1~2일 지속되며, 환자는 탈수될 수 있다(많은 양의 수분 손실). 어린아이와 노인은 더 심하게 영향받을 수 있다.

확인할 사항	해야 할 일
욕지기와 구토. 응급처치제공자는 다음과 같은 질문을 해야 한다. ▪ 복통이 있는가? ▪ 구토할 때 혈액이 묻은 밤색의 알갱이가 있는 구토물이 나왔는가? ▪ 설사가 있는가? 구토와 설사가 같이 있으면 자가 치유되는 바이러스 감염을 의미한다. ▪ 탈수의 징후가 있는가? (예를 들면 환자가 서 있을 때 어지럽다. 입술이 마르고 갈라져 있으며, 갈증이 심하다) ▪ 환자 주변에 비슷한 증상을 보이는 사람이 있는가? ▪ 환자가 최근 머리 손상을 받았나?	1. 환자에게 알코올과 카페인을 제외한 소량의 음료(예: 스포츠음료, 맑은 수프, 탄산수, 사과주스, 크랜베리주스)를 준다. 2. 환자가 음료를 먹고 진정되었다면 탄수화물(예: 빵, 시리얼, 파스타)을 준다. 탄수화물은 소화가 잘 된다. 유제품과 고기는 48시간 동안 주지 않는다. 3. 환자를 쉬게 하고, 딱딱한 음식을 먹을 수 있을 때까지 운동을 피하게 한다. 4. 환자가 구토할 때 구토물이 흡인되지 않도록 배출을 돕는다. 흡인된 구토물은 심한 폐렴을 유발할 수 있다. 5. 다음과 같은 경우 전문적인 의료처치를 받는다. ▪ 피가 나고 밤색의 알갱이 같은 구토물이 나올 때 ▪ 지속적인 복통이 있을 때 ▪ 환자가 서 있을 때 실신하는 경우 ▪ 환자가 24시간 이상 물을 마시지 못한 경우 ▪ 환자가 심한 분출성 구토(projectile vomiting)가 있을 때(다량으로 구토물이 나올 때) ▪ 최근 머리 손상으로 구토가 있을 때
멀미의 징후는 다음과 같다. ▪ 구역 ▪ 창백한 피부 ▪ 차가운 땀 ▪ 구토 ▪ 어지럼증 ▪ 두통 ▪ 피로	1. 환자가 멀미가 날 것 같으면 비행기, 배, 버스, 기차, 자동차의 중간 좌석 근처에 앉아야 한다. 멀미를 잘 하는 사람은 옆쪽이 아닌 앞을 향해 지평선 멀리까지 보아야 한다. 독서나 과식을 피한다. 2. 멀미가 잦은 사람은 여행 1시간 전에 디멘하이드레이트(드라마민)를 복용하거나 의사가 처방한 스코폴아민 패치를 사용해야 한다(설명서 지침을 따른다).

주의

- 장 파열과 같은 합병증을 일으키거나 악화시킬 수 있는 관장제나 설사제를 주지 않는다.
- 통증이 지속되면 물 이외에 다른 음료는 주지 않는다.
- 고형의 음식을 주지 않는다(환자가 토하지 않고 물을 마실 수 있고 배고프다고 느낄 때까지).
- 유제품을 주지 않는다.

설사

설사는 무르고, 물같이 모양이 없는 대변이다(대개 하루에 4회 이상). 설사는 장염(세균성, 바이러스성, 기생충성), 식중독, 음식과민성, 음식 알레르기, 여러 질병의 증상일 수 있다. 몸이 대변으로 많은 액체를 내보내면 탈수가 일어날 수 있고, 환자는 설사로 손실된 수액을 물만으로 충분히 보충할 수 없다. 노인과 어린아이는 탈수가 되기 쉬운데, 탈수는 위험한 화학적 불균형을 일으킬 수 있다. 나트륨(sodium)과 칼륨(potassium) 같은 전해질과 물을 보충하는 것이 설사 환자에게 일차적으로 중요한 처치이다. 설사는 몸의 세균과 기생충을 내보낸다. 세균과 기생충은 장에서 흡수되지 않기 때문에 설사하도록 하는 것이 최선이다.

확인할 사항	해야 할 일
설사 환자를 처치하는 응급처치제공자들은 다음을 확인해야 한다. ▪ 환자가 최근 치료받지 않았거나 오염된 물과 음식에 노출된 적이 있는가? ▪ 대변에 혈액이나 점액이 있는가? 혈액, 점액이 섞인 대변은 심각한 문제를 일으킬 수 있다. ▪ 탈수 징후(예: 환자가 서 있을 때 어지럽다. 마르고 갈라진 입술, 갈증을 느낀다)가 있는가? ▪ 경련성 복통이 있는가? ▪ 장의 통제력을 잃었는가? ▪ 열이 있는가? ▪ 주변에 비슷한 증상을 가진 사람이 있는가?	1. 환자에게 매일 물을 240mL 유리컵으로 8~10잔 마시도록 한다. 이것이 가장 중요한 처치이다. 2. 환자가 물을 마실 수 있으면, 수프나 젤라틴 같은 유동식을 준다. 나중에 BRAT 식사를 추천한다(banana, rice, applesauce, toast). 3. 대부분의 경우 비스무트(bismuth)가 도움이 될 수 있다(사용법을 따른다). 비스무트는 대변과 혀를 검게 변화시킨다. 어린이나 청소년에게 주지 않는다. 아스피린 과민 환자는 사용하면 안 된다. 환자가 설사를 멈출 수 없다면, 처방전 없이 복용할 수 있는 약을 써서 장운동을 줄여 장을 안정시킨다. 4. 다음과 같은 경우 전문적인 의료처치를 받는다. ▪ 환자가 검은색으로 보이는 혈변이 있을 때(비스무트가 검은색 대변으로 변화시킬 수 있다는 것을 명심한다) ▪ 24시간 후에도 호전이 되지 않을 때 ▪ 열이 있을 때 ▪ 지속적인 심한 복통이 있을 때 ▪ 심한 탈수 상태일 때

주의

- 설사가 멈춘 후 48시간 동안 유제품과 고기를 주지 않는다.
- 장을 자극하고 배뇨를 촉진시키며 탈수증을 유발하는 카페인을 주지 않는다.
- 탄산음료나 과일 주스에는 설탕 함량이 높아 상태를 악화시킬 수 있고 수분 보충에 필수적인 전해질을 제공하지 않기 때문에 주지 않는다. 하지만 스포츠음료는 악화되지 않고 다시 수분 보충을 할 수 있는 전해질과 당의 적정 비율을 포함하고 있다.

변비

변비는 딱딱하고 마른 대변이 나가는 것이다. 대부분의 의사들은 일주일에 세 번 이하로 배변을 보는 것을 변비라고 정의하며, 대변이 단단하고, 건조하고, 적으며, 배변 시 고통스럽고 힘들다. 변비는 다른 건강한 사람들에게는 불편감을 경험하는 것 이상은 아니다. 정상 장운동은 하루에 3회, 3일에 1회 정도 일어난다. 식사, 수분 섭취, 활동, 감정상태 변화는 장운동의 변화를 일으킬 수 있다. 이런 변화를 고치면, 대부분의 경우 변비가 완화된다. 장운동 자극제나 설사제는 거의 필요하지 않다.

확인할 사항	해야 할 일
▪ 복부의 팽창감. 매우 고통스럽거나 눈에 띄게 부풀어 오른 복부는 간단한 변비보다 더 심각한 질환이다. ▪ 단단하고 마른 대변. 대변을 볼 때 통증이 있는 경우에 혈액이 섞인 가느다란 대변은 흔하다.	1. 환자에게 섬유질 함유식품을 먹도록 한다(신선하거나 마른 과일, 채소, 밀기울). 섬유질은 결장(colon)을 수축시킨다. 메타무실, 시투르셀 같이 처방전 없이 구매할 수 있는 식이섬유제를 사용할 수 있지만 사용설명서를 따라야 한다. 2. 환자에게 240mL 유리컵으로 하루 8~10잔의 물을 마시도록 한다. 매우 딱딱한 대변은 탈수의 결과이다. 3. 환자에게 움직이도록 권한다. 걷기와 같은 운동은 결장 수축을 자극한다. 4. 호전되지 않으면 다음을 권한다. ▪ 마그네슘 우유(약한 설사제, 대변 유연제) ▪ 결장 수축을 자극하는 카페인 5. 다음과 같은 경우 전문적인 의료처치를 받는다. ▪ 심한 복통 ▪ 눈에 보일 정도의 부푼 배 또는 매우 고통스러운 배 ▪ 발열 ▪ 구토

PREP KIT

복습

- 심장발작은 혈액 공급이 감소하거나 중단되어 심장근육의 일부가 죽을 때 발생한다.
- 가슴조임증은 심장발작이 일어날 때 관상동맥질환으로 발생할 수 있다.
- 뇌졸중은 뇌로 가는 혈류가 갑자기 중단될 때 발생한다.
- 천식은 흔히 쌕쌕거림과 함께 반복적인 호흡곤란의 발작으로 특징지어지는 질환이다.
- 천식은 반복적인 호흡문제를 특징으로 하는 만성적인 염증성 폐질환이다. 과호흡은 빠르고 깊은 호흡으로 감정적 스트레스에서 흔하다.
- 만성폐쇄성폐질환(COPD)은 폐공기증, 만성기관지염, 관련 폐질환에 적용되는 넓은 개념의 용어이다.
- 실신은 머리 손상과 무관하게 갑자기 짧게 반응이 소실된 것이다.
- 발작은 통제할 수 없는 근육운동을 유발하는 뇌세포의 비정상적인 자극으로 발생한다.
- 당뇨병은 인슐린이 없거나 부족한 상태이다.
- 저혈당은 매우 낮은 혈당으로 너무 많은 인슐린 투여나 음식 섭취를 안 한 경우, 운동 알코올 또는 이런 요인들의 복합적인 작용에 의해 발생할 수 있다.
- 고혈당은 혈당이 너무 많을 때 발생하며, 인슐린 부족, 과식, 움직이지 않음, 질병, 스트레스, 이런 요인의 복합적인 작용으로 나타날 수 있다.
- 위장에 문제가 있는 사람은 통증, 구역, 구토, 설사, 변비를 호소한다.
- 욕지기와 구토는 종종 고산병, 멀미, 뇌손상, 장 바이러스, 과식, 과음, 감정적 흥분과 같은 상황에서 나타난다. 지속적인 메스꺼움과 구토는 충수염, 식중독 또는 장폐색과 같은 더 심각한 질병을 나타낼 수 있다.
- 설사는 무르고 물같이 형태가 없는 대변이 자주 나오는 것으로 장의 감염, 식중독, 음식 알레르기, 다른 질병의 증상일 수 있다.
- 변비는 건강한 사람들에게는 불편감을 경험하는 것 외에 다른 것은 없다.

핵심용어

간질지속증(뇌전증지속증, status epilepticus) 발작 사이에 완전한 의식의 명료기간 없이 두 번 이상의 발작이 발생하거나 발작이 5분 이상 지속되는 경우

고혈당증(hyperglycemia) 혈액 내 당이 비정상적으로 증가함

과호흡증후군(hyperventilation) 정서적인 스트레스 중 발생하는 과도하게 빠른 호흡

뇌졸중(stroke) 뇌혈류가 막혀 영구적인 손상을 가져오는 뇌손상이다.

당뇨병(diabetes) 과도한 소변배출, 심한 갈증, 심한 배고픔이 특징인 질환이다.

당뇨병성 혼수(diabetic coma) 혈액 속에 포도당이 축적되고 소변으로 흘러 들어갈 때 발생하는 상태로 체내에서 사용되지 않고 통과

만성폐쇄성폐질환(Chronic obstructive pulmonary disease; COPD) 폐로 들어오고 나가는 정상적인 공기 흐름이 부분적으로 차단되어 숨쉬기 힘든 질병

발작(seizure) 갑작스러운 발병이나 병의 재발, 경련(convulsion), 간질발작. 간질지속증(경련지속증, status epilepticus) 경련 발작 사이에 완전한 의식이 없는 상태로 2회 이상의 발작이 있는 증상

실신(syncope) 짧은 기간의 무반응 상태

심장발작(심장마비, heart attack) 관상동맥이 막혀 심장근육의 일부가 죽는 것을 의미하는 일반적인 용어이다. '급성심근경색'이라고도 함

일과성허혈발작(TIA) 증상을 유발할 만큼 오랫동안 뇌의 일부에 산소가 풍부한 혈액이 부족하지만 영구적인 손상을 유발할 만큼 길지 않을 때 발생하는 뇌졸중의 한 형태: 미니 뇌졸중

저혈당증(hypoglycemia) 혈액 내 당이 비정상적으로 감소함

천식(asthma) 기도의 경련성 수축에 의해 호흡곤란, 쌕쌕거림이 반복적으로 나타나는 상황으로 세기관지에 알레르기원이나 점액마개(mucous plug)에 대한 반응으로 일어남

PREP KIT

혈관미주신경실신(vasovagal syncope) 심한 정서적 스트레스로 인한 쇼크와 같은 상태; 뇌로 가는 혈류가 일시적으로 감소하여 실신을 초래할 수 있음

협심증(가슴조임증, angina pectoris) 앞쪽 가슴에 심한 수축과 압박감이 특징인 가슴의 경련성 통증. 심장으로 가는 혈류가 불충분하여 일어나는데, 운동이나 긴장을 하면 악화되고, 휴식이나 약물로 완화됨

실습평가

50세 동료가 가슴통증과 구역을 호소했다. 동료는 1시간 전부터 통증이 시작되었고, 나아지지 않는다고 말했다. 그는 소화불량일 것이라고 생각했다. "통증이 가슴을 짓누른다"고 표현했다.

지시: 설명에 동의하면 "예"에 ○표하고, 동의하지 않으면 "아니요"에 ○표 하시오.

1. 통증이 완화되었다면 30분간 누워 있게 한다.
   예 아니요
2. 동공이 다른지 점검한다.
   예 아니요
3. 환자의 징후는 심장발작이다.
   예 아니요

지식확인

지시: 설명에 동의하면 "예"에 ○표하고, 동의하지 않으면 "아니요"에 ○표 하시오.

1. 심장발작 환자는 가슴통증을 경험할 수 있다.
   예 아니요
2. 심장발작 환자에게 니트로글리세린을 먹도록 도와줄 수 있다.
   예 아니요
3. 의식이 있는 뇌졸중 환자는 머리를 약간 높게 하고 눕도록 해야 한다.
   예 아니요
4. 천식 환자는 처방된 흡입기를 사용할 수 있다.
   예 아니요
5. 빠르게 호흡하는 환자(과호흡)는 들이쉴 때 숨을 참고 몇 초 후에 천천히 내쉬도록 해야 한다.
   예 아니요
6. 실신 환자는 하지를 15~30cm 높게 한다.
   예 아니요
7. 발작 환자는 등이 뻣뻣하게 구부러진다.
   예 아니요
8. 발작 환자는 항상 병원치료를 필요로 한다.
   예 아니요
9. 환자가 당뇨 응급상황이라면, 삼킬 수 있는 의식이 있는 환자에게는 당을 준다.
   예 아니요
10. 니트로글리세린은 협심증(가슴조임증)과 관련된 통증을 완화시킬 수 있다.
   예 아니요

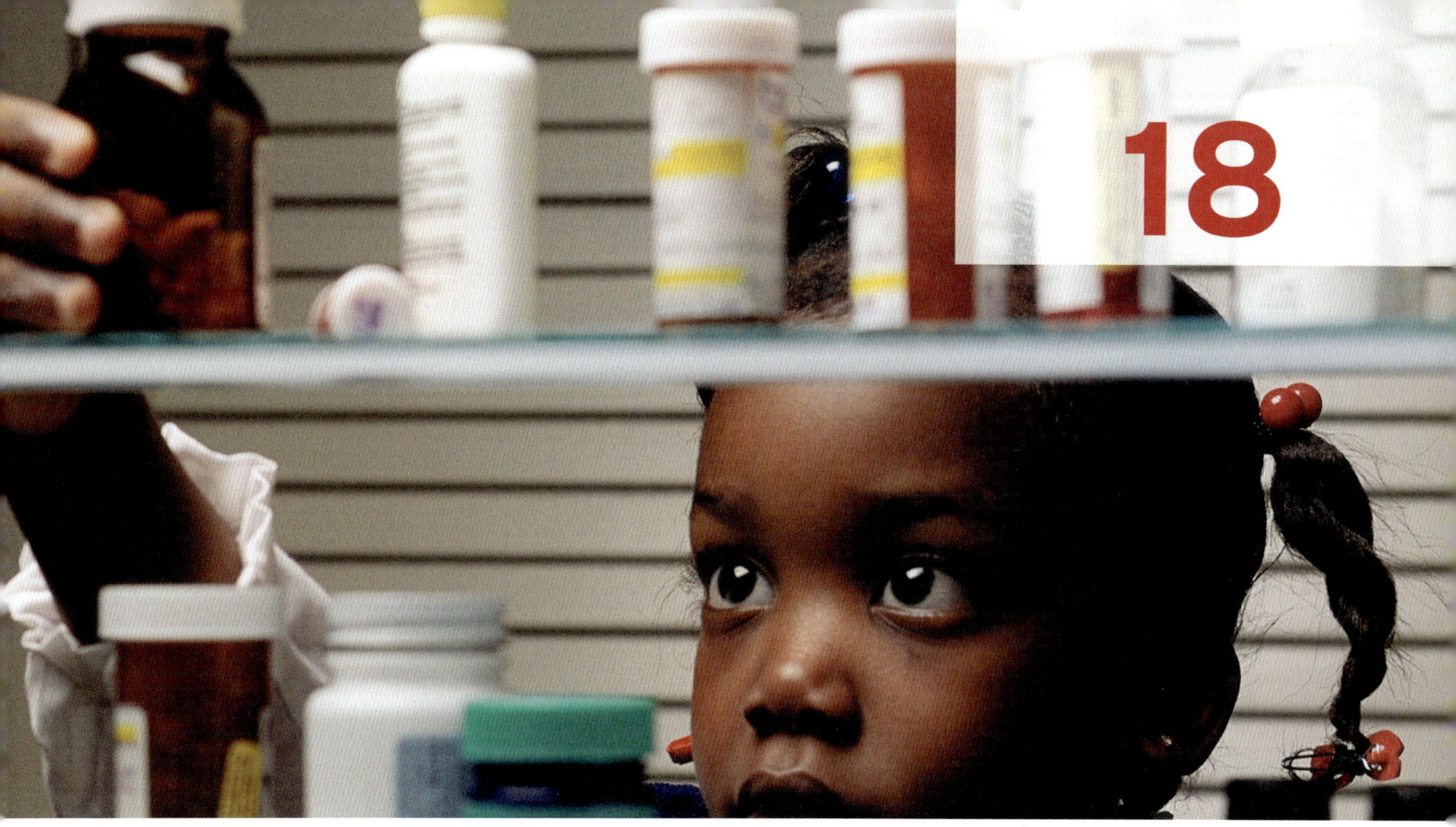

© Flirt/Alamy.

중독

Poisoning

CHAPTER AT A GLANCE

독

중독이란?

미국독극물통제센터협회(The American Association of Poison Control Centers; AAPCC)에서는 독(poison)을 (1) 잘못된 방법으로 (2) 잘못된 사람에 의하여, 혹은 (3) 잘못된 용량으로 사용될 경우에 사람에게 해를 끼칠 수 있는 모든 것으로 정의하고 있다. 독소(toxin)는 세균, 동물 또는 식물에 의하여 생성되는 독성물질로 세포의 정상적인 대사작용을 변화시키거나 세포를 파괴하는 작용을 한다.

인체에 독극물이 들어가는 방법에 따라서 중독을 분류할 수 있다(그림 18-1).

- 입을 통하여 섭취한 경우(삼킨 경우)
- 폐를 통하여 흡입한 경우(호흡 시)
- 바늘과 같이 뾰족한 물체에 의하여 주입된 경우(예: 뱀의 송곳니, 벌의 침)
- 피부나 눈을 통하여 흡수된 경우(직접적인 접촉)

독들은 4가지의 형태로 체내로 들어온다. 고체(예: 알약과 정제, 마른 분말, 건전지, 특정 식물들), 액체(예: 가정용 세제, 부동액, 페인트), 분무제(예: 분무용 세제, 벌레약), 기체(예: 일산화탄소, 포름알데히드).

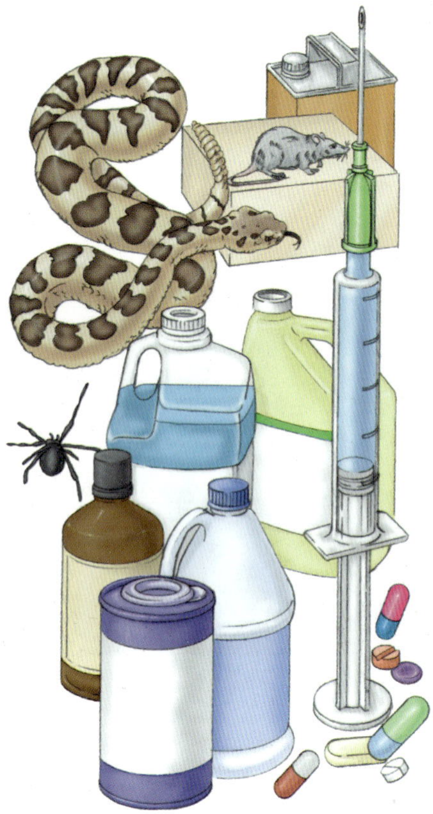

그림 18-1 중독의 원인

소비자 제품들은 일반적으로 라벨에 표시된 대로 사용한다면 안전하지만, 라벨에 표시된 지시사항을 따르지 않거나 부적절하게 따르는 경우에는 일부 제품에서 독성을 나타낼 수 있다. 가장 흔하게 접할 수 있는 독들이 가장 위험한 물질은 아니다. 가정에서 접할 수 있는 독들 중 더 위험한 독들로는 다음과 같은 것들이 있다.

- 부동액과 창문을 닦는 워셔액
- 일부 의약품 및 약물
- 막힌 배수관을 뚫어주는 세제, 오븐 세척제, 변기 세정제, 녹 제거제와 같은 부식제들
- 등유, 가솔린과 같은 연료들
- 살충제들

섭취로 인한 중독(삼킨 경우)

섭취로 인한 중독(ingested poisoning)은 환자가 독극물을 삼켰을 때 발생된다. 다행히도 대부분의 독들은 독성이 약하거나 그 양이 아주 적어 심각한 중독을 일으키는 경우는 매우 드물다. 하지만, 치명적인 중독의 가능성은 항상 존재한다.

Q & A

일부의 독들은 피부를 통해 흡수될까요?

일부의 약들과 독들을 포함한 화학물질은 피부를 통하여 흡수된다. 수은 및 납과 같은 중금속들은 피부를 통과하여 만성 중독을 초래할 수 있다. 클로르데인(chlordane), 말라티온(malathion) 등의 살충제들은 피부의 장벽을 뚫고 들어가 급성 또는 만성질환을 초래할 수 있다. 시안화물은 쉽게 피부를 통과하여 흡수되며 매우 치명적일 수 있다.

미국독극물통제센터협회(AAPCC)에 따르면 모든 중독에서 80% 이상이 섭취로 인하여 발생하는 것으로 나타났다.

음식이 아닌 물질을 삼키는 것은 어린아이들에서는 흔하게 발생하는 일로, 5세 이하의 어린이에게 적어도 한 번 정도는 음식이 아닌 물질을 삼키는 경우가 발생한다. 흙이나 종이와 같은 음식이 아닌 물질 자체가 해롭지 않지만 확실히 건강에 위협적일 수는 있다. 일부 물질은 기도를 폐쇄할 수도 있으며 또 다른 어떤 것은 독성을 나타낼 수도 있다. 미국에서는 해마다 수십만 건의 중독이 발생하지만 생명을 위협하는 중독은 많지 않다. 전체 중독의 약 50%가 6세 이하의 어린이에서 발생하는 것으로 미국독극물통제센터협회(AAPCC)는 보고하였다.

많은 약을 처방받은 사람들은 약들을 제대로 관리하기 어려울 수 있으며, 이미 약을 복용한 것을 잊어버리고 다시 약물을 복용함으로써 과도한 용량을 섭취할 수도 있다.

진통제는 중독 위험이 가장 크다고 할 수 있다. 기본적으로 어떤 물질이든 간에 아이들이 접근할 수 있는 것은 잠재적으로 독을 가지고 있다. 진통제는 아세트아미노펜(acetaminophen)이 포함되는데, 아세트아미노펜의 경우 다른 진통제보다 중독이 될 가능성이 크다. 그 이유는 아세트아미노펜이 더 독성이 강해서가 아니라 아세트아미노펜은 해열, 진통작용을 가지는 다른 여러 종류의 약물에도 함유되어 있어서 중복 복용으로 인한 용량 초과로 중독을 일으킬 수 있다.

중독의 빈도를 중독의 심각성과 혼동하지 않는 것이 중요하다. 대부분의 식물과 버섯은 섭취하였을 때 인체에 무해하며 사소한 영향만을 미친다. 그에 반해서 gun-blueing 제품(총기의 부식을 방지하기 위해 사용되는 아셀렌산 함유제제)의 경우 노출될 가능성은 적지만 인체에 해를 입힐 가능성은 훨씬 크다. 다행히도 대부분의 섭취로 인한 중독은 독성 효과가 작으며 심각한 독성작용을 나타내는 경우는 드물다(표 18-1).

표 18-1 흔하게 남용되는 물질들

물질 분류	모든 물질	전체 노출 비율*
진통제	257,747	10.85
가정용 세제	185,139	7.28
화장품과 개인 용품	165,959	6.53
진정제/수면제/향정신성 약물	140,692	5.53
항우울제	132,807	5.22
심혈관계 약물	111,194	4.37
항히스타민제	110,346	4.34
이물질/장난감/잡화	93,197	3.67
살충제	83,305	3.28
알코올	71,878	2.83
흥분제와 마약	71,117	2.80
항경련제	66,340	2.61
국소 마취제	64,274	2.53
영양제/허브 약초제/동종약품	59,259	2.33
비타민제	58,862	2.32
호르몬 및 호르몬 길항제	56,167	2.21
감기약	54,719	2.15
항균제	51,767	2.04
위장관계	47,622	1.87
화학약품	45,378	1.79
물린 경우와 독물주입	43,337	1.70
식물들	42,495	1.67
가스/증기	34,144	1.34
기타/비약품성 물질	31,739	1.25
전해질과 미네랄	30,046	1.18

*백분율 수치는 모든 보고된 노출(N=2,577,557)에서 물질의 총 수를 기준으로 한다.

Mowry JB, Spyker DA, Brooks DE, McMillan N, Schauben JL. 2014 Annual Report of the American Association of Poison Control Centers' National Poison Data System (NPDS): 32nd annual report. *Clin Toxicol* 53(10):962-1147.

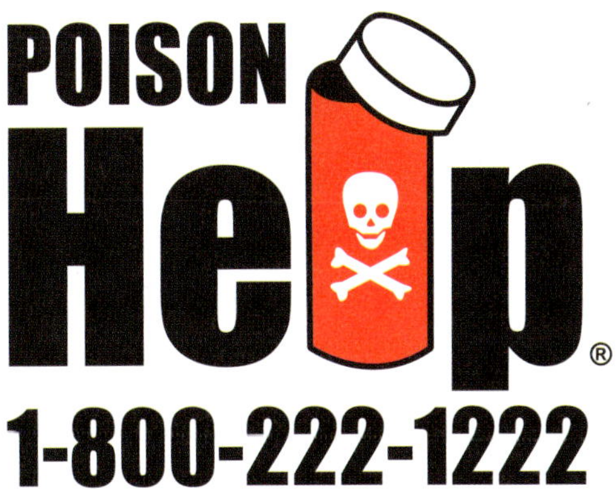

그림 18-2 본인이나 혹은 아는 누군가가 위험한 물질을 섭취했을 가능성이 있는 경우 즉시 1-800-222-1222(미국, 한국은 119), 독극물통제센터에 연락하거나 Poisonhel.org(미국)를 방문하여 도움을 받는다.

Courtesy of the American Association of Poison Control Centers. To locate your local poison center call 1 (800) 222-1222 or visit aapcc.org.

독을 섭취한 환자를 처치하는 방법에 대한 추가적인 정보는 순서도 18-1을 참조한다.

확인할 사항

- 복통과 복부경련
- 오심 또는 구토
- 설사
- 화상, 냄새 또는 입안과 주변의 얼룩
- 졸음 또는 무의식
- 호흡 곤란, 말하기 곤란, 삼키기 곤란
- 발작
- 주변에 독극물의 용기가 있는 경우

해야 할 일

1. 다음을 확인한다.
   - 환자의 나이와 체중
   - 환자의 신체상태
   - 섭취한 물질
   - 섭취한 시기
   - 섭취한 용량
2. 환자가 의식이 명료하고 깨어 있는 경우에는 중독 징후가 없더라도 독극물관리센터(Poison Help)로 전화하여 그들의 지시를 따른다(그림 18-2).
3. 왼쪽으로 눕게 하여 독극물이 장내로 들어가는 것을 지연시키고 구토 시 구토물을 흡입하지 않도록 한다(그림 18-3).
4. 호흡을 모니터링하고 호흡이 없으면 CPR을 시작한다(5장 참조).
5. 주의사항
   - 입에서 입으로 인공호흡을 하지 않는다.
   - 토사물이나 체액에는 독이 포함되어 있어 응급처치제공자에게 부상을 입힐 수 있으므로 접촉하지 않는다.
   - 독극물관리센터 또는 전문 의료진의 지시가 없는 한 먹거나 마실 것을 주지 않는다.
   - 토근(ipecac) 시럽을 주거나 목구멍에 재갈을 물게 하거나 간지럼을 태워 구토를 유발하지 않는다.
   - 독극물관리센터 또는 전문 의료진이 권장하지 않는 한 활성탄을 주지 않는다.
   - 독극물관리센터 직원의 지시가 없는 한 부식성 또는 부식성 물질(산 및 알칼리) 이외의 희석 독극물에 물이나 우유를 주지 않는다. 체액은 정제나 캡슐과 같은 건조한 독을 더 빨리 녹여 위를 가득 채우게 하고, 위의 내용물(독)을 소장으로 밀어 넣어 더 빨리 흡수되게 한다. 구토와 흡인이 발생할 수 있다.

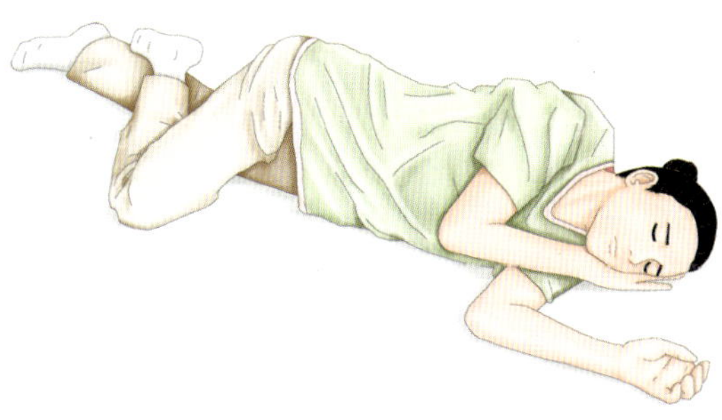

그림 18-3 왼쪽으로 누운 자세는 독이 소장으로 넘어가는 것을 늦춰준다.

순서도 18-1 섭취로 인한 중독

환자의 의식과 반응이 있는가?

아니요 → 환자가 숨을 쉬는가?

- **아니요**
  - 119구급대에 전화한다.
  - 응급구조사가 도착할 때까지 심폐소생술을 시행한다.
- **예**
  - 119구급대에 전화한다.
  - 환자를 왼쪽으로 눕혀서 독이 소장으로 흡수되는 것을 지연시키고 구토가 발생하였을 때 흡인을 예방할 수 있도록 한다.
  - 환자의 호흡상태를 관찰하고 만약 호흡이 멈춘다면 심폐소생술을 시행한다.

예 → 다음을 확인한다.

- 환자의 나이와 체중
- 환자의 신체상태
- 섭취한 물질
- 섭취한 시기
- 섭취한 용량

↓

독극물통제센터의 핫라인으로 연락을 취하고 그들의 지시를 따르도록 한다.

↓

- 환자를 왼쪽으로 눕혀서 독이 소장으로 흡수되는 것을 지연시키고 구토가 발생하였을 때 흡인을 예방할 수 있도록 한다.
- 환자의 호흡상태를 관찰하고 만약 호흡이 멈춘다면 심폐소생술을 시행한다.

주의

- 독극물통제센터 직원의 지시가 없는 한, 부식성 또는 부식성 물질(산 및 알칼리) 이외의 독극물을 희석하기 위해 물이나 우유를 주지 않는다. 물이나 음료는 정제나 캡슐과 같은 건조 독극물을 더 빠르게 용해시키고 위를 가득 채워 위 내용물(독극물)을 소장으로 밀어 넣어 더 빨리 흡수될 수 있고, 구토 및 흡인이 발생할 수 있다.
- 어떤 방법으로든 구토를 유도하지 않는다.
- 주방세제, 날달걀 또는 겨잣가루 등을 주지 않는다. 이것들은 효과가 없다.
- 토근시럽(ipecac syrup)을 사용하지 않는다.
- 의학적으로 증명된 것이 아니라면, 용기 라벨에 있는 응급처치 절차나 권장사항을 따르지 않는다. 많은 라벨이 부정확하거나 유효기간이 지난 경우가 있다.
- 독을 중화시키려고 하지 않는다. 많은 세제나 양잿물 같은 제품의 라벨에 표시된 권고와는 달리 레몬주스 또는 식초와 같은 약한 산성제를 주는 것은 안전하지 않다. 화학 중화작용은 많은 양의 열을 발생시켜 민감한 조직에 화상을 입힌다.
- 모든 독들에 특정한 해독제가 있다고 생각하지 않는다. 해독제는 독의 효과를 중화시킨다. 일부 독은 특정 해독제를 가지고 있으며 이는 독성을 효과적으로 차단한다.
- 보편적인 해독제가 있다고 생각하지 않는다. 모든 독들을 효과적으로 치료할 수 있는 해독제는 없다.

흡입 중독

독극물을 흡입한 경우 많은 사람이 괜찮아 보이더라도 전문적인 처치가 필요하다. 독극물을 흡입한 사람이 있는 현장이 위험하지 않다면 즉시 신선한 공기가 있는 곳으로 옮긴다. 적절한 장비와 훈련을 받지 않은 경우에는 사고 현장에 들어가지 않는다.

독극물통제센터(미국의 경우)

누군가가 독극물을 삼킨 경우, 그 사람이 반응이 없거나 호흡곤란을 겪는 경우를 제외하고는 병원 응급실에 전화하지 말고 독극물통제센터에 전화한다. 일리노이주에 있는 52개 병원 응급실에 156번의 테스트 통화를 한 연구원들은 제공된 조언이 64%만 정확하다는 사실을 발견했다. 또한, 동일한 상태에 대해 다른 날짜에 동일한 응급실에 전화를 걸어도 동일한 조언이 일관되게 나오지 않았다. 이와 대조적으로 독극물센터에서는 18건 중 17건(94%)의 테스트 호출에서 올바른 조언을 제공했다.

확인할 사항	해야 할 일
▪ 두통 ▪ 귀울림(이명) ▪ 가슴 통증(협심증) ▪ 근육 약화 ▪ 오심 및 구토 ▪ 현기증 및 시각 변화(흐릿하거나 복시) ▪ 호흡, 말, 삼키기 곤란 ▪ 무반응 ▪ 호흡기 및 심정지 ▪ 일산화탄소 중독 가능성의 징후 　▪ 의식이 오락가락하는 증상 　▪ 특정 장소 또는 하루 중 특정 시간에 악화되거나 개선되는 증상 　▪ 아픈 사람 주변에서 나타나는 유사한 증상 　▪ 반려동물에게 나타나는 유사한 증상	1. 가능한 한 빨리 119에 전화한다. 2. 다음을 확인한다. 　▪ 어떤 물질을 흡입했나? 　▪ 언제 노출되었나? 　▪ 얼마나 오래 흡입했나?? 　▪ 환자의 상태는 어떠한가? 3. 사람을 앉히거나 기대게 하여 호흡이 쉽고 편안한 자세로 둔다. 호흡이 쉽도록 등을 받쳐준다. 4. 호흡을 모니터링하고 호흡이 없으면 CPR을 시작한다(5정 참조).

미국에는 공인된 독극물통제센터가 55개 있다. 이 모든 센터는 동일한 전화번호(1-800-222-1222)로 전화하여 연락할 수 있다. 이 센터에는 독물학 전문가인 약사, 의사, 간호사 및 기타 독극물 전문가가 근무하고 있다. 즉, 센터에 대한 모든 전화는 숙련된 의료 전문가가 응답한다. 독극물통제센터에 전화하면 독극물 전문가가 그 사람이 즉각적인 위험에 처해 있는지 결정할 수 있다. 독극물 전문가는 당신에게 필요한 조언을 제공할 것이며 당신이 도움을 받는 동안 전화를 계속하거나 나중에 후속 조치를 위해 전화할 수도 있다. 잠재적인 중독에 관해 센터에 접수된 모든 전화의 70% 이상이 병원이나 의료시설 현장 및 외부에서 관리된다. 이를 통해 비용이 많이 드는 응급실 방문을 절약할 수 있다. 의사나 구급차가 필요한 경우 독극물 전문가가 즉시 알려줄 것이다.

독극물통제센터 전화의 약 20%는 의료 시설에서 조언을 요청하는 전화이다. 모든 통화는 기밀로 유지되며 161개 언어로 번역될 수 있다. 통화는 무료이며 연중무휴, 하루 24시간 통화가 가능하다. 이러한 독극물통제센터에서는 교육적 지원 독극물 예방 프로그램도 제공한다.

Q & A

독을 섭취한 환자를 왼쪽으로 눕히는 이유가 무엇인가?

왼쪽 측면으로 눕힌 회복자세를 취하도록 해주면 소장과 연결되는 위의 끝부분(유문부)이 똑바로 위치하게 되고, 중력의 영향을 받아 독이 소장으로 흡수되는 것을 지연시킨다(2시간 정도). 소장으로 독이 흡수되면 전신의 순환계로 빠르게 퍼진다. 옆으로 누운 자세는 또한 구토가 발생하였을 때 구토물이 폐로 흡인되는 것을 예방하여 준다.

참고

중독 예방

중독의 위험을 감소시키기 위하여 아래와 같은 예방법을 따르도록 한다.

1. 가정용품 및 의약품은 어린아이의 손이 닿지 않는 곳인 잠겨 있는 사물함이나 옷장에 보관하여야 한다. 가정용품이나 의약품을 보관하고 있는 장소에서 성인이 자리를 비운다면 보관함을 안전한 장소로 옮겨야 한다.
2. 의약품을 다른 가정용품과 구분하여 별도로 보관하고 컵이나 탄산음료 병에 보관하지 않고 원래 의약품을 보관하는 용기에 보관한다.
3. 모든 제품에는 적절한 라벨이 붙어 있어야 하고 사용하기 전에 라벨을 확인한다.
4. 약을 투여하거나 줄 때는 불을 켜서 환하게 한다.
5. 어린아이들은 어른들을 따라하기 때문에 사전에 예방조치를 해야 한다.
6. 의약품과 비타민제제는 정확한 이름으로 명시되어 있어야 한다. 어린아이들에게 약을 사탕이라고 말하지 않는다.
7. 가정용품은 어린아이들이 사용하지 않도록 보관한다. 처방된 의약품은 안전하게 보관한다.

노인들의 약물 중독을 피하기 위한 방법:

1. 약물을 복용하기 전에 항상 라벨을 확인하고 설명서를 읽도록 한다.
2. 저녁에 약을 투여하거나 줄 때는 불을 켜서 환하게 한다.
3. 알코올과 함께 의약품을 투여하지 않도록 하며 규정된 양을 초과해서 복용하지 않는다.
4. 다른 사람의 약을 빌려서 투여하거나 오래된 약을 투여해서는 안 된다.
5. 약물 상호작용에 따른 부작용(adverse drug interaction)을 피하기 위하여 다른 약물을 투여하기 전에 의사와 상담하도록 한다.

US Consumer Product Safety Commission.

알코올 응급상황

알코올은 흥분제가 아니라 억제제(depressant)이다. 알코올은 사람의 판단력과 관찰력, 반응 속도와 기능(조정)에 영향을 미친다. 많은 양의 알코올을 섭취하는 경우 뇌의 호흡중추가 마비되어 사망에 이를 수도 있다.

알코올은 일반적으로 남용되어 사용된다. 미국질병통제예방센터(Centers for Disease Control and Prevention; CDC)는 알코올을 자동차 충돌사고, 추락, 익사, 화상, 폭력, 살인을 포함한 폭력, 자살, 성폭행의 위험요인으로 지적한다. 미국에서 매년 수백만 명의 사람들에게 직접적인 영향을 미치며 수만 명의 사망을 초래한다. 미국 국립알코올남용·중독연구소(National Institute on Alcohol Abuse and Alcoholism; NIAAA)의 조사에 따르면 알코올 남용은 심장질환과 암과 함께 국가의 주요 건강문제로 자리 잡고 있다(그림 18-4). 알코올 관련 질환의 실질적인 숫자는 데이터가 부족하여 파악하기 어렵다.

술에 취한 사람들은 난폭하거나 공격적이기 때문에 도와주는 것이 힘든 경우가 많다. 하지만, 알코올을 남용하는 사람들을 도와주고 술주정뱅이로 낙인찍히지 않도록 하는 것은 중요하다. 그들의 상태는 생명을 위협할 정도로 심각할 수 있다.

때때로, 어떤 환자들은 알코올을 너무 많이 섭취하여 중추신경계의 이상으로 우울증 증상을 보이기도 한다. 이러한 경우는 반드시 호흡에 대한 관리가 필요하다. 알코올의 과도한 섭취는 사망을 초래할 수도 있다.

알코올 소비는 우리 사회에 깊이 뿌리 박혀 있다. 알코올의 사용이 광범위하고 사람들은 삶에 직·간접적으로 알코올 남용에 영향을 받기에 알코올 중독의 심각성과 응급상황 발생 시 대처 요령 등이 교육되어야 한다.

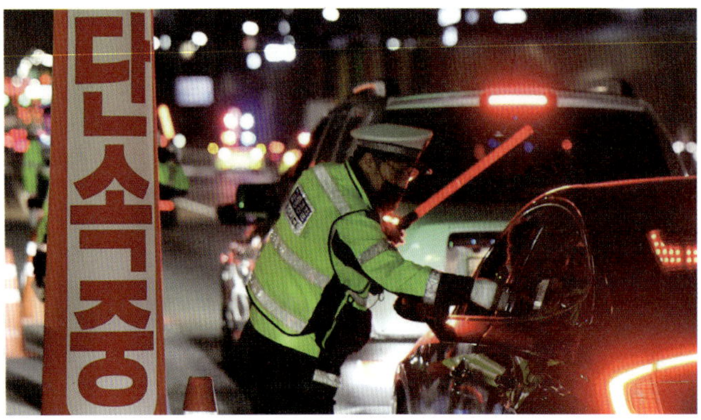

그림 18-4 음주운전 검사

확인할 사항	해야 할 일
다음의 징후들은 알코올 중독을 나타내지만 일부에서는 알코올 남용 이외의 당뇨병 및 열사병과 같은 질병이나 손상을 의미할 수도 있다. ▪ 환자의 호흡 시 또는 옷에서 알코올 냄새가 나는 경우 ▪ 비틀거리는 걸음걸이 ▪ 불분명한 발음으로 말을 하거나 계속해서 대화를 이어나가지 못하는 경우 ▪ 오심과 구토 ▪ 붉어진 얼굴 ▪ 발작[알코올과 관련된 발작은 의학적인 평가가 필요하다. 고혈당상태는 알코올 중독과 비슷하게 보일 수 있으며 신경학적 문제와 중독처럼 보일 수 있다(추가적인 정보는 17장 급성질환에서 확인하도록 하세요).	1. 손상된 곳이 있는지 확인한다. 알코올은 통증을 둔하게 한다. 2. 호흡을 감시하고 적절한 처치를 한다. 3. 술에 취한 사람이 누워 있는 경우에는 회복 자세(왼쪽)로 눕혀 토사물을 흡입할 가능성을 줄이고 알코올이 혈류로 흡수되는 것을 지연시킨다. 환자의 호흡을 확인하고 옮기기 전에 척추손상을 확인해야 한다. 회복자세는 의식과 무의식 환자에게 이용될 수 있다. 4. 독극물센터에 전화해 조언을 구하거나 119에 도움을 요청한다. 조언은 응급상황인 사람의 상태에 따라 결정되어야 한다. 경찰이 도착할 때까지 기다린다. 5. 만약 환자가 공격적으로 변한다면 경찰이 도착하기 전까지 현장을 떠나 안전한 곳에 있는다. 6. 정서적으로 지지해준다. 7. 환자가 의식이 없거나 척추 손상일 경우, 움직임을 최소화하고 고정해야 한다. 만약 척추 손상이 의심된다면 전문응급구조사가 올 때까지 기다린다. 응급구조사들은 부상자를 고정하고 이송할 수 있는 장비를 가지고 있다. 8. 알코올 중독 환자가 추위에 노출되어 있다면 저체온증을 의심하고 따뜻한 곳으로 옮긴다. 젖은 옷을 벗기고 따뜻한 담요나 의복으로 덮어준다. 거칠게 환자를 다루면 심장마비가 유발될 수 있기 때문에 조심스럽게 다루어야 한다.

주의

- 술에 취한 사람이 똑바로 누운 자세로 잠들게 하지 않는다.
- 술에 취한 사람이 공격적이지 않다면, 혼자두지 않도록 한다.
- 적대적인 태도의 술취한 사람을 혼자서 다루지 않는다. 안전한 장소를 찾고 경찰에게 도움을 요청한다.

약물 응급상황

약물들은 사용 효과에 따라서 다음과 같이 분류된다.

- 중추신경계를 자극하는 각성제로는 암페타민(amphetamines), 코카인(cocaine), 카페인(caffeine)이 포함된다(그림 18-5).

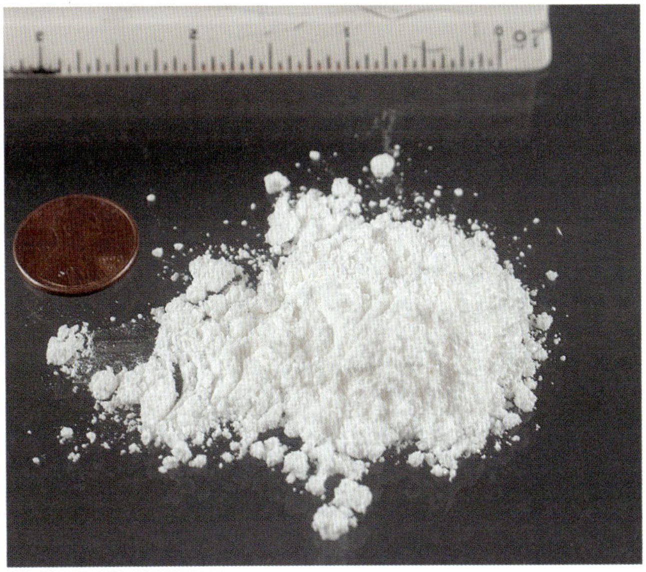

그림 18-5 코카인
Courtesy of DEA.

- 중추신경계 자극을 저하시키는 억제제로는 바비튜르산염(barbiturates), 신경안정제(tranquilizers)[벤조다이아제핀(benzodiazepines)], 마리화나(marijuana), 마약(narcotics)이 포함된다(그림 18-6).

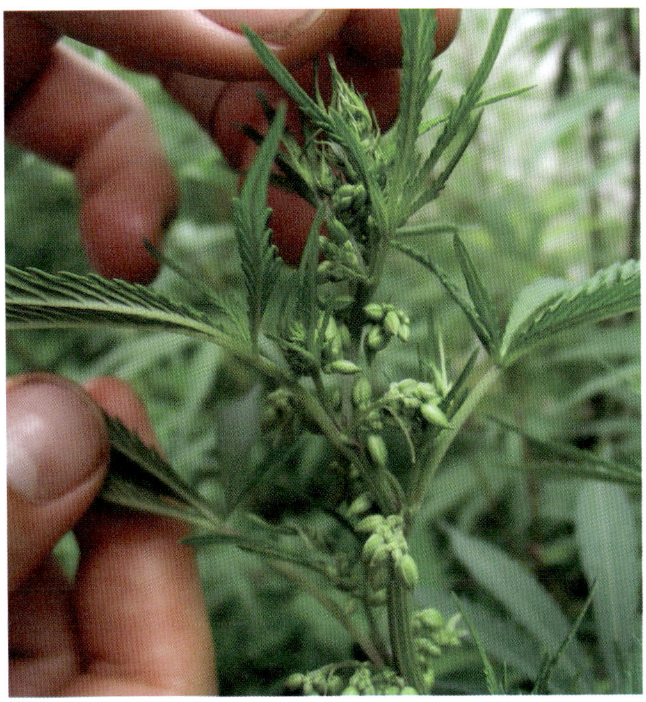

그림 18-6 마리화나
©Ben Smith/Shutterstock.

- 환각제는 뇌의 감각 및 감정의 정보를 바꾸고 종종 강화시켜준다. LSD(lysergic acid diethylamide), 메스칼린(mescaline), 페요테(peyote, 선인장에서 추출한 마약), PCP(펜시글리딘 염화수소산염)가 포함된다. 마리화나 역시 환각제이다.
- 휘발성 화학물질들은 주로 흡입되어 많은 신체조직을 심각하게 손상시킨다. 플라스틱 접착제, 시멘트, 페인트 희석제, 가솔린, 스프레이 페인트, 매니큐어 제광액 등이 있다(그림 18-7).

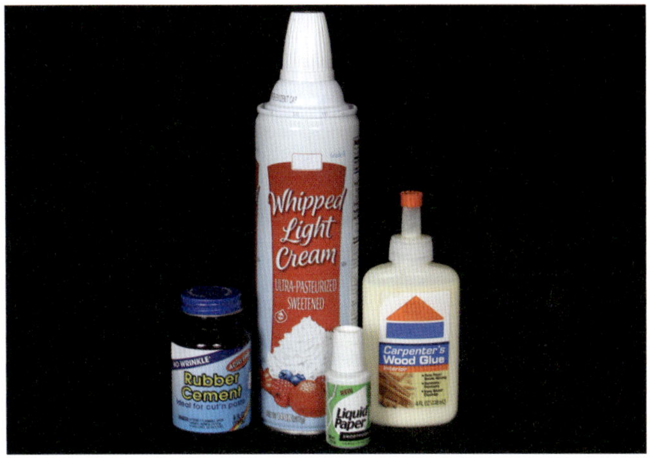

그림 18-7 흡입제
© Jones & Bartlett Learning. Photographed by Kimberly Potvin.

교감신경흥분제

교감신경흥분제는 자극제이다. 자극제(stimulant)는 흥분상태를 유발하는 물질이다. 암페타민과 메타암페타민은 일반적으로 구강을 통하여 섭취되기도 하며 주사제로도 투여된다. 교감신경흥분제는 전형적으로 기분을 좋게 하거나 업무수행력을 높이거나 식욕을 억제하거나 잠을 없애기 위하여 사용된다. 교감신경흥분제는 종종 각성제로 불린다. 메타암페타민은 유해한 물질과 기술을 사용하여 불법적으로 생산되기 때문에 위험하다.

코카인은 코와 주사 그리고 연기 등 여러 가지의 다른 방법으로 인체에 들어올 수 있다. 크랙(Crack)은 정제된 코카인으로 피워서 흡입한다. 크랙을 피우면 가장 큰 효과를 볼 수 있다. 코카인은 중독을 유발하는 물질 중 가장 잘 알려져 있다. 코카인은 뇌졸중, 발작 그리고 심장발작을 초래할 수 있다. 각성제를 복용했다는 징후에는 혼란스러운 행동, 과잉 행동,

안절부절못함, 때로는 불안이나 큰 두려움이 포함된다. 또한 편집증(복용자와 다른 사람을 위험에 빠뜨릴 수 있음)과 망상으로 고통받을 수도 있다.

환각제

환각제(hallucinogens)는 기분과 감각기관의 변화를 가져온다. 약물 사용자는 여러 '환각'이나 '환청'이 있다. 환각제는 사용자나 주변 사람들을 위험에 처하게 할 수 있는 환각상태나 기괴한 행동을 유발할 수 있다. 환각제 복용자는 시각적 환각과 시력 및 청각의 예민도가 증가된다는 보고가 있다. 위급한 경우에는 병원치료가 필요하다. 사용자들은 다칠 수 있는 상황에서 보호받아야 한다. 대표적인 환각제는 LSD이다. PCP, 엔젤더스트와 같은 약물들을 남용하는 것은 심각한 행동상의 변화를 겪기 때문에 위험하다.

마리화나

마리화나라고 불리는 꽃이 피는 대마 식물은 전 세계적으로 사용된다. 마리화나 사용의 징후에는 황홀감, 이완 및 졸음이 포함될 수 있다. 복잡한 사고와 작업을 수행하는 단기 기억과 능력의 손상, 시간에 대한 변화된 인식 그리고 불안과 공포도 나타날 수 있다. 매우 높은 복용량에서는 복용자가 환각을 경험할 수도 있다.

흡입제 남용

휘핑크림과 같은 스프레이 캔에서 아산화질소를 흡입하거나, 특정 접착제(본드)를 흡입하거나, 기타 용해제(가솔린, 라이터기름, 매니큐어 제거제)를 흡입하면 알코올을 흡입하는 것과 유사한 효과가 나타난다. 이러한 효과에는 경미한 졸음부터 무반응, 불분명한 언어 및 서투름, 발작, 느린 호흡 속도 등이 포함될 수 있다. 누군가가 흡입제를 남용했다는 신호는 용해제 냄새이다. 이러한 물질의 냄새를 맡은 사람은 질식하여 사망할 수 있다. 또한 일부 흡입제는 심장박동의 리듬을 변화시켜 사망을 유발할 수 있으며 영구적인 뇌 손상을 일으킬 수 있다.

억제제

억제제(저하제, depressant)는 종종 합법적인 약으로 처방된다. 구하기 쉽고, 사람들은 때때로 일부 의사에게 처방전에 포함시켜 달라고 조르기도 한다. 여기에 속하는 약들은 아편제(opiates)(narcotic), 진정제(sedative)(바르비투산염과 신경안정제)이다.

진정제

진정제(sedatives)는 마취제, 수면 보조제, 항불안제로 처방된다. 진정제의 과다 사용은 알코올의 과다 복용과 비슷하다. 이러한 효과에는 기면(drowsiness)과 졸음(sleepiness), 불분명한 언어, 느린 호흡 속도 등이 포함될 수 있다.

아편유사제

아편유사제(opioids, 마약성 진통제)는 행복감을 높이고, 중독성이 강한 천연 물질인 엔돌핀을 생성시킨다. 모든 약물과 마찬가지로 아편유사제 역시 사람들에게 부작용을 일으킬 수 있다. 아편유사제는 호흡을 늦추거나 심한 경우 호흡을 멈추게 할 수도 있기 때문에 과다 복용은 치명적일 수 있다.

최근 몇 년 동안 아편유사제 약물로 인한 사망자가 연간 수만 명으로 급증함에 따라 모든 법 집행 기관과 최초 대응 기관에서 이러한 사람들을 식별하고 관리하기 위해 수많은 노력을 기울여 왔다.

대부분의 아편유사제는 모르핀, 헤로인, 메타돈, 펜타닐, 옥시코돈과 같은 마약성 진통제이다.

약물 과다 복용은 다음과 같은 경우에 발생할 수 있다.

- 사용 지침을 잘못 이해하거나 의도치 않게 추가 용량을 복용한 경우, 처방된 아편유사제 또는 불법 약물(예: 헤로인)을 고의적으로 오용한 경우
- 다른 사람에게 처방된 아편유사제를 복용한 경우
- 아편유사제를 다른 약물이나 알코올 또는 일반의약품(OTC)과 혼합하여 복용한 경우

확인할 사항	해야 할 일
▪ 극심한 졸림 ▪ 무반응 ▪ 호흡 문제: 느리고 얕은 호흡에서 무호흡에 이르기까지 다양 ▪ 입술과 손톱이 파랗게 변한다. ▪ 피부가 차갑고 축축한 느낌이다. ▪ 동공이 수축되어 있다.	1. 아편유사제를 복용했거나 복용이 의심되는 상황에서 환자가 반응을 보이지 않는 경우에는 호흡을 확인한다. ▪ 환자가 숨을 쉬지 않거나 헐떡거리는 상황에서 도와줄 사람이 있다면 CPR을 시작한다. CPR을 하는 동안 주변인에게 119에 전화하여 AED와 날록손(naloxone, 마약 길항제) 처방을 요청하도록 한다. ▪ 환자가 숨을 쉬지 않거나 숨을 헐떡이는 상황에서 도와줄 사람이 없다면 119에 전화해 AED와 날록손 처방을 요청한 후 CPR(5장 참조) 5주기를 실시한다. 2. 가능한 경우 날록손을 제공한다(그림 18-8). ▪ 날록손(Naloxone)은 약물 과다 복용을 신속하게 역전시키는 안전한 약물로써 사용하기도 쉽다. 날록손은 아편유사제의 효과만을 역전시키므로 다른 약물(예: 알코올, 각성제)에는 영향을 미치지 않는다. 날록손이 작용하기를 기다리는 동안 환자가 호흡하지 않는다면 CPR을 하거나 압박 전용 CPR을 실시한다. ▪ 날록손의 다양한 사용 방법: ▪ 재사용할 수 없는 미리 채워진 1회 용량 비강 스프레이(Narcan)를 투여하려면 먼저 환자의 머리를 뒤로 젖힌 상태로 등을 대고 눕힌다. 그런 다음 스프레이를 한쪽 콧구멍에 투여한다. 2~3분 이내에 회복되지 않고 다른 비강 스프레이 장치를 사용할 수 있는 경우 다른 콧구멍에 반복 투여한다. ▪ 재사용할 수 없는 미리 채워진 1회 용량 자동 주사기(예: Evzio)를 투여하려면 케이스에서 장치를 꺼낸다. 활성화되면 음성 지시에 따른다(자동심장충격기와 유사). 허벅지 바깥쪽에 주사하는데(에피네프린 자동 주사기와 유사) 필요한 경우 의복(예: 바지, 청바지)을 통해 투여할 수 있다. 전자 음성 안내가 작동하지 않는 경우에도 기기는 날록손 용량을 알려준다. 2~3분 이내에 환자가 회복되지 않는다면 사용 가능한 다른 자동 주사기가 있는 경우 투여를 반복한다. 3. 날록손을 투여하고 환자가 반응하고 호흡하면 호흡을 모니터링하고, 호흡이 멈춘 경우 CPR을 시작한다. EMS가 도착할 때까지 환자와 함께 있어야 한다. 회복된 경우에도 처치를 받아야 한다. 4. 날록손을 구할 수 없는 경우 EMS가 도착할 때까지 환자와 함께 있어야 한다. 환자를 옆으로 눕혀(회복 자세, 78쪽 참조) 호흡을 확인하고 호흡이 멈추면 CPR을 시작한다. 5. 가능하면 신속하고 안전하게 약물을 식별하도록 노력한다. 약병을 찾거나 목격자를 통해 약물의 종류를 알아낸다. **중요 사항** ▪ 아편유사제의 효과는 종종 날록손의 효과보다 오래 지속되므로 두 번째 용량이 필요할 수 있다. ▪ 일부 아편유사제는 강력하여 날록손을 여러 번 투여해야 할 수도 있다. ▪ 아편유사제를 복용 중이거나 과량 투여의 위험이 있는 사람은 비상시를 대비하여 날록손을 휴대해야 한다.

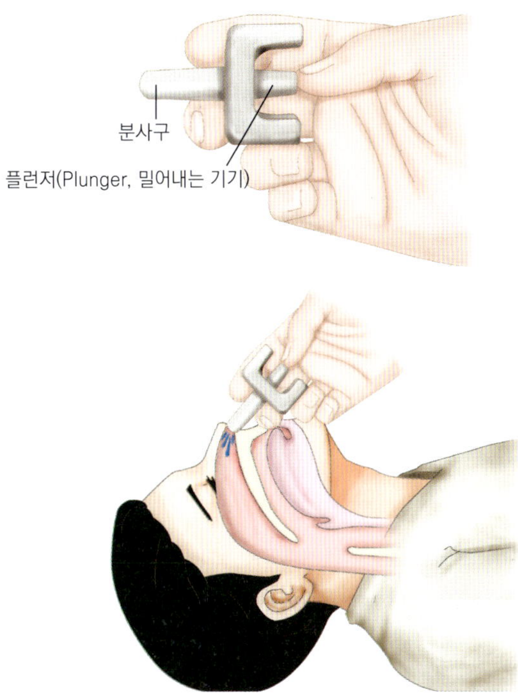

그림 18-8 비강 스프레이 날록손 투여

비아편유사제

기타 모든 비아편유사제(non-opioid) 약물 응급상황(교감신경 흥분제, 환각제, 억제제, 흡입제 남용)의 경우 다음 지침을 따른다.

확인할 사항	해야 할 일
명료한 의식 및 반응	1. 독극물통제센터에 전화한다.
반응은 없으나 호흡이 있는 경우	1. 119에 전화하고, 호흡을 확인하고 호흡이 없으면 CPR을 시작한다.
반응과 호흡이 없는 경우	1. 119에 전화하고, 즉시 CPR을 시작한다.
모든 약물 과다 복용	1. 정서적으로 안정감을 찾도록 돕는다. 2. 환자를 왼쪽(회복 자세)으로 눕혀 독이 장내로 이동하는 것을 지연시키고 구토가 발생했을 때 토사물을 흡입하지 않도록 한다. 3. 부상이 있는지 확인한다. 4. 환자가 폭력을 행사하는 경우 경찰이 도착할 때까지 안전한 곳으로 피한다.

일산화탄소 중독

일산화탄소(carbon monoxide; CO)는 그 잠행성 외에도 우리 환경에서 흔히 존재하기 때문에 매년 미국에서 중독으로 인한 사망의 주요 원인이 된다. 일산화탄소는 탄소 기반 연료의 불완전 연소로 인해 생성된다. CDC의 보고서에 따르면, 매년 수백 명의 미국인이 의도하지 않은 일산화탄소 중독으로 사망한다. 일산화탄소 중독으로 인해 매년 수만 명이 병원에 입원한다.

확인할 사항	해야 할 일
일산화탄소 중독을 확인하는 일은 어렵다. 간혹, 독감 증상처럼 보이지만 사실 일산화탄소 중독 증상이다. ▪ 둔한 두통 ▪ 귀울림(이명) ▪ 흉통 ▪ 근육 약화 ▪ 오심과 구토 ▪ 어지럼증과 시각 변화(흐려진 시야나 복시) ▪ 반응성 상실 ▪ 호흡과 심정지 전통적으로 일산화탄소 중독의 징후로 기록되어 온 것은 선홍색 피부와 입술이다. 이 징후는 흔하지 않고 사망 시에 나타난다. 그러므로 이것은 일산화탄소 중독을 알아보기 위한 징후로는 좋지 않다. 다음은 일산화탄소 중독에서 보일 수 있는 징후들이다. ▪ 증상이 있다 없다 한다. ▪ 증상은 어떤 특정 장소나 시간에 나빠지거나 좋아진다. ▪ 환자 주변의 사람들도 비슷한 증상을 보인다. ▪ 애완동물도 아파 보인다.	1. 증상을 보이는 사람과 다른 모든 사람을 즉시 유독성 환경에서 벗어나 신선한 공기가 있는 곳으로 옮긴다. 산소를 증가시키고 헤모글로빈과 일산화탄소의 결합을 끊기 위해 119구급대에 전화해서 100% 산소를 환자에게 공급할 수 있는 전문응급구조사를 요청한다. 2. 호흡을 확인하고 반응이 없으면 심폐소생술을 실시한다. 3. 반응 없이 호흡을 하는 환자는 회복자세로 눕힌다. 4. 전문적인 의료처치를 받아야 한다. 일산화탄소 중독이 의심되는 모든 환자는 일산화탄소 흡입 확인을 위해 혈액검사를 받아야 한다.

제대로 정비되지 않은 차로 긴 거리를 이동하는 사람들은 일산화탄소 중독의 위험이 증가한다. 부식은 일산화탄소가 들어갈 수 있도록 자동차의 배기시스템을 손상시키고 차체에 틈을 만든다. 일산화탄소 중독의 일반적인 원인은 자동차 배기가스이다. 어떤 사람들은 닫힌 차고 안에서 엔진을 가동하고 연기를 들이마셔 자살을 시도한다. 많은 사망사건이 알코올 섭취 후 차 안에서 잠든 사람들에게 일어난다.

밀폐된 방에서 담배를 피우는 행동은 혈관 안에서 약간의 일산화탄소 농도를 증가시킨다. 흔하지는 않지만 더 위험한 일산화탄소 발생은 결함이 있는 용광로, 온수기, 석유난로 등과 관련이 있다. 캠프파이어의 불이나 열린 공간의 불꽃, 석탄, 숯불화로 역시 일산화탄소를 발생시킨다.

일산화탄소 중독 환자들은 일산화탄소의 존재에 관해 알지 못하는 경우가 많다. 일산화탄소 가스는 보이지 않고 무미, 무취이고 비자극적이다. 가솔린, 나무, 종이, 숯, 석탄, 자연재료의 불완전 연소로 생산된다. 일산화탄소는 두 가지 방법으로 산소결핍을 유발하여 중독상태를 만든다. 첫 번째 혈액 세포 안의 헤모글로빈은 산소보다 일산화탄소와 결합할 확률이 200배 정도가 많다. 게다가 소량의 일산화탄소도 혈액 안에서 산소의 운반을 크게 줄일 수 있다. 두 번째 일산화탄소는 세포가 운반된 산소를 사용하지 못하게 막는다. 간단히 말해 일산화탄소는 산소를 가장 많이 필요로 하는 부분인 심장과 뇌에 산소를 공급하지 못하게 한다.

흡입 중독 응급처치에 관한 추가정보는 **순서도 18-2**를 참고한다.

식물로 유발된 피부염

덩굴옻나무, 독참나무, 독옻나무

미국피부학회에 따르면 85% 정도의 사람들은 덩굴옻나무, 독참나무, 독옻나무에 예민하다. 많은 사람들이 야외활동을 하는 경우가 늘고 있기 때문에 덩굴옻나무(**그림 18-9**), 독참나무(**그림 18-10**), 독옻나무(**그림 18-11**)가 유발하는 피부염이 증가하고 있다(실제로 60개 이상의 식물이 알레르기 반응을 유발하지만 이 세 가지는 다른 식물들보다 더 흔하다). 미국피부학회에 따르면 실제로 반응이 나타나는 10~15%의 사람은 병원치료가 필요할 정도로 삼킬 수 없고 물집이 발진한다(**그림 18-12**). 현재로서는 개인의 민감도를 알아볼 만한 정규테스트가 없다. 피부염 유무가 가장 믿을 만한 척도이다.

이러한 식물들의 수지는 무색이거나 약간 노란색 오일이다. 이 오일은 표면 바로 밑의 도관을 통해 뿌리에서 줄기를 거쳐 잎과 꽃, 과일의 표면을 통과한다. 이것은 과즙 안에는 존재하지 않는다. 식물의 잎은 매우 약해서 강한 바람이나 사람, 동물이 스칠 때 쉽게 파열된다. 이럴 경우 그 오일은 즉시 표면으로 배어 나온다.

순서도 18-2 흡입 중독

- 현장이 안전하면, 즉시 환자를 독성 환경에서 벗어나 신선한 공기를 마시게 한다.
- 적절한 준비와 훈련이 없으면 현장에 진입하지 않는다.

↓

환자의 반응이 있는가?

아니요 → **환자가 숨을 쉬는가?**

- **아니요** →
  - 119구급대에 전화한다.
  - 도착할 때까지 CPR을 시행한다.
- **예** →
  - 119구급대에 전화한다.
  - 기도유지를 위해 환자를 옆으로 눕힌다.
  - 호흡을 관찰하고, 호흡정지 시 CPR을 시행한다.

예 → 다음을 확인한다.

- 흡입물질이 무엇인가?
- 노출시간은 언제인가?
- 흡입지속시간은 얼마인가?
- 환자상태

↓

- 119구급대에 전화한다.
- 환자가 앉아 있거나 기대는 자세 또는 어떤 자세든 편안하게 한다.
- 호흡이 용이하게 등을 받쳐준다.
- 호흡을 관찰하고, 호흡정지 시 CPR을 시행한다.

↓

모든 환자는 회복된 것처럼 보이더라도 전문적인 의료처치를 받아야 한다.

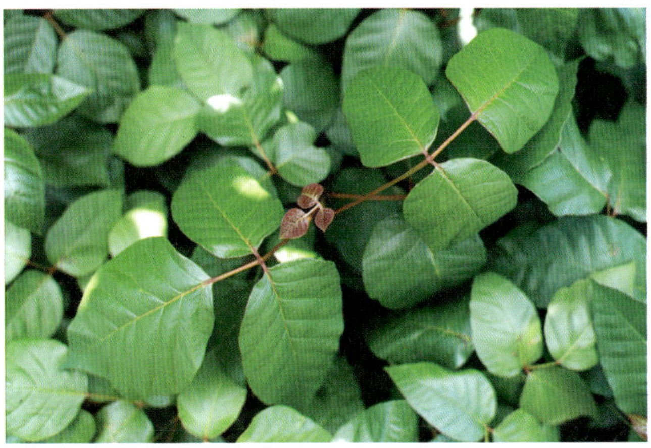

그림 18-9 덩굴옻나무, 미국의 48개 인접한 주 모두에서 발견됨

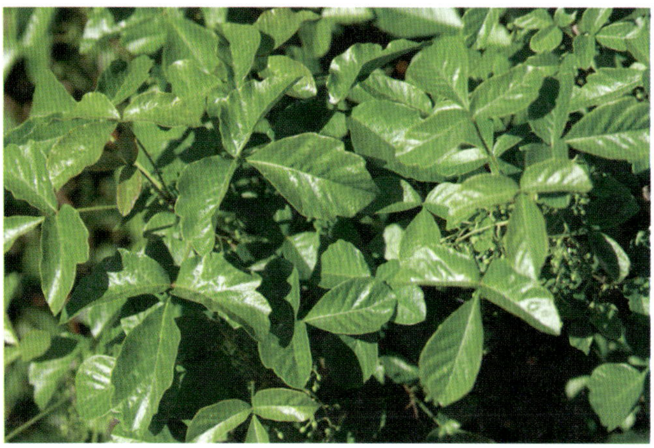

그림 18-10 독참나무

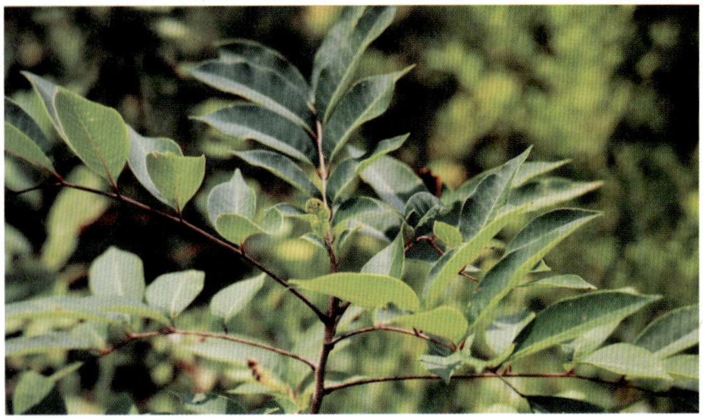

그림 18-11 독옻나무

Courtesy of US Fish & Wildlife Service.

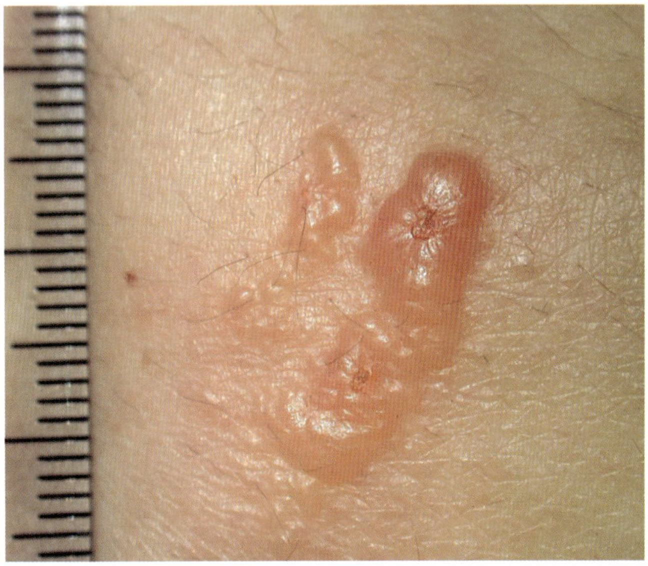

그림 18-12 독아이비 피부염

© pinkannjoh/age fotostock.

이 옅은색의 오일은 사람의 피부에 닿아도 잘 보이지 않는다. 만일 이 오일이 신발의 바닥이나 손바닥 또는 장갑의 바닥, 동물의 털의 표면에 닿았다면 직접 접촉에 의해 퍼져나갈 수 있다. 어떤 물질에는 이 오일이 활성화된 형태로 몇 개월 혹은 몇 년 동안 존재할 수 있다. 갈퀴의 손잡이에 묻어 있으면 5~10분 안에 사람의 피부에 반응을 일으킬 수 있다. 덩굴옻나무 잎은 독성의 손실 없이 5년 동안 유지될 수 있다. 오염된 옷 역시 1년 이후에도 피부발진을 일으킨다. 타는 식물의 연기 또한 심각한 피부염을 유발한다. 식물의 잎이 타고 있을 때 연기 아래에 있는 사람들은 이러한 공기 중의 오일에 영향을 받을 수 있다.

대부분의 사람들은 이러한 독성을 유발하는 식물을 구분하지 못한다. 덩굴옻나무와 독참나무는 낮은 관목과 벽을 타고 올라가는 덩굴을 갖고 있으며 부드럽고 연하며, 넓은 잎을 가지고 있다. 이 잎은 여름에는 녹색을 띠며 가을에는 붉게 변한다. 덩굴옻나무와 독옻나무의 잎은 "3개의 잎이 있으면 그대로 두어라"는 경고를 나타내듯 3장씩 자란다(하나의 줄기에서 세 장의 잎이 나온다). 덩굴옻나무는 알래스카나 하와이를 제외한 미국 대부분의 전역에서 많이 자란다. 독옻나무는 미국의 동서 해안이나 중남부 지역에서 많이 발견된다. 독옻나무는 주로 미국 동부의 댐이나 늪지에서 많이 발견된다. 이러한 식물들은 고도 5천 피트 이상이나 고온건조한 기후에서는 자라지 않는 성향이 있다. 이러한 식물들을 구분하는 데 유용한 테스트 중 하나는 검은 점 테스트이다. 수액이 공기 중에 노출될 때 이것은 단시간 내에 갈색으로 변하고 다음 날에는 검은색으로 변한다.

사람들은 그들의 옷이나 신발, 애완동물의 털이나 연소하는 식물의 연기에 있는 식물의 수지와의 접촉에서 영향을 받을 수 있다. 물집 안에 있는 용액은 수지를 포함하고 있지 않기 때문에 사람들이 믿고 있는 바와는 다르게(본인이나 다른 사람의) 물집을 만져서 발진이 생기지는 않는다. 식별할 수 있는 병의 진행사항으로는 수지 접촉에 대한 반응이 느리다는 것이다.

덩굴옻나무, 독참나무, 독옻나무 등 식물로 유발된 피부염 치료에 관한 추가정보는 순서도 18-3을 참고한다.

참고

검은 점 테스트하기

덩굴옻나무 피부염 환자 중 대부분이 그 식물을 구분하지 못한다. 덩굴옻나무와 독옻나무 잎은 3개의 어린 잎을 가지고 있다. 독옻나무는 하나의 잎마다 7~13개의 어린 잎이 있다. 잘 익은 열매는 회색이 도는 베리류의 열매이다. 이러한 식물의 특징은 "3개의 잎이 있으면 그냥 두고, 열매가 흰색이면 독을 보아라"는 격언을 설명한다.

검은 점 테스트는 이 식물을 구별하는 다른 방법이다. 의심스러운 식물을 확인하기 위해 잎과 줄기(가지와 연결된)를 접은 흰 종이로 쥔다(손으로 잡지 않는다). 접은 종이로 잡은 잎의 끝부분의 줄기를 흰 종이로 잡은 돌로 으깬다. 종이는 식물의 즙으로 적셔 놓아야 한다. 종이 위의 덩굴옻나무, 독옻나무의 맑은 수액은 10분 안에 진한 갈색으로 변하고 24시간 안에 검게 변할 것이다. 이 테스트는 결정적이지는 않지만 그 식물이 세 가지 식물 중 하나라는 사실을 강하게 증명한다.

Schram SE, Willey A, Lee PK, Bohjanen KA, Warshaw EM. Black-spot poison ivy. *Dermatitis* 2008;19(1):48-51.

순서도 18-3 식물로 유발된 피부염

덩굴옻나무, 독참나무, 독옻나무와 접촉한 지 1시간 이내인가?

예

- 알코올로 피부를 부드럽게 닦는다. 문지르지 않는다.
- 다음으로, 또는 문지르지 않는 알코올을 사용할 수 없는 경우 차가운 흐르는 물로 피부를 씻는다. 비누는 필요하지 않지만, 사용하는 경우 차가운 흐르는 물로 많이 헹군다. 피부를 문지르지 않는다.
- 가솔린을 사용하지 않는다.

아니요

다음의 증상이 발생하였나?

- 식물이 탈 때 발생하는 연기 흡입
- 얼굴, 눈, 생식기의 반응
- 신체 넓은 부위의 반응
- 심각한 가려움

예

전문적인 의료처치를 받는다.

아니요

- 약간의 가려움증이 있으면 다음 중 하나를 적용하시오.
  - 콜로이드계의 오트밀 목욕
  - 베이킹 소다 반죽: 1티스푼의 물과 3티스푼의 베이킹 소다의 혼합
  - 칼라민 로션
  - 초산알루미늄 용액
  - 우루시올 용해제 제품(Zanfel 또는 Tecnu)
  - 처방받은 약
- 위의 방법 중 어느 것도 사용할 수 없는 경우 처방전 없이 구입할 수 있는 하이드로 코티손을 적용하면 유용하다.
- 물집이 생기지 않도록 의료적 처치를 받는다.

참고

독에 의한 피부염 예방

일어나기 쉬운 독성식물의 피부염을 줄이기 위해서 다음을 권장한다.

- 식물을 멀리한다.
- 보호복을 입고 시판되는 연고를 바른다.
- 필요하다면 시판되는 연고를 4~6시간마다 보충한다.
- 오염을 적정량의 비누와 물로 제거하고 연고를 다시 바른다.
- 매일 저녁에 이소프로필(isopropyl) 알코올을 문지르고 물로 씻어 오염을 제거한다.
- 오염된 옷과 기구를 폐기한다.

주의

- 처방전 없이 살 수 있는 항히스타민을 포함한 항가려움증 로션을 사용하지 않는다. 왜냐하면 더 심한 피부발진을 일으킬 수 있기 때문이다. 경구용 항히스타민은 가려움증을 줄이기 위해 처방된 크림과 함께 사용되기도 한다.
- 환자가 발진이나 간지러운 부위를 문지르거나 긁지 못하게 한다.

확인할 사항	해야 할 일
민감한 피부를 가진 사람의 경우 5분 이내, 보통 사람은 1시간 이내에	1. 알코올로 피부를 부드럽게 닦는다. 문지르지 않는다. 2. 다음으로, 또는 문지르지 않는 알코올을 사용할 수 없는 경우 차가운 흐르는 물로 피부를 씻는다. 비누는 필요하지 않지만, 사용하는 경우 차가운 흐르는 물로 많이 헹군다. 피부를 문지르지 않는다. 3. 가솔린을 사용하지 않는다.
경미한 피부염: 가려움	1. 다음 중 하나를 적용한다. ▪ 콜로이드계의 오트밀 목욕 ▪ 베이킹 소다 반죽: 1티스푼의 물과 3티스푼의 베이킹 소다의 혼합 ▪ 칼라민 로션 ▪ 알루미늄 아세테이트 치료(Burow's solution) ▪ 우루시올 용해제 제품(Zanfel 또는 Tecnu 피부에서 제거하는 제품 가려움증과 통증을 완화) ▪ 처방받은 약 2. 위의 방법 중 어느 것도 사용할 수 없는 경우 처방전 없이 구입할 수 있는 하이드로 코티손을 적용하면 유용하다.
중간 수준의 피부염: 가렵고 부어오름	1. 경미한 증상 및 징후의 경우와 같이 처치한다. 2. 처방받은 스테로이드 연고를 바른다.
심한 피부염: 가렵고 부어오르며 물집이 생김	1. 경증, 중증도의 증상인 경우와 같이 처치한다. 2. 처방받은 스테로이드 연고나 경구 스테로이드를 사용한다. 3. 독성식물의 타는 연기를 흡입했거나, 피부반응이 얼굴, 눈, 생식기 또는 신체의 넓은 부위에 나타나는 경우 전문적인 의료처치를 받는다.

가시 있는 쐐기풀

가시 있는 쐐기풀은 가시가 있는 털을 줄기와 잎에 가지고 있다. 가시가 있는 털은 속이 빈 작은 관이다. 이 관 밑부분에는 화학적 자극제를 가지고 있는 수포가 있다. 가시가 있는 털을 만지면, 섬세한 바늘 끝이 피부에 스며들어 자극을 주는 화학물질이 주입된다.

가시 있는 쐐기풀은 거의 모든 사람에게 손상을 준다. 이 손상은 덩굴옻나무와 같은 알레르기 반응은 아니지만 식물의 수액으로 인한 좀 더 직접적인 자극이다.

확인할 사항	해야 할 일
▪ 찔린 부분에 즉시 발적과 타는 듯한 느낌, 가려움이 유발되는데 노출된 신체 부위에 따라 1시간 이상 지속될 수 있음 ▪ 발바닥과 손바닥처럼 두꺼운 피부 부분은 손등이나 등의 피부처럼 얇은 부분보다 반응이 지연됨 ▪ 일반적으로 전신반응은 나타나지 않음	1. 물과 비누로 노출 부위를 씻어 자극적인 화학물을 제거한다. 2. 고통스러운 가려움을 완화시키기 위해 차갑고 젖은 팩을 사용한다. 콜로이드 오트밀 연고, 하이드로코티손연고(1%)나 칼라민 로션을 사용할 수 있다. 3. 필요하면 비처방 항히스타민을 먹는다. 4. 가시가 있는 쐐기풀의 반응은 며칠이 아닌 몇 시간 정도만 지속되므로 특별한 치료법이 필요하지 않다.

PREP KIT

복습

- 독은 피부와 접촉하여 몸으로 들어갈 때 화학작용에 의해 건강을 손상시키거나 사망을 일으키는 물질이다.
- 중독은 어떻게 우리 몸으로 들어오느냐에 따라 분류된다. 중독은 섭취, 흡입, 흡수, 주사로 일어날 수 있다.
- 섭취된 중독은 환자가 독극물을 삼킬 때 일어난다.
- 알코올은 판단력, 시력, 반응시간, 운동조정능력에 영향을 주는 진정제이다.
- 사용 효과에 따라 중독 약물을 다음과 같이 분류한다.
  - 자극제(Uppers, stimulants)
  - 억제제(Downers, depressants)
  - 환각제(Hallucinogens)
  - 흡입제(Inhalants)
- 아편유사제는 통증 완화에 사용되는 중독성이 강한 약물이다. 과다 복용은 날록손으로 치료할 수 있다.
- 일산화탄소는 매년 미국에서 주요 사망원인이 된다.
- 인구 중 85%의 사람이 덩굴옻나무, 독옻나무에 예민하다.

핵심용어

날록손(naloxone) 마약류의 약효를 막는 데 사용되는 약물

독(poison) 피부와 접촉하여 몸으로 들어갈 때 화학작용에 의해 건강을 손상시키거나 사망을 일으키는 물질이며, 독소로 알려져 있음

독극물관리센터(Poison Help) 국립독극물통제센터가 운영하며, 즉각적으로 전문의의 조언을 무료로 제공하는 의료시설, 미국 내 연락처 1-800-222-1222

독소(toxin) 세균, 동물 또는 식물에 의해 생성되는 독성 물질로서 세포의 정상적인 신진대사를 변화시키거나 파괴하는 작용을 일으킴

마약(narcotics) 수면 또는 정신상태의 변화를 일으키는 약물

바비튜르산염(barbiturates) 진정제-최면제로 알려진 약물 종류군

섭취로 인한 중독(ingested poisoning) 독성물질을 섭취해서 생기는 중독

신경안정제(tranquilizers) 진정제-최면제로 알려진 약물 종류군

아편제(opiates) 아편을 함유하거나 파생된 약물

아편유사제(opioids, 마약성 진통제) 아편 비슷한 작용을 가진 합성 마취약

약물 상호작용에 따른 부작용(adverse drug interactions) 동시에 복용하는 두 가지 이상의 약물에 대한 의도하지 않거나 해로운 반응

억제제(depressant) 흥분 수준을 억제 또는 감소시키는 약제

일산화탄소(carbon monoxide; CO) 불과 같은 불완전한 연소에서 생성되는 무색, 무취의 독가스

자극제(stimulant) 흥분상태를 유발하는 약물

진정제(sedative) 중추신경계 진정제로 작용하는 약물

환각제(hallucinogens) 오감 중 하나에 잘못된 인식을 일으키는 약제

실습평가

여동생이 집에서 페인트칠하는 것을 돕고 있다. 잠시 쉬는 동안 2살 조카가 페인트가 담긴 작은 컵을 들고 방으로 들어온다. 입 주변과 입안에 페인트가 묻어 있다.

지시: 설명에 동의하면 "예"에 ○표하고, 동의하지 않으면 "아니요"에 ○표 하시오.

1. 즉시 조카에게 물이나 우유를 먹인다.
   예 아니요
2. 구토를 유도하기 위해 이페카시럽(토근시럽, ipecac; 구토제)을 사용한다.
   예 아니요
3. 페인트를 언제, 얼마나 삼켰는지를 확인한다.
   예 아니요
4. 독극물통제센터에 전화하여 조언을 구한다.
   예 아니요

PREP KIT

지식확인

지시: 설명에 동의하면 "예"에 ○표하고, 동의하지 않으면 "아니요"에 ○표 하시오.

1. 독극물을 삼키면 구토를 유발할 수 있다.
   예 아니요
2. 독극물을 먹은 모든 사람에게 우유를 줘야 한다.
   예 아니요
3. 알코올중독 환자는 치료가 필요하지 않다.
   예 아니요
4. 일산화탄소는 독특한 냄새가 있다.
   예 아니요
5. 덩굴옻나무, 독참나무, 독옻나무를 접촉한 사람은 모두 피부 반응을 보일 것이다.
   예 아니요
6. 중독 환자에게 구토를 유발하는 것은 추천되는 응급처치이다.
   예 아니요
7. 덩굴옻나무, 독참나무, 독옻나무 중독은 전문적인 의료처치를 받아야 한다.
   예 아니요
8. 칼라민 로션은 덩굴옻나무, 독참나무, 독옻나무 접촉에 의한 가려움증을 완화시키는 데 도움이 된다.
   예 아니요
9. 술에 취했거나 약물을 복용한 사람이 폭력을 행사할 경우 그 자리를 떠난다.
   예 아니요
10. 모든 아편유사제(opioid) 과다 복용에는 전문적인 의료처치가 필요하다.
    예 아니요

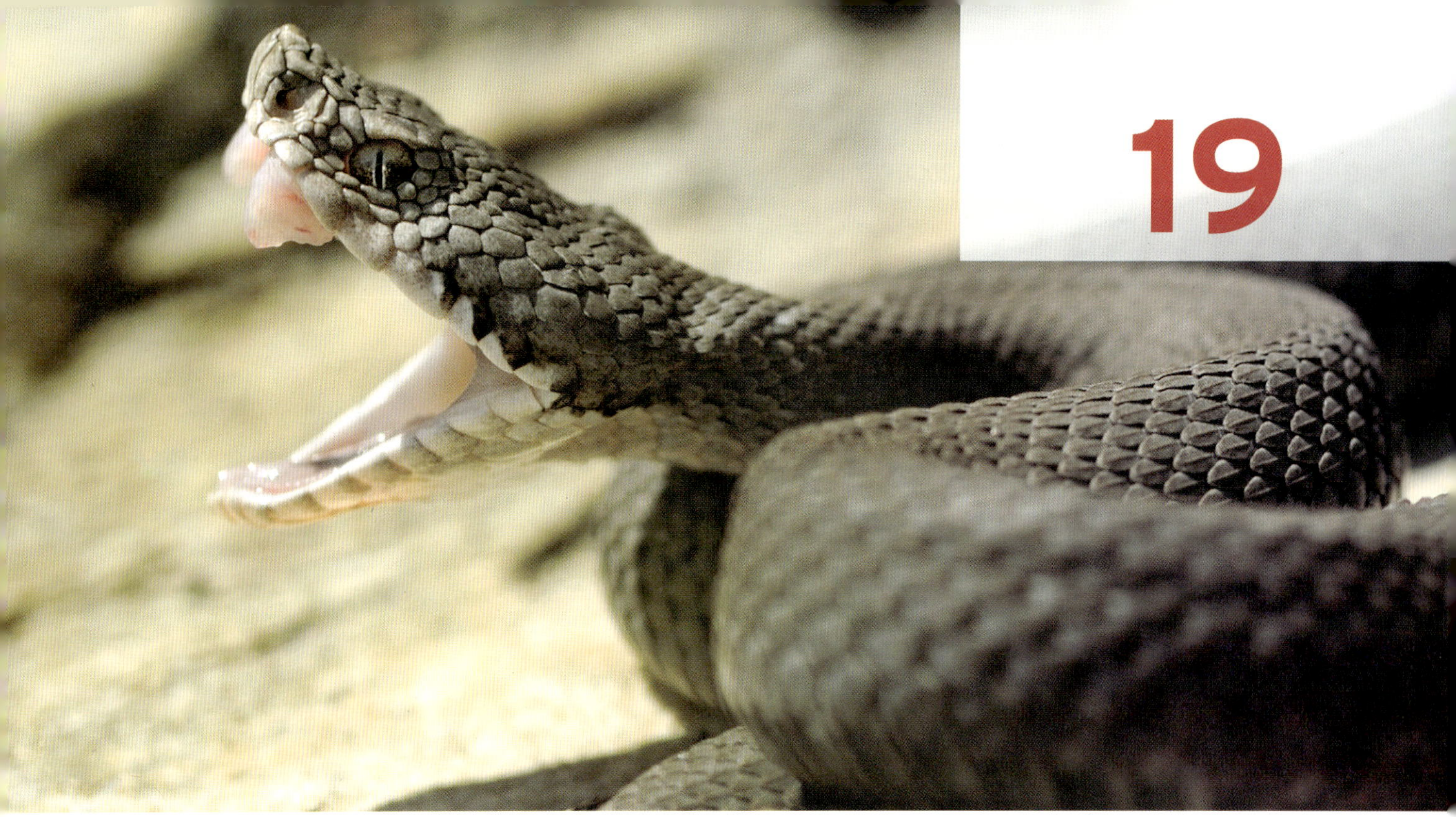

19

물린 상처와 쏘인 상처

Bites and Stings

CHAPTER AT A GLANCE

- 동물에게 물린 상처
- 뱀에 물린 상처
- 곤충에게 쏘인 상처
- 거미와 곤충에게 물린 상처
- 해양동물 손상

동물에게 물린 상처

동물에 물린 상처는 주로 중요한 공중보건학적 문제로 인식되지 않고 있다. 동물에게 물린 상처에서 생기는 두 가지 문제는 직접적인 조직 손상과 그 이후의 미생물 감염이다.

모든 동물에 물린 상처의 대다수는 개에 의한 것이다(그림 19-1). 미국수의학협회(AVMA)에 따르면 매년 동물에 물린 것과 관련된 사망자 수가 약 30~40명이다(표 19-1). 그러나 매년 발생하는 개에 물리는 약 5백만 건의 80%는 사소하거나 경미하여 의료적인 처치를 요구하지 않고 있는데 이것은 응급처치를 알아야 할 중요성을 말해주고 있다.

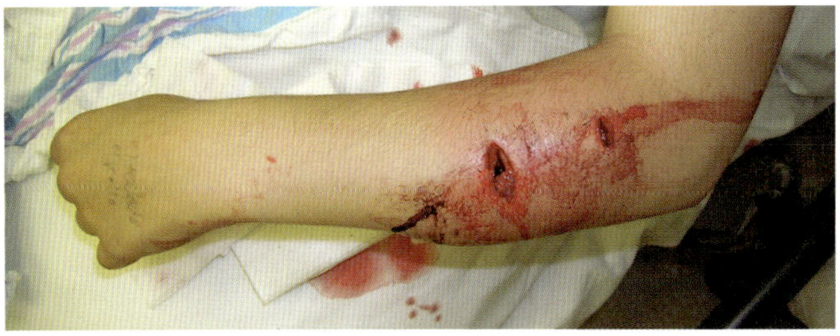

그림 19-1 개에 물린 상처

표 19-1 미국에서 동물과 관련된 사망자 수(2008-2015)

	사망자 수	사망자 % (전체 중)	연간 평균 사망자 수
독이 있는 동물	686	43	86
말벌, 장수말벌, 꿀벌	478	30	60
기타 독이 있는 절지동물	84	5	11
독거미	49	3	6
독이 있는 뱀과 도마뱀	48	3	6
명시되지 않은 독이 있는 동물 또는 식물	22	1	3
지네류와 독이 있는 노래기류	3	0	<1
전갈	2	0	<1
독이 있는 바다동물과 바다식물	0	0	0
독이 없는 동물	924	57	115
기타 포유류	576	36	72
개	272	17	34
기타 독이 없는 곤충이나 기타 비척추동물	61	4	8
바다동물	13	1	2
기타 파충류	1	0	<1
악어류	1	0	<1
쥐	0	0	0
합계	1,610		201

Reproduced from: Wilderness and Environmental Medicine, 23:2, Forrester, J.A., et.al., Fatalities from venomous and nonvenomous animals in the United States, 146-152, Copyright (2018), with permission from Elsevier.

표 19-2 개에 물리는 것과 관련되어 알아야 할 사항들

애완견을 조심스럽게 선택할 것. 자신의 환경과 생활양식을 평가하고 적절한 애완견을 결정하기 위하여 전문가와 의논할 것
개는 공격성을 줄이기 위해 중성화함
유아나 어린 소아를 절대로 홀로 개와 함께 두지 말 것. 개는 아이가 개를 두려워하거나 염려하는 신호에 예민함
아이들에게 개에 대한 기본 안전사항을 가르치고 규칙적으로 반복할 것
공격한 경험이 있는 개는 어린이가 있는 가정에는 부적절함
자신의 개와 레슬링과 같은 공격성 놀이를 절대로 하지 말 것
모르는 개에게 절대로 접근하지 말 것. 길 잃은 개나 특이한 행동을 보이는 개는 즉시 신고할 것
모르는 개가 접근할 때 움직이지 말 것-절대로 뛰거나 소리 지르지 말 것
잠자거나 먹고 있거나 새끼를 돌보고 있는 개를 절대로 방해하지 말 것
개 옆에서 넘어지면 그대로 누워 있고 공 모양을 하고 있을 것
개에게 물리면 즉시 물린 사실을 신고함

Centers for Disease Control and Prevention: Nonfatal dog bite-related injuries treated in hospital emergency departments—United States 2001. *MMWR Weekly.* 2003;52(26):605-610. Retrieved December 23, 2015 from www.cdc.gov/mmwr/preview/mmwrhtml/mm5226a1.htm.

개의 이빨은 60종 이상의 세균을 옮길 수 있으며 이들 중 일부는 인간에게 위험하다(표 19-2). 두 가지 감염, 즉 파상풍과 광견병은 의학의 발전으로 거의 근절되었지만 아직도 문제를 일으킬 가능성이 있다.

고양이에게 물린 상처는 개에게 물린 상처보다 훼손상태가 덜하지만, 감염 발생률은 개에게 물린 상처보다 훨씬 더 높다. 고양이는 매우 예리한 이빨을 가지고 있어서 깊은 구멍이 날 정도의 상처를 낼 수 있으며 근육과 힘줄 및 뼈가 손상될 수 있다.

특히 어린이를 물 가능성이 있는 또 다른 애완동물은 페렛(ferrets)이다. 페렛은 예측 없이 공격할 수 있다. 그 대상을 빠르고 반복적으로 물고 깊은 상처를 낼 수 있으며 유아에게 심각한 얼굴 손상을 일으킬 수 있다.

어린이들 이외에 노인들과 스스로를 돌볼 수 없는 사람들이 특히 동물에 물리기 쉽다. 왜냐하면 이들은 종종 위험한 상황을 탐지하거나 예방할 수 없기 때문이다. 많은 동물과 관련된 사망은 사람이 혼자 공격적인 애완동물과 있을 때 일어난다. 일반인이 알고 있는 것과 달리 야생에서 사는 개나 길 잃은 개들은 거의 치명적인 손상을 일으키는 공격에는 관여하지 않는다.

손상은 주로 손, 팔, 다리, 얼굴에서 일어난다. 손상된 얼굴은 몇 가지 문제로 나타난다. 얼굴의 피부 표면 가까이 혈관이 있어 막대한 양의 출혈이 발생하기 쉽기 때문이다. 얼굴 손상과 흉터는 정서적인 상처를 가져올 수 있다. 눈의 완전 혹은 부분 실명이 생길 수 있다.

야생동물의 공격은 주로 농촌이나 야생 지역에서 종종 일어난다(더 많은 정보는 24장 야생 지역에서 응급처치를 참고). 모든 손상이 야생동물에 의한 물린 손상이 아니다. 심각한 손상은 공중에 던져지거나, 뿔에 찔리거나, 땅바닥에 부딪히거나, 짓밟힐 경우에 발생한다.

광견병

광견병(rabies)은 가장 오래되고 무서운 질병 중 하나이다(그림 19-2). 인간광견병은 미국과 기타 산업국가에서는 거의 발생하지 않지만 개발도상국가에서는 골칫거리로 남아 있다. 광견병 백신은 고위험군에 해당하는 사람들과 수의사뿐만 아니라 광견병 발생빈도가 높은 국가를 여행한 사람들까지 포함한다. 온혈동물에서 발견된 바이러스가 광견병을 일으키는데,

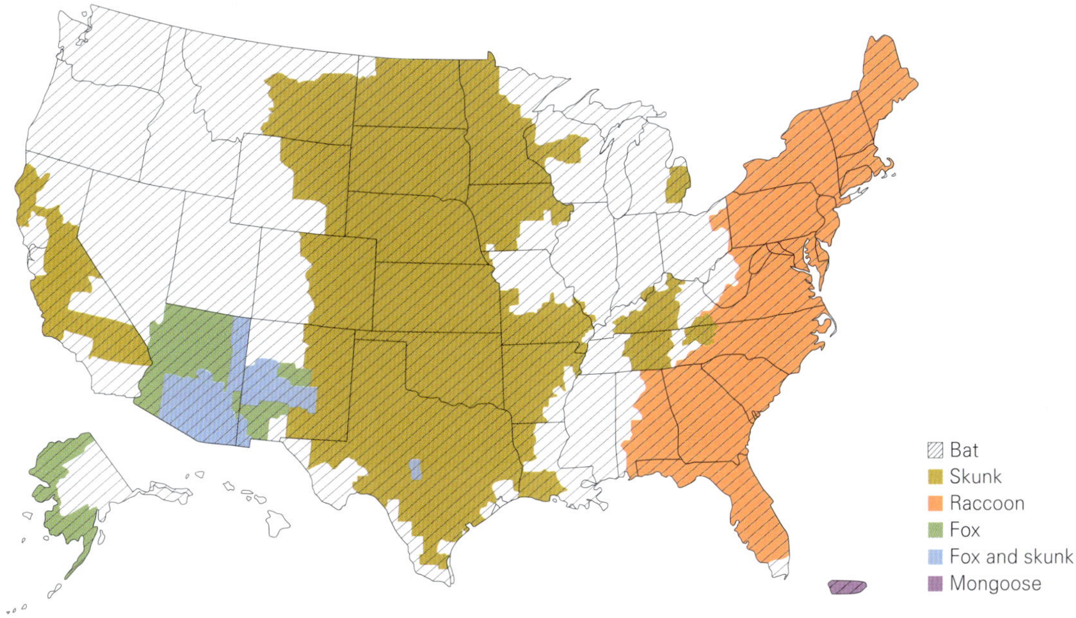

그림 19-2 미국에 있는 야생동물 가운데 광견병 바이러스의 분포, 2013-2017.
Data from Centers for Disease Control and Prevention.

침에 의해 한 동물에서 다른 동물로, 보통은 물거나 핥아서 퍼진다. 파충류와 같은 냉혈동물이 무는 경우는 위험한 광견병을 옮기지는 않는다.

물거나 할퀼 때 피부를 뚫고 들어가는 경우는 심각한 광견병에 노출된 것으로 여겨진다. 광견병에 걸린 동물은 유발된 공격보다 자극되지 않은 공격으로 해를 입혔을 가능성이 더 있다. 물리지 않고 폭로되는 경우는 할퀸 상처, 찰과상, 삼출성 피부홍반을 포함한 상처를 통한 오염이다.

다음과 같은 경우 광견병에 걸린 동물일 가능성이 있는 것으로 간주한다.

- 건들지도 않았는데 공격하는 동물
- 본래 성질과 다르게 낯선 행동을 하는 동물(예: 보통 온순한 개가 공격적이거나 야생 여우가 유순하거나 다정해 보일 때)
- 위험성이 높은 동물들(스컹크, 여우, 너구리 혹은 박쥐)

동물에 물린 경우 경찰 또는 동물센터에 신고하여, 이 동물들을 관찰할 수 있게 해야 한다. 또한 가정에서 키우는 개나 고양이가 사람을 물었을 경우 예방접종을 한 동물이라도 10일 동안 격리하여 관찰하도록 한다. 만약 야생동물이 물었다면 광견병에 노출된 것으로 간주하고 즉시 의료적 처치를 받아야 한다. 질병통제예방센터(Centers for Disease Control and Prevention; CDC)에 따르면, 야생동물을 통해 발생되어 보고된 광견병 건수는 92%를 차지한다(그림 19-3). 미국너구리가 가장 빈도 높게 보고되는 광견병 감염 야생동물이며, 다음으로 박쥐, 스컹크, 여우 순이다.

애완동물에게 물린 경우는 동물소유자에게 알리거나 당신이 소유자라면 물린 사람의 가족에게 알린다. 만남은 매우 감정적으로 될 수 있고 폭력으로도 이어질 수 있기 때문에 그렇게 하는 경우 적절한 판단을 한다. 야생동물에게 물린 경우는 관련기관에 알린다.

동물에 물린 경우의 처치에 관한 더 많은 정보는 **순서도 19-1**을 참고한다.

참고

개가 물 때: 어떤 품종이 가장 위험한가?

미국수의학협회가 언급한 품종은 개에 물린 것의 형편 없는 유일한 예측변수이다. 예측하는 더 많은 요인들은 개의 훈련, 성별, 중성화 수술 상태이다.

American Veterinary Medical Association. Dog bite risk and prevention: The role of breed. https://www.avma.org/KB/Resources/LiteratureReviews/Pages/The-Role-of-Breed-in-Dog-Bite-Risk-and-Prevention.aspx. March 12, 2015

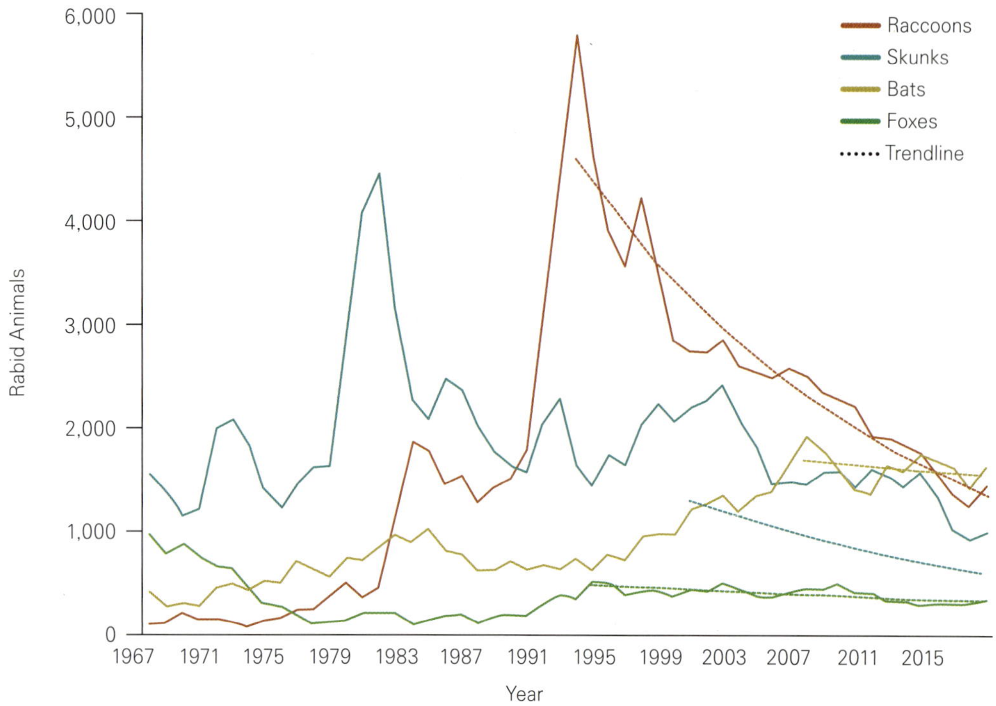

그림 19-3 야생동물의 광견병 발생 건수, 1967-2018.
Data from Centers for Disease Control and Prevention.

확인할 사항	해야 할 일
피부에 상처가 난 물린 곳 ▪ 동물의 예리한 송곳니로부터 생긴 구멍 난 상처 ▪ 뭉개진 조직과 피부 ▪ 손가락, 손가락 마디, 손에 난 개방성 상처	1. 상처를 직접 압박하여 출혈을 멈춘다. 2. 얕은 상처에 대해서는 다음과 같이 한다. ▪ 비누와 흐르는 물로 상처 안과 주위를 씻는다. ▪ 깨끗한 흐르는 물로 상처 안을 씻어낸다 ▪ 상처를 처방 없이 파는 항생제 연고로 얇게 바르고 멸균붕대로 덮는다. 3. 심하게 물린 곳은 의료기관에서 소독해야 한다. 피부에 상처가 난 모든 물린 곳에 대해서는 다음과 같이 전문적인 의료처치를 한다. ▪ 상처를 깨끗이 한다.
	▪ 개방성 상처를 넓게 덮고 틈을 메운다. ▪ 필요하면, 파상풍 예방 주사를 맞는다.
피부에 상처가 나지 않은 물린 곳	피부에 20분 이상 얼음팩을 한다.
야생동물에 물린 곳	1. 동물을 포획하려고 시도하지 않는다. 2. 동물을 죽이지 않는다. 죽여야 하는 경우에는 머리(뇌)를 치거나 쏘지 않는다. 종종 불가능할지라도 동물의 뇌에 대하여 광견병 바이러스 검사를 해야 할 수도 있다. 3. 지역 보건과에 연락한다.

주의

- 동물을 스스로 포획하려고 시도하지 않는다.
- 동물 가까이 가지 않는다.
- 절대적으로 필요한 경우가 아니면 동물을 죽이지 않는다. 동물을 죽여야만 한다면 광견병 바이러스 검사를 할 수 있도록 머리와 뇌가 손상되지 않게 보호한다. 잠재적으로 감염된 조직이나 타액에 노출되는 것을 막기 위해 죽은 동물을 그대로 이송한다. 동물의 유체는 부패를 막기 위해 냉장보관해야 한다.
- 적절한 예방책을 강구하지 않고는 동물과 접촉하지 않는다. 감염된 타액이 동물의 털에 묻어 있을 수도 있으므로 두꺼운 장갑을 끼거나 죽은 동물을 이동시켜야 한다면 삽을 사용한다.

참고

인간 광견병

미국에서 광견병으로 인한 사망자 수는 매년 100명 이상에서 매년 평균 1~3명으로 감소해 왔다. 이러한 감소에는 두 가지 프로그램이 책임을 져 왔다. 첫째는 1940년대부터 시작된 동물관리와 예방주사프로그램이고, 둘째는 효과적인 인간 광견병 백신과 면역단백질이 개발되어 온 것이다.

Centers for Disease Control and Prevention; United States Rabies Surveillance Data.

순서도 19-1 동물에 물렸을 때

물려서 피부에 상처가 났는가?

- 아니요 → 20분 이상 얼음팩을 한다.
  - 애완동물에 물린 경우는 동물소유자에게 알리거나 당신이 소유자라면 물린 사람의 가족에게 알린다. 만남은 매우 감정적으로 될 수 있고 폭력으로도 이어질 수 있기 때문에 그렇게 하는 경우 적절한 판단을 한다.
  - 야생동물에게 물린 경우는 관련기관에 알린다.
- 예 → 상처 위를 직접 눌러서 출혈을 멈춘다.
  - **상처가 얕은가?**
    - 아니요 → 심하게 물렸으면 의료기관에서 깨끗이 소독해야 한다.
    - 예 →
      - 비누와 흐르는 물로 상처의 내부와 주위를 씻는다.
      - 상처의 내부를 수도꼭지의 깨끗한 물로 씻어낸다.
      - 처방전 없이(일반의약품) 살 수 있는 항생제 연고를 상처에 얇게 바르고 멸균붕대를 덮는다.
      - 다음과 같은 경우는 전문적인 의료처치를 한다.
        - 상처를 소독한다.
        - 폭이 넓은 개방성 상처는 꿰맨다.
        - 필요한 경우에는 파상풍 예방접종을 한다.
  - **야생동물에 물렸는가?**
    - 아니요 → 야생동물 이외의 다른 동물에 물렸으면 동물통제센터나 경찰에게 알린다. 이 동물이 광견병에 걸렸는지 관찰해야 한다.
    - 예 →
      - 동물을 포획하려고 시도하지 않는다.
      - 동물을 죽이지 않는다-죽여야만 하는 경우는 머리(뇌)를 치거나 쏘지 않는다.
      - 지역 보건과에 연락한다.

사람에게 물린 상처

물리는 상처는 개와 고양이 다음으로 사람이 많다. 사람이 물면 다른 동물이 무는 것보다도 종종 아주 더 심한 손상을 일으킬 수 있다. 사람의 입에는 광범위한 세균과 바이러스가 있어서 특히 사람에게 피부를 직접 물리면 감염될 가능성이 아주 크다(그림 19-4).

사람에게 물린 상처 대부분은 싸우는 젊은이들, 혹은 놀고 있는 어린이들, 정신질환병동에 있는 사람들에 의해서 혹은 성적 공격을 하는 동안 발생하게 된다. 때로는 당황하여 환자에게 즉시 전문적인 의료처치를 하지 못하는데, 이는 감염의 위험을 크게 증가시킨다.

사람이 무는 행위는 대부분 폭력행위를 하는 동안 일어나지만, 이것은 또한 고의적이 아니거나 스포츠와 관련되어 일어나며, 발작이 있는 어린이나 환자를 제지시키려고 하는 병원 직원이 물리거나 혹은 손톱을 씹거나 엄지를 빠는 동안 스스로 입게 된다. *Journal of Emergencies, Trauma, and Shock*에 발표된 한 연구에 따르면 남성들이 여성들보다도

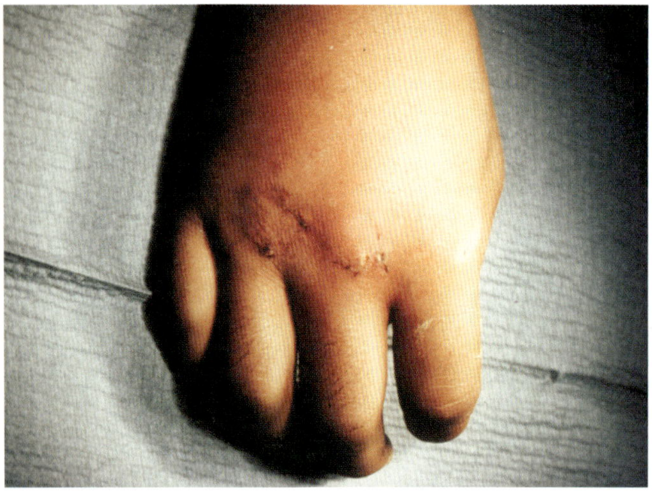

그림 19-4 사람이 문 경우는 심각한 감염을 일으킬 수 있다.

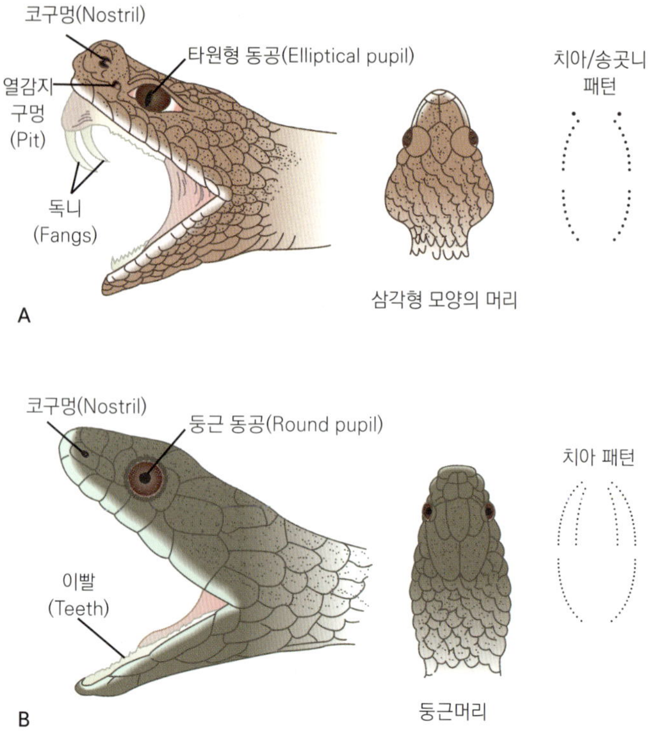

그림 19-5 독사(살무사과 독사)(A)와 해가 없는 뱀(B)의 특징

더욱 자주 물리는데, 무는 행위는 주로 공격적인 언쟁을 하는 동안 일어나며 28세 연령에서 빈도가 가장 높다. 가장 흔한 손상 위치는 손이며, 꽉 쥔 주먹으로 칠 때 주먹이 손상을 입는다.

확인할 사항	해야 할 일
사람이 문 두 가지 유형이 있다. ▪ 진짜 문 상처 　▪ 보통 고의적으로 신체의 일부를 이빨(teeth)로 무는 경우 　▪ 싸울 때와 학대하는 경우(배우자나 어린이 학대와 관련되면 의무적인 신고법이 적용된다. 학교에서 한 어린이가 다른 어린이를 문다면 일반적으로 신고하지 않는다). ▪ 꽉 쥔 주먹 손상 　▪ 보통 싸우는 동안 이로 주먹을 물 때(비의도적인 손상이 스포츠와 놀이를 하는 동안 일어날지라도) 　▪ 높은 감염 가능성과 관계 있음 　▪ 손상은 보통 손가락마디의 열상	1. 상처의 출혈이 심하지 않으면, 비누와 물로 5~10분 동안 씻는다. 조직이 뭉크러질 수 있으니 문지르지 않는다. 2. 수도꼭지에서 흐르는 물로 수압을 높여 철저하게 상처를 씻어낸다. 3. 직접 압박하여 지혈한다. 4. 상처를 멸균붕대로 덮는다. 상처를 테이프나 나비붕대로 밀폐하지 않는다. 상처를 밀폐하면 세균이 상처에 남아 감염 위험이 높아진다. 5. 가능한 추가적인 상처를 소독하기 위해 전문적인 의료처치를 하고, 가능한 한 파상풍 예방접종을 하며, 필요한 경우 상처를 봉합하는 수술을 한다.

뱀에 물린 상처

미국에서는 뱀에 물려 응급실을 방문하는 사람이 연간 9,000명에 달하는 것으로 추정된다. 이러한 방문자의 약 1/3이 독사에게 물린 것이며, 이러한 물림의 대부분은 살무사(pit viper)로부터 발생되었다(그림 19-5). 미국에서는 뱀에 물린 정확한 통계는 수집하기 어렵다. 그러나 뱀에 물린 사망자는 파악이 되어 최근 몇 년 동안 10명을 초과하는 경우는 거의 없었다. 미국에서 뱀에 물려 사망하는 사람은 보통 뱀에 물린 후 처음 48시간 동안에 사망한다. 미국에서는 4종 만이 독이 있다. 즉, 방울뱀(그림 19-6)(미국에서 독사에 물린 사망자 중 65%를 차지하며 이 독사에 물리면 거의 모두 사망한다), 북아메리카산살무사(그림 19-7), 늪살무사[또한 코튼마우스(cotton mouth)라고 알려짐](그림 19-8), 그리고 산호뱀(그림 19-9)이다. 흔하지 않을지라도, 뱀에 물리면 고통스럽고 비용이 많이 들며 잠재적으로는 사망할 수도 있다. 사망 이외에 팔다리나 손가락의 부분이나 완전 절단과 같은 장애나 관절운동 기능 장애가 일어날 수 있다. 대부분의 사람들은 완전히 회복한다.

처음 3종은 살무사과 독사(pit viper)이며 다음과 같은 세 가지 공통적인 특징이 있다.

- 목보다 더 넓은 삼각형의 납작한 머리
- 타원형의 동공(고양이눈)
- 머리의 양쪽에 눈과 콧구멍 사이의 열감지 구멍

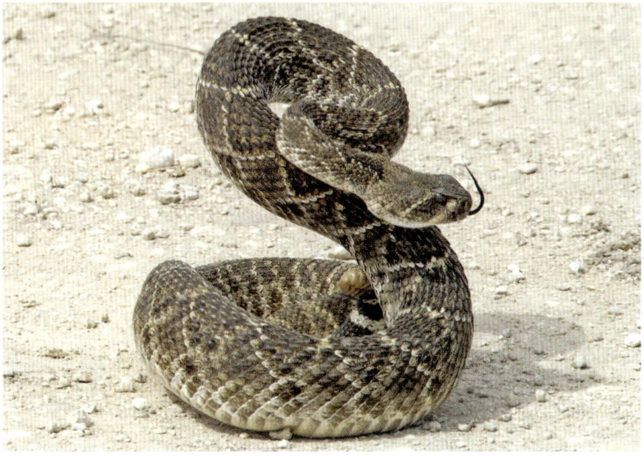

그림 19-6 방울뱀
© Amee Cross/Shutterstock.

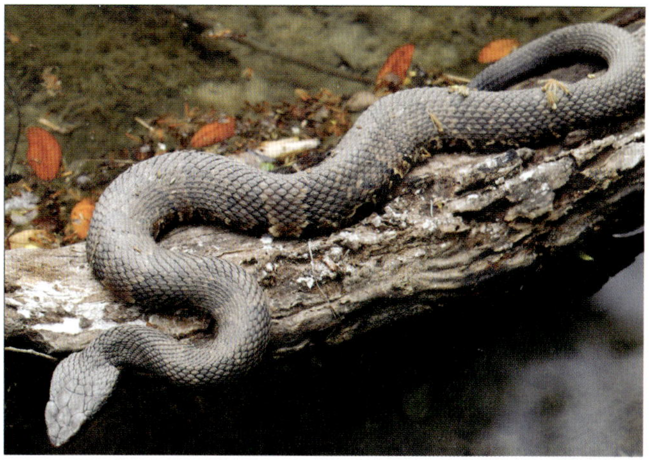

그림 19-8 늪살무사(코튼마우스)
© Shackleford-Photography/Shutterstock.

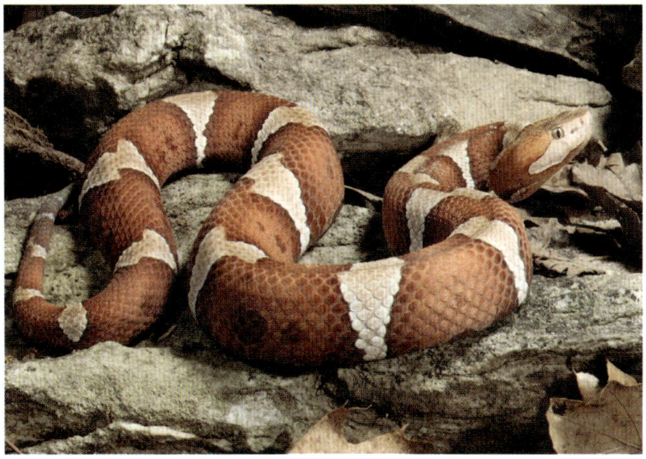

그림 19-7 북아메리카산 살무사
© Dennis W. Donohue/Shutterstock.

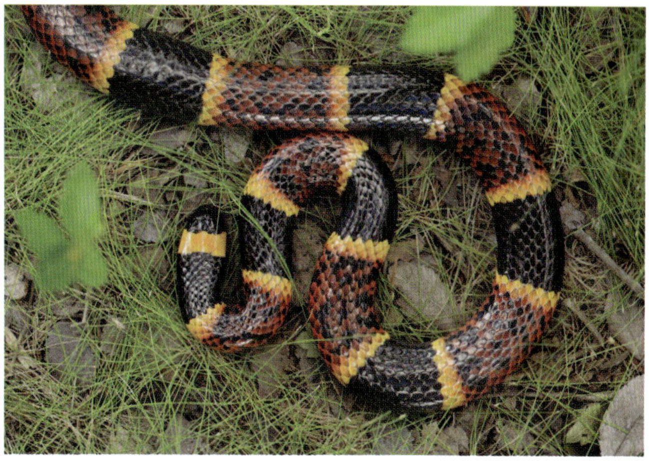

그림 19-9 산호뱀; 미국에서 가장 강한 독사
© Rolf Nussbaumer/age fotostock.

산호뱀은 작고 화려하며 몸체 주변에 연속되는 밝은 빨강, 노랑, 검은색 띠가 있다(모든 띠는 하나 건너 노란색이다). 산호뱀은 애리조나주, 미국남부, 텍사스주에서 발견된다.

적어도 독사 중 한 종은 알래스카주, 하와이주, 메인주를 제외한 모든 주에서 발견된다(그림 19-10). 외래종 뱀은 미국으로 합법적으로 수입되었든지 밀수되었든지 간에 동물원, 학교, 뱀농장, 아마추어와 전문가 수집품에서 찾아볼 수 있으며, 1년마다 외래종에 물리는 사건이 적어도 15건 발생하고 있다. 외래종 뱀의 일부는 독사이다.

이론적으로 뱀에 물리는 것은 뱀과 만난 것을 인식하기 전에 물렸거나 뱀으로부터 멀리 도망가려고 하는 동안 물린 것이다. 그들은 대부분 종종 다리가 물린다(표 19-3).

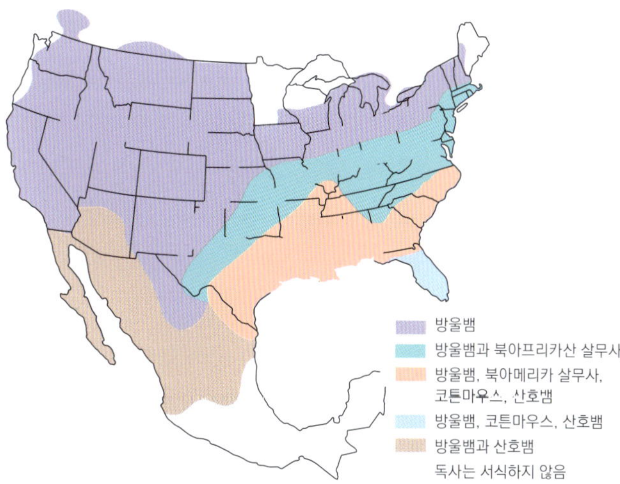

그림 19-10 독사의 분포
© Jones & Bartlett Learning.

표 19-3 독사에 물리는 사고 예방법

뱀을 취급하지 않고 멀리한다. 보통 뱀을 동정할 목적으로 죽여서는 안 된다.
뱀이 만연한 지역에서 하이킹이나 캠핑을 피한다. 즉, 동굴, 뱀굴, 바위틈, 돌담벽, 목재 더미 등을 피한다.
앉고 걷는 장소를 조심하며 자세히 점검될 때까지 통나무 위에 앉거나 나무 위를 걷지 않는다. 구멍이나 감춰진 바위 밑 등에 손을 뻗지 않는다.
뱀 서식지에 있을 때 부츠, 장갑, 긴바지, 긴소매 있는 셔츠 같은 보호장비를 입는다.
죽은 독사를 다루지 않는다. 턱의 반사작용은 뱀의 머리가 잘렸을지라도 뱀이 죽은 지 90분 이상 후까지 여전히 상처를 입힐 수 있다.
뱀을 놀라게 하거나 구석으로 내몰지 않는다. 걷는 동안 앞에 있는 뱀은 지팡이를 이용하여 멀리한다. 뱀이 사람이 오는 것을 느낄 수 있도록 소음을 낸다.
독사를 애완동물로 기르지 않는다.
뜻하지 않게 뱀을 만나면 움직이지 않고 가만히 있는다. 뱀이 도망가지 않으면, 서서히 조심스럽게 피한다.

뱀에 물린 상처는 모두 물리기 전에 환자가 뱀과 마주칠 것을 예상했지만 뱀으로부터 멀리 피하지 않았던 경우이다. 대부분 뱀에 물린 상처는 팔이 물린다. 이런 식으로 물리는 일은 사람이 뱀을 죽이거나 포획하거나 가지고 놀려고 하거나 움직이게 할 때 일어난다. 어른 뱀에 비하여 어린 뱀의 독을 2~3배 더 주입할지라도 어른 뱀이 어린 뱀보다 더 많은 독이 주입되기 때문에 어른 뱀이 물면 더욱더 심각한 독이 전달된다.

살무사과 독사

살무사과 독사들은 알래스카주, 메인주, 하와이주를 제외한 모든 주에서 발견된다. 방울뱀은 가장 널리 분포하는 독사이다. 북아메리카산 살무사는 미국의 중앙 남동부에서 발견되며 서쪽으로는 텍사스주의 빅벤드(국립공원)에서 발견된다. 늪살무사(코튼마우스)는 버지니아주 남동부에서 플로리다주와 텍사스주까지 분포한다. 뱀은 설치류 개체군을 통제할 수 없을 만큼 급격히 증가하지 못하게 하여 사람들에게 혜택을 준다. 뱀은 매년 수십만 마리의 생쥐와 쥐를 잡아먹는다. 뱀은 건드리지 않으면 사람을 거의 공격하지 않는다. 뱀이 문 상처는 대부분 치명적이지 않고 효과적으로 치료될 수 있다.

야생의학협회(Wilderness Medical Society)에 따르면 대부분의 사람들은 팔다리를 물린다. 알코올 중독은 뱀에 물리는 한 요인이다. 미국에서 뱀에 물리는 대다수는 남서부 지역에서 일어나는데, 부분적인 이유는 미국 동부에서는 독사가 거의 멸종하였기 때문이다. 사망자는 보통 어린이와 노인, 그리고 항뱀독소(antivenom)를 맞지 않았거나 잘못 맞은 사람에서 발생한다.

참고

청바지와 뱀의 물기

연구자들은 보통 옷(청바지를 만드는 무명)이 방울뱀이 주입한 뱀독의 양을 감소시키는지를 연구하였다.

연구자들은 사람의 팔다리를 가장하기 위하여 식염수로 채워진 장갑을 사용하였고 남부의 태평양 지역 방울뱀이 물도록 유도하였다. 각각의 뱀은 장갑 자체와 무명을 댄 장갑을 무는 것을 비디오 촬영하였다. 그 결과 뱀이 주입한 뱀독은 맨 장갑보다 무명을 댄 장갑에 작은 뱀은 60%, 큰 뱀에서는 66%까지 감소되었다. 조사자들은 무명이 뱀독 전달을 방해하고 뱀의 독니에서 무명의 표면에 해가 없는 뱀독을 흘릴 뿐만 아니라 또한 높은 비율의 마른 물기(뱀독이 나오지 않는)를 유도하는 것으로 느꼈다. 큰 방울뱀이 좀 더 쉽게 습격하여 무는 동안 독니와의 접촉을 좀 더 오래 유지하여 작은 뱀이 물었을 때보다도 26~41배나 많은 뱀독을 전달하는 것을 알고 흥미로웠다. 이것은 큰 독사가 작은 독사보다 사람에게 훨씬 더 위험하다는 증거이다.

긴 무명바지를 입는 것은 뱀이 무는 심각성을 줄인 값싸고 효과적인 방법이 될 수 있다.

다른 형태의 옷(예: 높은 가죽 부츠나 다른 형태의 긴 바지)은 무는 것을 피하게 하고 뱀이 무는 것을 방지하는데 동등하거나 더욱더 효과적일 수 있다.

Herbert SS, Hayes WK. Denim clothing reduces venom expenditure by rattlesnakes striking defensively at model human limbs. *Ann Emerg Med* 2009; 54(6):830–836.

독사에 물린 사람의 약 25%는 뱀독이 주입되지 않고 단지 독니와 이빨의 상처(마른 물림이라고 알려짐)만이 생긴다. 그러나 결코 뱀에 물린 것을 마른 물림이라고 가정해서는 안 된다.

주의

- 뱀에 물린 곳에 냉 혹은 얼음팩을 하지 않는다. 이것은 뱀독을 불활성화시키지 못하며 동상에 걸릴 위험에 빠질 수 있다.
- 물린 곳을 베고 흡입하는 절차를 사용하지 않는다. 그 아래에 있는 구조에 손상을 가할 수 있다(예: 혈관, 신경, 힘줄). 피부를 베면 감염과 상처가 잘 치유되지 않은 원인이 된다.
- 입으로 빨지 않는다. 입안은 세균으로 가득 차서 상처가 감염될 가능성을 증가시킨다.
- 어떤 형태의 흡입기도 사용하지 않는다.
- 전기충격을 가하지 않는다. 어떤 의학 연구도 이 방법을 지지하지 않는다.
- 수축밴드를 사용하지 않는다. 이것의 사용은 여전히 논란이 되고 있다. 이것은 조직 손상을 증가시킬 수 있다. 너무 꽉 묶거나 부기가 발생하면 지혈기로 작용할 수 있다.
- 압박붕대를 사용하지 않는다. 많은 독성학협회와 야외의학협회의 실습지침에는 독사에 물린 곳에 압박붕대 사용을 추천하지 않는다.

확인할 사항	해야 할 일
뱀의 특징 ▪ 목보다 더 넓은 삼각형의 납작한 머리 ▪ 수직으로 타원형인 동공(고양이 눈) ▪ 눈과 콧구멍 사이에 열감지 구멍이 있음 뱀에 물린 후 나타나는 증상과 징후 ▪ 물린 부위가 심한 화끈거리는 통증 ▪ 2개의 작은 구멍 난 상처(환자는 한 개만 있을 수 있다)(그림 19-11) ▪ 부기는 10~15분 이내에 나타나며 팔이나 발 전체에 나타날 수 있음 ▪ 6~10시간이 지나면 체색 변화와 혈액으로 채워진 물집이 나타날 수 있음 ▪ 메스꺼움, 구토, 땀분비, 허약증세(심한 경우)	1. 뱀에 물린 사람과 구경꾼들을 2차적으로 물릴 위험 때문에 뱀으로부터 멀리한다. 죽은 뱀은 머리가 잘렸을지라도 여전히 물 수 있다. 2. 물렸을 경우 안정을 취한다. 3. 뱀을 포획하거나 죽이려고 하지 않는다. 이런 행동이 다른 사람을 물리게 할 수 있다. 뱀 색깔과 머리의 모양을 기억하려고 한다. 안전한 거리에서 사진을 잘 찍으면 뱀을 식별하는 데 도움이 될 수 있다. 4. 물린 신체 부위가 부어서 죄이는 것을 피하기 위하여 반지, 보석, 꽉 낀 옷을 제거한다. 5. 물린 곳을 비누와 흐르는 물로 부드럽게 씻고 독니 자국 위에 멸균붕대를 댄다. 6. 119구급대에 전화하고 뱀에 물린 사람을 가능한 한 빨리 의료기관으로 이송한다. 7. 가능한 경우 환자를 옮긴다. 혼자서 할 수 있다면 서서히 걷는다. 8. 뱀이 문 곳에 압박붕대를 대지 않는다. 이런 행동이 유익하지 않은 것으로 입증되었기 때문이다. 대부분의 독성학협회와 야외의학협회의 실습지침에 의하면 독사에 물린 곳에 압박붕대 사용을 추천하지 않는다.

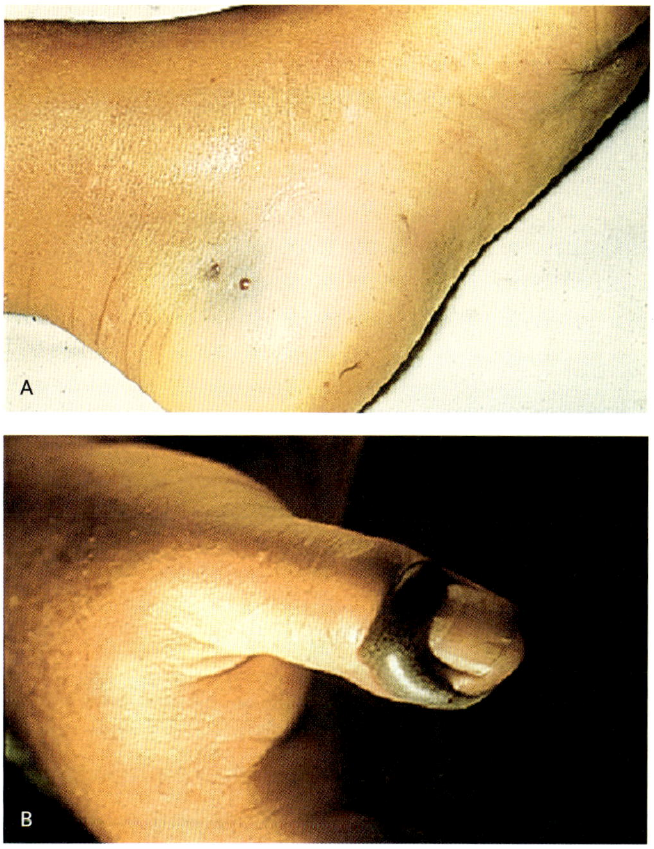

그림 19-11 방울뱀이 문 자국. A: 발, B: 엄지손가락

산호뱀에 물린 상처

산호뱀은 미국에서 가장 강한 독사지만 그것은 거의 사람을 물지 않는다. 산호뱀은 짧은 독니를 가지고 있어서 살무사(pit viper)처럼 이빨로 물어 방출하기보다 사람에게 매달려 깨물어서 그 독을 환자에게 넣는다. 산호뱀독은 신경독소이며 증상은 물린 지 1~5시간 후에 나타나기 시작한다.

확인할 사항	해야 할 일

뱀의 특징
▪ 작고 색깔이 매우 화려함. 일련의 밝은 빨강, 노랑, 검은색의 밴드가 몸 주위에 연속해서 있음
▪ 모든 밴드와 밴드 사이에 노란띠가 나타남
▪ 주둥이는 검은색임
 	
뱀에 물린 후 나타나는 증상과 징후
▪ 즉시 일어나는 징후는 거의 없다(즉시 반응하는 증상이 없다고 물린 것이 해가 없다는 증거는 아니다).
▪ 몇 시간이 지난 후 다음 증상이 나타난다.
  ▪ 메스꺼움
  ▪ 구토
  ▪ 땀 분비
  ▪ 진전
  ▪ 현기증
  ▪ 불명료한 말
  ▪ 흐린 시력
  ▪ 삼키기 곤란
  ▪ 호흡곤란
	1. 119구급대에 전화한다. 뱀을 포획하거나 죽이는 일은 필요하지 않다.
	2. 끝이 서로 겹치게 넓은 탄력붕대를 사용한다.
	3. 물린 팔이나 다리 끝에서 감싸기 시작하여 위쪽으로 감싸서 전체를 덮는다.
	4. 삔 발목을 감쌀 때처럼 비슷하게 단단히 감싼다. 감싼 아래의 손가락이 미끄러져 빠질 수 있어야 한다.
	5. 골절된 뼈를 다루듯이 물린 팔이나 다리를 안정시키고 심장보다 낮게 유지한다.
	6. 피부를 절개하거나 흡입하지 않는다.

참고

죽은 뱀이 여전히 물 수 있다

파닉스에 있는 선한 사마리아지역 의학센터에서 수집한 자료에 의하면 방울뱀이 치명상을 입었다고 해서 사람을 물지 못하는 것은 아니라는 것을 보여준다. 11개월 동안에 방울뱀에 물려 파닉스 센터에 입원한 34명 중 5명은 치명상을 입은 뱀에 물려서 사망한 것으로 추정되었다. 한 환자는 곤봉으로 머리를 때려 죽인 뱀을 집은 후에 집게손가락이 물려서 사망한 것으로 추정되었다. 또 한 사람은 총으로 쏜 다음 머리를 자른 뱀을 집은 후에 물렸다.

Suchard JR, LoVecchio F. Envenomations by rattlesnakes thought to be dead. *N Engl J Med* 1999; 340(24):1930.

독이 없는 뱀에 물린 상처

대부분 뱀에 물린 것은 독이 없는 뱀이 문 것이다. 뱀에 대해서 확실하지 않으면 독이 있다고 가정한다. 돼지코뱀(hognose)과

순서도 19-2 뱀에 물렸을 때

- 물린 사람과 구경꾼을 뱀으로부터 멀리 유지시킨다.
- 뱀을 포획하거나 죽이려고 하지 않는다. 뱀의 체색과 머리의 모양을 기억하려고 한다.
- 반지, 보석, 꽉 낀 옷을 물린 부위에서 제거한다.
- 물린 부위를 비누와 흐르는 물로 살살 씻고 독니 자국에 멸균붕대를 댄다.
- 119구급대에 전화하거나 가능한 한 바로 의료기관으로 물린 사람을 이송한다.

↓

뱀 몸 주위에 밝은 빨강, 노랑, 검은색 띠가 있는가?

아니요 → 독사가 아닌가 의심한다.

- 의료적 처치를 하는 것이 해야 할 가장 중요한 일이다.
- 골절된 뼈를 다루듯이 물린 팔과 다리를 안정시키고 심장 높이보다 낮게 유지시킨다.

예 → 산호뱀이 아닌가 의심한다.

- 서로 겹치게 넓은 탄성밴드를 감는다.
- 물린 팔이나 다리 전 길이를 감싼다.
- 삔 발목을 감쌀 때와 똑같이 꽉 감싼다.
- 골절된 뼈를 다루듯이 물린 팔과 다리를 안정시키고 심장 높이보다 낮게 유지시킨다.

누룩뱀(garter snake) 같은 소위 일부 무독성 북아메리카뱀들은 국소적인 통증반응을 일으킬 수 있는 독을 가지고 있지만 전신증상은 일으키지 않는다.

뱀에 물렸을 때 치료에 관한 더 많은 정보는 **순서도 19-2**를 참조한다.

확인할 사항	해야 할 일
▪ 피부에 난 이빨 자국은 말발굽 모양임 ▪ 출혈 ▪ 부기, 약한 가려움증, 예민함이 있을 수 있음	1. 물린 부위를 비누와 물로 부드럽게 씻는다. 2. 얕은 상처를 치료하는 것과 똑같이 물린 부위를 처치한다(8장 출혈, 9장 상처 참조) 3. 의사의 진찰을 받는다.

기타 파충류에 물린 상처

독이 있는 도마뱀은 길라몬스터(아메리카 독 도마뱀, 미국과 멕시코)와 멕시코 구슬 도마뱀이다. 독 도마뱀은 무는 동안 꽉 매달려 독을 씹어서 사람 피부로 주입한다.

확인할 사항	해야 할 일
▪ 구멍 난 상처-이빨이 부러져 떨어져 나갈 수 있음 ▪ 부기와 통증, 종종 심한 작열감 ▪ 땀 분비 ▪ 구토 ▪ 심장박동수 증가 ▪ 숨가쁨	1. 투약 지침에 따라 일반의약품 진통제를 투여한다. 2. 119구급대에 전화한다. 3. 독사에 물렸을 때와 똑같이 물린 곳을 치료한다.

곤충에게 쏘인 상처

벌목에 속하는 쏘는 곤충에는 꿀벌, 뒤영벌, 장수말벌, 말벌(북아메리카산 말벌의 일종), 말벌과 불개미가 있다(**그림 19-12**). *Journal of Allergy and Clinical Immunology*에 발표된 한 재검토 논문에 따르면 어린이의 약 0.4~0.8%와 성인의 3%는 벌독에 생명에 위협적인 알레르기 반응을 보인다. 다행히도 벌에 쏘였을 때 가장 흔히 나타나는 국소적인 통증,

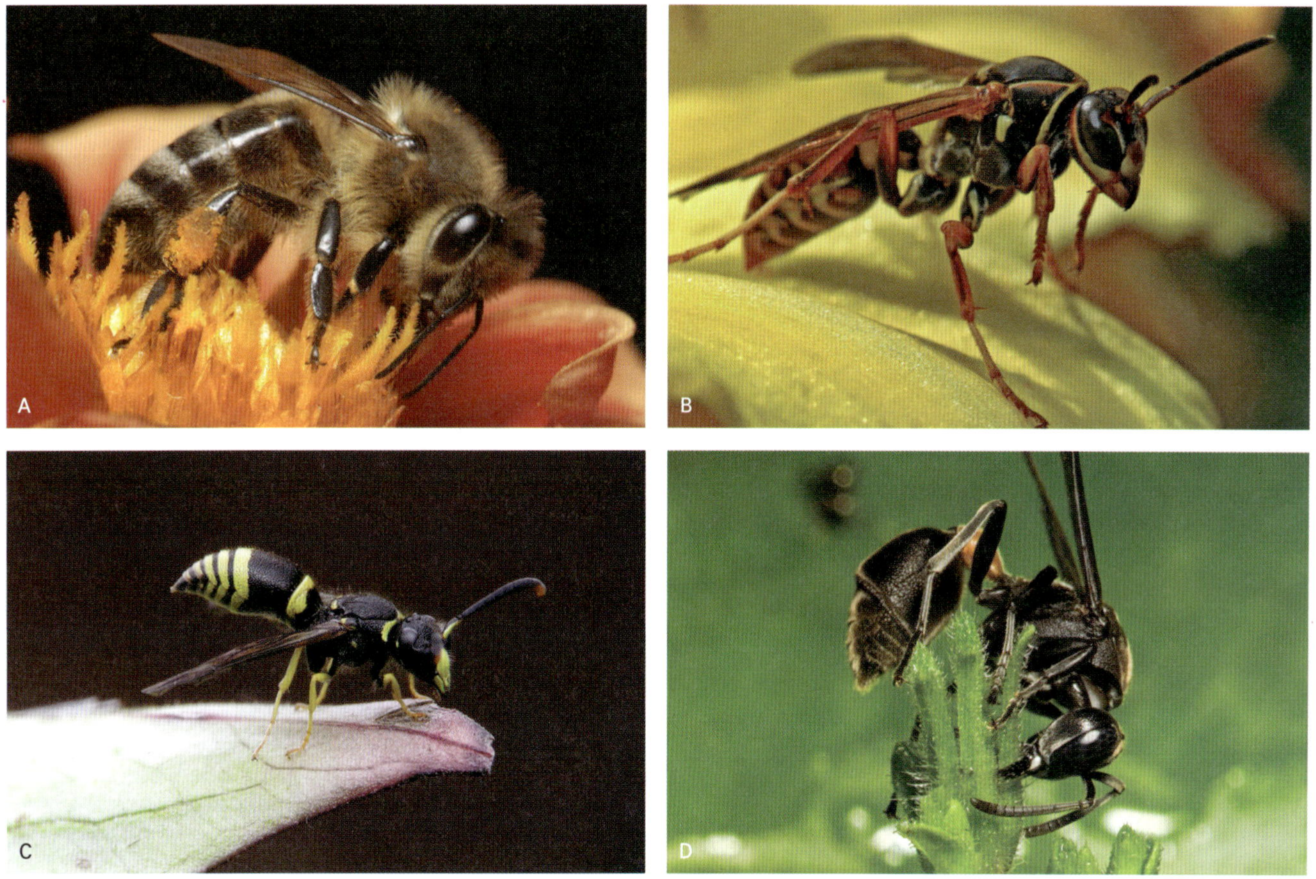

그림 19-12 벌. (A) 꿀벌, (B) 말벌(북아메리카산 말벌의 일종), (C) 장수말벌(말벌의 일종), (D) 말벌
A: © Borut Gorenjak/Shutterstock. B: © Dwight Lyman/Shutterstock. C: © pixelman/Shutterstock. D: © Heintje Joseph T. Lee/Shutterstock..

가려움증, 부기는 응급처치로 치료될 수 있다.

일반적으로 독이 있는 비행성 곤충은 위협받거나 벌통이나 벌집이 파괴될 때만 공격적이다. 이러한 상황에서 때로는 무리를 지어 쏜다. 꿀벌들은 가시(미늘)가 돋친 침을 가지고 있어 쏘는 동안 환자의 피부에 박혀 있게 된다. 그 독을 주입한 후 벌들은 상처를 내고 침과 독주머니를 박아 놓고 날아가며 벌 자신은 죽게 된다. 꿀벌과 뒤영벌은 처음 쏘는 동안 모든 독을 방출하지 않고, 일부는 환자의 피부에 박힌 침 속에 남아 있다. 침과 독주머니를 적절하게 제거하지 않으면 벌독이 더 방출되어 환자의 반응을 더 악화시킬 수 있다.

반대로 말벌과 장수말벌과 불개미의 침들은 가시(미늘)가 없어서 사람에게 박히지 않는다. 그래서 이들 곤충들은 여러 번 쏠 수 있으며 쏜 결과로 죽지 않는다. 북아메리카산 말벌에는 두 가지 유형이 있다. 하나는 말벌이며 여러 번 쏠 수 있다. 다른 하나는 땅벌로 한번 쏘고 난 후 죽는다. 때로는 다른 벌들처럼 친이 피부에 박혀 있게 된다. 이 땅벌들은 말벌보다 더 작다.

대부분 벌에 쏘이면 자신에게만 한정된 통증, 가려움증, 홍반, 부기 등의 국소적인 염증반응을 일으킨다. 이 반응들은 보통 의학적 응급상황보다 더 방해가 된다. 그러나 국소적인 반응은 광범위해질 수 있다. 예를 들어, 환자의 팔 전체가 관계될 수 있다. 광범위한 반응을 보이는 부기와 홍반은 쏘인 지 2~3일 후에 최고에 달하며 일주일 이상 지속될 수 있다. 생명을 위협하는 반응들의 징후와 증상은 메스꺼움, 구토, 현기증, 발열, 콧물 등이다. 환자는 거의 즉시 또는 다양한 증상을 겪은 후 과민증[아나필락시스(anaphylaxis)]에 빠질 수 있다. 과민반응을 가진 대부분의 사람들은 벌에 대한 병력이 없다. Journal of Allergy and Clinical Immunology에 발표된 벌에 쏘여 치명상을 입은 400명의 환자를 연구한 결과, 아나필락시스 병력이 있는 사람은 15%에 불과했으며, 알레르기가 있는 것으로 알려진 사람은 에피네프린 자동주사기를 휴대해야 한다.

일반적으로 벌에 쏘인 경우 몇 분에서 1시간 이내에 반응이 나타난다. 벌에 쏘여 과민반응을 보인 환자들은 목이 붓고,

기관지 경련이 생기며, 말하기 곤란하고, 목과 가슴이 답답하며, 현기증이 나고, 숨이 가쁘며 가슴통증이 나타난다. 호흡기장애는 비행성 곤충에 쏘인 환자들 대부분을 사망시키는 원인이다.

알레르기가 심하게 있는 사람은 한 번만 쏘여도 몇 분 내에 치명적일 수 있다. 한 번에 약 2천 번을 쏘여서 살아난 사람들에 대한 소문이 있더라도 벌에 쏘여 알레르기가 없는 사람들조차도 보통 5백 번 쏘이면 사망하게 될 것이다.

엄청난 횟수로 쏘이는 일은 드물다. 이런 일은 어떤 사람이 비틀거려 벌통으로 넘어지거나 벌통을 실은 트럭이 충돌하면 일어날 수도 있다. 남아메리카와 중앙아메리카에서 미국으로 점진적으로 이주해 온 아프리카형 벌(소위 살인벌)에서 여러 번 쏘는 사례가 증가할 가능성이 있다. 아프리카형 벌의 독은 유럽형의 독보다 더 강력하지는 않다. 아프리카형은 극도로 공격적이어서 더욱더 여러 번 쏠 가능성이 크다. 많은 어린이 사망은 불개미들이 여러 번 쏘아서 발생했으며, 미국 남동부에서 흔하다.

경험상 쏜 후 증상이 빠르게 나타날수록 반응은 더욱더 심각하다. 벌에 쏘였을 때 나타나는 심각성은 다음과 같이 분류할 수 있다.

- 일반적인 반응은 즉시 나타나는 통증, 쏘인 부위의 홍반과 가려움증이다.
- 우려가 되는 반응은 두드러기, 입술이나 혀의 부기, 목구멍의 따끔거림, 쌕쌕거림(wheezing) 등이다.
- 생명을 위협하는 반응은 창백한 피부색, 발작, 무반응, 기도 부기와 경련 때문에 숨 쉴 수 없는 상태다.

과민반응에 의한 사망의 약 60~80%는 부은 기도가 폐로의 공기 흐름을 방해하기 때문에 환자들이 숨을 쉴 수 없어서 생긴다. 두 번째로 가장 흔한 사망 원인은 쇼크이며 신체의 혈액순환 붕괴에 의한 것이다.

쏘는 것을 처치하는 어려움 중의 하나는 환자의 반응이 균일하지 않다는 것이다. 한 번 쏘고 또 한 번 쏘는 것이 반드시 동일하지 않고 심지어는 같은 종내에서도 그렇다. 왜냐하면 주입된 독의 양이 쏠 때마다 다르기 때문이다. 호박벌에 쏘인 후 과민성 쇼크를 경험한 사람은 어떤 벌에 쏘일 때 단지 소량의 부기만 생겼다. 어떤 사람은 팔다리 전체에 국소적인 반응이 나타날 수 있지만, 며칠 내로 사고 없이 사라지는 작은 원형의 홍반과 부기가 일어난다. 쏘이는 것이 직업적으로 받아들여야 하는 위험에 놓인 양봉가들에서는 다른 대부분의 사람들보다 그 반응이 훨씬 덜 나타날 가능성이 있다. 그들은 다른 계기로 벌에 여러 번 쏘여서 독에 대한 내성이 생겼기 때문이다. 사람이 어떻게 반응할지 예견할 수 있는 쉬운 방법은 없는 것 같다. 그러나 쏘인 사람들은 홍반, 부기, 통증 같은 국소적인 반응이 나타난다.

입이나 눈을 쏘이면 신체 다른 부위를 쏘이는 것보다 더욱더 위험한 경향이 있다. 또한 사람들은 여러 번 쏘임 특히 10회 이상 쏘임에 대하여 좀 더 심하게 반응하는 경향이 있다. 알레르기가 없는 사람이 한 번 쏘여 가장 위험한 경우는 목구멍을 쏘였을 때이다. 이 경우는 음료수 안에 빠진 곤충을 삼켰거나 피해자의 벌려진 입속으로 날아든 곤충을 흡입할 때 발생한다. 입이나 목을 쏘면 곤충의 쏘임에 알레르기반응을 보이지 않는 사람도 기도를 막는 부기가 생길 수 있다. 이러한 벌에 쏘이는 것이 생명을 위협하지 않으면 환자에게 얼음을

참고

불개미

불개미는 공격적이다. 방해를 받으면 자신을 보호하기 위해 무엇이든지 공격하며 반복적으로 쏠 수 있다(그림 19-13). 불개미는 일단 사람의 피부를 큰 턱으로 안전하게 고정시키고 물어서 통증을 일으키며, 물고 있는 머리를 축으로 하여 배를 둥그렇게 말아 흔들며 배 아래쪽에 달린 침으로 계속해서 쏜다. *J Aller. Clin. Immun.*에 빌표된 한 연구에 따르면 불개미가 성행하는 지역에 살고 있는 인구 중 60% 이상이 매년 불개미에게 쏘이며 이 곤충에 물려서 80명 이상이 사망하였다.

불개미가 쏘면 즉시 통증을 일으키고, 빨갛게 부어오르며 45분 정도 지나면 사라진다(그림 19-14). 그다음에는 물집이 잡히며, 물집은 30~70시간 정도 지나면 터진다. 물집이 잡힌 부위는 종종 감염된다. 어떤 경우에는 물집 대신 군데군데 발갛게 부어오르고, 가려운 곳이 생긴다. 쏘인 부위는 보통 생명을 위협하지는 않지만 감염되기 쉬우며 영구적인 상처를 남기기도 한다. 불개미에 특히 민감한 사람은 알레르기 전문의에게 진료를 받아야 한다.

불개미에게 쏘인 사람 중 1~2%는 치명적인 아나필락시스(생명에 위험한 알레르기반응)를 일으킨다. 그러므로 불개미에 쏘인 후 호흡이 가빠지고, 기도 부기, 가슴이 답답하며, 맥박이 빨라지고, 혀와 입안이 붓고, 어지럼증이나 구토증을 일으킨다면 즉시 병원응급실로 가야 한다. 불개미에 단 한 번 쏘인 뒤 혼수상태에 빠지는 사람도 있다.

불개미에 쏘인 사람의 응급처치는 쏘인 부위 위에 얼음조각을 놓아 통증을 줄이고 불개미 독이 서서히 흡수되게 한다. 코티코스테로이드 크림은 쏘인 부위의 부기와 가려움증을 가라앉히는 데 도움이 된다. 항히스타민은 초기에 처방하면 일부 증상을 예방할 수는 있지만 너무 느리게 효과가 나타나서 생명에 위험한 알레르기반응은 막을 수 없다. 불개미 독에 알레르기가 있는 사람은 반드시 항히스타민 정과 에피네프린이 들어 있는 주사기를 항상 가지고 다녀야 한다.

빨게 하거나 입을 찬물로 씻어 내게 한다. 벌에 쏘인 경우에는 물 한 컵에 베이킹소다 한 티스푼을 녹인다. 환자에게 입을 헹구게 한다. 그다음 몇 분 동안 입속에 물을 머금게 한다.

곤충에 쏘였을 때 치료에 관한 더 많은 정보는 순서도 19-3을 참조한다.

순서도 19-3 곤충에게 쏘인 상처

침이 피부에 박혔는가?

예
- 즉시 손톱 또는 플라스틱 카드(신용카드)로 피부에서 침과 독주머니를 긁어내거나, 손으로 털어낸다.
- 침이 박혀 있든, 아니든 독주머니를 짜지 않는다.

→ 곤충에 쏘인 사람이 알레르기반응을 보이거나 심한 알레르기반응의 징후가 있는가?

아니요 → 곤충에 쏘인 사람이 알레르기반응을 보이거나 심한 알레르기반응의 징후가 있는가?

곤충에 쏘인 사람이 알레르기반응을 보이거나 심한 알레르기반응의 징후가 있는가?

아니요
- 쏘인 부위를 비누와 물로 씻는다.
- 얼음팩을 20분간 하는데, 피부와 얼음팩 사이에 종이수건 또는 얇은 옷을 둔다.
- 진통제를 준다.
- 가려움증과 부기를 완화시키기 위해 하이드로코티손연고(1%)를 바르고 항히스타민제를 준다.

예
- 119구급대에 전화한다.
- 환자가 주치의에게 처방받은 에피네프린키트를 사용할 수 있다면 자가주사하도록 돕는다.
- 호흡을 관찰한다. 만약, 호흡이 없으면 인공호흡을 시행하고, 맥박이 없으면 심폐소생술을 실시한다.
- 인두 또는 입안에 침이 있으면 환자에게 얼음을 빨게 한다.

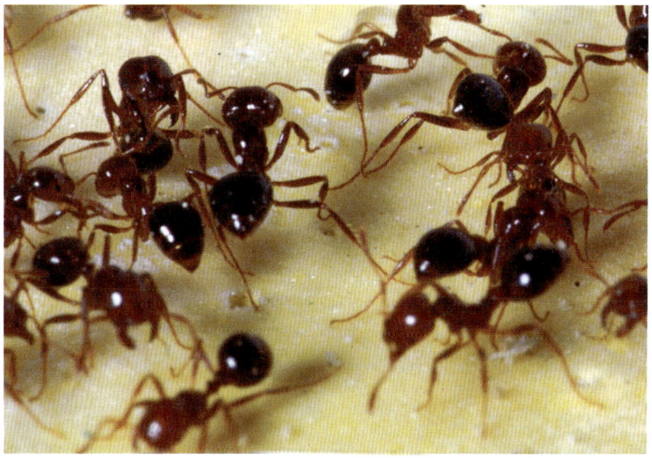

그림 19-13 불개미
Courtesy of Scott Bauer/USDA

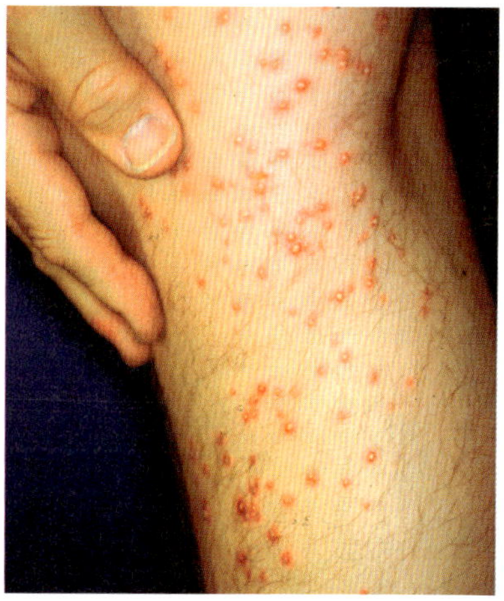

그림 19-14 불개미에 쏘인 상처
Courtesy of Scott Bauer/USDA

확인할 사항	해야 할 일

▪ 보통 반응
  ▪ 즉시 일어나는 통증, 홍반, 가려움증
▪ 염려되는 반응
  ▪ 두드러기
  ▪ 입술/혀 부기
  ▪ 목이 따끔거림
  ▪ 쌕쌕거림
▪ 생명에 위험한 반응
  ▪ 피부가 창백함
  ▪ 발작
  ▪ 무반응
  ▪ 성대가 부어서 호흡할 수 없음(아나필락시스 사망 원인의 약 60~80%)
  ▪ 말하기 어려움
	1. 침을 찾는다. 찾았으면 즉시 손톱이나 플라스틱카드(예: 신용카드)로 긁어서 침과 독주머니를 피부에서 제거한다. 또는 손으로 문질러 제거한다. 벌들만이 침을 피부에 박혀 놓는다. 핀셋을 사용하지 않는다. 독주머니를 짜지 않는다. 독주머니는 침에 붙어 있거나 붙어 있지 않을 수도 있다.
	2. 쏘인 부위를 비누와 물로 씻는다.
	3. 쏘인 부위에 20분 이상 얼음주머니를 대며 얼음주머니와 피부 사이에 종이 수건이나 얇은 습기 있는 천을 놓는다. 말벌이 쏜 경우를 제외하고는 베이킹소다 반죽이 또한 도움이 된다.
	4. 투약 지침에 따라 일반의약품 진통제를 투여한다.
	5. 하이드로코티손 크림(1%)을 바르고 가려움증과 부기를 완화시키기 위해 항히스타민제(Benadryl)를 바른다.
	6. 심한 알레르기반응에는 환자가 자가투여하는 에피네프린이 도움이 된다(7장 쇼크 참고). 곤충에 쏘였을 때 알레르기가 있는 사람은 쏘는 곤충이 있는 곳으로 알려진 곳에서는 의사가 처방한 에피네프린 자동주사기를 휴대해야 한다. 아낙필락시스가 있는 사람은 1차 투여에 반응하지 않고 응급의료서비스(EMS)가 도착하는데 5~10분을 초과하면 2차 투여를 고려한다.
	7. 만약, 호흡이 없으면 인공호흡을 시행하고, 맥박이 없으면 심폐소생술을 실시한다.
	8. 목이나 입안을 쏘이면 알레르기반응 없이 부기의 원인이 될 수 있으며 얼음 또는 찬물로 입안을 헹군다.

참고

곤충에 쏘이는 사고 예방하기

곤충에 쏘인 상처에 알레르기반응을 보이는 사람들은 쏘이지 않도록 하기 위해 특별히 주의할 필요가 있다. 그들은 벌침 구급함을 가지고 다니며 다음에 나오는 지침을 따라야 한다.

- 긴 바지와 긴 소매 셔츠를 입는다.
- 곤충들은 밝은 색깔과 꽃무늬, 흰색, 녹색, 황갈색, 카키색에 끌리기 때문에 곤충을 가장 덜 끄는 색을 입는다.
- 야외에서는 신발을 신는다.
- 곤충의 접촉이 빈번한 야외 작업과 다른 활동을 피한다.
- 쓰레기통을 집에서 멀리 둔다.
- 곤충을 끄는 식물은 집 바로 가까운 곳뿐만 아니라 집 안에서도 제거한다.
- 냄새나는 로션이나 향수를 사용하지 않는다.
- 자동차 창문을 닫아둔다.
- 곤충이 가까이 오면, 빨리 이동하여 피하고 그것을 건드리지 않는다. 돌아서서 얼굴을 낮추고 서서히 걸어간다. 벌이 가까이 올 때 거칠게 달리지 말고 불규칙적으로 움직이지 않는다.
- 벌이 가까이 올 때 먹지 않는다.
- 집 주위에 있는 곤충 집을 전문 해충 구제자에게 제거시킨다.

거미와 곤충에게 물린 상처

거미들은 대부분 독성이 있으며, 이 독성은 먹이를 마비시켜 죽이는 데 사용된다. 그러나 대부분의 거미들은 사람을 물 수 있는 효과적인 전달체계인 긴 독니와 강한 턱이 없다. 북아메리카에서는 약 60종의 거미들이 사람을 물 수 있지만 불과 몇 종만이 심각한 중독을 일으킨다(그림 19-15).

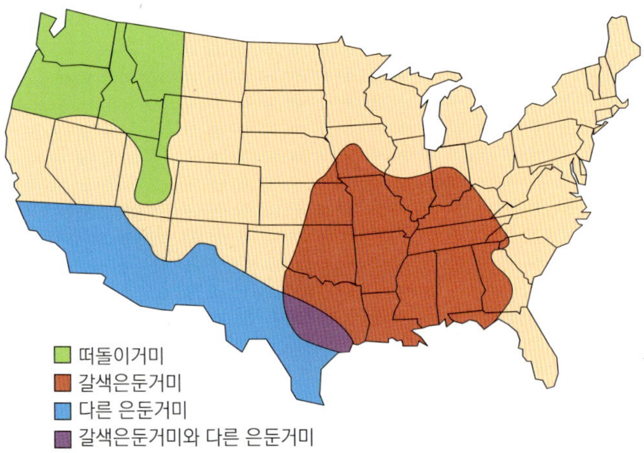

그림 19-15 거미 분포도. 참고) 검은과부거미(black widow spiders)는 알레스카를 제외한 미국 전 지역에 존재한다.

대부분은 암컷 거미들이 문다. 수컷 거미들은 거의 암컷보다 더 작고, 너무 짧고 부서지기 쉬운 독니를 가지고 있어서 사람을 물 수 없다. 사망은 좀처럼 일어나지 않으며 검은과부거미와 갈색은둔거미가 물 때만 사망자가 생긴다.

거미가 물어서 생긴 사망자 수는 정확히 알려져 있지 않다. 거미에게 물린 것은 진단하기 어렵다. 왜냐하면 대부분의 사람들은 결코 거미를 보지 않았으며 그리고 거미가 문 상처는 전형적으로 거의 즉시 통증을 일으키지 않기 때문이다. 미국

가정의학과 의사는 연구에 거미가 문 것으로 의심되는 600가지 사례연구에서 80%는 기타 절지동물에 의한 것(예: 침노린재, 참진드기, 벼룩, 응애, 빈대)과 질병상태(예: 옻나무, 당뇨성 궤양, 욕창, 라임병, 임질)로 인한 것이라고 하였다. 거미들은 종처럼 한 번 이상 물지 않으며 항상 독을 방출하는 것도 아니다.

검은과부거미

검은과부거미(black widow spider)는 흔히 종에 따라 갈색과부거미, 혹은 붉은다리거미로 알려져 있다(그림 19-16). 검은과부거미라는 용어는 실제로 부정확한 것이다. 왜냐하면 5종의 과부거미 중 3종만이 실제로 검은색이다. 나머지는 갈색과 회색이다. 새로 부화된 거미들은 거의 완전히 붉은색이다. 수컷들은 복부 바깥쪽을 따라서 흰 줄이 있다.

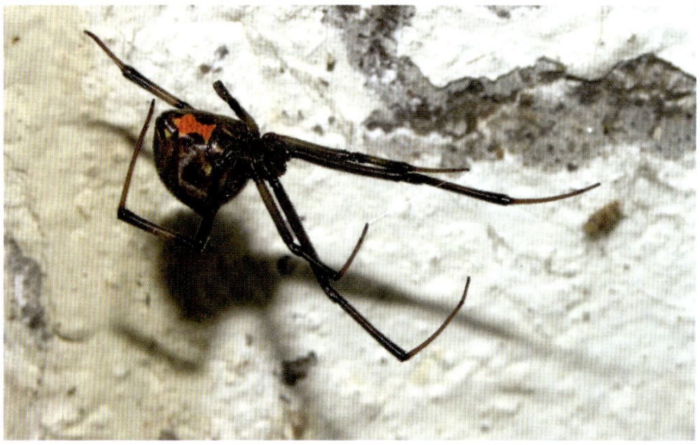

그림 19-16 검은과부거미
© photobar/Shutterstock.

암컷 검은과부거미는 가장 큰 거미들 중의 하나이며 몸길이가 1cm(0.5인치)에 이르고 다리 길이는 5cm(2인치)에 이른다. 크기가 크기 때문에 암컷 검은과부거미의 독 이빨은 사람의 피부를 뚫을 만큼 충분히 크고 강하다. 암컷 검은과부거미는 3년이나 살 수 있다. 검은과부거미들은 배가 둥글고 종에 따라 회색에서 갈색, 검은색에 이르기까지 다양하다. 암컷 검은과부거미의 배는 반짝이는 검은색이며 빨갛거나 노란 점(종종 모래시계 모양임)이 있거나 흰 점이나 띠가 있다.

수컷은 암컷 크기의 불과 1/3 크기이다. 수컷은 보통 암컷과 안전하게 짝짓기를 한다. 수컷은 작기 때문에 그것의 독니는 사람의 피부를 뚫고 들어갈 수 없고 무는 것은 암컷이 한다. 검은과부거미는 용량 면에서 잘 알려져 있는 가장 강력한 독 중의 하나를 만든다. 독은 사람에게 주로 심한 근육통증과 경련을 종종 나타내는 신경독소이다.

검은과부거미는 전 세계적으로 발견된다. 캐나다 남부에서부터 미국 대륙의 전 주와 남아메리카의 끝까지, 그리고 하와이까지 발견된다.

검은과부거미의 거미줄은 넓고, 불규칙적이며, 우툴두툴한 덫으로 거미가 정상적으로 먹는 곤충을 잡기 위한 것이다. 검은과부거미는 좀처럼 거미줄을 떠나지 않으며 알 덩어리 가까이 머문다. 검은과부거미는 알 덩어리를 공격적으로 방어하며 그것이 방해받으면 문다. 알을 지키고 있지 않을 때는 물기보다 종종 도망치려 한다.

거미와 거미줄을 제거하기 위해 건물 안과 밖, 집 밖의 생활 지역을 자주 청소하여 검은과부거미와 우연히 접촉할 기회를 줄인다. 살충제는 검은과부거미의 먹이 집단을 감소시킬 수 있지만 보통 거미에게 직접적인 영향을 미치지는 못한다.

확인할 사항	해야 할 일
▪ 날카롭게 바늘로 찌르는 듯한 감각에 이어 무디고, 감각이 마비되는 통증 ▪ 작은 붉은색 점처럼 보이는 두 개의 작은 송곳니 자국 ▪ 심한 복통(팔에 물리면 심정지와 흡사한 심한 가슴통증 유발) ▪ 두통, 오한, 발열, 심한 땀, 메스꺼움, 그리고 구토	1. 비누와 물로 씻는다. 2. 쏘인 부위에 종이 타월 또는 얇은 젖은 천을 대고 최대 20분 동안 얼음팩을 적용한다. 3. 투약 지침에 따라 일반의약품 진통제를 투여한다. 4. 가능한 한 빨리 전문적인 의료처치를 받는다. 5. 만약 얼굴이 부어오르거나 아나필락시스가 발생한다면, 119구급대에 전화하고 알맞게 치료한다.

© Jones & Bartlett Learning.

갈색은둔거미

갈색은둔거미(brown recluse spider)는 북아메리카에서 바이올린거미라고도 알려져 있다(그림 19-17). 등에 바이올린 모양의 무늬가 있다(일부 다른 종들도 등에 비슷한 무늬가 있다). 색깔은 황갈색에서 진한 갈색까지 다양하며, 다리 색깔은 더 진하다. 수컷과 암컷 모두 독을 가지고 있다. 갈색은둔거미는 미국 남쪽 및 중서부 지역에서 주로 발견된다. 그 외 지역에서는 유사종이 발견되며, 이들은 갈색은둔거미만큼 치명적이지는 않다. 북서태평양 지역에서는 발견되지 않는다.

갈색은둔거미에게 물린 것으로 생각된다면, 다음을 유의해서 살펴본다.

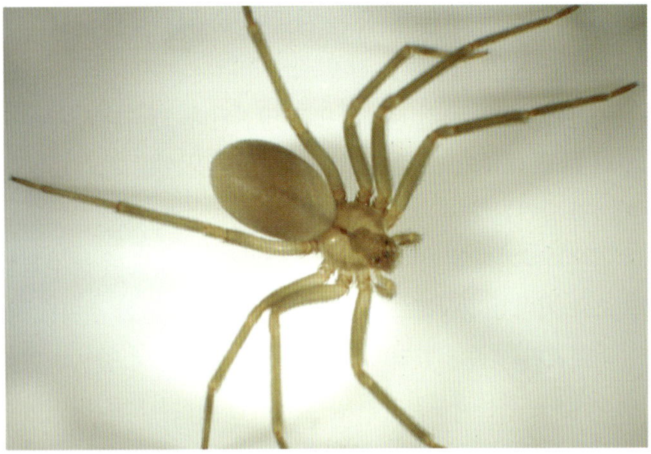

그림 19-17 갈색은둔거미
Courtesy of Kenneth Cramer, Monmouth College.

- 갈색은둔거미는 빠져나갈 공간이 없을 때만 사람을 문다.
- 물린 뒤 2~8시간 사이에 물린 부위에 가벼운 혹은 심한 통증을 느낀다. 물린 부위는 붉어지고, 부어오르며, 국소적으로 가렵다.
- 48~72시간이 되면 물린 부위에 물집이 잡히고 빨개진다. 그 후 물집은 터진다. 물린 직후 상처는 화살 과녁과 같은 모양이다. 상처 중심부는 하얗게 변하고, 그 바깥쪽에 붉은 원 모양이 생긴다. 그리고 그 바깥쪽으로 다시 하얀색 혹은 파란색으로 또 다른 원 모양이 생긴다. 곧 작고 붉은색의 분화구 모양의 상처가 생기고 그 위에 딱지가 앉는다. 며칠 지나면 딱지가 떨어지고, 넓게 움푹 들어간 분화구 모양의 상처가 생긴다. 이런 분화구 모양의 상처를 화산형 병변(volcano lesion)이라고 부른다. 이는 세포 조직이 느리게 파괴되는 과정으로 몇 주 혹은 몇 개월이나 지속된다. 상처가 심한 경우 피부이식이 요구되기도 한다.
- 발열, 신체 허약, 구토, 관절 통증, 발진 등이 유발되기도 한다.
- 위경련, 어지럼증, 구토 등이 유발되기도 한다. 사망에 이르는 경우는 많지 않다.

확인할 사항	해야 할 일
▪ 2~8시간 내에 발생하는 약한 정도에서 심한 정도의 통증 ▪ 48~72시간 내에 생기는 물집, 빨개지고 터짐, 황소의 눈 모양을 띰 ▪ 메스꺼움, 구토, 두통, 발열	1. 검은과부거미에 물린 경우와 동일하게 치료한다. 2. 만약 상처가 감염되었다면, 항생제연고를 바르고 멸균드레싱한다. 3. 전문적인 의료처치를 받는다.

타란툴라 거미

타란툴라(tarantula) 거미는 심하게 자극하거나 과격하게 다룰 때만 사람을 문다(그림 19-18). 통증이 없는 경우도 있고, 깊게 쿡쿡 쑤시는 듯한 통증을 느끼기도 한다. 통증은 1시간 정도 지속된다. 타란툴라는 화가 나면, 자신의 다리로 자신의 배 아래쪽을 거칠게 긁은 뒤 털을 사람 피부 표면에 쏘아 공격한다.

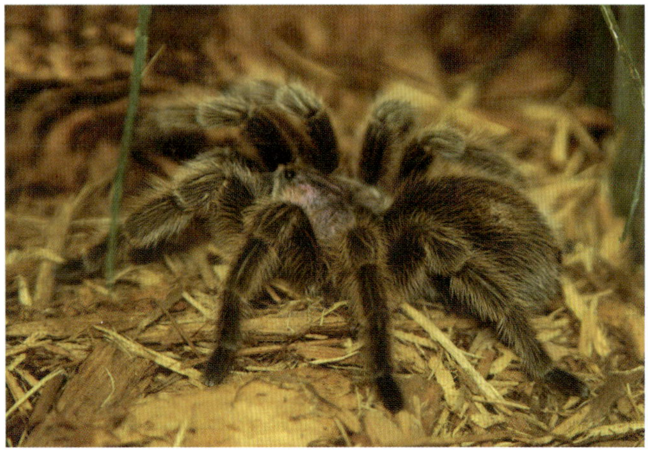

그림 19-18 타란툴라 거미
© Nick Simon/Shutterstock.

확인할 사항	해야 할 일
약한 정도에서 1시간 정도 지속되는 심하게 쿡쿡 쑤시는 듯한 통증	1. 검은과부거미에 물린 경우와 동일하게 치료한다. 2. 피부에 박힌 털은 끈끈한 테이프로 제거하고, 비누와 물로 씻은 후에 하이드로코티손 연고(1%)를 바른다. 3. 투약지침에 따라 항히스타민제와 일반의약품 진통제를 투여한다.

공격적인 일반 집거미 혹은 떠돌이거미

공격적인 일반 집거미 혹은 떠돌이거미(hobo spider)도 사람을 무는 것으로 알려져 있다. 이 거미는 1936년 북서태평양에 처음 출현한 후 점차적으로 워싱턴주 및 그 주변 지역으로 퍼지기 시작했다. 떠돌이거미는 미국에서 발견되는 큰 거미 중 가장 흔하다. 일반적으로 공격적인 집거미의 경우, 갈색 은둔거미와 동일한 징후를 찾고 은둔거미에게 물린 경우와 동일하게 처치한다.

거미에 물렸을 때의 응급처치에 대한 부가적인 정보는 순서도 19-4와 같다.

순서도 19-4 거미에게 물린 경우

물린 사람이 다음의 증상들을 가지고 있는가?
- 날카롭게 바늘로 찌르는 듯한 감각에 이어 무디고, 감각이 마비되는 통증
- 심한 복통
- 두통, 오한, 발열, 심한 땀, 메스꺼움, 그리고 구토

→ 아니요: 몇 시간 후에 황소의 눈 모양의 물집이 있는가?
- → 아니요: 다른 물린 것들과 쏘인 것들, 또는 피부감염에 대비하기 위해 의료적 처치를 받는다.
- → 예: 물린 곳이 미국의 남부 지역이나 중서부 지역인가?
  - → 아니요: 만약 물린 곳이 미국의 북서부 지역에서 발생하였다면, 집거미(떠돌이 거미, Hobo spider)를 의심한다.
  - → 예: 갈색은둔거미를 의심한다.
  - → (둘 다)
    - 비누와 물로 씻는다.
    - 물린 부위에 얼음팩을 댄다.
    - 즉시 의료적 처치를 받는다.

→ 예: 검은과부거미에 물린 것을 의심한다.
- 비누와 물로 씻는다.
- 물린 부위에 얼음팩을 댄다.
- 진통제를 투여한다.
- 즉시 의료적 처치를 받도록 한다.

전갈

전갈은 작은 가재처럼 생겼다. 가재와 같이 집게발이 있다. 꼬리는 길며, 뒤로 갈수록 집게발이 위쪽을 향한다(그림 19-19). 꼬리에는 독이 있는 침이 달려 있다. 미국 남서부 지역에는 여러 종의 전갈이 서식한다. 이 중 바크(bark) 전갈만이 사람에게 위협이 된다. 심한 경우 마비, 경련, 호흡곤란 등의 증세를 보이는데, 대부분 어린아이가 전갈에게 쏘였을 경우이다. 미국에서 전갈에 쏘여 사망에 이르는 경우는 거의 없다.

바크 전길은 주로 애리조나주에서 발견된다. 미국 여타 지역에서 바크 전갈이 사람을 쏜 경우는 거의 없는데, 짐이나 자동차 트렁크에 타고 바크 전갈이 다른 지역으로 이동해 사람을 쏜 경우다. 바크 전갈은 엷은 황갈색이며, 길이는 꼬리 부분을 제외하고 2~3cm(0.75~1.25인치)에 이른다.

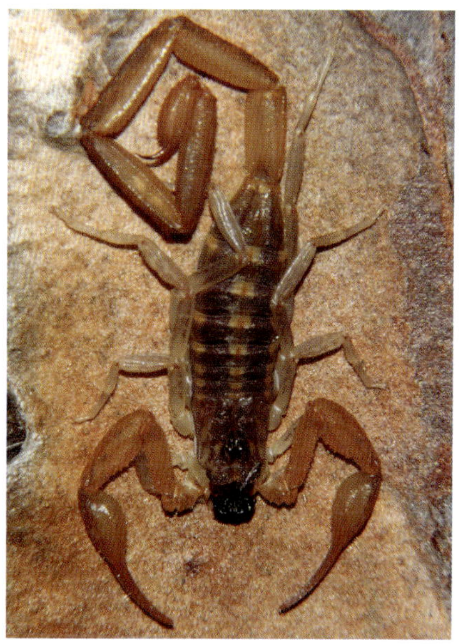

그림 19-19 전갈

성인이 전갈에 쏘인 경우 꼭 생명이 위독한 것은 아니다. 하지만 아이들의 경우 위험한 경우가 많다. 아이가 전갈에 쏘이면 가능한 한 빨리 전문적인 의료처치를 받도록 한다. 호흡을 할 수 있도록 기도를 반드시 열어준다.

확인할 사항	해야 할 일
▪ 몇 분에서 30분 이내에 다음의 증상들이 시작된다. 처음 몇 시간에서 가장 심한 정도에 달하여, 보통 6~24시간 정도 지속된다. ▪ 쏘인 부위 주변으로 국소적이고 즉각적인 통증 및 타는 듯한 화끈거림 [쏘인 부위를 손가락으로 눌러서(누르기 검사, tap test) 전갈이 물린 곳을 알 수 있게 한다.] ▪ 후에 감각이 마비되거나 얼얼함이 생김 ▪ 심한 사람들이 경험하는 것들 ▪ 쏘인 팔 또는 다리에 통증, 때로는 마비 ▪ 다리와 팔이 통제되지 않는 갑작스러운 움직임과 얼굴 경련 ▪ 빠른 심장박동수 ▪ 침분비 증가 ▪ 호흡어려움	1. 호흡을 모니터한다. 2. 쏘인 부위를 비누와 물로 부드럽게 씻는다. 3. 통증을 약화시키고 독 흡수를 위해 쏘인 부위에 얼음팩을 댄다. 4. 투약 지침에 따라 일반의약품 진통제를 투여한다. 5. 드레싱한다. 6. 심각한 반응에 대비하기 위해 전문적인 의료처치를 받는다.

© Jones & Bartlett Learning.

지네

지네는 크기와 색깔이 다양하며 미국 전역뿐만 아니라 전 세계에서 발견된다. 자이언트 사막 지네(giant desert centipede)는 20cm(8인치)까지 자라며, 유일하게 사람을 위협하는 지네는 미국에 서식하는 지네이다. 지네를 노래기(millipede)와 혼동하지 않아야 하는데, 노래기는 피부를 자극하지만 독을 주입하지는 못한다.

거미와 마찬가지로 지네는 송곳니로 사람의 피부를 뚫고 독을 주입할 수 있다. 지네는 절지동물로 한 쌍의 턱이 송곳니와 같은 역할을 하므로 피부를 통과해 독을 주입할 수 있다. 일반적으로 알려진 것과는 달리 다리로 독을 주입하지는 않는다. 지네는 독이 강하다고 알려져 있고, 또 각 다리가 독을 뿜어낸다고도 해서 많은 사람들이 지네를 두려워하지만 이는 과장된 것이다. 지네의 독은 대체적으로 약하다.

확인할 사항	해야 할 일
▪ 타는 듯한 통증 ▪ 상처의 국소적 염증 ▪ 림프절의 약한 부종 ▪ 자이언트사막지네에게 물리면 4~12시간까지 지속되는 염증, 부기, 그리고 피부발적을 일으킴	1. 상처를 비누와 물로 씻는다. 2. 얼음팩을 댄다. 3. 투약 지침에 따라 일반의약품 진통제를 투여한다. 4. 만약 증상이 계속되면, 항히스타민제(베나드릴)를 투여하거나 물린 부위에 하이드로코티손연고(1%)를 바른다. 5. 물린 경우의 대부분은 치료 없이 좋아진다. 그러나 심한 반응의 경우에는 전문적인 의료처치를 받는다.

© Jones & Bartlett Learning.

모기

모기는 수백만 명을 문다. 모기는 단순히 귀찮은 존재가 아니라 많은 질병을 옮긴다. 개도국에서 모기는 말라리아, 황열병, 뎅기열을 전염시킨다. 미국에서는 뇌염을 옮긴다. 모기가 면역결핍증, 즉 에이즈 바이러스인 HIV바이러스를 옮긴다는 증거는 없다.

암컷 모기가 산란하기 위해서는 피가 필요하다. 모기는 물속에 산란을 하기 때문에 늪이나 습지, 나무로 된 지역에서 발견되곤 한다. 모기는 낮에 무는 부류와 밤에 무는 부류로 분류할 수 있는데, 대부분은 새벽에 문다.

확인할 사항	해야 할 일
▪ 가려움 ▪ 가벼운 부기	1. 물린 부위를 비누와 물로 씻는다. 2. 얼음팩을 댄다. 3. 가려움증을 감소시키기 위해 칼라민로션이나 하이드로코티손 연고(1%)를 바른다. 4. 많이 물리거나 지연된 알레르기반응이 있는 사람은 6시간마다 항히스타민제(베나드릴) 또는 의사가 처방한 코티손이 도움이 된다.

© Jones & Bartlett Learning.

참고

모기의 공격

열대 지방에서 모기는 말라리아, 황열병과 같은 전염병을 옮긴다. 또 불쾌한 피부 발진을 유발하기도 한다. 열대 지방뿐만 아니라 그 외 지역에서도 모기떼의 공격이 일어나곤 한다. 예를 들어, 알래스카에서는 한 시간 동안 모기에 천 번 물리는 것도 가능하다. 따라서 효과적인 퇴치제나 옷을 입지 않으면서도 모기에 물리지 않기란 쉽지 않다. 항히스타민, 하이드로코티손, 항가려움제(antipruritic)가 들어 있는 스틱, 크림, 로션은 약국에서 쉽게 구할 수 있다. 그러나 이들 제품의 효능에 대한 연구는 거의 없다.

Reunala T, et al. Treatment of mosquito bites with cetirizine. *Clin Exp Allergy* 1993; 23(1):72–75.

참고

모기에게 물리지 않는 법

모기에게 물리지 않는 방법은 다음과 같다.

- 신체를 보호할 수 있는 옷을 입는다. 바지, 긴팔 옷, 챙이 넓은 모자 등. 모자에 모기장을 늘어뜨리면 얼굴과 목을 보호할 수 있다. 막히지 않은 방에서 잠을 잘 때는 반드시 모기장을 사용한다.
- 피부를 노출시킬 때는 곤충 퇴치제를 사용한다. DEET(디에틸톨루마이드, diethyltoluamide)가 포함된 퇴치제는 모기 퇴치에 가장 효과적이며 진드기나 날벌레를 쫓는 데도 어느 정도는 효과적이다.
- DEET는 독성이 적은 것으로 생각된다. 하지만 피부를 통해 침투되며, 장기적으로 사용하거나 과도한 양을 사용했을 때는 두드러기나 발진, 물집 등이 생길 수 있다. 오랫동안 작용하는 35% 용액에는 증발 및 피부 침투를 막을 수 있는 중합체(polymer)가 있다.
- 100% DEET 상품도 구할 수는 있으나 불필요하며, 아이들의 경우 특히 그렇다. 35% 용액은 모기를 막는 데 100% 용액과 비슷한 효과가 있으면서도 부작용의 가능성이 훨씬 작다.
- DEET가 포함된 자외선차단 크림이나 일반 보습 크림도 있다. DEET는 노출된 피부에만 사용한다. 특히 아이들 손에 사용하는 것은 피한다. 아이들은 자주 손을 빨기 때문이다. DEET는 먹으면 치명적이기 때문에 아이들의 손이 닿지 않는 곳에 놓는다. 미국소아과협회(American Academy of Pediatrics)는 5세 미만 어린이의 경우 10% 이상 용액에 노출시키지 않도록 권고하고 있다. 2개월 미만의 유아는 DEET를 피부에 바르는 일이 없도록 한다. 5세 이상의 어린이도 30% 이상 용액에 노출시켜서는 안 된다.
- 무독성 해충 퇴치제는 DEET보다는 덜 효과적이다. DEET 효과의 25% 정도로 30분마다 재사용해야 한다. 비타민 B_1(티아민) 100mg을 매일 일주일간 섭취하면 모기에게 물리지 않는다는 주장에 대해서는 찬반이 엇갈린다. 일부 전문가는 마늘 섭취가 높으면 모기를 쫓을 수 있다고 주장하기도 한다.
- 퍼메트린(Permethrin)은 살충제로 퇴치제와는 다르다. 따라서 피부가 아닌 옷에 사용해야 한다.

진드기

진드기는 정확하게 말하면 곤충이 아니다. 다리가 8개이며 경피류 진드기(hard tick)와 연피류 진드기(soft tick)로 나뉜다. 경피류 진드기는 분포 지역이 넓으며, 선진국의 경우 가축에서 주로 발견된다. 미국에서 서식하는 경피류 진드기 중 총 7종이, 연피류 진드기 중에서는 5종이 병균을 옮긴다[예를 들어, 라임병(Lyme disease)]. 이들이 옮기는 병 중에는 단순히 골칫거리인 것도 있고(가려움과 부어오름), 혹은 마비(독이 주입된 경우)를 일으키기도 한다. 알에서 부화한 진드기는 3단계를 거치면서 자란다. 1단계는 유충 단계로 너무 작아서 보이지 않으며, 2단계는 약충 단계로 눈에 보인다. 마지막은 성충 단계로 산란할 준비가 된 것이다(그림 19-20).

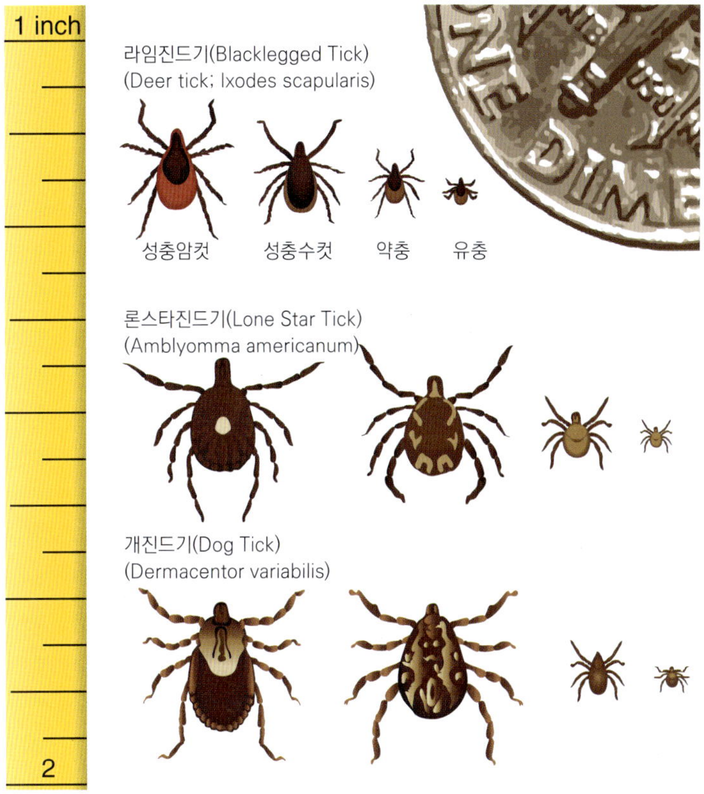

그림 19-20 진드기의 생활사

성충은 눈에 잘 보인다. 각 성장 단계마다 양분을 위해 인간을 필요로 한다. 다음 단계로 자라기 위해서 피를 섭취해야만 하기 때문이다. 사실 진드기가 피를 찾을 수 있는 역량은 한정되어 있다. 날아다닐 수도 없고, 매우 느리게 기며, 외부의 도움 없이는 부화한 장소에서 채 몇 미터 움직이지도 못하기 때문이다. 다음 숙주를 찾기 위해서 진드기는 몇 개월, 몇 년, 심지어 몇십 년을 기다리기도 한다. 물린 상처는 거의 통증이 없기 때문에 진드기가 붙어도 알지 못하는 경우가 많다.

진드기의 앞부분은 머리와 입 부분으로 이루어져 있다. 입 부분은 중앙 부분과 입으로 구성된다. 입은 뭉툭한 작살처럼 생겼다. 진드기는 입을 둘러싸고 있는 부분(hypostome) 앞쪽의 날카로운 이빨(barbs)로 사람의 피부에 구멍을 뚫고 침투한다(그림 19-21). 이빨(barbs)이 진드기를 사람의 피부에 단단히 고정시키기 때문에 진드기를 떼어내기가 힘들다. 일부 진드기는 숙주 몸에 자신의 몸을 고정시키는 물질을 생산하기도 한다. 진드기 중에는 피를 많이 빨면 몸이 20~50배까지 증가하는 것도 있다.

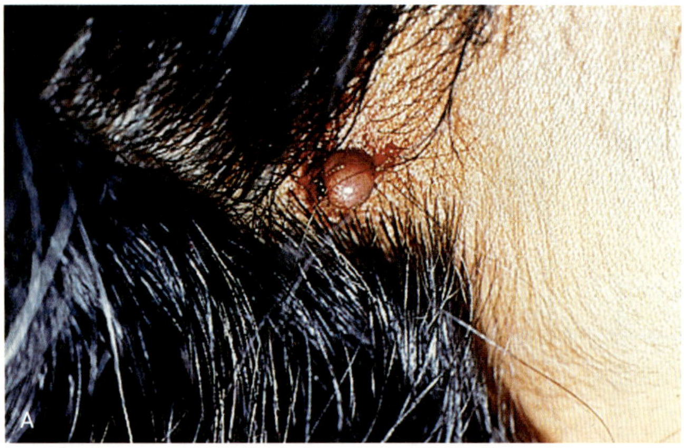

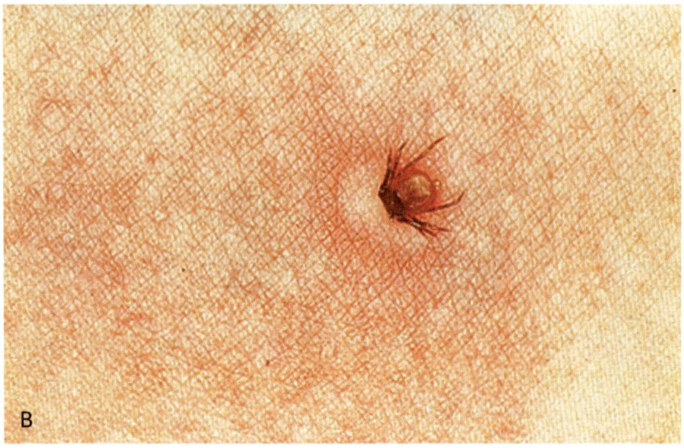

그림 19-21 A: 진드기가 박혀 부어오름, B: 진드기가 박힘

대부분의 진드기는 사람에게 해를 입히지 않지만 질병을 옮길 수 있다(예: 라임병, 록키산 홍반열, 콜로라도 진드기열, 야토병 등). 진드기가 피부에 오랫동안 머물거나 충혈을 발생시킨다면 질병을 더욱 전염시킬 가능성이 있다.

순서도 19-5에 따라 진드기에 물렸을 때에 추가적인 정보를 확인한다.

참고

진드기 제거 매듭법(knot method)

피부에 박힌 진드기는 될 수 있는 한 빨리 제거해야 한다. 진드기가 피부에 박혀 있는 시간이 길어질수록 병을 옮길 가능성이 높아진다. 핀셋이나 진드기 제거용 특별 도구가 없는 경우 매듭법이 대안이다. 면사나 치실을 오버핸드 매듭(오버핸드 매듭은 리본을 매지 않고 구두끈을 묶는다고 생각하면 된다)으로 묶는다. 이때 가능한 한 피부 가까이에서 묶는다. 진드기를 머리 쪽으로(사람의 피부 쪽으로) 잡아당긴 후 180도 돌리듯이 빼낸다. 진드기 몸 전체를 간단하고 효과적으로 빼는 방법이다.

Celensa A:The knot method of tick removal. *Wilderness Environ Med* 200; 213(2):181.

참고

진드기에게 물리지 않는 방법

- 밝은 색상의 옷을 입는다. 진드기가 옷에 붙었을 때 눈에 잘 띄기 때문이다.
- 손목과 목이 꼭 맞는 긴 팔 상의를 입는다. 또한 셔츠는 바지 안으로 넣어서 입는다.
- 긴 바지를 입고, 바짓단은 부츠나 양말 속에 접어 넣는다. 혹은 불투명 테이프를 사용해 바짓단을 양말, 신발, 부츠에 단단히 붙인다.
- 외출 후 실내에 들어가기 전에 옷을 살핀다. 가능한 한 빨리 옷을 세탁한다.
- 애완동물을 집에 들이기 전 진드기가 붙어 있지 않은지 살핀다.
- 실내에 들어간 후 바로 샤워나 목욕을 한다. 또 진드기가 몸에 붙어 있지 않은지 살핀다. 특히 털이 난 곳이나 옷이 꽉 끼는 곳을 살핀다. 다른 사람에게 대신 살펴보도록 하는 것도 좋다.
- 몸이나 옷에 퇴치제를 뿌린다. 환경부가 인증한 퇴치제 중 가장 효과적인 것이 DEET다.
- DEET는 시중에서 쉽게 구할 수 있으며, 피부에 직접 뿌릴 수도 있다. DEET를 뿌린 부위는 진드기가 기어다니지 못하고 떨어진다. 가장 효과적인 방법은 스프레이 캔에 든 DEET를 옷에 뿌리는 것이다.
- 그러나 DEET는 발작, 알레르기, 피부 발진 등의 부작용이 보고되고 있다. 이를 막기 위해서는 다음과 같이 사용한다.
  - 피부에 DEET를 뿌리는 것은 삼간다.
  - 고농도(35% 이상)를 피부에 뿌리는 것은 피한다.
  - DEET가 포함된 제품을 호흡하거나 먹지 말고, 눈에 닿지 않도록 한다.
  - 상처 부위나 피부 발진이 있는 부위는 DEET 사용을 피한다.
  - 실내에 들어오면 씻는다.
  - 유아나 어린이(5세 미만)는 DEET 10% 이하 용액을 사용한다.
- 0.5% 농도의 퍼메트린(permethrine, 살충제의 일종)을 사용한다. 퍼메트린은 옷(옷소매, 바지의 다리 부분, 목깃)에만 사용하며, 절대로 피부에 직접 사용하지 않는다.

주의

- 다음은 진드기를 제거하기 위해 흔히 사용하는 방법들이지만 이 방법들은 효과가 없으므로 시행하지 않는다.
  - 바셀린
  - 매니큐어
  - 액체 비누에 적신 면봉으로 진드기 닦아내기
  - 알코올로 문지르기
  - 달구어진 성냥, 바늘, 종이집게로 만지기
  - 가솔린
- 진드기 몸체 뒤쪽을 잡지 않는다. 진드기 내장이 터질 수 있기 때문이며 내장이 터지게 되면 내용물이 흘러나와 감염을 유발시킬 수 있다.
- 진드기를 비틀거나 무조건 잡아당기지 않는다. 완전히 제거하지 못할 수 있기 때문이다.

확인할 사항	해야 할 일
▪ 무통증; 진드기를 수일 동안 알아채지 못할 수 있다. ▪ 진드기 주위 발적; 진드기가 피부에 들어가 사람의 혈액을 빠는 것을 나타낸다. ▪ 발진, 열, 오한(**그림 19-22**) ▪ 물린 부위가 작은 덩어리에서 부기와 궤양으로 확대된다.	진드기를 제거하는 것은 어렵다. 부분적으로 진드기를 제거한다면 감염을 유발시킬 수 있다. 진드기를 제거하기 위해서는: 1. 핀셋을 이용하거나 특별한 진드기 제거 장비를 사용하여 피부에 있는 진드기를 잡을 수 있다(**그림 19-23**). 2. 압력을 가해 잡아 올린다. 3. 피부 표면을 벌려 진드기를 들어올린다. 진드기가 나갈 때까지 이러한 자세를 유지한다(1분 정도). 4. 피부로부터 진드기를 당긴다. 과도하게 진드기를 잡아당겨 진드기가 분리되지 않도록 한다.
완벽하게 진드기 제거하기	1. 비누와 물을 이용하여 손을 씻는다. 감염되지 않은 곳에 알코올을 문지른다. 2. 얼음팩을 적용하면 통증을 줄일 수 있다. 3. 칼라민 로션이나 하이드로코르티손 크림을 가려운 곳에 바른다. 4. 의사에게 72시간 이내에 항생제 처치를 받는다. 라임병과 같은 심각한 질병을 예방할 수 있기 때문이다. 5. 만약 진드기 제거 후 발진, 열, 감기 증상(두통, 몸 통증, 오심)이 3일에서 1개월 이내에 발생한다면 전문적인 의료처치를 받아야 한다.
진드기의 입 부분이 부러져 피부에 남는다.	1. 만약 부분적으로 진드기를 제거하지 못했다면 그 자리를 떠나 따뜻한 물로 씻고 항생제 연고를 바른다. 이러한 처치는 몸에 남아 있는 진드기 부분들을 대부분 제거할 수 있다. 2. 만약 감염으로 진행된다면 전문적인 의료처치를 받아야 한다.

순서도 19-5 진드기에 물렸을 때

피부에 침투한 진드기는 가능한 한 빨리 제거해야 한다.

진드기를 완전하게 제거하였는가?

아니요

- 진드기를 그대로 두고 따뜻한 물에 담근 후 항생제 연고를 바른다.
- 만약 감염으로 진행된다면 전문적인 의료처치를 받아야 한다.

예

- 손은 비누와 물을 이용하여 씻는다. 소독용 알코올로 문지른다.
- 얼음팩을 적용한다.
- 칼라민 로션을 바른다.
- 의사에게 72시간 이내에 항생제 처치를 받는다. 라임병과 같은 심각한 질병을 예방할 수 있기 때문이다.

진드기 제거 후 3~30일 이내에 발진, 열, 감기 증상이 나타난다면 전문적인 의료처치를 해야 한다.

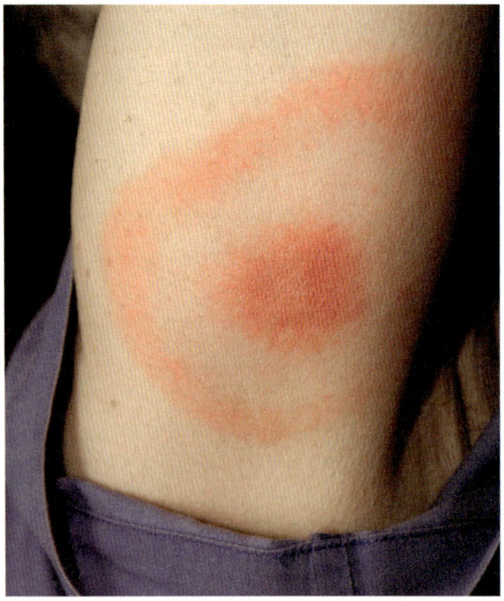

그림 19-22 bull's eye 발진은 라임병에서 독특한 특징이지만 라임병 환자에게 항상 보이는 것은 아니다.
Courtesy of James Gathany/CDC.

참고

라임병

라임병은 미국의 북부, 중부, 애틀랜타 지역 등 전역에서 광대하게 발생되고 있다. 라임병은 박테리아, 보렐리아 부르그도르페리가 원인이 되며 사슴 진드기에 물려 감염된다. 2008년도에는 3만 명에 가까운 사람들이 라임병을 진단받았다. 미국 내 발생되는 라임병은 대부분 곤충매개 감염이다.

이 질병은 두 개의 독특한 기간(조기-후기)을 갖는다. 잘 알려진 조기 증상인 bull's eye 발진은 감염된 80%에서 나타났다. 다른 조기 증상은 두통, 오한, 열, 급성 관절염이다. 라임병은 만성 관절염, 말초신경 손상 그리고 뇌와 척수 증상을 보인다.

Lipman MM. Lyme disease: Beyond the rash. *Consumer Rep Health* 2010; 22(8):11.

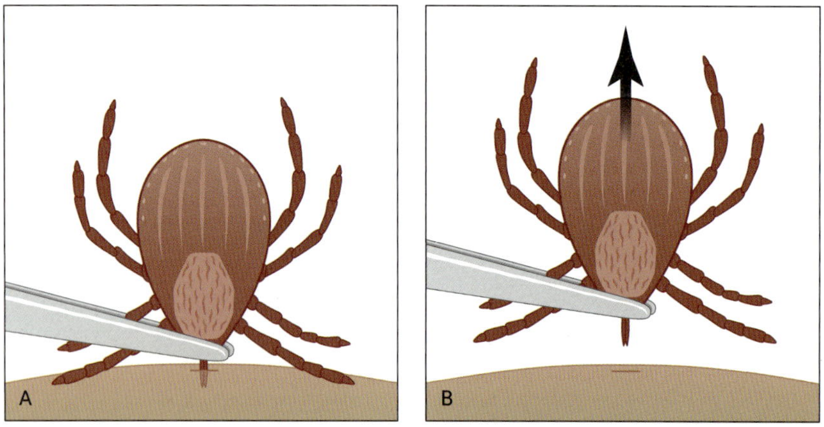

그림 19-23 핀셋을 이용한 진드기 제거. A: 피부에 들어가 있는 진드기를 잡는다. B: 적당한 압력을 주어 위로 당겨 올린다.
© Jones & Bartlett Learning.

해양동물 손상

대부분의 해양동물은 공격하기보다 물거나 찔러 자기를 방어한다. 해양동물들이 가지고 있는 독은 파충류와 절지동물에서 볼 수 있는 많은 독과 유사하며 아나필락시스나 기타 다른 반응을 일으킨다. 일반적인 응급처치와 가이드라인은 외상, 알레르기, 심폐기능부전과 유사하다. 심각한 알레르기반응은 기도개방을 유지하는 것이 첫 번째로 요구되기도 한다.

상어

상어는 가장 무서운 바다동물이지만 북미 지역의 해안에서 상어의 공격을 받을 확률은 매우 드물다(표 19-4). 정확한 수치는 알려져 있지 않지만 매년 상어에 의한 공격은 50건 정도로 보고되고 있으며 이 중 사망에 이르는 사람은 열댓 명 정도에 불과하다. 지난 100년간 상어가 아무 이유 없이 사람을 공격하는 비율이 꾸준히 증가되었다. 대부분의 상어에 의한 공격은 해안으로부터 30m(100피트) 이내 지역에서 발생하며, 환자들은 단 한 마리의 상어에게 사전 경고 없이 공격당했

표 19-4 상어의 공격 예방

상어가 자주 출몰하거나 상어의 공격이 있었던 곳에서는 수영을 삼간다(미국에서는 캘리포니아 북쪽 해안에서 백상아리의 공격이 가장 많이 일어났다).
혼자서 수영하거나 잠수하지 않는다.
해변에서 너무 멀리 떨어진 지역이나 어두운 물속에서 혹은 절벽을 따라 수영하지 않는다.
상처가 있거나 생리 중인 여성은 상어의 공격 가능성이 있는 지역에서 수영하지 않는다.
물개, 바다사자, 거북이 서식지 근처에서 수영을 피한다.
같은 장소에서 장시간 작살로 물고기를 잡지 않는다.
새벽, 해질 무렵, 밤 시간에 위험한 지역에서 수영을 피한다.

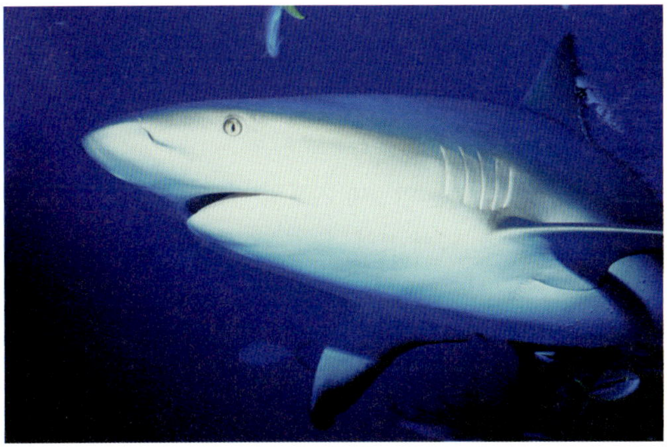

그림 19-24 상어

다고 한다. 환자는 상당수가 공격 전까지 상어를 보지 못한다고 한다(그림 19-24). 주로 상어에게 공격당하는 부위는 다리다. 또한 상어는 바닷속에 있는 잠수부들보다는 헤엄치고 있는 사람들을 주로 공격한다. 상어는 물고기의 피에 포함된 화학물질에 매우 민감한 것으로 보인다. 상어는 이런 화학물질을 백만분의 일 농도까지 감지한다. 상어에게 물린 상처는 어떤 동물에게 물린 상처보다 심각하며, 보트의 프로펠러나 전동 톱에 다친 상처와 유사하다. 즉각적으로 지혈을 하고 쇼크에 대처해야 한다.

창꼬치 및 곰치

창꼬치는 무섭게 생겼으나 사람을 공격하는 예가 드물다. 창꼬치에게 물렸을 때 응급처치 방법은 상어에게 물렸을 때와 같다. 곰치 또한 무섭게 생겼지만 사람을 자주 물지는 않는다. 다이버가 곰치를 만지거나 못살게 굴더라도 무는 경우는 드물다. 다만 먹이를 두고 경쟁이 붙거나, 가재를 쫓을 때 간혹 물곤 한다. 곰치에게 물리면 이빨 구멍들이 생기는데 감염의 위험이 굉장히 높다. 응급처치 방법은 상어와 같다.

독을 쏘는 바다동물

독을 쏘는 바다동물들이 있다. 물렸을 때 어떤 동물에게 쏘인 것인지 알아야 정확하게 응급처치를 할 수 있다. 얕은 바닷물 속의 해파리나 고깔해파리, 산호초, 말미잘에 쏘이는 사람은 미국에서만 매년 백만 명이 넘는다. 이들 동물에게 쏘이면 약하게 피부 발진이 나타나는 사람도 있지만 심한 알레르기반응을 보이는 사람도 있다. 대부분의 환자들은 별다른 의료적 치료가 필요 없다.

이들 동물은 긴 촉수를 가지고 있으며 촉수에 달린 가시세포(nematocyst)가 독을 쏜다. 해파리 몸에서 분리되어 해변이나 바위에 붙어 있는 촉수에 사람이 쏘이기도 한다. 따라서 완전히 말라비틀어진 촉수만 아니라면 조심해야 한다.

고깔해파리에게 쏘이면 선명한 채찍 자국 같은 상처가 직선으로 남거나 혹은 붉은색 채찍 자국 같은 상처가 드문드문 생긴다. 상처는 24시간 이내에 사라진다(그림 19-25). 해파리에게

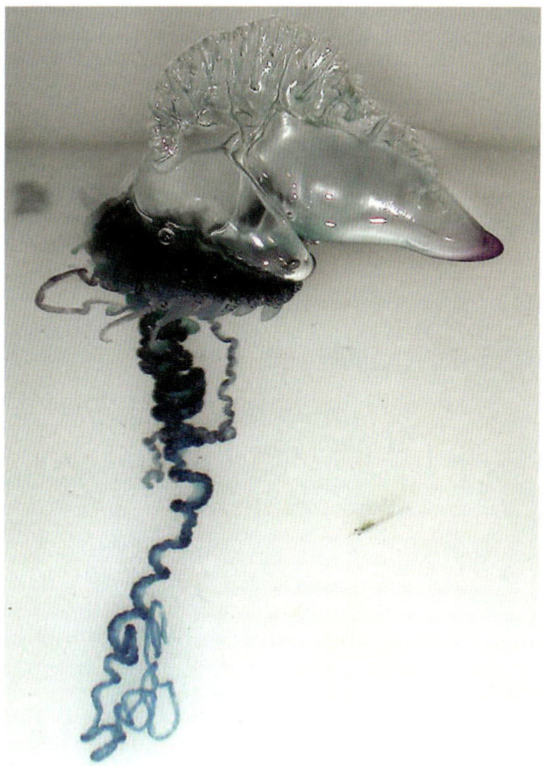

그림 19-25 고깔해파리

Courtesy of NOAA.

주의

- 촉수를 문질러 떼어내려 하면 안 된다. 문지르면 독을 쏘는 세포가 활성화되기 때문이다.
- 씻어낼 때 담수를 사용하지 않는다. 가시세포가 타버리기 때문이다.
- 얼음팩을 하지 않는다. 가시세포가 타버리기 때문이다.
- 맨손으로 촉수를 만지지 않는다.

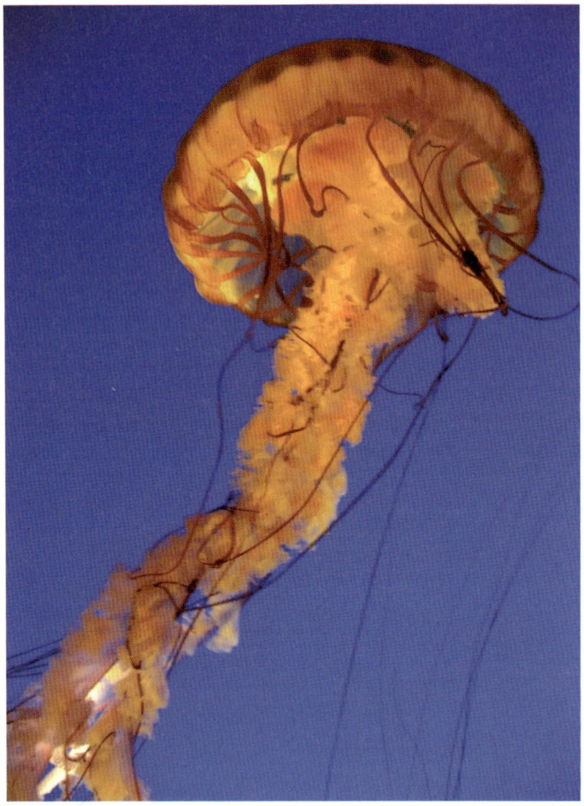

그림 19-26 해파리

쏘이면 근육에 쥐가 심하게 나고, 채찍 자국 같은 얇은 상처가 여러 개 지그재그로 생긴다(그림 19-26). 통증은 10~30분 정도 지속된다. 상처는 한 시간 이내에 사라진다.

말미잘은 겉보기에는 아름답지만 위험하다(그림 19-27). 말미잘은 입 주위 접촉에 의해 유발되는 일련의 촉수를 가지고 있으며, 대부분의 종은 인간에게 위협적이지 않지만, 일부 쏘임은 해로울 수 있다. 말미잘을 부적절하게 다루다가 쏘이는 경우가 많다.

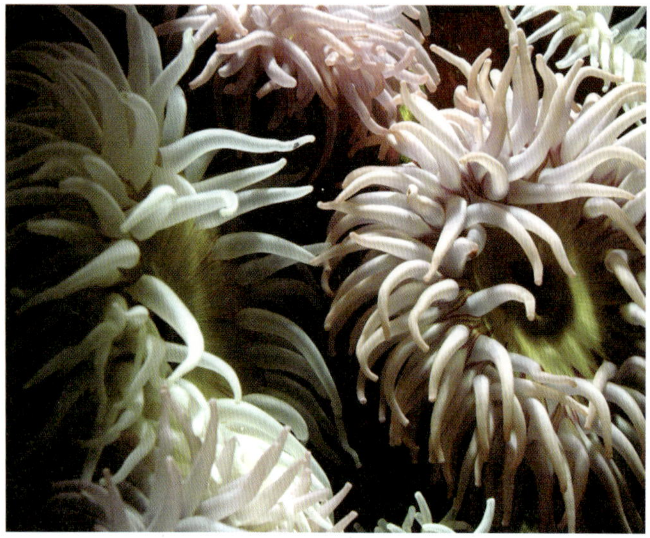

그림 19-27 말미잘

가오리

가오리는 열대 혹은 아열대 기후의 바다에서 주로 발견된다. 모래나 진흙 바닥에 몸을 숨기고 있다가 물밑 바닥에 있는 먹이를 잡아먹는 조용한 동물이다(그림 19-28). 대부분 환자는 가오리를 밟아 발목이나 발바닥에 상처를 입는다. 지느러미 끝에 있는 꼬리가 환자의 다리와 발을 감으면서 상처를 입힌다. 미국에서 가오리 때문에 상처를 입는 사람은 매년 1,500명 이상이다. 가오리 꼬리에는 독이 있고 쉽게 사람의 피부 속으로 침투한다. 꼬리가 상당히 심한 상처를 입히기 때문에 찢긴 상처처럼 보인다. 상처 부위는 타는 듯이 아프다.

순서도 19-6에 따라 해양동물에게 손상받았을 때 추가적인 정보를 확인한다.

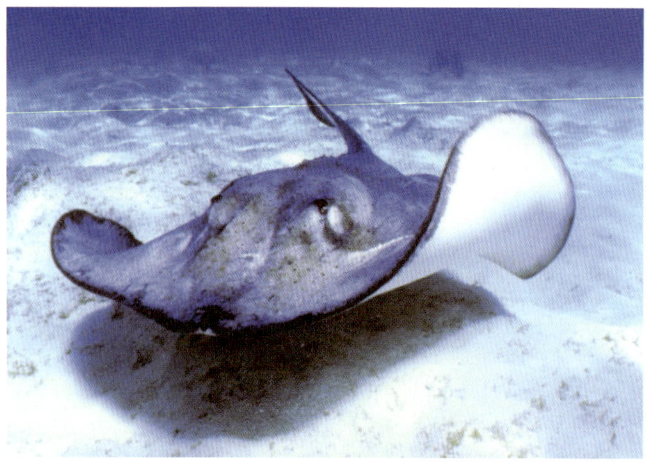

그림 19-28 가오리

순서도 19-6 해양동물 손상

해양동물에 의한 어떤 손상인가?

쏘이는 손상

1. 만약 충분한 식초(5% 아세트산)가 있다면 30초 이상 그 부위에 뿌리거나 붓는다. 식초 사용에 대한 논란은 있다.
2. 핀셋이나 장갑 낀 손을 사용하여 피부에 붙어 있는 촉수를 부드러우면서도 빠르게 제거한다. 촉수를 긁거나, 면도하거나, 문지르지 않는다.
3. 환부를 샤워기를 이용하여 화상을 입지 않을 정도의 온도로 씻어내거나, 20~45분 동안 온열팩을 적용한다.
4. 통증 조절을 위해 이 단계를 반복할 수 있다. 통증을 줄이려면 리도카인 또는 벤조카인 스프레이를 적용하는 것을 고려한다. 약제를 적용 한 후에는 다시 뜨거운 물을 적용하지 않도록 한다.
5. 입증되지 않은 치료법을 사용하지 않는다. 사람의 소변, 고기 연화제, 알코올, 베이킹 소다 압박붕대, 아이스팩 등 입증되지 않은 치료법을 적용하지 않는다.
6. 알레르기 반응 및 호흡 유무를 모니터링한다.

독이 있는 해양동물에게 물리는 손상

1. 호흡 확인
2. 출혈 조절
3. 팔이나 다리 전체에 압박붕대 적용

(가시에 의한)관통 손상

1. 뜨거운 물로 30~90분 동안 적시거나 통증이 줄어들 때까지 한다.
2. 촉수와 잔해들을 제거한다.
3. 비누와 물로 세척한다.
4. 압력을 가해 물로 씻어낸다.
5. 상처를 처치한다.

출혈이 있는 상처

1. 호흡 확인
2. 출혈 조절
3. 비누와 물로 세척한다.
4. 압력을 가해 물로 씻어낸다.
5. 쇼크 처치

전문적인 의료처치를 받는다.

확인할 사항	해야 할 일
물리는 손상, 찢기는 손상, 찔리는 손상 ▪ 상어 ▪ 창꼬치 ▪ 뱀장어류 ▪ 바다표범	1. 호흡 확인 2. 출혈 조절 3. 비누와 물로 상처 세척 4. 압력을 가해 물로 씻어내기 5. 쇼크 처치
쏘이는 손상 ▪ 해파리 ▪ 고깔해파리 ▪ 말미잘 ▪ 불산호	1. 만약 충분한 식초(5% 아세트산)가 있다면 30초 이상 그 부위에 뿌리거나 붓는다. 식초 사용에 대한 논란은 있다. 2. 핀셋이나 장갑 낀 손을 사용하여 피부에 붙어 있는 촉수를 부드러우면서도 빠르게 제거한다. 촉수를 긁거나, 면도하거나, 문지르지 않는다. 3. 문지르지 않는다. 환부를 뜨거운 물로 샤워시키거나, 20~45분 동안 온열팩을 적용한다. 통증 조절을 위해 이 단계를 반복할 수 있다. 4. 통증을 줄이려면 리도카인 또는 벤조카인 스프레이를 적용하는 것을 고려한다(둘 다 일반의약품임). 약물 적용 후에는 다시 뜨거운 물을 적용하지 않도록 한다. 5. 입증되지 않은 치료법을 사용하지 않는다(사람의 소변, 육류 연화제, 알코올, 베이킹소다 압박 붕대 또는 얼음팩). 6. 알레르기 반응 및 호흡 유무를 모니터링한다.
독이 있는 해양동물에게 물리는 손상 ▪ 바다뱀 ▪ 문어 ▪ 청자고둥	1. 호흡 확인 2. 출혈 조절 3. 팔이나 다리 전체에 압박붕대 적용
(가시에 의한) 관통 손상 ▪ 노랑가오리 ▪ 쏨뱅이 ▪ 스톤피쉬 ▪ 불가사리 ▪ 메기	1. 뜨거운 물로 30~90분 동안 적시거나 통증이 줄어들 때까지 시행한다. 화상을 입을 정도로 너무 뜨거운 물은 사용하지 않는다. 2. 촉수와 잔해들을 제거한다. 3. 비누와 물로 세척한다. 4. 압력을 가해 물로 씻어낸다. 5. 상처를 처치한다.

PREP KIT

복습

- 미국인 중 거의 절반 정도가 동물이나 사람에게 물린다.
- 동물에 의한 물림손상의 대부분은 개에 의한 손상이다.
- 개, 고양이 다음으로 사람에 의한 물린 상처이다.
- 미국에서는 뱀에 물린 상처로 매년 9,000건 이상이 응급실을 방문한다.
- 뱀은 독이 있는 뱀(살무사)과 독이 없는 뱀으로 구분된다.
- 독이 있는 뱀은 방울뱀, 북아메리카산 살무사, 물뱀과 산호뱀 등이 있다.
- 독을 쏘는 곤충은 대부분 막시목(Hymenoptera)이며 꿀벌, 뒝벌, 말벌, 호박벌, 불개미 등이 여기에 속한다.
- 거미는 대부분 독을 가지고 있어서 먹이를 마비시키거나 죽일 수 있다. 이들은 긴 송곳니나 강한 턱으로 독을 주입하는데 사람에게는 그리 효과적이지 않다.
- 독거미에는 검은과부거미, 갈색은둔거미, 타란툴라 및 일반적으로 공격적인 집거미(hobo)가 포함된다.
- 그밖에 쏘거나 무는 다른 육지 동물로는 전갈, 지네, 모기, 진드기 등이 있다.
- 바다동물은 공격하기보다는 물거나 독을 쏜다.

핵심용어

가시세포(nematocyst) 특정 바다동물에서 발견되는 가시로 된 세포

광견병(rabies) 감염된 동물에 물려서 감염되는 중추신경계의 급성바이러스성 감염

아나필락시스(anaphylaxis) 생명을 위협하는 알레르기반응

항뱀독소(antivenin) 파충류나 곤충의 독에 저항하는 항체가 포함된 혈청

실습평가

봄에 당신은 가족들과 함께 밤늦도록 야외활동을 즐기고 있었다. 취침을 위해 준비하던 도중 당신은 자신의 배에 작은 덩어리가 있으며 그것들이 피부에 박힌 진드기라는 것을 알게 되었다.

지시: 설명에 동의하면 "예"에 ○표하고, 동의하지 않으면 "아니요"에 ○표 하시오.

1. 당신은 진드기를 내버려두고 그 자리를 떠나야만 한다. 왜냐하면 진드기는 사람에게 해롭지 않기 때문이다.
   예 아니요
2. 바셀린으로 진드기를 덮는 것은 피부에 박힌 진드기를 제거하는데 효과적이다.
   예 아니요
3. 당신은 뜨거운 성냥 같은 것으로 진드기에 접촉시켜야만 한다.
   예 아니요
4. 피부에 가까운 진드기는 핀셋을 이용하여 잡는 것이 효과적이다.
   예 아니요
5. 진드기를 잡은 이후에는 상처를 깨끗이 하고 얼음팩을 사용하면 통증을 줄일 수 있다.
   예 아니요

PREP KIT

지식확인

지시: 설명에 동의하면 "예"에 ○표하고, 동의하지 않으면 "아니요"에 ○표 하시오.

1. 배가 심하게 아프면 검은과부거미에게 물린 것이다.
   예 아니요
2. 뱀에게 물리면 얼음팩이나 차가운 팩으로 찜질한다.
   예 아니요
3. 뱀에게 물리면 상처 부위를 칼로 벤 뒤 피를 빨아낸다.
   예 아니요
4. 벌에 쏘이면 족집게를 사용해 벌침을 뽑는다.
   예 아니요
5. 곤충에게 쏘였거나 거미에게 물렸다고 생각되면 얼음팩이나 차가운 팩으로 찜질한다.
   예 아니요
6. 곤충에게 쏘여 간지럽고 부어오른 부위에 베이킹소다를 바르면 도움이 된다.
   예 아니요
7. 곤충에게 쏘여 환자가 생명에 위협이 될 정도의 반응을 보인다면 환자가 미리 처방받은 에피네프린 자동주입기를 사용할 수 있다.
   예 아니요
8. 바다동물(해파리 등)에 쏘이면 상처 부위에 과산화수소를 바른다.
   예 아니요
9. 몸 깊숙이 박힌 진드기에 바셀린을 바르면 진드기가 산소가 부족해서 밖으로 나온다.
   예 아니요
10. 진드기는 질병을 옮긴다.
   예 아니요

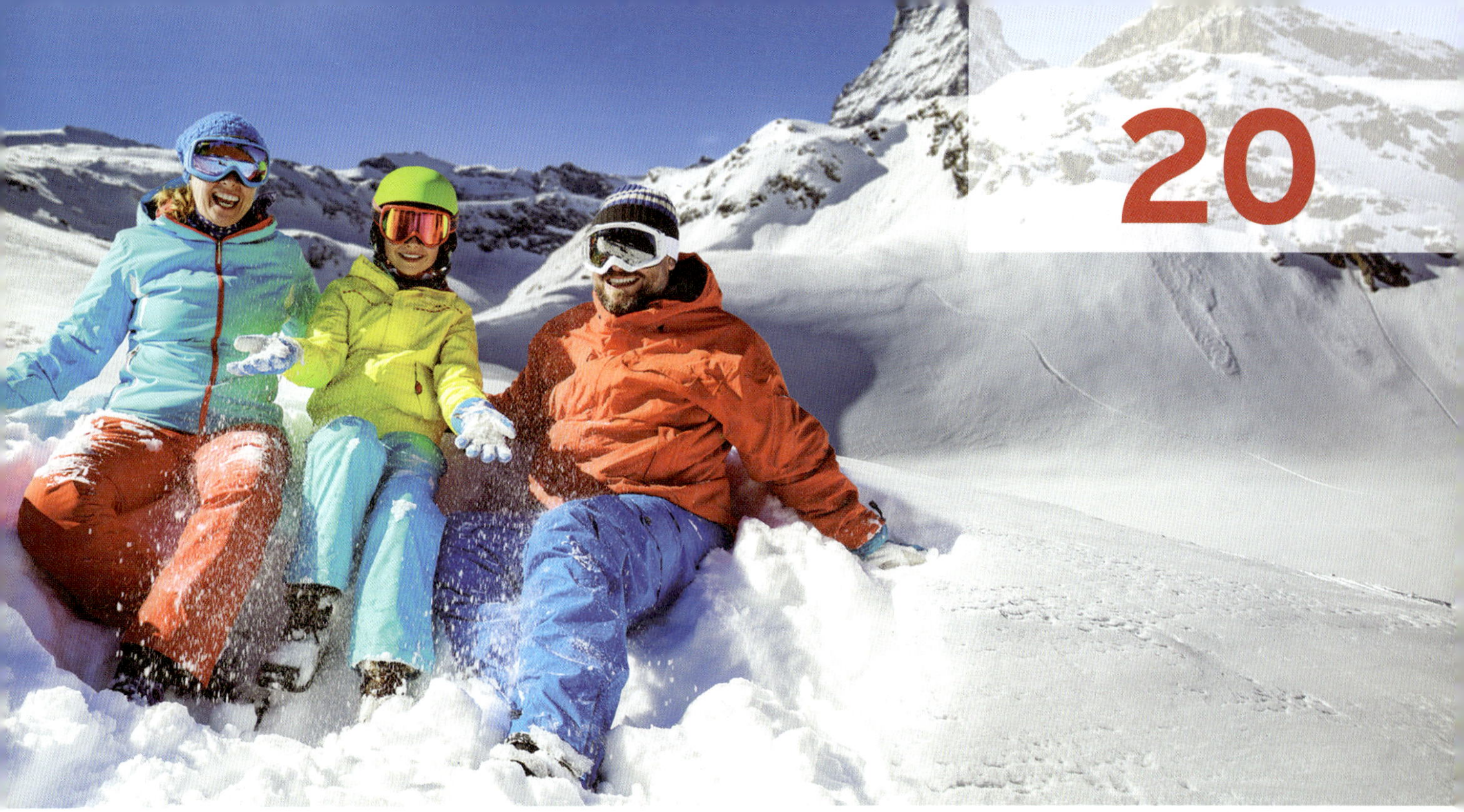

© gorillaimages/Shutterstock.

20

추위 관련 응급상황
Cold-Related Emergencies

CHAPTER AT A GLANCE

추위 관련 응급상황

열은 온도가 더 높은 곳에서 더 낮은 곳으로 흐른다. 사람이 체온보다 더 차가운 공기나 물에 있을 때 인체는 열을 잃는다. 만약 인체가 열을 생산하는 것보다 더 빠르게 열이 빠져나간다면 체온이 떨어진다. 정상 체온은 37℃(98.6℉)이다. 만약 체온이 더 낮아지면 한랭손상을 초래할 수 있다. 체온은 보통 외부 기온보다는 조금 높기 때문에 뜨거운 욕탕 속에 있거나 아주 더운 한 여름 같은 상황이 아니면 항상 외부로 열손실이 발생한다.

추위가 신체에 미치는 영향

사람은 의복과 주거지를 이용하여 노출을 피하거나 줄여서 추위로부터 자신을 보호한다. 보호가 불충분할 때 신체는 올바른 체온을 유지하도록 돕기 위해 생물학적인 방어기전을 발동시킨다. 추위에 노출되는 동안 체온을 유지하려는 내부 기전은 혈관수축과 떨림이다. 이런 반응들의 시작은 의복과 주거가 불충분하다는 신호이다.

혈관수축(vasoconstriction)은 혈관이 팽팽해지는 것이다. 추위에 노출되는 동안 노출된 피부에서 혈관수축이 발생한다. 피부에서 혈액의 흐름이 줄어든다면, 체열은 보존되지만 손과 손가락에서 불쾌감, 저림 현상, 섬세한 손 기능 상실, 그리고 결국은 한랭손상의 결과가 빚어지게 될 것이다.

추위는 떨림을 유발하는데, 이것은 내부의 열생산을 증가시키고, 열손실을 보충하도록 돕는다. 떨림은 추위에 대항한 신체의 중요한 불수의적 방어이다. 떨림은 근육들을 빠르게 수축시키고 이완시킴으로써 체열을 생산한다. 떨림에서 사용되는 근육 에너지의 약 80%가 체열로 바뀐다. 중심 온도가 올라가면 떨림은 더 이상 필요하지 않으며 뇌의 명령으로 멈춘다. 중심 온도가 약 30~32.3℃(86~90℉)까지 떨어지면 떨림 반사는 멈춘다. 이처럼 신체를 위한 그 이상의 연료가 없을 때 떨림은 멈춘다. 영양실조나 저혈당 상태인 경우에는 한랭손상에 더 취약한 이유이다. 우리 몸은 에너지와 열을 생산하기 위해 산소와 포도당이 필요하다. 바르비투르산염(barbiturates), 마취약의 일종인 나르코틱스(narcotics), 베타신경차단제(beta-blocking agents), 알코올을 포함하고 있는 몇몇 약품은 떨림 반응을 억제한다.

또한 육체 활동이 증가하면 내부에서 열이 생산된다. 더 왕성한 활동은 더 많은 열을 생산한다. 사실, 격렬한 운동이나 과중한 작업 동안의 열생산은 보통의 열손실뿐만 아니라 매우 추운 날씨의 열손실까지 완전히 보상하기에 충분하다. 그러나 고강도 운동과 힘든 육체 작업은 피로를 주어, 장시간 유지될 수는 없다. 젖은 상태에서는 증발로 인한 열손실은 건조한 상태보다 25배 빨리 발생하기 때문에 운동 후 옷이 땀에 젖으면 열손실이 급격하게 발생하므로 조심해야 한다.

적절한 수분 공급과 영양을 유지하고 알코올, 카페인, 니코틴을 피하고 저온에서의 비활동 기간을 줄이고 머리 등 노출된 신체 부위에 여러 겹의 옷을 입거나 덮음으로써 보온을 유지하여 한랭손상의 가능성을 최소화할 수 있다. 사람은 더운 날씨에 순응하지 못하는 것처럼 추운 날씨에도 거의 순응하지 못한다.

주위 온도가 낮을수록 체열을 빼앗길 가능성은 더 크다. 피부가 추위에 노출될 때 뇌는 피부에 있는 혈관에 수축시키라는 신호를 보내고 피부로 보내는 혈류를 감소시킨다. 이것은 신체 내부에서 열이 피부로 운반되어 잃는 것을 막으려는 신체의 시도이다. 그러나 피부 쪽으로 가는 혈류를 줄이기 때문에 피부 온도가 내려간다.

추위에 노출이 한 시간 이상 지속될 경우(추위뿐만 아니라 젖거나 바람이 부는 상황이라면 한 시간 이하) 피부는 냉각되고 손으로 가는 혈류가 감소하여 감각, 촉각 및 통증이 둔해지고 민감성과 민첩성을 잃게 된다. 이런 변화는 수작업을 실행하는 신체의 능력을 저하시킨다. 그리고 증상이 간과될 수 있기 때문에 더욱더 심각한 한랭손상을 초래할 수 있다.

신체의 열손실

정상 체온은 열생산과 열손실의 균형을 이루면서 유지된다. 열은 음식의 신진대사와 근육 활성도에 의해 생산되는데, 떨림이 500% 이상 열생산량을 증가시킨다. 떨림은 열생산량 증가의 큰 요인이 되지만, 간과 근육에 글리코겐으로 저장된 칼로리를 빠르게 소비한다. 음식의 결핍은 열을 생산하는 신체 능력을 제한한다. 저장된 글리코겐(glycogen)이 고갈될 때 열생산이 감소한다.

열손실은 피부에서 먼저 발생한다. 피부에서의 혈류는 신체의 여러 부분에 따라 다르고 어떤 부분들은 다른 부분들보다 더 많은 열을 잃는다. 추위로 인한 혈관의 수축은 열을 보존한다.

체열은 다섯 가지 기전에 의해 손실될 수 있다(그림 20-1).

- 전도(conduction)는 더 차가운 물체와의 직접 접촉(예: 쌓여 있는 눈에 혹은 차가운 바닥에)으로 보통 아주 소량의 열손실을 나타낸다. 예외는 차가운 물에 담그는 것이다. 이럴 경우 열손실은 대기 중에 있는 것보다 25~30배 훨씬 더 많고 심지어 흐르는 물보다도 열손실이 더 많다.
- 대류(convection)는 피부로 불어오는 대기에 의한 열손실 또는 투과성이 좋은 의복에 의한 열손실이다. 풍냉(wind-chill)은 주위 온도와 풍속이 결합된 결과이다.
- 증발(evaporation)은 피부 위에서 액체가 증기로 전환하는 것으로 보통 약 20% 정도의 열손실(땀으로 2/3, 호흡으로 1/3)이 일어난다.
- 방사(radiation)는 열손실의 첫 번째 방법으로 신체 열손실의 약 65%가 일어난다. 따뜻한 물체는 더 차가운 대기열을 방출한다.
- 호흡(Respiration)은 흡기 시 외부의 찬 공기를 들이마시게 되면 몸속에서 체온에 의해 따뜻하게 되고, 호기 시 내부의 따뜻한 공기가 배출되므로 열손실이 일어난다.

Q & A

떨림이 근육계와 어떤 관련이 있습니까?

떨림은 몸을 따뜻하게 유지하는 자연스러운 현상이며 극한의 추위 속에서 실제로 목숨을 구해줄 수도 있다. 떨림은 골격근육의 수축과 이완으로 열을 발생시킨다. 이런 과정에서 근육에너지의 약 80%가 체온으로 바뀌는 데 사용된다. 뜨거운 물병이나 물체를 적용하는 것이 저체온증의 어떤 사례에서는 부정적인 영향을 끼칠 수 있다. 왜냐하면 몸을 떠는 반사작용이 차단하기 때문이다.

참고

얼마나 추운가?

추위 외에도 다른 두 가지 요소가 열손실에 관여한다. 습도와 바람이다. 습기, 비, 눈, 물에 잠기거나 또는 땀 등은 몸에서 열손실의 속도를 증가시킨다.

바람은 꽤 많은 양의 열손실을 초래한다. 온도계가 -6.6℃(20℉)를 가리키고 풍속이 시간당 32km(20마일)라면, -15.5℃(4℉)에 견줄 만하다. 이를 풍냉요인이라고 한다. 아래의 풍냉표를 사용한다. 얼굴로 바람을 느낀다면, 풍속은 최소한 시간당 16km(10마일) 이상이다. 작은 가지가 움직이거나 먼지 혹은 눈이 인다면, 시간당 32km(20마일)이다. 큰 가지가 움직인다면, 시간당 48km(30마일)이다. 모든 나뭇가지가 움직인다면, 시간당 65km(40마일)이다.

체감온도를 결정하기 위해서는 다음과 같은 요소를 확인해야 한다.

1. 앞서 언급한 징후를 확인하여 풍속을 평가한다.
2. 외부 온도계를 확인(화씨 온도로)한다.
3. 평가한 풍속을 실제 온도계와 맞춰 그림 20-2를 읽는다.

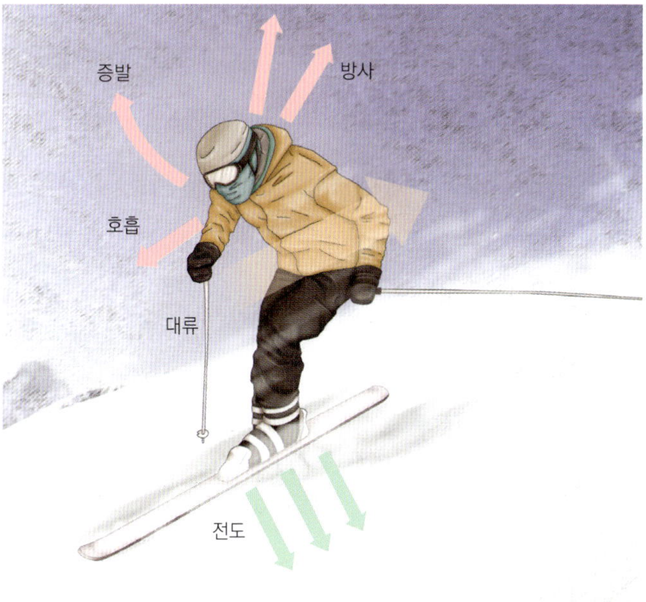

그림 20-1 열손실의 근원

풍냉 지표

Effective 11/01/01

바람(mph) \ 고요	40	35	30	25	20	15	10	5	0	-5	-10	-15	-20	-25	-30	-35	-40	-45
5	36	31	25	19	13	7	1	-5	-11	-16	-22	-28	-34	-40	-46	-52	-57	-63
10	34	27	21	15	9	3	-4	-10	-16	-22	-28	-35	-41	-47	-53	-59	-66	-72
15	32	25	19	13	6	0	-7	-13	-19	-26	-32	-39	-45	-51	-58	-64	-71	-77
20	30	24	17	11	4	-2	-9	-15	-22	-29	-35	-42	-48	-55	-61	-68	-74	-81
25	29	23	16	9	3	-4	-11	-17	-24	-31	-37	-44	-51	-58	-64	-71	-78	-84
30	28	22	15	8	1	-5	-12	-19	-26	-33	-39	-46	-53	-60	-67	-73	-80	-87
35	28	21	14	7	0	-7	-14	-21	-27	-34	-41	-48	-55	-62	-69	-76	-82	-89
40	27	20	13	6	-1	-8	-15	-22	-29	-36	-43	-50	-57	-64	-71	-78	-84	-91
45	26	19	12	5	-2	-9	-16	-23	-30	-37	-44	-51	-58	-65	-72	-79	-86	-93
50	26	19	12	4	-3	-10	-17	-24	-31	-38	-45	-52	-60	-67	-74	-81	-88	-95
55	25	18	11	4	-3	-11	-18	-25	-32	-39	-46	-54	-61	-68	-75	-82	-89	-97
60	25	17	10	3	-4	-11	-19	-26	-33	-40	-48	-55	-62	-69	-76	-84	-91	-98

심부 동상에 걸리는 시간: 30 minutes / 10 minutes / 5 minutes

풍냉(°F) = 35.74+0.6215T - 35.75 ($V^{0.16}$) + 0.4275T ($V^{0.16}$)

Where, T=Air Temperature (°F) V=Wind Speed (mph)

그림 20-2 풍냉 지표

한랭손상에 걸릴 가능성

한랭손상은 많은 요인에 영향을 받는다. 신체적으로 건강하지 않은 사람들은 한랭손상에 더 걸리기 쉽다. 그들은 더 빨리 피곤해지며 신체적으로 건강한 사람들만큼 오랫동안 보온을 유지하면서 활발하게 움직일 수 없다. 탈수는 피부 혈류를 감소시켜 한랭손상에 걸릴 위험성을 증가시킨다. 지방은 근육보다 혈류가 적고 열을 덜 손실하기 때문에 열손실에 대항해 보온체로서의 기능을 한다. 그러므로 의복을 불충분하게 입거나, 젖어 있거나, 또한 활동적이지 않거나, 매우 야윈 사람은 추위의 영향을 받기 쉽다. 노인들은 체력저하, 순환장애, 기타 질병 및 체온조절에 영향을 주는 약물로 인해 젊은 사람들보다 추위에 더욱 견디기 어렵다.

알코올과 카페인은 피부의 혈관을 확장하는 원인이 되어 체열손실을 촉진시킬 수 있다. 그뿐만 아니라 알코올과 카페인은 소변 생성이나 탈수를 증가시키며 인체의 방어 능력을 떨어뜨릴 수 있다. 가장 중요한 것은 알코올은 감각을 무디게 하고 판단력을 흐리게 하여 인체가 떨고 있는 한랭손상의 징후와 증상을 느끼지 못하게 할 수도 있다.

니코틴은 피부에서 혈류를 감소시키기 때문에 흡연과 씹는 담배는 동상에 걸릴 위험성을 증가시킨다. 불충분한 영양, 질병 그리고 상해는 추위에 대한 인체의 반응을 저하시키고, 한랭손상의 증상을 적절하게 인지하고 반응하는 인체의 능력을 저하시킨다. 한랭손상에 대해 경험이 있는 사람들은 또 다른 한랭손상을 입을 더 큰 위험성을 갖고 있다.

고도의 영향

산악지대의 기상조건을 평가하려면 고도를 고려해야 한다. 특히 고도가 낮은 곳의 날씨에 기반을 두어 측정한 것이라면 더더욱 그렇다. 높은 고도의 기온과 풍냉, 한랭손상의 위험성은 낮은 고도와는 상당히 다를 수 있다.

대체적으로 기온은 본래 측정 지역보다 약 305m(1,000피트)씩 위로 올라갈 때마다 2℃(3.6°F)씩 떨어진다고 추정할 수 있다. 바람은 보통 높은 고도에서 더 강하게 불고 수목 한계선이 덜 덮여 있다. 더 낮은 온도, 더 센 바람 그리고 더 낮은 산소라는 조건 때문에 사람들은 해수면에서보다 2,400m(8,000피트) 이상의 고도에서 동상과 한랭손상에 걸리기 더 쉽다.

물의 영향

물은 같은 온도의 대기보다 훨씬 더 빨리 신체에서 열을 빼앗을 수 있다. 의복이 눈, 비, 물, 땀으로 젖을 때 신체의 열손실이 25배 이상 촉진된다. 수영하는 사람들과 물에서 일을 하거나 물을 걸어서 건너는 사람들은 물 온도가 약간만 차갑더라도 많은 양의 체열을 잃어버릴 수 있다. 갑자기 찬물에 뛰어드는 것은 물의 흡입, 심장마비, 익사의 원인이 되는 불규칙적인 심장박동, 헐떡거림, 호흡항진을 발생시킬 수 있기 때문에 차가운 물에서 일을 하고 있는 사람들은 물에 들어가 있을 때 자세히 관찰되어야 한다.

바람의 영향

어떤 대기 온도에서는 바람에 의해 체열손실, 피부 냉각, 그리고 심부체온 저하의 가능성이 증가된다. 바람은 기온을 낮추면서 찬 대기에 노출된 피부의 열손실을 증가시킨다. 풍혈지수는 바람의 속도와 대기의 온도를 합하여 주위 환경의 냉각력과 추위로 인한 손상의 위험을 계산한 것이다.

일기예보는 풍냉 온도에 인공 바람을 포함하지 않는다. 자연 바람의 풍냉 효과를 악화시키기 때문이다. 예를 들어, 창문이 열린 자동차를 탄다면 승객들은 자연 바람이 세지 않더라도 위험한 풍냉을 겪을 수 있다.

금속과 액체 연료의 효과

차가운 문밖에 버려둔 금속 물체와 액체 연료는 심각한 위험성을 내포하고 있다. 이 두 가지는 피부로부터 빠르게 열을 빼앗아 간다. 연료와 용매는 아주 낮은 온도에서도 액체상태로 남아 있다. 영하의 온도에서 연료나 금속에 피부가 닿으면 거의 즉각적으로 냉동될 수 있다. 연료를 다루는 사람들은 아주 조심해서 다루어야 하고 노출된 피부로는 엎질러진 연료나 금속 물체와 접촉하지 않아야 한다.

추위로부터 신체 보호하기

사람은 충분히 보호될 때 −57.8℃(−72°F) 정도의 낮은 온도까지 참아낼 수 있다. 알맞은 의복이 신체 주위의 미세기후를 유지한다. 대기는 뛰어난 절연체이고 대부분 의복은 기본적으로 신체 주위에 있는 대기층을 막아야 한다. 수 세기 동안 겹쳐 입기를 해왔지만 활동을 더 할 때나 환경이 변할 때는 과열된 열을 발산하기 위해 의복을 벗거나 의복에 구멍을 뚫는다. 이는 개인적인 욕구와 선호도를 표현하는 것으로 이어진다. 건물 안팎으로 들락거리면서 환경이 자주 바뀌는 사람들이나 주기적으로 활발하게 신체 활동을 하는 사람들에게는 여러 겹의 옷을 입는 것이 특히 중요하다(그림 20-3).

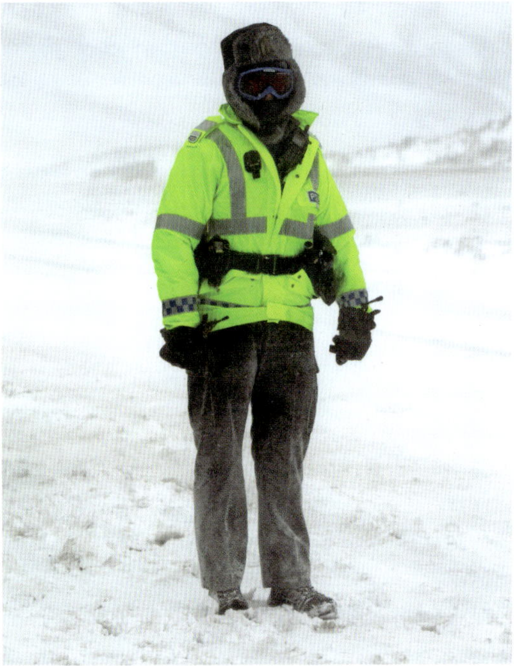

그림 20-3 여러 겹의 옷을 겹쳐 입으면 변화하는 환경에서도 효율적인 체열유지나 체열방출을 통해 편안함을 유지할 수 있다.
© Simon Price/Alamy.

대부분의 야외 활동에서는 중요한 세 가지 층의 의복이 권장된다. 첫 번째 의복(속옷)은 피부에서 난 땀을 흡수시키고, 중간 의복은 체온을 보온하고, 가장 바깥 의복은 바람과 물로부터 저항해 몸을 보호한다. 이런 원리를 이해하면 사람들은 보호와 편안함을 위해 옷을 다양하게 연출할 수 있다.

첫 번째 의복으로 땀을 배출하는 속옷을 입는다. 이것은 피부부터 다음 층의 의복까지 습기를 빼내어 건조한 상태로 유지한다. 젖은 의복은 신체로부터 열을 발산시킨다. 면은 피부에 직접 닿아 습기를 유지하므로 차갑고 끈적끈적하게 느낀다. 실크는 따뜻하고 부드럽게 느끼게 하지만 이 또한 습기를 계속 유지한다. 폴리프로필렌이나 카필린이나 서맥스와 같은 새로운 타입의 폴리에스테르 중 한 가지 직물이 고려되어야 한다.

중간 의복은 따뜻하고 빨리 마르는 합성 모피나 양털 재킷 또는 울이나 합성 스웨터이다. 솜털이나 울과 달리 합성 보온재는 부피나 무거운 무게 없이 따뜻함을 제공한다. 보온은 오히려 젖었을 때 효과적이어야 한다. 이런 점에서 합성 섬유는 확실히 천연 섬유와 천연 제품보다 더 최상품이다. 예를 들어, 오리털이나 거위털은 사실상 젖었을 때는 쓸모가 없고 천천히 마른다. 그렇지만 한 가지 예외가 있는데 젖었을 때 울은 보온 능력이 있다.

신체적으로 활동적인 사람들은 특히 추운 날씨에도 땀을 많이 흘린다. 그러므로 외투는 방수, 방풍 '통기성이 좋은' 재킷이 좋다. 고어텍스와 같은 재료는 땀을 증발시킨다. 지퍼를 다는 것이 바람직한데, 의복의 통풍을 증가시키기 위해 쉽게 열릴 수 있어야 한다. 나일론과 비닐은 발한을 유지하면서 사우나 효과를 내기 때문에 좋은 선택이 아니다.

비동결성 한랭손상

비동결성(얼지 않음) 한랭손상은 날씨가 춥고 습할 때(기온이 0℃와 12.7℃ 사이), 그리고 손과 발이 계속 따뜻하지 않고 건조하지 않을 때 발생할 수 있다. 가장 두드러진 비동결성 한랭손상은 동창(chilblain)과 참호족(trench foot)이다.

동창

동창(chilblain)은 비동결성 한랭손상이다. 고통스럽지만 영구적인 손상이 거의 없다. 동창은 추위와 습기에 피부가 3~6시간 노출되면 걸릴 수 있다.

확인할 사항	해야 할 일
▪ 부풀어 오르는 피부 ▪ 만지면 부드럽고 뜨거우며 가려운 피부 ▪ 물집이 잡힐 수 있음 ▪ 상태가 악화되어 찌르는 것처럼(핀이나 바늘로) 아프고 이후에 감각이 둔해질 수 있음	1. 동창 환자를 추운 곳에서 옮긴다.

© Jones & Bartlett Learning.

참호족

참호족(Trench foot)[또한 침수족(immersion foot)이라고 불리기도 함]은 발의 피부가 장시간 동안(12시간 또는 그 이상의 시간 동안) 습기와 추위에 노출될 때 걸리는 심각한 비동결성 한랭손상이다. 젖은 부츠나 신발, 양말을 신고 있는 것이 참호족을 일으키는 원인이 된다. 또한, 찬물에 발을 장시간 담그는 것이 참호족의 원인이 된다. 추위와 습기의 결합이 피부를 부드럽게 하고, 조직 손실과 때로는 감염을 일으키기도 한다. 잠재적으로 이런 심한 상처의 위험성은 습한 날씨에서 높다. 날씨와 상관없이 고무로 되었거나 꼭 끼는 부츠를 신은 사람들은 참호족의 위험성에 놓여 있다. 왜냐하면 땀이 부츠 안에 고이고 발이 계속 젖어 있기 때문이다.

확인할 사항	해야 할 일
▪ 가려움, 감각 없음, 따끔따끔 아픈 고통 ▪ 부풀어 오르는 발과 만졌을 때 차갑게 느껴지는 창백한 피부 ▪ 피부에 빨갛거나 푸르스름한 큰 종기, 가끔 터져서 고름이 나거나 출혈이 나기도 함	1. 피부를 말려준다. 2. 천천히 발을 따뜻하게 해준다. 3. 저자극성 비누와 물로 닦아주고 통기성 있는 드레싱을 사용하여 터져서 고름이 흐르는 부위를 처치한다.

Q & A

침수족과 참호족의 어원은?

침수족이라는 단어는 1차세계대전 기간 동안 배가 난파돼 구명정에서 장기간 고립된 사람들에게 생기는 손상을 묘사하기 위해 만들어졌다. 비슷하게, 참호족이란 1차세계대전 동안 차가운 진흙과 물이 있는 참호에서 장기간 갇혀 움직이지 못하는 군인들에게 생기는 부상을 묘사하기 위해 만들어졌다. 참호족 및 침수족은 습하고 추운 환경에서 장기간 노출되었을 때 발생한다. 동결되는 온도 범위는 약 15.5℃(60℉)이다. 노출 기간은 보통 10~12시간을 초과한다.

Stewart C. Local cold injuries in children: Diagnosis, management, and prevention. *Pediatr EM Rep* 1991;4:1.

동결성 한랭손상

동결성 한랭손상은 기온이 빙점 아래[0℃(32℉)]일 때면 언제든지 발생할 수 있다. 피부 표면이 국소적으로 동결되는 것이 표피성 동상(frostnip)이다. 피부 깊숙이 확장되어 동결되는 것은 심부성 동상(frostbite)이다. 표피성 동상과 심부 동상의 차이점은 표피성 동상의 경우는 결빙된 부위를 따뜻하게 하면 손상을 입지 않는다는 것이다.

심부 동상은 군사 작전 동안 많이 발생하며 등산가들과 탐험가들에게 위험성이 널리 알려져 있다. 크로스컨트리 스키, 설상차 운전 그리고 다른 외부 겨울 스포츠를 즐기는 사람들이 많아질수록 아마도 심부 동상의 사례가 증가할 것이다.

표피성 동상

표피성(경증) 동상은 피부 표면에서 물이 얼 때 생긴다. 이것은 심부 동상의 처음 증상이 될 수 있기 때문에 심각하게 받아들여야 한다. 표피성 동상과 심부성 동상의 차이를 말하는 것은 어려울 수 있다.

확인할 사항	해야 할 일
▪ 황색에서 회색의 피부색 ▪ 피부의 결빙(얼음결정) ▪ 초기의 따끔거림이나 저림이 점점 심화되어 고통스럽게 됨	1. 환자를 추운 곳에서 따뜻한 곳으로 옮긴다. 2. 표피성 동상 부위를 몸의 따뜻한 곳에 위치시킨다(팔짱을 껴 손을 겨드랑이에 두는 것과 같은). 또는 천으로 감싼 핫팩을 적용한다. 손으로 코를 감싸고 호흡한다. 3. 동상 부위를 절대 문지르면 안 된다.

심부 동상

심부 동상은 빙점 이하의 온도에서만 발생한다. 조직은 물만으로 구성되어 있는 것이 아니므로 약 −2.2℃(28℉)로 차가워질 때까지 얼지 않는다. 조직은 두 가지 방법으로 손상을 입는다. (1) 실제 조직이 얼어서 조직 내에 얼음 결정체가 생긴다(얼음 결정체는 확장되어 조직을 얼리고 세포를 손상시킨다). (2) 조직에 공급될 혈액이 차단되면, 피 찌꺼기가 쌓여 혈액이 조직으로 더 이상 흐르지 못한다. 두 번째 조직 손상 유형이 첫 번째보다 더 광범위하다. 매우 추운 기온에서 살갗은 1분 내에 얼 수 있다(그림 20-4).

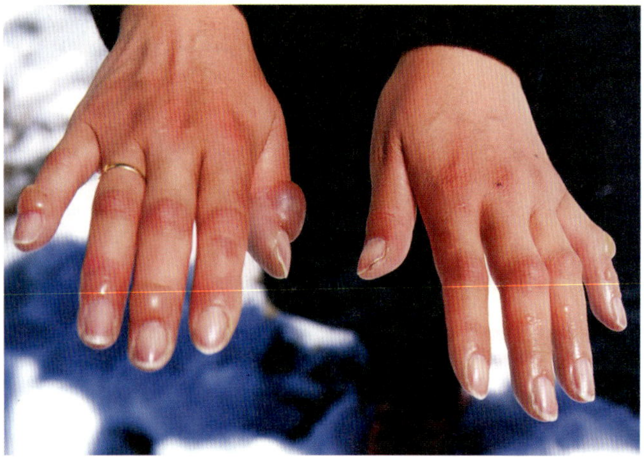

그림 20-4 동상에 걸린 손가락. 38~40℃(100~104℉)의 물에서 해빙한 후 6시간 뒤

Courtesy of Neil Malcom Winkelmann.

심부 동상은 주로 발, 손, 귀 그리고 코에 발생한다. 이 부위들은 많은 근육을 갖고 있지 않고, 신체에서 열을 발생하는 곳과 어느 정도 떨어져 있다. 동상의 중증도는 해동 후 몇 시간 후까지 판단하기 어렵다. 심부 동상의 가장 심각한 결과는 조직이 죽는 괴저(gangrene)가 발생하는 것으로 상처 부위를 절단해야 한다. 조직이 장시간 결빙되어 있으면 손상이 더욱 심해진다. 동상이 있는 사람에게는 저체온증이 있는지 확인한다.

동상 치료에 관한 추가적인 정보는 **순서도 20-1**을 참고한다.

확인할 사항	해야 할 일
심부 동상은 해빙을 거쳐야 얕은지, 깊은지 구분될 수 있다. ▪ 표재성 동상 ▪ 피부가 하얗고, 윤이 나거나 또는 회색빛이 도는 노란색이다. ▪ 상처 부위가 매우 차갑고 감각이 없다. 따끔따끔 아프고, 바늘로 찌르거나 쑤시는 것 같은 느낌이 있다. ▪ 피부 표면이 뻣뻣하고 각질이 있는 것처럼 느껴지고, 서서히 강하게 내리눌렀을 때 밑에 있는 조직이 부드럽게 느껴진다. ▪ 심부 동상 ▪ 상처 부위가 차갑고, 단단하고, 딱딱하게 느껴지며 눌러지지 않는다. 이것은 언 고기의 조각처럼 느껴진다. ▪ 상처 부위가 창백하고 윤이 나며 피부가 차갑다. ▪ 통증이 있고 차갑던 부위가 갑자기 통증이 멈춘다.	1. 추운 곳에서 따뜻한 곳으로 환자를 옮긴다. 가능하다면 전문적인 의료처치가 가능할 때까지 동상 부위를 사용하거나 움직이지 않도록 한다. 2. 젖은 옷이나 반지같이 혈류를 방해할 수 있고 신체를 조이는 것은 제거한다. 3. 동상 부위를 녹이려 하지 않는다. ▪ 의료시설이 2시간 이내 거리에 있는 경우 ▪ 동상 부위가 녹고 있는 경우 ▪ 대피소, 따뜻한 물이나 컨테이너를 사용할 수 없는 경우 ▪ 다시 얼 수 있는 위험성이 존재하는 경우 4. 습식의 재가온 방법을 신속히 사용한다. ▪ 의료시설이 2시간 이상 떨어져 있는 경우 ▪ 손상(동상) 부위가 다시 얼어붙을 위험이 없는 경우 ▪ 대피소, 따뜻한 물, 컨테이너가 사용 가능한 경우 젖은 상태에서 빠른 재가온이 권장되지만 느린 재가온을 피할 수 없을 수도 있다. 사용 가능한 유일한 방법인 경우에는 천천히 가온하도록 해야 한다. 5. 습식의 신속한 재가온 방법: 동상 부위를 38~40℃(100~104℉)의 물에 담근다. 다른 방법은 사용하지 않는다(난방기, 오븐 등). 온도계가 없다면, 화상의 위험이 없는 따뜻한 물에 약 30초 동안 손을 넣어 테스트해 볼 수 있다. 필요한 만큼 따뜻한 물을 넣어서 물 온도를 유지한다. 재가온은 일반적으로 동상 부위를 20~40분 정도, 부위가 부드럽게 만져질 수 있을 때까지 시행된다. 동상 부위를 공기로 말리는 경우 절대로 문지르지 않는다. 재가온하는 동안 심각한 통증의 조절을 돕기 위해 투약 지시에 따라 이부프로펜을 투여한다. 동상 부위가 얼굴이나 귀인 경우, 따뜻하고 습한 천을 적용해 자주 갈아주는 것이 가장 좋은 방법이다. 주의사항: ▪ 환부를 문지르거나 마사지하지 않는다. ▪ 환부에 얼음, 눈, 찬물 등과의 접촉을 하지 않는다. ▪ 환부를 스토브나 차량의 배기관, 혹은 불 위에서 직접 따뜻하게 하지 않는다. ▪ 물집을 터트리지 않는다. ▪ 담배를 피우거나 술을 마시게 하지 않는다. ▪ 다시 얼 가능성이 있는 경우 따뜻하게 하지 않는다. ▪ 해동된 부위를 다시 얼지 않도록 한다. 그러면 더 큰 손상이 발생한다(예: 괴저). ▪ 화상을 입을 수 있으므로 환부에 직접 온풍기를 쐬지 않는다.
심부 동상은 손상 부위가 해빙된 후에는 화상의 분류와 유사하게 정도에 따라 분류될 수 있다. ▪ 1도 동상 ▪ 상처 부위가 따뜻하고, 부풀어 오르고, 부드럽다. ▪ 2도 동상 ▪ 해빙 후에 수 분에서 수 시간 내에 물집이 잡히고 며칠에 걸쳐 확산된다(**그림 20-5**). ▪ 3도 동상 ▪ 물집이 작고 불그스름한 파란색이나 자줏빛을 띤 액체를 포함하고 있다. 피부 주위가 붉어지거나 파래질 수 있고, 눌러도 하얗게 되지 않을 수도 있다.	재가온 후: 1. 발에 영향을 받는다면 걷지 못한다. 발가락만 동상에 걸린 것이 아니라면, 재보온 뒤에는 발을 사용할 수 없을 것이다. 2. 동상 부위가 옷감이나 베개에 닿지 않도록 보호한다. 3. 습기를 흡수하고 들러붙는 것을 방지하기 위해 발가락과 손가락 사이에 부피가 크고 건조하며 깨끗한 거즈를 댄다. 4. 통증과 부종을 줄이기 위해 동상 부위를 심장보다 약간 높게 올린다. 5. 피부 치료를 위해 알로에 베라 젤을 바른다. 6. 통증이 심하거나 감염이 있을 때 이부프로펜을 지침에 따라 투여한다. 7. 의식이 있고 삼킬 수 있다면 수분을 공급한다. 8. 가능하다면 빨리 전문적인 의료처치를 받도록 한다.

순서도 20-1 동상

- 추운 곳에서 따뜻한 곳으로 환자를 옮긴다. 치료가 끝날 때까지 동결된 팔다리를 사용하지 못하도록 한다.
- 젖은 옷이나 반지같이 혈류를 방해할 수 있는 신체를 조이는 것은 제거한다.
- 동상을 치료하기 전에 저체온증이나 다른 생명을 위협하는 손상을 치료한다.
- 즉시 병원치료를 받을 수 있도록 한다.

의료시설이 2시간 이내의 거리에 있는가?

아니요 → 만약 해빙되었다면 다른 동결의 위험성이 있는가?

예 → 재동결의 가능성이 있다면 동상 부위를 재가온하지 않는다.

만약 해빙되었다면 다른 동결의 위험성이 있는가?

아니요 → 사용할 수 있는 따뜻한 물이 있는가?

예 → 재동결의 가능성이 있다면 동상 부위를 재가온하지 않는다.

사용할 수 있는 따뜻한 물이 있는가?

아니요

- 동상 부위를 따뜻하게 하기 위해 신체의 따뜻한 부위를 사용한다(겨드랑이와 복부 등).
- 통증을 조절하기 위해 투약 지침에 따라 이부프로펜을 투여한다.
- 전문적인 의료처치를 받는다.

예

- 심부 동상 부위를 따뜻한 물에 담근다. 물의 온도가 뜨겁지 않고 적당한지 테스트하기 위해 30초 동안 손을 물에 넣어본다. 안면이나 귀의 경우 따뜻하고 촉촉한 천을 적용한다.
- 재가온하는 동안 심각한 통증을 조절하기 위해 이부프로펜을 투여한다.
- 동상 부위가 부드러워질 때 따뜻하게 하는 것을 멈춘다(보통 20~40분 소요).
- 공기로 말리는 경우에 절대 문지르면 안 된다.

동상 부위가 녹았는가?

아니요

- 전문적인 의료처치를 받는다.
- 계속적인 재가온(재가온을 위해 노력하는 것보다 의료시설을 찾는 것이 우선시 된다. 하지만 상황에 따라 다르다).

예

- 가능한 경우 알로에베라 젤을 바른다.
- 습기를 흡수하고 들러붙는 것을 방지하기 위해 발가락과 손가락 사이에 부피가 크고 건조하며 깨끗한 거즈를 댄다.
- 환부를 심장보다 약간 위로 올린다.
- 의식이 있고 삼킬 수 있는 경우에는 수분(알코올 제외)을 공급한다.
- 가능한 한 빨리 전문적인 의료처치를 받도록 한다.

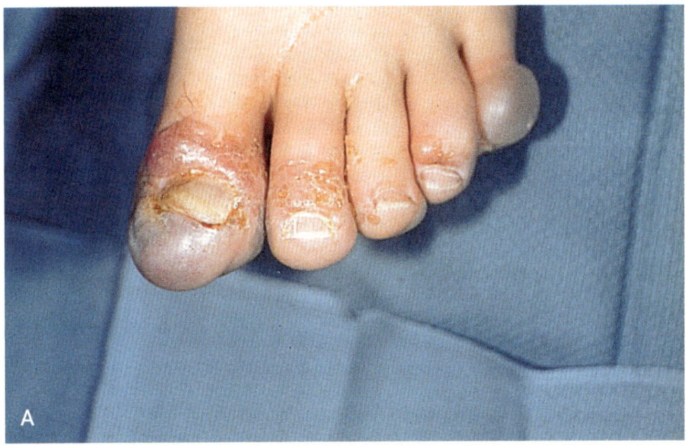

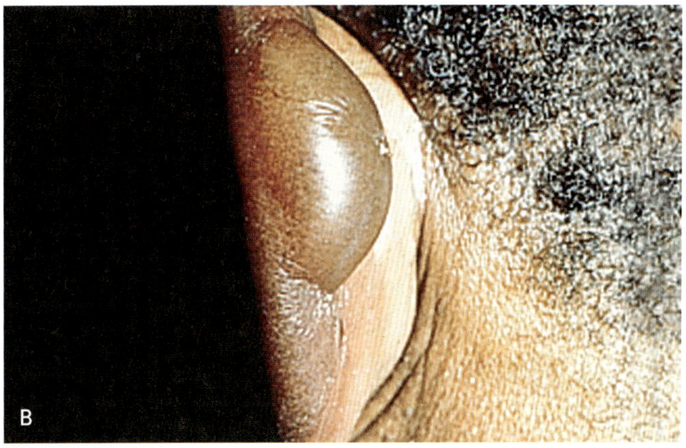

그림 20-5 발(A)과 귀(B)의 2도 동상

주의

- 40℃(104℉)보다 더 뜨거운 물은 사용하지 않는다. 화상 염려가 있다.
- 37.8℃(100℉)보다 더 차가운 물은 사용하지 않는다. 심부 동상을 빠르게 충분히 해빙시킬 수 없다.
- 어떤 물집도 터뜨리지 말아야 한다.
- 상처 부위를 문지르거나 마사지하지 않는다. 얼음 결정체가 몸 세포를 파열하거나 밀어낼 수 있다.
- 얼음이나 눈을 이용해 상처 부위를 문지르지 않는다.
- 전기방석, 보온 물통, 난로, 태양등, 라디에이터(히터) 또는 배기관을 이용해 환부를 따뜻하게 하거나 불 위에서 직접 따뜻하게 해서는 안 된다. 과열된 온도는 조절이 안 되며 데일 수 있다.
- 알코올음료를 먹이지 않는다. 알코올은 혈관을 넓히고 체열손실의 원인이 된다.
- 흡연은 하지 않는다. 흡연은 혈관을 수축시켜서 혈액순환을 나쁘게 한다.
- 만약 재동결의 가능성이 있다면 따뜻하게 하지 말아야 한다.
- 얼음 결정체가 생기면 더 크고 더 많은 상처를 입히기 때문에 해빙된 부분이 동결되지 않도록 해야 한다. 만약 동결될 것 같거나 그럴 가능성이 있다면 상처 부위가 얼도록 놔두는 것이 더 낫다.
- 언 조직을 해빙하는 빠른 방법이 젖었을 때보다 3~4배 정도 시간이 더 길어질 수 있기 때문에 건조 용해 기술(환자의 손을 구조자의 겨드랑이에 넣는 것)은 사용하지 말아야 한다. 천천히 따뜻하게 하는 것이 빠르게 따뜻하게 하는 것보다 더 많은 조직 손상의 결과를 초래한다.
- 의료시설 밖에서 재가온하지 않는다.

저체온증

한랭스트레스

추운 환경에 노출되었을 때 한랭스트레스(cold stress)가 발생하여 떨 수 있지만, 주의를 기울여 움직이고 자신을 보호할 수 있다. 많은 사람들이 야외에서의 추위를 저체온증으로 착각하면 안 되지만 충분한 주의를 기울이지 못하면 저체온증에 노출될 수 있다.

확인할 사항	해야 할 일
추운 환경에 노출되면 아래와 같은 징후가 나타난다. ▪ 명료한 의식 및 몸의 떨림 ▪ 스스로 움직이고 케어할 수 있음	저체온증은 아니지만 한랭스트레스를 의심할 수 있는 경우 1. 젖은 옷을 벗고 마른 옷으로 갈아입도록 한다. 2. 고칼로리 음식이나 음료를 준다. 3. 가벼운 운동으로 몸을 움직인다. 4. 따뜻한 샤워나 목욕을 한다.

저체온증

신체는 열을 잃는 만큼 빠르게 열을 생산하지 못할 때 체온이 떨어진다. 저체온증(hypothermia)은 심부체온이 35℃(95℉) 이하로 떨어지면서 생명을 위협하는 상태를 말한다. 강하고 육체적으로 활동적이며 적절히 옷을 입었다면, 차가운 대기에 많은 시간 동안 계속적으로 노출되기 전까지 심부체온은 떨어지지 않는다. 그러나 젖은 피부와 바람은 체열손실을 가속화하고 비활동 기간에는 몸이 열을 덜 생산하므로 바람이 불거나, 옷이 젖었거나, 비활동적인 사람일 경우에는 기온이 영상일 때에도 심부체온이 떨어질 수 있다.

저체온증은 1년 내내 발생할 수 있다. 대부분의 사람들은 저체온증이 추운 외부 환경에 노출되는 것과 관련해서만 관계가 있다고 생각한다. 그럼에도 불구하고 저체온증은 여름철 남부지방의 실내에서도 발생할 수 있다. 저체온증은 영하의 온도에서만 발생하는 것은 아니다.

저체온증은 생성되는 열보다 잃는 열이 많을 때 발생한다. 체온이 26.7℃(80℉) 이하로 떨어질 경우에는 대부분의 사람들은 사망한다. 저체온증은 실내나 실외 상황에서 발생할 수 있다. 저체온증은 차가운 물에 빠졌을 때 빠르게 발생한다[7.2℃(45℉) 이하 수온에서 1시간 이내]. 물은 몸에서 열을 뺏는 능력이 엄청나므로 약간 시원한 물[21.1℃(70℉) 이하]에서도 오랫동안(몇 시간) 몸을 담그고 있으면 저체온증을 일으킬 수 있다. 저체온증은 응급상황이다. 치료하지 않으면 사망에 이를 수 있다.

극심한 저체온증인 환자는 심장박동과 호흡이 없거나 감각이나 통증에 반응이 없지만, 사망한 상태가 아닐 수 있다. 때로는 저체온증 환자의 심장박동과 호흡이 너무 약하거나 느려서 파악되지 않을 것이다. 만약 환자에게 생명의 징후가 없다면, 즉시 심폐소생술(CPR)을 시작해야 한다. 저체온증이 차가운 물에 잠겨서 발생한 것이라면, 지체 없이 CPR을 시작해야 한다. 저체온증의 환자들은 거칠게 처치하면 심장리듬 혹은 심실세동(ventricular fibrillation)에 이상이 생겨 생명을 위협할 수 있기 때문에 가능한 한 부드럽게 치료해야 한다. 모든 저체온증의 환자들은 생존할 수 없게 보이는 경우에도 의사의 평가를 받아야 한다.

과거에는 저체온증 위험이 가장 취약한 집단으로 사냥꾼, 등산가, 배낭여행자, 부주의한 술꾼, 그리고 사고를 당한 사람들이었다. 그렇지만 한랭요소에 노출되는 도시거주자와 체온조절 기전이 손상된 노인도 취약하다. 비가 올 때, 가볍게 차려입은 사람들은 빠르게 차가워질 수 있다. 춥지 않은 시원한 온도에서조차, 그리고 시원한 물이나 찬물에 잠깐 동안 침수된 사람들도 쉽게 열을 잃는다. 장거리선수같이 컨디션 조절이 잘 되는 육상선수들도 저체온증이 올 수 있다. 환자의 행동과 병력 및 날씨가 비정상적으로 열손실을 일으킬 때마다 저체온증을 고려해야 한다. 저체온증은 미국에서 과소 보도되는 사망 원인이다. 대부분의 경우 사망은 다른 요인들 때문이고, 저체온증은 이차적인 원인으로 생각한다.

저체온증이 발생했는지 확인하기 위해서는 환자의 병력으로도 충분할 수 있다. 환자가 이상하게 보인다고 동료들에게 신고되고 추위나 습기에 노출되어 떨고 있거나, 찬물에 침수된 환자라면 저체온증일 가능성이 높다. 그 사람이 떨고 있지만 적절하게 기능하고 스스로를 돌볼 수 있다면 저체온증이 아닐 것이다. 하지만 의심이 간다면, 저체온증이라고 가정해야 한다.

선행요인들이 중요하다. 음주는 일반적으로 저체온증과 관계가 있다. 전형적인 시나리오는 어떤 사람이 옷을 가볍게 입은 채 술을 너무 많이 마시고, 실외나 난방이 부실한 곳에서 잠이 들어 장시간 동안 찬 공기나 습기에 노출되어 체온이 떨어지는 상황이다. 어떤 특정의약품은 체열을 조절하는 데 있어 뇌의 자동온도조절기 역할을 하는 시상하부를 방해하기 때문에 쉽게 저체온증을 일으킨다.

고연령층과 저연령층은 저체온증에 걸릴 위험이 특히 높다. 영아와 소아는 근육량이 적으므로 소아는 떨림 반응이 약하고 영아는 떨림 반응이 존재하지 않는다. 이들은 체지방도 적다. 어린 아이들은 옷을 입거나 벗지 못하므로 추위로부터 몸을 보호하기 위해서는 도움이 필요하다. 또한 건강하지 못한 사람일수록 저체온증에 빠질 가능성이 더 높다.

노출의 유형

추위 노출은 세 가지 유형으로 분류된다.

- 급성 노출(침수로도 알려진)은 보통 물속에서 체열손실이 매우 급속하게 일어날 때 발생한다. 급성 노출은 6시간 이하로 간주된다.
- 아급성 노출(산악이나 탈진 노출이라고도 알려진)은 6~24시간 동안 육지나 물에 노출될 때 발생한다.
- 만성 노출(도시 노출이라고도 알려진)은 장기간 냉각과 관련이 있다. 일반적으로 육지에서 발생하고 24시간을 초과한다.

저체온증의 확인

추위에 노출되어 의식상태가 변한 모든 사람들은 저체온증을 고려해야 한다. 체온이 35℃(95℉) 이하인 사람은 저체온증을 의심해야 한다. 일부 체온계는 35℃(95℉) 이하를 측정하지 못한다는 것을 염두에 두어야 한다. 떨림은 좋은 단서지만 에너지원(글리코겐)이 고갈되면 나타나지 않을 수 있다. 동상을 동반한 사람들과 추운 환경에서 손상을 입은 사람들은 저체온증을 의심해야 한다.

일부 환자들은 주위 사람들도 증상을 인식하지 못하기 때문에 저체온증으로 사망하며, 그러한 증상은 초기 단계에 인식하기가 어렵다. 주시해야 할 징후는 다음과 같다.

- 의식상태 변화: 이것은 저체온증 발생의 최초 증상들 중

하나이다. 그것은 방향감각 상실, 무관심, 일반적이지 않은 공격성 같은 성격의 변화이다.

- 떨림: 떨림은 체온이 떨어지지 않도록 하기 위한 가장 중요한 최초의 신체 방어기전이다. 떨림은 체온이 0.55℃(1℉) 떨어질 때 시작되어 많은 재가온(rewarming)법보다 더 많은 열을 발생시킬 수 있다. 심부체온이 계속해서 떨어지면 떨림이 감소하며 보통 약 30℃(86℉)에서 멈춘다. 떨림은 또한 체온이 상승하면 멈춘다. 의식이 감소하면서 떨림이 멈추면, 심부체온이 떨어지고 있다고 가정해야 한다. 한편 환자가 적절하게 조절되고 상태가 좋아지면서 떨림이 멈추면 심부체온이 상승하고 있다고 가정해야 한다.
- 차가운 배: 환자의 옷과 배 사이에 손등을 대고 배의 체온을 평가한다. 옷 아래에 있는 환자의 배의 피부온도가 본인의 손보다 차가우면 다르게 판명될 때까지 저체온증을 의심한다.
- 낮은 심부체온: 저체온증의 가장 좋은 지표는 체온계로 잰 심부체온이다. 심부체온을 확실하게 측정하는 기술은 적절한 체온계의 사용과 환자의 직장(rectum)에 대한 접근성에 달려 있다. 일반적인 체온계는 34.4℃(94℉) 이하를 표시하지 않아서 저체온증이 경증인지 중증인지 나타나지 않는다. 경증 저체온증과 중증 저체온증의 응급처치는 다르므로 32.2℃(90℉) 이하를 표시하는 직장 체온계를 이용하면 도움이 된다. 구강 및 액와(겨드랑이) 체온계는 너무 많은 외부요인들에 의해 영향을 받으므로 신뢰하기가 어렵다. 야외나 외딴곳에서 직장 온도를 측정하는 일은 거의 없는데, 이는 일반적으로 저체온을 표시하는 직장 체온계를 쉽게 사용할 수 없기 때문이다. 하지만, 직장 체온을 재는 일은 환자와 응급처치제공자에게 어렵고, 불편하며 당황스러울 수 있다. 실외의 경우, 이러한 절차는 이미 차가워진 환자를 더욱 노출시킬 수 있다.

저체온증 유형

경증, 중증도, 중증 저체온증의 차이는 심부체온을 근거로 하지만, 직장 체온을 재는 일은 종종 불가능한 이유를 보면 1) 직장체온계를 사용할 수 없거나 2) 직장체온을 재기 위해 옷을 벗어야 하는 것에 대한 불편함 3) 직장체온 측정절차에 대한 무지 4) 추운 곳에 방치되어 따뜻한 환경에 있지 않으면 상태가 악화된다. 두 번째로 중요한 차이는 중증 저체온증의 경우 환자의 체온이 너무 내려가게 되어 떨림이 멈추게 되는 것인데, 이것은 스스로 재가온될 수 없는 상태로 회복을 위해 외부의 열이 필요하다.

저체온증 처치에 관한 추가 정보는 순서도 20-2를 참고한다.

Q & A

최저 체온은?

완전한 회복상태로 기록된 최저 체온은 13.7℃(56.6℉)였다. 이것은 2000년 5월 노르웨이 나르비크 인근에서 친구들과 함께 스키를 타다가 80분 동안 얼음 밑에 갇힌 29세 Anna Bagenholm의 체온이었다.

Martin DS. 2009. From an icy slope, a medical miracle emerges. CNN.
http://edition.cnn.com/2009/HEALTH/10/12/cheating.death.bagenholm/index.html

확인할 사항	해야 할 일
경증, 중증도 또는 중증 저체온증의 징후	저체온증이 의심되면 다음과 같이 조치한다. 1. 추위로부터 벗어나게 한다. 동상을 치료하기 전에 저체온증을 치료한다. 2. 환자를 조심히 다룬다. 3. 추위로부터 환자를 보호할 수 있다면 젖은 옷을 마른 옷으로 갈아입힌다. 4. 환자가 추위에 노출되지 않도록 한다(예: 여분의 옷, 이불, 수건, 베개, 침낭). 환자의 머리를 덮는다(예: 모자, 후드). 5. 열손실을 막기 위하여 환자를 차단막으로 덮는다(예: 방수포, 얼굴 쪽에 구멍을 낸 쓰레기봉투). 이때 입이나 코를 막지 않는다. 응급의료서비스가 30분 이내에 도착할 수 있다면 환자의 옷이 젖었든 말랐든 그대로 둔다. 그러나 대피소에 있지만 옷이 매우 젖어 있고 응급의료서비스가 30분 이상 지연된다면 젖은 옷을 제거한다. 젖은 옷을 제거할 수 없다면 옷과 단열층 사이에 방습층을 만든다. 옷이 젖지 않은 사람은 방습층을 차단막 바깥에 만드는 것이 좋다. 방습층은 차단막 안팎으로 두 겹으로 만드는 것이 이상적이다.

(계속)

<table>
<tr><th>확인할 사항</th><th>해야 할 일</th></tr>
<tr><td>경증 저체온증의 징후
▪ 격렬하고 통제되지 않는 떨림
▪ 깨어 있고 의식 명료함
▪ 추위에 대한 호소—고통스러운 손과 발
▪ 질문에 똑똑하게 대답을 할 수 있음
▪ 다음과 같은 것들이 나타나기 시작
  ▪ 투덜거림
  ▪ 중얼거림
  ▪ 더듬거림
  ▪ 비틀거림
  ▪ 굴러떨어짐</td><td>1. 따뜻하고 건조한 곳이 있다면 환자를 최소 30분간 앉히거나 눕힌다.
2. 팔은 팔꿈치, 다리는 무릎 아래까지 42~45℃(107~113℉)의 따뜻한 물에 넣어 체온을 올린다.
3. 고칼로리(설탕) 알코올과 카페인을 함유하지 않은 음식이나 음료를 준다. 몸의 떨림은 추위에 시달리거나 약간 저체온일 때 몸을 따뜻하게 하는 효과가 있다. 환자는 열을 유지하기 위해 추위로부터 보호되어야 한다. 몸을 떨며 삼킬 수 있고 의식이 명료한 환자에게는 고칼로리 무알코올 및 무카페인 음료나 음식을 제공해야 한다. 이런 음식들은 떨림을 유지하는 데 필요한 칼로리를 제공한다. 음료와 음식은 너무 뜨겁지 않게 데워서 주는 것이 좋다.
4. 가슴, 겨드랑이 등의 순서로 따뜻하게 해준다. 상체를 따뜻하게 하는 것이 팔다리를 따뜻하게 하는 것보다 더 효과적이다. 큰 전기 패드, 전기담요 또는 따뜻한 물병을 사용한다. 피부 화상을 방지하기 위해 피부와 열원 사이에 얇은 단열재를 넣는다. 20~30분마다 피부에 화상이 발생하는지 확인해야 한다.
5. 몸을 따뜻하게 하기 위해 따뜻한 샤워나 목욕을 하지 않는다. 이 방법은 한랭스트레스를 받는 사람에게 고려될 수 있지만 약간의 저체온증이 있는 사람에게는 고려되지 않는다. 많은 의학적 합병증을 유발할 수 있다.
6. 재가열을 위해 핫팩을 사용하지 않는다. 핫팩은 심부체온에 영향을 미칠 만큼 충분한 열을 제공하지 못하면서 화상을 입힐 수 있다.
7. 가벼운 저체온증이 있는 사람이 의료 서비스를 받는 데 시간이 오래 지체되고 있다면(예: 외딴 황야 지역) 신체 대 신체로 열을 전달하는 방법을 사용한다. 이때 다른 사람은 사용 가능한 외부 열원이 된다.
8. 최소 30분 동안 모니터링한다.
9. 호전되지 않으면 119에 전화하거나 의료기관으로 이송한다.</td></tr>
<tr><td>중증도 저체온증의 징후
▪ 떨림이 멈춘다
▪ 우울함 악화
▪ 많이 움직이지 않거나 졸음이 나타난다.
▪ 혼란스러워하거나 주변 환경에 무관심하다.
▪ 창백하거나 파란 피부색을 띠며 만졌을 때 차갑다.</td><td>1. 119에 전화한다.
2. 환자를 조심스럽게 다룬다.
3. 환자의 자세를 평평하게 유지한다(수평). 다리를 올리지 않는다.
4. 서 있거나 걷지 않는다 한다.
5. 환자의 몸을 마사지하지 않는다.
6. 음료나 음식은 금지한다.
7. 습기 등으로부터 단열(방습)처리한다.
8. 가슴, 겨드랑이, 등 순으로 따뜻하게 한다. 상체를 따뜻하게 하는 것이 팔다리를 보온하는 것보다 효과적이다. 큰 전기 패드, 전기담요 또는 따뜻한 물병을 사용한다. 피부에 화상이 발생하는 것을 방지하기 위해 피부와 열원 사이에 얇은 단열재를 넣는다. 20~30분마다 피부에 화상이 발생하는지 확인한다.</td></tr>
<tr><td>심한 저체온증의 징후
▪ 거의 반응이 없음
▪ 근육이 경직되어 뻣뻣함
▪ 피부가 얼음처럼 차갑고 파랗게 보임
▪ 호흡이 얕거나 느리거나 없고 맥박이 약하거나 느리거나 없음(심장 박동)
▪ 죽은 것처럼 보임. 생명의 징후인 심장박동(맥박)과 호흡을 감지하기 어려움</td><td>1. 119에 전화한다.
2. 중증도 저체온증으로 처치한다.
3. 필요한 경우 심폐소생술을 제공한다. 1분 동안 목동맥[목 앞쪽의 단단한 덩어리(후두) 옆]에서 맥박을 확인한다. 1분 후에도 맥박이 느껴지지 않으면 심폐소생술(CPR)을 시작한다(5장 참조). 자동심장충격기(AED)를 사용할 수 있다.
4. 다음과 같은 경우 CPR을 하지 않는다.
  ▪ 찬물에 1시간 이상 빠져 있었을 경우
  ▪ 명백하게 치명적인 부상이 있는 경우
  ▪ 얼어 있는 경우(입과 목에 얼음이 있음)
  ▪ 가슴이 뻣뻣하여 압박할 수 없는 경우</td></tr>
</table>

순서도 20-2 저체온증

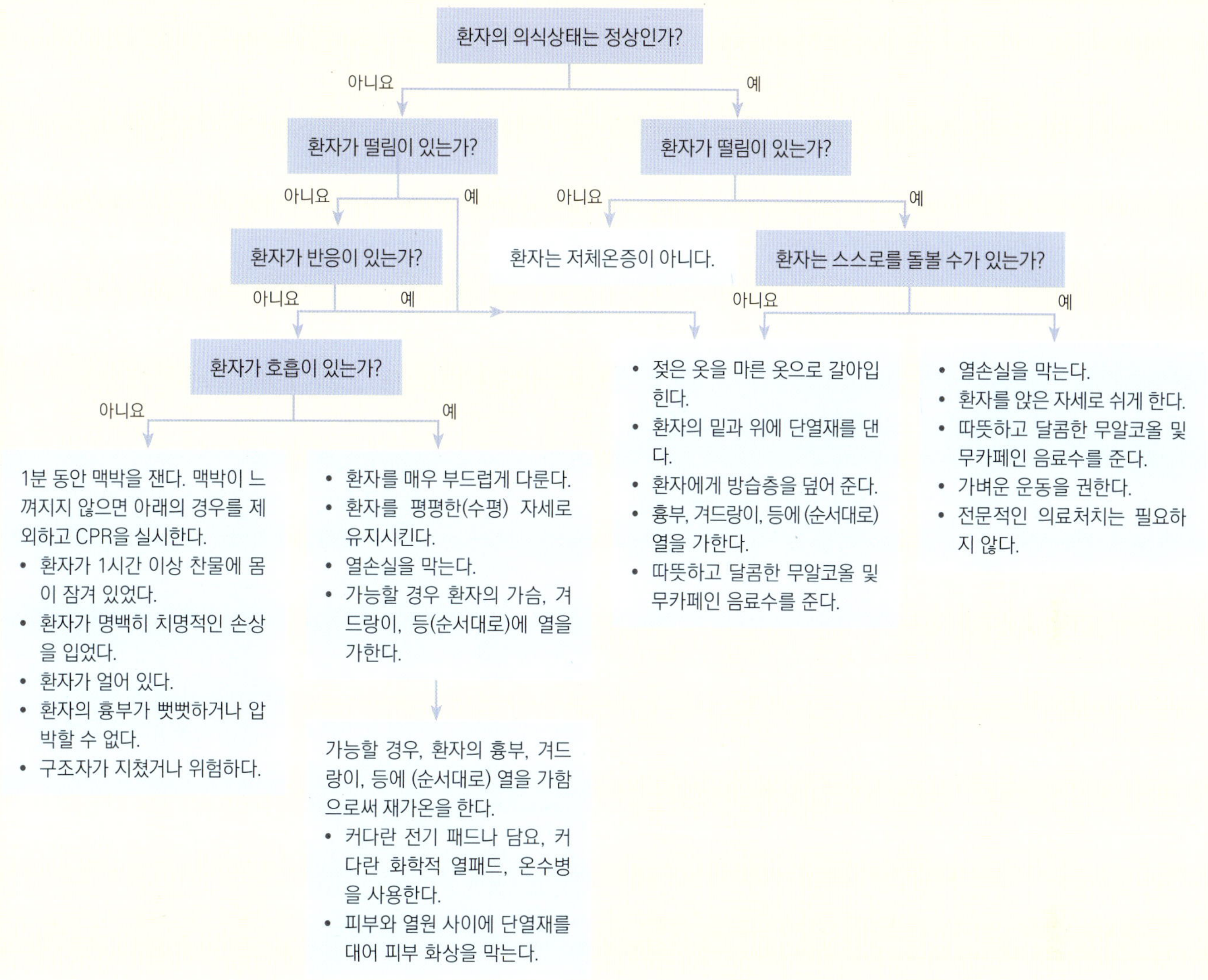

탈수

탈수(dehydration)는 부적절한 수분 섭취와 함께 인식하지 못하는 체액 손실로 인해 발생한다. 매우 추운 날씨에는 습도가 0에 근접하고, 날숨을 통해 다량의 체액 손실이 발생한다.

추운 환경에서 사람들은 갈증을 느끼지 않을 때도 물을 마셔야 한다. 온화한 기후에서 비활동적인 사람들은 탈수를 예방하기 위해 하루 2쿼터(약 2L)의 물이 필요하다.

탈수 상태는 소변 색깔과 양을 보면서 확인할 수 있다. 색깔이 옅을수록 수분 상태가 좋으며, 짙은 노란 소변은 수분섭취를 늘려야 하는 확실한 지표이다.

녹지 않은 눈과 얼음을 물 대신 먹어서는 안 된다. 눈과 얼음을 먹으면 입을 자극하고, 체열을 잃게 하며, 많이 섭취할 경우에는 체온이 떨어진다. 눈과 얼음을 공급할 때는 녹인 후에 섭취해야 한다. 녹인 눈이나 얼음은 적절하게 소독(끓이거나, 여과, 화학적 방법)하기 전까지는 마실 수 있는 물로 생각해서는 안 된다.

PREP KIT

복습

- 체온보다 낮은 대기나 물속에 있을 때는 체열손실이 발생한다.
- 사람은 의복과 피난처를 이용하여 노출을 피하거나 줄여서 추위로부터 스스로를 보호한다.
- 날씨가 춥고 습해서 손발을 따뜻하고 건조하게 유지할 수 없을 때에는 비동결성 한랭손상이 발생할 수 있다.
- 기온이 영하일 때는 언제나 한랭손상이 발생할 수 있다.
- 저체온증은 심부체온이 35℃(95℉) 이하로 떨어지면서 생명을 위협하는 상태이다.
- 탈수는 부적절한 수분 섭취와 함께 인식하지 못하는 체액 손실로 인해 발생한다.

핵심용어

괴저(gangrene) 조직의 영구 손상이나 죽음

글리코겐(glycogen) 탄수화물이 간에 저장된 다음 포도당으로 분해되어 에너지를 내는 주요 형태

대류(convection) 가열된 부분의 액체나 기체의 이동이나 순환에 의한 열의 전달

동창(chilblain) 통증이 있으면서 영구 손상을 거의 초래하지 않는 비동결성 한랭손상

방사(radiation) 방사에너지에 의해 환경 내의 더 차가운 물체로 열이 전달되는 것

심부성 동상(frostbite) 극심한 추위에 오랫동안 노출되어 생기는 조직 손상

저체온증(hypothermia) 체온 감소; 중증 저체온증은 생명을 위협

전도(conduction) 열이 한 물체에서 다른 물체로 직접적으로 전달되는 과정

증발(evaporation) 물이나 다른 유체를 액체에서 기체로 변환

참호족(trench foot) 발의 피부가 습기와 추위에 장기간(12시간 이상) 노출될 때 생기는 심각한 상태의 비동결성 한랭손상. 침수족(immersion foot)이라고도 함

탈수(dehydration) 신체 조직에서 수분이 빠져나가는 것

표피성 동상(frostnip) 피부층 표면의 가역적 동상으로 무감각과 노란색에서 회색피부색이 특징이다.

풍냉(windchill) 추위가 유기체에 미치는 영향을 결정하는 데 있어 풍속과 온도의 관계

한랭스트레스(cold stress) 추운 환경에 노출될 때 발생되는 손상으로 떨림을 유발할 수 있지만 주의를 기울여 움직이고 자신을 보호할 수 있는 상태로 저체온증과 혼동하면 안 된다.

혈관수축(vasoconstriction) 혈관 직경이 좁아짐

호흡(respiration) 찬 공기를 흡기하면 신체가 따뜻하게 데워주고, 호기하면 열손실이 일어난다.

실습평가

당신은 높은 산에서 다섯 명의 친구들과 함께 겨울 산행 중이다. 스노우슈즈를 신은 것은 탁월했지만 무척 춥다. 트레일헤드에서 온도가 -9℃(15℉)였고, 산행 중에 그리 많이 따뜻해지지는 않았다. 친구들 중 한 명은 그저 테니스 신발을 신었지만 불평하지 않았다. 트레일헤드로 돌아와 차 안에서 몸을 데우기 시작했을 때 친구가 발가락이 따끔따끔하고 아프다고 말하기 시작한다.

지시: 설명에 동의하면 "예"에 ○표하고, 동의하지 않으면 "아니요"에 ○표 하시오.

1. 친구가 표피성 동상(frostnip)인지 심부성 동상(frostbite)인지 판단하기가 어렵다.
   예 아니요
2. 온도가 영하[32℉(0℃ 이하)]여야 동상에 걸린다.
   예 아니요
3. 심부 동상에 걸린 피부와 내부 조직은 딱딱하고 단단한 느낌이다.
   예 아니요
4. 다시 영하로 내려갈 위험이 없는 한 온수에 발가락을 담그고 따뜻하게 시작할 수 있다.
   예 아니요
5. 온수가 없다면 발가락을 문질러서 혈액순환을 증가시킨다.
   예 아니요

PREP KIT

지식확인

지시: 설명에 동의하면 "예"에 ○표하고, 동의하지 않으면 "아니요"에 ○표 하시오.

1. 떨림은 옷과 피난처가 추위로부터 몸을 보호하기에 부적절하다는 신호이다.
   예 아니요
2. 보호되지 않은 머리를 통해 신체의 총 열 생성량의 100%까지 방사되어 손실될 수 있다.
   예 아니요
3. 신체적으로 건강하지 않은 사람들은 한랭손상에 더 취약하다.
   예 아니요
4. 표재성 동상은 피부 표면에서 물이 얼 때 생긴다.
   예 아니요
5. 떨림은 체열을 생성한다.
   예 아니요
6. 동상에 걸린 부위를 문질러서 다시 따뜻하게 한다.
   예 아니요
7. 저체온증에 걸린 사람을 재빨리 뜨거운 샤워나 작은 화학적 열팩으로 다시 따뜻하게 해준다.
   예 아니요
8. 저체온증에 걸린 사람의 젖은 옷을 마른 옷으로 갈아입힌다.
   예 아니요
9. 중증 저체온증 환자의 경우에는 즉시 전문적인 의료처치를 받을 곳을 찾는다.
   예 아니요
10. 저체온증이 발생하려면 영하의 온도여야 한다.
    예 아니요

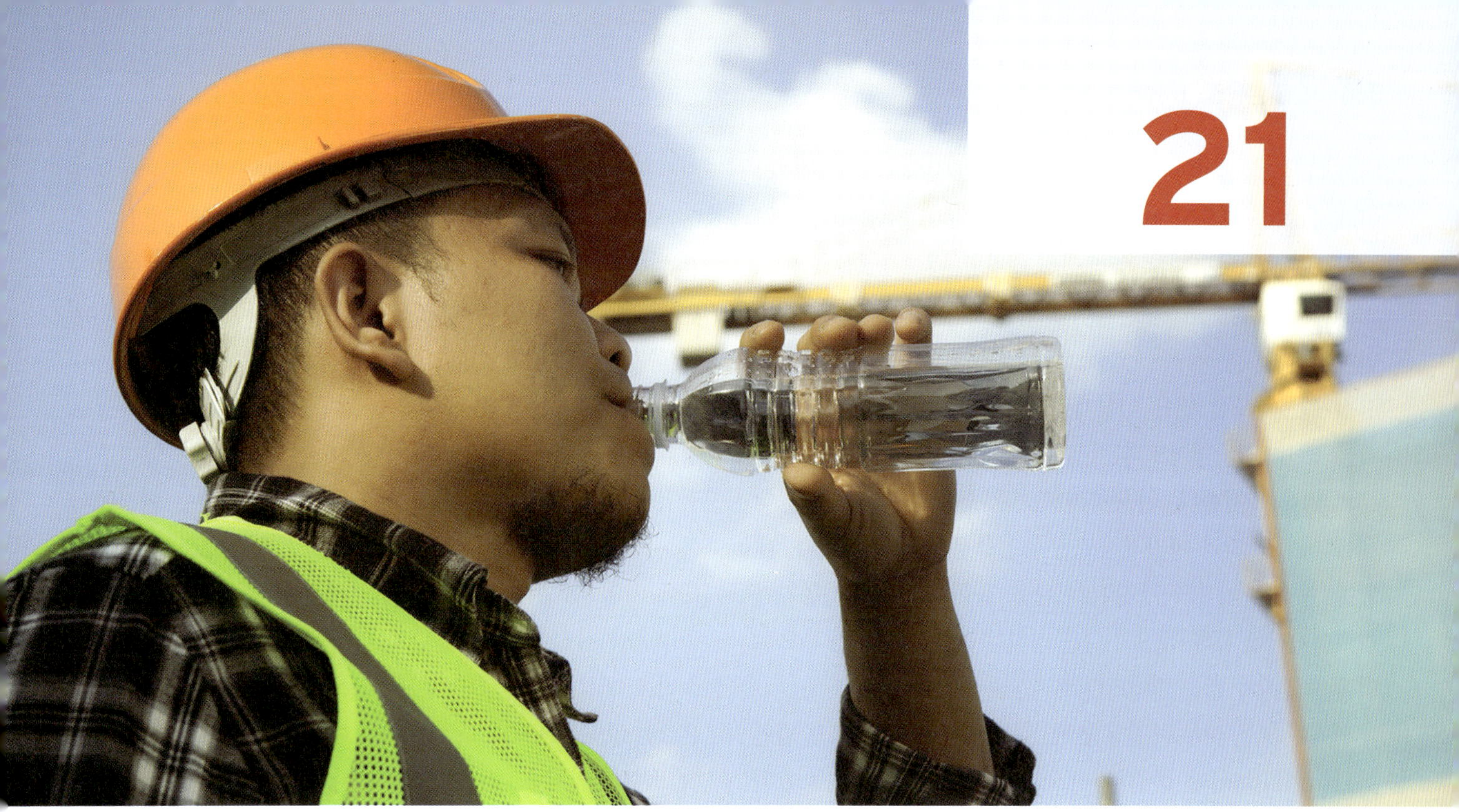

21

열 관련 응급상황
Heat-Related Emergencies

CHAPTER AT A GLANCE

열 관련 응급상황

체온이 상승하면 많은 문제가 발생한다. 좋은(또는 나쁜) 건강 상태에서도 열 질환이 나타날 수 있다. 일부 환자들은 열경련(heat cramps)에 그치기도 하지만 적지 않은 사람들이 불행하게도 열피로(heat exhaustion)에 빠지거나 열사병(heatstroke)으로 사망하기도 한다.

인체의 냉각 유지

인체는 생산되는 열을 발산하기 위해 끊임없는 활동을 계속하고 있다. 만약 열이 축적된다면, 안정적 수준인 37℃(98.6℉) 이상으로 체온은 빠르게 상승할 것이다. 그렇지만 신체가 적정 체온을 유지하기 위해 열을 충분하게 소모하기 때문에 일반적으로 그런 일은 잘 발생하지 않는다. 대체로 고온 환경에서 중노동이나 운동을 하는 동안 인체가 열을 소모하는 것보다 더 빨리 열을 생산할 때 이런 문제가 발생한다. 어떤 경우에는 인체가 너무 많은 열을 발생시켜 생명을 위협하는 수준까지 체온이 상승하면서 헛소리를 하거나 의식을 잃을 수도 있다. 이런 상태를 열사병(heatstroke)이라고 하는데 심각한 내과적 응급상황이다. 만일 인체의 과도한 열을 빨리 충분하게 제거해 주지 않는다면 열은 뇌와 다른 생체 기관에 손상을 입힌다. 열사병은 종종 치명적이다. 그러나 체온이 열사병 수준에 도달하기 전에 독감과 비슷한 증상을 나타내는 열피로를 경험할 수도 있다. 열피로(heat exhaustion) 증상을 치료함으로써 열사병을 피할 수 있다.

신체는 과도한 열을 어떻게 처리할까? 자동차가 라디에이터를 통해 열을 떨어뜨리는 것처럼 인간은 피부를 통해 대부분의 열을 소실한다. 자동차의 뜨거운 엔진이 라디에이터 액체를 데우는 것과 마찬가지로 근육운동은 혈액을 데운다. 데워진 혈액은 피부의 팽창된 혈관을 돌아다니면서 자동차가 라디에이터를 통해 엔진의 열을 식히는 것처럼 주위 공간으로 땀을 증발시켜 열을 떨어뜨린다.

혈액이 열을 피부로 전달할 때, 신체는 주로 두 가지 방법인 복사(radiation)와 증발(evaporation)에 의해 열이 소실된다. 기온이 21.2℃(70℉) 이하이면 신체는 복사 현상에 의해 주변으로 열을 방출한다. 그러나 대기온도가 체온에 근접해질수록 복사를 통한 열 소실은 크게 감소한다. 사실상 뜨거운 여름에 일하거나 운동하는 사람들은 실제적으로 태양으로부터 복사된 열을 받기 때문에 체온을 효율적으로 조절할 수 있는 유일한 방법은 증발뿐이다.

참고

세계 기록: 가장 높은 체온

가장 높은 체온으로 기록된 사람은 윌리 존스(Willie Jones)라는 사람이다. 1980년 7월 10일 존스는 습도가 44.2%이며 기온이 32.2℃(90℉)인 날 조지아주 애틀랜타의 Grady Memorial 병원에 열사병으로 입원했다. 그의 체온은 46.5℃(115.7℉)이었다. 이 체온은 찬물에 25분 정도 담근 후에 측정한 것이었다. 주치의는 그가 병원에 처음 도착했을 때 체온이 48.9℃(120℉)를 초과했을 수도 있다고 말했다. 병원에 입원한 지 24일 후 그는 퇴원했다. 체온이 42.8℃(109℉) 정도이면 치명적이다.

Guinness World Records 2008, p. 112. New York, 2008, Bantam Books.

수분 손실

수분은 성인의 경우 체중의 50~60%를 차지하고 있다. 호흡, 배뇨, 장 운동, 그리고 땀에 의해서 매일 약 2L 정도가 소실된다. 이렇게 소실된 수분은 보충되어야만 한다. 비록 사람마다 매일 소비하는 수분의 양은 다르지만, 성인은 하루에 물, 다른 음료와 음식(대부분의 음식은 약 70%가 물이다)을 통해서 약 2L 정도의 물을 섭취해야 한다. 일하는 성인의 경우는 단기간에 시간당 2~3L의 땀을 흘릴 수 있기 때문에 하루 수분 섭취량을 10~15L까지 늘려야 한다. 인체의 수분 흡수율이 시간당 1.5L인데 비해 시간당 2L의 땀을 배출한다면 탈수증이 초래된다. 땀으로 소실된 만큼 수분 섭취를 충분히 하지 못하는 경우이다.

탈수의 초기증상은 두통이다. 갈증을 느낀다면 이미 탈수 상태인 것이다. 갈증이 언제 물을 마셔야 하는지를 알려주는 적절한 지침은 아니다. 사실상 뜨겁고 습기가 있는 환경에서는 사람들이 수분 손실을 보충하기에 곤란할 정도로 탈수상태에 빠질 수 있다. 수분 섭취에 관한 하나의 지침은 소변 배출량을 관찰하는 것이다. 만일 하루에 최소한 5회 정도 맑은 소변을 배설하고 있다면 수분은 충분한 것이다. 탁하거나 짙은 색 소변을 보거나 하루에 5회 이내로 배뇨하고 있다면 아마도 수분 섭취를 더 늘려야 할 것이다.

특히 무더운 날씨에서 일하는 동안에는 가능하면 20분마다 1컵(8온스, 240mL) 정도의 물을 마셔야 한다. 보통, 1파인트(16온스, 480mL) 정도가 사람이 한 번에 기분 좋게 마실 수 있는 최대량이다. 물이 위에서 혈액으로 전달될 때까지는 시간이 걸리기 때문에 나중에 여분의 물을 마신다고 해서 부족한 수분을 보충할 수 있는 것은 아니다. 위에서 전달할 수 있는 물은 시간당 약 1L 정도다.

따뜻한 물보다는 차가운 물(10℃, 50℉)이 위에 흡수가 더 잘 되며, 약간의 감미료가 물맛을 더욱 좋게 할 수 있다. 위에서 빨리 배출되는 가장 좋은 수분은 나트륨이 거의 없으며 8% 미만의 당이 포함된 것이다. 커피와 차는 카페인을 포함하고 있고, 배뇨를 통해 수분 소실을 증가시키는 이뇨제가 들어 있기 때문에 피해야 한다. 알코올성 음료 또한 배뇨를 증가시켜서 탈수를 초래한다. 소다수는 약 10%의 당을 포함하고 있기 때문에 물이나 상업용 스포츠음료(5~8%의 당을 포함)만큼 잘 흡수되지 않는다. 과일 주스에는 11~18% 범위의 당이 들어 있어서 흡수 시간이 훨씬 길어진다. 탈수 예방에 도움이 되는 음료에 대한 최선의 선택을 위해 설명서를 읽는 것이 중요하다.

전해질 손실

땀과 소변은 세포 내외로 물의 이동을 조절하는 필수 전해질인 칼륨과 나트륨을 포함하고 있다. 이러한 전해질은 대부분의 일상적인 음식물에서 발견할 수 있다. 바나나와 견과류에는 칼륨이 풍부하고, 대부분의 미국 음식에는 신체가 필요로 하는 것보다 10배 이상 많은 나트륨이 포함되어 있다. 열에 순응하면(하루 1~2시간씩 10~14일 동안 열에 노출될 경우) 나트륨 손실을 10배 줄일 수 있다. 전형적인 미국 식단에서 소금(염화나트륨)을 충분히 섭취하는 것은 거의 문제가 되지 않는다. 사실, 대부분의 미국인들은 하루에 나트륨 섭취량이 평균 5~10g으로 과도하게 섭취하나 그중 1~3g만 필요로 한다. 따라서 사람이 장시간 동안 땀을 너무 많이 흘려서 많은 양의 물(시간당 1L 이상)을 마시지 않는 한 나트륨 소실은 거의 문제가 되지 않는다.

수분 공급을 위해 많은 사람들은 대부분의 시간 동안 물만 필요로 한다. 상업용 스포츠음료는 1시간 이상 활발하게 신체활동을 하는 사람들에게 유용할 수 있다. 인체는 소금보다는 물을 더 필요로 한다. 음식에 여분의 나트륨이 첨가될 때마다 더 많은 물을 소비해야만 한다. 그렇지 않으면, 과다한 나트륨이 물을 세포 밖으로 끌어당겨 탈수를 가속화시킨다.

많은 양의 물(시간당 약 1L 이상)을 마시면서 오랫동안 땀을 흘리면 전해질(예: 나트륨)이 인체로부터 빠져나와 수분 중독 상태로 이어질 수 있다. 수분 중독으로 빈뇨와 행동 변화(불합리하고 공격적인 행동, 발작과 혼수), 체중 증가, 또는 얼굴의 부기가 나타날 수 있다. 이러한 증상은 인체의 나트륨 부족으로 인한 저나트륨 혈증(hyponatremia)에 의한 것이다.

습도의 영향

땀은 증발에 의해서만 인체를 식힐 수 있다. 건조한 날씨에서는 땀이 증발하는 것을 알아차리지 못할 것이다. 습도가 높은 경우에는 땀이 덜 증발된다. 땀이 신체를 식히지 못하고 피부로부터 흘러내리는 것이다. 습도가 약 75% 정도 되면 땀에 의해 신체를 식히는 증발은 거의 일어나지 않는다.

습도가 증발에 의한 냉각 효과를 현저하게 떨어뜨리기 때문에 덜 덥더라도 습도가 높은 날이 아주 뜨겁고 건조한 날보다 오히려 스트레스가 심해질 수 있다. 특히 왕성한 활동으로 열을 발생시키는 사람들의 경우에는 습도가 높아질수록 더 낮은 온도에서도 열로 인한 위험상황이 발생한다.

위험한 사람은 누구인가?

만일 환경적인 조건이 인체의 온도조절 기전을 압도하게 되면 누구나 열 질환에 걸릴 수 있다. 폭염은 다양한 형태의 열사병을 유발할 수 있다. 예를 들면, 1995년 시카고에서 발생한 폭염으로 인해 5일 만에 사망자가 700명에 이르렀다. 비만, 만성질환자, 알코올 중독자 등을 포함하는 몇몇 집단은 특히 위험하다.

게다가 노인들은 심박출량이 감소하고 발한 기능이 저하되기 때문에 더 위험하다. 영아와 소아 역시 열사병에 걸리기 쉽다. 어린이나 애완동물을 자동차 안에 남겨두는 것은 특히 위험하다. 주차된 자동차 내부의 온도는 창문을 열어 놓은 상태에서도 65.6℃(150℉)까지 급등할 수 있다. 육체적 활동으로 인한 체액 소실과 탈수는 옥외 노동자와 운동선수들을 특히 위험에 빠지게 한다.

어떤 종류의 약물은 열사병의 원인을 제공하기도 한다. 여기에는 땀 생산 기전을 바꾸는 약물(예를 들면, 항히스타민제, 항정신병 약물, 항우울제)과 체온조절(thermoregulation)을 방해하는 약물들이 포함된다.

참고

주차된 차 안에서 소아의 열 관련 사망

미국에서 매년 많은 소아들이 주차된 차 안에 갇힌 상태에서 열사병으로 사망하고 있다. 연구자들이 5세 이하 소아를 대상으로 열 관련 사망 사례 171건에 대해 조사하여 분석했다.

- 보모가 잊어버린 소아 39%
- 방치된 차 안에서 놀고 있던 소아 27%
- 성인에 의해 의도적으로 차 안에 남겨진 소아 20%
- 불명확한 상황에서의 소아 14%

Guard A, Gallagher SS. Heat-related deaths to young children in parked cars: An analysis of 171 fatalities in the United States. *Inj Prev* 2005;11(1):33-37.

열 질환

열 질환에는 다양한 종류가 있다. 이들 중 일부는 흔히 발생하지만 열사병만이 생명에 위협적이다. 열사병 환자는 치료하지 않으면 쉽게 사망하게 된다.

열피로

열피로(heat exhaustion)는 정상이거나 약간 높은 체온과 함께 심한 발한을 보이는 것이 특징이다. 심한 발한은 수분과 전해질의 손실을 초래한다. 일부 전문가들은 심한 탈수증이라는 용어가 더 적절하다고 주장한다. 열피로는 무더운

참고

무더운 날씨일 때의 예방조치

간단한 예방법으로 열 관련 스트레스를 줄일 수 있다.

1. 실내를 시원하게 유지한다.
   - 가능하면 에어컨이 설치된 곳에 머문다.
   - 찬물 목욕이나 샤워를 한다.
   - 스토브나 오븐 사용을 줄인다.
2. 가볍고 헐렁한 옷을 입는다.
3. 야외에 나가야 하는 경우에는 외출하기 30분 전에 SPF(자외선차단지수) 15 이상의 자외선차단제를 바른다.
4. 야외활동은 아침과 저녁 시간으로 제한하고 그늘진 지역에서 자주 휴식을 취한다.
5. 활동 정도에 관계없이 음료 섭취를 늘린다.
   - 갈증은 적절한 수분 섭취 여부를 알려주는 좋은 지표가 아니다.
   - 운동과 같이 격렬한 활동을 하는 사람들은 더운 날씨에서 매시간 2~4잔 정도의 시원한 물을 마셔야 한다.
   - 수분 섭취가 제한되거나 물약을 복용하는 사람들은 적절한 수분 섭취 방법에 대해 의사와 상담하여야 한다.
   - 알코올이나 다량의 설탕이 포함된 음료는 마시지 않는다.
   - 소변 색깔을 관찰한다. 소변 색깔이 옅은 노란색이거나 밝은 노란색이면 수분을 유지하고 있는 것이다. 진한 노란색의 소변은 탈수 증상일 수 있다.
6. 다른 사람들과 접촉을 유지하도록 하고 영아, 어린 자녀, 노인, 과체중, 질병, 또는 특정 약을 복용하는 사람들과 같은 열 관련 질환에 취약한 사람들을 관찰한다.
7. 지역 뉴스 및 기상청의 날씨 정보를 시청하고 권장사항 및 주의사항을 수시로 확인한다.
8. 주차된 차 안에 유아, 어린이 또는 애완동물을 방치하지 않는다.

Extreme heat prevention guide. Centers for Disease Control and Prevention. http://emergency.cdc.gov/disasters/extremeheat/heat_guide.asp. Published May 31, 2012. Updated September 22, 2015.

Q & A

발열과 고열의 차이는 무엇인가?

발열과 고열은 다른 원인을 가지고 있다. 체온은 시상하부라고 불리는 뇌의 자동 온도조절장치에 의해 조절된다. 질병이나 특정 약물에 의해 "세트 포인트(설정치)"가 높아지면 발열이 일어난다. 다시 말해서, 발열은 신체가 질병(예: 바이러스)과 싸우기 위해 정상 온도 이상으로 온도를 높이는 것이다.

고열은 환경적인 열 노출과 관련이 있다. 고열은 인체가 조절할 수 있는 것보다 더 많은 열을 흡수할 때 발생하며 더 이상 신체를 식힐 수 없는 데 원인이 있는 것이다. 고열은 교정되지 않으면 열사병으로 빠르게 진행될 수 있다.

환경에서 일하거나 운동하는 동안 수분을 충분하게 섭취하지 않은 노동자와 운동선수들에게서 잘 발생한다. 증상은 심한 갈증, 심한 발한, 피로, 두통, 오심, 구토, 때로는 설사 등을 포함한다. 열피로 환자는 흔히 독감에 걸린 것으로 오인되기도 한다.

열피로는 의식상태의 변화가 없고 피부가 뜨겁지 않고 축축하다는 점에서 열사병과 차이를 보인다. 열피로의 경우, 열사병에 적용하는 수준만큼은 아니나 여전히 냉각 처치는 필요하다. 열피로를 치료하지 않으면 열사병으로 진행될 수 있다. 열피로는 (1) 의식상태에 변화가 없으며, (2) 피부가 뜨겁지 않고 끈적끈적하다(그림 21-1).

확인할 사항	해야 할 일
▪ 창백하거나 잿빛을 띠는 피부 ▪ 끈적이거나 축축한 피부, 그러나 뜨겁지 않음 ▪ 심각한 목마름 ▪ 피로 ▪ 어지러움 ▪ 독감 유사 증상(두통, 근육통, 오심, 때때로 구토) ▪ 숨가쁨 ▪ 빠른 심박수	1. 환자를 좀 더 시원하고 그늘진 곳으로 옮긴다. 2. 불필요한 의복을 제거한다. 3. 환자의 피부에 미지근한 물을 뿌리거나 강하게 부채질을 한다 4. 환자가 삼킬 수 있다면 스포츠음료, 과일주스, 염분이 약간 첨가된 물 등을 준다. 그러나 이런 것들이 없다면 차가운 물을 준다. 정제된 소금은 주지 않는다. 5. 30분 이내에 개선되지 않으면 119에 전화한다.

열사병

열사병(heatstroke)에는 전형적(classic) 열사병과 운동성(exertional) 열사병의 두 가지 형태가 있다(표 21-1). 슬로우쿠커(slow cooker)로 알려져 있는 전형적 열사병은 발병하기까지 여러 날이 걸릴 수 있다. 이것은 여름철 폭염으로 인해 흔히 발생하며, 일반적으로 허약자, 노인, 만성질환자, 알코올중독자, 비만자에게서 잘 나타난다. 흔히 내과적인 문제를 가지고 있는 노인에게서 자주 발생하며, 이러한 형태의 열사병은 전문적인 의료처치를 받더라도 사망률이 50%가 넘는다. 전형적 열사병은 고온 환경과 탈수증이 복합되면서 발생한다. 정상적인 조건에서 온도와 습도는 신체의 안위에 영향을 미치는 가장 중요한 요소이다.

국립기상관측소(National Weather Service)에서 작성한 열지수를 보면 온도와 습도의 다양한 조합에 의해 더위가 어떻게 느껴지는지 알 수 있는 온도가 제시되어 있다(그림 21-2).

	열피로	공통	열사병
심부 온도*	<104℉(40℃)	두통, 신체 발진, 피로, 메스꺼움, 때때로 구토	>104℉(40℃)
피부 온도**	정상 또는 약간 상승		만졌을 때 매우 뜨거움
피부 수분	축축함 - 과다발한		전형적 열사병 = 건조 운동성 열사병 = 50% 발한
피부색	창백, 잿빛		상기됨
의식상태**	약화; 불안; 기립 시 어지러움; 실신		의식상태 변화; 발작; 무반응

*직장 체온계로 측정.
**피부 온도와 의식상태 평가는 열피로와 열사병을 구분하는 가장 효과적인 방법이다.

그림 21-1 열피로 vs 열사병

표 21-1 전형적 열사병과 운동성 열사병

특징	전형적 열사병	운동성 열사병
흔히 발생하는 연령군	노년층	15~45세 남성
동시에 많은 환자가 발생할 수 있는 조건	폭염 기간 동안	운동선수의 경기 도중
환자의 건강상태	만성적 질병	건강하고 좋은 신체 조건
발생 시점의 활동상태	앉아 있는 상태	격렬한 운동
약물 복용	일반적으로 복용	보통 복용하지 않음
발한	없음	흔히 있음 (환자의 50%)

운동성 열사병 역시 여름철에 흔히 발생한다. 이것은 운동선수, 노동자, 군인과 같이 땀을 과도하게 흘리는 사람들에게서 자주 나타난다. 이런 형태의 열사병은 패스트 쿠커(fast cooker)로 알려져 있다. 이것은 무더운 환경에서 격렬하게 일하거나 활동하는 건강하고 활발한 사람에게서 발생한다. 빠르게 진행되어 심한 탈수증이 일어날 정도의 시간이 충분하지 않기 때문에 운동성 열사병 환자의 50%는 보통 땀을 흘린다(전형적 열사병 환자는 땀을 흘리지 않는다).

열피로와 열사병을 구별할 수 있는 몇 가지 방법이 있다.

- 만일 환자의 몸이 상당히 뜨겁다고 느껴지면 열사병을 의심한다.
- 열사병인 경우 의식상태 변화가 나타나며, 가벼운 착란과 지남력 상실에서부터 혼수까지 진행된다. 이러한 극단적인 상태 사이에서 환자들은 보통 비이성적이고 초조하고, 심지어 공격적이거나 발작을 일으킬 수도 있다.
- 중증 열사병일 때는 1시간 내에 혼수상태에 빠질 수 있다. 혼수상태가 오래 지속될수록 생존 가능성은 줄어든다.
- 보통 실제적으로 직장체온을 재는 일은 거의 없지만, 직장체온이 열사병과 열피로를 구별해 줄 수 있다. 직장체온을 재는 것이 환자와 구조자를 당혹스럽게 할 수 있고, 반응이 있는 열사병 환자의 경우에는 비협조적일 수 있으므로 직장체온계는 거의 사용하지 않는다.

그러나 구강체온은 열피로와 열사병을 구분하기에 부정확하고 체온을 다소 낮게 인식하여 적절한 치료가 지연될 수 있다.

습도(%) \ 대기온도(℃)	21	24	27	29	32	35	38	41	43	46	49
0	18	21	23	26	28	31	33	35	37	39	42
10	18	21	24	27	29	32	35	38	41	44	47
20	9	22	25	28	31	34	37	41	44	49	54
30	19	23	26	29	32	36	40	45	51	57	64
40	20	23	26	30	34	38	43	51	58	66	
50	21	24	27	31	36	42	49	57	66		
60	21	24	28	32	38	46	56	65			
70	21	25	29	34	41	51	62				
80	22	26	30	36	45	58					
90	22	26	31	39	50						
100	22	27	33	42							

- 66℃ 이상: 위험
- 54 이상~66℃ 미만: 매우 높음. 열사병이 임박한 상태
- 41 이상~54℃ 미만: 높음. 열피로와 열경련이 일어날 수 있는 상태, 장시간 밖에 있거나 활동을 하면 열사병이 일어난다.
- 32 이상~41℃ 미만: 보통. 장시간 밖에 있거나 활동을 할 경우 열경련이 일어난다. 열피로가 생길 수 있다.
- 27 이상~32℃ 미만: 낮음. 밖에 있거나 활동을 할 경우 피로감을 느낀다.

그림 21-2 열지수

확인할 사항	해야 할 일
▪ 매우 뜨거운 피부 ▪ 피부는 보통 건조하지만 격렬한 작업이나 운동 후에는 땀으로 젖을 수 있다. ▪ 가벼운 혼동, 불안, 혼미와 같은 증상이나 발작, 무반응과 같은 의식상태의 변화 ▪ 피부 홍조 ▪ 인플루엔자 같은 증상들(두통, 근육통, 오심, 때때로 구토) ▪ 작열감을 일으키는 40℃(104℉) 이상의 체온	1. 환자를 좀 더 시원하고 그늘진 장소로 이동시킨다. 2. 즉시 119에 전화한다. 3. 빠르게 의료기관으로 보낼 수 없는 환자는 다음과 같은 방법으로 열을 식혀야 한다. 효과적인 냉각의 순서 ▪ 온몸을 차가운 물에 담근다. 첫째로 옷을 벗기고 ▪ 환자의 몸과 팔다리를 목까지 차가운 물이나 얼음물 욕조에 담근다. 물이 차가울수록, 냉각되는 속도가 빨라진다. 또는 ▪ 환자를 플라스틱 시트나 방수포에 앉히거나 눕힌다. 옆부분(구석)을 높게 들어서 얼음이 들어 있는 물을 넣는다. 귀퉁이를 높게 유지해서 혼합물을 그 안에 머물도록 하고 환자 주위로 물이 움직이도록 한다. 또는 ▪ 환자를 물에 잠겨 냉각시키는 데 도움을 주도록, 주변의 물(시내, 연못, 강물 또는 호수)을 이용한다. 위험하기 때문에 절대로 열사병인 환자를 물속에 혼자 두고 떠나지 말아야 한다. ▪ 반복적으로 환자의 피부에 차가운 물을 뿌리거나 붓고, 열심히 부채질하기. 이 방법은 담금냉각의 속도에 절반 정도에 해당한다(그림 21-3). ▪ 얼음팩. 얼음팩은 온몸을 덮어야 한다. 만약 화학적 냉각팩이 사용된다면 목, 겨드랑이, 사타구니의 피부보다 뺨, 손바닥, 발바닥에 적용해야 한다. 사타구니 또는 겨드랑이에 얼음팩을 적용하는 것이 해가 되지는 않지만, 위에 언급된 다른 부위에 적용하는 것이 더 빠르게 열을 식힐 수 있다. 얼음팩은 화학적 냉각 팩들보다 더 좋은 냉각력을 가진다. 4. 의식상태가 개선되거나 20분이 지났거나 응급의료서비스가 도착했을 때 냉각을 멈춘다. 5. 절대로 이부프로펜이나 아스피린을 주지 않는다. 이부프로펜이나 아스피린은 감염질환에 의한 고체온의 경우에 도움이 될 수 있으나 더위 관련 질환에는 효과적이지 않다.

참고

고등학교 운동선수의 열 질환

훈련이나 경기 중 발생하는 열 질환은 미국의 고교 운동선수들에게 사망과 장애를 유발하는 주요 원인이다. CDC에서 100개 학교를 표본조사한 결과, 고교 운동선수 중에서 총 118명이 운동 활동 중에 열 질환으로 인해 최소한 하루 정도를 허비한 것으로 보고되었다(예: 열 질환으로 인한 시간 손실). 열 질환으로 인한 시간 손실 비율은 축구선수가 다른 8개 종목 선수의 평균보다 10배 정도 높았다. 열 질환으로 인한 시간 손실은 8월에 축구 연습 또는 경기를 할 경우 가장 빈번하게 발생했다.

열 질환의 위험을 줄이기 위해서는 전미선수트레이너협회(National Athletic Trainers Association; NATA)에서 제시한 지침에 따라 고등학교의 운동 프로그램은 열순화 가이드라인(예: 여름철 연습 시간 및 강도에 대한 제한 설정)을 준수하여야 한다. 모든 운동선수, 코치, 트레이너 및 학부모/보호자는 열 질환의 위험요소를 인지하고 권장지침을 따라야 하며, 열 질환의 증상에 신속하게 대응할 수 있도록 준비되어 있어야 한다. 코치들은 또한 운동 중이거나 운동 전후에 선수들에게 적절한 수분 유지의 중요성을 강조해야 한다.

Centers for Disease Control and Prevention. Heat illness among high school athletes—United States, 2005-2009. *MMWR Morb Mortal Wkly Rep* 2011;59(32):1009-1013.

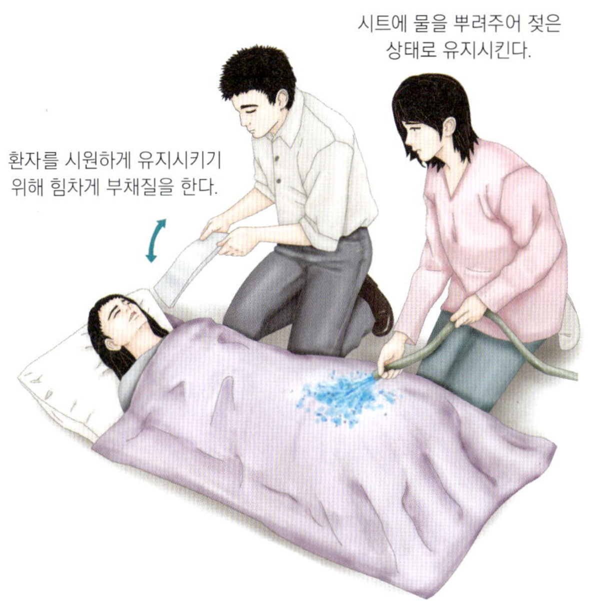

그림 21-3 물을 뿌리고 부채질하는 것은 습도가 낮은 환경에서 효과적이다.

주의

- 구급차를 기다리는 동안 냉각시키는 것을 지연시키지 않는다. 오래 지연될수록 조직 손상의 위험이 커지고 입원 기간도 늘어난다.
- 환자의 의식상태가 개선된 후에는 계속 냉각시키지 않는다. 불필요한 냉각은 저체온증을 초래할 수 있다.
- 피부를 냉각시키기 위해 알코올 마사지를 하지 않는다. 알코올이 혈액 속으로 흡수되어 알코올 중독을 일으킬 수 있다. 또 알코올이 기화되면서 잠재적인 화재의 위험이 있다.
- 환자에게 아스피린, 아세트아미노펜(acetaminophen), 비스테로이드성 항염증제를 투여하지 않는다. 질병으로 인한 발열처럼 뇌의 통제센터가 상승되는 것은 아니기 때문에 이러한 약품들은 체온을 떨어뜨리는 데 효과적이지 않다.

다른 열 질환들

심하지 않은 열 질환에는 열경련, 열실신, 열성 부종과 땀띠, 운동성 저나트륨혈증이 포함된다.

- 열경련은 활발한 운동이나 활동 도중 또는 직후에 갑작스럽게 발생하는 통증을 동반한 근육 경련이다.
- 열실신은 더운 환경에서 격한 신체활동으로 인해 기절하거나 현기증을 느낄 때 발생한다.
- 열부종은 더운 곳에서 장시간 앉아 있거나 서 있을 때 손 또는 발이 붓는 현상이다.
- 열발진 또는 땀띠는 덥고 습한 날씨에 지속적인 발한으로 인해 발생할 수 있다.
- 운동성 저나트륨혈증은 과도한 수분섭취로 인해 혈액 내 나트륨 농도가 감소하여 발생한다. 이는 수분중독으로 불리기도 한다. 장시간 또는 과도한 신체활동으로 인해 24시간 이내 발생한다.

열 관련 응급상황에서의 처치 방법에 대한 추가 정보는 **순서도 21-1**을 참고한다.

순서도 21-1 열 관련 응급

다음에 해당하는가?
- 피부를 만지면 매우 뜨거움
- 의식상태의 변화(현기증, 동요, 방향감각 상실부터 무반응까지)

아니요 → 갑자기 고통스러운 근육 경련이 있는가?

- **아니요** → 열피로 의심
  - 시원한 장소로 옮긴다.
  - 불필요한 의복을 제거한다.
  - 시원한 물을 뿌리거나 피부를 닦아주고 부채질한다.
  - 삼킬 수 있다면 스포츠음료, 과일 주스를 주거나 불가능하면 차가운 물을 준다.
  - 만일 30분 이내에 상태가 개선되지 않으면 119구급대에 전화한다. 열피로는 열사병으로 진행될 수 있다.
- **예** → 열경련 의심
  - 시원한 장소에서 휴식을 취한다.
  - 스포츠음료, 염분이 약간 첨가된 차가운 물[물 1L에 소금 1/4티스푼(1.25mL)]을 주거나 불가능하면 차가운 물을 준다.
  - 정제된 소금은 주지 않는다.
  - 근육을 부드럽게 스트레칭한다.

예 → 열사병 의심
- 119구급대에 전화한다.
- 호흡을 확인하여 없으면 CPR을 실시한다. 구급차가 도착할 때까지 호흡상태를 계속 관찰한다.
- 환자를 시원한 장소로 이동시킨다.
- 의복을 내의까지 제거한다.
- 가능한 방법으로 빨리 냉각을 실시한다.

확인할 사항	해야 할 일
열경련의 징후들 ▪ 격렬한 운동이나 신체활동으로 인해 복부 또는 다리 뒤쪽에 고통스러운 근육 경련(종아리 및 햄스트링 근육) ▪ 심한 땀 흘림 ▪ 주의점: 일부 전문가들은 열경련이 과도한 발한에 의한 수분과 전해질 손실 때문에 발생한다고 생각한다. 열경련을 겪는 사람들의 경우 적절한 염분 섭취 없이 수분만 섭취했을 수도 있다. 그러나 이에 반대되는 견해도 있는데 전형적인 미국인 식단에는 이미 충분한 염분이 함유되어 있기 때문이다.	이 증상은 일반적인 근육긴장과 혼동되어서는 안 된다. 가벼운 스트레칭은 근육 경련을 완화할 수는 있지만, 열경련으로 인해 발생한 경우에는 얘기가 다르다. 열경련은 수 시간에 걸쳐 완화된다. 1. 시원한 장소에서 쉬게 한다. 2. 소금물(1L의 물에 1.25mL의 소금을 녹인 것)이나 스포츠음료를 준다. 3. 정제된 소금은 주지 않는다. 4. 경련이 일어난 근육을 살짝 스트레칭하거나 마사지한다. 5. 경련 부위에 얼음팩을 대준다.
열실신 징후들 ▪ 어지러움 ▪ 창백	1. 환자가 반응이 없으면 호흡을 확인한다. 열실신 환자인 경우는 보통 빨리 회복된다. 2. 환자가 넘어졌다면 부상이 없는지 확인한다. 3. 환자를 시원한 곳에 눕혀 쉬게 한다. 4. 몸과 얼굴을 젖은 천으로 닦아 주거나 물을 뿌려 준다. 5. 환자에게 오심이 없고 의식이 명료하며 삼킬 수 있다면 소금물(1L의 물에 1.25mL의 소금을 녹인 것)이나 스포츠음료를 준다. 정제된 소금은 주지 않는다.
열부종의 징후들 ▪ 더운 환경에서 며칠 동안 발생하는 발목이나 다리에 나타나는 부종	1. 압박스타킹을 입힌다. 2. 다리를 올린다.
열발진의 징후들 ▪ 땀으로 축축한 피부에 나타나는 가려운 발진	1. 환자의 피부를 건조시키고 시원하게 한다. 2. 시원한 곳으로 옮겨 더 이상 열(더운 환경)에 노출되지 않도록 한다.

확인할 사항	해야 할 일
운동성 저나트륨혈증의 징후들 ▪ 수 시간 동안 과도한 수분(> 시간당 약 1L) 섭취 ▪ 피부 발한 ▪ 묽은 소변 ▪ 어지러움, 쇠약, 피로, 두통, 메스꺼움, 구토 ▪ 복부 팽만감 ▪ 의식상태 변화 ▪ 심각한 나트륨 소실은 발작이나 무반응을 일으킬 수 있으므로 치명적일 수 있다.	1. 환자를 시원한 곳으로 옮긴다. 2. 염분이 첨가된 음식을 제공한다. 3. 정제된 소금은 위장을 자극하고 메스꺼움과 구토를 유발할 수 있으니 주지 않는다. 4. 수분을 제공하지 않는다. 나트륨 농도가 낮은 스포츠음료는 효과가 없으므로 피해야 한다. 5. 다음의 경우 119에 전화한다. ▪ 증상이 호전되지 않을 때 ▪ 의식상태 변화 ▪ 발작 ▪ 구토 ▪ 호흡곤란 ▪ 쓰러짐 6. 운동성 저나트륨혈증을 열피로나 열사병과 혼동하지 않는다.

PREP KIT

복습

- 누구든지 열 질환이 발생할 수 있는 상황에 처할 수 있다.
- 인체는 생산하는 열을 끊임없이 발산시키고 있다.
- 열 질환의 범위는 열경련에서 열사병까지 포함한다. 열사병은 생명을 위협하는 것이다.

핵심용어

열경련(heat cramp) 발한으로 인한 염분과 수분의 과도한 손실 때문에 발생하는 통증을 동반한 근육 경련

열사병(heatstroke) 고체온과 의식상태의 변화를 동반한 극심한 열노출 증상

열피로(heat exhaustion) 발한으로 인한 염분과 수분의 과도한 손실 때문에 발생하는 허탈 상태. 끈적끈적한 피부와 약하고 빠른 맥박이 특징

저나트륨혈증(hyponatremia) 인체의 나트륨 수준이 부적절할 때 발생하는 문제

체온조절(thermoregulation) 날씨에 관계없이 정상체온을 유지시키는 인체의 능력

실습평가

당신은 8월 말 첫 경기가 열리기 전에 지역 고등학교 미식축구팀의 훈련을 지켜보기로 했다. 코치는 휴식 시간 없이 지난 30분 동안 수비진에게 전력질주 훈련을 시키고 있다. 훈련을 마치고 나서 한 선수를 제외하고는 모두가 음료수대로 걸어갔다. 그 선수가 바닥에 넘어진 것을 당신이 제일 먼저 발견했다. 그는 반응이 있으며 피부는 끈적거리고 축축했다.

지시: 설명에 동의하면 "예"에 ○표하고, 동의하지 않으면 "아니요"에 ○표 하시오.

1. 그는 열사병에 걸린 것으로 보인다.
   예　　　　아니요
2. 당신이 가장 먼저 할 일은 코치와 트레이너가 그를 더운 곳에서 시원한 곳으로 옮기도록 돕는 것이다.
   예　　　　아니요
3. 그는 시원한 물이나 스포츠음료를 마셔야 한다.
   예　　　　아니요
4. 가능하면 항상 소금 정제를 주는 것을 고려하여야 한다.
   예　　　　아니요
5. 선수의 유니폼, 어깨 패드 및 헬멧을 제거하고 시원한 물로 닦아주는 것이 좋다.
   예　　　　아니요
6. 30분 안에 좋아지지 않으면 코치나 트레이너는 그 선수가 전문적인 의료처치를 받을 수 있도록 해야 한다.
   예　　　　아니요

지식확인

지시: 설명에 동의하면 "예"에 ○표하고, 동의하지 않으면 "아니요"에 ○표 하시오.

1. 다리에 열경련이 발생하면 경련이 있는 근육을 스트레칭한다.
   예　　　　아니요
2. 상업용 스포츠음료는 열 관련 응급상황에 처해 있는 환자에게 줄 수 있다.
   예　　　　아니요

PREP KIT

3. 열 관련 환자는 서늘한 장소로 옮긴다.
   예 아니요

4. 열사병 환자는 즉시 전문적인 의료처치가 필요하다. 이것은 생명을 위협하는 상황이다.
   예 아니요

5. 열사병 환자는 목, 샅고랑, 겨드랑이에 얼음주머니를 대주는 것을 포함하여 빠르게 냉각시킨다.
   예 아니요

6. 과일주스는 신속하게 소화되어 인체를 최대한 빨리 재수화시켜 준다.
   예 아니요

7. 물을 너무 많이 마시는 것은 수분 중독을 일으킬 수 있다.
   예 아니요

8. 습도는 증발에 의한 냉각을 현저하게 감소시키지 않는다.
   예 아니요

9. 특정 약물들은 열사병이 발생하기 쉽게 만들기도 한다.
   예 아니요

10. 열피로는 독감과 비슷한 증상을 나타낸다.
    예 아니요

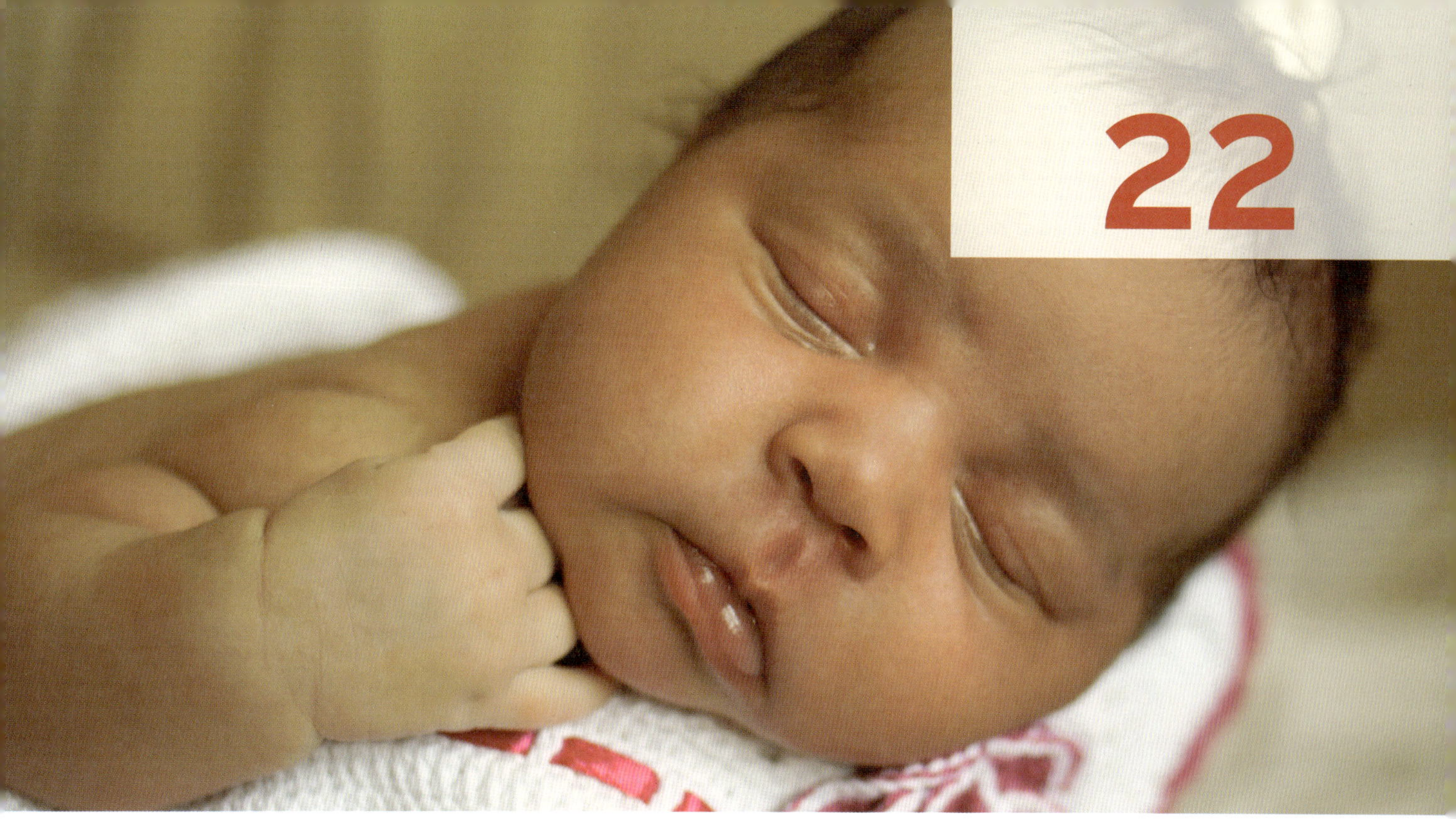

© Vitalinka/Shutterstock.

22

출산과 부인과적 응급상황
Childbirth and Gynecologic Emergencies

CHAPTER AT A GLANCE

- 출산과 임신의 응급상황
- 분만 전 응급상황
- 질 출혈
- 응급 분만
- 산부인과적 응급상황

출산과 임신의 응급상황

분만(출산)과 임신에 따른 상황에 대처하기 위해 응급구조사는 여성생식기 해부와 생리에 대한 의학용어를 잘 알고 있어야 한다.

- 산도(birth canal)는 자궁 아래 부위와 질을 포함한다.
- 자궁목(cervix)은 자궁의 아래쪽 끝이며 태아가 빠져나가는 작은 통로이다.
- 태반(placenta)은 임신 기간 동안에 산모와 태아에게 영양분을 교환하고, 노폐물을 배설하는 기관이다. 태반은 태아 출생 후 만출된다.
- 탯줄(umbilical cord)은 발달 중인 태아(fetus)가 자궁에 있는 동안 영양분을 공급받는 태반의 연장된 부분이다.
- 양수낭(amniotic sac)는 자궁 속 태아를 둘러싸는 막이며, 양수는 태아를 외부 부상으로부터 보호한다.
- 머리출현(배림, crowning)은 분만 시 태아의 머리가 질 통로로 내려옴에 따라 불룩해지는 모양으로 보인다.
- 혈성 이슬(bloody show)은 진통 시작 단계에서 유출되는 출혈로, 점액과 혈액 혼합물이다.

- 분만(labor)은 규칙적인 자궁 근육 수축으로 시작하여, 태아 만출, 태반 만출 과정으로 이루어진다.
- 유산(miscarriage)은 산모의 자율적인 생존 노력 이전에 태아가 미리 분만되는 것을 말한다(의학적인 용어로 자연유산을 의미).
- 대정맥증후군(Vena cava syndrome)은 척추와 복부 장기 사이에 위치한 대정맥인 아래대정맥(하대정맥, inferior vena cava)으로 혈액이 흐를 때 압박을 받거나 막히는 경우에 나타나는 일련의 증상이다.
- 볼기분만(둔위분만, breech delivery)은 분만 시 아기의 엉덩이나 다리가 머리나 어깨보다 먼저 나오는 경우이다
- 숫구멍(천문, Fontanelles)은 영아 머리의 위쪽 정수리와 뒤쪽에 있는 부드러운 부위이다.

분만 전 응급상황

자궁외임신

자궁이 아닌 자궁관(나팔관, fallopian tube) 중 하나에 착상하는 수정란을 자궁외임신(ectopic pregnancy)이라고 한다. 배아는 생존할 수 없으며 자궁관 파열과 같은 심각한 합병증을 피하기 위해 상태가 확인되는 즉시 제거해야 한다.

가임기 여성의 골반 통증, 질 출혈 혹은 혈액 얼룩이 관찰되면 의사가 배제하기 전까지 자궁외임신을 의심한다. 자궁외임신이 의심되는 경우 119에 전화하여 전문적인 의료처치에 대해 문의한다. 자궁외임신의 유발요인으로 이전의 자궁외임신, 수술, 골반감염, 자궁내 피임기구(IUD) 등이다.

유산

유산은 보통 임신(첫 임신주기) 3개월 안에 발생한다. 대부분의 유산은 태아가 생존하는 환경이 적절하지 못해 발생한다. 이에 산모는 정서적으로 충격을 받게 되며, 유산 과정에서 낯선 사람, 특히 남성을 신뢰하지 않을 수 있으므로 가능하면 여성이 도움을 주도록 한다.

확인할 사항	해야 할 일
▪ 아랫배의 심한 복통은 월경의 생리통과 비슷하다. ▪ 등 아래쪽에 통증이 발생한다. ▪ 갑작스럽게 다량의 질 출혈이 발생한다. ▪ 질로 태아의 조직이 빠져나간다.	1. 산모를 지지한다. 2. 다리를 구부려 편안한 자세를 취하도록 도와준다. 3. 질 바깥 부분은 청결한 패드로 덮어주고, 질 안에 절대 패드를 넣지 않는다. 4. 질을 통과하는 모든 조직은 산모와 함께 병원으로 전달한다. 이 과정에서 질 밖으로 태아 조직을 당기지 않도록 하며 멸균 패드로 덮어준다. 5. 전문적인 의료처치를 받도록 한다. 6. 만약에 출혈이나 쇼크의 징후가 발생하면 119 구급대에 전화한다.

질 출혈

임신기의 질 출혈

일반적인 징후와 증상은 질 출혈과 복부 압통이다. 임신 후기(제3기 또는 마지막 3개월)에 복통 유무에 관계없이 질 출혈을 경험하는 여성은 응급상황에 해당하며 전문적인 처치가 필요하다. 출혈 지속 시간과 출혈에 사용한 패드가 어떠한지 의료인에게 보고해야 하므로 출혈량을 확인해야 한다. 환자가 누운 자세에서 앉은 자세로 할 때 현기증, 혈압저하, 분당 20회 이상 맥박수가 증가하는 것은 500mL 이상의 출혈이 있음을 의미한다. 환자는 이러한 상황에서 당황해할 것이다. 처음 보는 남성이라면 도움받기를 주저할 것이므로 이 상황에서는 여성의 도움이 바람직하다.

확인할 사항	해야 할 일
▪ 묻어나는 정도의 질 출혈이 아니라면 심각한 상황일 수 있다. ▪ 다량의 출혈인지 반드시 확인해야 한다. ▪ 쇼크 증상이 발생하는지 확인한다.	1. 태아가 산모의 아래대정맥(척추와 복강 장기 사이의 대정맥)을 누르고 있는 것을 완화시키기 위해 왼쪽으로 눕힌다. 2. 환자의 질 바깥쪽을 청결한 패드로 덮는다. 3. 즉시 119구급대에 전화한다. 4. 쇼크가 발생하면 치료한다(체온 유지, 구강 수분공급 중지 등).

손상에 의한 질 출혈

출혈의 원인을 파악하는 것은 어려울 수 있다. 질 출혈에 대한 응급처치는 일반적으로 여성들의 수줍음과 통증으로 인하여 수월하지 않다.

확인할 사항	해야 할 일
▪ 여성 외부 생식기의 손상에는 여성 외음생식기 연조직의 모든 상처를 포함한다(상처, 타박상 등). ▪ 심한 통증을 호소한다. ▪ 질 부위 출혈이 있다. ▪ 질 내부에 다량의 출혈을 보인다.	1. 열상(찢긴 상처)이나 다른 손상으로 인한 외부 지혈을 위해 부피가 큰 거즈나 청결한 패드를 이용하여 직접 압박한다. 2. 부종과 통증 조절을 위해 얼음팩을 이용한다. 3. 질 안쪽으로 팩 드레싱을 절대 하면 안 된다. 지혈을 위해 질 안쪽으로 팩 삽입을 하는 것은 비효과적이며 위험한 처치이다. 4. 구토물 흡인을 방지하고 여성이 임신한 경우라면 태아가 아래대정맥에 가하는 압력을 완화하기 위해서 왼쪽으로 눕힌다. 5. 성폭행당한 환자라면 증거 수집에 필요하므로 속옷을 갈아입거나 목욕, 배뇨, 배변, 질 세척 등을 하지 않도록 미리 설명한다. 6. 전문적인 의료처치를 받도록 한다.

Q & A

임신한 여성은 손상당하기 쉬운가?

임신은 더 많은 활동을 필요로 하며, 업무나 여행 중에 더 많이 손상을 받는 것으로 나타난다. 아울러 임신 여성에 대한 폭력도 더 많이 증가하는 것으로 보고되고 있다.

임신 중에 일어나는 여성의 신체 변화는 임신 초기에 실신 에피소드, 과호흡, 쉽게 피로해지는 등의 부상을 입기 쉽다. 임신 후기에는 복부 크기가 커짐에 따라 중력 중심이 이동하고 골반강 압력이 다리 통증을 일으켜 낙상 발생이 증가한다.

차량 탑승에서 안전띠 미착용이나 잘못된 안전띠의 위치는 손상 원인으로 작용한다.

손상 없는 질 출혈

질 출혈은 월경 출혈일 가능성이 크다. 그러나 손상 없는 질 출혈은 더 위험한 상태(예: 유산, 분만, 감염, 자궁경부암, 자궁근종, 질염)를 의미할 수 있다.

확인할 사항	해야 할 일
▪ 복통 여부를 확인한다. ▪ 질 출혈 여부를 확인한다.	1. 여성을 지지한다. 2. 다리를 구부리는 편안한 자세를 취하게 한다. 3. 질 바깥에 청결한 패드를 댄다. 4. 전문적인 의료처치를 받게 한다.

응급 분만

응급 분만은 태아가 예정되지 않은 시간이나 계획되지 않은 장소에서 태어나는 것을 말한다. 대부분의 태아는 병원에서 출생하나, 분만 과정이 예상보다 빠르게 진행되기도 한다. 흔한 경험이 아니기 때문에 불안해하는 산모와 갓 태어난 신생아를 돌보는 것은 경험이 적은 응급구조사로서 긴장되는 일이다. 한편, 응급구조사가 출산을 돕는 일은 보람 있는 일에 참여하는 몇 안 되는 상황 중의 하나일 것이다.

임박한 분만

산모가 분만 중 밀어내는 힘이 없거나 태아의 머리출현이 없고 산모의 첫째 분만인 경우에는 병원 이송을 고려한다. 환자 이송을 빨리 결정해야 하는 것은 분만이 최악의 상태에서 발생할 수 있다는 것을 염려에 두어야 한다는 것이다. 충분한 환자 이송 시간이 있다면 왼쪽으로 눕힌다. 이 자세는 대정맥 압박으로 인한 혈압 하강을 예방하며, 심장으로의 정맥 혈액 귀환을 도와준다.만약에 산모가 전에 임신한 적이 있고 병원에 갈 충분한 시간이 없는 상황에서 분만 통증이나 배림이 있다면, 바로 출산을 돕도록 준비해야 한다. 먼저 119구급대에 전화한다(혹은 주변 사람에게 전화를 부탁한다). 그러고 나서, 만약 태아 머리출현이 없고 혼잡하거나 공공장소에 산모가 있다면 사생활이 보호되는 깨끗한 장소를 찾아보도록 한다. 태아 머리출현이 있다면 부상을 초래할 수 있기 때문에 절대 산모를 움직이지 않도록 한다. 남편, 친구, 또는 친척과 같은 주위 사람들이 환자를 안심시켜 주도록 한다. 임박한 분만에 대한 응급처치 지침은 다음과 같다.

- 의료용 장갑을 착용한다. 가능한 한 마스크, 가운, 눈 보호 안경도 착용한다.
- 분만이 진행되는 동안을 제외하고는 질을 만지지 말고, 가능하면 보호자를 곁에 둔다.
- 산모가 화장실에 가도록 해서는 안 된다.
- 산모의 두 다리를 함께 잡지 않는다.

산도를 통과하는 첫 부위가 태아의 머리가 아니라면, 분만 상황은 아주 복잡해질 것이다. 산모에게 자궁 수축 동안에는 힘을 주지 말라고 얘기하고, 침착한 상태에서 산모를 안심시킨다. 119구급대를 호출하지 않았다면 즉시 요청한다.

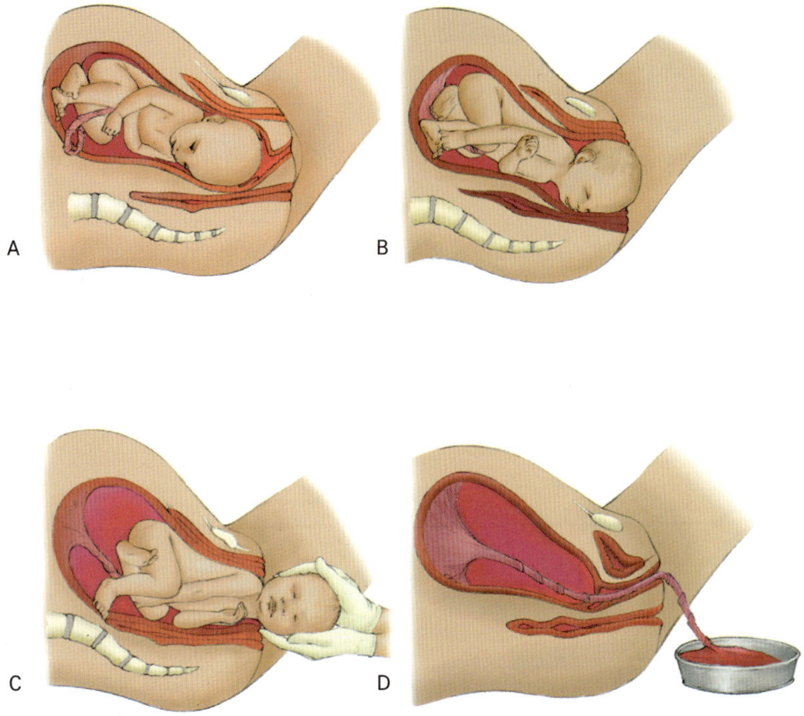

그림 22-1 분만 단계. A: 분만 1기 말 태아의 자세, B: 얼굴을 아래로 향한 채 분만됨, C: 태아 머리 지지하기, D: 5~20분 안에 태반이 만출됨

분만 단계

분만은 처음에 규칙적인 자궁 수축으로 시작하여 태아 만출, 태반 만출로 끝나는 3단계 과정이다. 첫 단계는 보통 처음 자궁 수축으로부터 시작하여 자궁목이 완전히 열릴 때까지(초산부는 아마도 12시간 또는 그 이상) 오랜 시간 지속된다. 자궁목은 태아가 통과하도록 충분히 커질 때까지 점진적으로 넓어진다. 병원 밖 환경에서 응급처치제공자는 자궁목 확장을 안전하게 확인하기 곤란하다. 자궁 수축은 보통 등허리 부분이 심하게 아프면서 시작한다.

통증은 배 아래쪽에서 일정 간격으로 일어나다가 심한 통증으로 바뀐다. 처음에는 자궁 수축이 10~15분 간격으로 발생하나 통증은 그리 심하지 않고, 1분 미만으로 지속된다. 서서히 간격이 좁아지면서 자궁 수축 강도가 심해진다. 질에서는 물과 같은 피로 얼룩진 분비물이 수축과 동반하여 나타나기도 하는데, 이미 진통이 시작되기 전에 나타날 수도 있다.

분만 1기 후반에 양막이 터지면서 약 500mL 정도의 물 같은 액체가 유출된다. 일반적으로 양막은 진통 첫 단계 동안 터지지만, 이것이 분만에 영향을 주지는 않는다. 만약 양막이 너무 빨리 터지고 24시간 안에 분만이 시작되지 않는다면, 산모와 태아에게 감염 위험이 커지므로 전문적인 의료처치를 받아야 한다.

분만 2기는 30분에서 2시간 정도 지속된다. 분만 2기는 자궁목이 완전히 열리고, 태아가 만출되는 시기를 말한다. 보통 아기 머리가 아래로 향해 있고, 일단 골반을 통과하면, 한 번에 한 어깨씩 나오면서 이어서 나머지 신체 부위가 쉽게 나온다. 분만 3기는 태반이 만출되는 시기로 약 15분 이상 지속된다(그림 22-1).

분만 임박 징후 확인

분만이 이루어지는 현장에서 응급구조사는 신중한 결정을 해야 한다. 산모의 분만이 급한지 아니면 병원 이송까지 여유가 있는지 결정해야 한다. 이러한 결정을 내리기 위해서 다음 몇 가지 사항을 고려한다. 네 가지 확인사항에서 임박 출산을 나타내는 것이라면 태아 만출을 위해 산모를 검진해야 한다. 산모의 자궁목이 열리고 있는지, 태아의 머리가 보이는지 확인한다. 배림은 태아 만출이 임박했다는 뜻이며, 분만 전이송할 시간이 없음을 시사한다. 이 상황은 응급구조사뿐만 아니라 산모, 남편, 주위 사람들을 당황시킬 수 있으므로 응급구조사는 앞으로 시행할 응급처치 내용과 그 이유를 완벽하게 설명해야 한다. 검진이 필요하므로 산모의 질 부위만 제외하고는 잘 덮어주며, 당황스러운 상황일지라도 모든 노력을 다해 산모를 보호해 주어야 한다. 주위 사람의 시선으로부터 산모를 보호하려면 담요를 텐트처럼 펼쳐 보호막을 만들거나, 여러 사람들이 산모로부터 등을 돌리고 빙 둘러서서 인간 방패를 만들게 할 수 있다.

참고

분만 과정

분만에 필요한 장비는 다음과 같다.

- 청결한 시트, 수건, 담요를 준비하여 산모와 태아를 덮어준다.
- 태반을 쌀 수 있는 비닐봉지나 타월을 준비하여 병원에 전달한다.
- 사용하지 않은 깨끗한 의료용 장갑을 준비하여 감염을 예방한다.
- 위생적인 패드를 준비한다.
- 분만 장소 바로 밑에 깔 수 있는 신문지나 비닐봉지, 천 등을 준비한다.
- 태아의 입과 콧구멍을 흡인할 수 있는 흡인용 고무 주사기(rubber bulb syringe)를 준비한다.
- 태아의 입과 코 분비물을 닦아낼 멸균거즈를 준비한다.
- 탯줄을 묶을 수 있는 거즈 띠, 청결한 끈을 준비한다. 탯줄을 끊어지게 할 수 있는 실이나 철사, 단선 등은 사용하지 않는다.

확인할 사항	해야 할 일
산모의 분만이 아주 급한지 아니면 병원 이송까지 여유가 있는지 결정해야 한다. 이러한 결정을 내리기 위해서 다음 몇 가지 사항을 고려해야 한다. ▪ 산모가 이전에 아이를 가진 적이 있는가? 처음 임신한 산모는 분만 시간이 좀 더 길어진다. 따라서 처음 임신이라면 병원에 이송할 시간 여유가 있다. ▪ 자궁 수축 간격이 어떻게 이루어지고 있는가? 자궁 수축 간격이 5분보다 길면, 산모를 가까운 병원으로 이송할 충분한 시간이 있다는 뜻이다. 자궁 수축 시간이 2분보다 짧고 45~60초로 지속된다면, 분만이 바로 임박했다는 뜻이다. ▪ 양막이 파열되었는가? 파열되었다면 언제인가? 양막이 파열되면 분만이 빠르게 진행된다. 분만 24시간 전에 양막이 파열되었다면, 감염의 가능성이 증가하므로 의료 요원은 이에 대한 주의가 더욱 필요하다. 양막의 양수는 윤활제 역할을 하므로 양막 파열이 발생했다면 분만이 더 곤란해질 수 있다. ▪ 산모가 장 움직임을 느끼는가? 장운동 느낌은 태아 머리가 골반을 통과할 때 산모의 직장을 압박하여 나타나는 것으로 분만이 곧 이루어짐을 의미한다.	분만이 임박한 산모에 대한 응급처치는 다음과 같다(**수행절차 22-1**). 1. 손을 철저히 씻고 의료용 장갑을 착용하여 감염을 예방한다. 가능하면 마스크, 가운, 눈 보호안경을 착용한다. 2. 산모는 머리를 약간 올리고 등을 대고 누우며, 다리는 끌어당겨 약간 벌린 자세를 취한다. 그러나 산모가 다른 자세를 원할 수도 있다. 안전한 다른 자세는 다음과 같다. ▪ 뒤에서 다른 사람이 산모 등을 지지한 상태로 웅크리거나 앉는 자세이다. 이 자세는 질의 긴장을 완화시키며, 질 열상 방지, 중력 방향으로 힘을 주도록 도와준다. ▪ 산모를 왼쪽으로 눕혀 심장 혈액 귀환을 증진시키고, 구토로 인한 흡입을 줄여준다. 누군가가 산모의 오른쪽 다리를 바깥쪽으로 들어올려 지지하면 좋다. ▪ 태위가 볼기태위(둔위, breech presentation)일 때 많은 나라에서 시행하는 방법으로 무릎을 구부려 가슴에 대는 자세를 취하기도 한다. 3. 자궁 수축기 동안 산모가 짧고 빠른 호흡을 하도록 격려하며, 자궁 수축기 사이에는 휴식을 하며 입으로 숨을 깊게 내쉬도록 한다. 4. 흡수성이 좋은 청결한 깔개를 산모 엉덩이 밑에 깔아준다. 5. 엉덩이 밑에 담요나 베개를 놓아 엉덩이를 올려준다. 6. 태아의 머리가 보이기 시작하면, 손바닥을 태아 머리 위에 살짝 두어 천천히 나오도록 한다. 이는 태아가 압력에 의해 빠르게 만출되는 것을 막아준다. 산모에게 이제는 밀어내는 것을 중지하도록 한다. 이 과정에서 태아의 숫구멍(fontanelles, 영아의 머리 꼭대기 부드러운 지점)을 누르지 않도록 주의한다. 7. 이때까지 아직 양막이 파열되지 않았다면, 손가락으로 양막을 터트려준다. 그리고 양막이 태아의 입을 막지 않도록 머리 쪽에서 벌려준다. 양막이 제거되지 않으면 태아는 질식할 수 있다. 8. 태아의 머리가 질에서 나오면, 탯줄이 태아의 목을 감고 있는지 확인한다. 탯줄이 태아의 목을 감고 있으면, 태아의 어깨 위로 살짝 끌어내린다. 그렇게 할 수 없다면, 탯줄의 압력을 완화시키는 방법을 시도한다(17번의 탯줄 자르기 참고). 9. 아기의 머리가 나올 때 머리를 지지해 준다. 10. 흡인용 고무 주사기로 입과 콧구멍을 2~3회씩 흡인한다. 이때 끝이 입 뒤쪽에 닿지 않도록 주의한다. 흡인용 고무 주사기가 없다면 깨끗한 거즈로 입을 닦고 다시 코를 닦아준다. 11. 태아의 몸통과 신체가 미끄러지듯 빠져나오면, 두 손으로 태아를 받아 지지한다. 12. 태아를 잡아당기지 않는다. 잡아당기면, 목뼈가 손상될 수 있다. 손가락을 태아의 겨드랑이에 대고 잡지 않는다. 신경 중추를 누르면 마비가 올 수 있다. 13. 태아가 산모의 질을 빠져나올 때, 머리를 아래로 돌려 입과 코에서 분비물이 잘 빠져나오도록 한다. 14. 멸균거즈로 태아의 입과 코에서 혈액과 점액을 닦아낸다. 입을 먼저 흡인하고, 다음에 코를 흡인해 준다. 15. 체온이 떨어지지 않도록 태아를 잘 말려주고 호흡이 자극되도록 도와준다. 호흡 자극을 위해 등을 문질러주거나 발바닥을 살짝 때려준다. 탯줄 맥박이 사라진 후 30초 이내에 호흡을 해야 한다(태아의 두 발을 잡고 거꾸로 세우거나 엉덩이를 때리지 않는다. 이것은 머릿속압력을 올리게 된다). 30초 이내에 호흡이 생기지 않으면 CPR을 시작한다.

(계속)

확인할 사항	해야 할 일
	16. 신생아를 따뜻한 담요로 잘 싸주며 몸통보다 머리를 살짝 내린 자세로 안아준다. 탯줄을 자를 때까지 신생아를 산모의 질 위치에 둔다. 탯줄이 온전한 상태에서 신생아를 산모의 복부 (태반의 위치)보다 높게 두면 신생아의 혈액이 빠져나가 신생아에게 쇼크를 일으킬 수 있다. 또한 신생아를 산모의 복부 아래에 두면 혈액이 신생아에게 흘러 들어가고 여분의 혈액이 황달과 같은 심각한 상태를 유발시킬 수도 있다. 17. 탯줄 맥박이 그치면, 깨끗한 거즈나 끈으로 산모와 신생아 사이를 묶는다. 18. 산모가 정상 분만 후 바로 병원에 갈 수 있다면, 탯줄을 자르지 않아도 된다. 신생아에게 보온을 유지해 주면서 응급의료종사자를 기다린다. 응급의료종사자가 적절한 장비를 가지고 탯줄을 묶고 자를 것이다. 만약 병원이 먼 거리에 있다면 탯줄을 잘라야 한다. 이런 상황에서 탯줄 맥박이 멈추고 난 후, 신생아 몸체에서 18cm 떨어진 곳을 한 번 묶고, 처음 묶은 곳에서 13cm 떨어진 곳을 다시 묶는다. 그리고 그 사이를 자른다. 19. 보통 몇 분이 지나면 태반이 만출되나, 30분 정도 걸릴 수도 있다. 태반 만출을 빠르게 하기 위해 탯줄 끝을 잡아당기지 않는다. 20. 태반이 만출되면, 탯줄과 함께 수건으로 잘 싸서 비닐봉지에 넣는다. 비닐봉지는 신생아 가까이에 둔다. 태반은 병원에서 그 완전성을 확인해야 한다. 확인 필요성은 자궁 속에 태반 조직이 남아서 출혈이나 감염을 일으킬 수 있기 때문이다. 이때에는 탯줄이 잘려져 있어야 한다. 21. 질 입구와 산모 아랫배를 청결한 패드로 덮어준다. 22. 산모의 출혈 방지를 위해 배꼽 주위를 부드럽게 마사지해 준다.

수행절차 22-1 분만

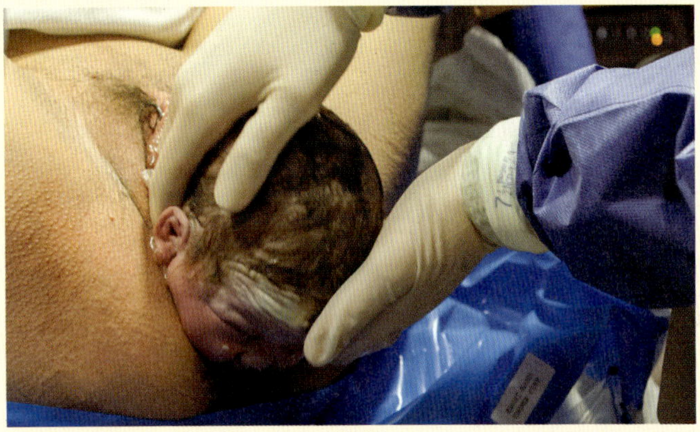

1 태아의 머리를 받치고 입과 코를 흡인한다.

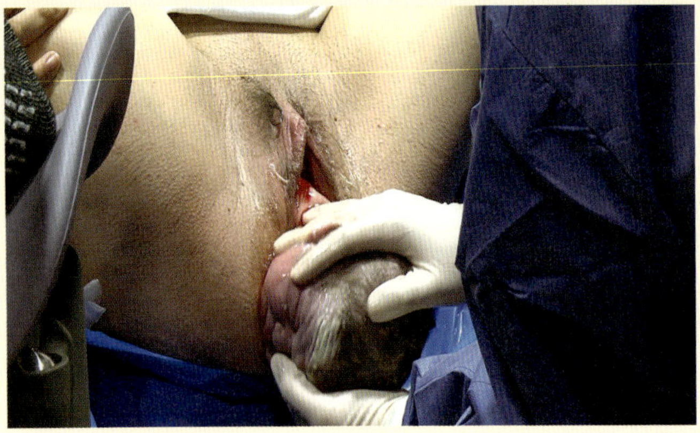

2 일단 머리가 나오면, 태아의 몸을 돌리고 아래쪽으로 움직여서 위쪽 어깨가 밖으로 나오도록 한다.

수행절차 22-1 분만(계속)

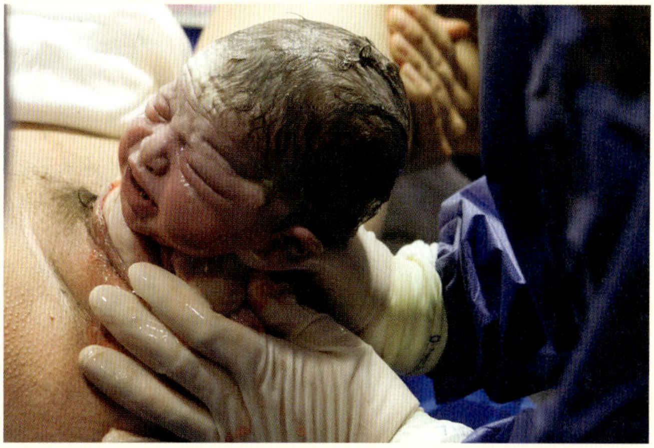

© University of Maryland Shock Trauma Center/MIEMSS.

3 다른 쪽 어깨가 나오도록 신생아의 머리와 몸통을 지지해 준다.

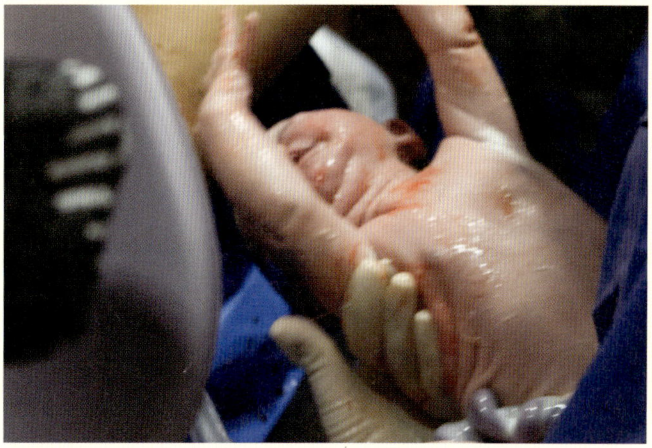

© University of Maryland Shock Trauma Center/MIEMSS.

4 열손실을 줄이고 호흡을 자극하기 위하여 신생아를 깨끗이 닦고 말려 준다.

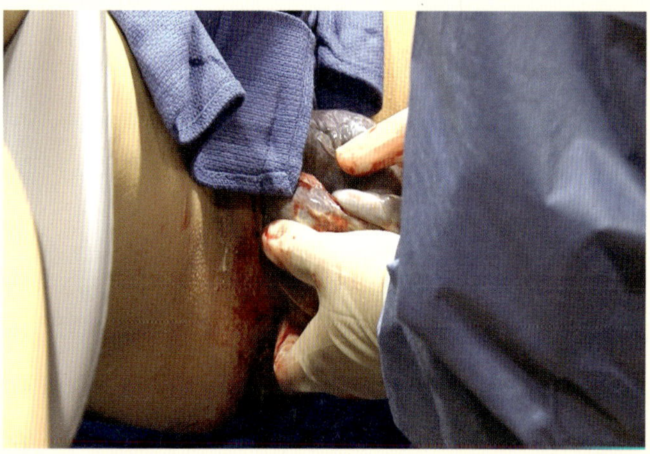

© University of Maryland Shock Trauma Center/MIEMSS.

5 태반이 나오도록 한다. 탯줄을 잡아당기지 않는다.

분만 후 처치

분만이 끝나면 산모의 출혈 상태와 맥박을 모니터한다. 산모가 대기하는 동안 피에 젖은 모든 시트와 담요를 교체한다. 분만 후 1~2컵(300~500ml) 분량의 혈액 손실을 예상할 수 있다. 이 정도의 출혈을 미리 인지하고 있어야 산모와 간병인 모두에게 불필요한 심리적인 스트레스가 야기되지 않는다. 출혈이 지속되는 경우 자궁을 마사지한다. 자궁 마사지는 자궁 수축을 돕고 자궁벽 내의 혈관 수축을 도와 출혈을 감소시킨다. 또한 이는 자궁 수축을 자극하기 때문에 산모가 영아를 간호하도록 할 수도 있다. 자궁 마사지 실시는 아래와 같다.

1. 손을 사용할 때는 손가락 모두 쭉 뻗은 상태에서 한다.
2. 손바닥 쪽을 배 아래쪽에 갖다 대면 자몽 크기의 덩어리를 느낄 수 있어야 한다.
3. 그 부위를 살짝 힘을 주고 원을 그리며 부드럽게 마사지한다.
4. 출혈이 계속되면 마사지 법을 다시 한번 확인한다.
5. 산모는 태반이 만출된 이후 수유를 시작할 수 있으며 수유는 자궁 수축과 함께 산후 출혈을 줄여준다.

신생아 초기 처치

신생아의 맥박은 보통 분당 100회를 기록하고 (어깨와 팔꿈치 사이에 위치한 위팔동맥을 촉지해 볼 것) 분당 40회 이상의 호흡을 기록한다. 신생아는 자주 운다. 신생아를 돌봄에 있어 가장 중요한 사항은 신생아의 자세 유지와 보온, 호흡할 수 있도록 적절한 자극을 주는 일이다. 신생아를 담요에 싼 다음 아이의 머리가 잘 감싸져 있는지 확인한다. 신생아는 저체온증 위험이 있다. 조산되어 체중이 평균보다 가벼운 신생아는 그 위험이 더 크다. 필요한 경우 흡인을 반복하고 아이가 호흡을 하고 있으면 계속해서 아이에게 자극을 준다(발바닥을 가볍게 친 다음 아이의 등을 문질러 준다).

아이가 움직임이 없으면 아이의 발바닥을 가볍게 두드려 반응을 유도한다. 아이가 반응이 없고 숨을 쉬지 않거나 다른 반응 없이 손으로 뭔가를 붙잡으려고만 한다면 신생아 가슴압박은 압박 대 환기 비율을 3:1로 한다. 만일 주위 사람이 119구급대를 부를 수 없는 상황이라면 가슴압박 30회와 인공호흡 2회 5주기를 실시한 후 부른다. 의료전문가에게 인계할 때까지 가슴압박 30회와 인공호흡 2회를 계속 실시한다(5장 참고, CPR).

이상 분만

대부분의 분만은 자연스럽고 정상적으로 이루어진다. 그러나 가끔은 합병증이 발생하기도 한다. 그런 경우 돌발적인 상황으로 압박이 심한 상황일수록 먼저 침착하고도 사려 깊고 부드러운 방식으로 이를 처리해야 한다. 어떤 상황에서든 119구급대에 전화한다.

참고

임신 동안 발생하는 응급상황

산모들을 진료하는 의학 분야

부인과 전문의들이 여성의 생식계와 관련한 치료를 전문으로 하고 산과 전문의들은 임신한 여성들을 치료하는 것을 전문으로 한다. 소아과 의사는 신생아, 걸음마를 시작한 아이와 더불어 10대를 대상으로 한 치료를 전문으로 한다.

임신한 여성에 대한 응급처치는 어떻게 다른가?

임신부의 응급처치에는 산모와 태아가 모두 포함된다. 산모의 복부에 난 아주 경미한 외상도 생명을 위협하는 결과를 초래할 수 있다. 복부외상 산모는 누구든지 병원의 응급실에서 검사를 받아야 하며 태아에 대한 모니터링도 필요하다. 산모의 건강은 태아의 생명과 직결되어 있다. 산모를 왼쪽으로 누운 자세로 있게 하여 정맥혈이 심장으로 돌아오도록 한다. 임신하지 않은 여성을 치료할 때와 동일한 방법이다.

임신 후 응급상황을 나타내는 몇몇 징후는 무엇인가?

- 심각한 증상을 나타내는 세 가지 경고 신호는 출혈, 복부 경련 및 허약함이다.
- 질환이나 발목 부종 및 요로 감염 등은 평상시에는 위험한 증상은 아니지만 그래도 의사를 부른다.
- 산모에게서 소량의 질 출혈이 발견된 경우 즉시 산모를 눕혀야 한다. 전문 의료적 주의를 요망하는 상황이다. 이러한 출혈은 유산 징후일 가능성이 있다.

탯줄 탈출

탯줄 탈출(prolapsed cord)은 분만 과정에서 머리가 나온 이후 탯줄이 산도를 통해 나오는 상태이다. 탯줄이 아이의 머리와 산모의 몸(질벽) 사이에 짓눌리면 아기에게 산소 공급이 중단될 수 있다. 이로 인해 태아는 질식 위험에 처하게 된다(그림 22-2). 이러한 상황은 드물게 발생되나 매우 위험하다.

확인할 사항	해야 할 일
탯줄이 아이의 머리보다 먼저 보인다.	1. 산모의 머리 쪽을 아래로 내리거나 엉덩이를 올린 상태로 만든 다음 중력을 이용하여 산도의 압력이 감소되게끔 한다. 2. 장갑 낀 손의 손가락을 질에 삽입하고 탯줄 양쪽에 손가락을 놓고 태아의 머리가 탯줄을 누르지 않도록 하고, 탯줄을 통해 맥박을 확인한다. EMS가 올 때까지 이를 지속한다. 질 안으로 다시 탯줄을 밀어 넣어서는 안 된다. 질 안으로 손가락을 삽입해야 하는 상황은 두 가지 경우에 한하며 이는 그중 한 상황에 불과할 뿐이다. 3. 즉시 119구급대에 전화한다.

주의

질 안으로 탯줄을 다시 밀어 넣으려 해서는 안 된다.

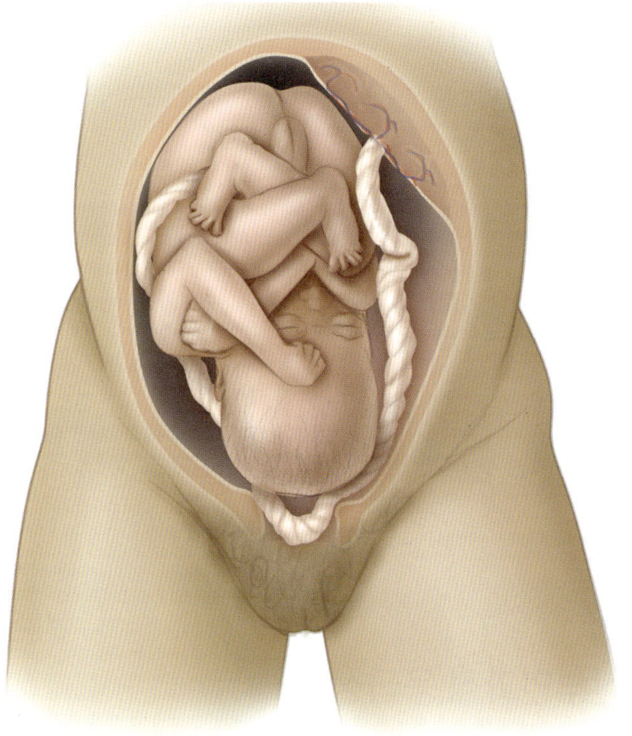

그림 22-2 탈출된 탯줄

볼기 태위의 경우

볼기 태위는 태아의 엉덩이나 하지가 머리나 어깨보다 먼저 나오는 상태이다. 볼기 태위는 이상 분만에서 가장 흔한 형태에 속하며 발생률은 3~4%에 달한다. 산모에게 무릎을 꿇고 머리를 아래로 내린 자세에서 골반을 들어올리게 한 다음 즉시 전문적인 의료처치를 받게 한다(그림 22-3).

볼기 태위에서 태아의 머리가 몸통이 나온 후 3분 이내에 나오지 않으면 태아의 질식을 막기 위해 조치를 해야 한다. 질식은 태아의 얼굴이 질벽을 향해 눌리거나 탯줄이 질 안에서 태아의 머리에 의해 눌릴 경우에 발생한다.

확인할 사항	해야 할 일
태아의 엉덩이가 먼저 나오는 경우	1. 주위 사람에게 즉시 119구급대에 전화하도록 요청한다. 2. 기도를 확보하기 위해 다음과 같이 한다. ▪ 질 안에 한 손을 놓고 손바닥이 태아의 머리를 향하도록 한다. 손가락이 질 안으로 들어가야 하는 두 가지 상황 중 한 가지 상황에 속한다. ▪ 태아의 코 한쪽에 손가락을 V자로 만든다. ▪ 머리가 나올 때까지 질벽을 태아의 얼굴에서 멀어지게 민다. 3. 산모에게 계속적인 자궁 수축을 유도하여 태아의 분만을 계속 시도하도록 한다.

주의

볼기 태위 동안 태아의 머리를 절대 끄집어내지 않는다.

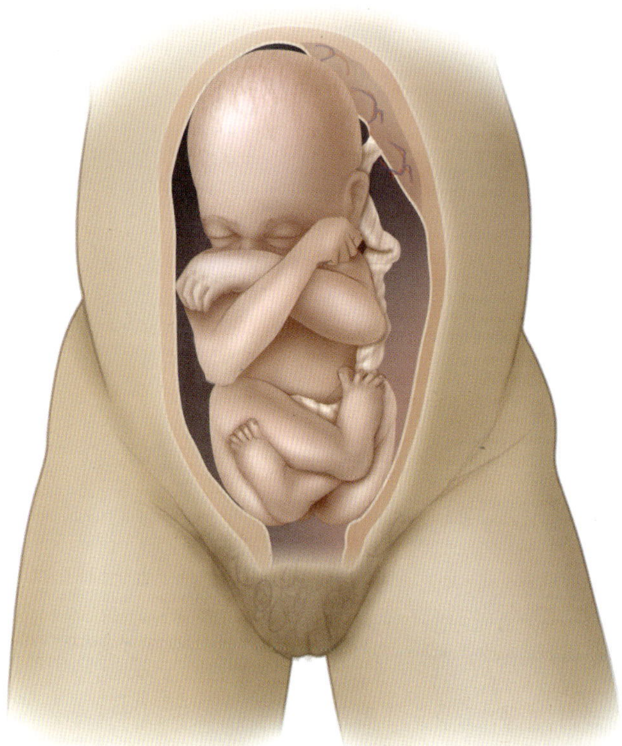

그림 22-3 볼기 태위

팔다리 태위

팔다리 태위는 태아의 팔이나 다리 또는 발이 산도를 통해 먼저 출현한 경우에 발생한다. 태아가 볼기 태위에 있는 경우 발이 먼저 출현하는 경우가 가장 흔하다(그림 22-4).

확인할 사항	해야 할 일
팔이나 다리 또는 발이 먼저 출현한 경우	1. 머리를 아래로 향하게 한 다음 골반이 위로 가게끔 산모의 체위를 조정한다. 절대 태아를 끄집어 내리거나 팔다리를 질 안으로 다시 집어넣으려고 해서는 안 된다. 2. 즉시 119구급대에 전화한다. 이런 상황에서는 최초반응자에 의해 태아를 분만할 수 없다.

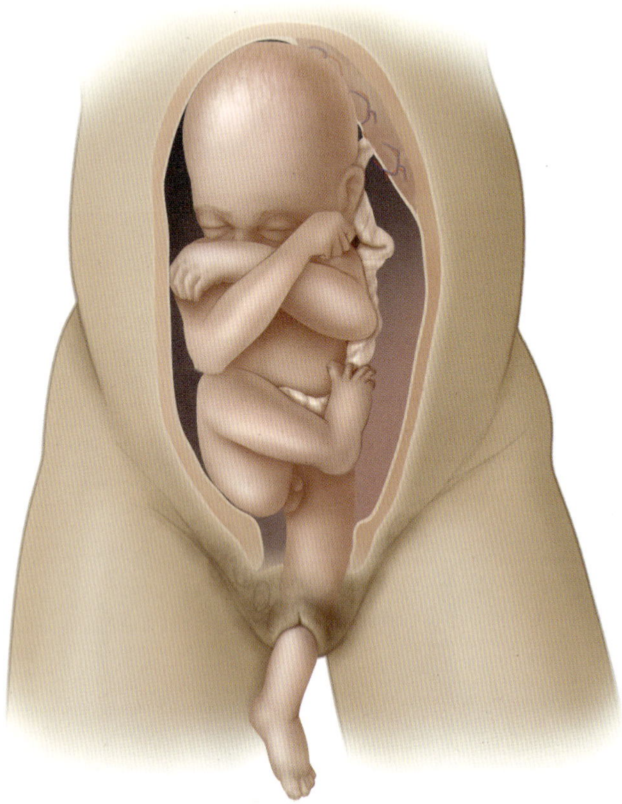

그림 22-4 팔다리 태위

태변

태변(meconium)은 태아의 최초 배설물(태변)이고 양수에 나타날 수 있다. 변이 존재한다는 것은 태아가 받은 스트레스와 관련이 있고, 태아 사망 위험이 더 높다는 것을 의미한다. 따라서 신생아소생술이 필요하다. 이런 경우 태아에게 가해지는 위험은 태변이 호흡을 통해 폐로 들어가 폐에서 심각한 호흡계통 이상을 초래하는 것이다.

확인할 사항	해야 할 일
양수란 ▪ 녹색 또는 황갈색 ▪ 타르 ▪ 거의 무향	1. 태아가 머리를 약간 아래로 위치하도록 하여 배출을 돕는다. 2. 입과 함께 콧구멍을 철저히 흡인한다. 그렇지 않으면 태아는 처음으로 호흡을 들이키면서 변을 폐 속으로 들여보낼 수 있다. 흡인 전에 태아가 호흡하도록 자극을 주지 않도록 한다. 3. 태아의 기도를 개방한다. 4. 즉시 119구급대에 전화한다.

조산

임신 37주를 채우지 않은 채 태어난 아이는 무조건 조산으로 정의하고 특별한 보호를 필요로 한다. 조산한 아이는 달수를 채우고 태어난 아이에 비해 크기가 작고 발육이 덜 이루어진 상태이기 때문에 분만 이후에도 특정한 조건을 만들어줘야 한다. 예를 들어, 조산한 아이의 심장 및 호흡기계는 미성숙한 경우가 많다.

순서도 22-1을 참조하면 응급 분만에 관한 추가적인 정보를 얻을 수 있다.

확인할 사항	해야 할 일
▪ 조산한 아이는 달수를 채우고 태어난 아이에 비해 크기가 작고 여리다. ▪ 조산한 아이는 다른 몸 부위에 비해 머리가 큰 편이다. ▪ 달수를 채우고 태어난 아이의 매끄럽고 하얀 피부는 조산한 아이에게서 아예 볼 수 없거나 아주 작은 정도에 불과하다.	1. 아이를 따뜻하게 유지한다. 조산한 아이는 특히 저체온증에 걸릴 위험이 크다. 2. 태아의 입과 코에 변이 없도록 한다. 3. 호흡을 관찰하고 필요한 경우 CPR을 실시한다.

산부인과적 응급상황

산부인과적 응급상황이란 비임신 여성에게서 발생한 생식계통의 상태를 말한다.

골반염 질환

골반염 질환(pelvic inflammatory disease; PID)은 골반과 자궁경에서 시작하여 생식기관에 이르기까지 미생물 확산으로 발생되는 질병이다. 이 미생물은 성매개질환을 일으키는 Chlamydia와 Neisseria gonorrhoeae가 대부분이다.

순서도 22-1 응급 분만

분만이 임박한 상황을 나타내는 징조가 있는지 여부를 판단한다.
- 이전에 분만해 본 경험이 있는 경우
- 강한 자궁 수축이 2분 미만의 간격으로 발생하며 45~60초간 지속됨
- 양수가 터짐
- 산모가 자궁 수축 중에 힘을 주거나 미는지의 여부
- 태아의 머리가 출현함
- 병원이 멀리 떨어져 있음

↓

분만이 임박했는가?

아니요 → 전문적인 의료처치를 받게 한다.

예 →
- 응급의료서비스에 전화한다.
- 분만 장소를 준비한다.
- 비누와 물로 손을 씻는다.
- 분만을 억제하거나 지연시키지 않는다.
- 질 안으로 손을 집어넣지 않는다.

↓

- 거즈로 태아의 입과 코를 닦는다.
- 태아를 안전하게 붙잡는다.
- 즉시 태아를 닦아내고 따뜻하게 감싼다.
- 아이가 울지 않으면 등을 비비거나 발바닥을 가볍게 친다.

↓

태아가 분만한 지 30초 이내에 호흡을 시작했는가?

아니요 → CPR을 시작한다. ↓

예 ↓

- 산모의 질에 맞춰 태아의 수준을 유지한다.
- 원거리 지역인 경우:
  - 맥박을 멈춘 이후 탯줄을 세게 묶는다.
  - 두 개의 매듭 사이에서 탯줄을 자른다.
  - 태반을 보존한다.
  - 산모의 배를 마사지한다.

↓

전문적인 의료처치를 받게 한다.

PID에 걸린 사람은 동시에 한 개 이상의 성매개질환(sexually transmitted disease; STD)을 가지고 있다. 다른 중요한 조건(예를 들어, 자궁외임신 및 급성막창자꼬리염)이 해당 조건에 대한 혼란을 야기할 수 있다. 염증반응은 경미한 수준에서 심각한 수준에 이르기까지 다양하다. 신뢰할 만한 증상이나 징후는 존재하지 않지만 질 분비물이나 복부 통증을 수반할 수 있다. PID 진단을 놓치거나 치료를 하지 않게 되면 이후 집중적인 전문적인 의료처치를 받아야 한다.

Q & A

요로 감염에는 어떤 조치를 해야 하는가?

- 임신 중 여성들은 특히 요로 감염에 취약하다. 하나의 감염이 제거되면 또 다른 감염이 이어지는 경우가 많다.
- 의사에게 조언을 구한다. 엄청난 통증을 가라앉히기 위한 자가 대책으로는 미지근한 물을 조금 받아 놓고 베이킹소다를 풀어놓고 좌욕하거나 샤워기를 틀어 놓은 상태에서 선 채로 소변을 보거나 적절한 개인위생을 실천한다. 대소변을 본 후에는 앞에서 뒤로 닦는 것은 Escherichia coli와 같은 박테리아가 요로에서 번식하지 못한다. 더 많은 수분을 섭취하는 경우는 요로 감염을 예방 및 치료하는 데 도움이 된다. 일부 전문가들에 따르면 크랜베리 주스[또한 태블릿(tablets)도 적은 칼로리로 가능]를 마시면 요로 감염을 예방하는 데에 도움이 된다고 한다.
- 요로(방광) 감염은 더욱 심각한 신장염을 야기할 수 있다. 신장염 증상에는 허리나 옆구리 통증이나 발열, 현기증 또는 구토 등의 증상이 포함된다.

성폭력 및 강간

최초반응자가 다루어야 하는 상황 중 가장 난감한 상황이 성폭력이다. Rape, Abuse & Incest National Network (RAINN)에 따르면 성폭행 사건의 대부분은 당국에 보고되지 않는다. 대부분의 경우 성폭력 희생자는 여성이다. 질병통제예방센터(CDC)에서는 미국의 여성 중 강간을 당한 경험이 있는 비율이 5명 중 1명에 해당한다고 보고하고 있다. 또한 이성애자와 동성애자도 강간을 당할 수도 있음에 주목해야 한다.

강간에 대한 정의는 여러 가지가 있지만 일반적으로 강간은 상대방의 동의 없이 타인에게 삽입하는 범죄행위를 의미한다. 관련된 신체적 손상이 흔하지만 정신적 외상은 더 치명적일 수 있다. 성폭력을 당한 사람을 다룰 경우에는 침착하고 동조적으로 대하는 것이 중요하다. 또한 경찰에 알려서 적절한 보고와 수사를 할 수 있도록 한다(자세한 사항은 23장을 참고).

확인할 사항	해야 할 일
성폭력을 당한 여성이 나타내는 증상 ▪ 두통 ▪ 불면, 악몽 ▪ 메스꺼움 또는 근육 경련 ▪ 혼란 ▪ 우울 ▪ 불안, 흠칫 놀람	1. 많은 질문을 하면 안 된다. 당사자가 받은 상처에 대한 질문만 하고 사건 내막에 대한 질문은 삼간다. SAMPLE 이력을 기반으로 질문을 한다(4장 참조). 2. 피해자를 절대 비난하거나 그 같은 상황을 피할 수 있었을지도 모를 가능성에 대해 얘기해서는 안 된다. 피해자를 지지해 줘야 한다. 피해자에게 이제 안전하다는 사실을 깨우쳐 준다. 3. 즉각적인 처치가 필요한 상처를 판단한다. 여성이 탈의해야 할 경우 다른 여성이 자리를 지키도록 배려한다. 4. 생식기 부위의 상처가 즉각적인 의료적 처치를 해야 되는 상황이 아니면 생식기를 절대 노출시켜서는 안 된다. 분만이 임박한 경우를 제외하고 생식기 검사는 피해야 할 상황이다. 5. 증거 보존을 위해 당사자가 옷을 바꿔 입거나 씻거나 소변을 보거나 대변을 보거나 또는 질 세척을 하지 않도록 한다. 씻지 않는 것이 증거 보존을 위한 최상의 방법임을 피해자의 감정을 배려하면서 얘기한다. 다른 사람과 마찬가지로 강간 피해자 또한 응급처치를 거절하고 병원으로 이송될 권리가 있음을 상기시킨다. 6. 피해자가 응급처치를 거절해도 절대 혼자 놔둬서는 안 된다. 믿을 만한 친구나 친척이 함께 머물도록 해야 한다. 피해자의 프라이버시를 존중한다. 정서적인 지지가 아주 중요하다. 큰 규모의 지역 사회인 경우 대부분은 성폭력 위기 센터를 운영하고 있다. 따라서 피해자에게 가장 가까운 센터의 이름과 전화번호(check online)를 알려주는 일은 육체적인 상처를 치료하는 것만큼이나 중요하다. 훈련된 자원봉사자가 피해자와 얘기를 나눈 후 다음 조치와 관련하여 피해자 정보를 줄 수 있다. 7. 피해자가 필요한 전문적인 의료처치를 받을 수 있도록 한다. 피해자는 충격에 휩싸여 상처의 심각성을 느끼지 못할 수 있다. 피해자에게서 어떤 상처가 발견되지 않더라고 혹은 의료적 처치를 원하지 않더라도 성폭력 피해자가 의료적 처치를 받도록 강하게 독려해야 한다. 그러나 성폭력 이후 실시되는 의료적 처치는 침습적이고 특히 여성의 경우 전면적인 산부인과 검사를 요하는 일임을 인지하고 있어야 한다. 의료적 처치를 받기 전에 어떤 절차가 이어질지에 대해 필요한 정보를 주어야 한다.

PREP KIT

복습

- 유산은 보통 임신 첫 3개월 동안 발생한다.
- 임산부가 임신 말기에 질 출혈 증상이 나타나는 경우 대개는 응급상황임을 나타낸다.
- 응급분만은 태아가 예외의 시기 혹은 예외의 장소에서 태어나는 경우를 말한다.
- 대부분의 경우 분만은 정상적이고 자연스러운 방식으로 이뤄진다. 종종 합병증이 발생할 수 있다.
- 최초반응자의 가장 힘든 상황은 성폭력이다.

핵심용어

대정맥증후군(vena cava syndrome) 아래대정맥으로 가는 혈류가 압박되거나 차단될 때 발생하는 일련의 증상

머리출현(crowning) 질구멍에서 태아의 돌출 부분이 보이는 분만 단계

볼기분만(둔위분만, breech delivery) 분만 시 아기의 엉덩이나 다리가 머리나 어깨보다 먼저 나올 때 발생한다.

분만(labor) 아이를 낳는 과정 또는 기간, 특히 태아를 엄마로부터 분리해 내기 위한 자궁 근육의 수축

산도(birth canal) 질 및 자궁의 아랫부분

숫구멍(fontanelles) 태아의 머리뼈에서 같이 융합되지 않은 부위: 대개 출산 후 18개월이면 사라짐

아래대정맥(하대정맥, inferior vena cava) 척추와 복부장기 사이에 위치한 큰 정맥

양수낭(amniotic sac) 양수 속 태아를 받치고 있는 두껍고 투명한 낭

유산(miscarriage) 자연적 유산(자발적 유산) 또는 유도된 원인으로 인해 자궁 밖 생존이 가능할 정도로 발육(약 20주)이 되기도 전에 태아가 분만된 경우

자궁관(나팔관, fallopian tubes) 각각의 난소와 자궁을 연결해주는 관

자궁목(cervix) 태아가 지나가는 자궁 아래 끝부분의 자그마한 구멍

자궁외임신(ectopic pregnancy) 자궁 밖 특히 자궁관에서 발생한 임신

태반(placenta) 산소와 질소를 태아에게 공급하는 자궁벽에 부착된 관 장기; 후산이라고도 함

태변(meconium) 양수에 포함된 진녹색의 물질로서 태아의 스트레스를 말해주는 증상. 태아의 최초의 장운동

태아(fetus) 자궁 안에서 자라는 아직 태어나지 않은 아이

탯줄(umbilical cord) 태아와 태반을 연결해 주는 유연한 구조

탯줄탈출(prolapsed cord) 탯줄이 태아보다 먼저 질 밖으로 나온 상황

혈성 이슬(bloody show) 분만이 시작되면 질에서 분비되는 혈액이 포함된 점액 마개

실습평가

전시홀을 돌아보던 중 어떤 여성이 응급상황에 빠져 도움을 요청하는 전화를 받고 박물관을 방문하는 사례이다. 어떤 젊은 여성이 분만을 시작했다. 현장에 도착했을 때 여성은 이번이 세 번째 분만이고 예정일은 다음 주였다고 말한다. 자궁 수축이 시작될 때 병원에 갈 시간이 있다고 말했습니다. 그러나 수축의 강도가 세지면서 진통 간격이 매우 빠르게 좁아졌다. 이제 수축은 2분 미만 간격으로 줄어들었고 최대 60초 지속된다. 병원은 10분 거리에 있다.

지시: 설명에 동의하면 "예"에 ○표하고, 동의하지 않으면 "아니요"에 ○표 하시오.

1. 세 번째 분만은 이전에 경험한 분만 기간보다 길다.
   예　　　　아니요

2. 산모가 화장실에 가도록 한다.
   예　　　　아니요

PREP KIT

3. 수축 간격이 2분 미만인 경우 병원에 데려갈 수 있는 시간이 확보된다.
   예 아니요

4. 119구급대에 전화하고 즉시 분만 장소를 준비한다.
   예 아니요

5. 아이의 머리가 먼저 보이면 분만을 늦추거나 억제해서는 안 된다.
   예 아니요

지식확인

지시: 설명에 동의하면 "예"에 ○표하고, 동의하지 않으면 "아니요"에 ○표 하시오.

1. 등 아래 통증은 유산의 징후이다.
   예 아니요

2. 임신 마지막 3개월 동안은 여성이 질 출혈을 경험하는 것은 정상이다.
   예 아니요

3. 미국의 아이들 대부분은 집에서 출산한다.
   예 아니요

4. 산모를 병원으로 이송할 때는 왼쪽 가로누운자세를 취하게 한 후 이송한다.
   예 아니요

5. 분만은 4단계로 이뤄져 있다.
   예 아니요

6. 분만의 두 번째 단계는 30분에서 2시간까지 지속된다.
   예 아니요

7. 새로 샀거나 깨끗이 빤 구두끈을 사용하여 탯줄을 묶을 수 있다.
   예 아니요

8. 탯줄 탈출은 정상적인 일이다.
   예 아니요

9. 태반을 후산이라고도 부른다.
   예 아니요

10. 출산 경험 여부가 분만 길이에 대개 영향을 미친다.
    예 아니요

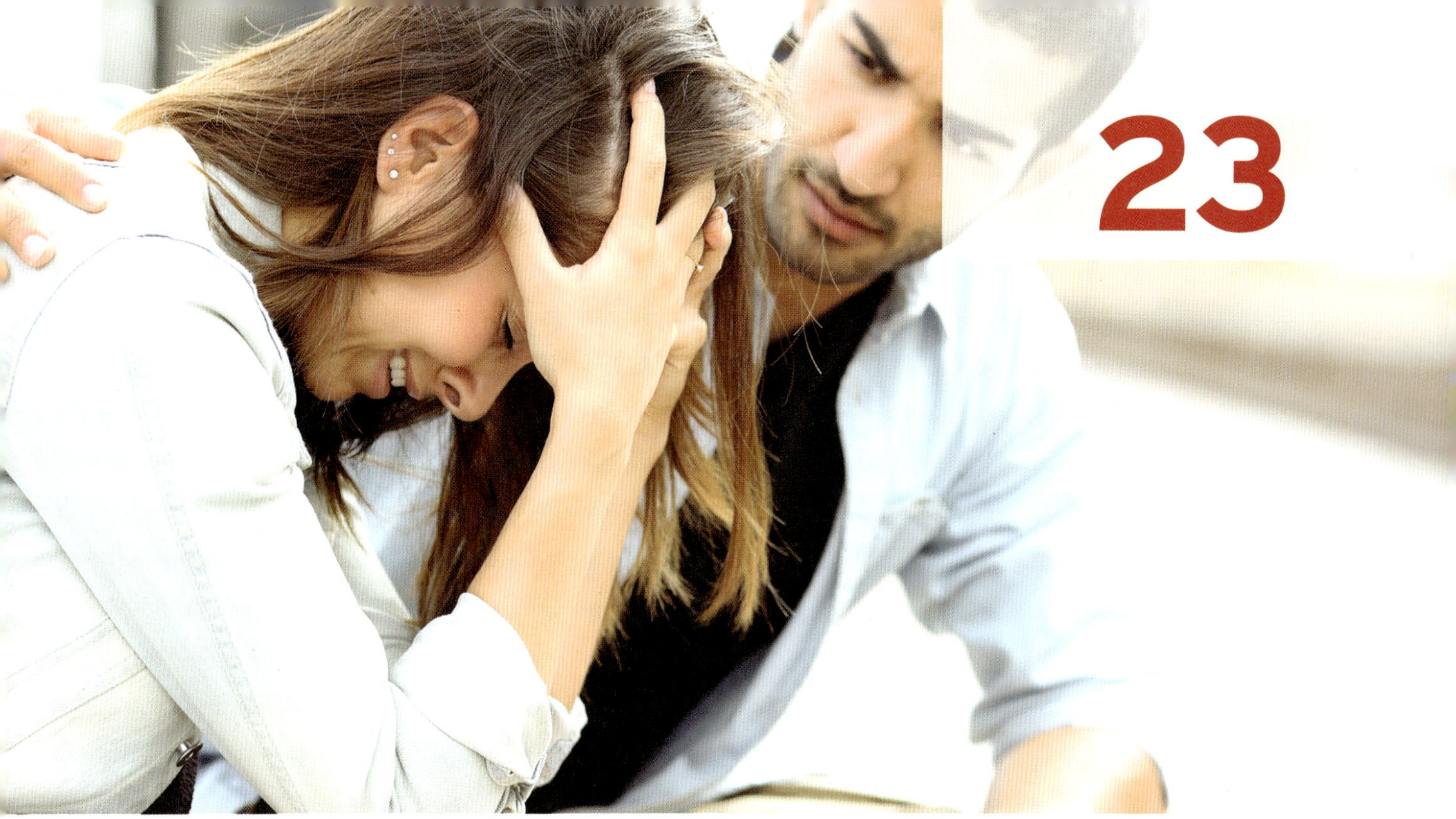

23

심리적 응급상황과 학대

Psychological Emergencies and Abuse

CHAPTER AT A GLANCE

- 심리적 응급
  - 우울증
  - 자살
  - 정서적 손상
- 학대
  - 성폭행 및 강간
  - 아동학대 및 방치
  - 가정 내 폭력
  - 노인학대

심리적 응급

행동이란 사람이 몸을 움직이는 동작을 말한다. 개개인의 행동은 서로 다르지만, 다른 사람에게 용인되지 않는 행동도 있다. 비정상적 행동은 심리상태(정신질환과 같은)나 육체적 질환에 의해 발생한다. 예를 들어, 당뇨가 잘 조절되지 않는 환자는 저혈당으로 인해 공격적이고 안절부절못하는 행동이나 불안을 표출하게 된다. 이는 활동에 필요한 혈당이 부족하므로 의식이 변한 것이다. 산소 부족이나 부적절한 뇌혈류도 의식변화를 초래하며 앞에서와 비슷한 행동변화를 보일 수 있다.

의학적 질환과 정신적 문제, 알코올과 약물 같은 몇 가지 인자들이 사람의 행동을 변화시킨다. 개인이 극도의 고통을 겪고 있는 이런 상황들은 심리적 응급상황(psychological emergency)이라고 하며 일상생활을 감당하기 어려워하며 자해의 위험성 및 타인에게 위험을 가할 수 있다. 다음은 흔한 심리적, 정서적 변화의 원인이다.

- 당뇨질환이 있는 환자의 저혈당 상태
- 저산소증
- 부적절한 뇌혈류량
- 머리 외상
- 심한 추위

- 심한 더위
- 감염(예: 방광염, 폐렴)
- 알코올, 억제제, 각성제, 환각제, 마약 같은 정신을 변화시키는 약물
- 정신병적 사고(thinking)나 우울증 또는 공황을 유발하는 심인성 또는 정신과적 질환

응급구조사는 정신상태의 변화가 심리적 응급상황이라고 판단하기 전에 잠재적인 의학적 요인을 배제하고 적절한 처치를 해야 한다.

우울증

우울증(depression)이란 모든 사람들이 가끔 경험하는 단지 슬픈 생각과는 다르다. 우울증은 모든 정신질환 중 가장 흔하며 처치가 가장 쉽다. 우울증에는 몇 가지 종류가 있다. 반응성 우울증(비극적 사건 후), 주요우울증 또는 임상적 우울증(명백한 원인이 없으며 2주 이상 지속되고 사회적 혹은 직업적 기능을 방해), 양극성 우울증이 있다. 우울증은 뇌에서 화학적 불균형이 일어나 신경이 적절하게 기능을 하지 못해서 발생하는 것으로 알려져 있다. 뇌에 작용하는 약물에 의해 우울증이 치료되는 것도 그 때문이다. 우울증에 의해 자살이 발생하는데 치료되지 않은 우울증이 자살의 가장 큰 원인이다.

자살

자살(suicide)이란 스스로의 목숨을 끊는 자발적 행동이다. 자살은 청소년과 대학생 시기, 노인층에서 심각한 문제로 대두되고 있다.

미국 질병통제예방센터(CDC)에 의하면, 남성의 자살률은 여성의 4배 이상이다. 자살은 미혼, 사별 또는 이혼한 남성에게서 가장 흔히 발생한다. 이중 절반 이상이 총기를 사용하며 다음으로 목을 매달아 자살하는 경우가 많다. 약물 중독으로도 많은 사람들이 자살을 시도하지만 실패하는 경우가 대부분이다. 높은 곳에서 뛰어내리거나, 일산화탄소 중독이 되거나, 물에 빠지거나 총이 아닌 방법으로 자해하는 것은 비교적 드문 방법이다.

자살률은 봄에 가장 높고 겨울에 가장 낮으며, 북동부 지방이나 고원지대에서는 낮다.

자살 시도는 실제 자살한 수치보다 8배 높다. 남성이 여성보다 자살 성공률이 4배 많지만 자살 시도율은 여성이 남성보다 3배 높다. 남성들이 주변에 도움을 요청하기를 더 꺼려하고 자살 시도를 덜 알리기 때문인지는 확실하지 않다. 또한 여성들이 덜 치명적인 자살 방법을 택하기 때문인지도 확실하지 않다.

자살은 종종 우울증이나 알코올중독에 동반되어 나타난다. 자살 희생자의 60% 이상에서 이전에 자살을 시도한 적이 있으며 75% 이상에서 자신들이 자살할 것이라는 명백한 경고를 나타낸다. 특징적으로 자살은 아주 친밀한 사람과의 관계가 깨지거나 가족 혹은 친한 친구가 죽은 경우에 잘 발생한다.

확인할 사항	해야 할 일
우울증에 걸린 사람들 모두가 자기의 감정을 표현하는 것은 아니다. 우울증과 관련된 다양한 증상을 경험하는 사람도 있지만 어떤 사람들은 몇 가지 증상밖에 경험하지 않는 경우도 있다. 증상의 심한 정도는 개인에 따라 다르며 시간에 따라서도 변한다. ▪ 지속적인 슬픔이나 불안, '텅 빈' 느낌 ▪ 절망적 혹은 비관적 느낌 ▪ 죄책감, 무용감 혹은 무력감 ▪ 성생활을 포함하여 평소 즐기던 취미나 활동에서 흥미를 잃음 ▪ 활력 저하와 쇠약감, '가라앉는' 느낌 ▪ 집중력 및 기억력 저하, 결정하기 어려움 ▪ 불면증, 이른 새벽의 기상 혹은 지나친 수면 ▪ 식욕이나 체중 저하 혹은 과식과 체중 증가 ▪ 죽음이나 자살에 관한 생각, 자살 시도 ▪ 안절부절못함, 성급함 ▪ 두통 혹은 소화불량, 만성통증 같은 증상이 치료를 해도 호전되지 않음	1. 일부 우울증 환자들은 잘 이야기하지 않는다. 이 경우 환자에게 "매우 슬퍼 보이시네요"라고 하면 대부분 자신의 우울한 감정에 대해 말을 하며, 어떤 사람은 눈물을 터뜨리기도 한다. 이때 울음을 그치게 해서는 안 된다. 동조적인 분위기로 침묵을 유지하면서 "실컷 울도록" 놔둔다. 2. 공감적 관심과 환자를 안심시킬 수 있도록 한다. 당신이 염려하고 있다는 것을 환자가 알도록 한다. 3. 우울증 환자와 이야기할 때는 여러 사람과 한꺼번에 대화하는 것을 불편해하기 때문에 혼자서 따로 하도록 한다. "기분이 어떤지 얘기해 보세요"와 같은 개방형 질문을 한다. 4. 많은 환자들이 불행의 시기를 겪고 있다고 하지만 기분이 나아질 수 있도록 도움을 줄 수 있다고 말한다. 그러한 도움을 얻을 수 있는 지역 단체에 대해서도 언급한다.

자살한 사람들은 자신들이 스스로의 생활을 잘 영위하지 못할 것이라고 믿으며 자존감도 낮다.

대다수의 자살자들은 죽기 직전에 자신의 자살 의도를 알리려고 시도한다. 만일 어떤 사람이 자살하겠다고 전화로 이야기하면 응급의료서비스(EMS)가 현장에 도착할 때까지 전화를 끊지 못하게 해야 한다.

자살을 시도하거나 자살하겠다고 위협하는 환자를 만나면 즉시 위험한 물건은 모두 치운다. 환자와의 대화를 즉시 시도해서 이 상황에 대해서 토론하도록 유도한다. 다음과 같은 것을 물어본다. '예전에 자살을 시도한 적이 있는가? 자살 방법을 구체적으로 계획한 적이 있는가? 가족 중에 자살한 사람이 있는가?' 이전에 자살을 시도한 적이 있거나, 세부적인 자살 계획을 갖고 있거나 자살로 사망한 가까운 친척이 있는 사람은 자살을 시도할 가능성이 더 높다. 이와 같은 경우는 먼저 환자를 안심시키고 전문적인 신경정신의학과 처치를 받을 수 있는 병원으로 데리고 가야 한다. 어떤 상황에도 이들을 혼자 두어서는 안 된다.

누군가 자살을 시도할 때 응급처치가 우선되어야 한다. 약물 과용을 적절히 처치해야 하며 손목을 그은 상처에서 나오는 피는 지혈해야 한다. 응급처치를 할 때 환자에게 상황에 대해 이야기하도록 격려한다. 약물 과용인 경우는 약병과 알약을 포함한 현장에서 발견된 모든 약들을 모아서 병원 응급실로 가져가야 한다. 많은 경우 법률적 권한을 가진 기관에도 연락을 해야 한다.

위험요인

자살은 개인적, 관계, 공동체 등 사회적 요인이 자살 가능성에 영향을 미친다. 그러나 이 요인은 자살과 관련된 특성이지만 직접적인 원인이 아닐 수도 있다. 질병통제예방센터(CDC)에서 자살 위험요인은 다음과 같다.

- 자살 가족력
- 아동학대 가족력
- 이전 자살 시도
- 정신장애, 특히 우울증 병력
- 알코올 및 약물 남용 병력
- 절망감
- 충동적이거나 공격적인 경향
- 문화적, 종교적 신념(예: 자살은 개인적인 딜레마에 대한 고귀한 해결이다.)
- 지역 자살 감염병 고립감, 다른 사람과 단절된 느낌의 사람들
- 정신건강 치료 이용에 어려움이 있는 사람들
- 어려움(관계, 사회적, 업무 또는 재정적)
- 신체적 질병
- 자살손상 방법에 쉽게 접근
- 정신건강, 약물 남용 또는 자살 충동에 대한 이미지 때문에 도움을 구하려는 의지가 없음

확인할 사항	해야 할 일
다음 사항이 관찰될 때 ▪ 개인사를 차례로 정리하는 것(채무상환, 유언의 작성 혹은 변경) ▪ 개인적 물건이나 추억이 있는 물건을 없애는 것 ▪ 자살 무기 구입이나 유서 작성 등 자살 계획의 증거 다음과 같은 말을 할 때 ▪ 인생은 살 가치가 없어. ▪ 내 가족은 내가 없으면 더 잘 지낼 거야. ▪ 다음번에는 확실하게 끝나게 약을 더 많이 먹어야지. ▪ 이것(소중한 것이나 비싼 물건) 가져. 난 더 이상 필요 없어. ▪ 더 이상 감당할 자신이 없어. ▪ 내가 없어지면 슬퍼하겠지. ▪ 더 이상 버틸 수 없어. ▪ 더 이상 이 모든 것을 감당할 수 없어. 사는 게 너무 힘들어. ▪ 아무도 나를 이해 못 해 또는 아무도 내 감정을 이해 못 해. ▪ 더 이상 어떻게 할 도리가 없어. ▪ 차라리 죽는 게 나아. ▪ 더 이상 도망칠 곳이 없네.	1. 어떤 사람이 자살에 관해 생각하고 있다고 이야기하면 이 고민을 심각하게 여겨야 한다(표 23-1). 2. 자살의 위험에 처한 사람에게 도움을 주는 몇 가지 방법이 있다. ▪ 자살에 대해 드러내 놓고 직접적으로 말한다. ▪ 잘 들어준다. 감정을 드러내게 하고 감정을 받아들인다. ▪ 개인적 판단을 피한다. 자살이 옳은지 그른지 논쟁하지 않는다. ▪ 적극적으로 도와주고 항상 곁에 있는다. 관심과 지지를 표현한다. ▪ 해보라고 감히 이야기하지 않는다. ▪ 놀란 것처럼 행동하지 않는다. 두 사람 사이에 거리감이 생긴다. ▪ 비밀로 하겠다고 맹세하지 않는다. 도움을 요청한다. ▪ 희망적 대안을 제시하는 것은 좋지만 입에 발린 위안은 하지 않는다. ▪ 행동을 취한다. 총이나 칼, 약물 같은 자살도구를 치운다. ▪ 자살예방을 위해서는 정부의 지원, 관련 기관의 도움, 주변의 관심이 필요하다. • 자살예방상담전화 : 109 • 정신건강상담전화: 1577-0199 • 한국생명의전화 1588-9191 • 보건복지상담센터 129 • 청소년상담센터 1388 • 학교.여성폭력 및 성매매피해자 신고센터 117, 문자#0117

주의

자살 위협을 무시하지 않는다. 모든 자살 시도나 자살과 관련된 동작은 심각하게 받아들이고 정신건강의학과 선문의에게 보내야 한다.

표 23-1 자살에 관한 오해와 진실

오해	진실
자살에 관해 말하는 사람들은 자살하지 않는다.	자살한 10명 중 8명은 그들의 자살 의도를 암시하는 명백한 위험신호를 보낸다. 모든 자살의 위협이나 시도는 무조건 심각하게 여겨야 한다.
자살은 경고 없이 발생한다.	연구에 의하면 자살하려는 사람들은 자살 의도에 관한 많은 단서나 경고를 보낸다. 도와달라는 그들의 외침에 귀 기울이면 많은 자살을 막을 수 있다.
자살하려는 사람들은 죽음에만 몰두한다.	자살하려는 사람들 대부분은 죽을지 살지 결정하지 못하고 다른 사람이 구해줄 여지를 남기면서 죽음에 도박을 건다. 자살을 시도하는 대부분의 사람들은 다른 사람에게 그들의 감정을 알린다. 도와달라는 외침은 종종 암호로 전해지는데 이 암호를 해독하면 생명을 구할 수 있다.
한 번 자살을 시도하면 평생 자살을 시도한다.	다행스럽게도 자살을 하려는 사람들은 그 당시만 자살 생각을 한다. 자살에서 구해지면 가치 있는 삶을 영위한다.
자살 위험에서 벗어나면 자살 위험은 끝난다.	대부분의 자살은 자살에서 벗어나기 시작한 후 3개월 이내에 발생한다. 이때 그 당사자는 실행으로 옮기려는 생각과 감정에 빠진다. 친지와 의사는 특히 이 기간을 주의 깊게 지켜봐야 한다.
자살은 부자들이 자주 생각하지만 반대로 가난한 사람들에게 더 많이 발생한다.	자살은 모든 사회경제적 집단에 영향을 미치며 모든 계층에서 비례적으로 나타난다.
자살은 유전되거나 가족 내력이다(유전적으로 결정된다).	자살은 가족 내력이 아니다. 자살은 개인적인 문제이므로 예방이 가능하다.
자살하려는 사람은 모두 정신적 장애를 갖고 있으며, 자살은 정신병자의 행동이다.	수백 건의 실제 자살을 연구한 결과, 자살하려는 사람들은 극히 불행하기는 하지만 반드시 정신적 장애를 가진 것은 아니다. 그들의 견디기 힘든 불행은 일시적으로 정서가 불안하거나, 장기간 고통스러워 아파하거나, 완전히 희망을 잃어서 생긴다.

US Department of Health and Human Resources.

정서적 손상

정서적 '손상'에 대한 응급처치는 신체적 원인에 의한 것이든, 과도한 스트레스에 의한 것이든 정서적 충격을 입은 사람에게 도움을 주는 것이다.

신체적 손상이나 환경이 정서적 손상을 야기할 수 있으므로 정서적 응급처치는 신체적 응급처치와 함께 이루어져야 한다. 반대로 신체적 손상이 전혀 없이 정서적 손상이 발생하기도 한다. 정서적 손상은 신체적 손상처럼 명백하지 않은 경우가 보통이지만 손상이 심각해서 '응급처치'가 필요한 경우도 있다.

대부분의 정서반응은 일시적이어서 몇 분 또는 몇 시간, 길어야 며칠 지속되는 경우가 대부분이지만 다른 사람을 당황하게 할 수도 있다. 심한 불능을 초래할수록 정서적 문제만이 아니라 신체적 손상에 대해서도 응급처치가 필요하다는 것을 반드시 명심해야 한다.

전형적 반응

몇 가지를 제외하면 모든 사람들이 응급상황에서 공포를 경험한다. 심하게 떨고 식은땀을 흘리며 토하고 싶어지는 것이 보통이다. 이런 반응은 정상으로 걱정할 필요가 없다. 대부분 사람들은 곧 평정을 회복한다.

심한 비정상적 반응을 알아차리기 위해 전문적 훈련을 할 필요는 없다. 도움을 필요로 하는지 결정하기 위해서는 그 사람이 상식적으로 행동하는지, 스스로를 잘 돌보고 있는지 알아보면 된다. 대부분의 정서적 응급처치는 간단하고 쉬운 방법이다(표 23-2).

그러나 골절에 부목을 대는 것과 유사한 즉각적인 행동이 필요한 경우도 많다. 상황이 어떻든 처치자도 희생자에 대한 처치자만의 감정적 반응을 보인다. 이 반응은 매우 중요하다. 이 반응에 따라 환자를 도울 응급처치제공자의 능력이 더 커질 수도 있고 줄어들 수도 있다. 처치자가 피곤하거나 근심에 싸여 있으면 "흙더미를 태산으로 여기는" 환자에게 쉽게 인내심을 잃을 것이다.

환자가 부담이 되는 것에 분개할 수도 있다. 쉽게 인내심을 잃어버리거나 잘 참지 못하거나 분개하는 것을 경계해야 한다. 환자는 응급처치제공자들이 침착함과 자신감 또는 능력을 보이면 안심한다. 반면에 너무 동정적이거나 지나치게 걱정해서도 안 된다. 박탈감에 빠진 사람에게 과다한 동정심을 보이면 부정적 감정을 보이는 것만큼 해롭다. 환자는 확실한 도움을 필요로 하지만 지나친 동정으로 혼란스러울 필요는 없다.

표 23-2 응급상태로 보이는 반응의 심리적 응급처치

반응	증상	해야 할 일	해서는 안 되는 일
정상	▪ 떨림 ▪ 근육 긴장 ▪ 발한 ▪ 오심 ▪ 가벼운 설사 ▪ 빈뇨 ▪ 두근거리는 심장 ▪ 빠른 호흡 ▪ 불안	▪ 안심시킨다. ▪ 대상자를 격려한다. ▪ 대상자와 이야기를 나눈다. ▪ 대상자가 평정을 잃지 않고 유지하는지 관찰한다.	▪ 분노의 표현 ▪ 지나친 동정심
개인적 공황 (회피반응)	▪ 까닭 모를 도피행각 ▪ 판단력 상실 ▪ 주체할 수 없는 울음 ▪ 무턱대고 쏘다님	▪ 친절하지만 엄격하게 대한다. ▪ 필요하면 다른 사람과 떨어져 있게 한다. ▪ 공감적인 태도를 취한다. ▪ 말을 하도록 격려한다. ▪ 처치자 자신의 한계를 인식한다.	▪ 난폭하게 신체적 억제를 사용하는 것 ▪ 육체적으로 타격하는 것 ▪ 대상자에게 물을 끼얹는 것 ▪ 진정제 투여
우울증 (과소 반응)	▪ 움직이거나 말을 하지 않고 서 있거나 앉아 있음 ▪ 멍한 표정 ▪ 감정 표현 부재	▪ 부드럽게 접촉한다. ▪ 친밀한 관계를 형성한다. ▪ 무슨 일이 있었는지 말하게 한다. ▪ 공감적인 태도를 취한다. ▪ 대상자와 처치자의 분노를 인식한다. ▪ 대상자가 수행할 수 있는 간단하고 일상적인 일을 준다.	▪ 대상자에게 "빨리 기운 내세요"라고 말하는 것 ▪ 지나친 동정심 ▪ 진정제 투여 ▪ 대상자와의 언쟁
과민반응	▪ 논쟁적임 ▪ 빠르게 말함 ▪ 부적절한 농담 ▪ 끊임없는 제안 ▪ 한 활동을 하다 다른 활동으로 갑자기 옮김	▪ 대상자에게 그 상황에 대해 이야기를 하게 한다. ▪ 육체적 노력이 필요한 일을 찾아준다. ▪ 감독은 필수이다. ▪ 처치자 자신의 감정을 인식한다.	▪ 대상자에게 비정상적으로 행동하고 있다고 시사하는 것 ▪ 진정제 투여 ▪ 대상자와의 언쟁
신체전환 장애	▪ 심한 오심과 구토 ▪ 신체 일부분을 사용하지 못함	▪ 대상자에게 관심을 보인다. ▪ 주의를 다른 곳으로 돌리고 자신의 생각에 전념하도록 작은 일거리를 찾아준다. ▪ 편안하게 해준다. ▪ 가능한 한 빨리 전문적인 의료처치를 받게 한다.	▪ 대상자에게 아무 잘못도 없다고 말하는 것 ▪ 비난 ▪ 조롱하는 것 ▪ 장애를 무시하는 것

Modified from M51-400-603-1, Department of Nonresident Instruction, Medical Field Service School, Brooke Army Medical Center, Fort Sam Houston, Texas.

확인할 사항	해야 할 일
▪ 질병에 대한 반응이나 무력감에 대한 보상기전으로 나타나는 과격하고 적대적이며 폭력적인 행동 ▪ 위협적 행동을 취한 상태(예를 들어, 주먹을 쥐고 있는 동작) ▪ 위험한 물체를 가지고 있는 사람 ▪ 다른 사람을 위협하는 폭언을 하거나 소리를 지르는 경우	1. 행동을 하기 전에 상황을 판단한다. 화가 난 폭력적 사람은 다가오는 누구와도 싸울 준비가 되어 있으므로 통제하기가 어려울 수 있다. 상황이 안전하지 않으면 절대로 들어가지 않는다. 필요한 경우 법 집행 기관에 연락한다. 2. 상대방의 분노에 반응하지 않는다. 흥분하고 폭력적인 사람들의 다수는 잘 훈련된 사람이 절제된 행동으로 다가가면 흥분을 가라앉힌다. 3. 자신을 화나게 한 이유를 직접적으로 얘기하게 한다. "나는 당신이 왜 화가 났는지 이해할 수 없어요."라는 말로도 반응을 이끌어 낼 수 있다. 당신을 도와 주기 위해 왔다는 사실을 인지시킨다. 4. 만약 당신이 환자 본인 또는 다른 사람에게 위험한 사람과의 소통이 어렵다면 경찰에게 반드시 알린다.

(계속)

확인할 사항	해야 할 일
	5. 심리적 응급 상황의 환자와 대면하는 것은 힘들고 당황스러운 경험이다. 흥분한 사람을 진정시킬 때 다음의 지침을 활용한다. ▪ 대상자가 흥분해 있다는 사실을 인식하고 도우러 왔다고 반복해서 이야기한다. ▪ 안전한 거리를 유지한다. ▪ 무엇이 문제인지 말할 수 있게 격려한다. ▪ 갑자기 움직이지 않는다. ▪ 물음에 정직하게 대답한다. ▪ 혼란스러워하는 사람과 다투거나 위협하거나 자극하지 않는다. ▪ 진실만을 이야기하고 절대 거짓말하지 않는다. ▪ 혼란스러운 사람의 시각적, 청각적 장애를 이용하지 않는다. ▪ 대상자가 신뢰하는 가족이나 친구를 참여시킨다. ▪ 대상자와 장시간 머무를 것에 대한 대비를 한다. ▪ 절대 환자를 혼자 두지 않는다. ▪ 불필요한 신체적 접촉을 피한다. ▪ 계속 눈을 맞춘다.

학대

학대에서는 여러 상황도 같이 포함되는데, 성폭행, 강간 등 타인을 학대하는 행위, 아동학대 및 방치, 가정 폭력, 노인학대를 포함한다.

성폭행 및 강간

강간과 성폭력의 정의는 매우 다양하다. 강간은 일반적으로 타인의 동의 없이 침범하는 범죄행위에 해당된다. 강간에는 다음의 종류가 있다.

- 친척이나 이웃, 친구 등 '아는 사람에 의한 강간'
- 상해나 상해의 위협을 받거나 혹은 음료에 약물을 모르게 섞어 동의 없이 교제 중인 상대방에 음독하게 하여 성교가 이루어진 '데이트 강간'
- 배우자에 의해 일어난 '부부 강간'
- 모르는 타인에 의해 일어난 '낯선 사람에 의한 강간'

피해자들은 수치심이나 죄책감, 보복에 대한 공포심, 경찰이나 사법기관에 대한 저항감 등 여러 가지 이유에서 강간을 신고하기를 꺼린다. 가끔 피해자들은 '진짜' 강간을 당했는지 헷갈려 하기도 한다. 강간은 피해자의 신체적, 심리적, 사회적, 성적 생활을 파괴하는 충격적인 위기상황이다. 가장 흔한 신체적 손상은 멍과 시퍼렇게 변한 눈, 베인 상처 등이다.

응급구조사는 환자를 다룰 때 섬세하고 기술적이어야 한다. 그 대상자에게 무슨 일이 일어났는지 묻는 것이 어려울 수 있으며, 자신과 동성인 응급구조사에게 두려움이나 적대감을 느낄 수도 있다. 피해자의 감정을 이해하고 친절한 태도로 안심시켜야 한다. 강간에 의한 심리적 상처는 신체적 상처보다 더 심하고 오래 간다. 최초의 처치 시 피해자에게 보인 태도가 좋은 쪽이든, 나쁜 쪽이든 환자의 향후 심리적, 신체적 회복에 영향을 줄 수 있다. 경찰에 알리고 강간위기상담센터 등에서 상담치료를 받도록 환자를 설득한다. 목욕을 하거나 옷을 갈아입는 행위는 증거를 훼손할 수 있으므로 하지 않도록 한다. 같은 이유로 의사의 검사를 받기 전까지는 소변을 보거나 질 세척을 하거나 씻지 않도록 한다. 그 외의 강간 중에 발생한 모든 상처는 처치해야 한다. 더 많은 정보는 제22장을 참조한다.

아동학대 및 방치

대부분의 아동학대는 가정 내에서 발생하므로 얼마나 많은 소아들이 희생되고 있는지 정확히 알 수 없다. 아동학대(child abuse)는 미성년자에게 신체적 또는 정서적 부상을 초래하는 일을 하는 것이며, 방치(neglect)는 간병인이 필요한 물품을 제공하지 않는 것이다. 이 중 75%는 방치, 17%는 신체적 학대이며, 8%는 성적 학대이다. 사례 중 7%는 다른 유형의 학대, 즉 정서적 학대, 협박, 약물과 알코올에의 노출, 관리감독의 부재와 같은 것들을 포함한다. 아동학대나 방치는 아동에게 영구적인 신체적, 정서적, 정신적 손상을 초래한다. 신체적 손상은 뇌나 눈, 귀, 팔, 다리 같은 주요 기관 손상으로 정신지체, 시각상실, 난청, 팔다리 상실 같은 장애를 초래하며 심한 경우는 사망에 이르게 할 수도 있다.

아동학대와 방치는 신체적 학대, 방치, 성적 학대, 정서적 학대 네 가지로 크게 분류된다. 각각은 응급처치제공자들이 쉽게 알아차릴 수 있는 특징적 소견을 갖는다. 여전히 학대받은 아동은 비난받거나 아무도 자기를 믿어주지 않을 거라는 두려움 때문에 학대사실을 말하기를 꺼린다. 다른 배우자나 성인들도 진실을 직면하기 두려워서 학대증상을 간과하기도 한다. 학대기간이 길어질수록 학대아동의 회복은 어려워진다.

국가 아동학대방지센터에서는 아동학대와 아동방치를 알 수 있는 네 가지 신체적 소견 및 행동 양상을 발표했다. 이 목록에 모든 소견이 포함되지는 않았다. 이 목록에 있는 내용 외에도 더 많은 것들이 아동학대를 암시할 수 있다(표 23-3).

아동학대를 암시하는 한 가지 소견만으로는 충분하지 않으나 반복되어 나타나거나 아동학대를 암시하는 여러 가지 소견이 한 번에 나타나거나 심한 손상이 있는 경우는 아동학대의 가능성을 염두에 두어야 한다(그림 23-1).

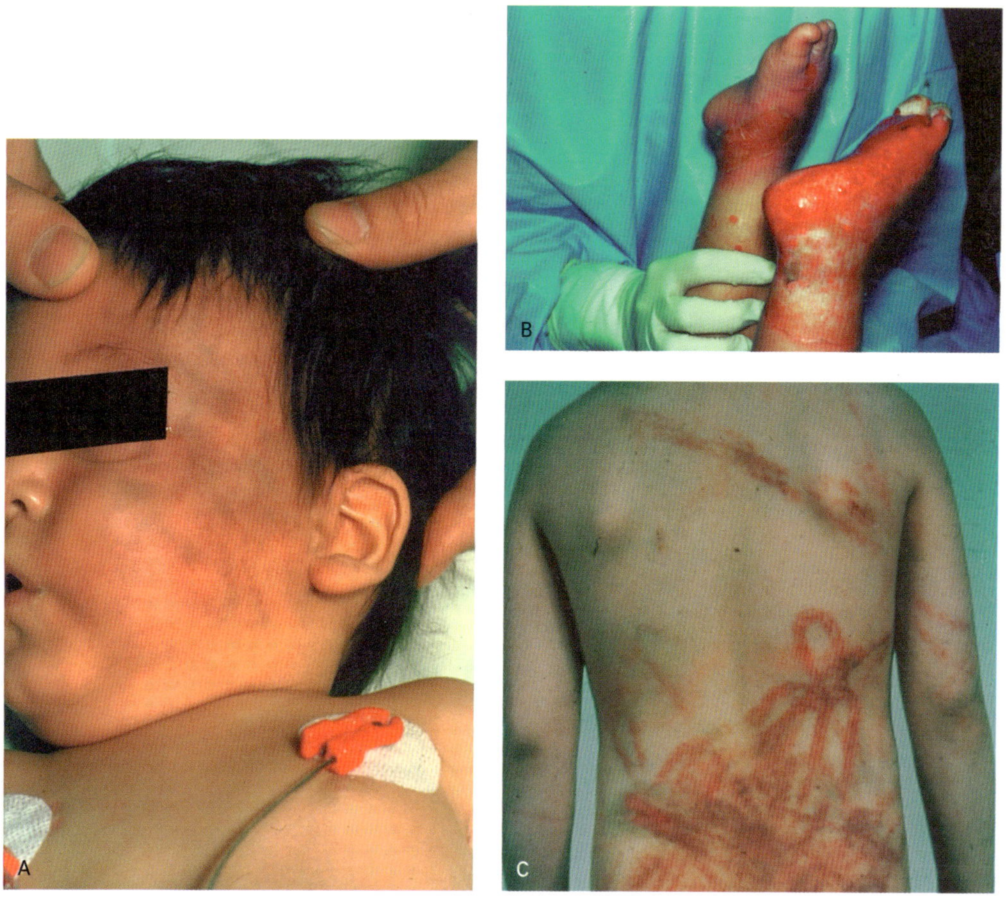

그림 23-1 (A) 얼굴은 신체적 학대가 가장 흔하게 발생하는 부위이다. (B) 손과 발의 장갑-양말 모양 화상은 거의 언제나 학대에 의한 손상이다. (C) 줄이나 코드 모양의 멍은 흔히 학대에 의한 손상이다.

표 23-3 아동학대 및 방치에 대한 육체적, 행동적 지표

아동학대 또는 아동방치의 유형	육체적 지표	행동적 지표
육체적 학대	■ 신체 중 얼굴, 입술, 입, 몸통, 등과 엉덩이 또는 허벅지에 원인을 알 수 없는 타박상과 부종이 보이며 여러 가지 색상이 보인다. ■ 신체 표면 여러 군데 군집을 이룬 상처; 전기코드나 벨트 버클과 같이 상처를 입히는 데 사용된 도구가 그대로 일정하게 찍힌 모양 ■ 결석한 날이나 주말, 휴가 이후에 주기적으로 보이는 상처, 특히 몸통과 엉덩이 ■ 오래된 멍 주위로 새로운 멍이 보이는 경우, 특히 의심스러움 ■ 발바닥이나 손바닥, 등, 엉덩이 부위에 설명할 수 없는 화상(담배나 시가에 의한 것) ■ 연소화상(엉덩이나 성기 주위에 장갑이나 양말 모양 혹은 도넛 모양) ■ 전기버너나 다리미 형상의 화상 ■ 팔다리나 목, 몸통의 끈 모양 화상 ■ 다양한 치유 과정을 보이는 머리나 코, 얼굴에 생긴 설명할 수 없는 골절, 특히 다발성 골절 ■ 다발성 혹은 나선형 골절 ■ 입이나 입술, 잇몸, 눈이나 성기 주위의 설명할 수 없는 찢긴 상처(열상)나 찰과상	■ 성인과 있을 때 경계 ■ 다른 아이가 울 때 염려하는 태도 ■ 극단적 행동: 공격적이거나 위축된 태도 ■ 부모, 보호자, 형제에게 겁을 먹음 ■ 집에 가기를 두려워함 ■ 부모에 의한 손상 보고 ■ 무감각한 반응 혹은 다쳐도 울지 않음 ■ 비슷한 문제로 응급의료전문가의 진료를 받은 적 있음 ■ 의료 진료를 받기 며칠 전에 손상을 입음
육체적 방치	■ 지속적 배고픔, 위생 불량, 부적절한 옷차림 ■ 오랜 기간 동안 특히 위험한 행동에도 어른의 통제가 없는 경우 ■ 의료적 필요나 신체적 질환에도 치료받지 않고 있는 경우	■ 구걸하거나 음식을 훔침 ■ 너무 일찍 오거나 늦게 가는 등 학교에 지나치게 오래 머무름 ■ 지속적으로 피로하거나 생기가 없거나 혹은 수업 시간에 조는 경우 ■ 알코올이나 약물 남용 ■ 절도 같은 비행 ■ 돌봐주는 사람이 없다고 말함
성적 학대	■ 걷거나 앉아 있는 것이 어려움 ■ 찢어지거나 오물이나 피가 묻어 있는 속옷 ■ 성기 부위의 통증이나 가려움증 ■ 외음부, 질 혹은 항문 주위의 멍이나 출혈 ■ 성병, 특히 사춘기 직전 ■ 임신	■ 체육관에서 옷을 갈아입거나 체육 시간에 참여하기를 꺼림 ■ 회피적, 몽상적, 혹은 유아적인 행동 ■ 순진한 면이 없고 이상함, 비정상적으로 성적 행동을 보이거나 성지식을 갖고 있음 ■ 또래와의 관계가 좋지 않음 ■ 비행이나 무단결석 ■ 보호자에 의한 성적 폭력의 보고
정서적 학대	■ 언어장애 ■ 발달 지연 ■ 성장 지체	■ 습관장애(입술 빨기, 손톱 물어뜯기, 다리 떨기) ■ 행동장애(반사회적 혹은 파괴적 행동) ■ 신경증(수면장애, 놀이억제) ■ 정신신경증 반응(히스테리, 강박사고, 강박행동, 공포증, 건강 염려증) ■ 극단적 행동(불평불만, 소극적 공격성, 요구가 많음) ■ 지나치게 잘 적응하는 행동(부적절하게 어른스럽거나 어린아이 같은 행동) ■ 발달 지연(정신적, 감정적) ■ 자살 시도

Data from National Center on Child Abuse and Neglect.

확인할 사항	해야 할 일
아동학대의 신호를 알아채는 가장 좋은 방법은 아동의 행동이나 신체에 설명할 수 없는 변화가 있는지를 보는 것이다. ▪ 신체적 학대: 　▪ 멍, 골절, 화상, 배나 머리 외상 등 설명할 수 없는 모든 손상 ▪ 성적 학대 　▪ 악몽, 우울증, 비정상적 공포, ·도망치려는 시도 등 공포와 관련된 행동 　▪ 복통, 침대에 오줌 싸기, 요로계 감염, 성기 통증 및 출혈, 성병 　▪ 나이에 맞지 않은 극단적 성적 행동 ▪ 정서적 학대 　▪ 갑작스러운 자신감 변화 　▪ 의학적 원인이 없는 두통이나 위경련 　▪ 잦은 악몽이나 비정상적 두려움 ▪ 정서적 방치 　▪ 유아의 체중 증가 실패 　▪ 필사적인 애정 행동 　▪ 식욕 증가와 음식 훔치기	1. 학대받은 영아나 어린이를 처치한다. 손상에 대한 적절한 응급처치를 한다. 2. 현장에서 보호자나 부모가 범죄자일 수 있으니 비난해서는 안 된다. 3. 아동학대를 담당하는 사회복지부서나 해당 기관에 학대의 가능성을 보고할 때는 응급구조사가 생각하여 보고하지 말고 반드시 들은 것을 보고하도록 한다.

가정 내 폭력

배우자 학대 혹은 배우자 폭행, 구타라고도 알려져 있는 가정 내 폭력(domestic violence)은 가족 중 한 사람이 다른 사람을 신체적 혹은 정서적으로 손상을 가할 때 발생한다. 부부 사이에 발생할 수도 있지만 부모와 자식 혹은 조부모와 손자, 형제자매 사이에 발생하기도 한다. 가정 내 폭력은 여성에게 발생하는 손상 중 가장 흔한 원인이 된다.

확인할 사항	해야 할 일
▪ 머리나 목, 가슴의 멍이나 손상 ▪ 손상의 정도나 형태가 피해자의 설명과 맞지 않는 것 ▪ 손상이 발생한 시점과 치료나 도움을 요청한 시기에 차이가 있을 때 ▪ 임신 중 손상 ▪ 알코올이나 약물 중독의 증거가 있을 때 ▪ 강간이나 자살 시도로 병원처치가 필요할 때	1. 즉각적인 위험이 없다면 사회복지기관에 연락한다. 대부분의 도시나 농촌에는 법에 의해 피해자를 찾아내고 보호하는 기관이 있다. 보고하지 않는 한 문제가 해결되지 않는다. 2. 즉각적 위험이 존재하면 즉시 경찰을 부른다. 3. 상처는 모두 치료한다.

노인학대

노인학대(elder abuse)는 소극적 방치에서부터 적극적 폭행과 정서적 학대까지 다양하다. 노인에 대한 신체적 학대는 노인에게 물건을 던지는 것부터 밀거나 움켜쥐거나 밀어 넣는 것과 뺨을 때리거나 발로 차는 행위들이 포함된다. 노인학대는 대부분 75세 이상 여성에게 흔하다. 학대의 증거는 명백할 수도 있지만 애매모호할 수도 있다. 화상이 노인학대에서 가장 흔하게 관찰된다. 노인학대의 또 다른 형태는 재정적인 상황이다. 이러한 일이 일어났다고 의심된다면 경찰에 신고하여야 한다.

참고

학대받고 있는가?

"예"라는 대답은 학대와 연관되어 있다는 것을 의미한다. 이 경우 당신은 혼자가 아니며 여러 가지 선택권을 갖는다. 아무도 학대받아서는 안 된다.

- 당신이나 당신 아이들이 위협받고 있는가?
- 당신을 때리는 사람이 당신 잘못 때문이라고 말하는가? 그러고 나서 다시는 때리지 않겠다고 맹세하는가? (그러나 다시 때리는 일이 생기는가?)
- 당신을 공공장소에서 비판하고 깎아내리는가?
- 가족이나 친구들과 만나지 못하게 하는가?
- 당신을 던지거나, 밀거나, 때리거나, 목 조르거나, 발로 차거나, 뺨을 때리는가?
- 당신이 원하지 않는데도 성행위를 강요하는가?

American College of Obstetricians and Gynecologists, www.acog.org.

확인할 사항	해야 할 일
▪ 신체적 손상 　▪ 의문 나는 손상으로는 멍, 베인 상처, 화상이나 끈 자국, 설명 안 되는 골절 　▪ 구타에 대한 언급 　▪ 독거노인을 돌보는 사람이 당신 혼자 대상 노인을 방문하는 것을 거절할 때 ▪ 신체적 방치 　▪ 탈수, 영양실조, 체중 감소, 불결한 위생상태 　▪ 욕창이나 대소변으로 젖은 침대 　▪ 미충족된 의료적 필요성 　▪ 학대받고 있다는 언급 ▪ 비정상적 행동 　▪ 안절부절못함, 회피반응, 공포나 불안 　▪ 부적절하게 대우받고 있다는 보고	1. 학대가 의심되지만 즉각적인 위험이 없다고 판단되면 사회복지기관에 연락한다. 대부분의 도시나 농촌에는 법에 의한 노인보호기관이 있다. 보고하기 전까지는 문제가 해결되지 않는다. 2. 요양시설에 있는 환자에게서 노인학대가 의심되면 장기요양보험 담당자에게 알려준다. 3. 환자가 즉각적 위험에 처해 있다면 경찰에 신고하고 119구급대 같은 응급의료 서비스에도 연락하여 손상을 처치해야 한다.

PREP KIT

복습

- 감정 폭력이나 기타 부적절한 활동으로 이어지는 경우를 심리적 응급상황이라고 한다.
- 우울증은 가장 흔한 질환이지만 쉽게 치료되는 정신질환이다.
- 자살은 청소년기와 대학생, 노인에게서 증가하는 문제이다. 자살예방을 위해서는 정부의 지원, 관련 기관의 도움, 주변의 관심이 필요하다.
  - 국내에서 자살예방상담전화: 109
  - 정신건강상담전화: 1577-0199
  - 한국생명의전화 1588-9191
  - 보건복지상담센터 129
  - 청소년상담센터 1388
  - 학교, 여성폭력 및 성매매피해자 신고센터 117, 문자#0117
- 정서적 충격이 신체적 손상에 의한 것이든, 피해자가 감당할 수 없는 심리적 압박에 의한 것이든 정신적 충격에 대한 응급처치는 정서적으로 도움을 주는 것이다.
- 아동학대나 방치는 대부분 가정 내에서 발생하므로 얼마나 많은 아동이 학대받고 있는지 정확히 알기는 어렵다.
- 가정 내 폭력은 여성에게 손상을 일으키는 가장 많은 원인이다.
- 노인학대의 유형은 소극적 방치에서 적극적 폭력까지 다양하다.

핵심용어

가정 내 폭력(domestic violence) 가족 등 긴밀한 관계에 있는 사람에 의해 행해지는 육체적, 정신적 상해

노인학대(elder abuse) 노인의 가족이나 돌보는 사람 혹은 노인에게 경제적, 정서적 이득을 얻는 사람이 행하는 모든 부정적 행동

방치(neglect) 노인의 생활에 필수적인 행위를 돌보는 사람이 거부하거나 하지 않는 것

심리적 응급상황(psychological emergency) 개인이 극도의 고통을 겪고 있는 이런 상황들을 말하며 일상생활을 감당하기 어려워하며 자해의 위험성 및 타인에게 위험을 가할 수 있다.

아동학대(child abuse) 신체적, 정서적 부상이나 아동 방치를 초래할 수 있는 일을 하는 것

우울(depression) 슬프거나 절망하거나 좌절감을 지속적으로 느끼는 기분

자살(suicide) 자신의 의지로 스스로의 생명을 끊는 행위

실습평가

최근 당신의 친구가 다른 사람처럼 행동하고 있다. 예전에 그는 매일 아침 달리기를 하고 활발한 사회생활을 영위했다. 현재 그는 아침마다 달리는 것을 포기하고 방에 혼자 처박혀 지낸다. 체중이 늘었으며 두통이 있다고 불평한다.

지시: 설명에 동의하면 "예"에 ○표하고, 동의하지 않으면 "아니요"에 ○표 하시오.

1. 이러한 증상을 보이면 당신의 친구는 우울증을 앓고 있는 것이다.
   예 아니요
2. 친구를 혼자 두는 것이 가장 좋은 방법이다.
   예 아니요
3. 친구의 면전에 대고 "그런 습관에서 벗어나라"고 해야 한다.
   예 아니요
4. 친구에게 공감을 표시하고 관심을 표현해야 한다.
   예 아니요
5. 우울한 사람은 항상 울지 못하게 한다.
   예 아니요

PREP KIT

지식확인

지시: 설명에 동의하면 "예"에 ○표하고, 동의하지 않으면 "아니요"에 ○표 하시오.

1. 비정상적 행동은 정신적 상황이나 신체적 상황에 의해 발생한다.
   예　　　아니요
2. 당뇨병 환자에게 저혈당은 행동에 영향을 미친다.
   예　　　아니요
3. 우울증은 치료되지 않는다.
   예　　　아니요
4. 남성이 여성보다 자살률이 더 높다.
   예　　　아니요
5. 자살에 대해서 말하는 사람은 실제로 심각하지 않다.
   예　　　아니요
6. 공격적인 사람을 대하는 유일한 방법은 화를 내는 것이다.
   예　　　아니요
7. 영아에서 체중이 증가하지 않는 것은 정서적 방치의 신호이다.
   예　　　아니요
8. 여성이 가정폭력을 당하는 경우는 거의 없다.
   예　　　아니요
9. 화상은 노인학대에서 흔하다.
   예　　　아니요
10. 응급상황에서 부들부들 떨리는 것을 느끼는 것은 정상이 아니다.
   예　　　아니요

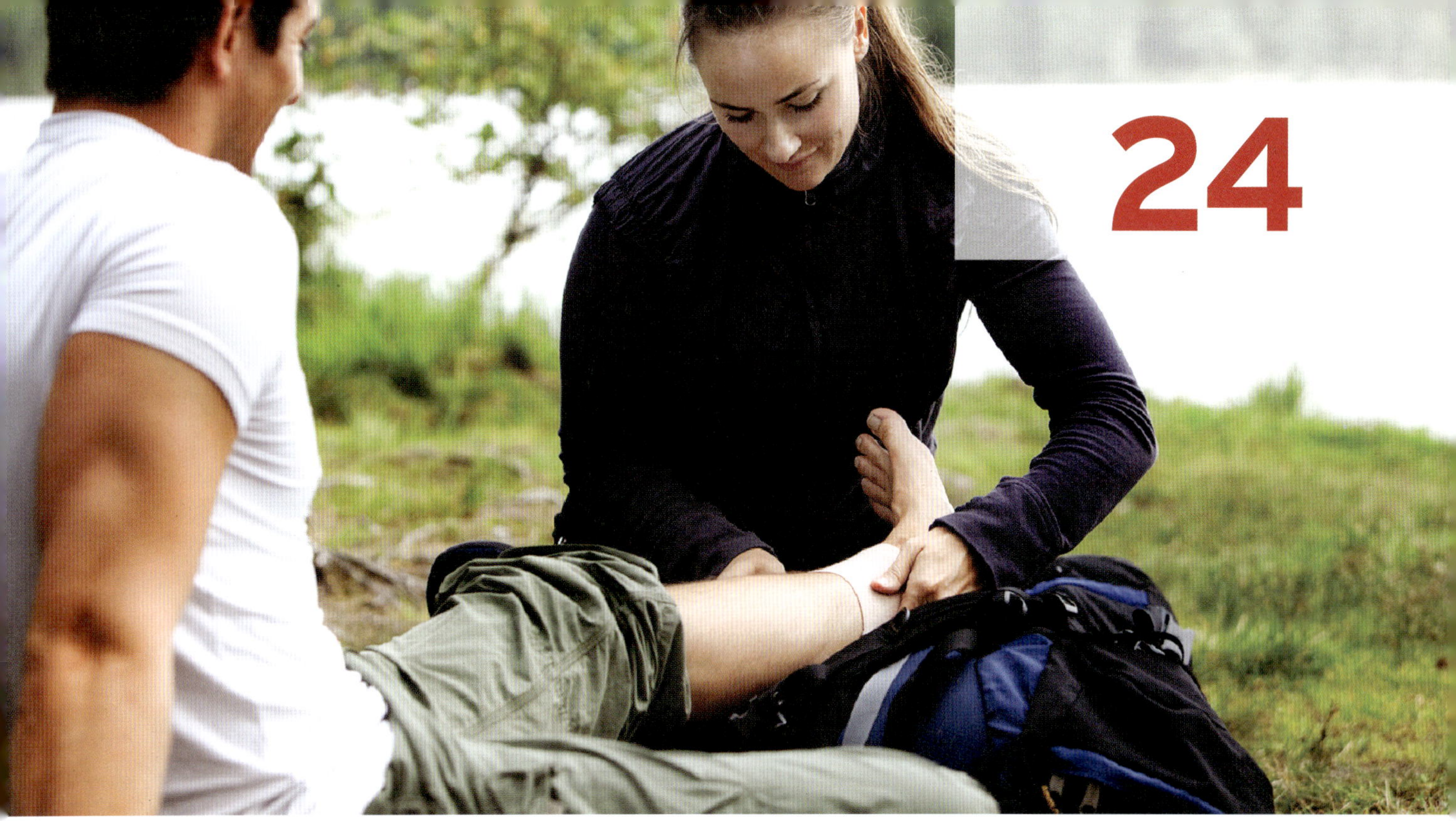

© Tyler Olson/Hemera/Getty.

24

야외 응급처치
Wilderness First Aid

CHAPTER AT A GLANCE

야외 응급처치

야외에서 살거나, 일하거나, 여행이나 휴양을 즐기는 사람이라면 아마도 대부분 예상하지 못한 위험에 접하게 될 것이다. 주의하는 것과 상관없이 부상과 질병이 발생한다.

미국의 야생의학협회(Wilderness Medical Society; WMS)가 정의한 야외(wilderness)는 확실하게 의료적 처치를 받을 수 있는 곳에서 지리적으로 1시간 이상 걸리는 먼 지역을 가리킨다. 그 정의에 따르면, 야외는 아래의 내용을 포함한 다양한 상황으로 표현할 수 있다.

- 휴양지(예: 낚시, 캠핑, 하이킹, 사냥)
- 외딴 지역의 직업(농업, 임업, 어업 등)
- 자연재해 또는 인공재해 이후 응급의료서비스(EMS)가 마비된 도시 지역
- 농장, 목장, 휴가 주택 등 멀리 떨어져 있는 지역사회에서의 거주
- 개발 지역

이러한 야외에 노출된 수많은 사람들은 의학적으로 그들 자신이나 다른 사람의 문제를 처리하기 위해 가능한 한 의학적 준비를 해야 한다. 야외에 초점을 둔 응급처치는 다음과 같은 상황에서 불가피하게 보인다.

- 더위, 추위, 고도, 암흑(darkness), 비, 또는 눈과 같은 불리한 환경조건이 주요 관심사가 될 수 있는 야외에서 부상과 질병의 발생
- 위치, 안 좋은 날씨, 열악한 교통 및 통신 때문에 몇 시간 혹은 며칠 동안 결정적 의료서비스 지연
- 도시 또는 교외 지역에서 흔히 발생하지 않는 부상과 질병의 발생(예: 고산병, 동상, 야생동물의 공격)
- 전문의료서비스에 대한 요구(예: 어떤 특정 부위의 탈구 교정, 상처 세척)
- 구급용품과 장비의 제한
- 외딴 환경에서 결정(심폐소생술, 대피)을 내려야 하는 어려움

대부분의 응급처치 교재와 교육과정은 응급의료서비스(EMS) 대응을 10~20분 이내에 이루어지는 기대 상황으로 설명한다. 이러한 경우에 응급처치제공자는 일반적으로 구급차가 도착하기 전, 몇 분 동안 도움을 준다. 부상자가 의료기관으로 이송되면 응급처치제공자의 임무는 완료된다.

야외 응급처치는 때때로 별도의 기술 또는 장기간에 걸친 기술이 필요한 것을 제외하면 도시 상황과 비슷하다. 고려할 사항은 시간, 거리 및 전문적인 의료처치를 받을 가능성 등이다. 야외에서 응급처치제공자는 아프거나 부상을 입은 사람과 함께 많은 시간 또는 많은 날을 지내야 될지도 모르는 일이다.

심정지

심정지 환자가 살아남기 위해서는 짧은 시간(제세동과 약품이 요구되기도 함) 내에 심장 활동을 회복시켜야 하기 때문에 야외나 외딴 환경에서 심폐소생술(CPR)을 하는 데 어려움이 따랐다. 특히 머리와 가슴의 심한 부상, 심한 출혈, 척추 손상과 같은 심각한 외상이 심정지를 동반할 경우에 그렇다. 게다가 야외에서 이송하는 동안 심폐소생술을 계속하기 어렵다.

야생의학협회(WMS)는 아래의 경우 심폐소생술을 중단하도록 권장한다.

- 환자가 되살아날 경우
- 구조대원들이 지쳐 있는 경우
- 구조대원들이 위험에 처해 있는 경우
- 환자가 1차 응급처치 교육을 받은 사람에게 인계되는 경우
- 환자가 오랜 시간 소생술 노력에도 반응하지 않는 경우

미국 알래스카주의 한랭부상지침서, 야생의학협회(WMS), 그리고 국립응급의학회(NAEMSP)는 아래의 경우 환자에게 심폐소생술을 시작하지 말아야 한다고 권고한다.

- 차가운 물에 잠긴 지 1시간 경과되었을 때
- 심부온도가 10℃ 미만일 때
- 사망이나 치명적인 부상의 명백한 증거가 있을 때[예: 사후강직, 머리절단(단두), 분해(부패)]
- 몸이 얼어 굳었을 때(예: 기도 조직이 언 상태)
- 압박이 불가능한 매우 뻣뻣한 가슴벽(흉곽)일 때
- 구조대원이 지쳤거나(구조 및 격렬한 활동의 과중) 위험에 처할 때
- 결정적인 처치는 3시간 이내에는 가능하지 않다.

체온저하 환자를 위한 심폐소생술

심한 저체온증 환자는 거칠게 다루는 것을 피해야 한다. 추운 환경의 심장은 약간의 움직임 때문에 즉각적인 심실세동이 오기 쉽다. 환자를 주의 깊게 움직이더라도 심실세동이 유발되기 쉽다.

저체온증 환자에서 호흡을 확인하는 것은 어렵다. 환자의 심장박동이 극도로 느리고 구조자의 손이 차가울 수 있기 때문이다. 만약 환자가 의식이 없고 호흡을 하지 않는다면, 1분간 목동맥(경동맥) 맥박을 확인한다. 만약 1분 후에도 맥박이 없다면 심폐소생술을 시작한다. 환자의 체온을 확인하기 위해 기다리지 않는다. 심폐소생술을 시작하기 위해 환자가 따뜻할 때까지 기다리지 않는다. 젖은 옷을 제거해 열손실을 예방한다. 추가적인 추위 노출과 바람으로부터 격리하고 차단한다. 환자를 거칠게 다루는 것을 피하고 가능한 한 EMS 시스템을 신속하게 활성화한다. EMS가 도착할 때까지 심폐소생술을 계속한다. 심한 저체온증 환자의 경우에는 심폐소생술이 지연될 수 있으며, 지속적인 심폐소생술을 수행하기가 안전하지 않거나 가능하지 않은 경우에는 이동 중에 간헐적으로 할 수 있다. 심폐소생술은 필요하다면 수 시간 동안 할 수 있다. 가슴압박은 분당 100~120회의 속도로 수행한다.

눈사태 환자를 위한 심폐소생술

겨울철 취미활동으로 인해 북미에서는 눈사태 관련 사망자가 증가하고 있다(예: 오지스키, 스노보드, 헬리콥터나 설상차 스키, 스노모빌, 출입금지된 장소 스키, 아이스클라이밍, 등산 및 설피여행). 눈사태 관련 사망의 가장 흔한 원인은 질식(저산소증), 상해, 저체온증 또는 이 세 가지의 복합적 원인이다. 무호흡 환자라면 목뼈를 고정시키고 즉시 심폐소생술을 시작하고, 가능한 한 빨리 AED를 사용한다. 눈이나 얼음으로 인해 기도가 막혀 있고, 35분 이상 매몰된 경우에는 소생술을 시도해서는 안 되지만, 기도에 막힘이 없다면 소생술을 시도해야 한다.

물에 빠진 환자를 위한 심폐소생술

응급처치제공자는 물에서 구조한 의식이 없는 환자에게 신속히 CPR을 실시해야 한다. 만약 혼자라면, 119구급대에 전화하기 위해 환자에게서 떠나기 전에 CPR을 5주기(약 2분) 실시하고 AED를 작동한다. 혼자가 아니라면 한 사람은 119구급대에 전화하고 AED를 가져오도록 하고 당신은 CPR을 계속하도록 한다. AED는 가져오는 즉시 신속히 사용해야 한다.

단지 호흡정지인 사람은 대개 몇 번의 구조호흡 후에 반응을 한다. 구조호흡은 얕은 물속에 있는 사람에게 시작할 수 있다. 그러나 물속에서는 가슴압박이 권장되지 않으며 효과적이지 않을 수 있다. 대부분 물에 빠진 사람이 흡입하는 물의 양은 적기 때문에 기도에 있는 물을 제거하는 시도를 할 필요가 없고 몸에 흡수된다. 복부밀기를 실시하여 물을 제거하지 않는다. 만약 가슴압박이 필요하다면, 환자를 가능한 한 빨리 물 밖으로 이동시켜 단단한 표면 위로 옮겨놓고 가슴압박을 시작한다.

만약 CPR 중 구토가 발생하면, 사람을 옆으로 돌려 손가락이나 천으로 구토물을 제거한다. 만약 척수 손상이 의심되면, 사람을 비틀림 없이 한 번에 돌린다. 돌릴 때 코와 배꼽을 같은 방향으로 일직선이 되게 유지한다.

번개 맞은 환자를 위한 심폐소생술

국립기상대는 일 년에 미국에서 번개로 사망하는 사람을 약 49명 정도로 추정한다. 이런 사람들의 사망 주원인은 심정지이다. 다수의 환자가 있는 경우, 호흡이 없거나 의식이 없는 환자를 우선으로 처치한다. 호흡이 없는 환자에게 즉시 심폐소생술을 시작한다. AED를 사용할 수 있으면 가능한 한 빨리 이용한다.

탈구

야외에서 일부의 어긋난 관절은 교정(정렬을 의미하는 기술적 용어)이 권장된다. 야생의학협회(WMS)는 관절의 탈구가 발생한 후 빠르게 맞추어야 하는 다음과 같은 이유를 알려준다.

1. 교정은 부상 이후 부어오르기 전에 즉시 실시하는 것이 더 쉽다.
2. 교정 후에 환자를 이송하는 것이 더 쉽다.
3. 교정은 획기적으로 통증을 줄인다.
4. 교정으로 인해 관절은 고정될 수 있고 더 좋게 보호된다.
5. 교정은 팔다리의 혈액순환을 원활하게 한다(혈액 공급이 중단되면, 괴사로 진행될 수 있고 절대해야 할 수 있다).
6. 몇 가지 단순 탈구는 간단하고 안전한 기술을 사용하여 맞출 수 있다.

만약 탈구가 앞쪽 어깨, 손가락, 또는 무릎뼈(무릎 자체가 아니라 무릎 부근)에 있다면 단순 탈구로 간주한다. 팔꿈치 또는 엉덩이 탈구는 맞추려고 하지 않는다. 팔꿈치와 엉덩이 탈구는 골절과 유사하다. 이러한 관절을 교정하는 것은 고통스럽고 더욱 큰 부상을 일으킬 수 있다.

어깨 탈구

앞쪽 어깨관절 탈구는 어깨 탈구의 90% 이상을 차지한다 (그림 24-1).

어깨 탈구를 맞추는 두 가지 방법이 있다. 어느 방법이든, 통증이 증가하거나 또는 저항이 있으면 교정을 중지한다. 환자의 겨드랑이 안에 처치자의 발을 놓고 환자의 팔을 당기지 않는다. 탈구(어긋남)를 교정하기 전과 후에 손의(말초) 순환, 운동, 감각 기능을 확인한다.

확인할 사항	해야 할 일
▪ 환자는 극도의 통증을 느낀다. ▪ 이 문제는 종종 재발하기 때문에 환자는 전에도 이런 일이 있었다면 탈구를 인지할 수 있다. ▪ 위팔은 몸에서 떨어져 여러 자세로 움직임을 유지할 수 있으나 팔걸이형(sling-type) 자세로 몸 가까이에는 가져갈 수 없다. ▪ 환자는 부상당한 팔의 손으로 부상당하지 않은 어깨를 만질 수 없다. ▪ 부상당한 어깨와 부상당하지 않은 어깨를 비교한다. 어깨 관절은 사각형으로 혹은 평평하게 보이고 융기가 어깨의 앞쪽으로 보일 수 있거나 느낄 수 있다. ▪ 탈구 부위의 혈관압박 또는 신경압박으로 인해 팔이 저림이나 마비가 될 수 있다.	단순 매달림 당김법은 다음과 같다. 1. 환자의 부상당한 팔이 옆으로 충분히 놓일 수 있도록 높은 판 표면에 얼굴을 아래로 향하도록 눕힌다. 일부 쿠션이 있는 물건(두 겹의 타월이나 의류)을 팔과 표면 사이의 겨드랑이 밑에 놓는다(그림 24-2). 2. 2~5kg 무게의 물건을 팔꿈치와 손목 사이의 아래팔에 부착한다. 쿠션과 묶는 끈이 순환에 방해되지 않도록 주의한다. 환자의 손바닥을 안쪽으로 계속 유지한다. 3. 근육을 60분까지 잡아당겨 피곤하게 하면 관절이 다시 뒤쪽으로 갑자기 들어간다. 4. 성공적으로 맞춘 후에 걸이(삼각건)나 붕대(바인더)로 팔을 고정한다(그림 24-3). 5. 환자는 탈구 부위의 골절 여부 확인을 위해 X-ray 촬영이 필요하다. 주의: 이 방법은 전문 의료서비스가 1시간 이상 떨어진 경우 어깨 탈구를 복원하는 데 사용될 수 있다. 야생 지원 응급처치 과정에서 가르쳐지는 감싸기 기술(Mulch 기술)과 같은 다른 여러 방법을 사용하여 어깨 탈구를 복원할 수 있다.

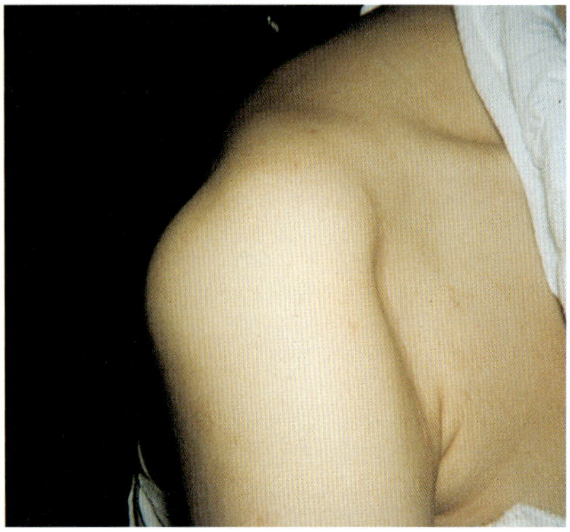

그림 24-1 탈구는 거의가 앞쪽으로 일어난다. 어깨의 정상적인 둥근 형태가 소실되는 데 주목한다.

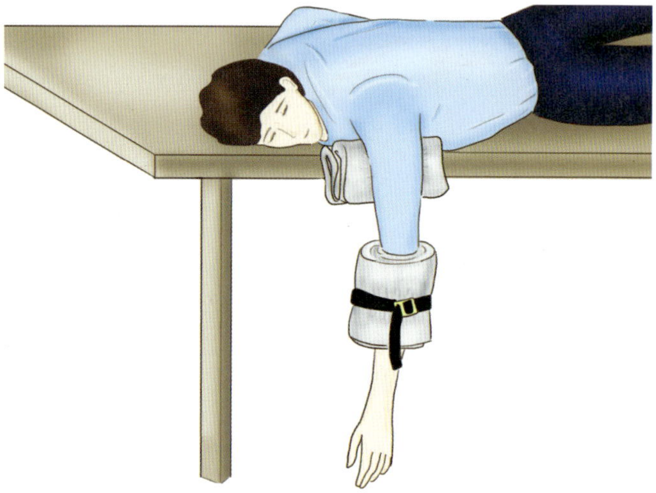

그림 24-2 앞쪽 어깨 탈구를 맞추기 위한 단순 매달림 당김

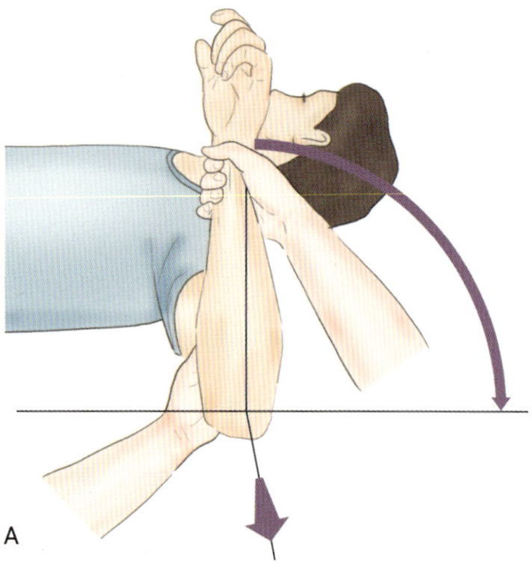

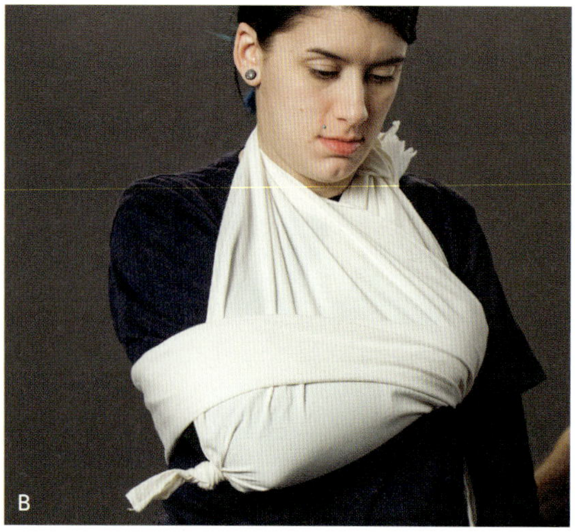

그림 24-3 걸이(삼각건)나 붕대(바인더)

손가락 탈구

손가락은 쉽게 부상당하며, 심지어는 경미한 부상으로도 탈구가 발생할 수 있다(그림 24-4).

종종 부상을 당한 사람이 스스로 손가락 탈구를 맞출 수 있다. 외딴 지역에 있다면 손가락 탈구를 맞추는 시도를 한 번만 해야 한다. 검지나 엄지의 바닥 부위의 탈구를 맞추는 시도를 하지 않는다. 이 부위는 맞춤 외상수술을 할 수도 있다.

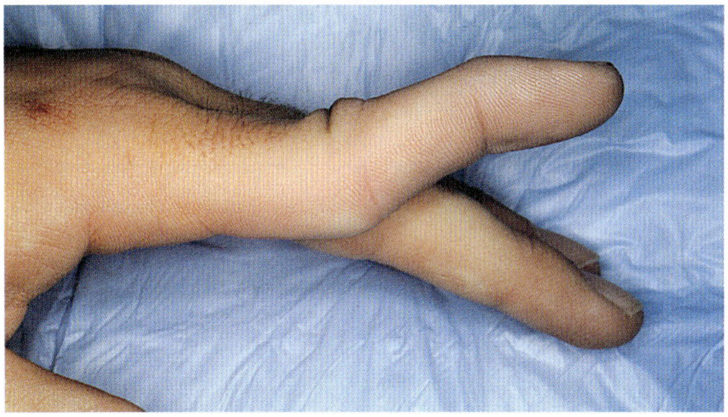

그림 24-4 손가락관절의 탈구. 관절을 맞추려고 '딱소리'가 날 정도로 하지 않음

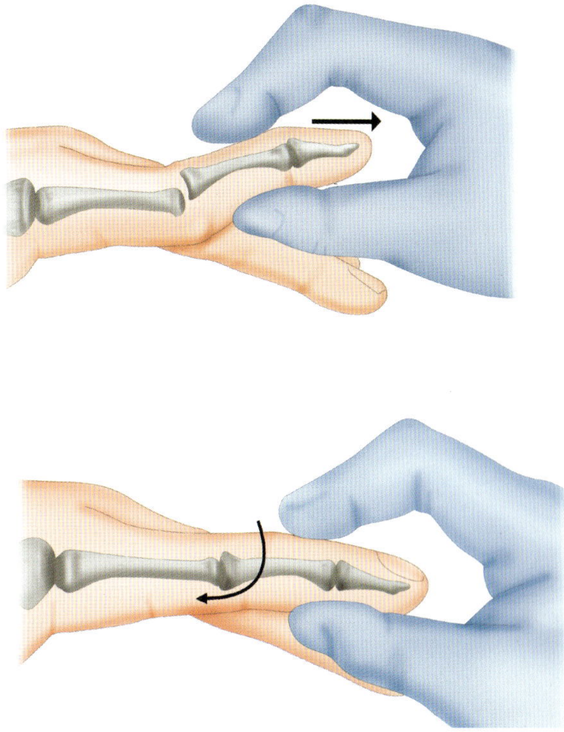

A

B

그림 24-5 손가락 탈구 교정

확인할 사항	해야 할 일
▪ 손가락이 변형되고 손가락을 사용하지 못하거나 구부리지 못함 ▪ 통증과 부종 ▪ 연결된 두 뼈의 비정상적인 자세; 관절이 울퉁불퉁한 혹처럼 보임	손가락 탈구를 교정하기 위해서 두 가지 방법 중 하나를 사용한다. 방법 1: 1. 한 손으로 손가락의 끝을 잡고 다른 손으로 나머지 손가락을 잡는다. 2. 부드럽게 탈구된 관절을 좀 더 늘린다(관절을 뒤쪽으로 구부린다). 3. 부드럽게 당긴다. 4. 탈구된 뼈를 원래 장소로 민다. 5. 손가락을 곧게 편다. 6. 동반 테이프(buddy-tape) 처치로 그 손가락과 옆 손가락을 감는다. 7. 기능적 자세에서 손가락에 부목을 댄다. 방법 2 (그림 24-5): 1. 손가락에 천조각을 감아 미끄러짐을 방지한다. 한 손으로 손가락의 끝을 잡고 다른 손으로 나머지 손가락을 잡는다. 2. 먼저 지정된 방향으로 손가락의 끝을 당긴다. 당김을 유지하면서, 부드럽게 정상적인 해부학 위치로 돌아오게 흔든다. 3. 동반 테이프(buddy-tape) 처치(손상된 손가락을 인접한 손상되지 않은 손가락에 고정시키는 접착테이프)를 이용해 성공적인 교정과 상관없이, 기능적 자세로 관절을 안정시킨다

무릎뼈 탈구

대부분의 탈구된 무릎뼈는 얼음팩만을 적용해야 하고, 발견했을 때는 다리를 고정하기 위해 부목을 사용해야 한다. 그러나 외딴 지역에 있다면, 아래의 처치 방법을 사용하여 항상 탈구된 무릎뼈를 맞추도록 한다. 모든 현장에서 성공적으로 교정이 되었는지, 아닌지는 의사가 확인해야 한다.

확인할 사항	해야 할 일
▪ 일부 환자의 무릎뼈는 탈구의 재발 가능성이 있어서 무엇이 잘못되었는지 말할 수 있다. ▪ 무릎뼈는 다리를 구부리면 무릎관절(피부밑에서 크게 솟아오름) 바깥으로 이동한다(그림 24-6). ▪ 환자는 통증을 느낀다. ▪ 다른 쪽 다리 무릎뼈와 손상당한 쪽을 비교한다.	1. 무릎뼈를 다시 정상 위치로 부드럽게 밀 때 무릎을 천천히 편다. 펴는 것만으로도 무릎뼈를 다시 제자리로 복귀시킬 수 있다. 2. 다리를 똑바로 곧게 고정한다. 환자는 보통 다친 다리로도 걸을 수 있다. 3. 무릎을 뻗어(곧게) 고정하면, 환자는 혼자 대피할 수 있을 정도로 충분히 잘 걸을 수 있다. 육체적으로 무거운 것을 들어야 하는 힘겨움과 일반적으로 오지의 높은 고도 때문에 교대하면서 환자를 운반하는 데는 8~16명의 구조자가 필요할 수 있다. 야외에서 스키 폴이나 나뭇가지는 좋은 걷는 보조기구 역할을 한다. 헬리콥터 대피는 대개 탈구된 무릎뼈에 적절하지 않다. 4. 의사의 후속치료 지도에 따른다.

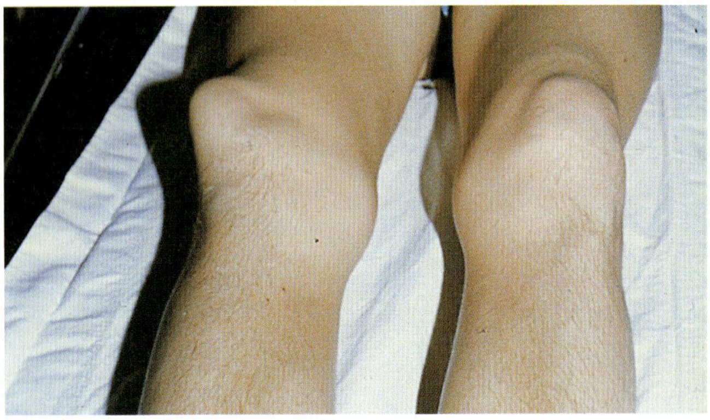

그림 24-6 탈구된 무릎뼈는 전형적으로 무릎에서 가쪽(외측)으로 이동되어 보이며 무릎을 적당히 굽힐 수 있다.

척추 손상

외상 후 척추 움직임 제한의 필요성은 잘 알려져 있다. 목뼈가 손상된 상태로 움직이는 의식이 없는 환자는 팔다리가 마비되거나 사망할 수 있다. 도시에서라면, 응급처치제공자는 가능한 한 환자를 가만히 남겨두면서 119구급대가 도착하기를 기다린다. 절대 목고정기를 착용하지 않는다.

야외에서는 전체 척추 고정은 항상 필요하지 않을 수 있다. 그러한 절차는 불가능하고, 실용적이지 않은 데다, 어려울 수 있고, 심지어는 혹독한 환경에서 오랫동안 대피하는 것은 위험하기조차 하다. 예를 들어, 수목한계선 이상의 먼 장소에서 부상당한 등반가는 거리와 구조하는 사람에 따라 구조 및 도우러 가는 데 몇 시간에서 며칠이 걸릴 수 있다. 부상당한 등반가는 불리한 환경이나 눈사태, 낙석, 또는 체온저하로 인한 죽음을 각오하고 기다려야 할지도 모른다. 만약 환자의 척추 부상이 처치된다면, 자기 스스로 대피할 수 있다.

척추 골절은 심지어 의사에 의한 방사선 사진의 판독으로도 단정하기 어려울 수 있다. 부상의 중요한 원인(분출, 전복, 또는 과속을 수반한 차량 충돌; 무의식을 유발한 머리 상처; 목이나 몸통을 관통한 상처; 높은 곳에서 추락; 얕은 물속으로 다이빙; 레크리에이션용 차량이나 자전거가 연루된 충돌)이 발생했을 때 척추 손상을 의심한다.

야외에서 척추 손상을 명확히 하기 위해서는 환자가 안정적인지 불안정한지를 결정해야 한다. 안정적인 사람은 다음의 범위에 속한다.

- 이름, 날짜와 그가 어디에 사는지를 아는 명료함
- 약물이나 알코올의 중독이 아님
- 조용하고, 협조적임
- 통증이 없고, 주의가 산만하지 않음

불안정한 사람은 다음의 범위에 속한다.

- 정신상태 변화
- 약물이나 알코올의 중독
- 호전적이고, 혼미함
- 통증이 있고, 주의가 산만한 손상

확인할 사항	해야 할 일
안정적인 사람: ▪ 허리 통증과 다리 무감각 및 따끔거림 ▪ 압통/통증(가능한 경우)을 척추 아래로 끝까지 돌릴 때; 척추뼈를 만지거나 밀 때 각 척추의 각 부위와 각 면의 움푹 들어간 곳을 누른다.	척수 손상이 의심될 때 1. 의료 도움을 위해 보낸다. 환자의 구출을 시도하지 않는다. 훈련된 구조 대원이 적절한 장비를 사용할 때까지 기다린다. 2. 환자를 지상에 둔다. 통나무굴리기에 의한 열 손실을 방지하기 위해 덮고, 코와 배꼽을 같은 방향으로 향하게 하고, 사람의 위나 아래에 단열재를 놓는다.
아래 감각과 운동테스트를 수행하지 못하는 안정적인 사람(모든 팔다리 테스트): ▪ 눈이 감긴 환자의 손가락/발가락 몇 개를 꼬집고 묻는다. "이곳을 느낄 수 있는가? 만진 이곳이 어디인가?" ▪ 환자에게 "손가락/발가락을 흔들 수 있나요?"라고 묻는다. ▪ "내 손을 빼낼 수 있나요?/내 손에 대항해 발을 동시에 밀고 당길 수 있나요?"라고 묻는다.	1. 사람의 움직임을 제한해야 한다. 즉각적인 목고정대(담요, SAM 부목)만으로는 부적절하다. 2. 가능한 한 움직이지 않도록 하고 의료 도움을 기다린다.
부상당한 안정적인 사람: ▪ 명료하고 약물중독이 아니며 산만한 손상을 입지 않는다. ▪ 목 통증이나 신경 증상(즉, 따끔거림, 마비)을 보이지 않는다. ▪ 목에 감각 느낌이 있을 때 목이 부드러우며 손가락과 발가락을 꼬집었을 때 손을 꽉 쥘 수도 있고 당신의 손에 대항하여 발을 밀고 당길 수도 있다. ▪ 물을 때 목을 30° 좌우로 돌릴 수 있다.	1. 척추 부상을 의심하지 말 것 2. 다른 손상(즉, 상처, 타박상, 골절)을 치료한다.
신뢰할 수 없는 사람: ▪ 심각한 손상의 원인이 있다.	1. 척추 손상이 있다고 가정한다. 2. 환자가 움직이지 않도록 한다. 3. 가능한 한 움직이지 않도록 하고 의료 도움을 기다린다.

넙다리뼈 골절 부목 고정

넙다리뼈 골절 환자는 허벅지에서 2쿼트(약 1.9L)의 출혈이 쉽게 발생할 수 있고 심각한 부종으로 진전될 수 있다. EMS 전문가는 교육을 받았고, 경험이 있고, 장비를 가지고 있기 때문에 가능한 한 당김 부목을 사용하는 것이 최선이다. 그러나 응급처치 방법을 사용하여 넙다리뼈 골절을 안정시킬 수 있다. 이 방법들은 16장에 자세히 나와 있다.

Q & A

즉석에서 만들어 사용하는 당김 부목이 도움이 되는가?

비록 당김 부목을 사용하여 부러진 넙다리뼈를 고정하는 장점이 각종 매뉴얼에 언급되고 있지만, 즉석에서 만들어 사용하는 당김 부목의 효율성에 대해 반대하는 의견도 있다. 예를 들어, 아웃워드바운드 기구(Outward Bound organization)는 다음과 같이 말한다. "현장에서 사용하는 스키 폴, 카누 노(패들) 그리고 다른 여러 장비를 이용해 즉석에서 만든 당김 부목은 의학적으로 유용하다기보다 보통 구조적으로 흥미롭다. 가장 단순하고, 안전하고, 보편적인 부목은 당김 없이 긴 보드 혹은 들것에 견고히 고정하는 것이다." 야생의학협회(Wilderness Medical Society; WMS)는 적절한 부목으로 골절되지 않은 다리에 골절된 다리를 고정하거나 혹은 부목을 무릎 뒤에 대고 약간 구부리면 곧게 있는 것보다 편안하다고 제시한다.

눈사태 매몰

눈사태는 눈뿐만 아니라 돌, 흙 또는 얼음을 포함할 수도 있다. 1970년대 초 이후 눈사태로 인한 사망자의 숫자는 시골 겨울산악여행(스키, 등산, 설상차 운전)에서 급격히 증가했다.

눈은 눈사태 이후 고체 상태로 유지된다. 부상자가 비록 30cm 미만의 깊이로 매몰되어 있다 하더라도 혼자 파서 빠져나오기는 거의 불가능하다. 완전히 묻혀 있는 환자는 생존의 가능성이 희박하다. 처음 15분 동안은 사망자보다 살아 있는 사람이 더 많이 발견된다. 거대한 눈사태 후 16~30분 사이에는 동일한 사망률과 생존율을 보인다(50%의 생존 가능). 30분 이후에는 사망자가 더 많이 발견된다.

대부분 눈사태 부상자는 질식으로 사망한다. 따라서 치명적인 부상이 없다면 산사태로부터 신속하게 탈출했는지, 에어포켓(수직하강기류)이 있었는지가 부상자의 생존을 결정하는 주요 요소이다. 누구도 2m 이상의 깊이로 매몰되어 살아남았다는 기록은 보고되지 않았다.

참고

눈사태 구조

만약 눈사태에서 살아남았다면 다른 부상자를 찾기 위해 다음의 단계를 따른다.

1. 당신이 스키 지역 근처에 있으면 한 사람을 스키 순찰대에게 즉시 통보하도록 보낸다. 거기에는 여러 명의 구조대원이 있다. 만약 당신이 유일한 구조대원이면, 스키 순찰대에 알리러 떠나기 전에 단서를 찾기 위해 빠르게 표면을 수색한다. 멀리 떨어진 오지에 있는 생존자들 모두 계속 남아서 그들이 부상자를 찾을 수 없거나 계속 수행을 할 수 없을 때까지는 찾아야 한다.
2. 장비나 옷 또는 나뭇가지로 부상자가 마지막으로 보였던 자리를 표시한다.
3. 부상자의 단서를 찾기 위해 마지막으로 본 지점 아래 범위를 수색한다. 스키, 스키 폴 또는 큰 나뭇가지와 같은 탐침을 이용해서 매장 가능성 지점을 확인한다.
4. 비콘(신호표시시스템)을 사용 중인 경우, 모든 생존자는 즉시 자신의 유닛(장치)을 수신 모드로 전환하고, 매몰된 비콘에서 삐 소리를 들을 수 있도록 해야 한다.
5. 만일 두 번째 눈사태의 가능성이 있으면, 안전한 장소에 큰 소리로 경고할 수 있도록 한 사람을 배치해, 구조자가 안전하게 피할 수 있도록 한다.

구조송수신기 또는 비콘은 부상자를 찾는 데 효율적인 방법이다. 조직적인 탐침 종류는 다른 어떤 방법보다 더 많은 부상자를 발견할 수 있지만, 시간이 오래 걸리기 때문에 부상자의 대부분이 죽는다. 훈련된 탐지견은 묻혀 있는 부상자를 빠르게 찾을 수 있지만, 그들은 오랜 매몰 시간 후가 되어서야 종종 현장에 온다. 훈련 탐지견 한 마리는 30명의 인원이 탐지하는 것보다 더 많은 지역을 효과적으로 찾을 수 있다.

확인할 사항	해야 할 일
눈사태는 두 가지 방법으로 사망 및 상처를 입는다. ▪ 눈사태 경로에 넘어져 있는 동안 부상자가 심각한 손상을 입는다. 나무, 바위, 절벽, 그리고 눈의 뒤틀림 작용이 위험요소이다. 모든 사망 원인의 1/3이 외상과 관련되어 있는데 특히 머리와 목의 외상이다. ▪ 눈 속에 매몰되어 질식하는 것으로 눈사태 사망의 2/3를 차지한다. 눈이 흡인되면 입과 코가 막히고, 부상자가 이미 기도가 막힌 상태로 매몰되었다면 빠르게 질식될 수 있다.	먼저 추가적 눈사태 위험에 대한 조사를 한 후 환자를 발견하면, 아래의 단계를 수행한다. 1. 신속하게 환자의 머리, 가슴, 복부 부위에 묻은 눈을 제거한다. 2. 도움을 청한다. 3. 환자의 기도에 흡인된 물질을 제거하고 호흡을 확인한다. 4. 호흡을 하지 않는 경우, 심폐소생술을 시작한다. 5. 심한 출혈이 있는지 확인한다. 6. 척추 움직임을 확인하고 제한한다. 7. 의심되는 경우 저체온증을 처치한다.

고산병

산악 지역에 거주하거나 방문하는 경우에 고산병은 등반자들의 색다른 고통일 뿐만 아니라 일반적으로 수백만 명이 종종 충분한 지식 없이 노출되는 환경적 위험요소이기도 하다.

고산병은 실제로 단일 문제인 저산소증(hypoxia)이 연속되는 것이다. 저산소증은 신체조직이 충분하게 산소를 가지고 있지 않을 때 발생한다. 고산병은 급성고산병(acute mountain sickness; AMS), 고산폐부종(highaltitude pulmonary edema; HAPE), 고산뇌부종(high-altitude cerebral edema; HACE)을 포함한다(표 24-1).

심각성이 가장 낮은 고산병은 급성고산병(AMS)으로 현기증, 메스꺼움, 두통 및 호흡곤란과 같은 증상이 나타나며, 고도가 높기 때문에 발생한다. 급성고산병은 해발 1,800~3,600m(6,000~12,000피트) 지역을 방문한 낮은 고도의 지역에서 온 4명 중 1명 정도에게 영향을 미친다. 그러한 고도는 통상적으로 스키장과 산의 등산로이다.

고산병의 실제 발병은 등반율과 도달한 고도에 따라 다양하다. 미국 워싱턴주 레이니어(Rainier) 산을 오르는 등산인의 약 67%가 적당히 높은 고도를 빠르게 오르기 때문에 적어도 가벼운 급성고산병(AMS)을 경험한다. 콜로라도주의 낮은 고도에서 스키를 타는 사람들(보통 덴버나 낮은 곳에서 하루 오를 경우)을 연구한 결과, 급성고산병 발생은 불과 15~40%였다.

비록 어느 누구나 고산병에 걸릴 수 있기는 하지만 특정 요인들은 그 위험을 증가시킨다. 동일한 조건하에서 다른 사람들은 때때로 고도에 대해 매우 다르게 반응한다. 대부분 사람들의 경우 최소한 네 가지의 요인들이 높은 고도에서 질병에 걸릴지 아니면 잘 지낼지의 여부를 결정짓는다. (1) 오르막의 속도(되도록 천천히 오를수록 증상은 덜 나타난다), (2) 도달하려는 고도(사람들이 높이 오를수록 문제가 발생할 가능성은 더 높아진다), (3) 당시의 건강상태(영양부족, 탈수증, 피로도 및 다양한 질병들이 위험성을 증가시킨다), (4) 개인적인 차이 및 유전적 영향.

고산병은 고도가 증가함에 따라 산소의 농도가 낮아져서 발생하며 '더 희박해진' 공기에 적응을 하는 데는 수일이 걸린다. 3,505m에서 대기 중의 산소량은 해수면의 65% 수준이며 따라서 신체는 평상시의 산소 수준을 유지하기 위해 고투를 하고 있는 것이다. 사람이 숨을 더 깊게 들이쉬면 평상시보다 더 많은 이산화탄소를 '배출'하여 신체 내부는 알칼리 조건에 더 가깝고(산성 조건이 약하고) 그에 따라 고산병의 원인이 된다.

고산병의 증상들을 확인하여 치료하기 위한 절차를 밟는

표 24-1 고산병의 특징

	급성고산병(AMS)	고산폐부종(HAPE)	고산뇌부종(HACE)
고도	2,438m(8,000피트) 이상	보통 3,048m(10,000피트) 이상	3,658m(12,000피트) 이상
오른 후 시간	몇 시간 이내, 최대 2일까지	3~4일, 어쩌면 더 늦음	24시간 이내, 최대 7일 이후
원인과 증상	저산소증의 증상: 두통, 수면장애, 피로, 호흡곤란, 어지럼증, 식욕상실, 구토	허파에 체액이 차는 증상: 호흡곤란, 마른기침, 가벼운 가슴통증, 허약, 불면증, 빠른 맥박, 청색증, 거품소리(crackles), 또는 콸콸거리는 소리	체액이 증가하는 증상과 두개내압 두뇌에 압력: 심한 두통, 누그러지지 않은 구토, 체인-스톡스 호흡(무호흡 기간이 포함되어 있는 불규칙한 호흡 패턴), 운동 실조증(불규칙한 걸음걸이 또는 부족한 협응운동), 무의식
응급처치	▪ 오르기 중지 혹은 낮은 고도로 돌아감 ▪ 물 마심 ▪ 휴식 ▪ 아스피린이나 이부프로펜 복용(투약 지침에 따라 복용) ▪ 아세타졸아마이드(acetazolamide) 복용 ▪ 훈련을 받은 경우, 고유량 보충 산소를 제공함(가능한 경우)	▪ 적어도 610m(2,000피트) 하강 ▪ 즉시 전문적인 의료처치를 받게 함 ▪ 혼자 내려가지 말 것 ▪ 하산을 지연시키지 말 것 ▪ 즉시 하산이 불가능한 경우 • 가능하다면 고유량 보충 산소를 주고 훈련을 받음 • 가능한 경우 휴대용 고압 챔버를 사용하고 훈련을 받음	▪ 1,219m(4,000피트) 하강 ▪ 즉시 전문적인 의료처치를 받게 함 ▪ 혼자 내려가지 말 것 ▪ 하산을 지연시키지 말 것 ▪ 가능하다면 고유량 보충 산소를 주고 훈련을 받음 ▪ 가능한 경우 휴대용 고압 챔버를 사용하고 훈련을 받음

것이 중요하다. 일부 사람들에게는 폐에 체액이 축적되는 고산폐부종(HAPE) 또는 뇌에 체액이 축적되는 고산뇌부종(HACE)와 같은 급성 고산병이 발생할 수 있다. 고산폐부종과 고산뇌부종은 산소가 감소하면 모세혈관 누출과 신체 조직의 부종을 유발한다. 비록 그러한 일이 드물기는 하지만 두 가지 경우는 12시간이 경과하기 전에 치명적으로 될 수도 있다.

5,500m(18,000피트)에서는 사람들은 최고 한계에 도달하여 몇 주 이상은 머물 수가 없다. 해수면에서 거주하는 모든 사람들은 6,100m(20,000피트)에 급하게 올라가면 30분이 되지 않아 거의 무기력하게 되고 바로 사망에 이르게 될 것이다.

확인할 사항	해야 할 일
고산병은 전형적으로 다음과 같은 증상(감기, 독감 또는 숙취로 종종 오인됨)이 처음 12시간 동안에 발병한다. ▪ 두통 ▪ 식욕상실 ▪ 메스꺼움 ▪ 불면증 ▪ 피로감 ▪ 힘이 들면서 숨이 가빠지는 것 해수면으로부터 2,400m 이상까지 여행을 한 모든 사람들 중에 3/4은 최소한 한 가지의 증상(보통은 두통)을 경험했으며 그 나머지는 두세 가지의 증상을 경험했다.	1. 심각한 증상들인 다음의 경우 진료를 받도록 한다. ▪ 계속적인 기침 ▪ 휴식을 취하는 동안에도 숨이 가쁨 ▪ 숨 쉬는데 소리가 남 ▪ 균형을 잡을 수 없음 ▪ 의식장애 ▪ 구토 2. 대부분은 휴식을 취하면 좋아진다. 3. 최근에 약 1,800m(6,000피트) 이상의 높이에 올라간 적이 있으며 병증을 느끼고 있는데 건강상태가 1~2일 내에 호전이 되지 않고 있는 사람이라면 병원치료를 받아야 한다. 4. 병원치료가 가능하지 않고 증상이 계속된다면 그 환자는 610~920m로 내려와서 휴식을 취하고 충분한 양의 액체를 섭취하도록 한다. 경미한 두통의 경우 아스피린이나 유사한 진통제를 사용 설명에 따라 복용한다. 5. 휴식과 일반 판매용 약으로 고통이 제거되지 않는다면 병원치료를 받아야 하며, 산소 혹은 투약이 필요할 수도 있다. 6. 만약 고산폐부종 또는 고산뇌부종이 의심된다면, 조기 하강이 필요하다. 이는 상태가 심각하기 때문이다. 그다음으로 최선의 단계는 고도를 변경한 뒤에 여분의 산소를 흡입하면 들이마신 산소압이 해수면의 산소압과 동일해진다. 이것은 또한 두통을 경감시켜 주고 숨쉬기를 더 용이하게 만들어 줄 것이다. 만일 두통이 완화되지 않는다면 이부프로펜을 복용할 수 있다.

참고

고산병 예방

고산병에 걸릴 위험을 낮추기 위해서는 여러 조치를 할 수 있다. 천천히 시작하며 과도한 운동은 삼간다. 가능하면 신체가 적응할 수 있도록 고도를 천천히 올린다. 무리하지 않으면서 신체를 순응시킨다. 즉, 다른 조건에 적응해 가는 것이다. 단순히 자신의 신체를 산소를 이용하는 데 좀 더 효율적이 되도록 만드는 것이다. 불행히도 순응의 효과는 평상 고도로 돌아온 후에도 지속되지 않는다. 더 높은 고도로 돌아갈 때마다 이 과정을 반복해야만 한다.

시간적 여유가 없다면 예방약을 처방받아 사용할 수 있다. 아세타졸아마이드(다이아막스)는 지난 30여 년 동안 급성고산병을 예방하는 데 효과적으로 사용되어 왔다. 매우 드문 질병이라 증명하기가 거의 불가능하지만 아세타졸아마이드는 고산폐부종(HAPE)과 고산뇌부종(HACE)을 방지할 수 있는 것으로 보인다.

아세타졸아마이드의 부작용으로 소변의 증가와 손가락 혹은 발가락의 욱신거림, 저림 등이 있다. 설파제에 알레르기가 있는 경우에는 아세타졸아마이드에도 알레르기 반응을 보일 수도 있다. 또한 이 약을 복용하는 동안 자외선차단제(SPF)를 최소한 15회는 발라야 하는데, 이는 햇볕에 타는 위험을 줄이기 위해서다.

아세타졸아마이드는 중간 정도의 고도로 올라가는 대부분의 저지대 사람들에게 효과적이며 아마도 낮은 고도에서 잠깐 머문 뒤에 돌아가는 고지대 사람들에게도 효과적이다. 그것은 인공 순응제로 불려 왔다. 단지 아세타졸아마이드를 얼마나 많이 복용해야 하며 언제 복용해야 하는지가 논란이 되고 있다. 복용법은 처방전을 따라야 하는데, 성인의 경우 산에 오르기 2일 전에 하루에 2회 125mg을 복용한다.

고지대에서는 탈수증이 일어날 수 있으므로 물이나 주스 같은 음료를 충분히 마신다. 산악의 공기는 저지대의 공기보다 더 건조하다. 소변이 깨끗하다면 충분한 액체를 마시도록 한다. 차, 커피 및 알코올은 소변을 자주 마렵게 하여 탈수증을 유발할 수가 있다. 며칠 동안은 소화하기 쉬운 음식을 먹는다.

수면제 복용은 피해야 한다. 수면 중에 얕은 호흡을 유발하여 신체가 충분한 산소를 얻는 것을 어렵게 할 수도 있기 때문이다. 마찬가지로 흡연도 삼가야 한다. 혈액 중의 일산화탄소 수치를 증가시켜 산소를 이용할 수 있는 신체의 능력을 감소시키기 때문이다.

기타 고도와 관련된 병

- 인두염 및 기관지염: 건조한 공기 때문에 목이 아프고 기침이 심해질 수가 있다. 치료법에는 액체를 마시고 일반의 약품의 항생연고를 코안에 발라주고 단단한 사탕이나 목캔디를 빨아 먹는 방법이 있다.
- 폐수증: 손, 발목, 얼굴(눈 주위) 등은 높은 고도에서 붓는다. 만약 가능하다면 영향을 받은 손이나 발을 들어준다. 낮은 지대로 옮기거나 더 높은 고도에 순응하면 붓는 증상은 감소한다. 더 심한 고산병의 징후가 보이면 낮은 지대로 옮긴다.

참고

고도는 자외선 화상의 위험을 증가시킨다.

스키어, 등산가 및 산에서 야외 활동을 즐기는 사람들은 햇볕에 타는 시간이 낮은 지역에서보다는 산속에서 더 적을 것이라고 오랫동안 믿어 왔다. 연구에서 확인된 것은 고도가 높아질수록 더 빨리 화상을 입게 된다는 것이다. 콜로라도주의 베일, 플로리다주의 올랜도, 뉴욕주의 뉴욕시에서 구름 없이 직사광선이 내리쬐는 날 정오에 자외선(UV) 에너지 도수를 측정했다. 미국 내 고도가 높은 지역은 인구 증가가 가장 빠른 일부 지역이 포함되어 있으며 이들 지역들에서 거주하거나 방문하는 사람들은 높은 고도에서 UV 노출이 증가되고 있다는 것을 깨닫고 자외선에 의한 화상을 예방하는 조치를 취한다.

Rigel DS, Rigel EG, Rigel AC. Effects of altitude and latitude on ambient UVB radiation. *J Am Acad Dermatol* 1999; 40:114-116.

번개

번개는 굉장하고 무섭다(**그림 24-7**). 미국 해양대기청은 약 10%의 번개가 사람에게 부딪혀 사망을 초래한다고 보고했다. 질병통제예방센터에 의하면, 번개는 미국에서의 주요한 환경적 사망 원인 중 하나이다(**그림 24-8**).

과거에는 고립된 지역에서 일하는 농부, 선원, 그리고 기타 실외 노동자들이 가장 빈번하게 번개로 인한 부상을 입는 경향이 있었다. 오늘날 번개로 인한 부상자의 많은 부분을 차지하고 있는 환자들은 등산객, 야영객, 골프 치는 사람, 그리고 기타 휴양을 목적으로 야외에서 활동하는 사람들이다.

번개로 인한 사망은 사람들이 활동적이고 야외에 있는 낮 시간 동안에 좀 더 자주 발생되고 있다. 대부분은 뇌우가 가장 빈번한 6~9월 동안에 발생하고 있다. 미국 내에서는 다른 지역들보다 남부에서 뇌우가 발생하는 날이 더 많다.

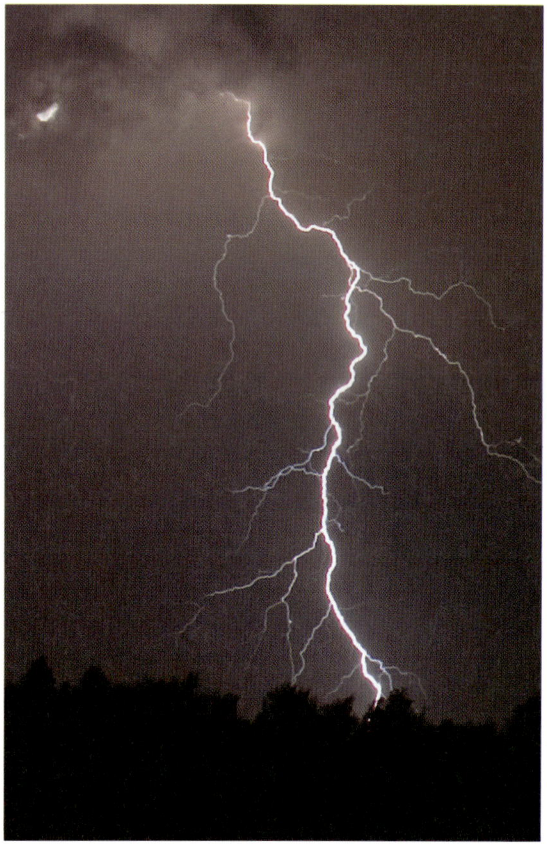

그림 24-7 번개가 치고 있다.

© Riccardo Bastianello/Shutterstock.

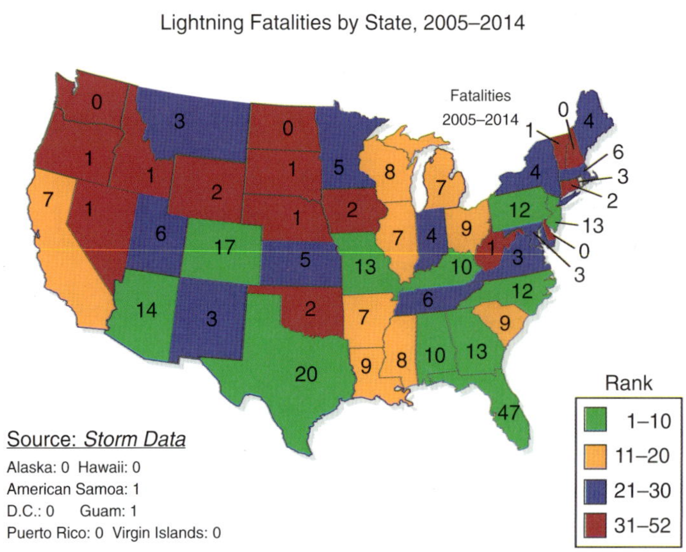

그림 24-8 주별 낙뢰, 2007-2016.

National Weather Service, compiled by Vaisala, Inc.

뇌우는 높은 산악지대에서 빈번히 발생하고 있다. 사람들은 도시 지역에서 보호를 더 잘 받는다. 도시 지역의 고층건물은 금속프레임과 번개장치로 설계되어 있기 때문이다.

어떻게 번개가 부상을 입히는가

번개는 다섯 가지 방법으로 부상을 입힌다. 실제로 번개가 직접적인 타격을 가하고 있다. 번개는 숨을 곳을 찾을 수가 없었던 개활지에 있는 사람에게 가장 잘 치게 되어 있다. 사람이 지니고 있는 전도체는, 특히 그것이 금속제이고 어깨선 위쪽으로 들거나 메고 있다면(예를 들면, 펼쳐진 우산 혹은 어깨 위로 걸쳐 있는 골프클럽 가방), 직접 타격을 받을 가능성은 증가한다.

부상의 좀 더 빈번한 원인은 '튐(splash)'인데 번개가 나무, 건물, 혹은 큰 물체에 타격을 가하면 근처에서 숨을 곳을 찾고 있는 사람에게 튄다. 그 전기의 흐름은 최소의 저항이 있는 경로를 찾게 되는데, 신체가 나무 혹은 기타 물체보다도 저항이 덜하기 때문에 사람에게 이동한다. 종종 튐은 울타리 근처에 있거나 나무 밑에서 숨을 곳을 찾고 있는 여러 동물들을 죽일 수가 있다.

접촉 부상은 번개에 직접 맞거나 혹은 그것에 의해 튄 물건을 사람이 가지고 있을 때 발생된다.

접지 전류는 번개가 지상이나 인근 물체를 칠 때 생성된다. 그 전류는 연못의 파문처럼 퍼진다. 접지 전류는 직접 타격 혹은 튐보다는 덜 치명적인 것으로 보이지만, 이는 자주 다수의 사람에게 다발성 손상을 초래한다. 많은 사람들이 야구장에서, 하이킹 코스에서, 그리고 군사 훈련 중에 부상을 당해 왔다.

마지막으로 사람들은 번개가 인근에 타격을 가할 때 생성되는 충격파의 폭발력에 의해 부상을 입을 수도 있다. 사람들은 실제로 이러한 폭발 효과에 의해 튕겨져 나갈 수도 있다.

참고

번개에 관한 사회적 통념

- **번개의 타격은 항상 치명적이다.** 사실 여러 연구에서 번개를 맞은 사람들 중 10%만이 사망한 것으로 보고되고 있다. 일반적으로 즉각적인 심정지 사람만이 사망을 한다. 심정지가 되지 않고 기절을 했거나 의식을 잃은 사람들은 소생을 할 수가 있다.
- **번개를 맞은 사람은 그 전하를 유지하고 있으며 —'전기가 통하게 되어' — 만지면 위험하다.** 이러한 잘못된 생각으로 인하여 인공호흡이 지연되어 어떤 경우 불필요한 사망을 초래하기도 한다.
- **번개의 가격에 의한 부상은 장시간의 소생 노력을 필요로 한다.** 물론 인공호흡(환자의 맥박이 있는 경우)이 장시간 동안 효과적으로 생명을 유지할 수 있으며 CPR은 보통 심정지 환자에게는 30분이 지나면 효과적이지 않다.
- **번개는 절대로 동일한 장소에는 두 번 치지 않는다.** 사실 어떤 지역의 경우에는 고도, 위치, 혹은 재료의 이유로 인해 번개에 잘 맞는다. 산꼭대기나 라디오 및 TV 안테나의 경우처럼 윌리스타워(시카고)와 엠파이어스테이트빌딩(뉴욕)도 한 해에 수백 번의 번개를 맞고 있다.
- **건물 내부에 있는 사람은 번개의 부상으로부터 안전하다.** 전류는 배관용 고정구, 전화선 및 기타 금속 도체에 의해 가옥의 외부에 부착이 되어 있는 기타 기구들을 따라 이동할 수 있다. 전화회사들은 천둥이 치는 동안에는 전화 사용을 자제하도록 권고하고 있다.

고압 전기로 인한 부상과 번개로 인한 부상의 차이점

번개는 인체와 접촉하여 순간적으로 플래시오버를 일으키는데 그곳에서 전류가 몸 전체를 재빠르게 통과하여 뚫고 지나간다. 플래시오버가 발생할 때 사람은 드물게 정도의 차이는 있지만 화상을 입는다. 번개로 인한 부상은 심장 및 신경계의 전기적 활동에 혼란을 준다. 가정용 전기에 대한 노출은 훨씬 더 오래 지속되는 경향이 있는데 사람이 그 회로에 달라붙어서 움직이지 못하게 굳어져 버리기 때문이다. 전기 에너지는 전류에 대한 저항이 거의 없는 조직을 관통하면서 심각한 조직파괴를 수반하는 열부상을 초래할 수 있다. 그렇게 되면 절단을 해야 할 수도 있다. 전류는 또한 번개처럼 인체의 전기적 활동에 혼란을 줄 수도 있다.

확인할 사항	해야 할 일

▪ 무호흡
▪ 경련, 마비, 의식소실(만약 중추신경계 손상이 있다면 그 결과로 초래)
▪ 경한 화상, 대부분의 사람이 번개로 인한 화상은 심각할 것이라고 믿는다. 그러나 플래시오버 효과(flash-over effect) 때문에 대부분의 사람은 다음과 같은 형태의 경미한 화상을 입는다.
  ▪ 점형화상(punctuate burn, 작으며 동그란 손상, 담뱃불 화상과 유사함)
  ▪ 깃털모양 화상(feathing burn) 혹은 고사리모양 화상(ferning burn)(그림 24-9)
  ▪ 선형화상(liner burn)
  ▪ 불이 붙은 의류 및 가열된 금속으로 인한 화상
	1. 만약 한 명 이상의 사람이 번개를 동시에 맞았다면, 조용하고 움직임이 없는 사람에게 먼저 다가가서, 호흡이 있는지 확인하고 만약 호흡이 없다면 CPR을 시작한다.
	2. 환자가 반응이 없지만 호흡은 있을 경우, 회복 자세로 환자를 옆으로 눕힌다.
	3. 부상을 확인하고 처치한다(골절, 탈구, 화상, 척추 손상).
	4. 전문적인 의료처치를 위해서 모든 사람들을 이송한다.

참고

섬광에서 천둥소리까지: 얼마나 가까운가

번개가 얼마나 가까운 곳에서 발생하고 있는지를 알고 있어야 한다. 섬광에서 천둥소리까지의 방법은 얼마나 먼 곳에서 번개가 발생하고 있는지를 추정해 볼 수 있는 가장 쉽고도 간편한 방법이다. 천둥은 비록 주위의 소음과 지상까지의 거리 때문에 들리는 범위가 줄어들더라도 번개가 치면 천둥도 친다. 섬광에서 천둥소리까지의 방법을 이용하기 위해서는 번개가 보였던 시간으로부터 '쾅'하는 천둥소리를 들을 수 있을 때까지의 시간(초)을 측정해 보는 것이다. 그 측정된 시간을 5로 나누면 얼마나 먼 곳에서 (마일 단위로) 번개가 발생하고 있는지를 알 수가 있다. 예를 들어, 만약 섬광이 보인 때로부터 '쾅'하는 소리를 듣기까지 15초를 셀 수가 있었다면 15를 5로 나누면 3이 된다. 따라서 번개의 섬광은 5km(3마일) 정도 떨어진 것이다.

참고

30/30 법칙: 언제 피할 곳을 찾아야 하는가

30/30 법칙은 섬광으로부터 천둥소리까지의 지연시간(번개의 섬광과 그에 이어서 일어나는 천둥 사이의 초 단위 시간의 길이)이 30초 이하인 경우 사람들은 숨을 곳을 찾아야 한다는 것과 마지막 천둥소리가 난 후 30분까지는 피난처 아래에서 머물러 있어야 한다는 것을 뜻한다.

멀리서 번개가 쳤을 가능성이 있다면 폭풍우가 도착하기까지의 소요 시간이 30초가 걸려야 한다는 뜻이다. 마지막 천둥소리가 '쾅'하고 들리면 기다란 폭풍우 구름이 남아 있는 전하를 싣고 있기 때문에 30분을 기다려야 한다는 뜻이다. 이 전하는 때때로 비가 그친 몇 분 내에 폭풍우 꼬리 부분에 번개를 생성한다.

연구에 의하면 번개를 맞은 대부분의 사람들이 뇌우가 한창 심하게 치고 있을 때가 아니라 폭풍이 가장 심하기 전이나 후에 맞았다. 비가 내리기 시작할 때까지 기다리다 은신처를 찾아서는 안 되며, 비가 그쳤다고 해서 은신처를 떠나서도 안 된다. 모든 번개에 의한 사망의 절반은 폭풍이 지나간 후에 발생하고 있다.

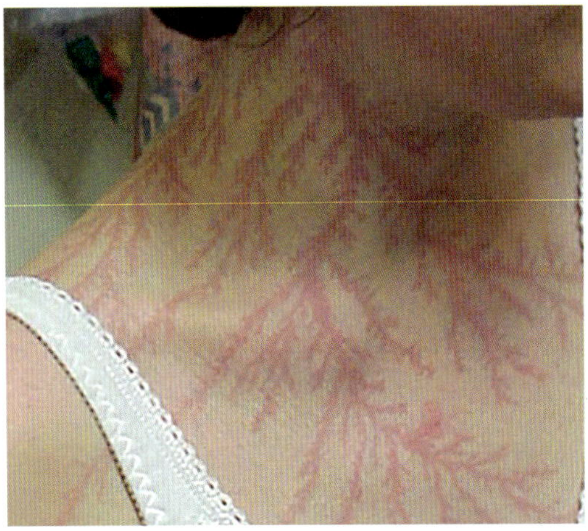

그림 24-9 번개로 인한 깃털모양 화상은 몇 시간에서 며칠까지 지속될 수 있다.

참고

번개에 의한 부상을 피하는 법

- 야외로 나가기 전에 기상 상태와 예보에 주의를 기울인다.
- 넓은 벌판에서는 키가 크고 따로 떨어져 있는 나무와 같은 자연적인 피뢰침 아래에 서 있지 않는다.
- 언덕 위나 벌판, 또는 해변에 서 있다거나, 트인 해수면에서 보트를 타며 낚시를 즐긴다거나 하는 식으로 주변 경관보다 튀어나와 있지 않는다.
- 트인 해수면으로부터는 벗어나서 멀리 떨어져 있는다.
- 트랙터나 기타 금속제의 농기구에서 멀리 떨어져 있는다.
- 모터사이클, 스쿠터, 골프 카트 및 자전거에서 내려서 멀리 떨어져 있는다. 골프 클럽은 내려놓는다.
- 철조망, 빨랫줄, 금속 파이프, 철로 기타 금속으로 된 길에서 멀리 떨어져 있는다. 이런 것들은 그리 멀지 않은 거리에서부터 번개를 불러들일 수 있기 때문이다.
- 벌판에서는 떨어져 있는 작은 오두막 혹은 기타 작은 구조물은 피한다.
- 숲속에서는 무성하게 자란 작은 나무들 아래에 있는 낮은 지역의 숨을 곳을 찾는다.
- 벌판에서는 산골짜기나 계곡과 같은 낮은 장소로 이동한다.
- 만약 평탄한 초원이나 목초지 내에서 고립이 될 수밖에 없는 처지이고 얼얼하면서 머리카락이 곤두서는 느낌 — 바로 번개가 치게 된다는 뜻 — 이라면 야구 포수처럼 굽혀서 웅크리고 양손을 양 귀 위에 놓아서 고막이 터지는 것을 막는다. 지면에 납작 엎드리지 않는다. 몸이 도체로 작용하게 될 가능성을 최소화하기 위해 가능하면 몸이 지면에 닿는 면을 최소화해야 한다.
- 뇌우가 치는 동안 실내에 있다면 문과 창문을 닫는다. 난로 및 파이프, 싱크대 같은 금속 물체에서 떨어져 있고 전기기구의 플러그는 뺀다. 전화를 사용하는 것도 피한다.
- 만약 자동차 안에 있게 된다면 차 안에 머물러 있는다. 차량은 주위에서 지면으로 흐르는 전류를 방산한다. 고무 타이어가 절연작용을 할 것이라는 것은 잘못된 통념이지만 금속 차체가 보호작용을 한다는 것은 사실이다.
- 여러 사람이 노출된 경우 가능하면 거리를 두고 나가고 최소 7야드(20피트) 이상 떨어져 있어야 한다. 이런 방식은 번개를 맞더라도 심각한 부상은 최소한의 사람들만이 입을 수 있을 것이다.

야생동물의 공격

대형 야생동물(예를 들어, 곰, 들소, 퓨마 및 악어)이 미국 내에는 소수만이 남아 있다고 해도 인간에 대한 공격은 여전히 발생하고 있다(그림 24-10). 미국 이외의 지역에서 일어나는 야생동물의 공격은 더 흔하다. 공격 특히 치명적인 공격은 자주 보고되었고, 미디어에서는 선정적으로 보도된다.

야생동물의 공격으로 인한 부상의 발생률은 알려져 있지

표 24-2 동물공격으로 인한 사망

종	추정되는 연간 사망	추정되는 연간 공격	두드러진 지역	비고
인간	200,000	---	전 세계	유일하게, 살인
늑대	1~5	20~50	전 세계(주로 유라시아)	
하이에나	10~50	100	아프리카	
국내의 개	20~50	4.7백만	미국	
그 외의 개	1~5	200~250	호주	
호랑이	800	800	인도	빈번히 식인동물
표범	30~100	400	아프리카, 인도	빈번히 식인동물
사자	300~500	---	아프리카, 인도	빈번히 식인동물
쿠거(퓨마)	<1	<1	미국	125번의 공격 중 27번이 치명적이었던 것으로 알려져 있다.
아프리카물소	20~100	---	아프리카	
코끼리	600	---	전 세계	
검은 코뿔소	1	---	아프리카	
하마	200~300	---	아프리카	예측불가
아메리카 들소	3	56	미국	
무스 [북미산 큰 사슴, 엘크(elk)라고 함]	3	368 손상	브리티시 콜롬비아(캐나다 서남부의 주), 캐나다	유일하게, 자동차 사고
사슴	50	1.3백만 사고	미국	유일하게, 자동차 사고
국내의 초식동물	20~25	50,000~100,000 손상	미국, 호주	
뱀	100,000	---	전 세계	
악어	2,000	---	아프리카	
앨리게이터(북미·남미·중국산 악어)	1~2	---	미국	
타조	1~2	---	호주	
캥거루	1~2	100~200 사고	호주	유일하게, 자동차 사고

Reproduced from Paul Auerbach. *Wilderness Medicine*, 7th Edition. Philadelphia: Mosby, 2017. Reprinted by permission of Elsevier.

않다(표 24-2). 보고는 의무사항이 아니며 많은 공격들은 보고되지 않고 있다. 미국에서는 매년 1~2명의 사망자가 발생하는 것으로 보고되고 있다. 그러나 야생동물로 인한 사망자 수는 우리의 환경이 충돌함에 따라 증가하는 것으로 보인다.

야생동물들의 공격은 전문적인 의료처치를 할 수 있는 곳으로부터 멀리 떨어진 시골 혹은 미개지에서 가장 흔하게 발생하고 있다. 야생동물들의 공격을 방지하는 방법은 대부분 상식적이며 잘 알고 있다. 공원과 자연보호지역 수가 증가하면서 위험 가능성이 커지고 있다. 여행자들은 여행을 하려는 지역의 동물들의 습관에 대해 알아야 하고 음식을 줄 때 동물들에게 공격적으로 보이지 않도록 조심해야 한다.

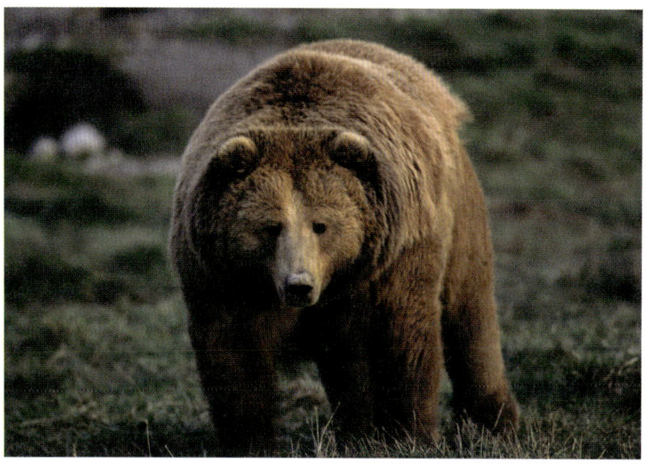

그림 24-10 큰 동물은 항상 사람들로부터 물러서지 않으며 구조자를 공격할 수도 있다.

만약 커다란 야생동물과 마주친다면 그 자리에서 조용하게 천천히 벗어나야 한다. 달리면 잡아먹으려는 반응을 일으킬 수가 있다. 어미 동물과 그 새끼들 사이에는 절대 있어서는 안 된다. 대부분의 경우에 일반적인 원칙은 만약 공격을 받는다면 맞붙어 싸우는 것이다. 공격을 하는 동물들을 주먹, 무기 혹은 기타 물체로 때리는 것을 포함하는 강력한 육체적 저항은 퓨마, 사자, 호랑이 불곰 및 흑곰 심지어는 악어에 의한 공격을 물리치는 데 효과적인 방법으로 알고 있다. 그러나 이러한 권장 방식에도 예외가 있다. 회색곰 및 새끼 곰을 데리고 있는 어미 흑곰을 만날 때는 누워서 죽은 체해야 한다.

확인할 사항	해야 할 일
모든 손상이 물리는 것만은 아니다. 심한 손상은 사람이 공중에 내던져지거나, 뿔에 찔리거나, 지면에 부딪히거나 밟혀서 생긴다. 부상은 다음과 같다. ▪ 관통상 ▪ 물림 ▪ 찢어짐 ▪ 타박상 ▪ 골절 ▪ 내부장기 파열 ▪ 적출	1. 모든 출혈은 멈추고 상처를 붕대로 감싸고 동일한 방법으로 상처를 치료한다. 출혈과 상처관리를 위해서 제8장 출혈, 제9장 손상, 제10장 붕대법 등을 참고한다. 2. 손상의 심각성에 따라서 환자를 전문 의료기관으로 이송하거나 이송을 위해서 당국에 연락한다.

광야에서의 이송

환자를 이송하는 가장 최선의 방법(헬리콥터로 이송하기, 환자를 걷게 하기, 환자를 들것으로 운반하기 등을 각각 비교)을 결정하기 위해서는 몇 가지 요소에 근거를 두어야 한다. 다음의 목록은 야생의학협회 실무지침으로부터 발췌한 것으로 이송의 수준을 결정하기 위한 요소들을 제안하고 있다.

- 질병이나 부상의 심각성
- 구조요원들의 구조 및 의료 기술
- 구조요원들과 질병이 있거나 손상받은 환자들의 육체적, 심리적 상태
- 구조 장비와 지원의 가용성
- 거리, 지형, 기상 및 기타 조건들에 의해 결정된 기타 방법에 있어서 환자를 이송하는데 소요되는 예상 시간
- 비용

외부의 지원을 요청하는 경우 들어오게 되는 구조요원들의 안전, 그들의 시간약속 및 구조비용 등을 고려해야 한다.

미개지로부터 환자의 이송을 시작하거나 이송 계획을 지연시키는 일반적 이유는 다음과 같다.

- 환자의 상태가 호전이 되지 않는 경우
- 환자가 쇠약해지는 듯한 고통을 겪고 있는 경우
- 환자가 의료적 문제로 인하여 적당한 속도로 이동할 수 없을 때
- 환자가 입 혹은 직장을 통해 피를 흘리고 있는 경우(분명히 경미한 원인에 의한 것이 아닌 것)
- 환자가 심한 고산병 징후나 증상을 보이고 있는 경우
- 감염이 호전되지 않고 있는 경우
- 흉부의 통증이 갈비뼈의 부상으로 인한 것이 아닐 경우
- 부상의 정도가 전문적인 의료처치를 요할 만큼 아주 심한 경우
- 환자의 기능장애에 따른 심리적 상태가 다른 사람들의 안전을 해치는 경우

이송 시간

환자의 이송 여부를 결정하기 위해서 다음의 지침들이 활용된다.

즉각적인 이송

다음의 부상을 입은 경우 전문적 의료처치가 30~60분 이내에 이루어져야 하므로 즉시 이송을 한다.

- 개방성 골절
- 변형이 된 팔다리 부상
- 혈액순환이 되지 않는 팔다리 부상
- 손가락 혹은 발가락에 감각이 느껴지지 않거나 손가락이나 발가락을 움직일 수가 없는 척추 손상
- 심한 고산병(고산뇌부종 혹은 고산폐부종의 징후)
- 지각 수준의 감퇴
- 쇼크의 징후
- 심한 출혈
- 깊은(심각한) 동상

광야에서는 모든 출혈은 처치되어야 한다. 상처는 적절한 수압으로 세척해야 한다. 표준지침은 혈액이 스며든 붕대를

제거하지 않아야 한다는 것과 출혈이 있는 혈관을 찾아내어 출혈이 있는 혈관 위를 직접 재압박을 해주어야 한다는 것이다. 절대로 혈관을 집게로 집거나 묶으려고 하지 않도록 한다. 더 심한 상처를 초래할 수 있기 때문이다. 상처를 접착밴드, 나비반창고, 스테이플 혹은 봉합사 등으로 봉합하지 않는다.

지연 이송

다음의 부상을 입은 경우 6~24시간 이내에 전문적 의료처치를 받아야 한다.

- 변형, 심한 통증, 또는 걷기 힘들 정도의 팔다리의 손상
- 심한 동상
- 개방성 상처: 부상당한 환자를 이송함으로써 손이나 발 부상인 경우는 6시간 이내에, 머리 혹은 몸통 부상인 경우는 24시간 이내에 각각 상처를 봉합할 수 있어야 한다(상처는 부상 후 약 4일까지 의사에 의해 지연 봉합을 할 수 있다).
- 저체온증: 만약 환자가 정상적인 심리상태이면서 몸의 떨림(shivering)이 있는 경미한 저체온증인 경우 환자를 이송하는 것은 필요하지 않다. 심한 저체온증을 겪는(떨림은 멈추지만 환자는 여전히 오한을 느끼며 심리상태가 변한다) 환자들은 이송시켜야 한다. 미개지 혹은 멀리 떨어진 장소에서 심한 저체온증 환자를 다시 따뜻하게 하는 것은 불가능하다. 추위와 관련된 응급상황에 대한 좀 더 자세한 정보는 제20장을 참조한다.

지상에서 이송할 때의 지침

만약 환자가 걸을 수 있다면 최소한 2명이 환자와 동행해야 한다. 만약 환자가 운반되어야 한다면, 관계당국에 반드시 1명 혹은 2명을 보내서 요구되는 지원사항과 그들에게 그 문제점에 상세한 설명을 해주도록 한다.

들것을 이용한 이송 중에는 항상 최소한 4명이 필요하고 6명이 바람직하다. 험한 지역을 넘어가는 경우 8명의 운반자가(순조로운 길을 넘어가는 경우 6명) 들것을 91m(100야드)씩 운반해야 하며 다음에는 휴식을 취하거나 다른 8명의 운반자들과 교대를 한다. 무게가 있는 들것을 쉬지 않고 15분 이상 운반한다는 것은 매우 큰 에너지를 필요로 하는 일이다. 운반되는 사람은 열 손실을 막기 위해 덮여야 하며, 들것에 안전하게 고정되어야 한다.

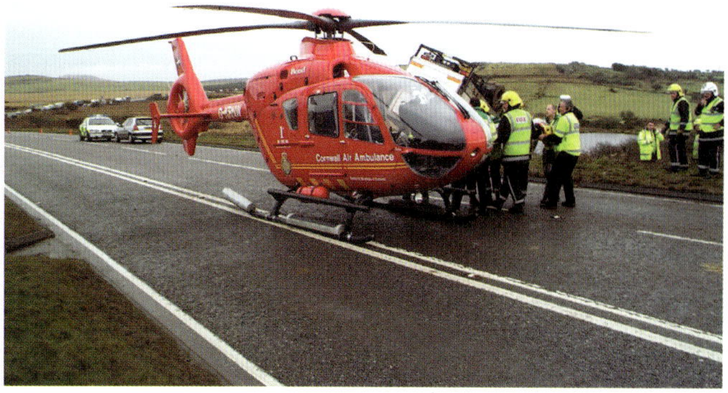

그림 24-11 응급구조 헬리콥터

Courtesy of Mark Woolcock.

> **참고**
>
> **하이킹: 산행길에서 건강을 지키는 방법**
>
> 배낭여행 및 주간 하이킹의 인구는 크게 증가했지만 그에 따른 부상도 역시 증가했다. 전체가 3,380km(2,100마일) 거리인 애팔래치아 산을 등반한 224명의 배낭여행객들에 대한 설문조사에서 82%가 부상(대부분이 근육염좌, 삠 및 피로골절) 및 병증(대부분이 설사, 피부염증, 발의 물집 및 감기)을 겪었음을 보여주었다. 사고의 25%는 의료적인 도움을 필요로 했다. 하이킹을 하는 사람들은 이들 문제점들 때문에 하이킹에 평균 5일을 소모했다. 이러한 문제들이 흔하기 때문에 하이킹을 하는 사람들은 정수기, 일반의약품 진통제, 항생제 연고 및 붕대 등과 같은 소모품을 소지해야 한다.
>
> Crouse BJ, Josephs D. Health care needs of Appalachian Trail hikers. *J Fam Pract* 1993; 36:521-525.

헬리콥터로 이송하기 위한 지침

헬리콥터는 환자가 전문적인 의료처치를 받기 위해 기다려야 하는 시간을 줄여줄 수가 있다. 다음의 상태일 때만 헬리콥터로 이송한다(그림 24-11).

- 환자의 생명을 구할 수 있거나 환자의 완전한 회복을 위해 훨씬 좋은 기회가 될 수 있는 경우
- 조종사가 헬리콥터 이송을 위한 조건들이 충분히 안전하다고 믿는 경우
- 지상을 통한 이송이 상당히 위험하거나 이송시간이 지나치게 오래 걸리거나 지상에서 이송하는 구조요원들의 수가 충분하지 않은 경우

일반적으로 헬리콥터는 병원까지 지상에서의 환자이송 시간이 30~60분 이내로 소요된다면 유용하지 않다. 대피에 대한 추가 정보는 순서도 24-1을 참고한다.

순서도 24-1 대피 방법

의료서비스가 필요한가요?

아니요 →

- 치료
- 사람은 일반적으로 여행을 계속한다.

예 →

사람이 지팡이 없이 걸을 수 있거나 상태를 악화시키지 않을 수 있나요?

아니요 →

고려해야 할 요인들

- 질병 또는 부상의 심각성
- 일몰까지 남은 시간
- 날씨
- 도로까지의 거리
- 지형의 난이도
- 외부 지원과의 통신(예: 휴대전화 또는 인공위성 전화 서비스, 라디오, 두 명의 그룹 구성원이 전화로 걸어나갈 수 있는 경우)
- 외부 구조자의 가용성
- 사람의 그룹 내 인원수와 체력
- 착륙 지역의 가용성
- 비용

예 →

- 치료
- 사람에게 걸어 나갈 수 있도록 허용
- 사람은 반드시 동행해야 함

↓

위의 요소를 바탕으로 가장 적절한 대피 방법을 선택하시오.

임시들것 / 들것
요구사항:
- 항상 네 명, 그러나 가능하면 여성 명의 운반인
- 거친 지형에서 여덟 명의 능력 있는 운반인과 여덟 명의 다른 운반인과 교체
- 필요한 장비

차량
(스노모빌 올 테레인차량, 보트, 뗏목 등)

말 등을 이용

헬리콥터
요구사항:
- 착륙 지역
- 좋은 날씨조건
- 주로 일광

도움을 구하는 신호

많은 비상 상황에서는 조난 당한 사람들을 찾아야 한다. 이러한 상황에서 만약 도움이 필요한 사람들이 자신의 존재와 위치를 어떻게 눈에 띄게 만들 수 있는지 알고 있다면 좋을 것이다.

비행기에 신호 보내기

비행기 안에 있는 사람들이 볼 수 있도록 지상에서 신호를 보낼 때 명심해야 할 것은 자연 상태에서는 직선이나 직각이 거의 없다는 것과 하늘에서 볼 때는 사물들이 훨씬 더 작다는 것이다. 어떤 상황이라도 항상 크면 클수록 더 좋은 것이다. 지상 신호를 보내려면 즉각적인 지원을 위해서 'V'를 만들고 만약 의료지원이 필요하다면 'X'를 만든다. 이들 신호는 할 수 있는 한 크게 만들도록 한다. 신호를 구성할 때는 각 선이 폭의 6배가 되도록 만드는데, 예를 들면, 'V'의 경우에는 각 면이 길이를 4m(12피트), 폭을 1m(2피트)로 만든다. 색상대비가 지상 신호의 또 다른 해결책이다. 재료들의 예로는 화장지, 비닐 방수포, 텐트 재료, 나뭇가지, 통나무 및 밝은 색깔의 암석 등이다. 눈 속 및 개활지 혹은 모래 해변에서는 신호들을 밟거나 표면을 파내고 신호들이 돌출되도록 그림자를 비춘다.

주의

- 비행기의 승무원 중 한 사람이 당신에게 접근해도 안전하다는 신호를 보내기 전까지는 헬리콥터에 접근하지 않는다.
- 헬리콥터 후미에서 접근하지 않는다. 빠르게 회전하는 꼬리날개 때문에 잘 보이지 않고 위험하기 때문이다. 많은 사람들이 매년 회전하고 있는 꼬리날개 쪽으로 걸어 들어간다.
- 겨울에는 회전날개 날에서 나오는 차가운 바람과 날리고 있는 먼지나 파편들로부터 눈을 보호하는 것을 잊지 않는다.
- 언덕에서는 높은 지대에서 헬리콥터로 접근하지 않는다. 회전날개는 오르막과 더 가깝다(그림 24-12).
- 헬리콥터에 접근을 하고 있을 때는 서 있지 않도록 한다. 가능하면 자세를 낮추어 웅크린다. 회전날개는 지상으로부터 1m(4피트)까지 내려올 수 있기 때문이다.

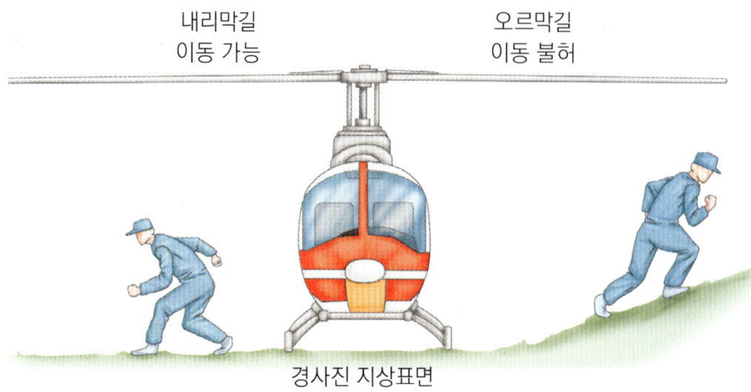

그림 24-12 헬리콥터의 안전성

기타 신호

거의 아무것이나 3개를 잇달아 하면 'Help'를 뜻하는 것이다. 예를 들어, 3회의 외침, 3회의 발사, 3회의 피리 소리, 혹은 빛을 이용한 3회의 반짝거림 등이다. 만약 다른 신호용 도구가 없다면 낮에는 연기를 밤에는 밝은 불꽃을 이용한다. 엔진용 오일, 기름을 흡수시킨 헝겊, 혹은 고무 조각 등에 추가로 불을 붙여 검은 연기를 만든다(밝은 배경의 지역에서는 가장 효과적임). 충분한 양의 여분 연료를 입수해 놓는다. 만약 도움을 기다리는 동안 불을 지키고 있다면, 손에 연료를 가지고 있다가 비행기 소리를 들을 때 불 위에다가 던져 넣는다. 연기가 형성이 되어 피어오르는 데는 시간이 걸리기 때문에 기다려서는 안 된다. 잔디나 나무와 같은 가연물로부터는 떨어져서 불을 지핀다.

거울은 조난 신호를 보내는 데 효과적인 도구이다. 흐린 날에는 생존자들이 비행기를 보기 전에 비행기 조종사들이 거울의 반짝임을 볼 수가 있다. 따라서 비행기 소리를 들었다면 비록 비행기가 보이지 않더라도 비행기 방향으로 거울을 반짝이는 것이 현명하다. 거울의 반짝임은 32km(20마일) 이상 떨어져 있는 구조 비행기라도 분별이 가능하다.

거울을 사용하기 위해서는 다음의 절차를 따른다.

1. 거울을 한 손으로는 태양 쪽으로 치켜올리고 다른 손은 자기 앞으로 뻗는다. 손가락이나 엄지손가락을 사용하여 목표물에 대한 시야를 차단한다.
2. 손가락이나 엄지를 벌려 거울로 햇빛을 반사시켜 겨눈다.
3. 손가락이나 엄지와 목표물을 가로질러 거울에서 반사되는 빛점을 반복적으로 튕긴다.
4. 가능하면 많은 빛을 반짝임으로써 비행기나 구조요원들에게 겨눈다. 3회 연속으로 반짝이려고 애쓰지 않는다. 이것은 너무도 어려운 일이다(그림 24-13).

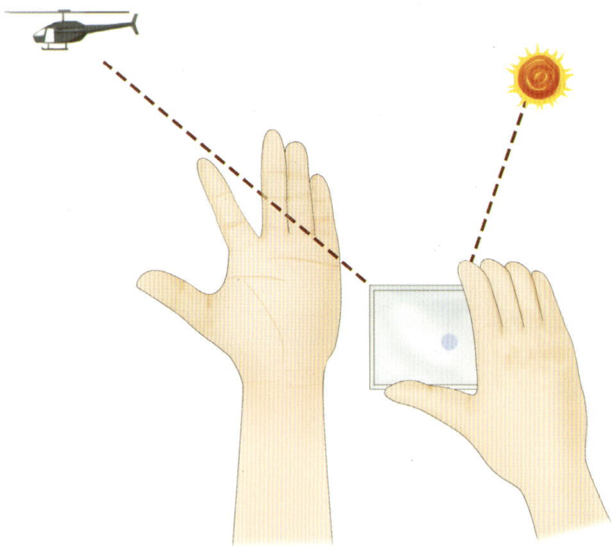

그림 24-13 거울을 이용한 신호 보내기

참고

생존 장비: 최소한의 필수용품

최소한의 품목	목적
1~2개의 커다란 쓰레기 비닐봉지 혹은 마일라(Mylar)로 만든 비상용 담요(알루미늄 코팅을 한 플라스틱 시트)	기후(바람, 비, 눈)로부터의 보호. 머리용으로 봉투의 바닥에 구멍을 하나 내서 쓰레기봉투 하나는 머리에 쓰고, 두 번째 봉투는 다리를 덮는다.
호각(Mini Fox 40 혹은 Wind-storm)	도움을 청하는 신호
신호용 거울	도움을 청하는 신호
발화제(마그네슘)가 붙어 있는 금속제 성냥	불을 붙인다.
방풍용 및 방수용 성냥이 들어 있는 방수용 성냥갑	불을 붙인다.
방수용 성냥갑 혹은 광유(바셀린과 같은) 혹은 상업용 부싯깃(발화제)을 바른 여러 개의 솜뭉치가 들어 있는 빈 필름 깡통	광유는 인화성을 가지고 있다. 광유를 바른 솜뭉치들을 이용하여 발화제를 만든다. 사용 시에는 솜뭉치를 열어 금속 성냥으로부터 나오는 불꽃을 잡는다.
칼(다용도) 및 비상용 톱	절단용
음식[에너지바 혹은 MREs(미군용 즉석조리식 전투식량)]	칼로리와 심리적인 안정을 준다.

PREP KIT

복습

- 다른 사람과 자신의 문제를 관리하기 위해서 가능한 만큼 의학적인 준비를 한다.
- 미개지 혹은 외딴 지역에서 지연된 CPR은 드물게 시행되고 있다. 일단 CPR을 시행한다면 최소 30분 동안 지속적으로 실시되어야 한다.
- 미개지 상황에서는 약간 어긋난 관절은 골절교정을 시키도록 권장된다.
- 무의식 환자를 항상 안정시킨다.
- 넙다리 골절 환자의 넓적다리 부위 내부에는 약 2L(2쿼터) 혈액 손실이 발생할 수 있으며, 심각한 부종으로 진행된다. 이러한 부상은 부목을 대어 주어야 한다.
- 1970년대 이후로 눈사태에 의한 사망자의 수가 급격히 증가했다.
- 고산병은 실제로는 한 가지 문제, 즉 저산소증 때문에 발생한다.
- 환자를 이송하는 가장 좋은 방법을 결정하기 위해서는 여러 요인에 근거를 두어야 한다.
- 많은 응급상황에서는 조난 상태에 있는 사람들을 찾아야 한다.

핵심용어

고산뇌부종(HACE) 고산고도로 인해 뇌가 액체로 부어 오르는 의료적 상태

고산폐부종(HAPE) 폐혈관이 수축하여 압력이 증가하고 폐 조직으로 액체가 새어 들어가고 마침내 폐기포에 들어가게 하는 상태

급성고산병(AMS) 고산지대에서 사람들에게 영향을 미치는 상태; 증상으로는 어지러움, 구역질, 두통, 호흡곤란 등이 포함된다.

야외(wilderness) 일반적인 의료관리에서 1시간 이상 떨어진 원격지역

저산소증(hypoxia) 혈중 산소 농도가 낮음. 들이쉰 공기의 산소 부족

실습평가

당신은 콜로라도주의 높은 산에서 5일간의 배낭여행을 즐기고 있다. 당신은 해수면보다 높은 고도에 익숙해질 것이라 알고 있으며, 당신의 그룹은 매우 잘 견디고 있다. 4일째 되는 날, 당신은 마지막 야영지로 도착하기 위해서 305m(1,000피트)를 넘어야 한다. 1시간의 끊임없는 사투 끝에 이번 산행의 가장 높은 지점인 해수면 위 4,115m(13,500피트)에 도착한다. 이 고도에서 당신 팀의 몇몇 팀원이 심한 두통과 피로감을 호소하였다. 두 명의 팀원은 숨을 쉴 수 없는 것 같아 보인다.

지시: 설명에 동의하면 "예"에 ○표하고, 동의하지 않으면 "아니요"에 ○표 하시오.

1. 당신은 3,658m(12,000피트) 위에 있기 때문에 HAPE 혹은 HACE에 고통을 받는 것으로 의심된다.
   예 아니요
2. 사람들에게 다량의 수액을 투여하여야 한다.
   예 아니요
3. 당신은 그들이 다른 산행로로 걸어 내려갈 수 있을 만큼 충분히 괜찮아질 때까지 이 고도에 머물러야 한다.
   예 아니요
4. 당신은 마지막 야영지에서 914m(3,000피트)로 내려온 후 만약 사람들의 몸 상태가 호전되지 않으면 의료기관을 찾아가야만 한다.
   예 아니요

PREP KIT

지식확인

지시: 설명에 동의하면 “예”에 ○표하고, 동의하지 않으면 “아니요”에 ○표 하시오.

1. 미개지에서의 부상은 드물게 일어나는 편이다.
   예 아니요

2. 미개지에서의 CPR은 만약 환자가 30분 이후에도 반응을 보이지 않는다면 중지해야 한다.
   예 아니요

3. 탈구교정은 극적으로 고통을 경감시켜 준다.
   예 아니요

4. 척추의 안정에 관한 것이라면 절대로 즉석 조치는 취하지 않는다.
   예 아니요

5. 눈사태 후에는 조난자들이 스스로 파고 나오는 것이 용이하다.
   예 아니요

6. 올라가는 속도가 고산병에 영향을 줄 수가 있다.
   예 아니요

7. 두통은 고산병의 공통적인 증상이다.
   예 아니요

8. 고산병 환자는 계속 움직여야 한다.
   예 아니요

9. 대부분의 번개로 인한 사망은 밤 동안에 일어난다.
   예 아니요

10. 번개로 인한 환자들은 대부분 단지 경미한 화상만을 입는다.
    예 아니요

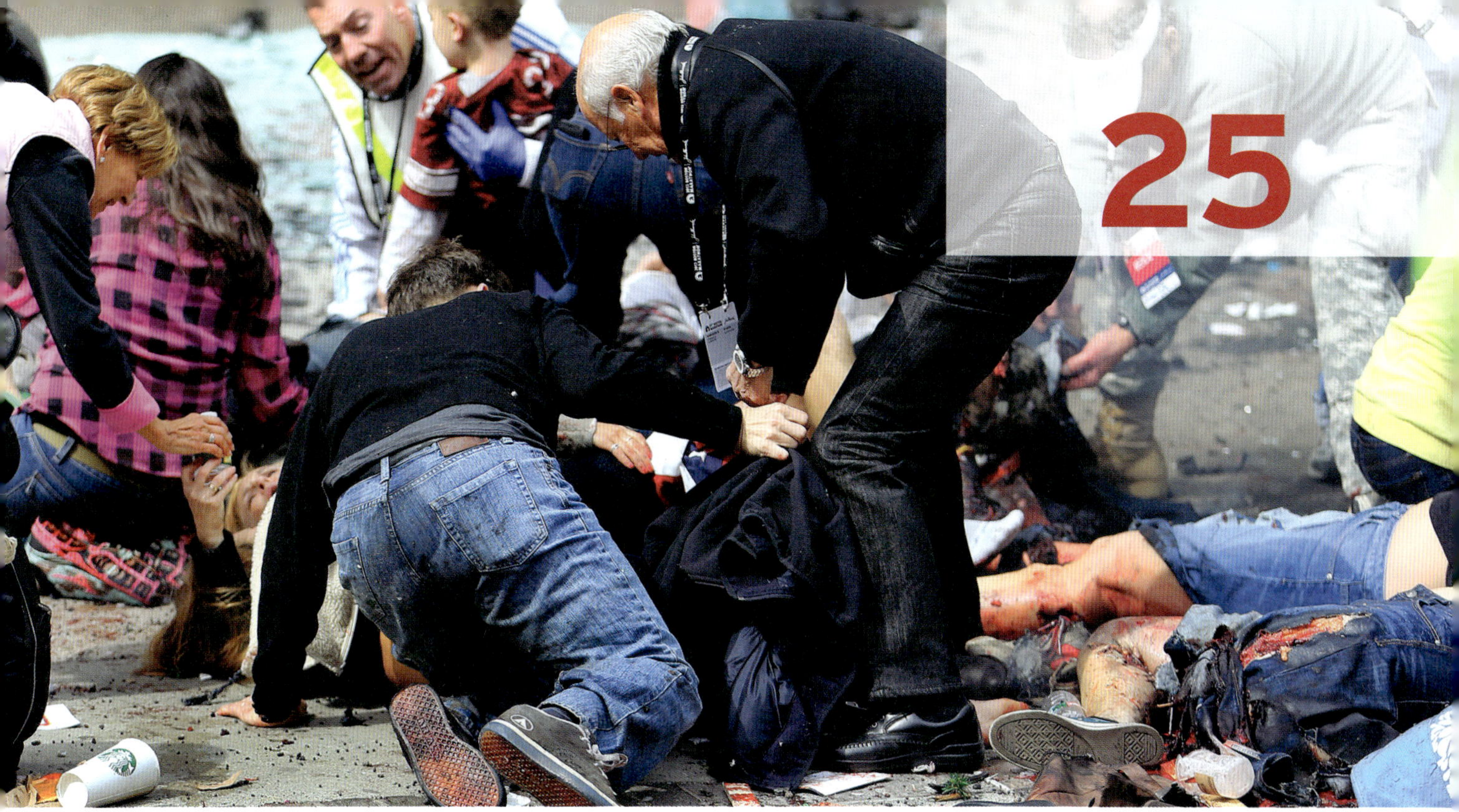

© Boston Globe/Getty.

환자 구조와 이송
Rescuing and Moving Injured People

CHAPTER AT A GLANCE

- 환자 구조
- 환자중증도분류: 다수 환자 발생 시 대처 방법
- 환자 이송

환자 구조

수상 구조

수상 구조는 '손 뻗기–던지기–젓기–다가가기' 순서로 시도한다. 첫 번째로 가장 간단하게 시도할 수 있는 구조 방법은 익수자에게 손을 뻗는 것이다. 손을 뻗어 구조를 시도할 때는 가벼운 막대기, 사다리, 긴 지팡이, 익수자에게 뻗을 수 있는 물건이 필요하다. 일단 구조자가 익수자에게 도달할 수 있는 도구가 있다면, 구조자는 발을 단단히 고정하고 더 안전하게 하기 위해 주변 사람들이 구조자의 허리띠나 바지를 단단히 잡게 할 수도 있다. 구조를 시도하기 전에 구조자 자신의 안전을 우선적으로 확보해야 한다.

구조자는 또한 야외용 빈 물통, 빈 연료나 페인트 통, 구명조끼, 물놀이용 방석, 나뭇조각, 공기가 꽉 차 있는 여분의 타이어 등 무엇이든 뜰 수 있는 물건들을 익수자에게 던져줄 수 있다(표 25-1). 만약 줄을 가지고 있다면, 언급한 물건들을 줄에 묶은 후 익수자를 향해 던져준다. 만약 실패한다면, 줄을 잡아당겨 물건을 잡은 후 다시 익수자를 향해 던진다. 훈련을 받지 않은 구조자는 평균적으로 약 15m(50피트) 정도 던질 수 있다.

만약 익수자가 물건을 던질 수 있는 거리를 벗어나 있을 때, 근처에 노를 젓는 배, 카누, 모터보트, 서프보드가 있다면 이를 이용해 익수자에게 다가갈 수 있다. 이러한 탈 것을 조종하는 기술은 실습을 통해 익혀야 한다. 구조자 자신의 안전을 위해 구명조끼와

표 25-1 생존 시간에 뜰 수 있는 물건의 효과

상황(수온 10℃)	예상 생존 시간 (시간)
뜰 수 있는 물건이 없을 때	
익사방지부유법(drownproofing)	1.5
물에 떠 있기(treading water)	2.0
뜰 수 있는 물건이 있을 때	
수영	2.0
가만히 있기	2.7
HELP 자세(찬물에 있을 때 열을 빼앗기지 않기 위한 자세)로 있기	4.0
허들 자세	4.0

Collis ML. Survival behaviour in cold water immersion. In: *Proceedings of the Cold Water Symposium.* Toronto: Royal Life-Saving Society of Canada; 1976.

참고

전문응급처치

이 교재는 전문응급처치 절차에 대한 견고한 기초와 개요를 제공하지만, 구조 분야에는 여러 전문 분야가 있다. 이 분야에 능숙해지려면 추가 교육을 받는 것이 도움이 될 수 있다.

주의

만약 구조자가 수상 구조법을 훈련받지 않았다면, 물에 빠진 사람을 구하기 위해 물에 뛰어들지 말아야 한다.

같은 개인용부양장비(personal flotation device; PFD)를 착용해야 한다. 배가 뒤집히는 것을 피하기 위해 절대로 배의 옆면으로 환자를 끌어올리지 말고, 배의 뒤쪽(후미)이나 선단 쪽으로 안전하게 익수자를 끌어올려야 한다.

손 뻗기, 물건을 던지기, 배를 저어서 다가가기 모두가 불가능할 때, 수상 구조 과정을 통해 훈련을 받았다면 익사할 수 있는 익수자를 향해 수영을 하여 다가갈 수 있다. 잔잔한 물에 들어가더라도 수영을 하여 구조하는 것은 어렵고 위험하다. 이러한 위험성으로 인해 구조를 하러 들어간 사람이 오히려 익수자와 같은 위험에 빠지는 경우를 자주 볼 수 있다.

익수

세계보건기구(WHO)에 따르면 익수(drowning)는 어떠한 액체 속으로 잠기거나 잠수로 인해 호흡기의 기능장애가 발생하는 과정을 말한다. 익수가 발생했을 때 익수자의 얼굴(입과 코)은 최소한 입수되어 있거나 액체에 덮여 있거나 물속에 잠겨 있다. 잠수되어 있는 동안에는 얼굴을 포함한 몸 전체가 물속에 있다. 익수자의 행동은 표 25-2에서 볼 수 있다.

참고

아동의 익사를 예방하기 위한 미국소아과학회의 권고사항(연령별)

4세 이하

- 욕조나 스파, 어린이 풀장, 물이 가득 찬 양동이 옆, 욕조가 딸린 욕실, 관개 수로, 물웅덩이 근처에 아이를 절대 혼자 두지 말아야 한다.
- 아이가 수영 강습을 받았다고 해서 방심하면 안 된다.
- 수영장 전체에 울타리를 설치해야 한다. 단순히 수영장 덮개를 사용하는 것은 울타리를 대신하지 못한다.
- 심폐소생술을 익히고 수영장 근처에 전화기와 구명장비나 끝이 구부러진 지팡이 등의 응급장비들을 준비해 놓아야 한다.

5~12세

- 안전 수칙을 배울 수 있는 수영 강습을 시켜준다.
- 아이들 혼자 수영하거나 또는 성인 관리자가 없는 상황에서 수영을 하지 않도록 한다.
- 아이들이 물놀이를 할 때에는 승인된 구명조끼를 착용하도록 한다.
- 아이들에게 물속에 뛰어들거나 다이빙을 하는 것에 대한 위험성을 알려주어야 한다.

13~19세

- 선행하는 안전 수칙 준비뿐만 아니라 수영, 다이빙 또는 보트 타기를 할 때 과다한 약물 복용을 하는 것은 위험하다고 알려주어야 한다.
- 청소년들이 심폐소생술(CPR)을 시행할 수 있도록 가르쳐 주어야 한다.

American Academy of Pediatrics Committee on Injury, Violence, and Poison Prevention. Prevention of drowning in infants, children, and adolescents. *Pediatrics* 2019;143(5):2-5.

익수자 처치

1. 상황을 살펴본 후(2장 참고), 수상 구조를 시행한다(그림 25-1).
2. 만약 환자가 다이빙을 했다면(혹은 다이빙을 했는지 안 했는지 판단하기 어려운 경우에도), 척추 손상의 가능성을 염두에 두어야 한다. 잘 훈련된 구조원이 척추고정판을 가지고 도착할 때까지 환자를 수면 위에 직선으로 떠 있도록 유지시켜야 한다.
3. 호흡이 있는지 확인하고, 그 상황에 맞게 대처한다. 차가운 물속에 잠겨 호흡이 멎은 어떤 익수자라도 60분 이상 물속에 있지 않은 경우에는 심폐소생술을 시행해야 한다.
4. 척추 손상이 의심되지 않는 경우에는 익수자를 구출한 후 기도를 통해 몸속에 들어 있던 이물질들을 배출시키기 위해 환자를 옆으로 눕혀야 한다.

표 25-2 위험에 처한 수영자와 익사자의 행동

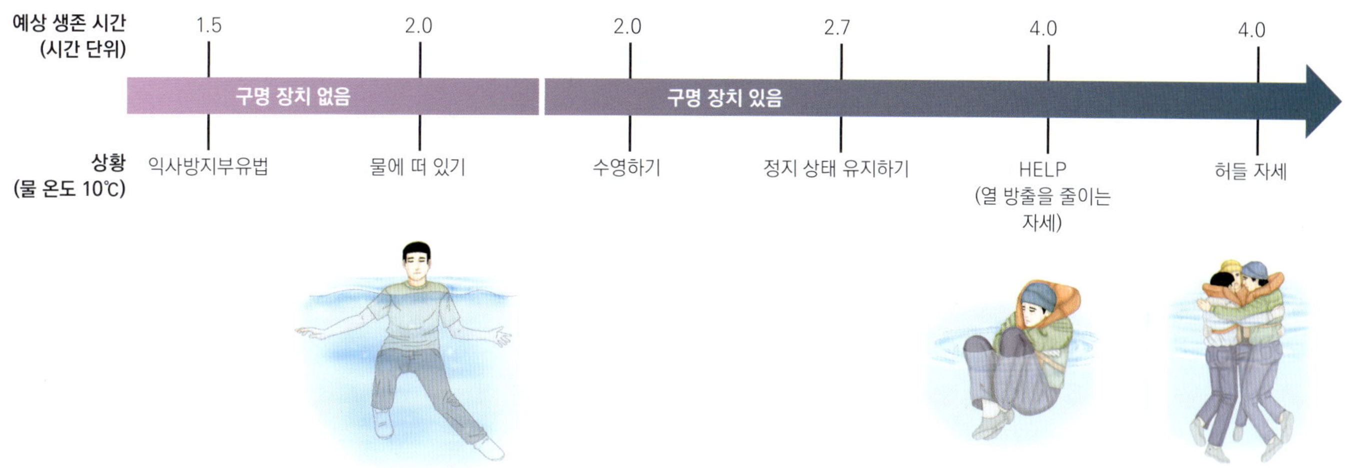

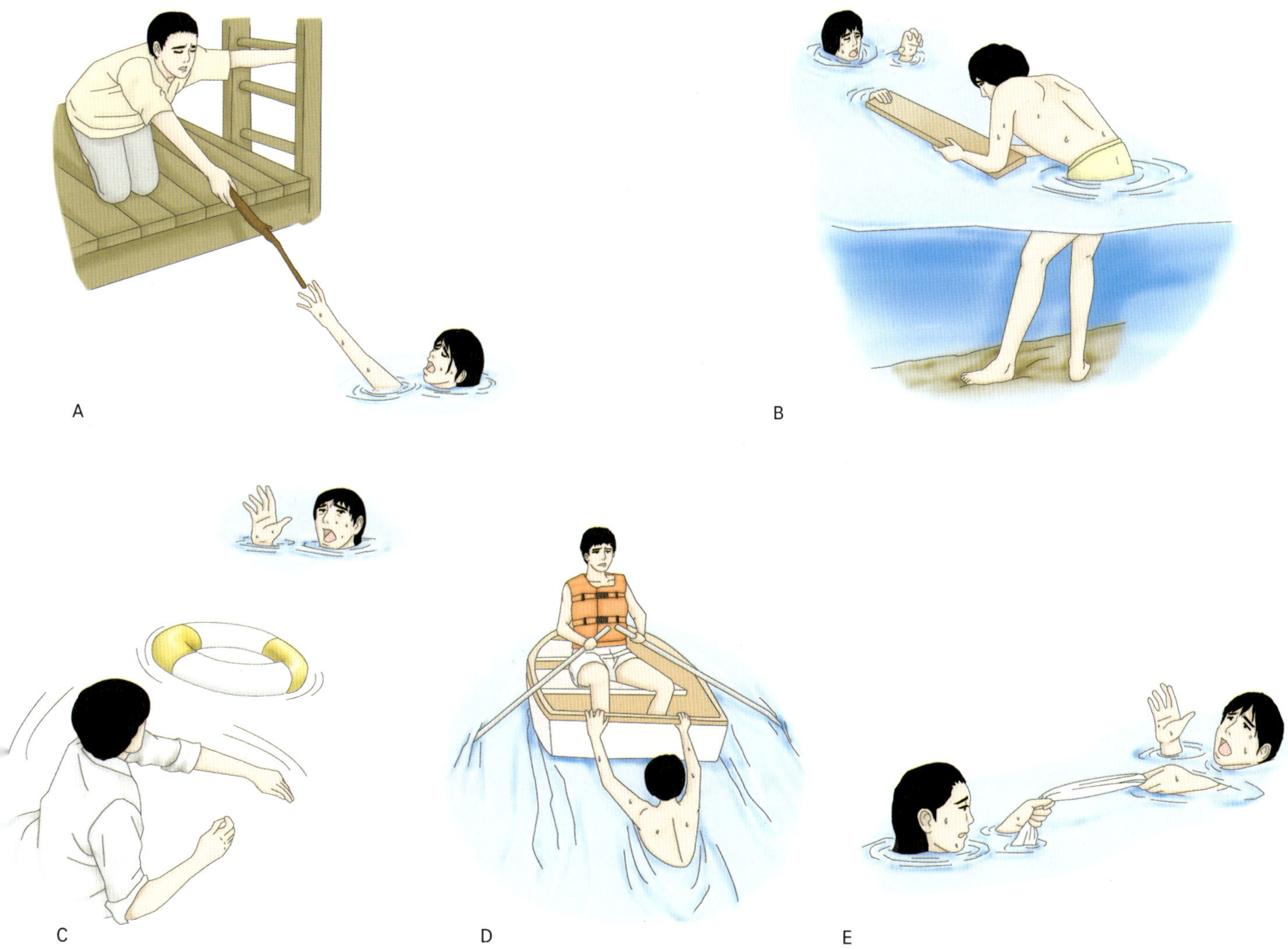

그림 25-1 수상 구조. (A) 물가에서 익수자에게 손을 뻗어 구조를 시도한다. (B) 만약 물가에서 익수자에게 닿을 수 없으면, 물이 얕은 곳으로 걸어가 좀 더 가깝게 다가간다. (C) 뜰 수 있는 물건이 있다면, 익수자에게 던져준다. (D) 보트가 있다면, 그것을 사용한다. (E) 익수자에게 수영을 해서 다가가야 한다면, 익수자가 잡을 수 있을 만한 수건이나 널빤지를 사용해야 한다. 이때 익수자가 절대로 구조자를 붙잡지 않도록 해야 한다.

차가운 물 침수

차가운 물속에서 잠수는 세계 열대지역을 제외한 모든 바다, 호수, 시냇물에서 활동을 즐기는 사람들에게 잠재적인 위험이 있다. 따라서 미국해양경비대(US Coast Guard)는 '21℃ 온도의 물을 차가운 물'로 정의한다. 그러나 사람이 저체온증에 걸리는 데는 그 정도까지 차가워지지 않아도 가능하다. 사람은 25℃의 물에서도 저체온증에 걸릴 수 있기 때문이다. 북미 대부분의 호수, 강 그리고 해안은 1년 내내 그 온도보다 더 차갑기 때문에 북미에서 물에 빠진 것으로 인한 저체온증의 위험은 거의 1년 내내 높게 유지된다. 차가운 물에 빠진 사람은 차가운 공기에 노출된 사람보다 약 25배 정도 빠르게 체온을 잃는다.

미국해양경비대와 다른 구조 기관들은 물에 빠진 사람들이 물 밖으로 몸을 많이 노출시킬수록 살아남을 확률이 높고, 가능한 한 냉각 속도를 최소화할수록 생존 시간이 증가한다고 권고한다. 사람들은 생존자가 물에 빠져 있는 경우보다 바람에 노출될 때, 특히 몸이 젖어 있는 상태에서 열을 더 많이 잃는다고 오해한다. 해변, 호수, 수영장에서 휴양 활동을 하던 대부분의 사람들은 그들이 물속에서 활동을 하는 것보다 물에서 벗어난 후 더 춥다고 느낀다. 이러한 경험들이 그 오해를 더욱 강화시키는데, 이로 인해 보트 전복 사고를 당한 익수자들이 뒤집힌 배 위에서 안전한 자세를 취하는 대신 물속으로 들어가는 선택을 하게 된다. 이는 종종 비극적인 결과를 초래한다.

차가운 물에 빠진 경우 생길 수 있는 의학적인 응급상황은 익사나 저체온증이다. 수많은 사건 기록과 통계적 근거는 익사나 저체온증이 차가운 물에 빠졌을 때 특히 뚜렷하다는 것을 증명하고 있다. 사람들이 차가운 물속에 빠졌던 가장 유명한 사건은 1912년 4월 타이타닉호의 침몰일 것이다. 빙산과 부딪힌 후, 그 배는 잔잔한 바닷속으로 가라앉았다. 탑승한 2,201명 중 구명보트에 탑승한 712명만이 구출되었다. 구조대는 사고가 발생한 지 2시간 내에 도착했음에도 불구하고, 나머지 1,489명은 물속에서 사망했다. 거의 대부분의 익수자가 구명조끼를 입고 있었지만, 사망의 원인은 공식적으로 익사로 확인되었다. 좀 더 구체적으로 언급한다면, 사망 원인은 물에 빠짐으로 인한 저체온증이었다. 사람마다 추위를 느끼는 속도는 여러 요인들에 의해 영향을 받는다.

- 체지방: 체지방이 많은 사람일수록 냉각 속도는 늦어진다. 즉, 지방이 많을수록 생존 가능성이 증가한다.
- 체형: 몸집이 큰 사람은 몸집이 작은 사람에 비해 더 천천히 차가워진다. 아동은 어른에 비해 더 빠르게 차가워진다. 여성은 더 많은 지방을 가지고 있지만 보통 몸집은 더 작으므로 남성과 비슷한 냉각 속도를 갖는다.
- 체력: 건강한 심장혈관은 차가운 물속의 익수에 따른 스트레스를 이겨내는 데 도움을 줄 수 있지만, 신체적으로 건강한 사람들은 보통 단열에 도움이 되는 피하지방을 적게 가지고 있다.
- 수온: 수온이 낮을수록 체온은 더 빠르게 내려간다.
- 의복: 옷은 열을 차단할 수 있다. 특히 모(울; wool) 소재로 만들어진 옷은 다른 종류의 옷보다 더 좋다.
- 음주: 술을 마신 사람의 경우, 더 위험한 상황에 이를 수 있다. 술은 판단과 조절 능력을 저하시킨다. 연구에 의하면 전체 익사자의 10~50% 정도가 술과 연관되어 있다. 술은 피부의 혈관을 팽창시켜 더 많은 체열을 방출하게 한다.
- 행동: 수영을 하거나 물속에서 발을 구르는 것은 몸의 중심에서 근육으로 따뜻한 혈액의 순환을 증가시키고, 이로 인해 냉각 속도는 증가한다. 그러므로 종종 수영 선수들이 먼저 죽는 경우가 발생하는데, 이는 그들이 수면 위로 뜨려고 하기보다 수영을 하거나 물속에서 발을 구르려는 시도를 더 많이 하기 때문이다. 게다가 소위 익사방지부유법으로 여겨지는 물속에서의 보빙법(물속에서 수평자세를 유지하며 숨을 쉬기 위해 수면 위로 올라왔다 잠수하는 것을 반복하는 기술)은 머리 주변의 물을 순환시킴으로써 열의 손실을 현저하게 증가시킨다.

HELP(열 방출을 줄이는 자세: heat escape lessing position) 즉, 무릎을 가슴 쪽으로 끌어당겨 양 무릎으로 팔을 누른 후 가능한 한 가만히 그 자세를 유지하는 방법이 개발되었다(그림 25-2). 둘 이상의 사람이 있는 경우, 함께 침착하게 밀착하여 감싸안음으로써(허들 자세) 몸의 앞쪽과 샅 부분의 열 손실을 감소시킬 수 있다. 이 두 자세 모두 구명조끼, 즉 개인용부양장비(PFD)를 착용해야 한다.

장시간 잠수를 하고도 살아남을 수 있는 것은 인간을 포함한 포유동물의 잠수 반사에 의해 설명되기도 한다. 때때로 포유류 다이빙 반사라고 불리는 다이빙 반사 현상은 몸이 물에 잠겼을 때 자연스럽게 나타나는 반응으로 생존을 위해 에너지를 보존하기 위한 특정 신체 부위로의 산소 공급을 제한한다. 이 잠수 반사는 자유 잠수부들이 몇 분 동안 물속에 머물 수 있게 해준다.

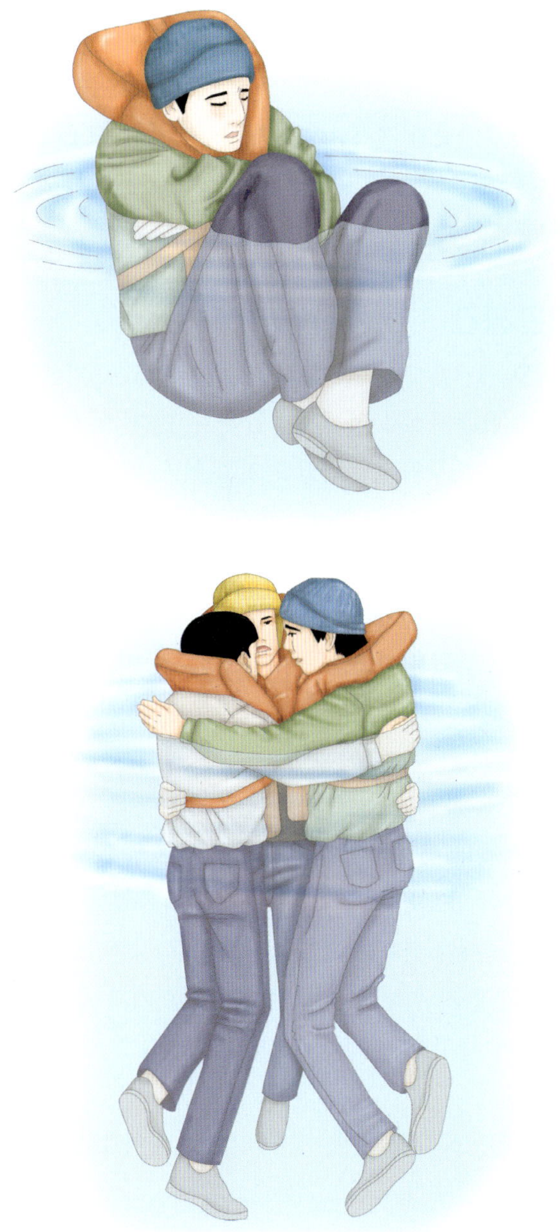

A

B

그림 25-2 HELP와 허들. (A) 물에 뜰 수 있는 장비를 입은 사람은 HFI P(열 방출을 줄이는 자세) 즉, 무릎을 가슴 쪽으로 끌어당기고 팔짱을 끼는 자세를 취해서 열 손실을 최소화하고 생존 가능성을 증가시킬 수 있다. (B) 3명 이상의 사람들은 자신의 팔을 옆 사람 등 뒤로 감싸서 당겨주어 작은 원이나 허들을 만들어 열을 보존시킬 수 있다.

빙상 구조

만약 얼어 있는 강이나 호숫가의 뭍에서 멀지 않은 곳에 빠졌다면, 장대를 뻗어 내밀거나 물에 뜰 만한 물건을 끈에 묶어 그 사람에게 닿도록 던져준다. 환자가 그 물건을 잡으면 그 사람을 물가나 얼음의 끝 쪽으로 당긴다.

그 사람이 뭍에서 멀리 떨어져 있는 곳에 빠졌다면, 장대나 밧줄을 던지는 것만으로는 그를 도울 수 없다. 구조자는 편평하게 엎드린 후 앞쪽으로 사다리, 널빤지, 또는 그와 유사한 물건을 잡고 밀면서 앞으로 움직일 수 있다(그림 25-3). 또한 구조자는 예비 타이어를 밧줄에 묶고 밧줄의 다른 끝을 물가에 고정시킨 후, 편평하게 엎드린 상태에서 앞쪽으로 타이어를 잡고 밀면서 나아갈 수 있다. 그러고 나서 물에 빠진 사람을 물가 쪽이나 얼음의 모서리 쪽으로 당긴다.

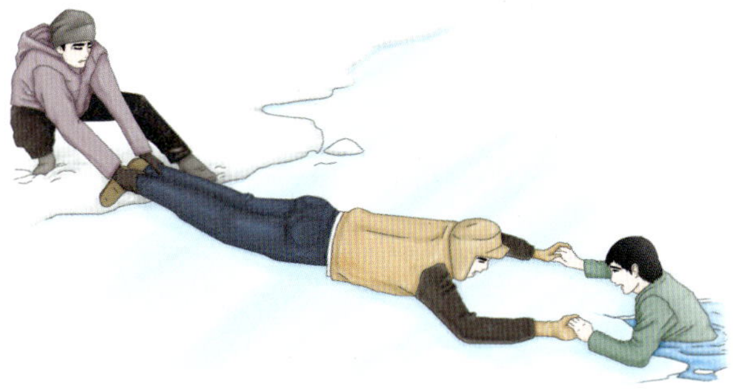

그림 25-3 빙상 구조: 더 넓은 표면 쪽으로 무게가 분산되도록 편평하게 눕는다.

주의

지지대 없이 깨진 얼음 근처로 가지 않는다.

전기에 의한 부상 응급구조

전기적 손상은 상당히 치명적일 수 있다. 약한 충격으로도 심각한 내부적 손상을 야기할 수 있다. 1,000V 이상의 전류는 높은 전압으로 정의되지만, 가정에서 사용되었던 110V 정도의 전류도 사람에게는 치명적이다. 사람이 전기 충격을 받았을 때 전류는 접촉 지점을 통해 몸으로 들어와 최소한의 저항을 가진 통로(신경과 혈관)를 통해 이동한다. 그 전류는 빠르게 이동하면서 열을 발생시키고 주변 조직을 파괴시킨다.

대부분의 실내 감전사는 전자장비의 결함이나 전자 기구의 부주의한 사용으로 발생한다. 환자에게 다가가기 전에 회로 차단기, 퓨즈 상자 또는 실외의 스위치 상자(누전차단기)에서 전류를 차단하고, 전자 기구의 플러그가 손상되지 않았다면 플러그를 뽑는다. 만약 그 감전사가 고압 송전선에서 발생했다면, 누구든 환자에게 접근하기 전에 전력을 차단해야 한다. 환자에게 접근했을 때 구조자의 다리나 하지 쪽에 찌릿찌릿한 느낌이 든다면 멈춘다. 지면 위로 전류가 통하면 한쪽 다리를 통해 전류가 들어오고 하지를 통과하여 다른 쪽 다리로 흘러갈 수 있기 때문이다. 이 경우 지면으로부터 한쪽 다리를 들어올린 뒤 돌아서서 한쪽 다리로 뛰어 안전한 장소로 이동한 후, 전선을 끊거나 전류의 흐름을 막을 수 있는 적절한 장비를 가진 훈련된 전문가가 올 때까지 기다린다. 만약 송전선이 차 위로 떨어졌다면, 운전자와 승객들에게 차 안에 머물러 있을 것을 지시한다. 폭발이나 화재의 위험이 있는 경우 환자를 그 차나 전선에 접촉이 없도록 해서 차 밖으로 나올 수 있게 해야 한다.

주의

- 전류가 흐르지 않을 때까지 환자나 전자 기구를 만지지 말아야 한다.
- 전류가 끊긴 전선을 옮기려고 하지 않는다.
- 전력 기구로부터 환자를 분리시키기 위해 마른나무(빗자루, 연장, 나무, 걸상)와 같은 물건조차도 사용하지 않는다.

위험물질로 발생하는 사건

대부분 고속도로 충돌사고는 위험한 화학물질로 인한 잠재적인 위험성을 내포한다. 위험물질의 존재를 나타내는 단서들은 다음과 같은 내용을 통해 알 수 있다.

- 운송 수단에 부착되어 있는 경고문(예: '폭발물', '가연성', '부식제' 등)을 찾아본다. 만약 그 게시물이나 설명서를 읽을 수 없다면 가까이 다가가지 않는다. 육안으로 게시물을 읽을 수 있다면 너무 가까이 다가간 것일 수 있으니 더 멀리 떨어진 곳으로 이동할 것을 고려해야 한다. 그림 25-4는 도로를 주행하는 차량에 부착된 위험물질 경고 표지판을 나타내는 차트를 보여주며, 그림 25-5는 운송 중인 패키지에 부착된 경고 라벨을 나타내는 차트를 보여준다.
- 위험물질에 대한 게시물이나 라벨 부착 여부와 상관없이 탱크, 컨테이너, 기차 등에서 누출이나 유출이 되는 곳이 있는지 살펴본다.
- 강하고 유독한 냄새는 위험물질을 의미할 수 있다.
- 유출물질에서 연기나 이상하게 보이는 증기가 발생하면 이것들에서 떨어져 있어야 한다.

위험물질이 있는 곳에서 바람이 불어오는 반대 방향으로 충분히 멀리 떨어져 있어야 한다. 위험물질을 다룰 수 있는 훈련받은 전문가들과 제거장비를 가진 사람들만 그곳에 있어야 한다. 위험물질과 관련된 사고가 의심된다면 즉시 경찰서와 소방서에 신고해야 한다.

폐쇄된 공간

폐쇄된 공간은 사람이 거주하기 위한 의도로 지어진 곳이 아니므로 유독가스가 정체되어 있을 수 있다. 이러한 공간들은 최소한의 입구와 출구만을 가지고 있다. 폐쇄된 공간은 지하, 지면, 지면 위의 세 가지 유형으로 나눌 수 있다. 지면 아래의 폐쇄된 공간으로는 맨홀, 지하의 공공설비 저장소, 저장 탱크, 오래된 탄광, 수조, 우물 등이 있다. 지면에 있는 폐쇄공간으로는 산업용 탱크, 농작물 저장고 등이 있다. 지면 위의 폐쇄공간은 급수탑이나 다리 모양을 가진 저장용 탱크 등을 포함한다.

폐쇄 공간에서 사고가 발생하면 즉시 행동을 취해야 한다. 누군가가 폐쇄 공간에 들어가서 조난 신호를 보내거나 일정 시간 반응이 없으면 아래의 절차를 밟아서 구조를 진행한다.

1. 119구급대에 전화를 걸어 즉시 도움을 청한다.
2. 환자를 돕기 위해 그 안으로 뛰어 들어가지 않는다. 만약 당신이 들어간다면 당신이 구조를 필요로 하게 될 수도 있다.
3. 구조대가 도착했을 때, 그 공간으로 들어가지 않고 환자를 구조할 수 있도록 노력한다.
4. 만약 외부에서 구조가 불가능한 경우, 적절한 장비(산소호흡기, 안전벨트나 구명 밧줄 등)를 가지고 있는 훈련된 전문가가 들어가서 환자를 구조할 수 있도록 한다.
5. 환자가 구조된 후 응급처치를 시행한다. 밀폐된 공간에서 환자를 구출하는 구조자는 관련 추가교육이 필요하다.

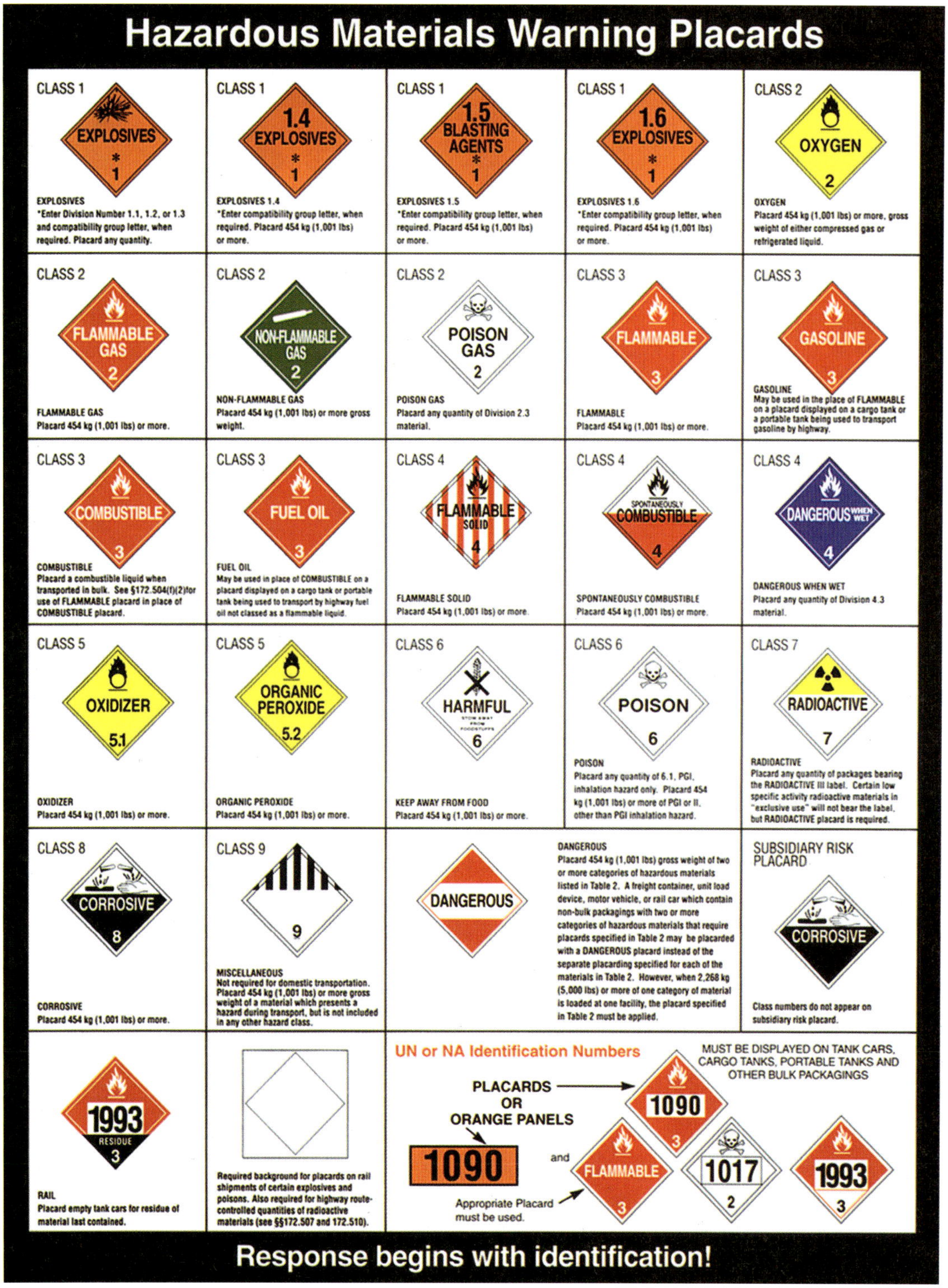

그림 25-4 위험물질에 대한 라벨

Courtesy of U.S. Department of Transportation.

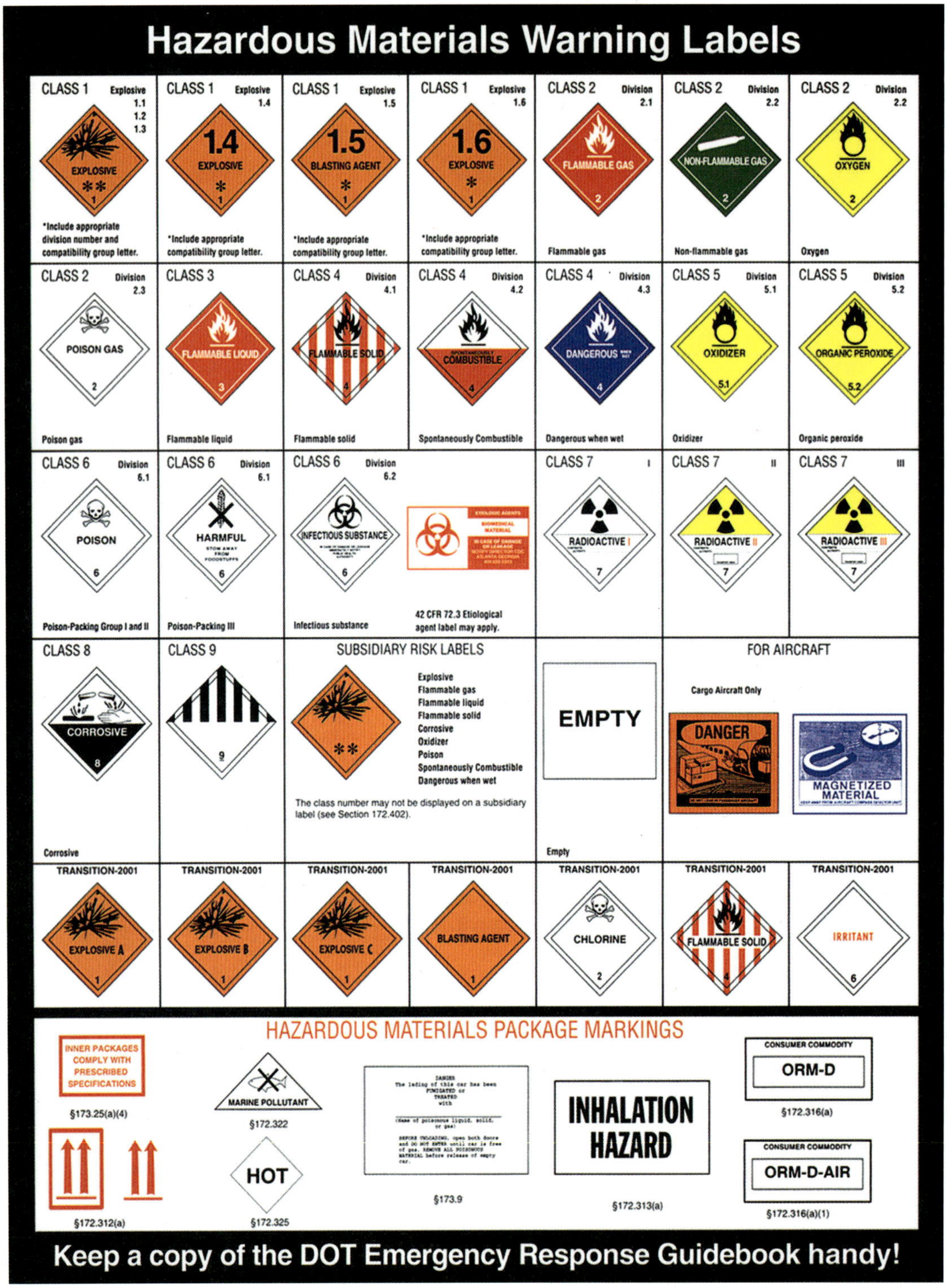

그림 25-5 위험물질에 대한 라벨

Courtesy of U.S. Department of Transportation.

자동차 충돌사고

미국 대부분의 주에서는 자동차 충돌사고가 발생했을 때, 그 사고와 관련되어 있다면 멈춰서 도움을 주는 것이 법적인 의무이다. 만약 당신이 사고가 발생한 후 얼마 지나지 않아 사고 지점을 지나간다면 법은 당신이 멈출 것을 요구하지는 않지만, 당신에게 어떠한 구조 도움을 제공할 도덕적인 책임이 있다는 것에 대한 논란은 발생할 수 있다.

1. 차를 멈추기 위해 차선 밖 갓길에 차를 세운다. 충돌 지점에서 최소한 자동차 5대 길이 정도 벗어난 거리에 주차를 한다. 만약 경찰이 사건을 맡았다면 경찰에 요구가 있지 않은 한 당신의 차를 멈추지 않아도 된다. 경찰이나 다른 구급차가 도착하지 않으면, 가능한 한 빨리 119구급대에 도움을 요청한다. 다음에 전화로 도움을 요청하는 방법을 정리해 놓았다.
   - 휴대폰 사용하기
   - 근처에 있는 집이나 사무실에 있는 전화를 사용하기
   - 공중전화나 도로변 비상전화 찾기
2. 자동차의 비상등을 켠다.
3. 사고 현장에 있는 모든 사람이 안전해야 한다.
   - 운전자에게 시동을 끄도록 요청하거나 직접 시동을 끄고 차량을 주차 상태로 둔다.
   - 목격자들에게 도로에서 떨어져 있을 것을 요청한다.
   - 뒤에서 다가오는 운전자에게 충돌에 대한 경고를 하기 위해 사고 현장에서 약 75~150m 떨어진 곳에 삼각대나 반사물을 놓는다. [한국도로교통공단에 따르면 삼각대는 후방에 접근하는 자동차의 운전자가 확인할 수 있는 위치에 설치하여야 하며, 특히 밤에는 고장차량 표지와 함께 사방 500m 지점에서 식별할 수 있는 적색의 섬광신호, 전기제등 또는 불꽃신호를 추가로 설치하여야 한다고 하였다. 기존의 사고차량으로부터 주간 100m, 야간 200m의 삼각대 설치 기준은 유동적으로 할 것으로 개정하였다.] 누출된 가솔린이나 디젤 연료 주변에서 신호탄을 점화하지 않는다.
4. 운전자나 승객 중 의식 저하가 있거나 척추 손상을 입은 부상자가 있으면, 그 부상자의 머리와 목이 고정될 수 있도록 조치를 한다.
5. 부상자의 호흡을 확인하고 계속 모니터링을 한다. 생명을 위협하는 상처는 즉시 처치한다.
6. 가능한 한 적절한 장비와 훈련을 받은 응급의료서비스(EMS)가 차량에서 사람들을 구조할 때까지 기다린다. 대부분의 경우, 차 안의 사람들의 상태를 안정시키는 것이 중요하다.
7. 부상자를 직접 병원으로 이송하지 말고, 응급의료서비스(EMS)가 병원으로 이송할 때까지 기다린다
8. 단일차량 사고인 경우에는 갑작스러운 질환의 발현(졸도, 심장마비, 저혈당 등)을 가능한 원인으로 염두에 둔다.

주의

- 영화나 드라마 속 사고와 달리, 대부분의 사고 차량은 화재가 발생하지 않고, 똑바로 선 모양을 유지하고 있으므로 사고 차량 밖으로 환자를 성급하게 끌어내지 말아야 한다.
- 만약 차에 화재가 발생했거나 다른 차량이 다가오는 등의 급박한 위험 상황이 아니라면 환자를 이동시키거나 움직이지 않는다.
- 환자를 당신의 차나 다른 목격자들의 차로 옮기지 않는다.

화재사고

실제 화재 상황을 겪게 된다면, RACE를 떠올리도록 한다.

- R = 구출(Rescue): 모든 사람들을 빌딩이나 화재 장소로부터 빠르게 빠져나갈 수 있도록 한다. 사람들이 직면한 위험으로부터 안전한 장소로 탈출할 수 있도록 돕는다.
- A = 활성화(Activate): 비상 긴급 연락처(보통 119구급대)로 연락을 취해 화재를 알린다. 만약 빌딩에 화재알람 시스템이 있다면 알람 스위치를 누른다.
- C = 국한(Confine): 만약 안전하게 할 수만 있다면, 문과 창문을 닫아 화재가 확산되는 것을 막는다. 단, 문과 창문을 잠그지는 않는다.
- E = 진화(Extinguish): 만약 현장이 안전하고 소화기를 사용할 줄 안다면 가장 가까운 소화기를 사용하여 화재를 진화한다.

불이 난 부분이 작고 자신의 탈출로가 확실하게 확보된 상태에서만 소화기를 사용하여 진화를 시작한다. 불은 빠르게 번질 수 있기 때문에 화재가 시작된 지 5분 이내에 불을 끄려는 노력이 있었다면 불을 끄거나 피해를 최소화시킬 수 있을 것이다.

소화기를 조작할 때 PASS 기술을 사용한다.

- P = 소화기의 안전핀을 당긴다(Pull).
- A = 분사구를 화염의 발원지 쪽으로 조준한다(Aim).
- S = 손잡이를 두 손으로 함께 꽉 움켜쥔다(Squeeze).
- S = 분사구를 화염의 발원지 부위로 향한 채 좌우로 쓸듯이 움직인다(Sweep).

소화기의 내용물은 빠르게 배출되며, 화학분말이 들어가 있는 가정용 소화기의 경우 전부 비워지는 데는 8~25초밖에 걸리지 않는다.

만약 옷에 불이 붙게 되면 얼굴에서 멀리 떨어진 자세로 옷을 재빨리 벗는다. 이때 요구조자는 바람에 의해 옷에 붙은 불꽃이 커질 수 있기 때문에 뛰지 말아야 한다. 요구조자의 얼굴로 불길이 올라가지 않도록 목 주변에 무릎 덮개나 모직 담요를 감싸주거나 담요를 던져 몸을 덮어준다. 요구조자를 바닥으로 눕힌 뒤 담요를 말아서 불을 끌 수도 있다.

주의

- 요구조자의 옷에 불이 붙은 경우 뛰게 해서는 안 된다.
- 불을 끄려고 하는 동안에는 갇혀 있지 않도록 한다. 불이 커질 경우 빠져나갈 수 있도록 항상 구조자 뒤편에 문이 위치하도록 해야 한다.

위협적인 개를 만났을 때

어떠한 경우든 응급 현장에 들어가려고 할 때, "개조심"이라는 경고문이 있는지를 확인한 후 신중하게 작업을 진행한다. 또한 주인에게 위협을 주는 개를 통제해 줄 것을 요청한다. 만약 시간이 지체될 수 없는 상황이라면 소화기, 물 호스, 페퍼 스프레이 등을 사용하는 것을 생각해 볼 수 있다. 사나운 개가 있다면, 경찰에게 도움을 청할 수도 있다.

농장의 동물들

농장 동물들이 있는 곳에 응급상황이 벌어진 경우 구조자는 위험에 처할 수 있다. 말은 구조자를 차거나 물 수 있으며 만약 말이 긴장한 상태라면 사람을 짓밟기도 한다. 소는 구조자를 차거나 물어뜯을 뿐만 아니라 뿔로 찌를 수도 있으며 축사나 외양간으로 밀어 사람을 누를 수도 있다. 돼지도 사람을 물 수 있는 동물 중 하나이다. 동물이 관련된 상황에서는 다음과 같이 해야 한다.

- 동물들을 주의하면서 조심스럽게 현장으로 접근한다. 가능하다면 언제든 동물을 다룰 수 있는 사람이나 동물관리 전문가(animal control officer)에게 도움을 청한다.
- 동물을 놀라게 하거나 쫓아가지 않는다. 천천히 움직이고, 조용하게 말하여 동물들을 안심시킨다.
- 황소, 숫양, 종마, 수거위, 수탉과 같은 수컷 가축의 세력권을 지키려는 자세에 대해 유의한다. 눈을 마주치거나 정면으로 대면하는 것은 피한다. 이는 그들의 영토를 침략한 것으로 보일 수 있다. 만약 동물이 당신을 공격하려 한다면 천천히 뒤로 물러난다. 뛰는 것은 오히려 동물들을 흥분시킬 수 있다.
- 사람에게 다가오기 전에 가능하다면 문을 닫거나 울타리를 쳐서 동물이 다가오지 못하게 한다.
- 고삐가 풀려 있거나 놀란 동물들을 잡으려 하지 않는다. 만약 동물에게 줄 먹이가 있다면 사람으로부터 동물들이 떨어지도록 유인한다. 먹이를 양동이(통)에 담아 흔들면 아마도 동물들은 온순해지며 먹이에 끌릴 것이고, 이를 이용해 동물들을 울타리 안으로 들어가게 할 수 있을 것이다.

환자중증도분류: 다수 환자 발생 시 대처 방법

상황 속에서 응급처치를 요하는 환자는 대부분 한 명뿐이다. 하지만 때로는 드물게 큰 규모의 사건이 일어나면 여러 명의 환자가 발생하기도 한다. 이러한 사건이 발생했을 때 대부분이 대중매체로 보도되기 때문에 일상적인 것으로 보일지도 모른다(표 25-3).

많은 환자가 발생하였을 때, 다음과 같은 것을 구별하기 위해 중증도분류(triage) 방법을 사용한다.

- 기도가 막혔거나 생명을 위협하는 출혈이 즉시 응급처치가 필요한 환자(즉각적인 처치, immediate care)
- 다른 환자들이 분류될 때까지 기다릴 수 있는 환자(처치 유예, delayed care)
- 사망한 환자(사망, dead/deceased)

표 25-3 두 명 이상의 환자가 발생할 수 있는 재난의 예

자연재해	인재
지진	고속도로 사고
토네이도	비행기 사고
허리케인	열차사고
홍수	테러
낙뢰	폭동
폭설	총기난사
혹서기	폭발

중증도분류의 목적은 가장 많은 환자들에게 가장 큰 이익을 제공하는 것이다. 어떤 환자들은 다른 이들보다 응급처치를 더 많이 필요로 하기도 하고, 어떤 환자는 끝으로 미뤄지기도 한다. 중증도분류는 환자가 응급처치제공자나 구조대원보다 많으며 특히 시간이 문제를 해결할 중요한 요소일 때 효과적이다.

Q & A

Triage의 근원은 무엇인가?

Triage는 프랑스어로 '구분하다', '분류하다', 또는 '고르다'를 의미한다. 이는 환자 상태의 심각성에 따른 처치의 우선순위를 정하는 절차를 의미한다. 나라들마다 (또는 나라 안에서조차도) 다양한 방식의 분류법이 존재하며, 의료제공자의 유형(응급구조사, 간호사 등)마다도 다른 분류법을 사용하기도 한다. 이러한 아이디어는 제1차 세계대전 중 최전선 아래 있던 전방 응급치료소의 프랑스 의사들에 의해 사용된 것으로부터 발전되었다.

중증도분류

중증도분류 중 모든 환자들을 세 가지로 평가 및 분류한다(표 25-4).

응급의료종사자들은 자신의 범주를 식별하기 위해 환자들에게 배치할 리본, 카드 또는 태그를 분류할 수 있지만 이러한 항목은 거의 갖지 못할 것이다. 하지만 즉흥적으로 알 수 있다(예: 환자의 이마나 손목에 놓인 환자중증도분류 카드의 기록). 중증도분류 이후 환자를 가능하면 그에 맞는 의료시설로 이송하거나 의료적 처치를 위해 만들어진 공간(현장응급의료소 등)으로 이동시킨다.

표 25-4 중증도분류의 범주

범주	설명
즉각적인 처치	생명을 위협하는 손상(기도폐쇄나 심각한 출혈)이 있어 당장 처치를 요하는 환자이다.
처치유예	의료적 도움이 필요하지만 생명에 지장을 주는 손상은 없는 환자로 때로는 다른 환자들의 분류가 끝날 때까지 치료가 지연될 수 있다.
사망	기도를 개방시킨 상태에서도 호흡이 없는 환자이다. 즉각적인 처치가 필요한 환자가 있을 시에는 '사망'으로 분류가 된 환자들에게 심폐소생술을 제공하지 않을 수 있다. 걸을 수 있는 환자들 중 지원자는 이들에게 가슴압박소생술(compression only CPR) 또는 일반적인 심폐소생술을 제공할 수도 있다. 단, 예외로 낙뢰로 인한 다수의 환자 발생 시, '즉각적인 처치'와 '처치유예' 범주에 포함된 환자들 이전에 죽은 것처럼 움직임이 없는 환자들에게 우선적으로 심폐소생술이 시행되어야 한다(제24장 야외 응급처치 참고).

환자분류하기

1단계: "걸을 수 있는 사람은 이쪽으로 걸어오세요"라고 외쳐서 환자를 분류한다. 일어나서 걸을 수 있는 사람들은 생명을 위협하는 손상이 거의 없다. 만약 환자가 움직임에 통증을 호소한다면 절대로 움직이도록 강요하지 말아야 한다. 걸을 수 있는 사람들은 "처치유예"카테고리로 분류한다. 안전한 장소로 사람들을 이동시키고, 함께 앉아서 쉴 수 있게 한다. 만약 더 많은 도움이 필요하다면 이들 중에서 도움을 요청할 수 있다.

2단계: 일어나지 못하거나 걷지 못하는 환자들의 분류를 시작한다. 자신과 가장 가까운 환자부터 분류하며, 빠르게 그들이 필요한 처치별로 분류해 나간다. 모두에게 "즉각적인 처치", "처치유예", "사망" 태그를 부착시키며, 빠르게 기도를 열어주거나 심각한 출혈을 지혈시키는 것 외에는 절대 환자처치를 위해 환자분류를 멈춰서는 안 된다.

환자분류를 시행할 때 다음을 수행한다(순서도 25-1).

- 만약 분류 대상이 한 가지라도 "아니요"로 판단된다면 환자는 "즉각적인 처치"로 분류한다.
- 만약 분류 대상이 모든 문항에 "예"로 판단된다면 환자는 "처치유예"로 분류한다.
- 모든 환자에게 반드시 분류표를 달아야 한다.

환자들의 상태에 변화가 있는지 수시로 재확인한다. 즉각적인 처치가 필요했던 환자들을 처치한 후 비로소 덜 심각한 상태에 있는 사람들을 처치한다. 더 전문적으로 훈련을 받은 응급구조대가 도착할 때까지 적절한 보조 없이 많은 환자들을 돌봐야 할지도 모른다. 대개의 경우 응급구조대가 도착했을 때 그 임무에서 벗어날 수 있지만, 그들이 도착한 후에도 계속적으로 응급처치를 시행해 주거나 환자가 움직일 수 있도록 보조해 주거나, 구급차나 헬리콥터를 이용한 환자 이송을 돕게 될 수도 있다.

순서도 25-1 다수의 부상자 우선순위 결정

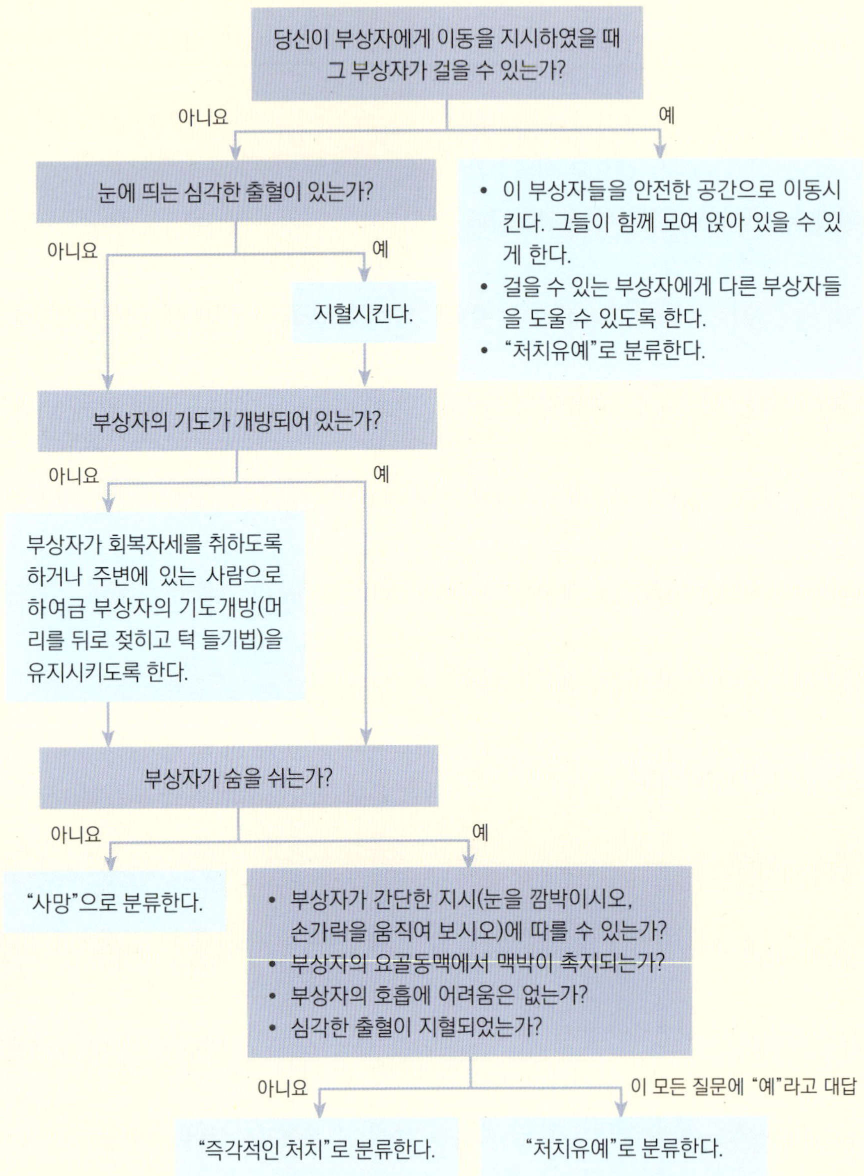

환자 이송

환자들은 병원으로의 이송이 필요한 경우, 그 과정이 준비될 때까지 이동해서는 안 된다. 모든 필요한 응급처치는 이송 전에 제공되어야 한다. 즉시 위험에 빠질 수 있는 아래와 같은 상황에 처한 경우 이송이 이루어져야 한다.

- 화재가 발생했거나 화재의 위험이 있을 때
- 폭발성이나 다른 위험성을 가진 물질이 있을 때
- 위험으로부터 현장을 보호할 수 없을 때
- 어떤 환자가 응급처치가 필요한 상황인지 다른 환자들과 비교하여 평가하는 것이 불가능할 때(가령, 자동차 충돌 같은 경우)

심장이 정지된 환자가 지상이나 지면에 있지 않는 경우 보통 우선적으로 옮긴다. 왜냐하면 심폐소생술은 단단하고 평평한 바닥에서 시행해야 하기 때문이다.

응급 이송

환자를 빠르게 옮길 때 발생할 수 있는 가장 주된 위험은 척추 손상 악화의 가능성이다. 응급상황에서 가능한 한 척추를 보호하기 위해 몸의 긴 축 방향으로 환자를 당겨야 한다. 만약 환자가 지상이나 바닥에 있다면, 표 25-5에 제시된 다양한 방법으로 환자를 현장에서 멀리 옮길 수 있다.

응급 이송과 관련된 추가적인 정보는 순서도 25-2를 참고한다.

표 25-5 긴급구조활동

3~6명의 응급처치제공자 이동 방법	사용 시점
해먹을 만들어 옮기기(수평 운반법) (그림 25-6)	장비가 없고, 환자가 걷거나 두 응급처치제공자에게 붙잡힐 수 없는 경우 또는 환자가 반응이 없는 경우 사용된다.
2명의 응급처치제공자 이동 방법	**사용 시점**
2인 부축법(그림 25-7)	사람이 다리 부상을 입은 경우 사용된다.
양손 안장법(그림 25-8)	장비가 없고, 환자가 걷지 못하지만 두 응급처치제공자에게 붙잡을 수 있는 경우 사용된다.
무릎-겨드랑이 들기법(그림 25-9)	장비가 없고, 환자가 걷지 못하고 두 응급처치제공자가 팔을 붙잡을 수 없는 경우 사용된다.
의자 운반법(그림 25-10)	의자가 있는 경우 좁은 통로나 계단을 오르거나 내릴 때 사용된다.
1명의 응급처치제공자 이동 방법	**사용 시점**
1인 부축법(그림 25-11)	사람이 다리 부상을 입은 경우 사용된다.
안기법(그림 25-12)	유아와 가벼운 성인이 걷지 못하는 경우 사용된다.
짐 짊어지듯 옮기기(매기법)(그림 25-13)	응급처치제공자의 어깨에 사람을 안전하게 올리기 힘들 때 장거리 이동에 사용된다.
업기법(그림 25-14)	사람이 걷지 못하지만 팔을 이용해 응급처치제공자에게 붙잡을 수 있는 경우 사용된다.
소방관 운반법(어깨 운반법)(그림 25-15)	사람을 응급처치제공자의 어깨 위에 올려 장거리 이동에 사용된다.
어깨 끌기(그림 25-16)	거친 표면 위에서의 짧은 거리 이동에 사용된다.
발목 끌기(그림 25-17)	부드러운 표면 위에서의 짧은 거리 이동에 사용한다.
담요 끌기(그림 25-18)	짧은 거리 이동에 사용된다.

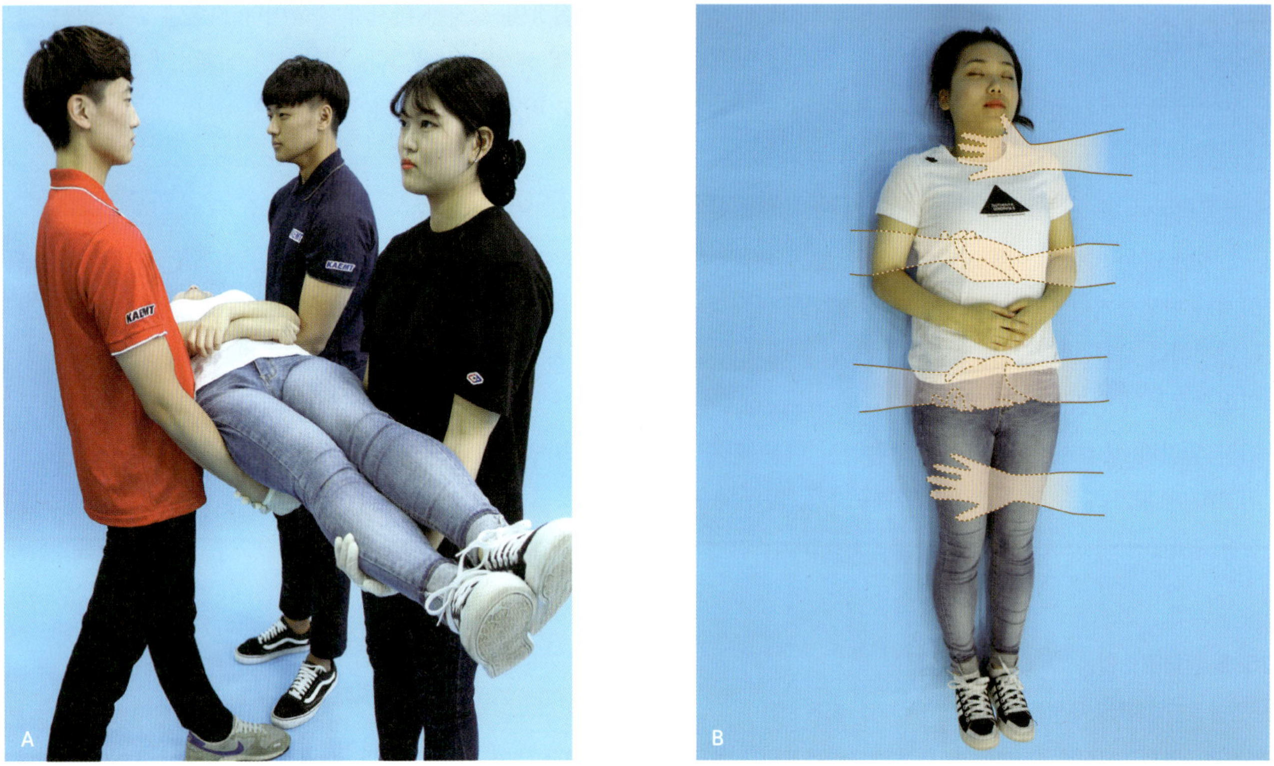

그림 25-6 해먹(그물침대)을 만들어 옮기기(수평 운반법). 3~6명의 사람이 상해를 입은 사람의 양옆에 서서 환자 등 쪽 부분에서 손을 마주 잡아 그물 형태를 만들어 옮긴다.

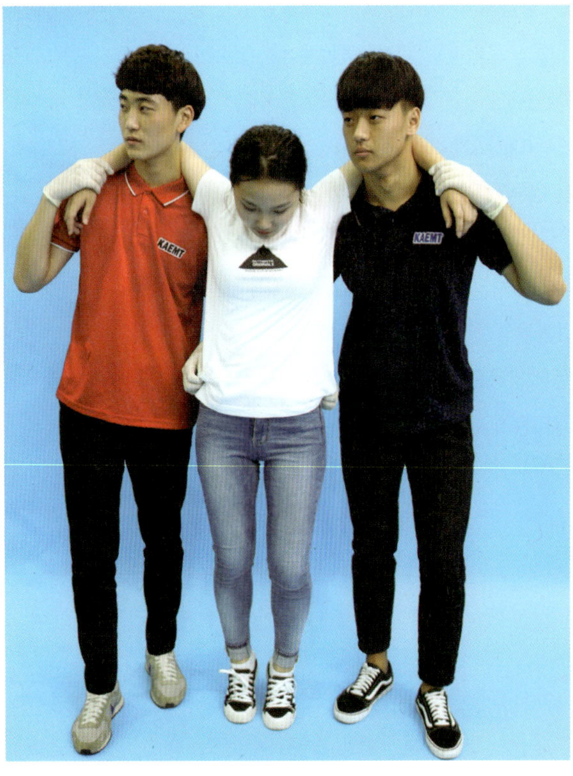

그림 25-7 2인 부축법(두 사람이 지지하기). 이 방법은 1인 부축 방법과 유사하다.

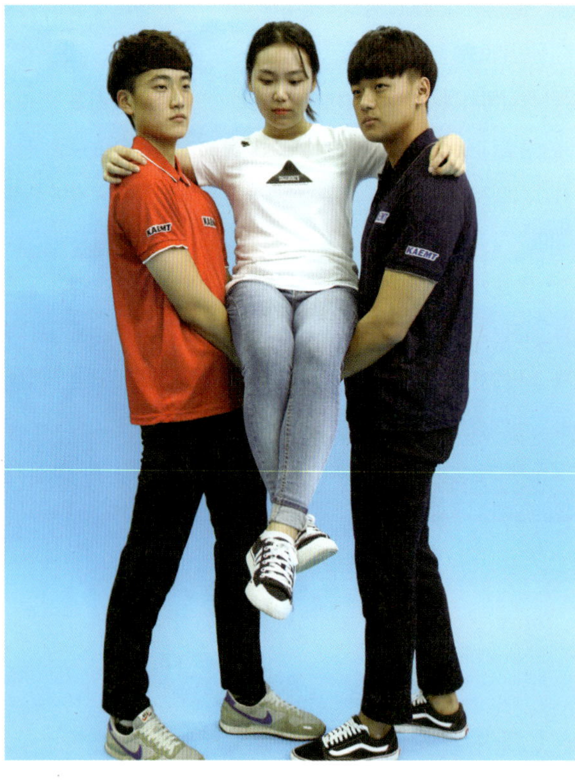

그림 25-8 두 손 맞잡은 안장 운반법(양손 안장법)

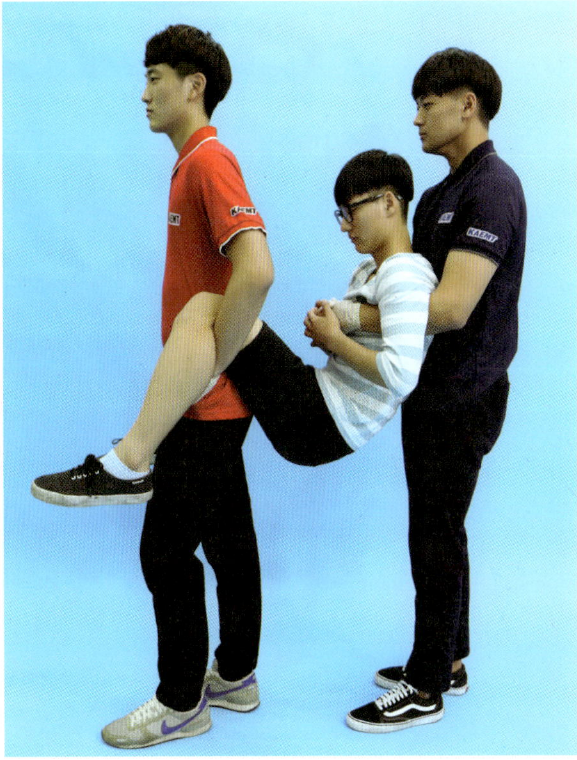

그림 25-9 무릎-겨드랑이 들기법

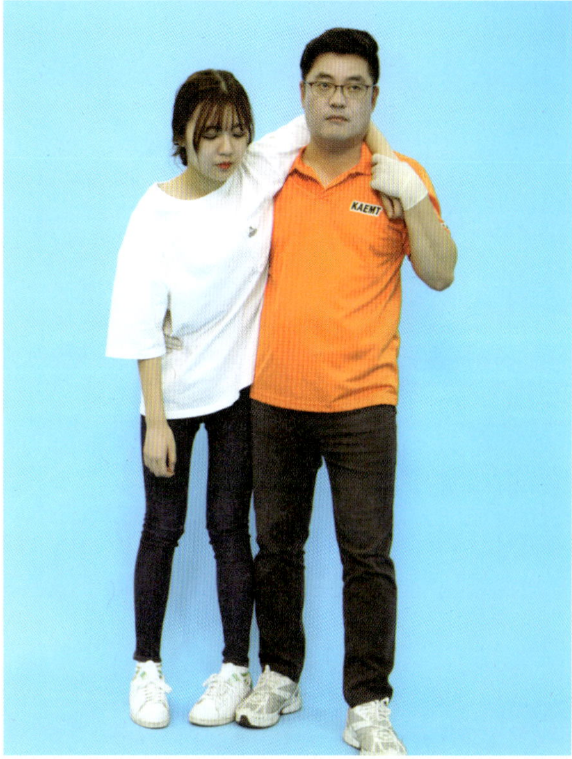

그림 25-11 1인 부축법(한 사람이 환자가 걸을 수 있도록 돕기). 한쪽 다리에 상처를 입었을 때, 구조자는 상처를 입은 쪽을 지지해 주어 다치지 않은 다리로 환자가 걸을 수 있도록 도울 수 있다.

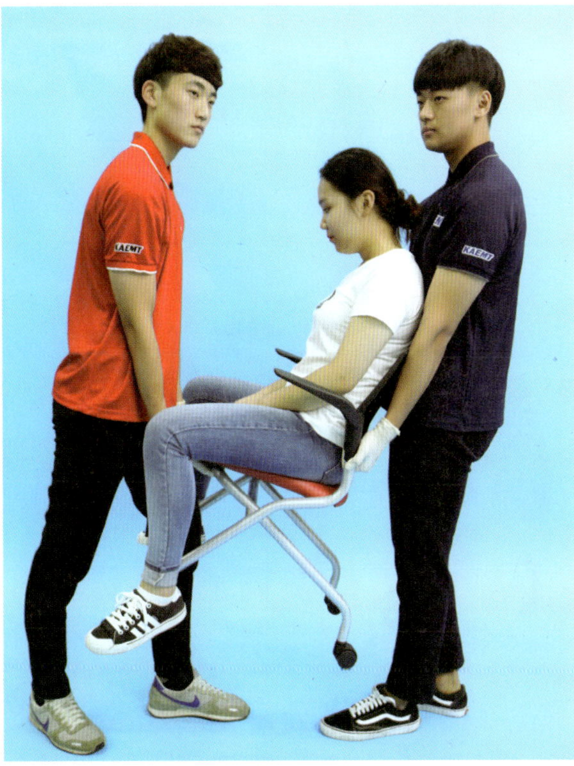

그림 25-10 의자 운반법. 이 방법은 좁은 통로를 이동하거나 계단을 오르내릴 때 용이하다. 환자의 몸무게를 버틸 수 있는 의자를 사용한다.

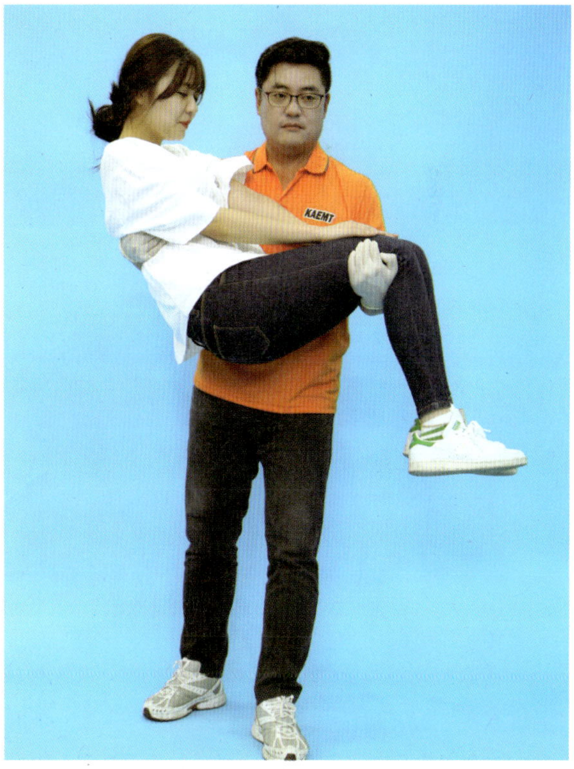

그림 25-12 안기법. 이 방법은 걸을 수 없는 가벼운 성인이나 아이들에게 사용할 수 있다.

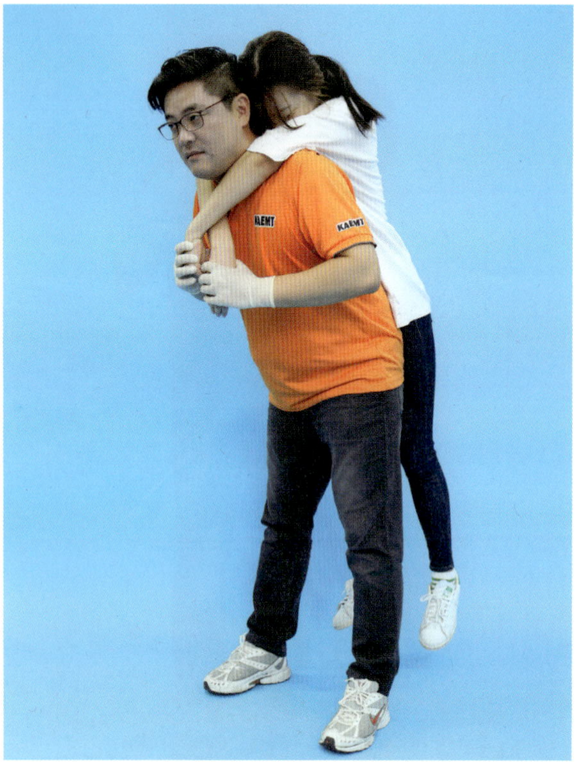

그림 25-13 짐 짊어지듯 옮기기(매기법). 이 방법은 환자의 손상이 소방관 운반법을 사용하기에 적절치 못할 때 사용되며 긴 거리 이송에 용이하다.

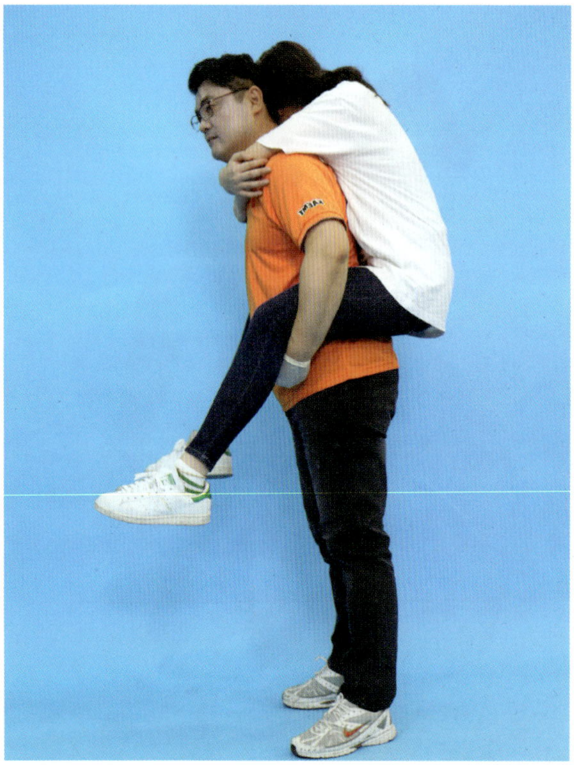

그림 25-14 업기법. 이 방법은 환자가 걸을 수는 없지만 구조자에게 매달려 팔을 감을 수 있는 경우 사용할 수 있다.

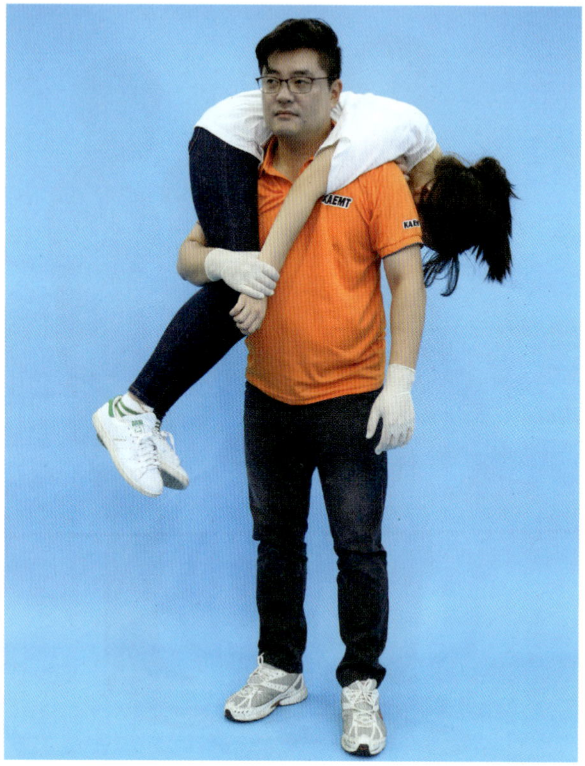

그림 25-15 소방관 운반법(어깨운반법). 사진과 같이 어깨로 환자를 짊어진 경우 상황이 허락된다면 더 먼 거리까지 환자를 이송할 수 있다.

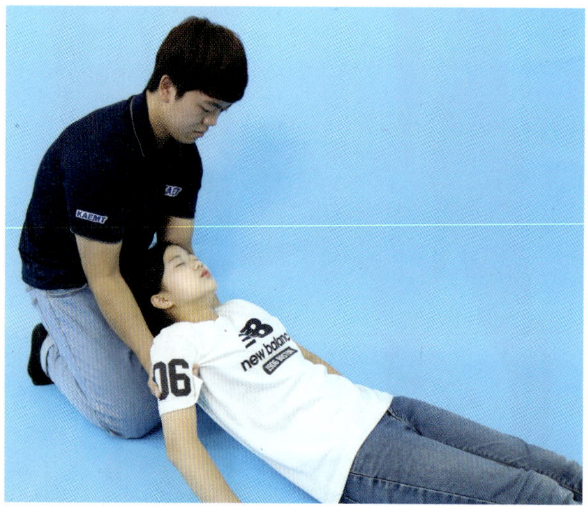

그림 25-16 어깨 끌기. 이 방법은 거친 표면 위에서 짧은 거리를 이동할 때 사용한다. 이때 팔 아랫부분으로 환자의 머리를 받쳐주어 머리를 고정해야 한다.

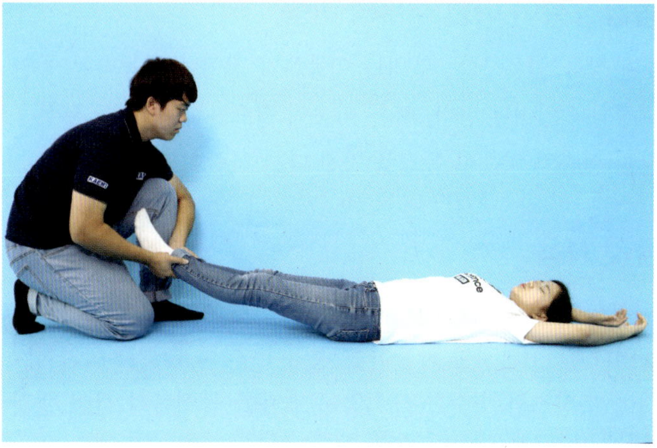

그림 25-17 발목 끌기. 이것은 매끈한 표면에서 짧은 거리를 가장 빠르게 옮길 수 있는 방법이다.

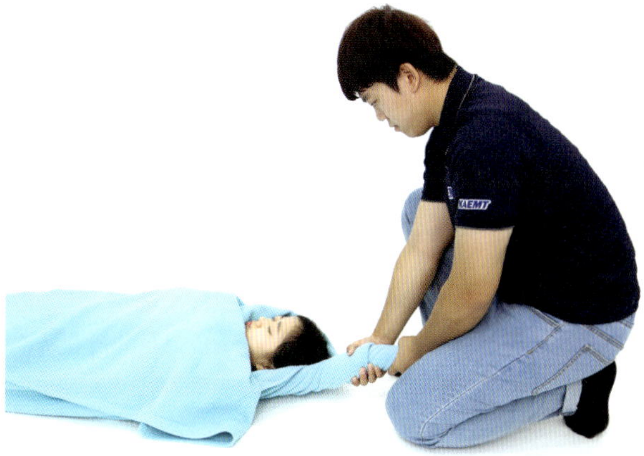

그림 25-18 담요 끌기. 담요로 환자를 감은 후, 환자의 머리 쪽으로 당긴다.

순서도 25-2 응급이송

부상자가 즉각적인 위험(화재, 위험물질, 빌딩 붕괴 등)에 노출되어 있는가?

- 아니요 → 부상자를 움직이지 말고, 응급의료 서비스(EMS)가 올 때까지 기다린다.
- 예 → **1명 이상의 응급처치제공자가 있는가?**
  - 예 → 다음의 응급이송 방법을 이용한다.
    - 2인 부축법
    - 두 손 맞잡은 안장 운반법
    - 무릎-겨드랑이 운반법
    - 의자 운반법
  - 아니요 → **당신은 부상자를 안전하게 끌어 옮길 수 있습니까?**
    - 예 → 다음의 끌기법을 이용한다.
      - 어깨 끌기
      - 발목 끌기
      - 담요 끌기
    - 아니요 → **당신은 부상자를 안전하게 들 수 있습니까?**
      - 아니요 → 1인 부축법을 시행한다.
      - 예 → 다음의 들어 옮기기법을 이용한다.
        - 안아서 옮기기
        - 짐 짊어지듯 옮기기(메기운반)
        - 업어서 옮기기
        - 소방관 운반법(어깨운반법)

참고

들어올리기와 운반의 원리

- 당신의 수용 능력을 알아야 한다. 너무 무겁거나 다루기 힘든 사람을 들려고 애쓰지 않는다. 이때는 도움을 청해야 한다.
- 안전한 손잡이를 사용한다. 가능한 한 손바닥 전체를 이용해야 한다.
- 등을 곧게 유지한다(그림 25-19). 엉덩이와 배 근육이 단단해지도록 해야 한다.
- 허벅지와 엉덩이의 강한 근육을 사용하기 위해 무릎을 구부린다.
- 팔이 몸 가까이에 있도록 하고 팔꿈치는 구부린다.
- 균형을 유지하기 위해 한 다리가 다른 다리 앞에 오게끔 하여 다리를 어깨너비만큼 벌린 자세를 취한다.
- 환자를 들어올릴 때 당신의 몸 가까이에서 환자를 들어서 그 상태를 유지한다.
- 환자를 들고 있는 동안에는 등을 비틀지 말고 한쪽 발을 축으로 하여 다른 발로 돌린다.
- 천천히 부드럽게 들어 옮기고 다른 조력자들과 일제히 움직인다.
- 환자를 옮기기 전에 당신이 하고 있는 일에 대해 그들에게 설명한다.

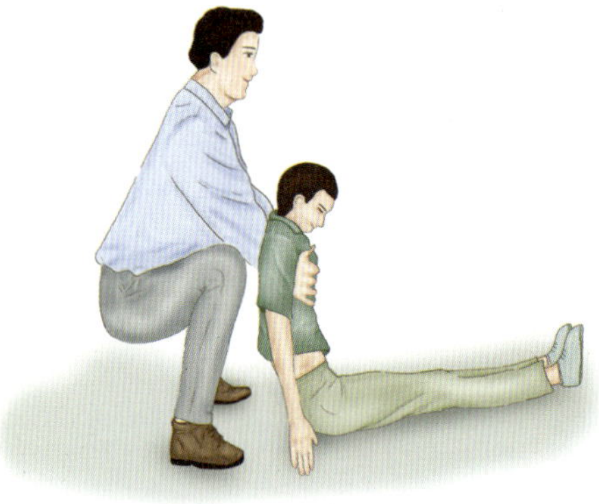
A

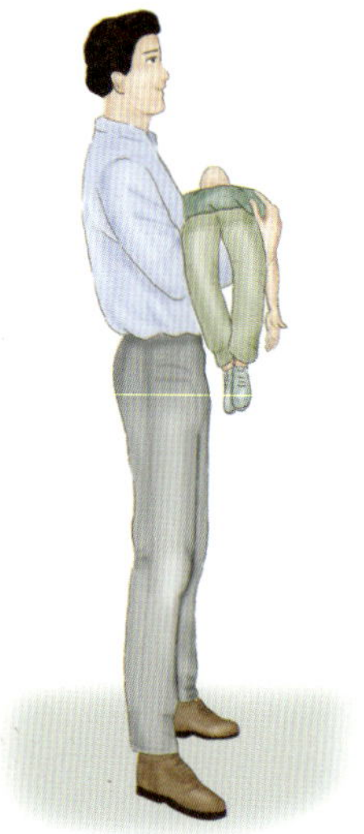
B

그림 25-19 사람을 들고 옮길 때는 등을 곧게 펴고 무릎을 구부린다. 부상자를 몸에 가깝게 유지한다.

응급상황이 아닌 경우의 이송

부상을 입은 모든 부위는 이동하기 전이나 이동하는 동안 고정되어 있어야 한다. 빠른 이송이 필요하지 않다면, 부상을 당한 환자와 비슷한 몸집을 가진 다른 사람이 돕도록 한다.

들것 사용

척추 손상이 없는 부상자를 옮기는 가장 안전한 방법은 들것이나 간이 들것을 사용하는 것이다. 즉석 들것을 사용하기 전에 부상자와 비슷한 크기의 구조자를 들어올려 간이 들것을 테스트한다.

즉석 들것 사용 시 중요한 주의사항은 다음과 같다.

- 사용하기 전에 부상자와 비슷한 크기의 구조자를 들어올려 간이 들것을 테스트한다.
- 간이 들것은 척추 부상이 의심되는 경우 충분한 지지를 제공하지 않는다.
- 간이 들것은 사람이 약간의 처짐, 구부림, 또는 비틀림을 견딜 수 있을 때만 사용해야 한다.

담요와 장대를 이용한 들것

담요, 방수포, 텐트 천, 또는 다른 소재를 사용하여 담요와 장대로 간이 들것을 만들 수 있다(그림 25-20). 튼튼한 나뭇가지, 스키, 약 5×10cm(2×4인치) 목재 판자 등과 같은 물건에서 두 개의 튼튼한 장대를 사용할 수 있다. 장대는 담요의 끝을 넘어서 길게 나와 있어야 운반자가 장대를 단단히 잡을 수 있다. 담요가 올바르게 감겨 있으면 부상자 무게가 담요를 풀리지 않게 유지할 것이다.

담요와 장대를 이용한 간이 들것을 만드는 방법은 다음과 같다.

1. 담요를 펼치고 가장자리에서 1/3 지점에 첫 번째 장대를 놓는다.

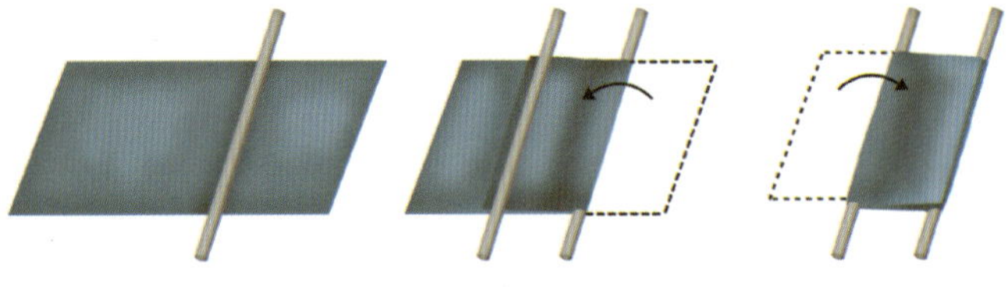

그림 25-20 담요와 장대를 이용하여 즉석에서 들것 만들기

2. 담요를 장대 위로 접어서 두 번째 장대를 접힌 부분 위에서 가장자리로부터 약 15cm(6인치) 떨어진 곳에 놓는다.
3. 약 15cm(6인치) 부분을 두 번째 장대 위로 접고, 긴 부분을 같은 장대와 들것 본체 위로 다시 접는다.

재킷과 장대를 이용한 들것

성인용 재킷과 장대를 이용한 간이 들것을 만들기 위해서는 두세 개의 재킷이 필요하다(그림 25-21). 소매는 안쪽으로 뒤집어준다(튼튼하게 하기 위해). 장대를 재킷의 소매 사이로 통과시킨다. 재킷의 단추를 채우거나 지퍼를 올려준다. 다음 단계를 따라 재킷과 장대로 만든 들것을 만든다.

1. 두 개 또는 세 개의 재킷의 소매를 안쪽으로 뒤집어준다.
2. 장대를 재킷 소매 안쪽으로 끼우고, 재킷의 단추를 잠그거나 지퍼를 올려준다.
3. 추가적인 안정성을 위해 장대 끝에 가로 지지대(예: 나뭇가지)를 부착한다.

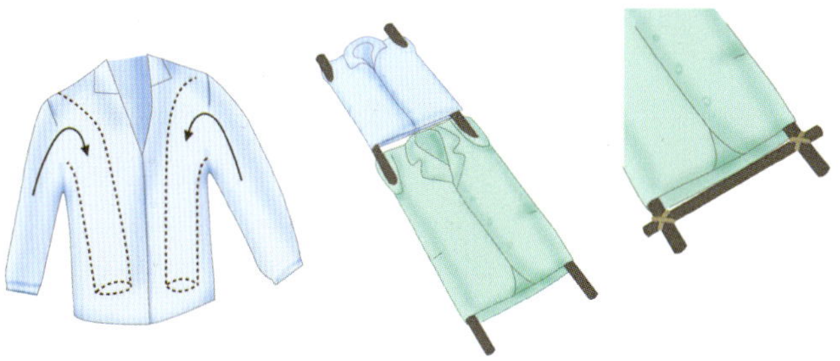

그림 25-21 재킷과 장대를 이용한 간이 들것

담요 들고 옮기기

장대가 없는 경우, 담요를 이용해 들것을 만들 수 있다. 이 작업을 수행하기 위해서는 최소 두 명이 필요하지만, 측면에 세 명이 있는 것이 더 좋다. 담요 들고 옮기기를 수행하려면 다음 단계를 따른다.

1. 무릎을 꿇고 담요의 가장자리를 부상자 쪽으로 돌돌 말아, 가장자리가 몸에서 약 5cm(2인치) 떨어진 곳까지 단단히 말고 잡기 쉽게 만든다.
2. 천천히 밖으로 당겨(팽팽함 유지) 들어올릴 때 부상자를 흔들릴 수 있는 빈 공간을 제거한다.
3. 여유 공간이 제거된 후 부상자를 들어올려 운반할 수 있다.

간이 보드(판자) 들것

간이 판자 들것은 담요와 장대로 만든 들것보다 튼튼하지만 무겁고 불편하다. 부상자를 안전하게 하기 위해 스키, 백프레임(pack frames), 그리고 썰매 등을 사용하여 들것을 만들 수도 있다. 침낭, 의류, 또는 수면 패드를 사용하여 들것에 패드 처리한다.

부상자를 들것에 실어 운반할 때 다음 사항을 준수한다.

- 119에 도움을 받기 위해 전화하거나 누군가를 보낸다.
- 최소 4명, 가능하면 6명의 운반자가 항상 들것을 들어야 한다.
- 험지에서는 8명의 운반자(평탄한 길에서는 6명)가 들것을 15분 동안 운반한 다음 휴식하거나 다른 운반자와 교대해야 한다.

주의

- 환자가 생명의 위협을 느끼는 즉각적인 대처 상황이 아니라면 응급의료종사자가 도착할 때까지 기다려야 하며 가능하면 환자를 움직이지 않도록 하고 필요하다면 대피 장소까지만 옮겨야 한다.
- 환자가 이동으로 인해 상처가 더 심해지지 않도록 한다.
- 척추 손상을 입은 환자의 경우 화재와 같은 다른 위협으로 인해 이동이 반드시 필요하지 않는 한 이동시키지 않는다.
- 손상 부위를 부목으로 고정하지 않고는 부상자를 움직이지 않는다.
- 이동하는 곳에 대해 환자에게 알린 후 이동시킨다.
- 잠시 119구급대에 전화하는 것을 제외하고는 반응이 없는 환자를 홀로 남겨두지 않는다.
- 환자에게 도움을 줄 수 있는 누군가를 요청할 때는 환자를 옮기지 말고 환자와 함께 기다린다.
- 당신을 도울 수 있는 부상자가 있는 경우, 혼자 환자를 옮기도록 시도하지 않는다.
- 적절한 훈련과 장비가 없는 경우 특정 위험 지역(예: 가스나 증기로 가득 찬 밀폐 공간)에 들어가지 않는다.

PREP KIT

복습

- '손 뻗기-던지기-젓기-다가가기'는 수상 구조를 할 때 시도하게 되는 순서이다.
- 만약 사람이 물가 근처 얼음 속에 빠졌다면, 장대를 뻗어 내밀거나 물에 뜰 만한 물건을 끈에 묶어 익수자에게 닿도록 던져준다.
- 전기는 상당한 손상을 가져올 수 있다.
- 대부분 고속도로 충돌사고는 위험한 화학물질로 인한 잠재적인 위험성이 내포되어 있다.
- 폐쇄된 공간은 사람이 거주하기 위한 의도로 지어진 곳이 아니므로 유독가스가 정체되어 있을 수 있다.
- 미국 대부분의 주에서는 자동차 충돌사고가 발생했을 때, 그 사고와 관련되어 있다면 멈춰서 도움을 주는 것이 법적인 의무이다.
- 실제 화재 상황을 겪는다면 아래와 같이 한다.
  - 모든 사람들이 화재 장소에서 빠르게 빠져나갈 수 있도록 해야 한다.
  - 비상 긴급 연락처(보통 119구급대)로 연락을 취한다.
- 어떠한 경우든 응급 현장에 들어가려고 할 때, '개조심'이라는 경고문이 있는지를 확인한 후 신중하게 작업을 진행한다.
- 농장 동물들이 있는 곳에 응급상황이 벌어진 경우 구조자는 위험에 처할 수 있다.
- 환자중증도분류(triage)의 목표는 최대 다수의 환자에게 최대 이익을 주는 것이다.
- 처치와 환자 이송 우선순위를 정하는 데 다양한 방법들이 사용된다.
- 환자들은 병원으로의 이송이 필요한 경우, 그 과정이 준비될 때까지 이동해서는 안 된다.
- 환자를 빠르게 옮길 때 발생할 수 있는 가장 주된 위험은 척추 손상이 악화될 가능성이다.
- 손상 부위는 이동하기 전이나 이동하는 동안 고정되어야 한다.

핵심용어

열 방출을 줄이는 자세(heat escape lessening position; HELP) 열 손실을 최소화하고 생존 확률을 높이기 위한 방법으로서 익수자가 구명조끼를 입은 채로 차가운 물에 빠져 있을 때 권유되는 자세(팔짱을 낀 상태에서 무릎을 가슴 쪽으로 끌어당긴 자세)

익수(drowning) 액체 속으로 빠지거나 잠수되어 호흡장애를 겪게 되는 과정

환자중증도분류(triage) 부상을 입은 환자의 처치 우선순위를 매기거나 구별하기 위한 과정

실습평가

당신은 근처 호수에서 낚시를 하고 있다. 수영을 하는 사람들과 카누를 타는 사람들 모두 호수에서 즐거운 시간을 보내고 있다. 한 사람이 호수 건너편으로 수영하기로 했지만, 물가에서 약 9미터 떨어진 곳에서 어려움(정상적으로 수영을 할 수 없는 상태)을 겪기 시작했다.

지시: 설명에 동의하면 "예"에 ○표하고, 동의하지 않으면 "아니요"에 ○표 하시오.

1. 이런 유형의 익사 상황을 "위급한 상황에 처한 수영 미숙자[비수영자, DNS(distressed non-swimmer)]"라고 한다.
   예 아니요
2. 당신이 수영을 잘 한다면, 호수에 빠진 사람을 발견하였을 때 즉시 뛰어 들어가야 한다.
   예 아니요
3. 당신은 물에 빠진 사람을 위해 물에 뜨는 물체를 던져줄 수 있다.
   예 아니요
4. 이 상황에서 최고의 선택은 카누를 이용하여 익수자를 구하는 것이다.
   예 아니요

PREP KIT

지식확인

지시: 설명에 동의하면 "예"에 ○표하고, 동의하지 않으면 "아니요"에 ○표 하시오.

1. 빗자루나 다른 목재를 이용하여 환자의 곁에 떨어져 있는 전선을 치우려고 해야 한다.
   예 아니요
2. 강하고 독특한 냄새나 증기는 유해물질의 존재 가능성을 나타내는 것이다.
   예 아니요
3. 불을 끄기 위해 애쓰는 동안 갇히지 않고 빨리 탈출하기 위해 항상 당신의 뒤편에 문이 있도록 해야 한다.
   예 아니요
4. 여러 명의 환자 중 호흡곤란을 겪고 있는 사람에게는 즉각적인 처치가 필요하다.
   예 아니요
5. 환자를 빠르게 옮길 때 가장 중요하게 고려해야 할 것은 척추 손상이 악화될 가능성이다.
   예 아니요
6. '젓기-던지기-손 뻗기-다가가기' 절차는 수상 구조를 수행하기 위한 안전한 방법으로 제안된다.
   예 아니요
7. 미국 대부분의 주에서는 자동차 충돌사고가 발생했을 때 그 사고와 관련되어 있다면 멈춰서 도움을 주는 것이 법적인 의무이다.
   예 아니요
8. 화재가 발생했을 때 가장 먼저 해야 할 일은 소화기를 사용하여 불을 끄는 것이다.
   예 아니요
9. 소화기를 사용할 때는 불길의 근원 부위를 겨냥해야 한다.
   예 아니요
10. 여러 사람이 다쳤을 때, 울거나 소리를 지르는 사람을 제일 먼저 구조해야 한다.
   예 아니요

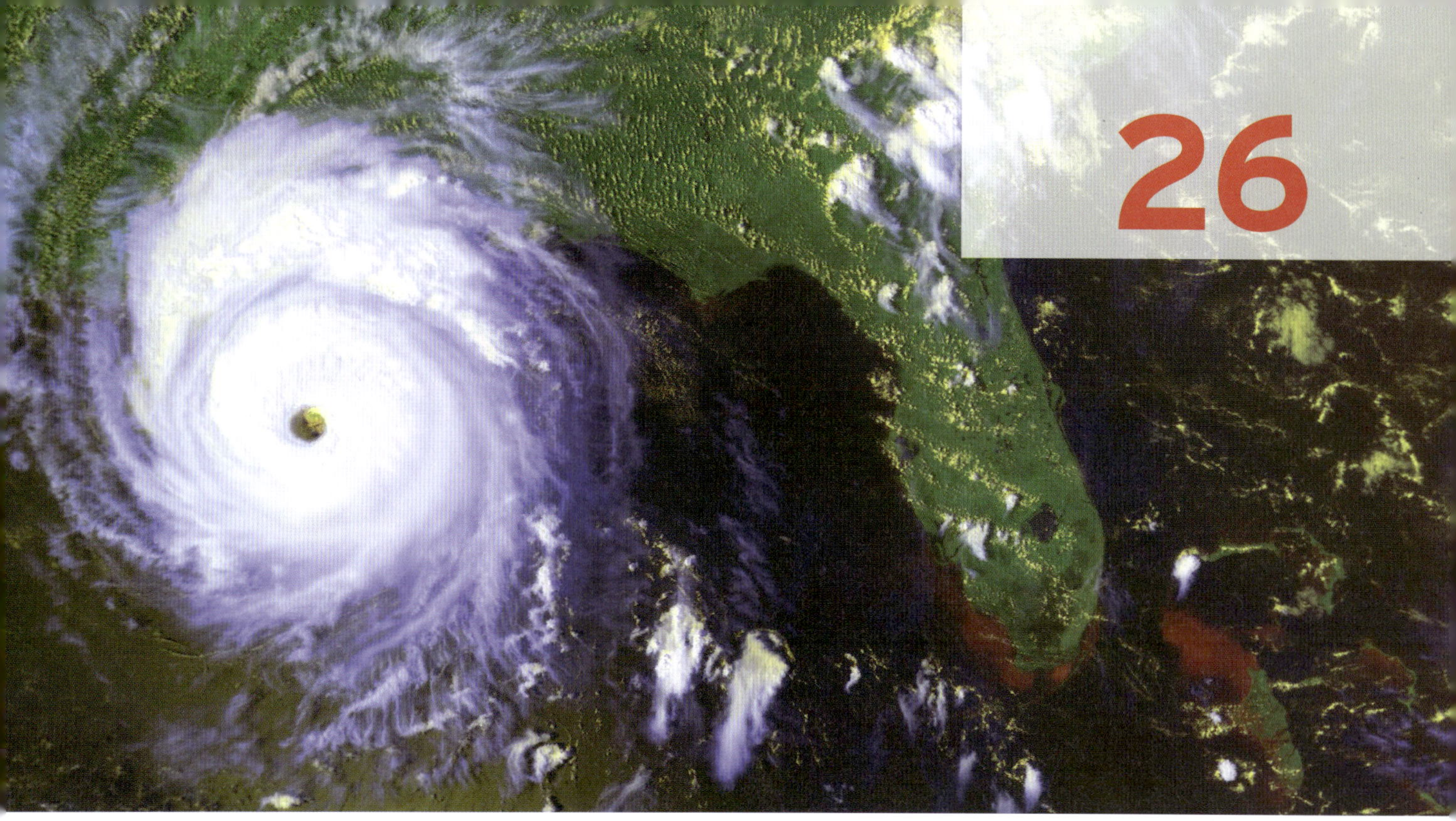

Courtesy of Goddard Space Flight Center/NASA.

재난 대비

Disaster Preparedness

CHAPTER AT A GLANCE

재난 대비

재해는 피할 수 없는 삶의 현실이다. 매년 전 세계에서 수천 개의 크고 작은 재해가 자연적으로 또는 인위적으로 발생하고 있다. 이러한 재해에서 살아남은 사람들도 물론 많다. 이들은 운이 좋았고 의지가 강했기 때문이다. 그러나 이 정도로는 충분하지 않다. 재해 대비 훈련은 '선택사항'에서 '필수사항'으로 바뀌어야 한다. 모든 사람은 자신의 생애 동안 최소 한 번의 재해를 경험하거나 목격하게 될 것이다. 그런 재해에 대해서 시민 개개인은 지금보다는 더 잘 준비될 수 있었다는 것이 비극이다. 재해가 발생했을 때 행동할 준비가 되어 있어야만 한다.

본 장에서는 재해에 관한 유용한 정보를 소개한다. 이 내용은 미국연방재난관리청(FEMA), 국토안보국, 미국기상청, 그리고 지질조사연구소에서 제공한 문서에서 발췌한 것이다.

자연재해

지진, 홍수, 허리케인 그리고 토네이도와 같은 자연재해가 매년 많은 목숨을 앗아가고 있다. 그러나 자연재해의 위험성과 자신과 타인을 보호할 수 있는 방법을 숙지한다면 부상과 사망을 최소화할 수 있을 것이다.

지진

지진은 깊은 지하 암반의 붕괴와 이동으로 인해 지표면이 갑자기 빠르게 흔들리는 것을 말하는데, 이 진동으로 인해 건물과 다리가 붕괴되고, 가스, 전기, 전화 공급이 끊어지며 산사태, 눈사태, 돌발적인 홍수, 화재 그리고 쓰나미로 알려진 거대하고 파괴적인 해일을 유발하기도 한다. 지진은 언제든 발생할 수 있다(**그림 26-1**).

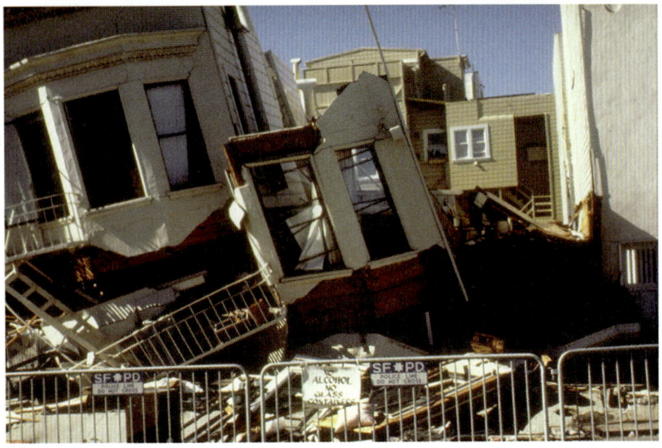

그림 26-1 1989년 샌프란시스코를 강타한 지진으로 인한 참사
Courtesy of D. Perkins/USGS.

대처요령

지진이 발생하는 경우, 아래의 안전 지침을 따른다.

- 실내에 있다면, 튼튼한 책상이나 탁자, 벤치 아래 또는 벽 안에 숨는다. 만일 지진이 심하면, 냉장고나 파일 보관함과 같은 크고 튼튼한 물체 옆에서 웅크린다. 천정이 붕괴되는 경우, 이러한 물체가 주변에 형성되는 삼각형 공간이 안전한 대비 장소가 된다. 유리, 창문, 출입문, 벽 그리고 낙하할 수 있는 모든 물체로부터 떨어져 있는다. 만일 주변에 탁자나 책상이 없는 경우, 팔로 얼굴과 머리를 감싸고 웅크려 있는다. 문틀에 있는 것도 한 방법이다. 문틀도 어느 정도 보호기능을 할 수 있다.
- 진동이 멈출 때까지 움직이지 말고 문밖으로 나가는 것이 안전한지 확인한다. 지진이 발생하는 동안 건물을 빠져나오려고 하는 것은 위험하다. 왜냐하면 떨어지는 물체에 머리를 맞을 수 있기 때문이다. 여진에 주의해야 하는데, 이 경우에도 지진 대처 방안과 똑같은 지침을 따른다.
- 만일 침대에 있는 경우, 떨어질 위험이 있는 무거운 조명이나 팬 기구 아래가 아니라면, 침대에 그대로 있으면서 베개로 머리를 보호한다. 만일 지진이 심하면, 바로 옆의 바닥으로 이동해야 하며 침대 밑으로 들어가서는 안 된다. 바닥도 천정이 붕괴되는 경우 안전한 대피 장소가 된다.
- 만일 고층 건물 안에 있다면, 지진이 발생하는 동안 화재 경보기와 스프링클러가 작동하는지 살펴본다. 엘리베이터를 이용하지 말고 계단을 이용한다.
- 야외에 있다면, 건물, 나무, 가로등, 전선에서 멀리 벗어난다. 진동이 멈출 때까지 지하에서 대피한다.
- 자동차 안에 있다면, 정차하고 안전벨트를 착용한 채 진동이 멈출 때까지 움직이지 않는다. 만일 지진이 심하고 고가 도로 밑에 있는 경우, 차에서 내려 바로 옆에 엎드린다. 그러나 자동차 밑에 들어가지 말아야 한다. 파편이 떨어져 자동차 천정이 박살 날 수도 있다. 자동차 바로 옆 지점이 구조요원이 도착할 때까지 머무를 수 있는 안전한 장소가 될 수 있다.
- 파편 속에 갇혀 있어도 당황하지 않는다. 조심스럽게 움직인다.
  - 불을 지피지 않는다. 가스가 누출되어 있을 가능성이 있기 때문이다.
  - 돌아다니거나 먼지를 일으키지 않는다.
  - 손수건이나 헝겊으로 입을 막는다.
  - 배관 파이프나 벽을 두드려 구조요원들이 위치를 알 수 있게 한다.
- 건물로 들어가는 가스 공급을 차단할 수 있는지 확인한다. 만일 가스 냄새가 나거나 가스를 배출해야 한다면 가스를 잠근다.
  - 가스 냄새가 난다면, 조명 스위치나 불꽃을 일으킬 수 있는 장치를 켜지 않는다.

홍수

화재를 제외하면, 모든 자연재해 중에 가장 많이 그리고 널리 발생하는 것은 홍수이다. 대부분의 지역에서 폭풍우나 겨울 해빙 이후 여러 종류의 홍수를 겪었다(**그림 26-2**). 하늘이 깨끗하더라도 돌발 홍수 경보에 귀를 기울여야 한다. 왜냐하면 몇 마일 떨어진 곳에서 발생한 폭우로 인해 홍수가 발생할 수 있기 때문이다. 바로 뒷산의 폭풍우를 특히 면밀히 살펴야 한다. 갑작스러운 홍수는 폭우가 수로와 저지대로 흘러 들어갈 때 발생한다. 홍수는 매우 빠르게 발생할 수 있고,

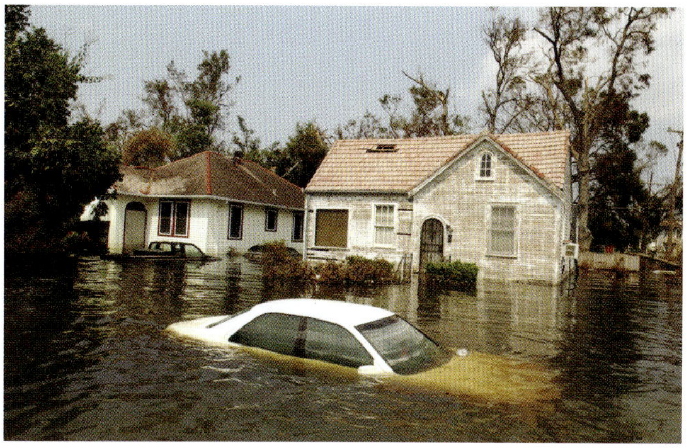

그림 26-2 뉴올리언스에 거대한 홍수를 일으킨 허리케인 카트리나(2005)
Courtesy of Jocelyn Augustino/FEMA.

비가 내리는 지역에서 몇 마일이나 떨어진 곳에서도 발생할 수 있으며, 종종 방심한 사람들에게 홍수 피해를 입을 수 있다.

대처 요령

홍수가 발생할 만한 상황인 경우 아래의 안전 지침을 따른다.

- 지역의 홍수 발생 가능성을 확인한다. 만일 돌발적인 홍수가 발생할 가능성이 있다면, 즉시 고지대로 대피한다. 강물, 하수도, 협곡, 그리고 홍수가 갑자기 발생하기 쉬운 장소를 면밀히 살펴본다.
- 라디오나 텔레비전에 귀를 기울여 지역 정보를 알아낸다.
- 지역 당국에서 홍수 주의보를 발령한 경우, 대피할 준비를 한다.
- 주택을 방비한다. 여유가 있다면 생필품을 위층으로 옮겨놓는다.
- 가능하면 메인 스위치나 밸브 장치를 꺼놓는다. 전자 제품의 플러그를 뽑아둔다. 손이 젖어 있거나 물 위에 서 있는 경우 전자 장치를 만지지 않는다.
- 대피하지 않은 상태라면 최악의 상황에 대비해야 한다. 적절한 물병이 확보되어 있지 않았다면, 욕조에 물을 채워 물이 오염되거나 수도 공급이 끊기는 사태에 대비한다. 욕조를 채우기 전에 희석한 표백액으로 욕조를 살균 처리한다(표백액과 물의 비율을 1 : 10).
- 흐르는 물을 가로질러 걷지 않는다. 흐르는 물의 높이가 15cm(6인치)만 되어도 실족할 수 있다. 막대나 봉을 사용해 바로 앞에 있는 지면이 단단한지, 물의 깊이가 어느 정도인지 확인한다.
- 홍수 난 장소로 운전해 들어가지 않는다. 30cm(1피트)의 수위에서도 자동차가 뜰 수 있다. 수위가 61cm(2피트) 정도면 SUV 차량이나 1톤 트럭까지도 휩쓸려 갈 수 있다.
- 수위가 자동차의 높이로 차오르면 운전이 불가능하므로 차를 버리고 고지대로 대피한다. 그러나 안전하게 움직일 수 있는 경우에만 그렇게 한다.

혹서

극한의 열기와 높은 습도에서는 땀의 증발로 몸을 식히는 과정이 느리고 신체가 정상 온도를 유지하기가 어렵다(그림 26-3). 장시간의 열기는 시골 주민들보다 도시 주민들에게 더

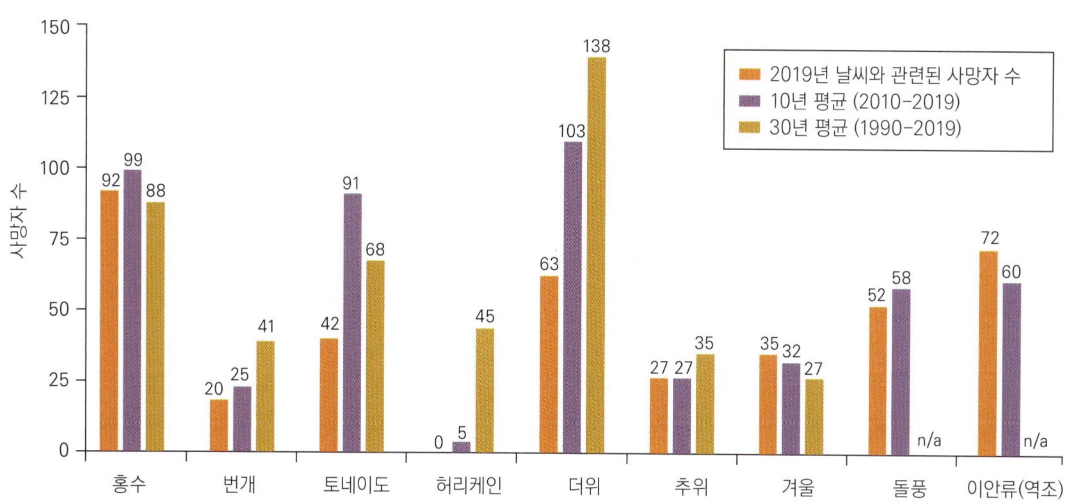

그림 26-3 날씨 현상으로 인한 사망
Data from NOAA's National Weather Service Office of Climate, Water, and Weather Services (http://www.weather.gov/om/hazstats.shtml).

위험하다. 아스팔트와 콘크리트 건물은 더 오랫동안 데워지고 밤에는 점차 열기를 배출한다. 2003년 유럽에는 엄청난 폭염이 몰아쳐 3만 5천여 명의 부상자와 사망자가 발생했다.

대처 요령

혹서 상황이라면 아래의 안전 지침에 따른다.

- 최대한 시원한 장소에 머무른다. 가능한 한 실내에 거주한다. 에어컨이 가동되지 않는 경우, 햇볕에서 벗어나 가장 아래층에 거주한다. 환풍기를 사용해 공기를 순환시키고, 젖은 헝겊을 사용해 몸의 온도를 낮춘다.
- 갈증을 느끼지 않더라도 주기적으로 수분을 충분히 섭취한다.
- 알코올음료를 피한다. 알코올음료는 더욱 심한 탈수를 초래한다.
- 아이나 애완동물을 자동차 안에 혼자 두지 않는다.
- 헐렁한 옷을 입는다. 가볍고 밝은 색깔의 옷은 열기와 태양을 반사하고 정상적인 신체 온도를 유지하는 데 도움이 된다.
- 야외에서는 챙이 넓은 모자를 써서 얼굴과 머리를 보호한다.
- 햇볕을 너무 많이 쬐지 않도록 한다. 피부가 화상을 입으면 체온 유지 기능이 떨어진다.
- 하루 중 가장 더운 시간에는 심한 일을 하지 않는다(대개 오전 10시에서 오후 3시).
- 에어컨을 가동하는 장소에서 하루 최소 2시간은 보낸다. 만일 가정에 에어컨이 없다면 하루 중 가장 더운 시간은 공공건물에서 보낸다(예: 도서관, 영화관, 쇼핑몰 등).
- 장시간 에어컨을 사용하지 않으면서 혼자 지내는 가족, 친구, 이웃의 상태를 살펴본다. 열기 관련 응급상황(예: 일사병, 소모성 열사병, 열 경련)에 대한 응급처치에 대해서는 21장을 참조한다.

허리케인

허리케인(hurricane)은 최소 시속 74마일(119km)에 달하는 풍속으로 일정하게 몰아치는 열대성 폭풍을 말한다. 허리케인이 육지에 접근하면, 폭우와 강풍이 발생하고 바닷물이 육지로 범람하는데, 이를 해일이라고 부른다. 대서양 전 지역과 멕시코 연안은 허리케인이나 열대성 폭풍에 노출된다. 6~11월까지 이어지는 폭풍 시즌 중 허리케인이 가장 많이 발생하는 시기는 8~9월이다(그림 26-4). 태평양에서는 이러한 폭풍을 '태풍'이라고 부른다.

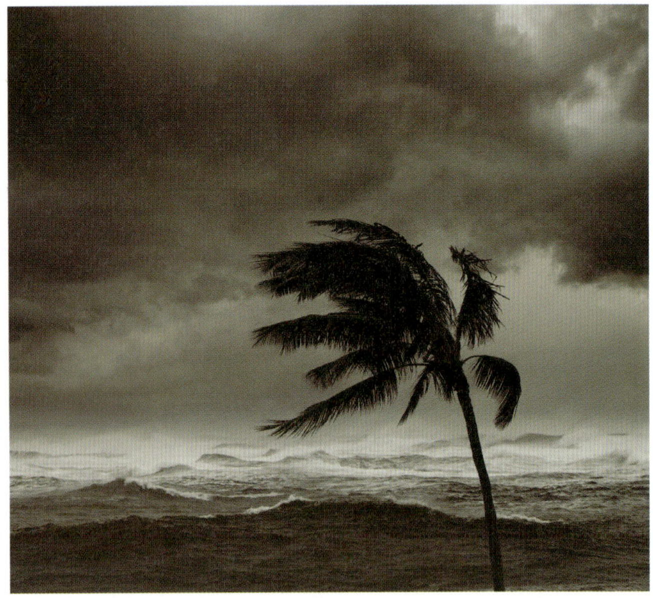

그림 26-4 허리케인은 가장 많은 피해를 입히고 가장 위험한 재해 중 하나이다.

대처 요령

허리케인이 다가오는 상황이라면, 아래의 안전 지침에 따른다.

- 라디오나 텔레비전 방송을 청취하면서 주변 상황을 확인한다. 만일 허리케인 경보가 발령되면, 허리케인이 강타하기까지 대개 24~36시간을 확보할 수 있다.
- 주택을 정비한다. 모든 폭풍 셔터(storm shutters)를 닫는다. 실외 물건을 고정하거나 실내로 들여온다. 창틀에 합판을 부착하거나 창문에 테이프를 붙여 유리가 깨질 위험을 예방하거나 감소시킨다. 자동차는 주택 바로 옆에 주차하고, 연료를 가득 채워 둔다.
- 미처 대피하지 못한 상황이라면 최악의 상황에 대비해야 한다. 가족 개개인이 며칠간 소비할 수 있는 물과 식량을 비축한다. 적절한 생수를 확보할 수 없다면, 물이 오염되거나 수도 공급이 중단될 상황을 대비해 욕조에 물을 채우는데, 먼저 희석한 표백액으로 욕조를 살균한다(표백액과 물의 비율은 1:10).
- 대피한다면, 배낭을 준비해 생필품을 대피소에 가져간다. 생필품에는 필수 의약품과 휴대폰 충전기를 반드시 포함한다.

- 대피를 준비하는 상황이라면, 자동차에 연료를 주입하고 대피 경로를 확인한다. 가능하다면 거주지를 떠나기 전에 메인 밸브나 스위치를 꺼놓는다.
- 아래 상황의 경우 내륙으로 대피한다.
  - 지역 당국에서 대피 경보를 발령하고 대피 지정 장소에 살고 있는 경우
  - 허리케인이 지나가는 경로 부근의 간이 주택에 살고 있는 경우
  - 허리케인이 지나가는 경로 부근의 고층 빌딩에 살고 있는 경우
  - 해안 지역, 강 주변의 범람원, 또는 내륙 수로 부근에 살고 있는 경우
  - 위험한 상황이 닥치고 있다고 스스로 판단되는 경우
- 지역 당국에서 대피 명령을 내리면 즉시 떠난다. 대피 경로를 따르고 해안가, 강둑, 시냇가로부터 벗어난다. 그리고 자신이 이동하고 있는 장소를 사람들에게 알려준다. 반려동물의 사료 등 필요한 물품들을 가까이에 보관한다.
- 대피할 필요가 없거나, 대피할 수가 없는 상황이라면 허리케인이 강타하는 동안 실내에 머무르면서 창문과 유리문에서 멀리 떨어진다.
  - 작은 방, 벽장 또는 복도에 은신한다.
  - 실내 문은 모두 닫고, 바깥쪽 문을 고정하고 지지한다.
  - 고층 빌딩의 경우, 1~2층으로 대피하고 창문으로부터 멀리 떨어진다.
  - 허리케인이나 토네이도가 접근하는 경우 탁자나 단단한 물체 밑으로 들어가서 바닥에 엎드린다.

Q & A

재해상황의 응급처치는 어떤 부분에서 역할을 할까요?

자연재해와 인재상황에 처한 사람들을 위한 응급처치 훈련의 가치는 매우 크다. 갑자기 재해가 발생했을 때 최초 도움을 줄 수 있는 유일한 근원은 생존자이다. 왜냐하면 의료팀이 출동하는데 시간이 걸리거나 충분하지 않을 수 있다.

뉴욕과 런던에서의 폭발사고와 관련된 보도를 보면, 목격자에 의한 응급처치가 생명을 구했다고 한다. 마드리드 폭발사고에서도 다친 사람의 67%가 구급차가 아닌 차량으로 병원에 이송되었다. 대규모 사상자 상황에서 구급차 이송이 부족하다면, 목격자에 의한 환자 이송이 생기게 마련이다. 재난 관계자들은 일반인을 위한 응급처치 교육이 재난 이후 상황에서 사망자 수를 감소시킨다는 점에 강하게 동의하였다.

Van de Velde S, et al. Effectiveness of nonresuscitative first aid training in laypeople: a systematic review. *Ann Emerg Med* 2009; 54(3):447-457.

- 응급 통화가 많이 이루어지기 때문에 전화가 통화 중인 경우가 많을 것이다. 긴급한 상황이 아니라면 전화를 사용하지 않는다.

산사태

산사태는 바윗덩어리나 흙 또는 부스러기가 비탈 아래로 떨어지는 것을 말하는데, 미국 거의 대부분의 지역에서 발생한다. 산사태는 규모가 클 수도 있고 작을 수도 있으며, 속도가 느린 경우도 있고 빠른 경우도 있다. 대개 산사태는 폭우나 급격한 해빙 때문에 발생한다.

대처 요령

산사태를 유발할 상황인 경우 아래의 안전 지침에 따른다.

- 방심하면 안 된다. 산사태는 사람들이 잠든 사이에 발생하는 경우가 많다.
- 만일 산사태가 발생할 위험이 있는 지역에 산다면 즉각 대피한다.
- 나무 균열, 바위 충돌 또는 우르르 소리 등 파편의 움직임을 가리킬 수 있는 비정상적인 소리에 귀를 기울인다.
- 시내 또는 수로 근처에 살고 있는 경우, 유량이 갑자기 증가 또는 감소하는지, 그리고 깨끗한 물이 흙탕물로 변하는지 주의 깊게 살핀다. 이러한 변화는 상류 쪽에서 산사태가 발생했음을 나타내는 신호일 수 있다. 신속하게 대피할 준비를 한다.
- 운전할 때 조심한다. 제방 도로변에서 산사태가 발생하기 쉽다. 도로가 붕괴되었는지, 진흙이나 떨어진 바위가 있는지, 그리고 다른 파편의 흔적이 있는지 살핀다.
- 집에 머물고 있다면, 산사태 파편의 직접적인 경로로부터 최대한 멀리 떨어진 다른 평지로 이동한다.

토네이도

토네이도는 뒤틀리고 굴뚝 모양의 구름이 특징인 격렬한 폭풍을 말한다. 뇌우에 의해 발생하며, 간혹 허리케인에 의해서도 발생한다. 토네이도는 언제든 발생할 수 있으나 특히 많이 발생하는 시기는 3~8월이다. 모든 지역에서 토네이도가 발생할 위험이 있으나 대부분은 로키산맥 동쪽에서 보고되고 있다(그림 26-5).

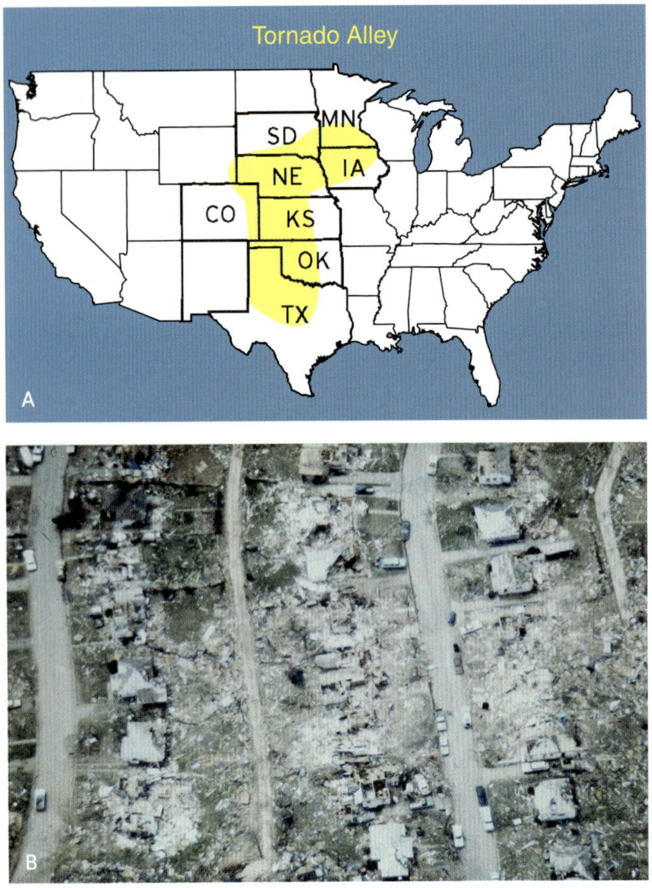

그림 26-5 (A) 토네이도는 로키산맥의 동쪽에서 가장 자주 보고되고 있다. (B) 1979년 텍사스 위치타 폴스(Witchita Falls)에서 발생한 토네이도는 미국 역사상 최악의 토네이도 중 하나였다.

A: © Jones & Bartlett Learning. B: Courtesy of the National Weather Service Forecast/NOAA.

대처 요령

토네이도가 접근하고 있다면 아래의 안전 지침을 따른다.

집에 있는 경우

- 창문이 없는 방이나 지하실 또는 가장 아래에 있는 장소로 즉각 대피한다. 지하실이 없는 경우 내부 복도나 욕실이나 벽장과 같은 창문이 없는 작은 공간으로 대피한다.
- 단단한 가구(무거운 탁자나 책상) 밑으로 들어가서, 가구를 꽉 붙잡는다.

야외에 있는 경우

- 가능하면 건물 안으로 들어간다.
- 대피할 곳이 없거나 건물 안으로 들어갈 시간이 없는 경우, 도랑이나 저지대에 엎드리거나 견고한 건물 주위에서 웅크린다.

직장이나 학교에 있는 경우

- 강당, 간이식당, 큰 복도, 쇼핑몰과 같은 지붕이 넓은 장소를 피한다.
- 지정 대피소로 이동한다(대개 안내 표시판이 설치되어 있다).
- 단단한 가구(무거운 탁자, 책상 또는 작업대) 밑으로 피한다.

자동차 안에 있는 경우

- 직접 운전해 토네이도에서 벗어나려고 해서는 안 된다.
- 즉시 자동차에서 내려 근처 건물로 대피한다. 만일 실내로 들어갈 만한 시간적 여유가 없다면, 자동차에서 내려 자동차에서 멀리 떨어진 도랑이나 저지대에 엎드린다.

쓰나미

쓰나미(tsunami)는 해저 지각 변동(예: 지진)으로 발생하는 연속적인 파도를 말한다. 쓰나미는 연못에 돌을 던지면 발생하는 물결과 아주 비슷한데, 파도는 지각 변동이 일어난 곳에서 발생해 전 방향으로 퍼져 나간다. 대부분의 파도는 높이가 18피트(5m) 이하인데 반해, 해안선 부근에서 기록된 쓰나미의 높이는 무려 100피트(30m)가 넘었다. 해수면이 50피트(15m)보다 낮은 지역과 해안선에서 1마일(2km) 이내에 있는 지역이 가장 위험하며, 쓰나미의 대부분 사망원인은 익사이다.

대처 요령

쓰나미가 발생할 위험이 있는 상황인 경우, 아래의 안전 지침을 따른다.

- 라디오나 텔레비전 방송에 귀를 기울이고 지역의 위급 상황을 파악한다. 만일 대피하라는 권고를 받았다면 즉시 대피한다.
- 지역 당국이 돌아와도 안전하다고 지시할 때까지 해당 지역에 진입하지 않는다.
- 쓰나미를 보기 위해 해안가로 가지 않는다. 만일 파도를 보게 되면, 대피하기에는 너무도 가까이 있는 것이다. 쓰나미는 연속적인 파도이기 때문에 한 번의 파도가 지나갔다고 위험 상황이 끝난 것으로 생각하면 안 된다.

화산 폭발

화산은 지표면 하부에 암석이 용해된 저장소로서 분출구가 외부로 개방된 산이다. 가스와 용해된 암석의 압력이 폭발을 일으킬 정도로 강해지면 화산이 폭발한다. 가스와 암석이 입구에서 난사되고 산등성이로 굴러가거나 공중으로 날아간다. 대부분의 부상과 사망은 뜨거운 용암보다는 화산재, 낙하하는 암석, 산사태, 그리고 홍수로 인해 발생한다.

대처 요령

만일 화산이 폭발하는 경우 아래의 안전 지침에 따른다.

- 지역 당국의 대피 명령에 따른다. 화산으로부터 바람이 불어오는 장소를 피한다.

실내에 있는 경우

- 모든 창문, 문, 굴뚝 그리고 환기 통로를 닫는다.

야외에 있는 경우

- 실내로 대피한다.
- 유독 가스가 모이고 돌발적인 홍수와 용암 그리고 이류(泥流)로 인해 위험해질 수 있는 저지대를 피한다.
- 모든 기계를 창고 안으로 들여보낸다.

자기 방어

- 소매가 긴 셔츠와 긴 바지를 입는다.
- 보호 안경을 착용해 눈을 보호한다.
- 방진 마스크를 쓰거나 젖은 헝겊을 얼굴에 덮어 뜨거운 화산재나 가스를 들이마시지 않도록 한다.
- 폭발하는 화산 주변을 벗어난다. 화산이 폭발하는 것을 지켜보는 것은 매우 위험한 행동이다.

산불

숲, 덤불, 그리고 잔디에는 언제든 화재가 발생할 수 있다. 그러나 대부분은 뜨겁고 건조한 시기에 발생한다. 이러한 화재의 대다수는 인간의 부주의나 무관심으로 인해 발생한다(예: 불꽃놀이, 캠프파이어, 철도 스파크(불꽃), 넘어진 전선 등은 모두 적절한 관리를 하지 않으면 산불을 일으킬 수 있다)(그림 26-6).

대처 요령

산불이 발생하는 경우 아래의 안전 지침을 따른다.

- 지역의 라디오나 텔레비전 방송을 청취하면서 현재 상황을 파악한다.

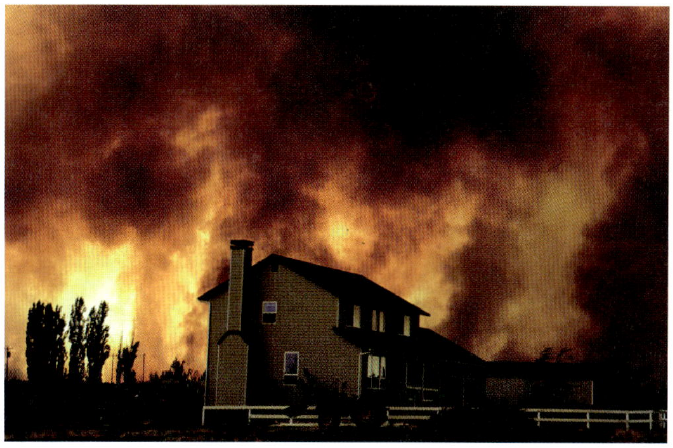

그림 26-6 산불은 빠르게 퍼질 수 있어서 생명과 가정에 매우 위협적이다.
Courtesy of John Hutmacher/USFS.

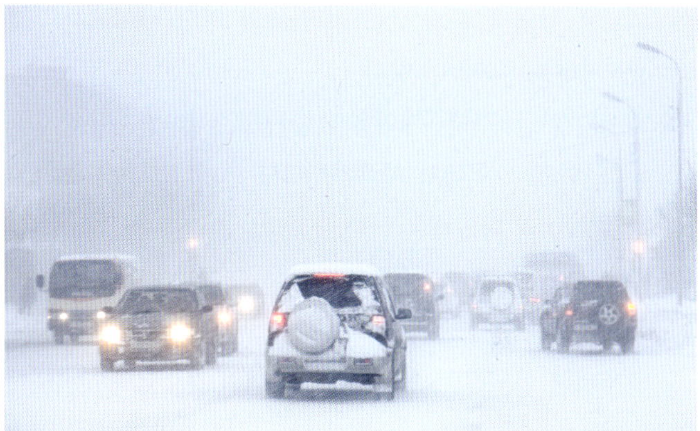

그림 26-7 대규모의 한파는 도시 전체를 마비시킬 수 있다.
© Igumnova Irina/Shutterstock.

- 대피 권고를 받으면, 즉시 대피한다. 화재로부터 벗어날 수 있는 경로를 선택한다. 화재와 연기의 속도와 방향에 변화가 있는지 살핀다. 소방차 진입로를 가로막지 않도록 한다.

한파

폭설이나 극한의 추위는 지역 전체를 마비시킬 수 있다. 대체로 온화한 겨울을 보내는 지역에서도 이따금 대규모의 한파나 극한의 추위가 발생할 수 있다(그림 26-7).

참고

폭풍 주의보와 폭풍 경보

기상청과 같은 국가 기관은 위험이 발생하는 경우 경보를 발령한다. 토네이도와 같은 주의보는 그러한 위험이 발생할 상황이 피해를 끼칠 수 있다고 판단될 때 내려진다. 경보는 위험이 실제로 발생하고 있거나 감지되었을 경우 발령된다.

대처 요령

한파가 발생하는 경우 아래의 안전 지침을 따른다.

실내:

- 지역 라디오나 텔레비전 방송 또는 통신서비스 채널 또는 기상청의 기상 보고와 상황 정보에 귀를 기울인다.
- 낮에는 18.3℃(65°F), 밤에는 12.8℃(55°F)로 설정 온도를 낮추어 연료를 절약한다. 사용하지 않는 방은 난방하지 않는다.
- 규칙적으로 식사하고 충분한 수분을 섭취하고 카페인과 알코올을 피한다.
- 등유 히터를 사용하는 경우, 환기를 유지하고, 외부에서 연료를 공급해 준다. 연소성 물체와 히터 사이에는 최소 1m 거리를 유지해야 한다.
- 폐쇄된 공간에서는 야외용 난방 연료를 절대 사용하지 않는다. 만약 야외에서 사용하더라도 연기나 배기가스가 어디로 가는지 확인해야 한다.

실외:

- 따뜻하게 입는다(즉, 헐렁한 옷을 여러 겹으로 입고, 모자, 장갑, 부츠를 착용하고 스카프를 입에 감싸서 폐를 보호한다).
- 무리한 활동을 하지 않는다(예: 삽으로 눈을 퍼내거나 자동차를 미는 행동). 무리한 행동은 심장마비를 유발할 수 있다.
- 동상이나 저체온증의 징후가 있는지 확인한다.
- 젖은 옷은 바꿔 입어 건조한 상태를 유지한다. 젖으면 보온이 제대로 이루어지지 않는다.

눈 폭풍 속에서 자동차에 갇혀 있는 경우:

- 정차하고 비상 깜빡이를 켠다. 차 문이나 라디오 안테나에 조난 신호 깃발을 내건다.
- 자동차 안에 그대로 있어야 구조요원들이 찾아내기가 수월하다. 대피할 수 있는 건물을 발견하지 않는 한 자동차에서 내리지 않는다.
- 한 시간에 10분 정도 엔진과 히터를 가동해 실내 온도를 유지한다. 엔진을 가동할 때는 창문을 약간 열어서 환기를 시키고, 배기관에 쌓인 눈을 치워 일산화탄소에 중독되지 않도록 한다.
- 몸을 움직여 체온을 유지한다(예: 박수를 치거나 팔다리를 간헐적으로 움직이는 것). 그러나 지나친 운동은 하지 말아야 한다.
- 극도로 추운 상황인 경우, 바닥 매트, 시트커버, 도로 지도, 신문 등과 여타 모든 물건을 총동원해 단열한다. 다른 탑승자들과 모여 있도록 한다.
- 교대로 잠을 잔다. 항상 한 사람 정도는 깨어 있는 상태에서 구조요원을 기다려야 한다.
- 수분을 섭취해 탈수를 예방한다.
- 동상이나 저체온증이 나타나는지 확인한다.
- 배터리가 소모되지 않도록 주의한다.
- 야간에는 실내등을 켜서 구조요원들이 탐지할 수 있도록 한다.
- 폭풍이 지나간 후에는 자동차에서 내려서 도보로 이동할 수 있다.

참고

겨울철 이동을 위한 필수 품목

겨울에 이동할 때는 재난 대비 키트를 자동차에 보관한다. 이 키트에는 아래의 품목이 포함되어야 한다.

- 삽
- 앞 유리 스크레이퍼
- 플래시
- 예비 배터리
- 배터리 전원 라디오
- 생수
- 비상식량
- 글러브와 벙어리장갑
- 모자
- 담요
- 토우 체인이나 로프
- 타이어체인
- 도로용 소금과 모래 백
- 야광 구조 신호 깃발
- 점프 케이블이나 부스트 케이블
- 도로 지도
- 응급 조명 장치
- 핸드폰, 휴대용 배터리 팩 및 충전 케이블
- 비상 촛불과 받침대

기술적 위험

위험물질 사고

화학물질은 어디에나 존재하며, 화학물의 제조, 보관, 운송, 폐기 과정에서 위험한 상황이 발생할 수 있다. 사고 원인 물질을 항상 규명할 수는 없다. 그러나 화물 트레일러의 누수, 폐기된 드럼의 분류화된 경고표지, 그리고 이상한 냄새 등과 같은 현상이 충분한 단서가 될 수 있다(그림 26-8).

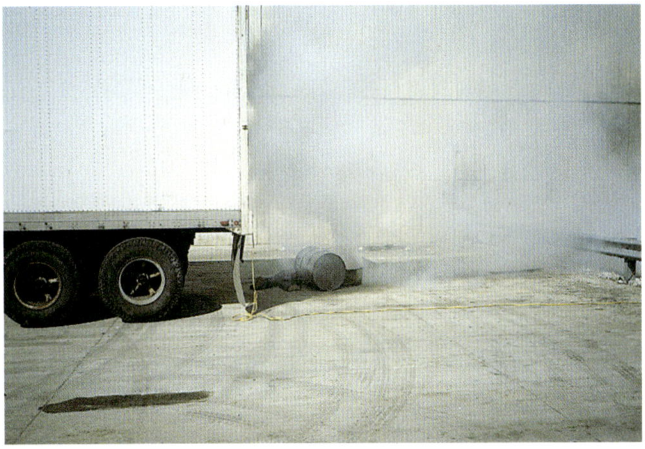

그림 26-8 화물 트럭에서 세어 나오는 연기가 위험물질 사고의 조짐이 될 수 있다.

대처 요령

위험물질 사고가 발생한 경우, 아래의 안전 지침을 따른다.

- 만일 위험물질로 보이는 사고를 목격한 경우, 119구급대나 지역 비상 연락망으로 연락한다.
- 사고 현장에서 멀리 벗어난다.
- 야외에서 사고가 발생한 경우, 가스와 안개는 대개 공기보다 무겁다는 점을 유의하면서 가능한 한 상류, 언덕 위, 그리고 바람 부는 반대편에 있도록 한다. 위험 지역에서 최소한 800m는 벗어나야 한다.
- 자동차 안에 있다면, 정차해서 가능한 한 대피할 수 있는 고정 건물을 찾는다. 만일 자동차 안에 있어야 한다면, 창문과 환풍구를 차단하고 에어컨과 히터를 끈다.
- 집에서 빠져나오라는 지시가 있다면, 즉시 그렇게 한다.
- 집에서 빠져나오기보다는 실내에 머무르라는 지시가 있는 경우
  - 모든 지침을 따른다. 그리고 외부 출입문, 창문, 환풍구, 난방 통로를 모두 폐쇄한다.
  - 에어컨과 환기 시스템을 끈다.
  - 1층으로 들어가서 외부 통로를 최소한으로 남겨둔다. 문과 창문을 닫고, 문의 측면, 바닥, 위쪽에 테이프를 붙인다. 방에 있는 모든 창문과 환풍구를 한 장의 플라스틱 시트로 감싼다.
  - 지역 긴급 방송을 청취한다.
  - 대피한 장소를 떠나라는 권고를 받은 경우, 모든 출입문과 창문을 열고 에어컨과 환풍기를 켜서 건물에 스며든 모든 화학물질이 흘러 나갈 수 있게 한다.

핵발전소

핵발전소는 대부분의 주에서 운용되고 있고, 국가 전력의 약 20%를 생산한다. 미국 천연자원보호협회에 따르면 수백만 명의 미국인이 원자력 발전소에서 16km 이내에 거주하고 있다고 한다. 물론 이들 핵발전소가 철저히 감독, 점검되고 있으나 우발적인 방사능 노출 사고가 발생할 가능성은 존재한다. 지역, 주 정부, 연방 기관 그리고 전기 설비 업체는 핵발전소 사고에 대비하는 긴급 대응 방안을 갖추고 있다.

대처 요령

핵발전소에서 사고가 발생한 경우, 아래의 안전 지침을 따른다.

- 지역 라디오와 텔레비전 방송을 계속 청취한다. 지역 당국에서 특정한 정보와 지침을 전달할 것이다.
- 대피하라는 권고를 받은 경우, 그렇게 한다.
- 대피하지 말라는 통보를 받은 경우, 실내에 그대로 머무른다. 출입문과 창문을 닫고 에어컨, 환풍기, 난로와 여타 공기 흡입기를 모두 끈다. 가능하면 지하실로 대피한다. 배터리로 작동하는 라디오를 항상 휴대한다.
- 긴급한 상황이 아니라면 전화를 사용하지 않는다. 긴급한 상황에서는 전화가 필요할 것이다.
- 만일 자신이 노출된 것으로 의심된다면, 철저히 샤워하고, 옷을 갈아입고 신발을 바꿔 신는다. 노출된 복장은 모두 비닐봉지(plastic bag)에 집어넣고 봉지를 밀봉해 손길이 닿지 않는 곳에 둔다.
- 메스꺼움과 같이 방사능 노출과 관련된 증상이 발생하는 경우 전문적인 의료처치를 받도록 한다.

참고

재난 잘못된 통념

잘못된 통념	현실
재난은 전부 예외적인 사건들이다.	일상생활의 정상적 부분이며 여러 가지 반복된 사건과 사례들로 이뤄져 있다.
재난은 사회경제적 지위와 상관없이 사망에 이르게 한다.	중산층이나 부유한 사람들보다 가난하거나 저소득층의 사람들이 사망할 위험이 더 많다.
빌딩이 무너진 상태에서 갇힌 사람들은 많은 시간이 경과해야 구조될 수 있다.	대다수의 시민들은 재난 발생 후 12~24시간 이내 구조될 수 있다.
재난이 닥칠 때 공황상태가 일반적인 반응이다.	대부분의 시민들은 이성적으로 행동한다. 공황을 전적으로 제외해서는 안 되며 재난사회학자가 덜 중요시 여기거나 부분적으로 중요하게 여길 수 있다.
재난이 발생하고 난 후 생존자들은 멍하고 무감동적이 되어 간다.	생존자들은 신속히 재구조화를 시작한다. 행동주의는 숙명론보다 더 일반적이다(이것을 "치료적 지역사회"라고 부른다). 가장 최악의 시나리오라도 15~30%의 사람만이 수동적이거나 멍한 반응을 나타낸다.
재난 후에 약탈은 일반적이고 심각한 이슈일 것이다.	약탈은 매우 드물고 일부분에 국한되어 있다. 만약 주로 발생한다면 지역사회가 깊게 분열되어 있는 경우 강력한 상태로 발생될 수 있다.
주요 재난으로 인해 유행성 질병들이 가난한 사람들의 건강 붕괴로 인해 필수적으로 발생한다.	일반적으로 재난 지역의 역학적 감시와 보건체계의 수준에 따라 질병이 광범위하게 발생하는 것을 막는데 충분하다. 게다가 질병의 진단율은 건강증진의 결과로 증가할 수 있다.
재난을 잘 관리하기 위해서 제공하는 모든 형태의 구호를 받아들이는 것이 필수적이다.	재난 지역의 실제적인 필요에 의해 물품과 서비스 기부를 제한하는 것이 일반적이다.
매장되지 않은 시체는 보건 위험을 발생시킨다.	어떠한 부패도 유의미한 보건 위협이 되지 않는다. 성급한 장례는 생존자들을 비도덕적으로 만들고 사망증명서 준비, 장례식 그리고 필요한 경우 부검 등을 잘못되게 만들 수 있다.
재난에 의해 피해를 입은 사람들에게 자신들의 옷을 기부해야 한다.	이것은 종종 사람들에게 입을 수 없는 옷들을 불필요하게 많이 쌓아두게 만든다.
회사, 주식회사, 기관, 정부들은 항상 재난지역의 구호에 보내거나 초대할 때 매우 적극적이다.	그들이 과거 재난지역에서 사용되어 온 물건들이나 오래된 약품, 오래된 장비, 불필요한 물건 등 지역적으로 부적합한 의복들을 가지고 있을 수 있다.
재난이 발생하면 효과적으로 관리를 위하여 종종 자원이 고갈된다.	만약 자원 고갈이 발생한다면 거의 일시적으로 항상 있는 일이다. 필요시 자원들을 보내고 보다 효과적으로 사용하도록 한다. 종종 어떤 유형의 자원들은 과다하게 많이 공급되거나 사용하는 것이 이슈가 되기도 한다.

Alexander DE. Misconception as a barrier to teaching about disasters. *Prehosp Disaster Med* 2007; 22(2):95–103.

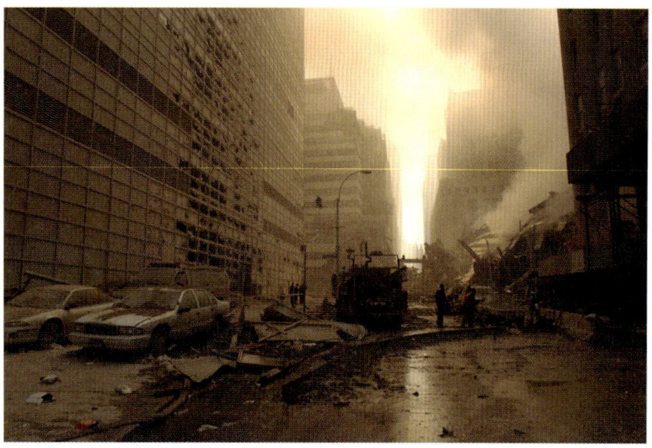

그림 26-9 2001년 9월 11일 테러범들이 뉴욕의 세계무역센터를 공격했다.
Courtesy of Andrea Booher/FEMA.

국가 비상사태

테러

테러(terrorism)는 협박, 강압, 또는 보상금을 위해 불법적으로 사람이나 재산에 대해 무력이나 폭력을 행사하는 것을 말한다. 테러 행위의 범위는 테러 위협, 암살, 납치, 유괴, 폭파 경고, 폭탄 공격, 그리고 사이버 공격(컴퓨터를 활용한)에서 화학물질, 미생물, 그리고 핵무기까지 다양하다(그림 26-9).

국가안보경고시스템(Homeland Security Advisory System)은 테러 공격의 잠재적 위험이나 위험 수준에 대한 신속하고 포괄적인 정보를 제공하기 위하여 설립되었다. 국가 전체나 지역 수준에서, 그리고 산업 수준이나 특정한 목표가 위험 상황에 직면할 수 있다. 우리는 국가 안보 위험 수준에 대해 항상 인지하고 있어야 한다(표 26-1).

표 26-1 국가 안보 경보 시스템

위험 수준	필요한 조치
심각함	▪ 공공장소 등 위험 지역을 피한다. ▪ 뉴스를 경청하고 권고나 지침에 따른다. ▪ 고용주와 접촉해 업무 상황을 파악한다.
높음	여러 종류의 공격(화학, 생물학 또는 핵 공격)에 대한 대피, 피난 방안을 검토한다.
높아짐	의심스러운 행위를 목격하면 이를 보고한다. 학교 당국에 연락해 비상조치를 결정한다.
경계	▪ 가정 재난 대비 방안을 검토하고 생필품을 보충한다. ▪ 가족들과 만나서 공격이 있을 경우 대처 방안, 대피 장소, 연락 방안을 논의한다.
낮음	가정 재난 대비책을 세우고 재난 필수 장비를 갖춘다.

생화학 무기

화학 무기(chemical warfare agents)는 인간과 동식물에 중독 효과를 가져다주는 독성 증기, 연무제, 액체 또는 고체를 말한다. 이러한 화학 작용제는 폭탄이 터지면서 배출되거나, 항공기, 선박, 자동차에서 분사되고, 액체 형태로 사용될 수도 있는데, 인간과 환경에 위험한 상황을 초래하기 위한 것이다. 일부 화학물질은 냄새나 맛이 느껴지지 않을 수 있다.

이러한 화학물질은 즉시 효과가 나타날 수도 있고(몇 초 또는 몇 분 이내에), 효과가 천천히 나타날 수도 있다(몇 시간 또는 며칠 이후). 화학물질은 치명적인 위협이기는 하지만, 그러한 치명적인 농도를 유지하면서 전파되기는 쉽지 않으며, 야외에서는 금방 흩어져 버리는 경우가 많다.

생물학 무기(biologic agents)는 인간, 가축 그리고 작물을 죽이거나 무력하게 할 수 있는 미생물이나 독소를 말한다. 생물학전에 사용되는 3가지의 기본적인 무기는 세균, 바이러스, 그리고 독소이다.

대처 요령

주변에 화생방 공격이 발생하는 경우, 당국에서는 최선의 대처 행동 지침을 알려줄 것이다. 이는 그 지역을 신속하게 벗어나는 방안, 지정된 장소에 대피하는 방안, 또는 대피하고, 지역을 봉쇄하는 방안일 수도 있다. 최선의 보호 방법은 미리 준비 태세를 갖추고 필요하면 최대한 빨리 의료 진단을 받는 것이다. 화생방 공격이 발생하는 경우, 아래의 추가 안전 지침을 따른다.

- 실내에 있어야 하는지, 아니면 대피해야 하는지 등에 대해 지역 라디오나 텔레비전 방송의 지침에 귀를 기울인다.
- 화생방 공격이 발생한 시점에서 가정, 사무실, 또는 여타 대피 장소에 머무르고 있어야 한다는 지침이 내려진 경우
  - 난방기, 에어컨, 환풍기 등 모든 환기 장치를 끈다.
  - 실내에서 은신할 공간을 찾는다. 창문이 없는 곳이면 좋다. 접착테이프와 플라스틱 시트로 은신처를 봉인한다.
  - 난방기나 다용도실을 피한다.
  - 전기 장치를 사용하지 않는다(예: 난방기, 오픈, 레인지, 의복 건조기, 세척기 등).
- 독성 증기가 감소 또는 제거된 보호 장소에 머물러 있으면서 배터리 전원 라디오를 휴대한다.
- 만일 몸을 보호할 수 없는 장소에 있다면, 오염된 구역에서 바람이 불어오는 방향의 반대편에 있도록 하면서, 최대한 신속하게 대피할 수 있는 건물을 찾는다. 라디오에 귀를 기울이고 공식적인 지시에 따른다.

핵, 방사능 무기

핵폭발은 눈을 멀게 하는 섬광, 극한의 고온(열복사), 초기 핵 방사, 열 펄스에 의한 폭발, 파괴에 따른 2차 화재 등의 극히 위험한 상황을 초래할 수 있다. 지표면 높이에서 폭발하면 '낙진(fallout)'이라고 불리는 방사능 입자가 방출되는데, 이것은 바람에 의해 수백 킬로미터까지 날아갈 수 있다.

테러범은 핵무기보다는 방사능물질 전파 장치(흔히 '더러운 폭탄'이라고 하는)를 사용하고자 하는 경우가 훨씬 많다. 이러한 방사능 무기는 기존의 폭탄과 방사능물질을 혼합해 위험하고 생명을 위협하는 방사능물질을 공공장소에 흩뿌리기 위해 만들어진다. 핵 또는 방사능 무기를 사용한 테러범의 공격이 이루어지기 전에 얼마나 많은 경보 시간이 필요한지에 대해서는 밝혀진 바 없다.

대처 요령

방사능 공격이 발생하면 아래의 안전 지침을 따른다.

- 섬광이나 폭발 장소를 쳐다보지 않는다. 눈이 멀 수 있다.

- 공격 경보를 들었다면,
  - 최대한 신속하게 움직이면서 가능하면 지하에 대피해 다른 지침이 내려질 때까지 그곳에 머무른다.
  - 야외에 있고, 신속하게 건물 안으로 대피할 수 없는 상황이라면, 보호할 수 있는 모든 것을 동원해 신체를 보호한다. 땅에 평평하게 눕고 머리를 감싼다.
  - 다소 먼 곳에서 폭발이 일어났다면, 폭풍파가 강타하기까지는 30초 이상이 걸릴 것이다. 두 번째의 다시 돌아오는 폭풍파를 조심한다.
  - 폭발 장소에서 몇 km 떨어진 경우라고 해도, 대피 장소에서 은신하면서 방사능 낙진으로부터 신체를 보호해야 한다.
  - 배터리로 작동하는 라디오를 휴대하고 정규 방송을 청취한다. 지침이 내려지면 그대로 따른다. 해당 지역 담당자들이 지역 상황을 가장 잘 알고 있으므로 지역 지침을 항상 최우선으로 따르도록 한다.

참고

재난 대비

미국 국토안전부는 비상 상황에서 생존에 필요한 물과 음식에 관한 아래와 같은 일반 지침을 제공하고 있다.

물

- 1인당 하루 4리터의 물(식수와 위생 용수)
- 최소 3일분의 용수를 보관한다.
- 아동, 산모, 환자는 더 많은 수분이 필요하다
- 기후가 따뜻한 곳이라면 더 많은 물이 필요하다.

식량

- 최소 3일분의 부패하지 않는 식량을 보관한다.
- 보관용 식품으로는 냉동, 요리, 준비가 필요 없고 물이 거의 또는 전혀 필요 없는 식품을 선택한다.
- 수동 캔 따개와 식기를 마련한다.
- 가족이 먹을 식량을 선택한다.
  - 즉석에서 먹을 수 있는 고기, 과일, 채소, 통조림
  - 단백질 또는 건조 압축 과일
  - 건조 시리얼 또는 그라놀라(granola)
  - 땅콩버터
  - 건조 과일
  - 땅콩
  - 크래커
  - 캔 주스
  - 부패하지 않는 저온 살균 우유
  - 고에너지 음식
  - 비타민
  - 유아식
  - 강장(强壯) 음식

구급상자

- 구급상자를 잘 구비해둔다. 구급상자에 대한 지침은 부록 A와 부록 D 참조

PREP KIT

복습

- 재난은 엄연한 삶의 현실이고 이에 대한 준비가 되어 있어야 한다.
- 지진, 홍수, 허리케인, 토네이도와 같은 자연재해는 매년 수많은 목숨을 앗아간다.
- 화학물질은 어디서나 발견된다. 화학물질의 생산, 보관, 운반, 처리 과정에서 위험한 상황이 발생할 수 있다.
- 테러는 협박, 강압, 또는 보상금을 위해 불법적으로 사람이나 재산에 대해 무력이나 폭력을 행사하는 것을 말한다.
- 재난이 닥치면, 행동할 준비가 되어 있어야 한다.

핵심용어

생물학 무기(biologic agents) 인간, 가축, 작물을 죽이거나 무력화하는 미생물체나 독소

쓰나미(tsunami) 해저 격변으로 발생하는 연속적인 파도

테러(terrorism) 협박, 강압, 또는 보상금을 위해 불법적으로 사람이나 재산에 대해 무력이나 폭력을 행사하는 행위

허리케인(hurricane) 강풍을 동반한 열대성 폭풍으로 시간당 74마일의 속도를 유지하는 폭풍. 태평양에서는 태풍이라고 불리며, 인도양에서는 사이클론으로 명칭 함

화학 무기(chemical warfare agents) 유해한 효과를 지닌 독성 증기, 살포제, 액체 또는 고체

실습평가

지질학자가 당신이 사는 국가에 10년 이내 큰 지진이 발생할 것으로 예측하였다. 당신이 3층 빌딩의 회사에서 일하고 있을 때 그 예측이 현실로 이뤄졌다. 갑자기 흔들리기 시작하면서 건물이 흔들리는 것을 느꼈다. 벽에 걸린 물건들과 선반에 있는 물건들이 바닥에 떨어지기 시작했다.

지시: 설명에 동의하면 "예"에 ○표하고, 동의하지 않으면 "아니요"에 ○표 하시오.

1. 이것은 "큰 지진"이 아니기 때문에 평소처럼 일을 계속해서 진행한다.
   예 아니요
2. 당신은 책상 밑으로 들어가야 한다.
   예 아니요
3. 119구급대에 전화해서 응급상황임을 알린다.
   예 아니요
4. 이 건물의 비상탈출로를 알아야 한다.
   예 아니요
5. 만약 가스 냄새를 맡았다면, 빌딩에서 탈출하는 것을 지연해서는 안 된다.
   예 아니요

지식확인

지시: 설명에 동의하면 "예"에 ○표하고, 동의하지 않으면 "아니요"에 ○표 하시오.

1. 대부분의 지진은 겨울철에 발생한다.
   예 아니요
2. 흐르는 물을 절대 가로지르지 않는다.
   예 아니요

PREP KIT

3. 도시 주민이 시골 주민에 비해 장기 혹서에 피해를 입을 가능성이 더 높다.
   예 아니요

4. 허리케인이 많이 발생하는 시기는 4~8월이다.
   예 아니요

5. 토네이도가 지나가는 경로에 있다면 창문을 열어 놓은 채 방 안에 숨는다.
   예 아니요

6. 쓰나미를 보기 위해 해안가로 절대로 가지 않는다.
   예 아니요

7. 겨울 폭풍이 닥치고 있는 시기에 차 안에 갇혀 있다면 1시간에 10분 정도 엔진과 히터를 가동시켜 실내를 따뜻하게 한다.
   예 아니요

8. 위험물질 사고를 목격하면 119구급대에 연락하기 전에 사고 지점에 가까이 다가가서 위험물질이 무엇인지 파악한다.
   예 아니요

9. 국가 안보 위험 수준을 항상 인지하고 있어야 한다.
   예 아니요

10. 모든 화학물질은 냄새나 맛을 지니고 있다.
   예 아니요

부록 A

구급용품

많은 손상과 갑작스러운 질환은 병원 전 단계에서 응급처치 될 수 있다. 이런 상황과 나중에 병원치료가 요구되는 상황을 대비하여 수중에 유용한 용품을 두고 있는 것이 바람직하다.

구급처치함의 용품들은 정기적으로 사용될 가능성이 있는 해당 항목을 포함하도록 맞춤 설정해야 한다. 예를 들면, 가정에서의 구급처치함은 직장이나 의무실에서, 또는 배에서 쓰는 용품들과는 다를 수 있다.

표 A-1에 있는 제품들은 처방이 필요 없는 용품들이 포함되어 있다. 일부 의약품은 유효기간이 끝난 제품도 있다. 특히, 개봉한 경우는 더욱 그렇다. 그러므로 드물게 사용하는 제품을 대량으로 구입하는 것은 경제적이지 않을 수도 있다. 모든 의약품의 유통기한을 확인해야 한다.

표 A-1 구급처치함 목록

지혈을 위한 품목	
휴대용 의료검사용 장갑(비-라텍스)	잠재적인 혈액, 삼출액 감염 또는 오염으로 보호와 예방 위함
상처 지혈 드레싱	지혈을 위한 직접 압박드레싱을 함
토니켓(manufactured, ie, CAT preferred)	직접적인 압력으로 팔다리 출혈을 조절할 수 없는 경우에만 사용
손상 및 상처치료를 위한 품목	
알코올 손 세척제(medium bottle)	상처주위나 손을 깨끗이 세척함(상처 안쪽은 손 세척제로 세척하지 않음)
항생 연고제(폴리스포린, 네오스포린, 바시트라신, 복합항생제 연고) 일회용	경미한 상처나 2도 화상의 치유시간을 줄이고, 피부감염의 위험을 줄이기 위함
외과용 테이프(현미경적 누공이 있는 종이제품)(3~5cm)	물집 보호
탄력테이프(일라스틱콘)(5~10cm)	물집 및 상처를 보호
물집패드(스펜코 2번째 스킨)(3~7cm)	물집 및 상처를 보호
접착밴드(3×7cm) 혹은 다른 크기(그림 A-1)	경미한 상처 보호
멸균거즈패드(7×7cm, 10×10cm) 각각 포장(그림 A-2)	상처 보호
비접착성 패드(7×10cm)	화상, 물집, 긁힌 상처 보호
자가-접착 말이거즈밴드(예: Kling/Kerlix 접착밴드)(5cm, 7cm, 10cm 너비)(그림 A-3)	상처 부위 드레싱 부착
멸균외상패드(13×23cm, 20×25cm)(그림 A-4)	큰 상처 보호
삼각붕대(약 102×102×142cm)	접었을 때(크라바트 붕대라고도 함) 드레싱과 부목을 제자리에 고정하거나 팔 슬링(arm sling)의 붕대(binder)로 사용
멸균 안과용 패드	한쪽 눈을 다쳤을 때 양쪽 눈을 보호하기 위한 안과용 패드
뼈, 관절, 근육 치료를 위한 품목	
냉찜질 팩(휴대 및 일회용)	삠, 탈골, 골절 그리고 곤충자상에 사용
부목[패드도 되면서 부드럽게 대주는 부목(예: SAM 부목)]	골절 및 탈골된 곳을 안정화시킴
탄력붕대(즉, ACE 붕대)(7cm 너비)(그림 A-5)	관절 손상 부위의 부기 감소를 위한 압박 적용
플라스틱 백(봉합 기능)	곤충자상, 뼈, 관절, 근육 손상에 적용할 얼음주머니용(내용물 채우면 패딩으로 사용 가능)

처방전이 필요 없는(OTC, 일반의약품) 약물 모든 약물은 어린이의 손에 닿지 않는 곳이나 보호장치용기에 담겨 있어야 한다. 학교나 사업장에서는 종종 금지되어 있을 수 있으므로 지침을 확인해야 한다.	
글루코스 타블렛	저혈당 치료
아세타미노펜(타이레놀)	통증해소 및 해열제
이브로펜(애드빌)	통증해소, 해열, 항염제
아스피린(엑시드린, 정제)	통증해소, 해열, 항염제; 심장마비가 의심되는 경우에 사용할 수 있음
항히스타민(베나드릴)	어린이에게 절대 사용 금지
경고: 직장, 학교, 공공장소에서의 구급처치함에는 졸림(기면) 상태를 유발하므로 포함되지 않음	알레르기 증상 완화; 담쟁이 덩굴, 오크 등 식물성 독 증상으로 인한 가려움 또는 발적 치료; 오심 및 멀미 감소; 졸리거나 수면 상태를 유도함
하이드로코티존 크림, 1%	피부와 관련된 가려움증 완화, 곤충에 쏘여서, 식물성 독에 의한, 그리고 알레르성 피부, 발적에 완화. 어느 정도 증상이 약해지거나 완화될 수 있음
알로에 베라 젤(100%)(그림 A-6)	일광화상, 표재성 동상
스포츠음료 패키지(게토레이, 파워에이드)	열피로, 탈수, 수독증 등 신체에 나트륨 부족증 치료
제산제 타블렛(텀스, 롤레이드)	열화상, 산제 음독(위역류) 치료
항설사 타블렛(펩토-비스몰, 이모디움 A-D)	설사 치료
항변비제/변비완화 타블렛(메타무실)	변비 치료
의료 및 구급 장비	
심폐소생술(CPR) 호흡기(일방향 밸브)	심폐소생술 시 잠재적 감염위험 보호
공중 보건용 마스크	코로나 19와 같은 감염성 바이러스를 옮기는 호흡기 비말로부터 보호
의료용 가위(여러 가지 종류)(그림 A-7)	드레스, 밴드, 옷가지 절단용
온도계	발열 또는 저체온증 가능성 감시
핀셋(각이 있는 팁)	부목이나 틱 제거용
안전핀(5cm 길이)(그림 A-8)	소매나 셔츠에 매달기 위한 것, 드레싱 및 물집치료를 위한 드레인(배액통로)을 만들기 위한 것
비상용 담요(고속도로용 쓰레기봉투, 가정용 폴리에틸렌 쓰레기 봉투, 마일라 봉투)	신체 열손실 및 날씨에 의한 열손실 방지용(바람, 비, 눈)
구급함과 심폐소생술 지침서(기본구급용)	응급상황에서 기본구급을 위한 응급참고 제공

축약: COVID-19, 2019년 코로나바이러스 감염병; CPR, 심폐소생술; OTC, (의사처방이 필요 없는) 점두 거래의

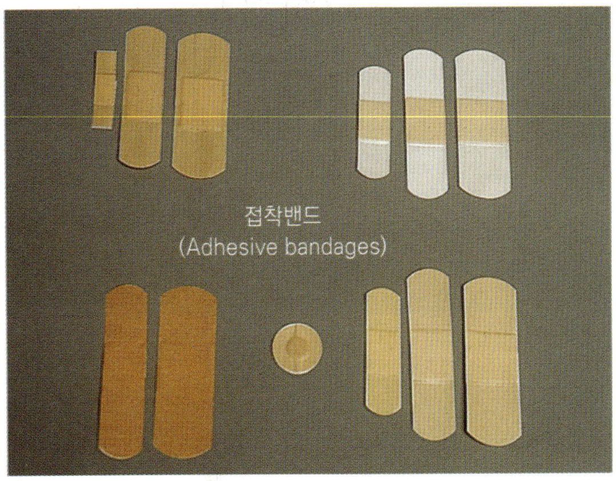

그림 A-1 접착밴드

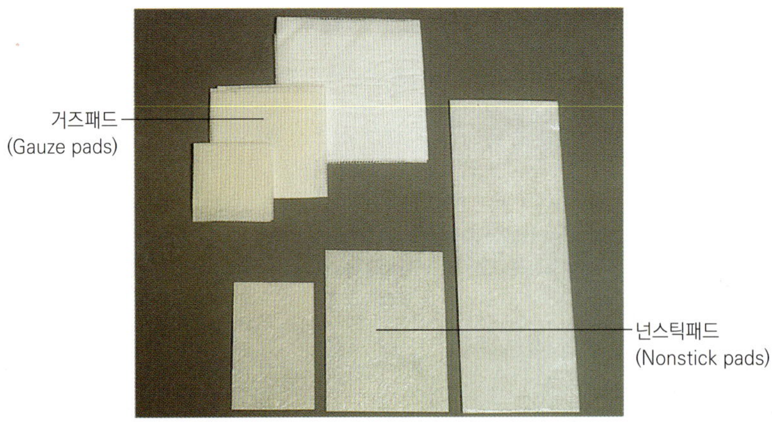

그림 A-2 거즈패드와 넌스틱패드

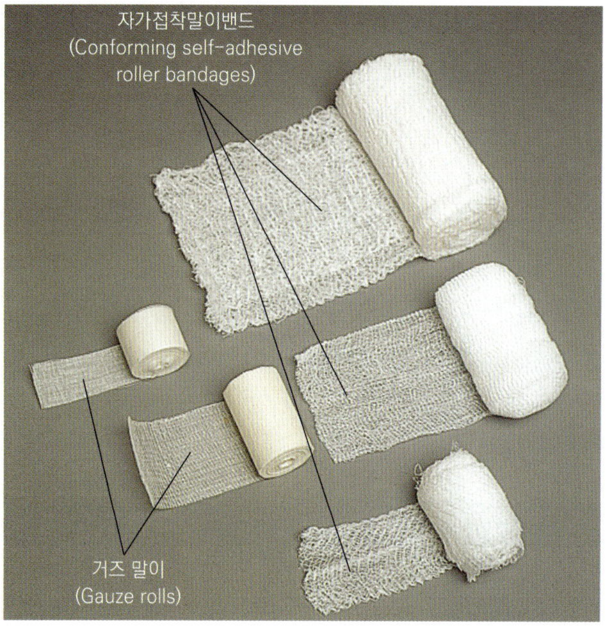

그림 A-3 거즈말이와 자가접착말이밴드

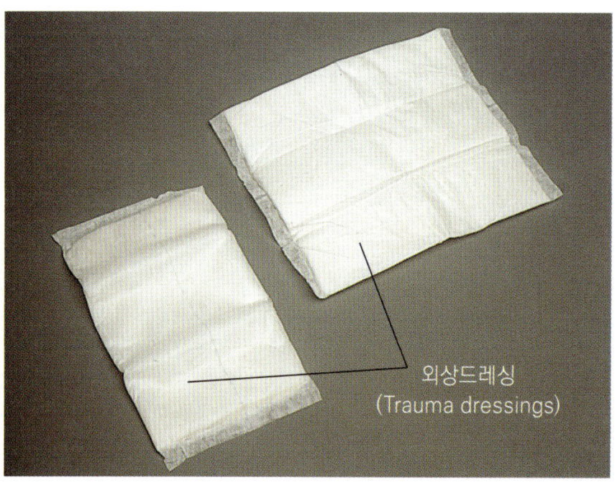

그림 A-4 외상패드

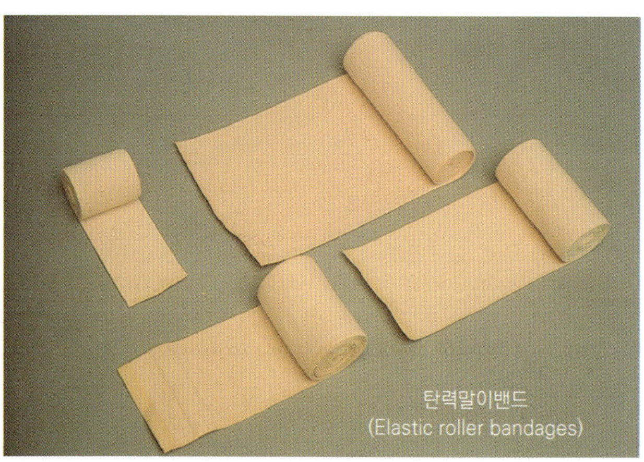

그림 A-5 탄력말이밴드

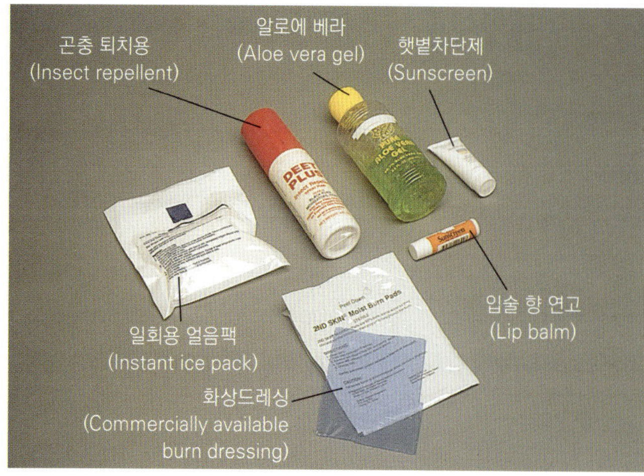

그림 A-6 알로에베라, 일회용 얼음팩, 화상드레싱과 선택형 구급함 항목(곤충 퇴치용, 햇볕차단제와 입술 향 연고)

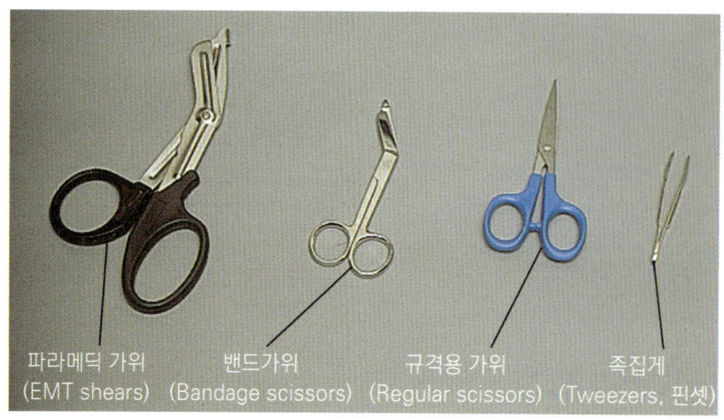

그림 A-7 외상용 가위, 밴드가위, 규격용 가위와 족집게(핀셋)

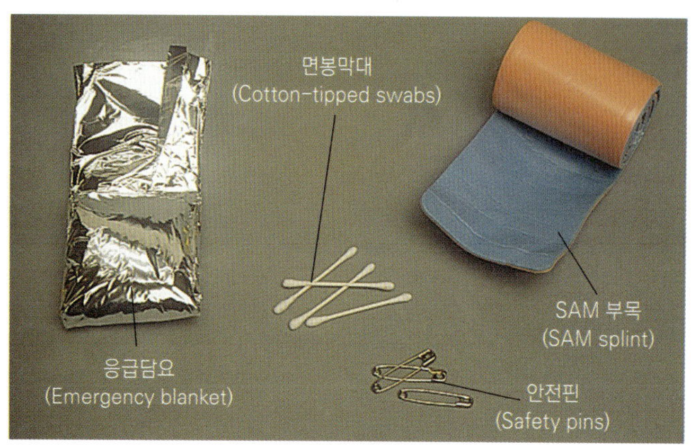

그림 A-8 응급담요, 면봉막대, 안전핀, SAM 부목

모든 의약품은 어린이의 손이 닿지 않는 곳에 보관한다. 의약품을 적절하게 사용하려면 모든 사용법을 읽고 따라야 한다. 낚시도구 상자나 공구 상자에 구급용품들을 넣어 보관하는 것을 고려한다.

직장의 구급처치함 내용물

직장 근처에 의료시설이 없다면, 산업안전보건청(OSHA)에서는 근로 장소에 적절한 구급장비를 유용하게 사용할 수 있도록 마련하며, 부상 당한 모든 근로자들에게 응급처치를 제공하기 위해 적절하게 훈련된 사람이 종사하도록 하고 있다. 권장 품목(크기/부피) 및 수량은 표 A-2와 같다.

구급처치함은 Class A와 Class B로 구분된다. Class A는 직장에서 자주 발생하는 사고를 위한 품목이 들어 있다(예: 경미한 상처, 화상, 염좌). Class B는 복잡하고 위험요인이 높은 대규모 근로 장소에서 발생하는 사고를 위한 품목이 들어 있다(예: 공장, 창고, 옥외 공간).

산업안전보건청(OSHA)이 사용하는 ANSI/ISEA Z308.1 표준을 준수하기 위해 근로자와 고용주 모두 표 A-2의 최소 권장 품목을 뺄 수는 없지만 추가할 수는 있다. 산업안전보건청(OSHA)은 고용주가 직장 내에 자동심장충격기(AED)의 가용성을 고려할 것을 권장한다.

표 A-2 직장 구급처치함의 최소 권장 품목

의료장비	Class A 최소 수량	Class B 최소 수량
접착밴드(2.5×7.5cm)	16	50
접착테이프(3cm 너비, 2.3m 길이)(그림 A-9)	1롤(말이)	2롤(말이)
항생제 연고	10통	25통
살균된 작은종이손수건/탈지면(그림 A-10)	10갑	50갑
Breathing barrier (face mask with one-way valve)(그림 A-11)	1	1
화상 드레싱(젤 소킹된), (10×10cm)	1팩	2팩
화상 치료킷(1/32 oz. [1g])	10팩	25팩
얼음팩(일회용, 휴대용), (10×12.5cm)	1	2
눈 보호덮개(부착 수단으로 7.5cm^2)	2	2
눈/피부 세척용	1온스(30mL)	4온스(118mL)
기본구급 지침서	1	1
손세척제(60% 알코올)	6팩 또는 1작은병	10팩 또는 2작은병
의학 검사용 장갑(비라텍스[니트릴 권장]; L 사이즈)(그림 A-12)	2켤레	4켤레
말이거즈밴드(5cm 너비, 약 3.7m)	1	2
말이거즈밴드(10cm 너비, 약 3.7m)	0	1
가위	1	1
부목(예: SAM부목)(10×61cm)	0	1
멸균거즈패드(7.5×7.5cm)	2	4
멸균외상패드(13×23cm)	2	4
토니켓(폭 2.5cm)	0	1
삼각건 밴드(102×102×142cm)	1	2

Note: Nonprescription (over-the-counter [OTC]) medications can be put in first aid kits if packaged in single dose, tamper-evident packaging and labeled as required by FDA regulations. Nonprescription (OTC) drug products should not contain ingredients known to cause drowsiness.Please read all labels and only use as directed.

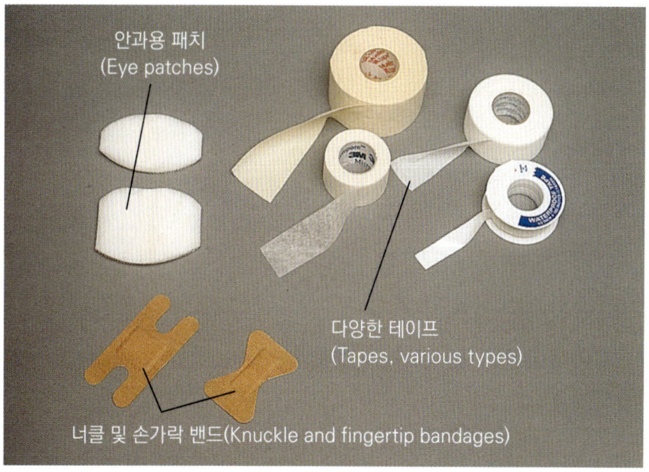

그림 A-9 안과용 패치, 너클 및 손가락 밴드와 다양한 테이프

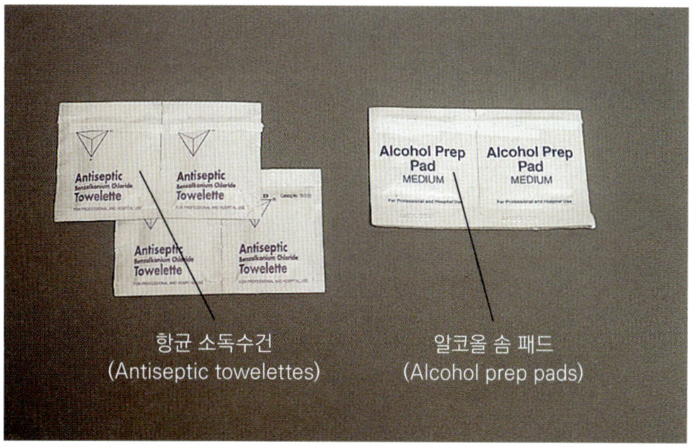

그림 A-10 항균 소독수건과 알코올 솜 패드

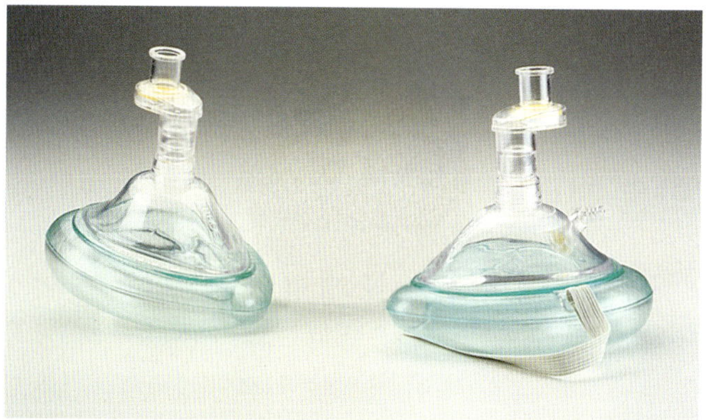

그림 A-11 심폐소생술용 얼굴마스크

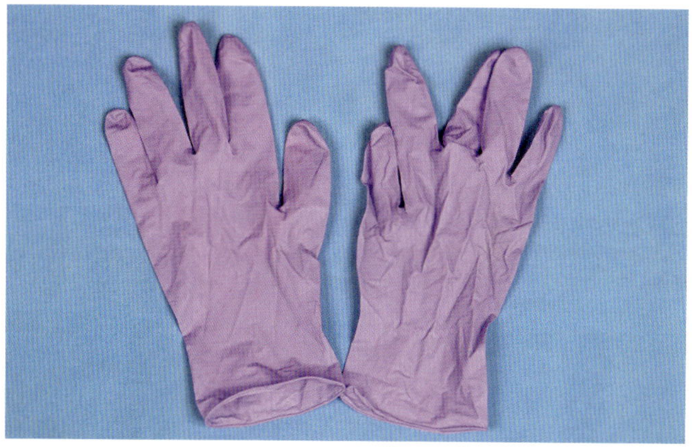

그림 A-12 의학 검사용 장갑

부록 B

약물 정보

응급처치제공자로서 당신은 환자에게 특정 약을 주어야 할 상황(또는 환자가 약을 복용할 때 도와주어야 할 상황)에 처할지 모른다. 유효기간이 지난 약, 다른 사람에게 처방된 약 또는 해당 약에 대한 알레르기가 있는 사람에게는 절대로 주지 말아야 한다. 그래서 응급처치제공자들은 다음과 같은 약물을 알고 있어야 한다.

- 처방이 필요 없는 통증완화제
  - 아세트아미노펜(acetaminophen)
  - 아스피린(aspirin)
  - 이부프로펜(ibuprofen)
  - 나프록센(naproxen)
- 의사처방이 필요한 약
  - 용량이 정해진 흡입제(metered-dose inhaler)
  - 니트로글리세린(nitroglycerin)
  - 에피네프린(epinephrine)
- 구급처치함에 비치되어 있거나 처방전 없이 환자에게 사용 가능한 의약품
  - 경구용 글루코스(oral glucose)
- 날록손(Naloxone)

보급되어 있는 통증완화제의 장단점

아세트아미노펜(Acetaminophen)

상품명: 타이레놀(Tylenol®)

장점: 통증 및 열 완화, 위에 자극을 주지 않음

단점: 많이 또는 장기 복용할 때 간과 콩팥에 손상을 줄 수 있음

아스피린(Aspirin)

상품명: 버퍼린(Bufferin®), 아나신(Anacin®), 바이에르(Bayer®)

장점: 통증, 열, 염증완화; 심장마비 예방

단점: 혈액응고장애, 위출혈 초래, 바이러스 감염 소아에서 라이증후군(Reye syndrome) 유발

이부프로펜(Ibuprofen)

상품명: 애드빌(Advil®), 누프린(Nuprin®), 모트린(Motrin®)

장점: 통증, 열, 염증 완화

단점: 응고장애로 위 출혈과 궤양을 초래할 수 있고, 위에 자극을 주어 많이 먹거나 장기복용 시간과 콩팥에 손상을 줄 수 있음

나프록센(Naproxen)

상품명: 알리브(Aleve®)

장점: 통증, 열, 염증 완화; 일회 용량에 8~12시간 지속

단점: 위출혈, 궤양, 자극을 일으킬 수 있으며, 장기복용 시 콩팥에 손상을 줄 수 있음

니트로글리세린(Nitroglycerin)

다음과 같은 상황이라면 환자에게 니트로글리세린[상품명 니트로스태트(Nitrostat®)]를 투여할 수 있다.

- 성인 환자
- 가슴통증 환자
- 의사가 처방한 혀밑정제나 스프레이를 가진 환자

만약에 다음과 같은 상황이면 환자에게 니트로글리세린을 절대 투여하면 안 된다.

- 머리손상 환자
- 영아 또는 소아 환자
- 연속으로 3번 투여한 환자
- 저혈압 환자
- 비아그라와 같은 발기부전 치료제를 복용 중인 환자

약물 형태

정제(아스피린 크기의 1/10 정도), 혀 밑 스프레이, 패치

약물 용량

1회 용량

절차

일단 니트로글리세린을 투여한다면 다음 단계를 따른다.

1. 니트로글리세린 유효 날짜를 확인한다.
2. 환자에게 마지막으로 복용한 시간을 물어본다.
3. 환자에게 혀를 들어올리라고 한다. 정제나 스프레이를 혀 밑에 투여하거나 섭취하게 한다. 이 정제를 직접 만지지 않는다. 장갑을 끼고 투여해야 한다. 장갑을 끼는 이유는 니트로글리세린이 피부로 흡수되어 혈압을 떨어뜨릴 수 있기 때문이다.
4. 혀 밑에서 정제가 녹아서 흡수될 때까지(삼키지 말고) 입을 다물고 있게 한다.

작용

니트로글리세린은 다음과 같이 작용한다.

- 혈관 확장(이완)
- 심장부하 감소

부작용

니트로글리세린은 다음과 같은 부작용이 있다.

- 혈압 저하(앉거나 누울 때)
- 두통
- 심장박동 변화(증가→정상)

에피네프린 자동주사기

만약에 다음과 같은 상황이라면 환자에게 에피네프린[상품명 아드레날린(Adrenaline), 에피펜(EpiPen®)]을 둘 다 투여할 수 있다.

- 환자가 심한 알레르기 반응 징후가 있다(호흡곤란과 쇼크를 포함).
- 환자가 의사처방약을 가지고 있다.

약물 형태

액체 형태인 자동주사바늘-자동주사기 시스템기기

약물 용량

- 성인: 성인 한 명당 자동주사기 1개(0.3mg)(그림 B-1)
- 소아/영아: 소아/영아 한 명당 자동주사기 1개(0.15mg)

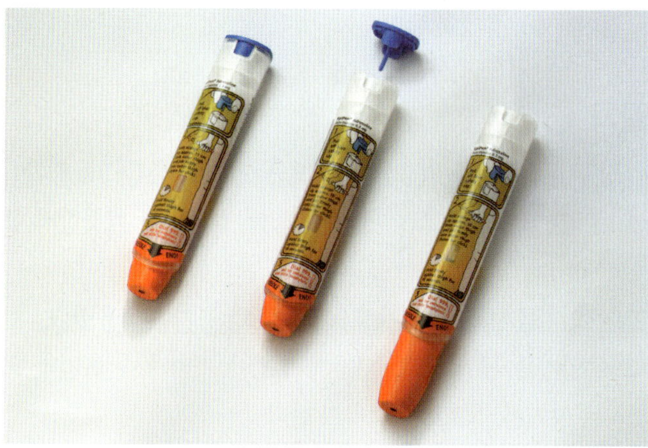

그림 B-1 에피네프린 자동주사기들

절차

에피네프린을 투여할 때 다음 단계를 따른다.

1. 환자의 의사처방 자동주사기를 잡는다.
2. 안전캡을 연다.
3. 환자 넙다리 부위에 자동주사기 끝을 잘 대고 주사 놓을 부위를 잡는다.
4. 주사기를 넙다리에 대고 확실하게 주사를 밀어 넣는다.
5. 그 자리에서 3초간 주사기를 잡고 있는다.
6. 아나필락시스가 있는 환자가 첫 번째 용량에 반응이 없거나, 응급의료서비스(EMS)의 도착이 5~10분 이상이 걸린다면, 두 번째 장치를 사용할 수 있는 경우 두 번째 용량을 고려할 수 있다.
7. 119구급대에 전화를 한다.

작용

에피네프린은 다음과 같이 작용한다.

- 세기관지(허파의 작은 기관) 확장
- 혈관 수축

부작용

에피네프린은 다음과 같은 부작용이 있다.

- 심장박동률 증가
- 어지럼증
- 두통
- 가슴통증
- 구역질
- 구토

정량식 흡입기

만약에 천식 또는 천명음 등 호흡곤란이 심한 상황이라면 환자에게 흡입기(알부테롤®, 프로벤틸®, 벤톨린®)를 적용할 수 있다. 이 환자는 천식이나 COPD가 있을 수 있다.

약물 용량

성인/소아: 1~2회 흡입

절차

정량식 흡입기를 적용할 때 다음 단계를 따른다(그림 B-2).

1. 흡입기의 캡을 열고 마우스피스를 검사하여 깨끗한지 확인한다.
2. 흡입기를 여러 번 흔들고, 가능한 한 용기에 적용한다.
3. 흡입기를 세워 잡고, 환자에게 입에 가져가서, 흡입기 또는 용기를 입으로 물으라고 한다.
4. 효율적인 방법으로 끝까지 내뱉은 숨만큼 충분히 들이마시라고 설명한다. 숨을 들이마시는 동안에 천천히 깊게 숨을 들이마시라고 한다.
5. 숨을 들이마신 후 5~10초간 멈추었다가 천천히 내쉬라고 설명한다.
6. 두 번째 용량의 적용은 30~60초 지난 다음에 시도할 수 있다.

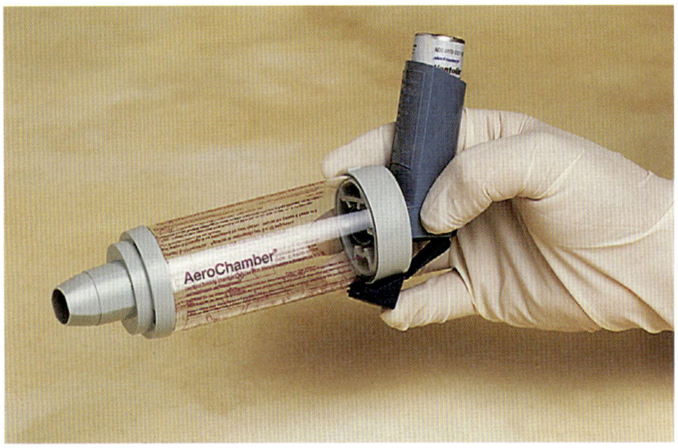

그림 B-2 스페이서(용기)가 부착된 정량식 흡입기

작용

정량식 흡입기는 다음과 같이 작용한다.

- 기관지 확장
- 신경계통의 자극

부작용

정량식 흡입기는 다음과 같은 부작용이 있다.

- 고혈압
- 불안
- 심장박동 증가
- 초조

경구용 글루코스

경구용 글루코스는 다음과 같은 상황에서 투여할 수 있다.

- 저혈당인 자(hypoglycemia, insulin reaction)
- 삼킬 수 있는 자
- 의식이 명료한 사람이며 지시에 순종하는 자

약물 용량

성인: 젤 튜브 1회 또는 타블렛 3개

절차

경구용 글루코스를 투여할 때 다음과 같은 단계를 따른다.

1. 혈당 측정기를 가지고 있다면, 자신의 혈당을 측정하게 한다.
2. 다음과 같이 15의 원칙을 이용한다.
   - 검사가 불가능하고
   - 저혈당 수준을 확인하며
   - 당뇨병으로 인해 식은땀과 떨림이 있다.

15의 원칙은 다음과 같다.

- 설탕 15g[3~5개의 포도당 정제, 3~5티스푼(15~25mL), 오렌지 주스 118mL 또는 일반 소프트 음료(다이어트용 아님)]을 섭취하게 한다(그림 B-3).
- 15분 후에 혈당을 확인한다.
- 혈당 수준을 재확인한다. 여전히 저혈당이거나, 검사를 할 수 없다면, 15g을 더 투여할 수 있다.

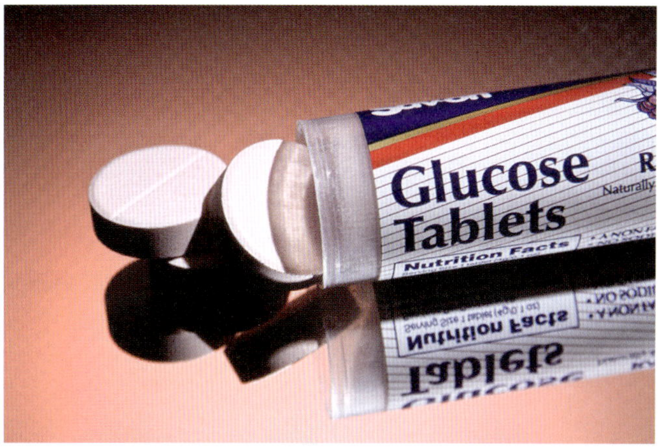

그림 B-3 글루코스 타블렛

환자가 반응이 감소하거나 15분 후에도 개선되지 않는다면, 그 용량을 반복한다. 15분이 지난 후에도 상태가 좋아지지 않는다면 119구급대에 신고한다.

작용

경구용 글루코스가 신체에 흡수되면 각 세포에 글루코스가 제공된다.

부작용

경구용 글루코스는 다음과 같은 부작용이 있다.

- 오심
- 구토

날록손

날록손은 재사용이 불가능한 사전 충전형 단회투여 비강 스프레이(Narcan)와 재사용이 불가능한 사전 충전형 단회투여 자동주사기(Evzio)로 제공된다.

약물 용량

1회 용량 적용; 더 많이 필요하고 가능한 경우(아편유사제의 효과는 종종 날록손의 효과보다 더 오래 지속됨)

절차

단회투여 비강 스프레이(Narcan)로 날록손을 투여할 때 다음과 같은 단계를 따른다.

1. 환자는 바로 누운 자세로 눕히고 머리를 뒤로 젖힌다.
2. 한쪽 콧구멍에 스프레이를 투여한다.
3. 2~3분 이내에 회복되지 않는다면 반대쪽 콧구멍에 다시 투여한다.

단회투여 자동주사기(Evzio)로 투여할 때 다음과 같은 단계를 따른다.

1. 케이스에서 자동주사기를 꺼낸다.
2. 활성화되면 자동주사기에서 음성안내가 제공된다(자동제세동기와 유사).
3. 환자의 바깥쪽 허벅지에 주사한다(에피네프린 자동주사기와 유사). 옷(예: 바지, 청바지) 위에 투여할 수 있다. 전자음성 지시가 작동하지 않는 경우에도 장치는 날록손 용량을 투여할 수 있다.
4. 만약 2~3분 이내에 회복되지 않고 다른 자동주사기가 있다면 다시 투여한다.

작용

날록손은 다음과 같이 작용한다.

- 아편유사제 효과를 역전시킴

부작용

날록손의 부작용은 다음과 같다.

- 다음과 같은 아편유사제 금단 증상
  - 몸살
  - 발열
  - 땀 흘림
  - 콧물
  - 소름
  - 하품
  - 허약
  - 오한과 떨림
  - 초조
  - 안절부절못함 혹은 과민성
  - 설사, 구역, 구토
  - 위경련
  - 빠른 심장박동
  - 혈압 증가

부록 C

보건의료제공자 기본소생술 리뷰

보건의료제공자들의 예로는 의사(내과의사), 치과의사, 간호사, 1급 응급구조사(EMTs), 전문응급구조사(AEMTs), 응급구조사, 소방관, 운동트레이너가 포함된다.

보건의료제공자들은 응급의료서비스, 종합병원, 개인병원 및 치과 그리고 운동시설과 같은 다양한 분야에서 일을 한다. 응급의료제공자들은 심폐소생술(CPR)과 같은 기본적인 생명유지 기술을 일반인과 다르게 수행한다.

1인 구조자 성인 심폐소생술

만약 당신이 쓰러지거나 미동이 없는 사람을 발견한다면 위험요소를 빠르게 확인하고 어떤 일이 발생했는지에 대한 다른 증거들을 확인한다. 1인 성인 구조자 심폐소생술을 위한 적절한 단계와 술기에 대해서는 수행절차 C-1을 참고한다.

수행절차 C-1 1인 구조자 성인 심폐소생술

주의: 항상 구강-보조기구 장치를 사용하여 감염 투과를 예방한다. 환자에게 접근할 때 현장 안전 준수를 인지한다.

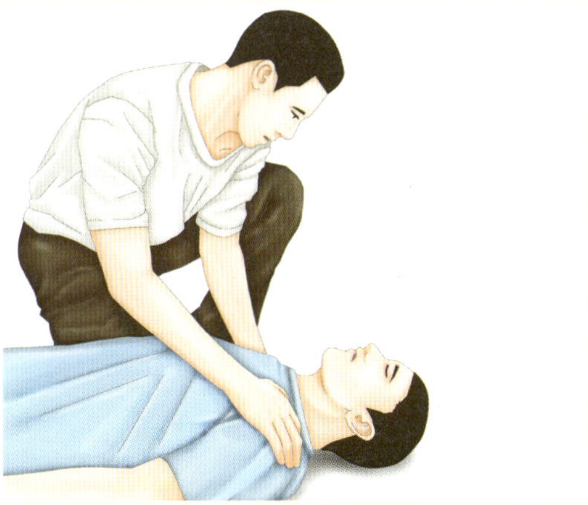

1 반응을 확인한다. 환자의 어깨를 가볍게 두드리면서 "괜찮습니까?" 하고 물어본다.

만약 환자가 반응이 있다면,

a. 환자에게 주요한 불편사항을 묻는다.

b. SAMPLE(증상과 징후, 알레르기, 약물, 관련된 과거병력, 마지막으로 섭취한 음식물, 질병이나 부상으로 이어지는 사건들) 질문을 사용한다.

c. 환자의 부상이 의심된다면 DOTS(변형, 개방성 상처, 압통, 부기)에 대해 확인한다.

만약 환자가 반응이 없다면, 2단계로 계속 진행한다.

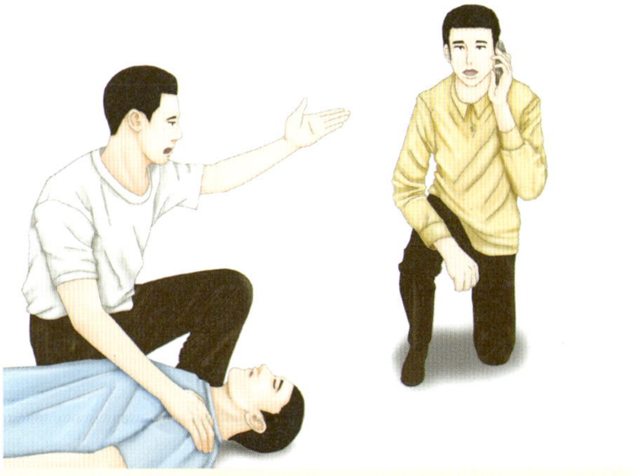

2 도움을 요청한다.

a. 당신이 혼자 있다면 응급대응시스템을 활성화하기 위해 환자를 남겨두고 CPR을 시작하기 전에 AED를 가져온다.

b. 만약 다른 사람이 도착하거나 가까운 곳에 있다면 그 사람이 응급대응시스템을 활성화시키도록 하고 AED를 가져온다.

주의: 이때 호흡 및 맥박을 확인한 후에 소생팀(resuscitation team)을 활성화시킬 수 있다.

수행절차 C-1 1인 구조자 성인 심폐소생술(계속)

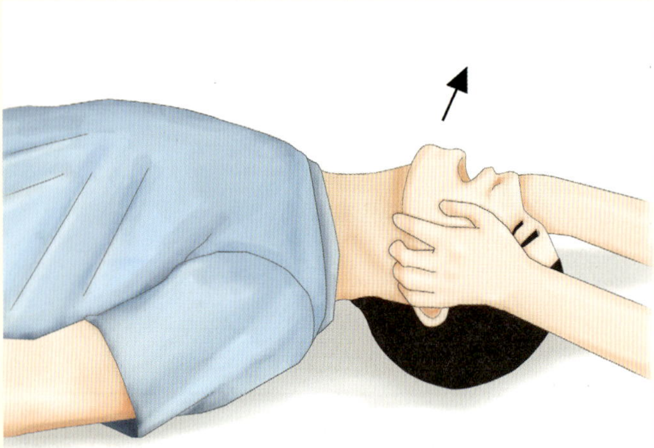

3 기도를 개방한다.

a. 당신의 손을 환자의 이마에 둔다. 머리를 뒤로 젖히기 위해 압박을 가한다.

b. 당신의 다른 손 두 손가락을 턱뼈의 아랫부분에 놓고 들어올린다. 턱 아래의 물렁조직은 압박을 피한다.

c. 머리를 뒤로 젖힌다.

목뼈 부상으로 의심되는 경우 절대로 환자의 머리나 목을 움직이지 않는다. 기도개방을 위해서 턱밀어올리기법을 사용한다. 양손을 각각 양면의 턱 각진 부분에 위치하고 위로 들어올린다. 환자가 입을 통해 호흡을 하도록 환자의 아래턱을 아래로 당기기 위해 당신의 엄지손가락이 사용될 수 있다.

만약 액체가 보이면 의료용 장갑을 끼고 손가락 위에 천을 사용하여 환자의 입에서 액체를 제거하고 물체가 보이면 후킹동작(hooking motion)으로 물체를 제거한다. 틀니의 경우에는 느슨하거나 그 자리에 위치할 수 없는 경우가 아니면 그대로 둔다.

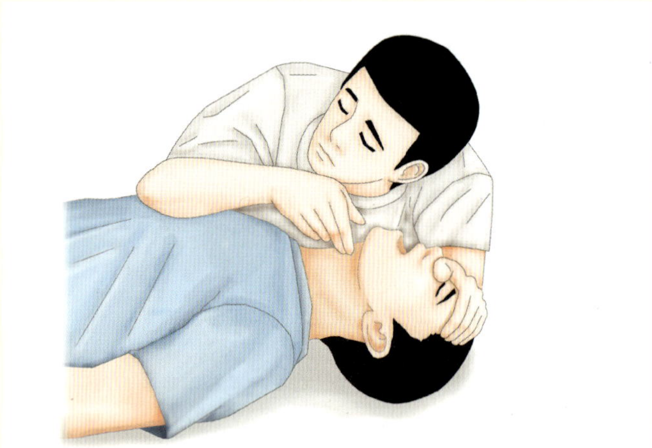

4 호흡을 확인한다.

a. 기도개방을 유지하는 동안 환자의 입 가까이에 당신의 귀를 대고, 숨소리를 듣고, 느낀다. 환자의 가슴이 오르락내리락하는 움직임을 관찰한다.

b. 환자가 호흡을 하지 않거나 경련을 일으키는 경우에는 5단계로 계속 진행한다.

c. 만약 환자가 정상적으로 호흡을 한다면 현장에 응급응답자(emergency responders)가 도착할 때까지 환자의 숨을 계속 관찰한다.

수행절차 C-1 1인 구조자 성인 심폐소생술(계속)

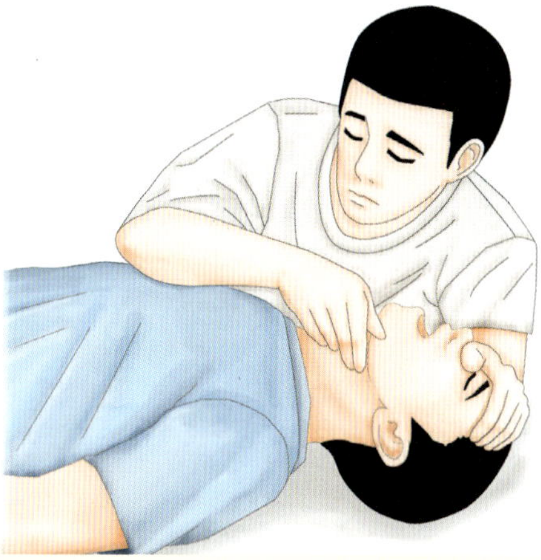

5 맥박을 확인한다(이 단계는 4단계와 동시에 5~10초 이내에 완료한다).

a. 머리를 뒤로 젖힌 채로 당신의 손을 환자의 이마에 댄다.

b. 환자 발에서 가까운 쪽에 있는 당신 손의 두 손가락을 사용하여 후두에 올려놓는다.

c. 환자 목의 홈으로 올려놓은 당신의 손가락을 아래로 훑는다. 구조자 본인의 맥박이 느껴질 수도 있으므로 엄지손가락을 사용하지 않는다.

d. 환자의 목동맥박동(carotid pulse)을 5~10초 동안 느껴본다. 성인의 경우 목동맥박동은 심장에 가깝게 위치해 있고 쉽게 접근할 수 있기 때문에 사용된다.

e. 환자가 맥박이 있고 숨을 쉰다면 기도개방을 유지하고 호흡을 관찰한다.

f. 만약 환자가 맥박은 있지만 숨을 쉬지 않는다면,

- 1회 호흡마다 5~6초 또는 분당 호흡을 약 10~12회 정도 숨을 불어넣는다.
- 위의 과정이 원활하게 이루어지지 않는다면 2분 후에 응급대응시스템을 활성화시킨다.
- 인공호흡을 계속해서 실시한다. 맥박을 2분마다 확인한다. 환자가 맥박이 없는 경우에는 CPR을 시작한다.

g. 환자가 맥박이 없고 호흡이 없거나 헐떡거린다면 6단계로 계속 진행한다(30회의 가슴압박과 2회의 인공호흡을 실시하고, 가능한 한 빨리 AED를 사용한다).

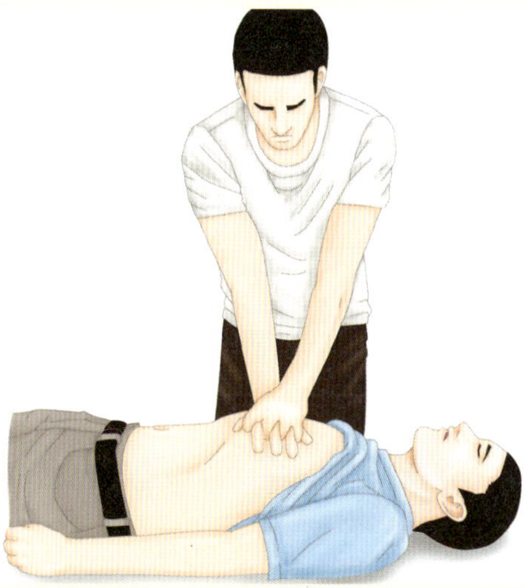

6 가슴압박을 30회 실시한다.

a. 당신의 손바닥 뒤꿈치를 환자 가슴의 중앙과 환자 가슴뼈(복장뼈)의 하반부에 위치시킨다.

b. 손가락을 맞물리게 하고 첫 번째 손 위에 다른 손을 겹쳐 올려놓는다. 환자의 가슴에 당신의 손을 두며 당신을 직접적으로 향하고 있으면 안 된다. 손을 교차하지 않는다.

c. 팔을 곧게 펴고 어깨가 손과 일직선이 되도록 팔꿈치를 고정시킨다.

d. 강하게 누른다. 적어도 5~6cm 깊이로 가슴뼈 바로 위에 압박을 가한다.

e. 가슴압박을 분당 100~120회 빠르게 실시한다. Bee Gees의 노래 "Stayin Alive" 혹은 휴대폰의 메트로놈 앱(metronome app)의 리듬을 이용해 본다.

f. 부드럽게 압박한다. 갑자기 잡아당기거나 찌르지 않고 압박 위치의 상부 또는 하부에서 멈추지 않는다.

g. 각각 압박 후에 전체 반동을 이용하여 가슴을 움직인다. 단 가슴에 기대지 않는다.

수행절차 C-1 1인 구조자 성인 심폐소생술(계속)

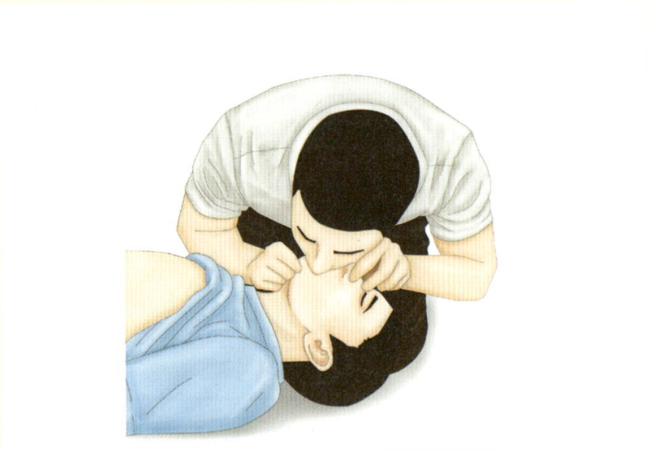

7 호흡을 2회 실시한다.

a. 기도개방을 유지하기 위해 머리기울이기-턱올리기(head tilt-chin lift) 방법으로 머리를 뒤로 젖혀 유지한다.

b. 환자의 코를 닫은 채로 꽉 집는다.

c. 각각 지속적으로 1초씩에 2회 호흡을 실시한다(각각 호흡을 실시한 후 당신은 정상적으로 숨을 쉰다).

d. 당신의 숨이 들어가고 있다면 환자의 가슴이 위로 올라오는 것이 관찰된다.

e. 각각 호흡 후에는 가슴이 내려가는 것을 참작한다.

f. 2회 호흡으로 환자의 가슴이 올라오는 것이 보인다면 가슴압박을 30회 실시한다.

g. 첫 번째 호흡으로 환자의 가슴이 위로 올라오지 않으면 환자의 머리를 뒤로 젖히고 두 번째 호흡을 불어넣는다. 두 번째 호흡에서도 환자의 가슴이 올라오지 않으면 CPR을 시작한다(30회 가슴압박과 2회 인공호흡). 2회 인공호흡 중 첫 번째 호흡을 실시하기 전에 매번 입을 열어 입속에 이물질이 있는지 확인한 후에 실시하고 이물질이 있다면 제거한다.

h. 환자의 입을 사용할 수 없는 경우라면(예: 환자의 입에 심각한 상처가 있는 경우, 입이 잘못 닫혀 있는 경우, 입을 열 수 없는 상태일 경우, 환자가 물속에 있는 경우) 머리기울이기-턱올리기 방법을 사용한다. 환자의 코 주위를 당신의 입으로 막아 숨을 불어넣어 준다.

i. 만약 구조자가 2명이고 백마스크를 사용할 수 있다면, 각각 1초 동안 2회 환기를 실시한다(주의: 이것은 많은 연습을 필요로 하는 고도의 술기이다. 이 술기는 입-입, 입-마스크 방법보다 더 느리게 이루어질 수도 있다).

8 AED를 가진 사람이 도착할 때까지 가슴압박 30회, 인공호흡 2회를 계속 실시한다.

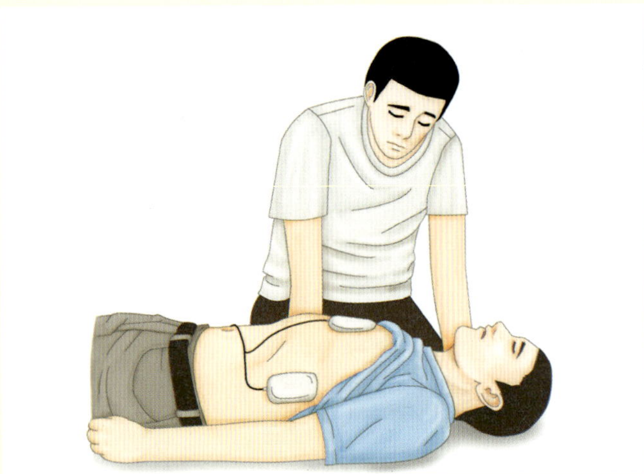

9 AED가 준비되면 가능한 한 빨리 사용한다.

a. AED 전원을 켠다. 그리고 음성 안내를 따른다.

b. 환자의 몸에 패드를 붙인다(패드를 고정시키기 위해서는 환자의 피부에 땀이나 물기를 말리고 의학용 패치 또는 털을 제거할 필요가 있다). 패드의 다이어그램은 배치할 패드의 위치를 보여준다.

c. 아무도 환자의 몸을 만지지 않도록 확인한다. "Clear!"라고 말한다.

d. 심장리듬을 분석하기 위해 AED를 확인하고(필요한 경우 분석 버튼을 누른다) 음성지시를 따른다.

e. 전기충격이 필요하지 않은 경우 즉시 30회의 가슴압박과 2회의 인공호흡을 5주기 실시한다(2분).

f. 전기충격을 실시하는 경우에는 환자를 만지지 않는다. 한 번의 충격을 주고 즉시 30회의 가슴압박과 2회의 인공호흡을 5주기 실시한다(2분).

AED는 심장리듬을 재분석하기 위해 2분당 CPR이 끝날 때마다 멈추라는 메시지가 표시된다.

수행절차 C-1 1인 구조자 성인 심폐소생술(계속)

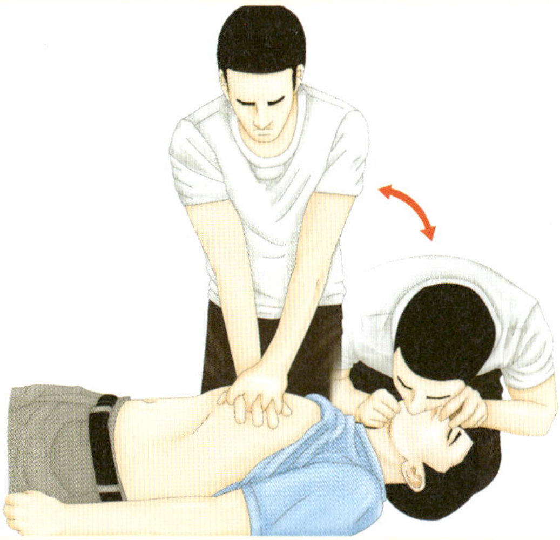

10 두 번째 구조자가 도착하면 두 명의 구조자가 환자에게 CPR을 실시하고 AED를 사용한다.

2인 구조자 성인 심폐소생술

인명구조요원과 다른 보건의료제공자들은 종종 2인 구조자 심폐소생술 과정을 배운다. 두 명 이상의 구조자가 있는 경우 다음과 같은 이점을 가지고 있다.

- 한 명의 구조자는 응급응답시스템(emergency response system)을 활성화할 수 있고, 자동심장충격기(AED)를 확보할 수 있다.
- 이러한 경우 구조자들을 덜 지치게 한다. 한 명의 구조자가 숨을 불어넣는 동안 다른 한 명은 가슴압박을 할 수 있다. 또한 가슴압박을 하는 구조자가 피곤해질 경우 구조자들은 CPR 5주기 후 또는 그 전에 역할을 바꿔서 수행할 수 있다.
- 가슴압박과 인공호흡 사이에는 중단은 적다.

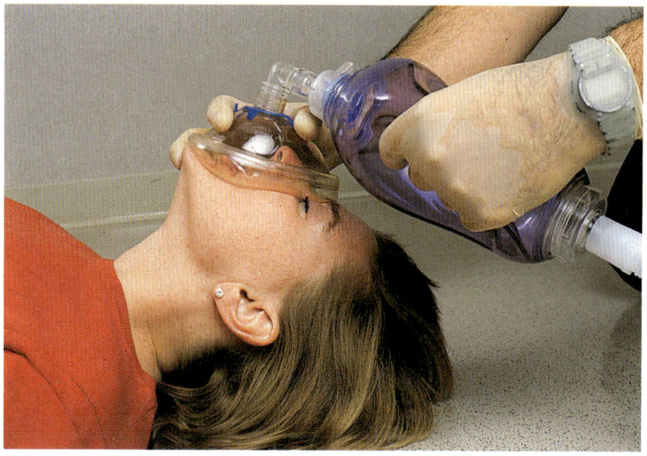

그림 C-1 백마스크 장치
© Jones & Bartlett Learning. Courtesy of MIEMSS.

위 일련의 단계들은 1인 구조자 심폐소생술을 하는 것과 같지만 임무는 2명의 구조자가 함께 나눠서 한다. 한 명의 구조자는 호흡을 제고하기 위해 환자 머리의 한쪽에 위치하고, 다른 구조자는 가슴압박을 하기 위해 환자의 반대편에 위치한다. 이상적으로는 구조자가 더 빠른 역할 전환을 위해 환자의 반대편에 있어야 한다.

입보호기구(마스크나 안면 가리개 등)를 공유하지 않기 또는 입-입 호흡을 하지 않음으로써 질병 감염으로부터 보호한다. 한 가지 방법은 구조자가 호흡을 줄 때 각자 자신의 포켓마스크 혹은 입보호기구를 사용하는 것이다. 또 다른 방법은 백마스크 장치를 사용하는 것이다(그림 C-1). 그러나 백마스크 장치를 적절하게 사용하려면 상당한 연습을 필요로 한다.

부록 D

연방 응급 관리 정부 재난 공급품 물품목

표 D-1 응급 처치 공급품들

공급품들	집(가정)	차량(운송수단)	일터(직장)
거즈가 붙은 반창고, 다양한 크기			
소독한 붕대[5 in.(13cm) × 9 in.(23cm)]			
맞춤식 돌림판 거즈붕대			
삼각형의 붕대			
소독한 거즈패드[3 in.(8cm) × 3 in.(8cm)]			
소독한 거즈패드[4 in.(10cm) × 4 in.(10cm)]			
접착력 있는 붕대의 통[3 in.(8cm)]			
살균력 있는 손 물휴지 또는			
살균력 있는 손 건조휴지, 알코올 손 살균제			
소독휴지			
큰 종류들, 의학적 등급, 라텍스가 붙지 않은 장갑			
압설자(혀를 누르는 의학적 기구) 날			
접착테이프[2 in.(5cm) 너비]			
항균성 연고			
얼음팩			
가위(소인, 개인용)			
핀셋			
여러 가지의 안전핀 크기			
약솜			
체온계			
석유 젤리 관 또는 다른 윤활유			
자외선 차단제(자외선 차단크림)			
안면 보호대와 같은 심폐소생술(CPR) 호흡 보호기구			
응급처치매뉴얼			

Reproduced from FEMA. (2004). Are You Ready? Appendix B. Retrieved from https://www.fema.gov/pdf/areyouready/areyouready_full.pdf.

표 D-2 처방전 없이 합법적으로 팔리는 처방전이 있는 의료용품세트 공급품들

공급품들	집(가정)	차량(운송수단)	일터(직장)
아스피린과 비아스피린 진통제			
지사제			
제산제(급성 복통을 위한)			
완하제(배변을 쉽게 하는 약)			
비타민			
처방전			
여분의 안경/콘텍트렌즈			

Reproduced from FEMA. (2004). Are You Ready? Appendix B. Retrieved from https://www.fema.gov/pdf/areyouready/areyouready_full.pdf.

표 D-3 위생 공급품들

품목	
물수건과 헝겊	
작은 종이 수건(냅킨), 비누, 손 세정제	
치약, 칫솔	
샴푸, 빗 그리고 솔	
냄새 제거제 , 자외선 차단제	
면도기, 면도크림	
입술 연고, 곤충 차단제	
여성용품들	
기저귀(3일분)	
고용도 플라스틱 쓰레기 가방들 그리고 개인위생 사용을 위한 줄 그리고 화장지	
비좁은 뚜껑으로 된 중간 사이즈의 양동이(1인당 1개)	
냄새 조절(예: 고양이 모래)	
소독약(살균제) 그리고 가정용 염소 표백제 (물 10 : 표백제 1로 희석 시, 표백제를 살균제로 사용할 수 있다. 또는 비상시, 물 1갤런당 액체 표백제 16방울을 사용하여 물을 처리할 수 있다. 향이 있는 제품, 색상이 안전한 제품, 세제가 첨가된 표백제는 사용하지 말아야 한다.)	
변소(화장실)를 파기 위한 작은 삽	
화장지	
콘택트렌즈 액	
거울	

Reproduced from FEMA. (2004). Are You Ready? Appendix B. Retrieved from https://www.fema.gov/pdf/areyouready/areyouready_full.pdf.

표 D-4 장비와 도구들

도구들		가정용품들	
휴대용 배터리 충전 라디오 또는 TV 그리고 여분의 배터리		손으로 하는 캔 따개	
국제 해양 기상 관리 날씨 라디오(만약 적당한 장소에 있다면)		휴대용 식기 세트 또는 종이컵, 접시, 플라스틱 밥그릇	
휴대용 조명등과 여분의 배터리		다목적 용도 칼	
신호탄		술을 처리하기 위한 가정용 액체 표백제	
방수 용기에 있는 성냥 또는 방수 성냥		설탕, 소금, 후추	
차단 렌치, 필러, 삽과 다른 도구		알루미늄 포일 그리고 플라스틱 랩	
강력 접착테이프와 가위		다시 봉인이 가능한 플라스틱 가방	
플라스틱 판금		소형 조리용 난로 그리고 조리용 연료캔(만약 음식이 조리된다면)	
호루라기			
작은 통, ABC 유형의 불 끄는 기구		**편의용품**	
액체를 실어 나르는 관		게임	
나침반		카드	
작업용 장갑		책	
종이, 펜 그리고 연필		어린이 장난감	
바늘과 실		음식	
배터리 작동 여행 울림 시계			
밀봉 튜브에 지퍼로 잠그고 순간접착제로 접착			
오염된 공기를 여과하는 데 도움이 되는 KN95 또는 N95 먼지 마스크			
휴대전화를 위한 휴대용 배터리 팩 및 충전 케이블			

Reproduced from FEMA. (2004). Are You Ready? Appendix B. Retrieved from https://www.fema.gov/pdf/areyouready/areyouready_full.pdf.

표 D-5 음식과 식수

공급품들	집(가정)	차량(운송수단)	일터(직장)
물[식수 및 공중위생을 위하여 최소 3일 동안 하루 1인당 1갤런(약 3.8 L)의 물을 제공한다]			
육류 즉석식품, 과일, 채소(최소 3일분)			
깡통과 박스화된 주스, 우유, 수프			
땅콩버터, 젤리, 저 나트륨, 그래놀라 바, 트레일 혼합물 같은 고열량 음식			
비타민			
특별식을 요하는 영유아와 개인을 위한 특별한 음식들			
반려동물을 위한 특별한 음식			
쿠키, 딱딱한 사탕			
즉석커피			
시리얼			
파우더 우유			

Reproduced from FEMA. (2004). Are You Ready? Appendix B. Retrieved from https://www.fema.gov/pdf/areyouready/areyouready_full.pdf.

표 D-6 의복과 침실 공급 용품들

품목	
갈아입을 옷	
튼튼한 신발 또는 부츠	
우비 장비	
모자와 장갑	
여분의 양말	
여분의 속옷	
보온성 속옷	
선글라스	
담요, 침낭과 베개	

Reproduced from FEMA. (2004). Are You Ready? Appendix B. Retrieved from https://www.fema.gov/pdf/areyouready/areyouready_full.pdf.

표 D-7 서류와 열쇠

품목	보관된(저장된) 장소
신분증	
현금과 동전	
신용카드	
약 목록, 영양 보조제, 약을 처방한 의사의 이름 및 연락처 정보	
여분의 집 열쇠와 자동차 열쇠	
다음의 복사본:	
▪ 출생증명서	
▪ 결혼증명서	
▪ 운전면허증	
▪ 사회 보장 카드	
▪ 여권	
▪ 유언장	
▪ 권리증	
▪ 가정용품 목록	
▪ 보험증서	
▪ 예방 접종 기록	
▪ 은행과 신용카드 계좌 번호	
▪ 주식과 채권	
▪ 긴급 연락망과 연락처	
▪ 지역의 지도와 당신이 가는 장소의 전화번호	

Reproduced from FEMA. (2004). Are You Ready? Appendix B. Retrieved from https://www.fema.gov/pdf/areyouready/areyouready_full.pdf.

부록 E

정답

실습평가

제1장

1. 아니요 2. 예 3. 아니요 4. 아니요

제2장

1. 예 2. 아니요 3. 예 4. 예

제3장

1. 아니요 2. 아니요 3. 예 4. 아니요

제4장

1. 아니요 2. 예 3. 예 4. 예

제5장

1. 예 2. 아니요 3. 아니요(등 두드리기)
4. 아니요 5. 예 6. 예

제6장

1. 예 2. 예 3. 아니요 4. 예 5. 아니요

제7장

1. 예 2. 예 3. 아니요 4. 아니요

제8장

1. 예 2. 예 3. 아니요 4. 예

제9장

1. 아니요 2. 아니요 3. 예 4. 아니요

제10장

1. 예 2. 예 3. 예 4. 아니요 5. 예

제11장

1. 아니요 2. 아니요 3. 예 4. 예 5. 예

제12장

1. 아니요 2. 예 3. 아니요 4. 예

제13장

1. 예 2. 예 3. 아니요 4. 예 5. 예

제14장

1. 예 2. 예 3. 예 4. 아니요 5. 예

제15장

1. 예 2. 예
3. 아니요
[혈류를 감소시키고(부종예방) 통증을 줄이기 위해 발목에 즉시 얼음을 가한다]
4. 예

제16장

1. 예 2. 예 3. 아니요 4. 아니요

제17장

1. 아니요 2. 예 3. 예

제18장

1. 아니요 2. 아니요 3. 예 4. 예

제19장

1. 아니요 2. 아니요 3. 아니요 4. 예 5. 예

제20장

1. 예 2. 예 3. 아니요 4. 예 5. 아니요

제21장

1. 아니요 2. 예 3. 예 4. 아니요 5. 예
6. 예

제22장

1. 아니요 2. 아니요 3. 아니요 4. 예 5. 예

제23장

1. 예 2. 아니요 3. 아니요 4. 예 5. 아니요

제24장

1. 예 2. 예 3. 아니요 4. 예

제25장

1. 아니요 2. 아니요 3. 예 4. 예

제26장

1. 아니요 2. 예 3. 예 4. 예
5. 아니요(가스 공급을 차단할 수 있는지 확인한다. 가스를 잠근다. 진동이 멈출 때까지 움직이지 말고 문 밖으로 나가는 것이 안전한지 확인한다. 지진이 발생하는 동안 건물을 빠져나 오려고 하는 것은 위험하다.)

지식확인

제1장

1. 아니요 2. 예 3. 아니요 4. 아니요 5. 예
6. 아니요 7. 예 8. 예 9. 예 10. 아니요

제2장

1. 예 2. 아니요 3. 예 4. 예 5. 예
6. 예 7. 예 8. 예 9. 예 10. 아니요

제3장

1. 아니요 2. 아니요 3. 예 4. 예 5. 아니요
6. 예 7. 아니요 8. 예 9. 예 10. 예

제4장

1. 예 2. 아니요 3. 예 4. 아니요 5. 예
6. 아니요 7. 예 8. 아니요 9. 아니요 10. 아니요

제5장

1. 예 2. 예 3. 예
4. 아니요
(맥박 확인 후 가슴압박,
호흡은 없으나 맥박이 있는 경우 구조호흡 실시)
5. 예(맥박 확인 후 가슴압박)
6. 예 7. 예 8. 예 9. 아니요 10. 예

제6장

1. 예 2. 예 3. 아니요 4. 아니요 5. 아니요
6. 예 7. 아니요 8. 예 9. 예 10. 아니요

제7장

1. 아니요 2. 예 3. 아니요 4. 아니요 5. 예
6. 예 7. 예 8. 예 9. 예 10. 아니요

제8장

1. 아니요 2. 예 3. 예 4. 아니요 5. 예
6. 아니요 7. 예 8. 예 9. 예 10. 예

제9장

1. 예 2. 아니요 3. 예 4. 예 5. 예
6. 아니요 7. 예 8. 아니요 9. 아니요 10. 예

제10장

1. 아니요 2. 예 3. 예 4. 아니요 5. 아니요
6. 예 7. 아니요 8. 아니요 9. 예 10. 예

제11장

1. 예 2. 아니요 3. 예 4. 아니요 5. 예
6. 예 7. 예 8. 아니요 9. 예 10. 아니요

제12장

1. 아니요 2. 아니요 3. 아니요 4. 예 5. 아니요
6. 예 7. 아니요 8. 예 9. 예 10. 아니요

제13장

1. 예 2. 아니요 3. 아니요 4. 아니요 5. 예
6. 예 7. 아니요 8. 예 9. 아니요 10. 예

제14장

1. 예 2. 예 3. 예 4. 예 5. 아니요
6. 아니요 7. 아니요 8. 예 9. 아니요 10. 예

제15장

1. 예 2. 아니요 3. 예 4. 아니요 5. 아니요
6. 예 7. 예 8. 아니요 9. 아니요 10. 아니요

제16장

1. 예 2. 아니요 3. 예 4. 예 5. 아니요
6. 예 7. 아니요 8. 아니요 9. 예 10. 예

제17장

1. 예 2. 예 3. 예 4. 예 5. 예
6. 아니요 7. 예 8. 아니요 9. 예 10. 예

제18장

1. 예 2. 아니요 3. 아니요 4. 아니요 5. 아니요
6. 아니요 7. 예 8. 예 9. 예 10. 예

제19장

1. 예 2. 아니요 3. 아니요 4. 아니요 5. 예
6. 예 7. 예 8. 아니요 9. 아니요 10. 예

제20장

1. 예 2. 아니요 3. 예 4. 예 5. 예
6. 아니요 7. 아니요 8. 예 9. 예 10. 아니요

제21장

1. 예 2. 예 3. 예 4. 예 5. 예
6. 아니요 7. 예 8. 아니요 9. 예 10. 예

제22장

1. 예 2. 아니요 3. 아니요 4. 예 5. 아니요
6. 예 7. 예 8. 아니요 9. 예 10. 예

제23장

1. 예 2. 예 3. 아니요 4. 예 5. 아니요
6. 아니요 7. 예 8. 아니요 9. 예 10. 아니요

제24장

1. 아니요 2. 예 3. 예 4. 아니요 5. 아니요
6. 예 7. 예 8. 아니요 9. 아니요 10. 예

제25장

1. 아니요 2. 예 3. 예 4. 예 5. 예
6. 아니요 7. 예 8. 아니요 9. 예 10. 아니요

제26장

1. 아니요 2. 예 3. 예 4. 아니요 5. 아니요
6. 예 7. 예 8. 아니요 9. 예 10. 아니요

용어 정리

1도 화상(표재성 화상, first-degree/superficial burn) 피부 표피층에만 화상을 입는 경우로 피부가 빨갛게 되고 물집이나 피부 조직 내 화상은 없다.

2도 화상(부분층 화상, second-degree burn) 표피층과 진피층 일부가 손상을 받으나 피하조직은 손상이 없다. 피부는 하얗거나 빨개지고 물집이 잡히고 진물이 난다.

3Es 세 가지 중재를 혼합하여 가장 효율적인 예방을 하는 전략: 교육, 시행 그리고 책략이다.

3도 화상(전층 화상, third-degree burn) 모든 피부층에 영향을 주고 피하조직, 근육층, 뼈, 내부 장기까지 심한 화상을 입은 것을 말한다. 피부는 건조하거나 가죽 같고, 하얗거나 진한 갈색 또는 그을린 것처럼 새까맣다.

3등분의 법칙(rule of thirds) 손상된 뼈를 고정시킬 부위를 결정하기 위해 각각의 긴뼈 길이를 삼등분하는 방식

B형 간염(hepatitis B virus; HBV) 백신으로 예방 가능한 간의 감염

C형 간염(hepatitis C virus; HCV) 백신이 현재 없는 간의 감염

DOTS 평가의 약자, 변형(deformities), 개방성 상처(open wounds), 압통(tenderness), 부기(swelling)

가로막(횡격막, diaphragm) 흉부의 아랫부분을 형성하는 반원 형태의 근육. 가로막이 수축하면 폐로 공기가 들어온다. 가로막이 이완하면 폐로부터 공기를 배출한다.

가슴(흉곽, thorax) 심장, 폐, 식도 및 대혈관들을 담고 있는 가슴 공간

가슴압박(chest compressions) 심폐소생술의 일부분으로 가슴을 압박하고 심장이 정상 상태로 돌아가도록 하는 행위

가시세포(nematocyst) 특정 바다 동물에서 발견되는 가시로 된 세포

가정 내 폭력(domestic violence) 가족 등 긴밀한 관계에 있는 사람에 의해 행해지는 육체적 정신적 상해

가쪽(외측, lateral) 신체 중심으로부터 멀어지는

간질지속증(뇌전증지속증, status epilepticus) 발작 사이에 완전한 의식의 명료기간 없이 두 번 이상의 발작이 발생하거나 발작이 5분 이상 지속되는 경우

감염성 질환(infectious diseases) 감염에 의해 유발되는 질병

개방성 골절(open fracture) 골절이 외부로 노출되어 골절 위로 개방성 상처가 있다.

개방성 복부 손상(open abdominal injuries) 관통상과 탈장을 포함하는 복부 손상이다.

개방성 흉부 손상(open chest injury) 골절된 갈비뼈, 혹은 더욱 빈번하게는 총알이나 칼과 같은 외부 물체에 의해 가슴벽 자체가 관통되는 가슴의 부상이다.

개인보호장비(personal protection equipment; PPE) 몸으로 병원체가 들어오는 것을 막아주는 의학 검사용 장갑과 같은 장비

거즈패드(gauze pads) 작은 상처에 사용하는 멸균된 제품으로 별도의 다양한 크기로 포장되어 있다. 어떤 제품은 상처에 직접 닿지 않게 특별하게 코팅되어 있다.

결출상(벗겨진 상처, avulsion) 피부의 부분 또는 기타 조직이 신체로부터 완전히 또는 부분적으로 떨어져 나가는 손상

결핵(tuberculosis; TB) 폐를 침범하는 세균 질환

경련(cramp) 근육의 고통스러운 연축이다.

고산뇌부종(HACE) 고산고도로 인해 뇌가 액체로 부어오르는 의료적 상태

고산폐부종(HAPE) 폐혈관이 수축하여 압력이 증가하고 폐 조직으로 액체가 새어 들어가고 마침내 폐기포에 들어가게 하는 상태

고정(stablize) 신체의 일부분을 고정시킴으로써 움직임을 막아 추가적인 손상을 최소화하는 것

고혈당증(hyperglycemia) 혈액 내 당이 비정상적으로 증가함

골격(skeleton) 우리 몸의 형태를 이루게 하는 골조. 우리 몸이 움직일 수 있고, 필수 장기를 보호할 수 있도록 되어 있다.

골격근(skeletal muscle) 뼈에 연결되어 있는 근육이며 통상 1개 이상의 관절을 통과한다. 가로무늬근 또는 맘대로근육이라 한다.

골절(fracture) 뼈가 부러지거나 파열되는 손상이다.

공기매개질병(airborne diseases) 결핵(TB)처럼 공기를 통해 전파되는 감염

공동화현상(cavitation) 총알의 충격파로 인해 발생하는 조직의 국소적인 확장이다.

과실(negligence) 일반적으로 허용된 표준적인 처치를 벗어나 환자에게 더 큰 손상을 초래하는 것이다.

과호흡증후군(hyperventilation) 정서적인 스트레스 중 발생하는 과도하게 빠른 호흡

관류(perfusion) 장기나 조직 내에서 산소화된 혈액이 세포가 현재 요구하는 양만큼 산소를 공급하는 순환작용

관절(joint) 2개의 뼈가 맞닿는 곳

관통상(찔린 상처, 뚫린 상처, puncture) 피부와 장기 밑의 깊고 좁은 상처

광견병(rabies) 감염된 동물에 물려서 감염되는 중추신경계의 급성 바이러스성 감염

괴저(gangrene) 조직의 영구 손상이나 죽음

글리코겐(glycogen) 탄수화물이 간에 저장된 다음 포도당으로 분해되어 에너지를 내는 주요 형태

급성고산병(AMS) 고산지대에서 사람들에게 영향을 미치는 상태;

증상으로는 어지러움, 구역질, 두통, 호흡곤란 등이 포함된다.

기관[trachea (windpipe)] 폐로 공기가 드나드는 주관

기관지(bronchial tubes) 기관부터 허파꽈리 이르는 통로

기도폐쇄(airway obstruction) 막힘, 종종 이물질에 의해 발생, 기도가 막히면 폐로의 공기 흐름이 감소되거나 완전히 차단된다.

기이성 운동(paradoxical movement) 동요가슴일 때 가슴벽부분의 움직임이다. 호흡할 때 정상가슴벽 이동과 반대 방향으로 움직임(흡기 동안 안으로, 호기 동안 밖으로 이동)이다.

기흉(공기가슴증, pneumothorax) 가슴막에 공기가 축적된 것이다.

긴장(strain) 정상 운동범위를 벗어나 근육이 늘어나 발생하는 근육의 파열이다.

깊은-(심부, deep) 표면으로부터 가장 아래에 위치한-

깨끗한 절단(clean amputation) 팔다리가 깨끗하게 분리된 상태

날록손(naloxone) 마약류의 약효를 막는 데 사용되는 약물

넙다리동맥(대퇴동맥, femoral artery) 넙다리의 주요 동맥. 하복부, 외부 생식기와 발에 혈액을 공급한다. 샅고랑 부분에서 이 혈관을 촉진할 수 있다.

넙다리뼈(femur) 허벅지뼈; 몸에서 가장 길고 가장 강한 뼈 중 하나

넙다리뼈(대퇴골, femur) 넙다리에 있는 뼈. 우리 몸에서 가장 길고 강한 뼈

노동맥(radial artery) 아래팔에 있는 주동맥. 엄지 쪽 손목에서 촉진할 수 있다.

노뼈(radius) 아래팔의 엄지 쪽에 있는 뼈

노인학대(elder abuse) 노인의 가족이나 돌보는 사람 혹은 노인에게 경제적, 정서적 이득을 얻는 사람이 행하는 모든 부정적 행동

뇌(brain) 머리뼈 속에 담겨 있는 부드럽고 큰 부피의 신경조직

뇌졸중(stroke) 뇌혈류가 막혀 영구적인 손상을 가져오는 뇌손상이다.

뇌줄기(뇌간, brainstem) 척수와 대뇌 사이의 영역으로서 소뇌로 둘러싸여 있다. 호흡과 같이 생존을 위해 필수적인 기능들을 통제한다.

뇌진탕(concussion) 머리의 타박상에 의한 뇌 기능의 일시적인 장애이다.

뇌척수액(cerebrospinal fluid; CSF) 혈장과 비슷한 맑은 수용액

당뇨병(diabetes) 과도한 소변배출, 심한 갈증, 심한 배고픔이 특징인 질환이다.

당뇨병성 혼수(diabetic coma) 혈액 속에 포도당이 축적되고 소변으로 흘러 들어갈 때 발생하는 상태로 체내에서 사용되지 않고 통과

대뇌(cerebrum) 뇌의 주요 세 부분 중 가장 큰 부분. 움직임, 청각, 균형, 말하기, 시각 인식, 감성, 인성 등을 통제하는 여러 개의 엽으로 이루어져 있다.

대동맥(aorta) 심장의 왼쪽 편에서 출발하여 신선한 산소가 실린 혈액을 온몸에 공급하는 주요 동맥

대류(convection) 가열된 부분의 액체나 기체의 이동이나 순환에 의한 열의 전달

대정맥증후군(vena cava syndrome) 아래대정맥으로 가는 혈류가 압박되거나 차단될 때 발생하는 일련의 증상

독(poison) 피부와 접촉하여 몸으로 들어갈 때 화학작용에 의해 건강을 손상시키거나 사망을 일으키는 물질이며, 독소로 알려져 있음

독극물관리센터(Poison Help) 국립독극물통제센터가 운영하며, 즉각적으로 전문의의 조언을 무료로 제공하는 의료시설, 미국 내 연락처 1-800-222-1222

독소(toxin) 세균, 동물 또는 식물에 의해 생성되는 독성 물질로서 세포의 정상적인 신진대사를 변화시키거나 파괴하는 작용을 일으킴

동맥 출혈(arterial bleeding) 동맥으로부터의 출혈. 각 심박동에 따라 혈액이 분출되는 출혈 양상을 보인다.

동맥(arteries) 3층의 조직과 민무늬근육으로 이루어진 혈관으로서 심장으로부터 혈액을 운반한다.

동요가슴(연가양 흉부, flail chest) 한 군데 이상의 동일한 부위에서 여러 갈비뼈가 부러졌을 때 발생하는 손상이다.

동의(consent) 환자가 의료인 또는 응급처치제공자가 설명한 처치를 제공받을 것을 수락하는 것이다.

동창(chilblain) 통증이 있으면서 영구 손상을 거의 초래하지 않는 비동결성 한랭손상

뒤-(posterior) 신체의 뒤쪽

뒤정강동맥(후경골동맥, posterior tibial artery) 안쪽복사뼈 바로 뒤에 있는 동맥으로 발에 혈액을 공급한다.

드레싱(dressing) 개방성 상처에 멸균된 거즈 또는 깨끗한 천으로 덮어 주는 것

뜬갈비뼈(부유늑골, floating ribs) 복장뼈와 연결되어 있지 않은 11, 12번 갈비뼈

롤거즈(거즈붕대, gauze rollers) 면(cotton)으로 되어 있고, 단단하고 탄력이 없으며, 너비가 다양하다.

롤붕대(roller bandages) 다양한 신체 부위에 적용할 수 있도록 너비, 길이, 재료가 다양하다.

마비(paraplegia) 척추 손상으로 인한 다리 마비

마약(narcotics) 수면 또는 정신상태의 변화를 일으키는 약물

만성폐쇄성폐질환(Chronic obstructive pulmonary disease; COPD) 기도의 부분적인 막힘으로 인해 숨을 쉬기 어렵게 만드는 질병

말초신경계(peripheral nervous system) 뇌와 척수의 두 중추에서 나와 몸의 각 부분에 분포하면서 외부 자극을 중추로 전하고 중추의 명령을 근육이나 각 기관에 전달하는 신경계

맘대로근육(수의근, voluntary muscle) 뇌의 직접적 및 자발적인 통제하에 있는 근육으로서 의지대로 수축과 이완을 할 수 있다. 골격

근육 또는 가로무늬근

맥박(pulse) 심장이 수축하여 혈액이 좌심실을 떠나 대동맥으로 들어가게 할 때 생기는 압력파형

머리기울임-턱들어올리기 방법(head tilt-chin lift maneuver) 이마를 뒤로 기울이고 턱을 들어올려서 기도를 개방하는 두 동작의 조합

머리뼈 골절(skull fracture) 머리뼈의 일부분이 깨진 것이다.

머리뼈(두개골, cranium) 눈과 귀 위의 머리 부분. skull이라고도 하며 뇌를 포함하고 있다.

머리출현(crowning) 질구멍에서 태아의 돌출 부분이 보이는 분만 단계

먼쪽(원위, distal) 몸통에 붙는 부위로부터 멀어지는 쪽

명시적 동의(expressed consent) 사람이 구두로 또는 고개를 끄덕이면서 제공하는 진료에 대한 동의

모세혈관 출혈(capillary bleeding) 모세혈관으로부터의 출혈 상처로부터 지속적이지만 느리게 줄줄 새어 나오는 출혈 양상을 보인다.

모세혈관(capillaries) 작은 혈관으로서 그 벽을 통해 여러 가지 물질이 조직과 세포로 들어가고 나간다.

목동맥(경동맥, carotid artery) 머리와 뇌에 혈액을 공급하는 주 동맥

몸쪽(근위, proximal) 신체 중심에서 가까운

무릎뼈(슬개골, patella) 종자뼈; 넙다리네갈래근의 힘줄 안에 있는 특화된 뼈

묵시적 동의(implied consent) 의식 불명의 성인에게 생명을 구하기 위한 응급이다.

미만성 축삭 손상(diffuse axonal) 머리가 흔들리거나 강한 회전에 의해 축삭이 끊어지며 발생하는 뇌 손상

민무늬근육(평활근, smooth muscle) 무늬가 없고, 불수의적인 근육. 위장관의 대부분을 구성하는 근육이며, 자율활동을 조절하는 거의 모든 장기에 존재한다.

바비튜르산염(barbiturates) 진정제-최면제로 알려진 약물 종류군

발등동맥(족배동맥, dorsalis pedis artery) 발등에 있는 동맥으로 첫 번째와 두 번째 발허리 뼈 사이에 있다.

발작(seizure) 갑작스러운 발병이나 병의 재발, 경련(convulsion), 간질발작. 간질지속증(경련지속증, status epilepticus) 경련 발작 사이에 완전한 의식이 없는 상태로 2회 이상의 발작이 있는 증상

방사(radiation) 방사에너지에 의해 환경 내의 더 차가운 물체로 열이 전달되는 것

방치(neglect) 노인의 생활에 필수적인 행위를 돌보는 사람이 거부하거나 불이행하는 것

배(복부, abdomen) 주요 소화기관과 배설기관을 포함하는 신체 공간. 가로막 아래에서 골반 윗부분에 위치한다.

백혈구(white blood cells) 우리 몸에서 감염에 대비한 면역 방어기전을 담당하는 혈액 세포

복장뼈(흉골, sternum) 가슴뼈

볼기분만(둔위분만, breech delivery) 분만 시 아기의 엉덩이나 다리가 머리나 어깨보다 먼저 나올 때 발생한다.

부목(splint) 골절을 고정하거나 그 부위의 움직임을 제한하는 데 사용되는 지지 장비

부작위(태만행위, act of omission) 동일하거나 유사한 훈련을 받은 이성적으로 분별력이 있는 사람이 동일하거나 유사한 환경에서 할 법한 행위를 이행하지 않는 것이다. 처치가 필요할 때 동의를 받은 것으로 간주한다.

분만(labor) 아이를 낳는 과정 또는 기간, 특히 태아를 엄마로부터 분리해 내기 위한 자궁 근육의 수축

붕대(bandage) 상처 부위를 보호하기 위하여 드레싱의 위에 덮어주고, 압력을 가하면 출혈을 조절하는 데 도움이 됨

비빔소리(crepitus) 부러진 뼈끝이 서로 마찰될 때 나는 느끼는 감각과 소리이다.

빗장뼈(clavicle) 쇄골

뼈(bones) 우리 몸의 대부분의 골격을 구성하는 단단한 형태의 결합조직

삠(염좌, sprain) 관절 부위 인대의 손상

사람면역결핍바이러스(human immunodeficiency virus; HIV) 후천성 면역결핍증을 일으키는 바이러스

사분의-(quadrant) 복강의 부분. 배꼽을 중심으로 수평, 수직으로 선을 상상하여 나눈 부분

산도(birth canal) 질 및 자궁의 아랫부분

삼각건(swathe) 손상 부위의 움직임을 감소시키기 위해 몸에 묶는 삼각 모양의 천

삼각건(triangular bandages) 상업용으로 제작되어 있는 무명베로 써 사각형의 각 측면을 따라 230~260cm로 되어 있다.

샘플병력(SAMPLE history) 증상과 징후, 알레르기 여부, 약물복용, 관련된 과거병력, 마지막 음식섭취, 손상이나 질병을 유발한 사건을 파악하기 위한 환자상태의 간단한 병력

생물학 무기(biologic agents) 인간, 가축, 작물을 죽이거나 무력화하는 미생물체나 독소

생존사슬(chain of survival) 심정지로부터 소생을 돕기 위하여 행하는 6개의 중요한 고리[인지와 EMS 활성화, CPR, 제세동(defibrillation), 전문처치(advanced care), 이후 집중처치(post-arrest care), 회복(recovery)]를 포함하는 개념

선한 사마리아인 법(Good Samaritan laws) 선의로 응급처치를 하다가 발생한 과실에 대한 책임을 최소화하여 손상을 입거나 갑자기 아픈 사람을 자발적으로 돕고자 하는 개인을 장려하기 위한 법이다.

섭취로 인한 중독(ingested poisoning) 독성물질을 섭취해서 생기는 중독

소뇌(cerebellum) 뇌의 3대 주요 부분 중 한 부분. 뇌의 여러 가지

활동을 조정하는데, 특히 몸의 미세한 움직임을 조정한다.

손상의 원인(cause of injury) 손상을 초래하는 힘. 때때로 손상기전(mechanism of injury; MOI)이라고 한다.

쇼크(shock) 심각한 손상이나 질환으로 인한 조직의 부적절한 산소 공급 상태

숫구멍(fontanelles) 태아의 머리뼈에서 같이 융합되지 않은 부위: 대개 출산 후 18개월이면 사라짐

슬픔의 단계(grieving process) 개인적 고통을 일으키는 스트레스 상황 후의 감정이다. 사람은 몇 가지 슬픔의 단계를 거친다.

식도(esophagus) 인두로부터 위로 이어지는 수축과 이완을 하는 튜브. 식도벽 근육의 수축은 음식과 음료를 위로 밀어 넣는다.

신경계(nervous system) 맘대로근육과 제대로근육을 포함한 온몸의 활동을 실질적으로 통제하는 계통

신경성 쇼크(neurogenic shock) 혈관의 크기를 조절하는 신경의 마비가 혈관의 확장으로 이어져 심혈관 부전이 발생한다. 척수 손상 환자에서 나타남

신경안정제(tranquilizers) 진정제-최면제로 알려진 약물 종류군

신체검진(physical exam) 평가 과정의 한 분야로 상세하게 평가하는 것으로, 주증상을 기반으로 환자의 상태를 즉시 확인할 수 없거나 상태를 파악하는데 더 많은 정보가 필요할 때 수행

실신(syncope) 짧은 기간의 무반응 상태

심근(cardiar muscle) 심장의 근육

심리적 응급상황(psychological emergency) 개인이 극도의 고통을 겪고 있는 이런 상황들은 말하며 일상생활을 감당하기 어려워하며 자해의 위험성 및 타인에게 위험을 가할 수 있다.

심부성 동상(frostbite) 극심한 추위에 오랫동안 노출되어 생기는 조직 손상

심실빈맥(ventricular tachycardia; VT) 잠재적으로 생명을 위협하는 전기적 상태로 심장박동이 너무 빨리 뛰기 때문에 효과적으로 혈액을 펌프질할 수 없다.

심실세동(ventricular fibrillation; VF) 심장의 불규칙적인 수축과 이완의 형태로 잠재적으로 생명을 위협하는 전기적 상태; 심장의 심실은 진동하며 혈액을 펌프질할 수 없다.

심장(heart) 속이 빈 근육성 장기로 정맥으로부터 혈액을 받고 동맥으로 밀어낸다.

심장근(cardiar muscle) 심장의 근육

심장발작(heart attack) 심장근육 일부의 죽음

심장발작(심장마비, heart attack) 관상동맥이 막혀 심장근육의 일부가 죽는 것을 의미하는 일반적인 용어이다. '급성심근경색'이라고도 함

심장전기충격(defibrillation) 자동심장충격기로 전기적 충격을 주어 정상 심장리듬으로 회복시키는 것이다.

심정지(cardiac arrest) 심장박동의 중단

심폐소생술(cardiopulmonary resuscitation; CPR) 심정지 환자에게 가슴압박과 구조호흡을 제공하는 행위

심혈관계(cardiovascular system) 동맥, 세동맥, 모세혈관, 세정맥, 정맥 등으로 이루어지는 상호 연결된 관으로 온몸에서 혈액, 산소, 영양분, 이산화탄소, 세포 노폐물 등을 운반한다.

쓰나미(tsunami) 해저 격변으로 발생하는 연속적인 파도

아나필락시스(anaphylaxis) 생명을 위협하는 알레르기 반응

아동학대(child abuse) 신체적, 정서적 부상이나 아동 방치를 초래할 수 있는 일을 하는 것

아래대정맥(하대정맥, inferior vena cava) 척추와 복부장기 사이에 위치한 큰 정맥

아래쪽(하, inferior) 발 쪽에 가까운

아편유사제(opioids, 마약성 진통제) 아편 비슷한 작용을 가진 합성 마취약

아편제(opiates) 아편을 함유하거나 파생된 약물

안전수칙가이드북(safety data sheet; SDS) 화학물질 제조업체 또는 배포업체가 제공한 문서로 약품의 구성요소, 물리적, 화학적 특성, 건강과 안전 위험요소, 응급처치 절차, 특정 화학물질 보관과 처리 등에 관한 정보를 담고 있다.

안쪽(내측, medial) 신체 중심에 가까운

앞쪽(anterior) 신체의 앞쪽 면

야외(wilderness) 일반적인 의료관리에서 1시간 이상 떨어진 원격 지역

약물 상호작용에 따른 부작용(adverse drug interactions) 동시에 복용하는 두 가지 이상의 약물에 대한 의도하지 않거나 해로운 반응

양수낭(amniotic sac) 양수 속 태아를 받치고 있는 두껍고 투명한 낭

얕은층(표면, superficial) 피부 쪽에 가까운

어깨 뼈(scapula) 쇄골

억제제(depressant) 흥분 수준을 억제 또는 감소시키는 약제

에피네프린 자동주사기(epinephrine auto-injector) 환자가 아나필락시스를 겪을 때 응급 용량의 에피네프린을 사용할 수 있도록 미리 처방되는 기구이다.

열 방출을 줄이는 자세(heat escape lessening position; HELP) 열 손실을 최소화하고 생존 확률을 높이기 위한 방법으로서 익수자가 구명조끼를 입은 채로 차가운 물에 빠져 있을 때 권유되는 자세(팔짱을 낀 상태에서 무릎을 가슴 쪽으로 끌어당긴 자세)

열경련(heat cramp) 발한으로 인한 염분과 수분의 과도한 손실 때문에 발생하는 통증을 동반한 근육경련

열사병(heatstroke) 고체온과 의식상태의 변화를 동반한 극심한 열노출 증상

열상(찢긴 상처, laceration) 신체 조직이 찢어지거나 잘린 상처

열피로(heat exhaustion) 발한으로 인한 염분과 수분의 과도한 손실

때문에 발생하는 허탈 상태. 끈적끈적한 피부와 약하고 빠른 맥박이 특징

열화상(thermal/heat burn) 뜨거운 물체, 가연성 증기, 스팀(김), 뜨거운 액체 혹은 화염에 접촉했을 때 입는 피부 손상

외상드레싱(trauma dressings) 크고, 두껍고, 흡수력이 있는 멸균 재료이다.

외상후스트레스장애(posttraumatic stress disorder; PTSD) 응급상황 사건 후에 나타나는 스트레스 반응

우울(depression) 슬프거나 절망하거나 좌절감을 지속적으로 느끼는 기분

위법(폭행, battery) 동의 없이 사람을 만지거나 응급처치를 하는 행위

위쪽(상, superior) 머리 쪽에 가까운

위팔동맥(상완동맥, brachial artery) 위팔에 있는 동맥으로 팔꿈치 부분에서 갈라져 노동맥과 자동맥으로 갈라진다. 영아의 맥박을 측정하기 위해 사용한다.

위팔뼈(humerus) 위팔의 지지뼈

유기(abandonment) 동일한 수준이나 그 이상의 훈련을 받은 사람에게 인계하기 전까지 응급처치를 지속하지 못하는 것이다.

유산(miscarriage) 자연스러운 이유(우발적인 유산) 또는 유도된 이유로 인해 자궁 밖 생존이 가능할 정도로 발육(대략 20주)이 되기도 전에 태아가 분만된 경우

유양돌기(꼭지돌기) 징후(Battle sign) 귀의 꼭지돌기 부분의 타박상으로 인한 뇌 바닥 부위 골절의 징후이다.

응급의료서비스(emergency medical service; EMS) 응급의료처치를 제공하는 전문가와 기관의 연합된 노력을 보여주는 시스템

응급처치(first aid) 손상을 입거나 갑자기 아픈 사람에게 취하는 즉각적인 처치이다.

의무 불이행(breach of duty) 응급처치제공자가 동등하거나 유사한 훈련을 이수한 사람이 제공할 수 있는 유형의 조치를 취하지 않는 것이다.

익사(drowning) 액체 속으로 빠지거나 잠수되어 호흡장애를 겪게 되는 과정

인대(ligament) 뼈와 뼈를 연결하는 섬유조직의 끈. 관절을 지지하고 강화한다.

인두(pharynx) 혀 뒷부분부터 후두와 식도 앞가지 부분

일과성 허혈 발작(TIA) 증상을 유발할 만큼 오랫동안 뇌의 일부에 산소가 풍부한 혈액이 부족하지만 영구적인 손상을 유발할 만큼 길지 않을 때 발생하는 뇌졸중의 한 형태: 미니 뇌졸중

일산화탄소(carbon monoxide; CO) 불과 같은 불완전한 연소에서 생성되는 무색, 무취의 독가스

일차평가(primary assessment) 응급처치제공자가 생명을 위협하는 손상을 파악하고 파악된 것에 부합하는 처치를 제공하기 위한 평가 과정

자궁관(나팔관, fallopian tubes) 각각의 난소와 자궁을 연결해 주는 관

자궁목(cervix) 태아가 지나가는 자궁 아래 끝부분의 자그마한 구멍

자궁외임신(ectopic pregnancy) 자궁 밖 특히 자궁관에서 발생한 임신

자극제(stimulant) 흥분상태를 유발하는 약물

자기접착식 붕대(self-adhering), 접착성 붕대(conforming bandages) 약간의 탄력이 있고, 거즈와 같은 재료로 되어 있으며 너비가 다양한 롤로 되어 있다.

자동심장충격기(automated external defibrillator; AED) 심장리듬을 분석하여 충격을 가할 수 있는 기구이다.

자뼈(ulna) 아래 팔의 안쪽 뼈, 엄지의 반대쪽에 위치

자살(suicide) 자신의 의지로 스스로의 생명을 끊는 행위

작위(부당행위, act of commission) 이성적으로 분별력이 있고 같거나 유사한 교육을 받은 사람이 동일하거나 유사한 환경에서 하지 않을 법한 행위를 하는 것이다.

저나트륨혈증(hyponatremia) 인체의 나트륨 수준이 부적절할 때 발생하는 문제

저산소증(hypoxia) 혈중 산소 농도가 낮음. 들이쉰 공기의 산소 부족

저체온증(hypothermia) 체온 감소; 중증 저체온증은 생명을 위협

저혈당증(hypoglycemia) 혈액 내 당이 비정상적으로 감소함

적혈구(red blood cells) 신체조직에 산소를 운반하는 세포로 erythrocytes라고도 함

전기화상(electrical burn) 전류와 접촉 시 피부와 신체 내부에서 발생하는 손상

전도(conduction) 열이 한 물체에서 다른 물체로 직접적으로 전달되는 과정

전반적인 인상(general impression) 즉시 또는 잠재적으로 생명을 위협하는 상황을 식별하는 데 도움이 되는 평가 부분

전방 코 출혈(anterior nosebleed) 코 앞부분의 출혈

전염성 질환(communicable diseases) 사람에서 사람으로, 동물에서 사람으로 전파될 수 있는 질병

절단(amputation) 신체의 일부가 완전히 잘려 나간 손상

절상(베인 상처, incision) 수술을 위하여 의도적으로 만들어진 상처로 열상(찢긴 상처)과는 반대로 상처의 가장자리가 깨끗한 상태

접착밴드(adhesive bandages) 멸균드레싱과 붕대를 혼합한 기능이 있다.

접착테이프(반창고, adhesive tape) 붕대와 드레싱을 안전하게 사용하도록 하는 테이프이고, 감겨 있으며 너비가 다양하다.

정강뼈[경골, tibia (shinbone)] 아래 다리의 2개의 뼈 중 큰 뼈

정맥 출혈(venous bleeding) 정맥으로부터의 출혈. 지속적으로 흐르는 출혈 양상을 보인다.

정맥(vein) 조직으로부터 심장으로 혈액을 운반하는 모든 혈관

정신성 쇼크(psychogenic shock) 갑작스러운 신경계 반응으로 일시적인 혈관 확장이 발생하여 졸도 혹은 실신이 발생한다.

종아리뼈(비골, fibular) 하지의 2개의 뼈 중 바깥쪽 작은 뼈

주호소(chief complaint) 환자가 호소하는 주증상. '무엇이 잘못되었나요?' 혹은 '무슨 일이 있었나요'와 같은 질문에 환자가 반응하는 것. 가능하다면 환자 본인이 직접 EMS나 전문가를 요청한 이유를 말하는 것이 좋다.

중증급성호흡기증후군 코로나바이러스2(SARS-CoV-2) 코로나바이러스 2019(COVID-19) 감염을 일으키는 바이러스로 주로 사람의 폐에 영향을 미쳐 호흡 부전과 사망에 이를 수 있다.

중추신경계(central nervous system; CNS) 뇌와 척수

증발(evaporation) 물이나 다른 유체를 액체에서 기체로 변환

증상(symptom) 환자가 자신이 느끼는 것을 응급처치제공자에게 말한 것들. 주관적인 결과

지혈 드레싱(hemostatic dressing) 출혈을 멈추게 하는 성분으로 흠뻑 적셔진 거즈 스타일의 드레싱

지혈대(tourniquet) 상처로부터의 혈류를 중단시키기 위해 말초 주변을 꽉 조여 감싸는 출혈 조절 장치

진정제(sedative) 중추신경계 진정제로 작용하는 약물

진피(dermis) 피부의 안쪽 층으로 모공, 땀샘, 신경말단, 혈관이 포함되어 있다.

질병의 본질(nature of illness; NOI) 환자가 경험하고 있는 일반적인 질병의 유형

징후(sign) 보거나 듣거나 느낄 수 있는 손상이나 질병의 증거

짓이김 절단(압궤절단, crushing amputation) 팔다리가 짓눌리거나 으깨져서 분리된 상태

찰과상(abrasion) 딱딱하고 거친 표면에 긁혀서 피부의 일부가 박탈되는 손상

참호족(trench foot) 발의 피부가 습기와 추위에 장기간(12시간 이상) 노출될 때 생기는 심각한 상태의 비동결성 한랭손상. 침수족(immersion foot)이라고도 함

척수(spinal cord) 뇌의 연장으로 실질적으로 우리 몸과 뇌 중간에서 자극을 전달하는 모든 신경들로 구성된다. 척수는 척추뼈 내에 위치하고 척추뼈에 의해 보호를 받는다.

척추뼈(vertebrae) 척추를 구성하는 33개의 뼈

천식(asthma) 기도의 경련성 수축에 의해 호흡곤란, 쌕쌕거림이 반복적으로 나타나는 상황으로, 세기관지에 알레르기원이나 점액마개(mucous plug)에 대한 반응으로 일어남

청색증(cyanosis) 혈액 내 산소 수치의 감소로 인해 발생하는 청회색 피부 색깔

체온조절(thermoregulation) 날씨에 관계없이 정상체온을 유지시키는 인체의 능력

출혈(hemorrhage) 혈관 손상으로 인해 혈관 밖으로 혈액이 나오는 현상

충격-맞충격(coup-contrecoup) 뇌가 머리뼈로부터 발생하는 이중 영향; 맞충격 손상은 뇌가 반동에 의해 충격의 반대쪽에서 손상이 발생하는 현상

칼돌기(검상돌기, xiphoid process) 복장뼈의 가장 아랫부분

크라바트(접은 삼각건, cravat) 부목과 드레싱을 고정하는데 사용되는 접힌 삼각붕대이고, 부상당한 팔을 고정하는 드레싱 또는 붕대(바인더)로 손상 부위에 균일하게 압박을 가한다.

큰구멍(대공, foramen magnum) 뇌와 척추가 연결되는 머리뼈 아래쪽 큰 구멍

타박상(contusion) 멍, 피부의 갈라짐은 없으며, 피부밑의 혈관이 터져 내부 출혈의 원인이 되는 손상

탄력붕대(elastic roller bandages) 삠, 긴장, 타박상에 압박을 주기 위해서 사용하며 너비가 다양하다.

탈감작(desensitization) 과잉반응을 경감, 조절하기 위한 절차. 탈조건부 또는 역 탈조건부의 과정은 사람의 두려움과 불안을 감소시킨다. 이 아이디어는 호환되지 않는 반응을 강화함으로써 실신과 같은 바람직하지 않은 대응을 약화시키는 것이다.

탈구(dislocation) 뼈가 원래 관절 위치, 관절구 또는 정상 위치에서 벗어남을 말한다.

탈수(dehydration) 신체 조직에서 수분이 빠져나가는 것

탈장 손상(protruding organ injury) 내부 장기가 위치를 이탈하거나 상처 부위에서 튀어나오는 복부의 심각한 손상이다.

태반(placenta) 산소와 질소를 태아에게 공급하는 자궁벽에 부착된 관 장기; 후산이라고도 함

태변(meconium) 양수에 포함된 진녹색의 물질로서 태아의 스트레스를 말해주는 증상. 태아의 최초의 장운동

태아(fetus) 자궁 안에서 자라는 아직 태어나지 않은 아이

탯줄(umbilical cord) 태아와 태반을 연결해 주는 유연한 구조

탯줄탈출(prolapsed cord) 탯줄이 태아보다 먼저 질 밖으로 나온 상황

테러(terrorism) 협박, 강압, 또는 보상금을 위해 불법적으로 사람이나 재산에 대해 무력이나 폭력을 행사하는 행위

팔걸이(sling) 손상된 팔을 지지하기 위해 목 주위를 두르는 삼각건이다. 목을 지나서 팔을 걸기에 충분한 길이로 팔, 어깨, 빗장뼈의 손상 부위를 지지하고 보호하는 데 사용

팔다리마비(quadriplegia) 척추손상으로 인한 팔, 다리 마비

폐쇄성 골절(closed fracture) 피부 위로 상처가 없는 골절이다.

폐쇄성 복부 손상(closed abdominal injuries) 복부에 둔기로 직접적인 타격을 받아서 생기는 손상이며, 피부가 찢어진 것은 아니다.

폐쇄성 흉부 손상(closed chest injury) 피부가 찢어지지 않는 가슴의 손상으로 대개 둔기외상이 원인이다.

폐포(허파꽈리, alveoli) 폐 속에 있는 공기 주머니로 여기에서 산소와

이산화탄소 교환이 이루어진다.

폭행(assault) 동의 없이 다른 사람을 위협하거나 접촉하려는 시도

표준예방지침(standard precautions) 물체, 혈액, 체액 또는 기타 잠재적 감염병에 노출 위험을 다루는 데 사용하기 위해 질병통제예방센터(CDC)에서 개발한 전통적 보호 예방 조치

표준적인 처치(standard of care) 응급구조자에게 법적, 윤리적으로 필요한 처치의 단계. 응급처치를 제공할 때 응급처치제공자는 표준적인 처치를 충족시키기 위하여 다음과 같이 한다. (1) 비슷한 상황에서 응급처치 교육을 받고 경험이 있는 사람의 기대되는 수준의 처치이다. (2) 응급처치제공자는 능력을 최대한 발휘하여 환자를 처치한다.

표피(epidermis) 피부의 바깥층, 조밀한 방수세포로 이루어져 온몸을 덮고 있다.

표피성 동상(frostnip) 피부층 표면의 가역적 동상으로 무감각과 노란색에서 회색피부색이 특징이다.

풍냉(windchill) 추위가 유기체에 미치는 영향을 결정하는 데 있어 풍속과 온도의 관계

한랭스트레스(cold stress) 추운 환경에 노출될 때 발생되는 손상으로 떨림을 유발할 수 있지만, 주의를 기울여 움직이고 자신을 보호할 수 있는 상태로 저체온증과 혼동하면 안 된다.

항뱀독소(antivenin) 파충류나 곤충의 독에 저항하는 항체가 포함된 혈청

해던 매트릭스(Haddon matrix) 모든 질병이나 손상에 적용할 수 있는 중재 전략으로 중재 과정은 3단계이다: 사건 전, 중, 후

행위 의무(duty to act) 환자를 돌봐야 하는 개인의 책임을 말한다.

허리케인(hurricane) 강풍을 동반한 열대성 폭풍으로 시간당 74마일의 속도를 유지하는 폭풍. 태평양에서는 태풍이라고 불리며, 인도양에서는 사이클론으로 명칭 함

현장평가(scene size-up) 현장을 빨리 평가하고 주변의 안전 여부, 손상이나 질병의 원인, 환자 수 파악을 응급처치 시작 전에 완료

혈관미주신경실신(vasovagal syncope) 심한 정서적 스트레스로 인한 쇼크와 같은 상태; 뇌로 가는 혈류가 일시적으로 감소하여 실신을 초래할 수 있음

혈관수축(vasoconstriction) 혈관 직경이 좁아짐

혈성 이슬(bloody show) 분만이 시작되면 질에서 분비되는 혈액이 포함된 점액 마개

혈소판(platelets) 세포보다 훨씬 작은 원반 모양의 혈액 구성물로 지혈 기전에서 혈액 응괴 형성에 필수 요소이다.

혈액(blood) 심장에서 동맥, 모세혈관, 정맥 순으로 순환하며, 체세포에 영양분과 산소를 공급하고 이산화탄소와 여러 가지 노폐물을 배출하기 위하여 운반하는 용액

혈액매개질환(bloodborne diseases) HIV와 HBV처럼 혈액을 통해 전파되는 감염

혈장(plasma) 끈적하고 노란색 액체로 혈구와 영양분을 운반하고, 세포노폐물을 배설기관으로 운반한다.

혈종(hematoma) 혈관의 찢어짐 또는 손상으로 어떤 공간, 조직, 기관 안에 국소적으로 혈액이 고이는 것이다.

협심증(가슴조임증, angina pectoris) 앞쪽 가슴에 심한 수축과 압박감이 특징인 가슴의 경련성 통증. 심장으로 가는 혈류가 불충분하여 일어나는데, 운동이나 긴장을 하면 악화되고, 휴식이나 약물로 완화됨

호흡(respiration) 찬 공기를 흡기하면 신체가 따뜻하게 데워주고, 호기하면 열 손실이 일어난다.

호흡계(respiratory system) 호흡 과정에 기여하는 우리 몸의 모든 구조들로 상기도 및 하기도와 그 구성요소로 이루어진다.

화상(burn) 연조직이 고온, 화학물질, 전기로부터 수용 가능한 수준 이상으로 에너지를 흡수할 때 발생하는 손상

화학 무기(chemical warfare agents) 유해한 효과를 지닌 독성 증기, 살포제, 액체 또는 고체

화학화상(chemical burn) 화학물질과 접촉 시 발생하는 피부 손상

환각제(hallucinogens) 오감 중 하나에 잘못된 인식을 일으키는 약제

환자중증도분류(triage) 부상을 입은 환자의 처치 우선순위를 매기거나 구별하기 위한 과정

후두(larynx) 성대

후두덮개(epiglottis) 기관으로 공기는 통하지만 음식은 들어가지 못하도록 하는 작은 덮개 조직

후방 코 출혈(posterior nosebleed) 코의 뒷부분에서 출혈하여 입안이나 인두의 뒷부분으로 넘어간다.

흡인성 흉부 창상(sucking chest wound) 호흡할 때마다 가슴을 통해 공기가 이동하게 되는 흉부 손상이다.

힘줄(건, tendon) 근육을 뼈에 연결시켜 주는 섬유성 결합조직

힘줄염(tendinitis) 과도한 사용으로 인한 힘줄의 염증

찾아보기

T

U

V

W

X